HERZLICHEN GLÜCKWUNSCH

Und Dankeschön für den Kauf dieses Buches. Als besonderes Schmankerl* finden Sie unten Ihren persönliche Code, mit dem Sie das Buch exklusiv und kostenlos als eBook erhalten.

Beachten Sie bitte die Systemvoraussetzungen auf der letzten Umschlagseite!

9r65p-6uzq5-
01801-wuiud

Registrieren Sie sich einfach in nur zwei Schritten unter **www.hanser.de/ciando** und laden Sie Ihr eBook direkt auf Ihren Rechner.

* Bayrisch für eine leckere Kleinigkeit; ein Leckerbissen

Bauer/King

Java Persistence mit Hibernate

Christian Bauer
Gavin King

Java Persistence mit Hibernate

HANSER

Übersetzung: Jürgen Dubau, Freiburg/Elbe
Titel der Originalausgabe: „Java Persistence with Hibernate“, © 2007 Manning Pulications

Bibliografische Information der Deutschen Nationalbibliothek:

Die Deutsche Nationalbibliothek verzeichnet diese Publikation in der Deutschen Nationalbibliografie; detaillierte bibliografische Daten sind im Internet über http://dnb.d-nb.de abrufbar.

Lektorat: Margarete Metzger
Copy editing: Dr. Claudia Nölker, Bielefeld
Herstellung: Irene Weilhart
Umschlagdesign: Marc Müller-Bremer, Rebranding, München
Umschlagrealisation: MCP • Susanne Kraus GbR, Holzkirchen
Datenbelichtung, Druck und Bindung: Kösel, Krugzell
Ausstattung patentrechtlich geschützt. Kösel FD 351, Patent-Nr. 0748702
Printed in Germany

ISBN 978-3-446-40941-5

Inhalt

Geleitwort zur zweiten Auflage

Als Hibernate in Action vor zwei Jahren erschien, wurde es nicht nur sofort als maßgebliches Buch über Hibernate akzeptiert, sondern auch als definitives Werk über das objektrelationale Mapping.

In der Zwischenzeit hat sich die Persistenz-Landschaft durch das Release der Java Persistence API verändert, dem neuen Standard für objekt-relationales Mapping für Java EE und Java SE, das als Teil der Spezifikation von Enterprise JavaBeans 3.0 im Java Community Process entwickelt wurde.

Bei der Entwicklung der Java Persistence API hat die EJB 3.0-Expertengruppe in hohem Maße von der Erfahrung mit den objekt-relationalen Mapping-Frameworks profitiert, die in der Java Community bereits in Benutzung sind. Als ein führendes Framework hat Hibernate einen besonders signifikanten Einfluss auf die technische Richtung bei Java Persistence gehabt. Das lag nicht nur daran, dass Gavin King und andere aus dem Hibernate-Team an der Entwicklung des EJB 3.0-Standards mitgearbeitet haben, sondern zum großen Teil auch am direkten und pragmatischen Ansatz, den Hibernate bezüglich des objektrelationalen Mappings und der Einfachheit, Klarheit und Leistungsfähigkeit seiner APIs genommen hat – und dem Reiz, der sich daraus für die Java Community ergab.

Zusätzlich zu ihrem Beitrag zu Java Persistence haben die Entwickler durch das in diesem Buch beschriebene Release (Hibernate 3) auch Hibernate beträchtlich weitergebracht. Dazu gehören der Support für Operationen mit großen Datensätzen, weitere und ausgefeiltere Mapping-Optionen (vor allem für den Umgang von Datenbanken aus Altsystemen), Datenfilter, Strategien zum Managen von Konversationen und die Integration mit Seam, dem neuen Framework für die Entwicklung von Webapplikationen mit JSF und EJB 3.0.

Java Persistence mit Hibernate ist von daher um einiges mehr als bloß die zweite Auflage von *Hibernate in Action*. Es bietet einen umfassenden Überblick über alle Möglichkeiten der Java Persistence API neben denen von Hibernate 3 sowie eine detaillierte Vergleichsanalyse beider APIs. Dieses Buch beschreibt, wie der Java Persistence Standard mit Hibernate implementiert wurde und wie man mit den Hibernate-Extensions für Java Persistence arbeitet.

Noch wichtiger ist, dass Christian Bauer und Gavin King bei ihrer Darstellung von Hibernate und Java Persistence die grundlegenden Prinzipien und Entscheidungen veranschaulichen und erklären, die sowohl beim Design als auch der Nutzung eines objekt-relationalen Mapping-Frameworks berücksichtigt werden müssen. Durch ihre Ausführungen über die dem ORM zugrunde liegenden Probleme bekommen die Leser ein fundiertes Verständnis über den effektiven Einsatz von ORM als Enterprise-Technologie.

Java Persistence mit Hibernate richtet sich von daher an eine breit gefächerte Zielgruppe von Entwicklern: Neueinsteiger beim Thema objekt-relationales Mapping bis hin zu erfahrenen Entwicklern, die mehr über die topaktuellen technologischen Innovationen in der Java-Community erfahren wollen und wissen möchten, was als Resultat dieser Arbeit geschehen ist und noch weiter auftauchen wird.

Linda DeMichiel
Specification Lead
Enterprise JavaBeans 3.0 und Java Persistence
Sun Microsystems

Geleitwort

Relationale Datenbanken stehen zweifellos im Zentrum moderner Unternehmen.

Während moderne Programmiersprachen wie Java™ eine intuitive, objektorientierte Ansicht von Business-Entities auf Applikationsebene bieten, sind die diesen Entities zugrunde liegenden Unternehmensdaten von ihrem Wesen her relational. Gegenüber den früheren navigationalen sowie den späteren OODB-Modellen besteht die größte Stärke des relationalen Modells überdies darin, dass es vom Design her von der programmatischen Manipulation und dem View auf Applikationsebene der Daten, mit denen es umgeht, intrinsisch keine Ahnung hat.

In vielen Anläufen hat man an einem Brückenschlag zwischen relationalen und objektorientierten Technologien gearbeitet oder versucht, die eine durch die andere zu ersetzen, doch die Kluft zwischen beiden ist eine der harten Tatsachen des heutigen Enterprise Computings. Hibernate stellt sich durch seinen Ansatz des objekt-relationalen Mappings (ORM) dieser Herausforderung, eine Brücke zwischen relationalen Daten und Java™-Objekten zu schaffen. Hibernate begegnet dieser Herausforderung auf sehr pragmatische, direkte und realistische Weise.

Wie Christian Bauer und Gavin King in diesem Buch demonstrieren, muss man es zur effektiven Nutzung der ORM-Technologie verstehen und konfigurieren können, wie die Vermittlung zwischen relationalen Daten und Objekten ausgeführt wird, wenn es sich nicht gerade um die allereinfachsten Enterprise-Umgebungen handelt. Das erfordert, dass sich der Entwickler sowohl mit der Applikation und deren Datenanforderungen als auch der Abfragesprache SQL, der relationalen Speicherstrukturen und dem Potenzial zur Optimierung, das die relationale Technologie bietet, auskennen muss.

Hibernate bietet nicht nur eine komplett funktionsfähige Lösung, die diesen Anforderungen aus dem Stand entspricht, sondern weist auch eine flexible und konfigurierbare Architektur auf. Hibernate wurde von seinen Entwicklern unter Berücksichtigung von Modularität, Austauschbarkeit von Elementen, Erweiterbarkeit und Anpassungsmöglichkeiten durch den Anwender designt. Als Folge davon ist Hibernate verdienterweise in den wenigen Jahren seit seiner Erstveröffentlichung rasch zu einer der führenden ORM-Technologien für Enterprise-Entwickler geworden.

Dieses Buch bietet einen umfassenden Überblick über Hibernate. Es stellt vor, wie man mit den Möglichkeiten und Mechanismen zum Mapping von Typen für das Modellieren von Assoziationen und Vererbung arbeitet, wie man Objekte mit der Hibernate-Abfragesprache effizient ausliest, wie man Hibernate zur Verwendung sowohl in gemanagten als auch nicht gemanagten Umgebungen konfiguriert und wie man die mitgelieferten Tools nutzt. Zusätzlich kommentieren die Autoren im Verlauf des Buches die zugrunde liegenden Probleme von ORM und die Entscheidungen für das Design von Hibernate. Durch diese Erkenntnisse bekommt der Leser ein weit reichendes Verständnis der effektiven Nutzung von ORM als Enterprise-Technologie.

Hibernate in Action ist der definitive Leitfaden für die Arbeit mit Hibernate und dem objekt-relationalen Mapping im heutigen Enterprise Computing.

Linda DeMichiel
Lead Architect, Enterprise JavaBeans
Sun Microsystems

Vorwort zur zweiten Auflage

Der Vorgänger dieses Buches, Hibernate in Action, begann mit einem Zitat von Anthony Berglas: „Nur weil man Zweige auch mit der Nase über den Boden schieben kann, heißt das nicht, dass das der beste Weg ist, um Feuerholz zu sammeln.“ Seitdem hat sich das Hibernate-Projekt weiterentwickelt und die Strategien und Konzepte, mit denen Entwickler an der Verwaltung von Informationen arbeiten, sind ausgefeilter geworden. Doch die fundamentalen Probleme sind weiterhin die gleichen: Jedes Unternehmen, mit dem wir täglich zusammenarbeiten, nutzt immer noch SQL-Datenbanken, und Java ist als erste Wahl für die Entwicklung von Enterprise-Applikationen in dieser Branche tief verwurzelt.

Doch die tabellarische Repräsentation der Daten in einem relationalen System unterscheidet sich immer noch fundamental von dem Netzwerk von Objekten in objektorientierten Java-Applikationen. Wir haben weiterhin mit der objekt-relationalen Unvereinbarkeit zu tun und müssen häufig die Erfahrung machen, dass Bedeutung und Kosten dieser Unvereinbarkeit unterschätzt werden.

Andererseits stehen uns nun eine Reihe von Tools und Lösungen zur Verfügung, um dieses Problem anzugehen. Wir sind mit dem Sammeln von Feuerholz fertig, und das Feuerzeug haben wir durch einen Flammenwerfer ersetzt!

Hibernate gibt es nun als drittes Major Release, und in diesem Buch beschreiben wir Hibernate 3.2. Verglichen mit älteren Hibernate-Versionen enthält das neue Major Release doppelt so viele Features – und dieses Buch ist beinahe doppelt so dick wie *Hibernate in Action*. Bei den meisten dieser Features geht es um solche, nach denen die Leser als Entwickler, die täglich mit Hibernate zu tun haben, gefragt haben. Wir haben so manches Mal gesagt, dass Hibernate die Lösung für 90 Prozent aller Probleme ist, mit denen ein Entwickler von Java-Applikationen fertig werden muss, wenn er eine Datenbank-Applikation erstellt. Durch die neueste Hibernate-Version geht dieser Wert in Richtung 99 Prozent.

Hibernate ist immer ausgereifter geworden, und die Anwendergruppe und die Community wachsen ständig. Vor diesem Hintergrund wurden die Java-Standards für Datenmanagement und die Entwicklung von Datenbank-Applikationen von vielen Entwicklern als unzureichend erachtet. Wir haben Ihnen in *Hibernate in Action* sogar geraten, nicht mit EJB 2.x Entity Beans zu arbeiten.

Und nun kommt EJB 3.0 und der neue Java Persistence Standard! Dieser neue Industriestandard ist für die Community der Java-Entwickler ein großer Schritt nach vorne. Damit werden ein leichtgewichtiges und vereinfachtes Programmiermodell und eine leistungsfähige objekt-relationale Persistenz definiert. Viele der Schlüsselkonzepte des neuen Standards wurden im Hinblick auf Hibernate und andere erfolgreiche Lösungen für die objektrelationale Persistenz gestaltet. Die neueste Hibernate-Version implementiert den Java Persistence Standard.

Somit können Sie Hibernate nun sowohl als Allzweckwaffe und auch wie jeden anderen Java Persistence Provider mit oder ohne andere EJB 3.0-Komponenten und Java EE 5.0-Dienste einsetzen. Durch diese tiefe Integration von Hibernate mit einem solch reichhaltigen Programmiermodell können Sie bei Applikationen solche Funktionalitäten designen und implementieren, die vorher von Hand schwierig zu schaffen waren.

Wir haben dieses Buch geschrieben, damit Sie sowohl für Hibernate als auch Java Persistence (und allen anderen relevanten EJB 3.0-Konzepten) einen vollständigen und korrekten Leitfaden bekommen. Wir hoffen, dass Sie Freude daran haben, mit Hibernate zu arbeiten und dass diese Referenz-Bibel einen Stammplatz auf Ihrem Schreibtisch bekommt.

Vorwort

Nur weil man Zweige auch mit der Nase über den Boden schieben kann, heißt das nicht, dass das der beste Weg ist, um Feuerholz zu sammeln.

Anthony Berglas

Heute arbeiten viele Software-Entwickler mit Enterprise Information Systems (EIS). Diese Art von Applikation erstellt, verwaltet und speichert strukturierte Informationen und verteilt diese zwischen vielen Anwendern, die sich an unterschiedlichen Standorten befinden.

Zum Speichern von EIS-Daten gehört der intensive Einsatz von auf SQL basierenden Datenbankmanagementsystemen (DBMS). Jedes Unternehmen, mit dem wir im Laufe unseres Berufslebens zu tun hatten, arbeitet mit wenigstens einer SQL-Datenbank; die meisten Firmen sind in ihrem Business komplett von relationaler Datenbanktechnologie abhängig.

In den vergangenen fünf Jahren hat die breite Akzeptanz der Programmiersprache Java in der Softwareentwicklung zur Vorherrschaft des objektorientierten Modells geführt. Die Entwickler sind von den Vorteilen der Objektorientierung nun begeistert. Doch der Großteil der Firmen hat sich ebenfalls langfristig an teure relationale Datenbanksysteme gebunden. Dabei geht es nicht nur um die tiefe Verwurzelung bestimmter Produkte von Datenbankherstellern, sondern die funkelnagelneuen objektorientierten Webapplikationen müssen auch mit den vorhandenen Legacy-Daten arbeiten können.

Allerdings unterscheidet sich die tabellarische Repräsentation der Daten in einem relationalen System fundamental vom Netzwerk der Objekte in objektorientierten Java-Applikationen. Dieser Unterschied hat zur sogenannten *objekt-relationalen Paradigmenunvereinbarkeit* geführt.

Traditionell werden die Bedeutung und die Kosten dieser Unvereinbarkeit unterschätzt, und die Tools für die Behebung dieser Unvereinbarkeit sind nicht zufrieden stellend. Nun geben Java-Entwickler der relationalen Technologie die Schuld an dieser Unvereinbarkeit, während Daten-Profis sie der Objekt-Technologie anlasten.

Mit dem Begriff *objekt-relationales Mapping* (ORM) werden die automatisierten Lösungen dieses Problems bezeichnet. Für Entwickler, die des lästigen Data Access Codes müde sind, lautet die gute Nachricht, dass ORM nun ausgereift ist. Von den mit ORM-Middleware erstellten Applikationen kann man erwarten, dass sie kostengünstiger sind, eine bessere Performance haben und weniger herstellerspezifisch sind. Sie können besser mit Änderungen am internen Objektschema oder dem zugrunde liegenden SQL-Schema umgehen. Das Erstaunliche daran ist, dass all diese Vorteile für Java-Entwickler nun kostenfrei zur Verfügung stehen.

Gavin King begann Ende 2001 mit der Entwicklung von Hibernate, als er merkte, dass die damals beliebte Persistenzlösung CMP Entity Beans bei nicht-trivialen Applikationen mit komplexen Datenmodellen nicht skalieren konnte. Hibernate erblickte als unabhängiges, nicht-kommerzielles Open-Source-Projekt das Licht der Welt.

Das Hibernate-Team (einschließlich der Autoren dieses Buches) hat ORM auf die harte Tour erlernen müssen – das heißt, durch den Kontakt zu den Anwendern und der Implementierung dessen, was durch sie angefragt wurde. Als Resultat ist Hibernate eine praktische Lösung, betont die Produktivität der Entwickler und beansprucht die technische Vorherrschaft. Hibernate ist von Zehntausenden von Anwendern in Tausenden von produktiven Applikationen eingesetzt worden.

Als dem Hibernate-Team zeitlich immer mehr abverlangt wurde, wurde beschlossen, dass es für den zukünftigen Erfolg des Projekts (und die Bewahrung der geistigen Gesundheit von Gavin) nötig ist, dass sich professionelle Entwickler in Vollzeit mit Hibernate beschäftigen. Hibernate gehörte seit Ende 2003 zu jboss.org und hat nun einen kommerziellen Aspekt: Sie können von JBoss Inc. kommerziellen Support und Training erwerben. Doch ein kommerzielles Training sollte nicht der einzige Weg bleiben, Hibernate zu erlernen.

Es ist offensichtlich, dass viele, vielleicht sogar die meisten Java-Projekte vom Einsatz einer ORM-Lösung wie Hibernate profitieren – obwohl das vor ein paar Jahren vielleicht noch nicht so offensichtlich war! Im dem Maße, wie die ORM-Technologie immer mehr zum Mainstream wird, reicht die Produkt-Dokumentation wie das kostenlose User Manual von Hibernate einfach nicht mehr aus. Wir haben erkannt, dass die Hibernate-Community und neue Hibernate-Anwender ein umfassendes Buch brauchen – nicht nur, um die Entwicklung von Software mit Hibernate zu erlernen, sondern auch, um die objekt-relationale Unvereinbarkeit und die Beweggründe hinter dem Design von Hibernate verstehen und einschätzen zu können.

Das Buch, das Sie nun in Händen halten, hat enorme Mühen beansprucht und uns über ein Jahr lang den Löwenanteil unserer Freizeit gekostet. Es war auch Quelle vieler hitziger Debatten und Lernerfahrungen. Wir hoffen, dass dieses Buch eine ausgezeichnete Anleitung für Hibernate ist (eine „Hibernate-Bibel“, wie ein Rezensent es genannt hat) und auch die erste umfassende Dokumentation der objekt-relationalen Unvereinbarkeit und ORM im Allgemeinen. Wir hoffen, dass Sie es hilfreich finden und dass Sie an der Arbeit mit Hibernate Freude haben.

Danksagungen

Dieses Buch wuchs von einer kleinen zweiten Auflage von „Hibernate in Action“ zu einem Band mit beachtlichem Umfang. Wir hätten das nicht geschafft, hätten uns nicht viele Leute geholfen.

Emmanuel Bernard hat als technischer Reviewer eine großartige Arbeit geleistet; wir danken ihm für die vielen Stunden, die er damit zugebracht hat, unsere Code-Beispiele zu editieren. Wir danken auch unseren anderen Reviewern: Patrick Dennis, Jon Skeet, Awais Bajwa, Dan Dobrin, Deiveehan Nallazhagappan, Ryan Daigle, Stuart Caborn, Patrick Peak, TVS Murthy, Bill Fly, David Walend, Dave Dribin, Anjan Bacchu, Gary Udstrand und Srinivas Nallapati. Ein spezieller Dank geht an Linda DeMichiel, die wie schon für die erste Auflage wieder ein Vorwort für unser Buch geschrieben hat.

Marjan Bace hat bei Manning, wo die englische Original-Ausgabe erschienen ist, wieder ein großartiges Produktionsteam zusammengestellt. Sydney Jones editierte unser rohes Manuskript und verwandelte es in ein echtes Buch. Tiffany Taylor, Elizabeth Martin und Andy Carroll fanden all unsere Tippfehler und machten das Buch lesbar. Dottie Marsico war verantwortlich für das Layout und sorgte dafür, dass das Buch toll aussieht. Mary Piergies koordinierte und organisierte den Produktionsprozess. Wir danken Euch allen für die Zusammenarbeit.

Über dieses Buch

Wir haben uns drei Dinge vorgenommen, als wir dieses Buch geschrieben haben. Sie können es daher wie folgt nutzen:

1. Als Tutorial für Hibernate, Java Persistence und EJB 3.0, das Sie durch die ersten Schritte mit diesen Lösungen führt.
2. Als Anleitung für alle grundlegenden und fortgeschrittenen Hibernate-Features für objekt-relationales Mapping (ORM), Objektverarbeitung, Abfragen (Querying), Performance-Optimierung und Applikationsdesign.
3. Als Referenz für eine vollständige und technisch genaue Definition der Funktionalitäten von Hibernate und Java Persistence.

Normalerweise sind Bücher entweder Tutorials oder Referenzbücher. Von daher hat diese Erweiterung auch ihren Preis. Wenn Hibernate für Sie neu ist, dann schlagen wir vor, dass Sie das Buch von vorne anfangen und die Tutorials in den Kapiteln 1 und 2 durcharbeiten. Wenn Sie schon mit älteren Versionen von Hibernate gearbeitet haben, sollten Sie die ersten beiden Kapitel kurz anlesen, um Ihr Gedächtnis aufzufrischen und einen Überblick zu bekommen, und dann gleich zum Kapitel 3 springen.

Wir werden Sie an entsprechender Stelle darauf hinweisen, wenn ein bestimmter Abschnitt oder ein Thema optional ist oder als Referenzmaterial dient, damit Sie diesen beim ersten Lesen guten Gewissens überspringen können.

Roadmap

Dieses Buch ist in drei Hauptteile gegliedert.

In Teil 1 führen wir in das grundlegende Problem der objekt/relationalen Persistenz ein, auch als *object/relational paradigm mismatch* bekannt, und erklären die Grundlagen des objekt-relationalen Mappings. Wir gehen mit Ihnen ein praktisches Tutorial durch, damit Sie Ihre ersten Schritte mit einem Hibernate-, Java Persistence- oder EJB 3.0-Projekt machen können. Wir schauen uns das Java-Applikationsdesign für Domänenmodelle an und die Optionen für die Erstellung von Metadaten für das objekt-relationale Mapping.

In Teil 2 liegt der Schwerpunkt auf dem Mapping von Java-Klassen und -Eigenschaften zu SQL-Tabellen und -Spalten. Wir untersuchen alle grundlegenden und fortgeschrittenen Mapping-Optionen in Hibernate und Java-Persistenz mit XML-Mapping-Dateien und Java Annotations. Wir zeigen Ihnen, wie Sie mit Vererbung, Collections und komplexen Klassenzuordnungen umgehen. Zum Schluss besprechen wir die Integration mit Datenbankschemata von Altsystemen und einige spezielle Mapping-Strategien, die besonders knifflig sind.

Teil 3 beschäftigt sich mit der Verarbeitung von Objekten und wie man mit Hibernate und Java Persistence Daten laden und speichern kann. Wir stellen die Programmierschnittstellen vor und wie Sie Anwendungen mit Transaktionen und Conversations erstellen sowie Abfragen schreiben. Später konzentrieren wir uns auf korrektes Design und Implementierung von mehrschichtigen Java-Applikationen. Wir besprechen die häufigsten Entwurfsmuster (Design-Patterns), die bei Hibernate verwendet werden, zum Beispiel die Data Access Object (DAO)- und EJB-Muster. Sie erfahren, wie Sie Ihre Hibernate-Applikation auf einfache Weise testen können und welche anderen Vorgehensweisen am besten sind, wenn Sie mit objekt-relationaler Mapping-Software arbeiten.

Zum Schluss stellen wir Ihnen in einem online verfügbaren Kapitel das JBoss Seam Framework vor, das viele Konzepte aus Hibernate weiterführt und Sie in die Lage versetzt, auf einfache Weise Web-Applikationen unter Verwendung des Conversations-Musters zu erstellen. Dieses Kapitel können Sie unter http://downloads.hanser.de herunterladen. Wir versprechen Ihnen, dass Sie dieses Kapitel interessant finden werden, auch wenn Sie nicht beabsichtigen, Seam einzusetzen.

Für wen ist dieses Buch gedacht?

Die Leser dieses Buches sollten über Grundkenntnisse in objektorientierter Softwareentwicklung verfügen und diese Kenntnisse praktisch genutzt haben. Um die Beispiele der Applikationen zu verstehen, sollten Sie mit der Programmiersprache Java und UML (Unified Modeling Language) vertraut sein.

Unsere Hauptzielgruppe besteht aus Java-Entwicklern, die mit SQL-basierten Datenbanksystemen arbeiten. Wir zeigen Ihnen, wie Sie durch den Einsatz von ORM die Produktivität wesentlich erhöhen können.

Wenn Sie ein Datenbankentwickler sind, kann dieses Buch als Einführung in die objektorientierte Softwareentwicklung dienen.

Als Datenbankadministrator werden Sie sich dafür interessieren, wie ORM sich auf die Performance auswirkt und wie Sie die Performance des SQL-Datenbank-Managementsystems und der Persistenzschicht aufeinander abstimmen können, um vorgegebene Performanceziele zu erreichen. Weil bei den meisten Java-Applikationen der Datenzugriff der Flaschenhals ist, widmet dieses Buch den Performanceproblemen besondere Aufmerksamkeit. Viele DBAs haben verständlicherweise eher ein schlechtes Gefühl bei der Vorstellung, die Performance einem Tool-generierten SQL-Code anzuvertrauen. Wir haben vor, diese Befürchtungen zu mildern und auch die Fälle besonders zu erwähnen, bei denen Applikationen nicht mit einem von Tools verwalteten Datenzugriff arbeiten sollten. Möglicherweise sind Sie erleichtert, wenn Sie hören, dass wir ORM nicht als beste Lösung für jedes Problem betrachten.

Code-Konventionen

Dieses Buch bietet reichlich Beispiele, in denen alle Artefakte von Hibernate-Applikationen vorkommen: Java-Code, Hibernate-Konfigurationsdateien und XML-Mapping-Metadatendateien. Quellcode in Listings oder Text erscheint in einer `festen Schriftbreite wie dieser`, um ihn vom normalen Text zu unterscheiden. Weiterhin werden auch die Namen von Java-Methoden, Komponentenparametern, Objekteigenschaften sowie XML-Elementen und -Attributen `in dieser Schriftart` präsentiert.

Java, HTML und XML können alle *verbose* (wortreich) sein. In vielen Fällen ist der Original-Quellcode (der online verfügbar ist) neu formatiert worden. Wir haben Zeilenumbrüche eingefügt und die Einrückungen umgearbeitet, um den verfügbaren Platz der Buchseiten auszunutzen. In seltenen Fällen hat auch das nicht gereicht und die Listings enthalten Markierungen zur Zeilenfortführung. Zusätzlich sind aus den Listings auch oft Kommentare im Quellcode entfernt worden, wenn der Code im Text beschrieben wird.

Anmerkungen zum Code begleiten einige der Quellcode-Listings und heben wichtige Konzepte besonders hervor. Gelegentlich verweisen nummerierte Gliederungspunkte auf Erklärungen, die nach dem Listing folgen.

Download des Quellcodes

Hibernate ist ein Open-Source-Projekt und wird unter der Lesser GNU Public License veröffentlicht. Anweisungen zum Download von Hibernate-Paketen (als Source oder Binary) finden Sie auf der Hibernate-Website www.hibernate.org.

Der Quellcode für alle Hello World- und CaveatEmptor-Beispiele dieses Buches ist bei http://caveatemptor.hibernate.org/ unter einer kostenlosen (BSD-ähnlichen) Lizenz erhältlich. Auf dieser Website bekommen Sie auch den Code für das CaveatEmptor-Beispiel in verschiedenen Varianten, beispielsweise mit dem Schwerpunkt auf natives Hibernate, auf Java Persistence und JBoss Seam. Sie können sich den Code für die Beispiele dieses Buches auch von der Website des Manning-Verlages herunterladen, bei dem die englische Ausgabe dieses Buches erschienen ist (www.manning.com/bauer2).

Über die Autoren

Christian Bauer ist Mitglied des Entwicklerteams von Hibernate. Er arbeitet als Trainer, Consultant und Produktmanager für Hibernate, EJB 3.0 und JBoss Seam bei JBoss, einem Bereich von Red Hat. Gemeinsam mit Gavin King hat er *Hibernate in Action* verfasst.

Gavin King ist der Gründer der Hibernate- und JBoss Seam-Projekte und Mitglied der Expertengruppe für EJB 3.0 (JSR 220). Er leitet überdies Web Beans JSR 299, die sich mit Standardisierung beschäftigt und dabei Hibernate-Konzepte, JBoss Seam und EJB 3.0 einbezieht. Gavin arbeitet als Entwicklungsleiter bei JBoss, einer Sparte von Red Hat.

Author Online

Durch den Kauf von *Java Persistence mit Hibernate* sind Sie berechtigt, kostenlos auf ein privates, englischsprachiges Webforum bei Manning Publications (dem amerikanischen Originalverlag) zuzugreifen. Dort können Sie Kommentare über das Buch abgeben, technische Fragen stellen und sich Hilfe bei den Autoren und anderen Anwendern holen. Das Forum finden Sie auf www.manning.com/bauer2. Auf dieser Seite erhalten Sie Informationen, wie Sie nach der Registrierung ins Forum kommen, welche Art von Hilfe dort verfügbar ist sowie über die Etikette des Forums.

Über das vom Manning-Verlag bereitgestellte Forum finden Leser einen Platz, der informative Gespräche der Leser untereinander und zwischen Lesern und Autoren ermöglicht. Damit ist keine besondere Verpflichtung verbunden, in welchem Maße von Seiten der Autoren mit einer Mitarbeit zu rechnen ist, zumal deren Beitrag bei *Author Online* freiwillig (und unvergütet) bleibt. Wir schlagen vor, dass Sie versuchen, den Autoren ein paar anspruchsvolle Fragen zu stellen, auf dass ihr Interesse erhalten bleibe.

Das Forum *Author Online* und die Archive der früheren Diskussionen werden auf der Website des Manning-Verlags so lange zugänglich sein, wie das Buch aufgelegt wird.

Teil 1
Erste Schritte mit Hibernate und EJB 3.0

In Teil 1 zeigen wir Ihnen, warum Objektpersistenz ein solch komplexes Thema ist und welche Lösungen Sie in der Praxis anwenden können. Kapitel 1 führt in das grundlegende Problem des objekt-relationalen Paradigmen-Bruchs ein und stellt verschiedene Lösungsstrategien vor, insbesondere das objekt-relationale Mapping (ORM). In Kapitel 2 führen wir Sie schrittweise durch ein Tutorial mit Hibernate, Java Persistence und EJB 3.0. Darin implementieren und testen Sie ein „Hello World"-Beispiel in allen Variationen. Mit dieser Grundlage sind Sie bereit, in Kapitel 3 zu lernen, wie man komplexe Business-Domain-Modelle in Java designt und implementiert, und welche Optionen Ihnen für Mapping-Metadaten zur Verfügung stehen.

Nach dieser Lektüre werden Sie verstehen, warum Sie das objekt-relationale Mapping benötigen und wie Hibernate, Java Persistence und EJB 3.0 in der Praxis funktionieren. Sie werden Ihr erstes kleines Projekt geschrieben haben und sich dann komplexere Probleme vornehmen. Sie werden auch verstehen, wie Business-Entities aus der realen Welt als Java-Domain-Model implementiert werden können und in welchem Format Sie es vorziehen, mit objekt-relationalen Mapping-Metadaten zu arbeiten.

1 Objekt-relationale Persistenz

Die Themen dieses Kapitels:

- Objektpersistenz mit SQL-Datenbanken
- Der objekt-relationale Paradigmen-Bruch
- Persistenzebenen in objektorientierten Applikationen
- Hintergrund des objekt-relationalen Mappings

Bei jedem Softwareprojekt, an dem wir gearbeitet haben, war die Verwaltung von persistenten Daten eine wesentliche Entscheidung. Persistente Daten sind für Java-Applikationen keine neue oder ungewöhnliche Anforderung, und von daher sollte man erwarten, dass man einfach nur unter ähnlichen, gut etablierten Persistenzlösungen auswählt. Denken Sie an Frameworks für Web-Applikationen (Struts vs. WebWork), GUI-Komponenten-Frameworks (Swing vs. SWT) oder Template-Engines (JSP vs. Velocity). Alle diese konkurrierenden Lösungen haben verschiedene Vor- und Nachteile, doch alle decken den gleichen Bereich ab und gehen im Allgemeinen ähnlich vor. Leider ist das bei Persistenztechnologien nicht der Fall: Dort treffen wir auf höchst unterschiedliche Lösungen des gleichen Problems.

Seit mehreren Jahren ist Persistenz ein heiß diskutiertes Thema in der Java-Community. Viele Entwickler sind sich nicht einmal über die Bandbreite des Problems einig. Ist Persistenz ein Problem, das bereits durch relationale Technologie und Extensions wie Stored Procedures gelöst wurde, oder handelt es sich um ein viel umfassenderes Thema, dem man mit speziellen Modellen für Java-Komponenten wie EJB Entity Beans begegnen müsste? Sollten wir sogar die primitivsten CRUD-Operationen (*Create*, *Read*, *Update, Delete*) in SQL und JDBC per Hand kodieren oder sollte diese Arbeit automatisiert werden? Wie können wir eine Portabilität erreichen, wenn jedes System zur Datenbankverwaltung mit einem eigenen SQL-Dialekt arbeitet? Sollten wir SQL ganz über Bord werfen und eine andere Datenbanktechnologie ins Boot holen, zum Beispiel Objekt-Datenbanksysteme? Die Debatte darüber hält an, doch die Lösung namens *objekt-relationales Mapping* (ORM) hat eine breite Akzeptanz bekommen. Hibernate ist eine Open-Source-Implementierung von ORM.

Dabei handelt es sich um ein ambitioniertes Projekt, das sich zum Ziel genommen hat, das Problem des Managements von persistenten Daten in Java umfassend zu lösen. Es übernimmt die Interaktion der Applikation mit einer relationalen Datenbank und gibt dem Entwickler die Freiheit, sich ganz auf die eigentlichen Aufgaben konzentrieren zu können. Hibernate ist eine nicht-intrusive Lösung. Sie brauchen keine Unmenge von Hibernate-spezifischen Regeln und Entwurfsmustern zu befolgen, wenn Sie die Business-Logik und die Persistenzklassen schreiben. Somit integriert sich Hibernate reibungslos in die meisten neuen und vorhandenen Applikation und erfordert bei der restlichen Applikation keine umwälzenden Änderungen.

Dieses Buch beschäftigt sich mit Hibernate. Hier geht es um grundlegende und fortgeschrittene Features und verschiedene Wege, wie Sie mit Hibernate neue Applikationen entwickeln können. Oftmals werden diese Empfehlungen nicht einmal nur speziell für Hibernate sein. Manchmal sind es unsere Ideen, wie man etwas am besten macht, wenn man mit persistenten Daten arbeitet, und wir erläutern das dann im Kontext von Hibernate. In diesem Buch geht es auch um Java Persistence, einem neuen Standard für Persistenz, der Bestandteil der ebenfalls aktualisierten EJB 3.0-Spezifikation ist. Hibernate implementiert Java Persistence und unterstützt alle standardisierten Mappings, Abfragen und APIs. Bevor wir mit Hibernate anfangen können, sollten Sie allerdings die zentralen Probleme der Objektpersistenz und des objekt-relationalen Mappings verstanden haben. In diesem Kapitel wird erklärt, warum Tools wie Hibernate und Spezifikationen wie Java Persistence und EJB 3.0 notwendig sind.

Zuerst definieren wir persistentes Daten-Management im Kontext von objektorientierten Applikationen und besprechen die Beziehung von SQL, JDBC und Java, den zugrunde liegenden Technologien und Standards, auf die Hibernate aufbaut. Dann kümmern wir uns um das grundlegende Problem des Paradigmen-Bruchs bei der objekt-relationalen Persistenz (*object/relational paradigm mismatch*) und die allgemeinen Probleme, auf die man in der objektorientierten Softwareentwicklung mit relationalen Datenbanken trifft. Diese Probleme machen klar, wie sehr wir Tools und Muster brauchen, um den zeitlichen Aufwand für den Persistenz-bezogenen Code der Applikationen zu minimieren. Nachdem wir uns alternative Tools und Persistenzmechanismen angeschaut haben, werden Sie sehen, dass ORM für viele Szenarien die beste verfügbare Lösung ist. Durch unsere Erörterung der Vor- und Nachteile von ORM bekommen Sie umfassendes Hintergrundwissen, damit Sie die besten Entscheidungen bei der Auswahl einer Persistenzlösung für Ihr eigenes Projekt treffen können.

Wir schauen uns auch die verschiedenen Hibernate-Softwaremodule an und wie man sie so kombiniert, dass sie entweder nur mit Hibernate arbeiten oder mit Features, die konform zu Java Persistence und EJB 3.0 sind.

Der beste Weg, Hibernate zu erlernen, ist nicht notwendigerweise linear. Wir können nachvollziehen, dass Sie vielleicht Hibernate sofort ausprobieren wollen. Wenn das Ihr Anliegen ist, dann schlagen Sie das zweite Kapitel auf, schauen sich das „Hello World"-Beispiel an und machen sich an ein eigenes Projekt. Unsere Empfehlung ist, dass Sie im Laufe der Zeit wieder hierher zurückkehren. So werden Sie gut vorbereitet sein und über alle Hintergrundkonzepte verfügen, die Sie für den Rest des Materials brauchen.

1.1 Was ist Persistenz?

Nahezu alle Applikationen erfordern persistente Daten. Persistenz ist eines der fundamentalen Konzepte in der Entwicklung von Applikationen. Wenn ein Informationssystem seine Daten nach Abschalten des Stroms nicht bewahren könnte, wäre es von wenig praktischem Nutzen. Wenn wir über Persistenz bei Java sprechen, geht es normalerweise darum, Daten in einer relationalen Datenbank mit SQL zu speichern. Zum Anfang schauen wir uns kurz die Technologie an und wie sie bei Java eingesetzt wird. Mit diesen Informationen gewappnet fahren wir dann mit der Persistenz und ihrer Implementierung in objektorientierten Applikationen fort.

1.1.1 Relationale Datenbanken

Wie die meisten Entwickler werden Sie schon einmal mit einer relationalen Datenbank gearbeitet haben. Für viele von uns gehört das zu unserem täglich Brot. Relationale Technologie ist eine bekannte Größe, und das allein ist schon für viele Organisationen Grund genug, sich dafür zu entscheiden. Doch nur das zollt dieser Technologie nicht den gebührenden Respekt. Relationale Datenbanken sind so allgemein verbreitet und tief verwurzelt, weil sie eben ein unglaublich flexibles und robustes Modell der Datenverwaltung bieten. Aufgrund der umfassenden und konsistenten theoretischen Grundlage des relationalen Datenmodells können relationale Datenbanken (neben anderen wünschenswerten Charakteristiken) die Integrität der Daten effektiv garantieren und schützen. Manche gehen sogar soweit zu sagen, dass das relationale Konzept der Datenverwaltung, wie sie zuerst vor mehr als drei Jahrzehnten durch E.F. Codd vorgestellt wurde (Codd, 1970), die letzte große Erfindung im Bereich des Computers ist .

Weder sind Systeme zur relationalen Datenbankverwaltung ein spezielles Thema für Java noch ist eine relationale Datenbank ausdrücklich für eine bestimmte Applikation gedacht. Dieses wichtige Prinzip nennt man *Datenunabhängigkeit*. Anders gesagt – und wir können diese wichtige Tatsache nicht genug betonen – *leben Daten länger als jede Applikation.* Relationale Technologien bieten eine Möglichkeit, Daten zwischen unterschiedlichen Applikationen auszutauschen oder zwischen verschiedenen Technologien, die gemeinsam Teile der gleiche Applikation bilden (zum Beispiel die transaktionale und die Report-Engine). Relationale Technologie ist ein gemeinsamer Nenner vieler höchst unterschiedlicher Systeme und Technologieplattformen. Von daher ist das relationale Datenmodell oft die allgemeine unternehmensweite Repräsentation von Business Entities.

Relationale Datenbankverwaltungssysteme haben auf SQL basierende APIs, von daher nennen wir die heutigen relationalen Datenbankprodukte SQL-*Datenbankmanagementsysteme* oder (wenn es um bestimmte Systeme geht) SQL-*Datenbanken.*

Bevor wir detaillierter in die Praxis von SQL-Datenbanken einsteigen, muss noch ein wichtiges Thema angesprochen werden: Obwohl als relational vermarktet, ist ein Datenbanksystem, das nur eine SQL-Schnittstelle bietet, nicht wirklich relational und kommt in verschiedener Hinsicht dem ursprünglichen Konzept nicht einmal nahe. Naturgemäß hat das zu Verwirrungen geführt. SQL-Praktiker werfen dem relationalen Datenmodell Schwächen bei der SQL-Sprache vor, und Experten für relationales Datenmanagement beschuldigen den SQL-Standard, eine schwache Umsetzung der relationalen Modelle und Ideale zu sein. Anwendungsentwickler stehen irgendwo dazwischen und haben die Last, etwas Funktionierendes abliefern zu müssen. Wir werden einige wichtige und signifikante Aspekte dieses Problems im Verlauf des Buches hervorheben, doch generell konzentrieren wir uns auf die praktischen Aspekte. Wenn Sie sich eingehender damit beschäftigen wollen, empfehlen wir *Practical Issues in Database Management: A Reference for the Thinking Practitioner* von Fabian Pascal (Pascal, 2000).

1.1.2 Die Grundlagen von SQL

Um effektiv mit Hibernate arbeiten zu können, sind solide Kenntnisse des relationalen Modells und von SQL erforderlich. Sie müssen das relationale Modell und solche Themen wie Normalisierung (welche die Integrität Ihrer Daten garantiert) verinnerlicht haben und sollten Ihre SQL-Kenntnisse einsetzen können, um die Performance Ihrer Hibernate-Applikation zu optimieren. Hibernate automatisiert viele sich wiederholende Programmieraufgaben, doch Ihr Wissen über Persistenztechnologien darf bei Hibernate selbst nicht stehen bleiben, wenn Sie die Leistungsfähigkeit moderner SQL-Datenbanken voll ausnutzen wollen. Denken Sie daran, dass das zugrunde liegende Ziel die robuste, effiziente Verwaltung persistenter Daten ist.

Wir wollen uns nun einige der in diesem Buch verwendeten SQL-Begriffe in Erinnerung rufen. Sie verwenden SQL als *Datendefinitionssprache* (*data definition language*, DDL), um mit `CREATE`- und `ALTER`-Anweisungen ein Datenbankschema zu erstellen. Nach Erstellung von Tabellen (und Indizes, Sequenzen usw.) nutzen Sie SQL als *Datenmanipulationssprache* (*data manipulation language*, DML), um Daten zu holen und zu manipulieren. Zu den Manipulationsoperationen gehören *Einfügungen*, *Aktualisierungen* und *Löschungen*. Sie kommen an die Daten, indem Sie Abfragen (*Queries*) mit *Restriktionen*, *Projektionen* und *Join*-Operationen (einschließlich des *Kartesischen Produkts*) durchführen. Für ein effizientes Berichtswesen nutzen Sie SQL, um Daten nach Bedarf zu *gruppieren*, zu *sortieren* oder *zusammenzufassen*. Sie können auch SQL-Anweisungen verschachteln; diese Technik nutzt *Unterabfragen*.

Sie arbeiten wahrscheinlich schon jahrelang mit SQL und sind mit den grundlegenden Operationen und Anweisungen dieser Sprache vertraut. Doch wir wissen aus eigener Erfahrung, dass SQL manchmal schwer zu behalten ist und sich manche Begriffe in der Verwendung unterscheiden. Damit dieses Buch verständlich ist, müssen wir mit den gleichen Begriffen und Konzepten arbeiten. Von daher raten wir Ihnen, sich den Anhang A durchzulesen, wenn Ihnen Begriffe in diesem Buch neu oder unklar sind.

Wenn Sie mehr wissen wollen, vor allem über Performance-Aspekte und wie SQL ausgeführt wird, dann holen Sie sich das ausgezeichnete Buch *SQL Tuning* von Dan Tow (O'Reilly, 2004). Lesen Sie auch *An Introduction to Database Systems* von Chris Date (Addison-Wesley, 2003) zu Fragen der Theorie, der Konzepte und der Ideale von (relationalen) Datenbanksystemen. Letzteres ist eine ausgezeichnete Referenz (es ist wirklich dick) für alle Fragen, die Sie möglicherweise über Datenbanken und Datenmanagement haben.

Obwohl die relationale Datenbank ein Teil des ORM ist, besteht der andere natürlich aus den Objekten in Ihrer Java-Applikation, die über SQL in der Datenbank persistent gemacht und geladen werden sollen.

1.1.3 SQL in Java nutzen

Wenn Sie mit einer SQL-Datenbank in einer Java-Applikation arbeiten, gibt der Java-Code SQL-Anweisungen über die JDBC(Java Database Connectivity)-API an die Datenbank weiter. Egal ob das SQL von Hand geschrieben und im Java-Code eingebettet wurde oder *on the fly* von Java-Code generiert wurde: Sie nutzen die JDBC-API dafür, Argumente zu binden, um Query-Parameter vorzubereiten, die Abfrage auszuführen, durch die Tabelle mit den Query-Resultaten zu scrollen, Werte aus dem Satz der Resultate zu holen usw. Das sind Datenzugriffsaufgaben auf niedriger Ebene – als Applikationsentwickler sind wir mehr an dem Business-Problem interessiert, das einen solchen Datenzugriff erfordert. Wir möchten viel lieber Code schrieben, der Objekte (die Instanzen unserer Klassen) in der Datenbank sichert und von dort ausliest und uns damit diese niedere Plackerei erspart.

Weil die mit dem Datenzugriff zusammenhängenden Aufgaben oft so nervtötend sind, müssen wir fragen: Ist das relationale Datenmodell und (insbesondere) SQL die richtige Wahl für Persistenz in objektorientierten Applikationen? Wir können diese Frage sofort beantworten: Aber sicher! Es gibt viele Gründe, warum SQL-Datenbanken die Computerindustrie dominieren – relationale Datenbankmanagementsysteme sind die einzige gesicherte Technologie für das Datenmanagement, und sie gehören beinahe immer zu den Anforderungen eines Java-Projekts.

Allerdings haben die Entwickler in den vergangenen 15 Jahren von einem *Paradigmen-Bruch* gesprochen Dieser Bruch erklärt, warum bei jedem Unternehmensprojekt so viel Mühe für Probleme aufgewendet wird, die mit der Persistenz zusammenhängen. Die *Paradigmen*, um die es hier geht, sind relationale Modellierung und Objektmodellierung oder vielleicht auch objektorientierte Programmierung und SQL.

Wir beginnen die Untersuchung dieses Problems, indem wir fragen, was *Persistenz* im Kontext von objektorientierter Applikationsentwicklung bedeutet. Zuerst erweitern wir die simple Definition von Persistenz, die zu Beginn dieses Abschnitts eingeführt wurde, zu einem umfassenderen, tieferen Verständnis, was es heißt, persistente Daten zu pflegen und zu nutzen.

1.1.4 Persistenz in objektorientierten Applikationen

In einer objektorientierten Applikation kann ein Objekt durch Persistenz den Prozess überleben, der es erstellt hat. Der Zustand des Objekts kann auf der Festplatte gespeichert werden, und ein Objekt mit dem gleichen Zustand kann irgendwann in der Zukunft wieder erstellt werden.

Das ist nicht nur auf einzelne Objekte begrenzt – ganze Netzwerke von miteinander verbundenen Objekten können persistent gemacht und in einem neuen Prozess später wieder erstellt werden. Die meisten Objekte sind nicht persistent, ein *transientes* Objekt hat eine begrenzte Lebenszeit, die an den Zyklus des Prozesses gebunden ist, von dem es instanziiert wurde. Nahezu alle Java-Applikation enthalten eine Mischung von persistenten und transienten Objekten. Von daher brauchen wir ein Subsystem, das die persistenten Daten verwaltet.

Moderne relationale Datenbanken bieten eine strukturierte Repräsentation persistenter Daten, die das Manipulieren, Sortieren, Suchen und Gruppieren von Daten ermöglicht. Systeme für das Datenbankmanagement sind dafür verantwortlich, den gleichzeitigen Zugriff auf Daten und deren Integrität zu verwalten. Sie kümmern sich darum, wie Daten für verschiedene Anwendern und Applikationen verfügbar gemacht werden. Sie garantieren die Integrität der Daten über Integritätsregeln, die mit Constraints implementiert wurden. Ein Datenbankmanagementsystem bietet Sicherheit auf Datenebene. Wenn wir in diesem Buch über Persistenz sprechen, denken wir an die folgenden Dinge:

- Speicherung, Organisation und Beschaffung strukturierter Daten
- Gleichzeitiger Datenzugriff und Datenintegrität
- Gemeinsamer Datenzugriff

Insbesondere betrachten wir diese Probleme im Kontext einer objektorientierten Applikation, die mit einem Domain-Modell arbeitet.

Eine Applikation mit einem Domain-Modell arbeitet nicht direkt mit der tabellarischen Repräsentation der Business Entities, sondern verfügt über ein eigenes objektorientiertes Modell davon. Wenn die Datenbank eines Online-Auktionssystems zum Beispiel mit `ITEM`- und `BID`-Tabellen arbeitet, definiert die Java-Applikation die Klassen `Item` und `Bid`.

Anstatt dann direkt mit den Zeilen und Spalten eines SQL-Resultats zu arbeiten, interagiert die Business-Logik mit diesem objektorientierten Domain-Modell und dessen Laufzeit-Realisierung als Netzwerk von miteinander verknüpften Objekten. Jede `Bid`-Instanz hat einen Verweis auf ein Auktions-`Item`, und jedes `Item` kann über eine Sammlung von Verweisen auf `Bid`-Instanzen verfügen. Die Business-Logik wird nicht in der Datenbank (als SQL- Stored Procedure) ausgeführt, sondern in Java in der Applikationsschicht implementiert. So kann die Business-Logik mit anspruchsvollen objektorientierten Konzepten wie Vererbung und Polymorphismus arbeiten. Wir können so zum Beispiel wohlbekannte Entwurfsmuster wie *Strategy*, *Mediator* und *Composite* (Gamma u.a., 1995) verwenden, die alle auf polymorphen Methodenaufrufen basieren.

Doch Achtung: Nicht alle Java-Applikationen sind so designt noch sollten es sein. Einfache Applikationen kommen ohne ein Domain-Modell vielleicht deutlich besser zurecht. Komplexe Applikationen können vorhandene Stored Procedures wiederverwenden. SQL und die JDBC API sind perfekt einsetzbar für den Umgang mit rein tabellarischen Daten, und der JDBC *RowSet* vereinfacht CRUD-Operationen sogar noch mehr. Die Arbeit mit einer tabellarischen Repräsentation persistenter Daten geht gradlinig vonstatten und ist gut nachvollziehbar.

Allerdings verbessert im Falle von Applikationen mit nicht-trivialer Business-Logik eine Vorgehensweise über das Domain-Modell die Wiederverwendung und Wartungsfreundlichkeit des Codes deutlich. In der Praxis sind beide Strategien üblich und notwendig. Viele Applikationen müssen Prozeduren ausführen, bei denen umfangreiche Datensätze nahe der Datenebene modifiziert werden müssen. Zur gleichen Zeit können andere Applikationsmodule von einem objektorientierten Domain-Modell profitieren, das reguläre Online-Transaktionsprozesslogik auf der Applikationsschicht ausführt. Es ist ein effizienter Weg erforderlich, persistente Daten näher an den Applikationscode zu bringen.

Wenn wir SQL und relationale Datenbanken erneut betrachten, erkennen wir schließlich die Unvereinbarkeit der beiden Paradigmen. SQL-Operationen wie Projektion und Join führen immer zu einer tabellarischen Repräsentation der resultierenden Daten. (Das nennt man die *transitive Hülle*; das Resultat einer Operation mit Relationen ist immer eine Relation.) Dies ist völlig verschieden vom Netzwerk der miteinander verknüpften Objekte, mit denen die Business-Logik in einer Java-Applikation ausgeführt wird. Es handelt sich um fundamental unterschiedliche Modelle, nicht einfach bloß um verschiedene Visualisierungen des gleichen Modells.

Mit dieser Erkenntnis beginnen Sie, die Probleme zu sehen – manche leicht und andere nicht leicht zu verstehen –, die von einer Applikation gelöst werden müssen, bei der *beide* Datenrepräsentationen kombiniert werden: das objektorientierte Domain-Modell und das persistente relationale Modell. Diese Unvereinbarkeit der beiden Paradigmen wollen wir uns genauer anschauen.

1.2 Die Unvereinbarkeit der Paradigmen

Die objekt-relationale Paradigmenunverträglichkeit kann in verschiedene Abschnitte unterteilt werden, die wir nacheinander anschauen werden. Beginnen wir mit einem einfachen, problemlosen Beispiel. Wenn wir uns daran weiterhangeln, werden Sie merken, wie diese Unvereinbarkeit auftaucht.

Nehmen wir an, Sie wollen eine E-Commerce-Applikation entwerfen und implementieren. Bei dieser Applikation brauchen Sie eine Klasse, die Informationen über einen Nutzer des Systems repräsentiert, und eine weitere, die Informationen über die Abrechnungsdetails dieses Nutzers repräsentiert (siehe Abbildung 1.1).

In diesem Diagramm sehen Sie, dass ein `User` viele `BillingDetails` hat. Sie können die Beziehung zwischen den Klassen in beiden Richtungen navigieren. Die Klassen, die diese Entities repräsentieren, können extrem einfach sein:

```
public class User {
    private String username;
    private String name;
    private String address;
    private Set billingDetails;
    // Accessor-Methoden (getter/setter), Business-Methoden etc.
    ...
}
```

```
public class BillingDetails {
    private String accountNumber;
    private String accountName;
    private String accountType;
    private User user;
    // Accessor-Methoden (getter/setter), Business-Methoden etc.
    ...
}
```

Beachten Sie, dass wir nur am Zustand der Entities in Bezug auf die Persistenz interessiert sind. Also haben wir die Implementierung von Accessor- und Business-Methoden (wie `getUsername()` oder `billAuction()`) ausgelassen.

Hierfür ist es leicht, ein gutes SQL-Designschema zu finden:

```
create table USERS (
    USERNAME varchar(15) not null primary key,
    NAME varchar(50) not null,
    ADDRESS varchar(100)
)
create table BILLING_DETAILS (
    ACCOUNT_NUMBER varchar(10) not null primary key,
    ACCOUNT_NAME varchar(50) not null,
    ACCOUNT_TYPE varchar(2) not null,
    USERNAME varchar(15) foreign key references USERS
)
```

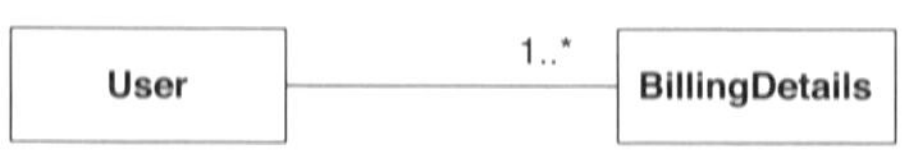

Abbildung 1.1
Ein einfaches UML-Klassen-Diagramm der Entities `User` und `BillingDetails`

Die Beziehung zwischen den beiden Entities wird durch den Fremdschlüssel `USERNAME` in `BILLING_DETAILS` repräsentiert. Für dieses einfache Domain-Modell ist der objekt-relationale Bruch kaum erkennbar. Es ist unkompliziert, JDBC-Code zu schreiben, um Informationen über Nutzer und Abrechnungsdetails einzufügen, zu aktualisieren und zu löschen.

Nun wollen wir schauen, was passiert, wenn wir uns etwas Realistischeres überlegen. Die Unvereinbarkeit der Paradigmen wird deutlich erkennbar, sobald wir der Applikation mehr Entities und Entity-Beziehungen hinzufügen.

Das am offensichtlichsten ins Auge springende Problem bei dieser momentanen Implementierung ist, dass wir eine Adresse als einfachen `String`-Wert gestaltet haben. Bei den meisten Systemen ist es erforderlich, dass Informationen über Straße, Postleitzahl, Stadt, Bundesland und Staat getrennt gespeichert werden. Natürlich könnten wir diese Eigenschaften auch direkt der Klasse `User` hinzufügen, doch weil es sehr wahrscheinlich ist, dass andere Klassen im System ebenfalls Adresseninformationen beinhalten, ist es sinnvoller, eine separate `Address`-Klasse zu erstellen. Das aktualisierte Modell sehen Sie in Abbildung 1.2.

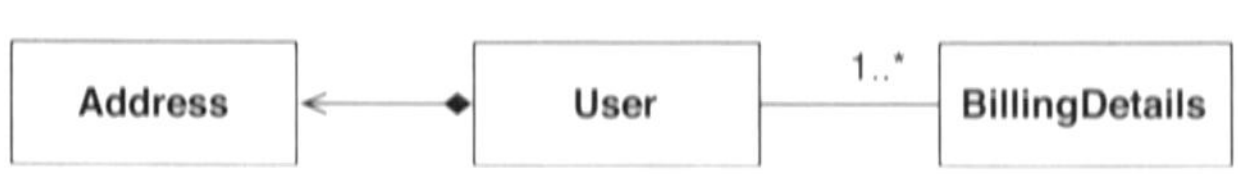

Abbildung 1.2
Der `User` hat eine `Address`.

Sollen wir also eine `ADDRESS`-Tabelle einfügen? Nicht unbedingt. Es ist üblich, Adressdaten in einzelnen Spalten in der `USERS`-Tabelle zu führen. Ein solches Design führt wahrscheinlich zu einer besseren Performance, weil kein Tabellen-Join erforderlich ist, wenn man den Nutzer und seine Adresse in einer Query abfragen will. Die schönste Lösung könnte sogar sein, einen benutzerdefinierten SQL-Datentyp zu erstellen, der die Adressen repräsentieren soll, und eine Spalte dieses neuen Typs statt mehrerer neuer Spalten in der `USERS`-Tabelle zu verwenden.

Im Wesentlichen steht uns die Auswahl zur Verfügung, entweder mehrere Spalten oder nur eine Spalte (mit einem neuen SQL-Datentyp) hinzuzufügen. Das ist eindeutig ein Problem der *Granularität.*

1.2.1 Das Problem der Granularität

Granularität bezieht sich auf die relative Größe der Datentypen, mit denen man arbeitet.

Kehren wir zu unserem Beispiel zurück. Es scheint, als sei es die beste Vorgehensweise, in unserem Datenbankkatalog einen neuen Datentyp aufzunehmen, um `Address`-Instanzen in einer Spalte zu speichern. Ein neuer Typ (Klasse) `Address` in Java und ein neuer SQL-Datentyp `ADDRESS` sollte die Interoperabilität garantieren. Allerdings werden Sie auf verschiedene Probleme stoßen, wenn Sie die Unterstützung von benutzerdefinierten Datentypen (*user-defined datatypes*, UDT) in den heutigen SQL-Datenbankmanagementsystemen checken.

UDT-Unterstützung ist eine von einer Reihe sogenannter *objekt-relationaler Erweiterungen* für das traditionelle SQL. Dieser Begriff ist schon an sich verwirrend, weil er bedeutet, dass das Datenbankmanagementsystem ein ausgefeiltes Datentypsystem hat (oder es unterstützen sollte) – etwas, das für Sie doch selbstverständlich ist, wenn jemand Ihnen ein System verkauft, das Daten in einer relationalen Weise bearbeitet. Leider ist UDT-Unterstützung ein etwas obskures Feature der meisten Datenbankverwaltungssysteme unter SQL und sicher nicht zwischen unterschiedlichen Systemen portierbar. Des Weiteren unterstützt der SQL-Standard benutzerdefinierte Datentypen, doch mehr schlecht als recht.

Diese Einschränkung ist kein Fehler des relationalen Datenmodells. Sie können das Unvermögen, ein solch wichtiges Bestandteil der Funktionalität zu standardisieren, als Opfer der objekt-relationalen Datenbankkriege zwischen den Herstellern Mitte der 90er Jahre betrachten. Heute akzeptieren die meisten Entwickler, dass SQL-Produkte begrenzte Typsysteme haben – das wird nicht hinterfragt. Doch auch mit einer ausgefeilten UDT-Unterstützung in unserem SQL-Datenbankverwaltungssystem würden wir wahrscheinlich immer noch die Typendeklarationen duplizieren und den neuen Typ in Java und dann wieder in SQL schreiben. Versuchen, eine Lösung für den Java-Bereich zu finden (wie SQLJ), war leider kein großer Erfolg beschieden.

Aus diesen und noch anderen Gründen ist gegenwärtig die Verwendung von UDTs oder Java-Typen innerhalb einer SQL-Datenbank keine weit verbreitete Praxis in der Branche, und es ist unwahrscheinlich, dass Sie einem älteren Schema begegnen, das starken Gebrauch von UDTs macht. Von daher werden und können wir keine Instanzen unserer neuen `Address`-Klasse in eine neuen Spalte speichern, die den gleichen Datentyp hat wie die Java-Schicht.

Unsere pragmatische Lösung für dieses Problem besteht aus mehreren Spalten der üblichen, von den Herstellern definierten SQL-Typen (wie Boole'sche, numerische und String-Datentypen). Die `USERS`-Tabelle wird gewöhnlich wie folgt definiert:

```
create table USERS (
    USERNAME varchar(15) not null primary key,
    NAME varchar(50) not null,
    ADDRESS_STREET varchar(50),
    ADDRESS_CITY varchar(15),
    ADDRESS_STATE varchar(15),
    ADDRESS_ZIPCODE varchar(5),
    ADDRESS_COUNTRY varchar(15)
)
```

Die Klassen in unserem Domain-Modell erscheinen in einer Bandbreite von unterschiedlichen Stufen der Granularität – von grobkörnigen Entity-Klassen wie `User` über feingranulare Klassen wie `Address` bis zu einfachen Eigenschaften mit String-Werten wie `zipcode`. Im Kontrast dazu sind nur zwei Granularitätsstufen auf der Ebene der SQL-Datenbank sichtbar: Tabellen wie `USERS` und Spalten wie `ADDRESS_ZIPCODE`.

Viele einfache Persistenzmechanismen erkennen diesen Bruch nicht und zwingen letzten Endes dem Objektmodell die weniger flexible SQL-Repräsentation auf. Wir haben unzählige `User`-Klassen mit Properties namens `zipcode` gesehen!

Es stellt sich heraus, dass das Granularitätsproblem nicht sonderlich schwer zu lösen ist. Wir würden das Thema wahrscheinlich nicht einmal anschneiden, gäbe es nicht die Tatsache, dass es in so vielen vorhandenen Systemen auftritt. Wir beschreiben die Lösung dieses Problems in Kapitel 4, Abschnitt 4.4 „Feingranulare Modelle und Mappings".

Ein deutlich schwierigeres und interessantes Problem erscheint, wenn wir Domain-Modelle betrachten, die auf *Vererbung* aufbauen, einem Feature des objektorientierten Designs, mit dem wir die Abrechnung der Nutzer unserer E-Commerce-Applikation auf neue und interessante Weise gestalten können.

1.2.2 Das Problem der Subtypen

In Java implementieren Sie Typenvererbung über Superklassen und Subklassen. Um zu verdeutlichen, warum das ein Unverträglichkeitsproblem darstellen kann, erweitern wir die E-Commerce-Applikation so, dass nicht nur eine Abrechnung über Bankeinzug, sondern auch Kreditkarten akzeptiert werden. Der natürlichste Weg, diese Veränderung im Modell widerzuspiegeln, wäre die Nutzung von Vererbung bei der Klasse `BillingDetails`.

Wir könnten eine abstrakte `BillingDetails`-Superklasse neben mehreren konkreten Subklassen wie `CreditCard`, `BankAccount` usw. haben. Jede dieser Subklassen definiert etwas andere Daten (und völlig unterschiedliche Funktionalitäten, die mit diesen Daten arbeiten). Das UML-Klassendiagramm in Abbildung 1.3 illustriert dieses Modell.

SQL sollte wahrscheinlich standardmäßig *Supertabellen* und *Subtabellen* unterstützen. Damit könnten wir eine Tabelle erstellen, die bestimmte Spalten von ihren Eltern erbt. Allerdings wäre ein solches Feature auch bedenklich, weil es ein neues Konzept einführen würde: *virtuelle Spalten* in Tabellen. Traditionell erwarten wir virtuelle Spalten nur in virtu-

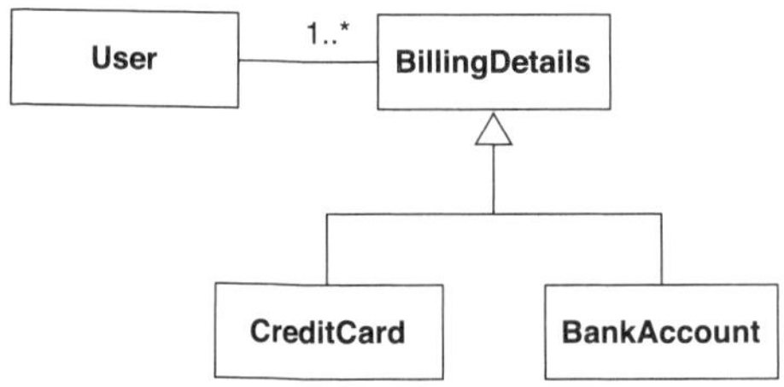

Abbildung 1.3
Vererbung für unterschiedliche Abrechnungsstrategien verwenden

ellen Tabellen, den so genannten *Views*. Des Weiteren ist die von uns in Java angewendete Vererbung auf einer theoretischen Ebene eine *Typvererbung*. Eine Tabelle ist kein Typ, von daher ist das Konzept von Supertabellen und Subtabellen in Frage zu stellen. Kurz zusammengefasst: SQL-Datenbankprodukte implementieren nicht generell Typ- oder Tabellenvererbung, und wenn doch, dann befolgen sie keine Standardsyntax und Sie bekommen Probleme mit der Datenintegrität (begrenzte Integritätsregeln für aktualisierbare Views).

In Kapitel 5, Abschnitt 5.1 „Mapping von Klassenvererbung", besprechen wir, wie ORM-Lösungen wie Hibernate das Problem der Persistenz einer Klassenhierarchie für eine Datenbanktabelle (oder mehrere) löst. Dieses Problem ist in der Community nun gut bekannt, und die meisten Lösungen bieten in etwa die gleiche Funktionalität.

Doch wir sind mit dem Thema Vererbung noch nicht fertig. Sobald wir die Vererbung in das Modell eingeführt haben, entsteht die Möglichkeit des *Polymorphismus*.

Die `User`-Klasse hat eine Assoziation mit der Superklasse `BillingDetails`. Das ist eine *polymorphe Assoziation*. Zur Laufzeit kann ein `User`-Objekt eine beliebige Instanz der Subklassen von `BillingDetails` referenzieren. Entsprechend wollen wir in der Lage sein, *polymorphe Queries* zu schreiben, die sich auf die `BillingDetails`-Klasse beziehen, wobei die Query Instanzen ihrer Subklassen zurückgeben soll.

SQL-Datenbanken fehlt auch ein offensichtlicher (oder zumindest ein standardisierter) Weg, um eine polymorphe Assoziation zu repräsentieren. Ein Constraint mit einem Fremdschlüssel bezieht sich exakt auf eine Zieltabelle; es ist nicht gerade unkompliziert, einen Fremdschlüssel zu definieren, der sich auf verschiedene Tabellen bezieht. Wir müssten einen prozeduralen Constraint schreiben, um diese Art von Integritätsregel zu erzwingen.

Das Resultat dieser nicht zueinander passenden Subtypen ist, dass die Vererbungsstruktur in Ihrem Modell in einer SQL-Datenbank persistieren muss, die keine Vererbungsstrategie anbietet. Zum Glück sind drei der Mapping-Lösungen für Vererbung, die wir in Kapitel 5 zeigen, so gestaltet, dass sie die Repräsentation von polymorphen Assoziationen und die effiziente Ausführung von polymorphen Queries aufnehmen.

Der nächste Aspekt der Unvereinbarkeit bei den objekt-relationalen Paradigmen ist das Thema der *Objektidentität*. Ihnen ist wahrscheinlich aufgefallen, dass wir `USERNAME` als Primärschlüssel unserer `USERS`-Tabelle definiert haben. War das eine gute Entscheidung? Wie behandeln wir identische Objekte in Java?

1.2.3 Das Problem der Identität

Obwohl das Problem der Objektidentität zuerst nicht so offensichtlich sein mag, treffen wir in unserem sich stetig erweiternden E-Commerce-System häufig darauf, wenn wir zum Beispiel prüfen müssen, ob zwei Objekte identisch sind. Es gibt drei Möglichkeiten, dieses Problem anzugehen: Zwei kommen aus der Java-Welt und eine aus unserer SQL-Datenbank. Wie erwartet arbeiten diese nur zusammen, wenn nachgeholfen wird.

Bei Java-Objekten werden zwei Konzepte von Gleichheit oder Identität definiert:

- Identität von Objekten (das entspricht ganz grob dem Speicherstandort, wird mit `a==b` geprüft)
- Gleichheit, wie sie durch die Implementierung der Methode `equals()` bestimmt wird (auch *Gleichheit der Zustände* genannt)

Andererseits wird die Identität einer Datenbankzeile als Wert des Primärschlüssels ausgedrückt. Wie Sie in Kapitel 9, Abschnitt 9.2 „Objektidentität und Gleichheit“, sehen werden, ist weder `equals()` noch `==` natürlich äquivalent mit dem Wert des Primärschlüssels. Es ist für mehrere nicht-identische Objekte üblich, simultan die gleiche Zeile der Datenbank zu repräsentieren, zum Beispiel in parallel ablaufenden Applikationsthreads. Obendrein spielen noch einige subtilere Schwierigkeiten bei der korrekten Implementierung von `equals()` für eine persistente Klasse hinein.

Schauen wir uns anhand eines Beispiels ein anderes Problem an, das mit der Datenbankidentität zusammenhängt. In unserer Tabellendefinition für `USER` haben wir `USERNAME` als Primärschlüssel verwendet. Leider macht es diese Entscheidung schwer, einen Usernamen zu ändern; wir müssen nicht nur die Spalte `USERNAME` in `USERS` aktualisieren, sondern auch die Fremdschlüsselspalte in `BILLING_DETAILS`. Um dieses Problem zu lösen, werden wir im Verlauf des Buches empfehlen, dass Sie dort *Surrogatschlüssel* einsetzen, wo Sie keinen guten natürlichen Schlüssel finden können (wir werden auch besprechen, was zu einem guten Schlüssel gehört). Eine Surrogatschlüsselspalte ist eine Spalte mit Primärschlüssel, die für den Anwender keine Bedeutung hat – anders gesagt ist das ein Schlüssel, der dem Anwender nicht angezeigt wird und nur zur Identifikation von Daten innerhalb des Softwaresystems benutzt wird. Wir könnten zum Beispiel unsere Tabellendefinitionen so ändern, dass sie wie folgt aussehen:

```
create table USERS (
    USER_ID bigint not null primary key,
    USERNAME varchar(15) not null unique,
    NAME varchar(50) not null,
    ...
)
create table BILLING_DETAILS (
    BILLING_DETAILS_ID bigint not null primary key,
    ACCOUNT_NUMBER VARCHAR(10) not null unique,
    ACCOUNT_NAME VARCHAR(50) not null,
    ACCOUNT_TYPE VARCHAR(2) not null,
    USER_ID bigint foreign key references USERS
)
```

Die Spalten `USER_ID` und `BILLING_DETAILS_ID` enthalten vom System generierte Werte. Diese Spalten wurden nur zugunsten des Datenmodells eingeführt, wie sollten sie also (wenn überhaupt) im Domain-Modell repräsentiert werden? Wir besprechen diese Frage in Kapitel 4, Abschnitt 4.2 „Entities mit Identität mappen" und finden eine Lösung beim ORM.

Im Kontext von Persistenz ist Identität eng damit verbunden, wie das System mit Caching und Transaktionen umgeht. Unterschiedliche Persistenzlösungen haben bei ihren Strategien verschiedene Wege eingeschlagen, und das hat zu einiger Verwirrung geführt. All diese interessanten Themen kommen in den Kapiteln 10 und 13 zur Sprache. Dort zeigen wir auch, wie sie zusammenhängen.

Bisher hat also die von uns designte einfache E-Commerce-Applikation die Probleme bei der Mapping-Granularität, den Subtypen und der Objektidentität demonstriert. Wir sind fast so weit, uns an andere Bereiche der Applikation zu machen, doch zuerst müssen wir das wichtige Konzept der *Assoziationen* besprechen: wie die Beziehungen zwischen unseren Klassen gemappt und behandelt werden. Brauchen Sie dafür wirklich nur den Fremdschlüssel in der Datenbank?

1.2.4 Mit Assoziationen verbundene Probleme

In unserem Domain-Modell repräsentieren Assoziationen die Beziehungen zwischen Entities. Die Klassen `User`, `Address` und `BillingDetails` sind alle miteinander verknüpft, doch anders als `Address` steht `BillingDetails` für sich allein. Die Instanzen von `BillingDetails` werden in einer eigenen Tabelle gespeichert. Das Mapping von Assoziationen und die Verwaltung von Entity-Assoziationen sind die zentralen Konzepte in jeder Lösung für eine Objektpersistenz.

Objektorientierte Sprachen stellen Assoziationen über *Objektreferenzen* dar, doch in der relationalen Welt wird eine Assoziation als *Fremdschlüssel*spalte mit Kopien von Schlüsselwerten (und einem Constraint, um die Integrität zu garantieren) repräsentiert. Es gibt wesentliche Unterschiede zwischen den beiden Repräsentationen.

Objektreferenzen sind immer direktional: Die Assoziation erfolgt von einem Objekt zum anderen. Objektreferenzen sind Zeiger. Wenn eine Assoziation zwischen Objekten in beide Richtungen navigierbar sein soll, müssen Sie die Assoziation *zweimal* definieren, einmal in jeder der assoziierten Klassen. Sie haben in den Domain-Modellklassen Folgendes schon mal gesehen:

```
public class User {
    private Set billingDetails;
    ...
}
public class BillingDetails {
    private User user;
    ...
}
```

Andererseits sind Fremdschlüsselassoziationen nicht von Natur aus direktional. *Navigation* hat in einem relationalen Datenmodell keine Bedeutung, weil Sie beliebige Datenassoziationen mit *Tabellen-Joins* und *Projektion* erstellen können. Die Herausforderung besteht darin, den Brückenschlag zwischen einem vollkommen offenen Datenmodell, das von der

Applikation unabhängig ist, die mit den Daten arbeitet, und einem applikationsabhängigen Navigationsmodell zu bewerkstelligen, einer eingeschränkten Sicht der Assoziationen, die von dieser speziellen Applikation benötigt werden.

Es ist unmöglich, die Vielfalt einer unidirektionalen Assoziation nur unter Betrachtung der Java-Klassen zu bestimmen. Java-Assoziationen können eine *many-to-many-Kardinalität* aufweisen. Die Klassen könnten zum Beispiel so aussehen:

```
public class User {
    private Set billingDetails;
    ...
}
public class BillingDetails {
    private Set users;
    ...
}
```

Tabellenassoziationen sind andererseits immer *many-to-many* oder *one-to-one*. Sie können durch einen Blick auf die Fremdschlüsseldefinition die Kardinalität sofort erkennen. Das Folgende ist eine Fremdschlüsseldeklaration in der Tabelle `BILLING_DETAILS` für eine *one-to-many*-Assoziation (oder bei umgekehrter Leserichtung einer *many-to-one*-Assoziation):

```
USER_ID bigint foreign key references USERS
```

Das sind die *one-to-one*-Assoziationen:

```
USER_ID bigint unique foreign key references USERS
BILLING_DETAILS_ID bigint primary key foreign key references USERS
```

Wenn Sie eine *many-to-many*-Assoziation in einer relationalen Datenbank repräsentieren wollen, müssen Sie eine neue Tabelle einführen, die als *Verknüpfungstabelle* bezeichnet wird. Diese Tabelle erscheint an keiner anderen Stelle des Domain-Modells. In unserem Beispiel ist die Linktabelle wie folgt, wenn wir die Beziehung zwischen dem Anwender und der Abrechnungsinformation als *many-to-many* betrachten:

```
create table USER_BILLING_DETAILS (
    USER_ID bigint foreign key references USERS,
    BILLING_DETAILS_ID bigint foreign key references BILLING_DETAILS,
    PRIMARY KEY (USER_ID, BILLING_DETAILS_ID)
)
```

Ausführlicher wird es in den Kapiteln 6 und 7 um Assoziation und Collection Mappings gehen.

Bisher waren die von uns untersuchten Probleme hauptsächlich *strukturell*. Wir können sie erkennen, indem wir einen rein statischen Blick auf das System werfen. Das vielleicht schwierigste Problem bei der Objektpersistenz ist aber ein *dynamisches*. Es betrifft Assoziationen, und wir haben darauf bereits hingewiesen, als wir in Abschnitt 1.1.4 „Persistenz in objektorientierten Applikationen" eine Unterscheidung zwischen *Objektnetzwerknavigation* und *Tabellen-Joins* getroffen haben. Dieses Problem einer signifikanten Unvereinbarkeit wollen wir eingehender untersuchen.

1.2.5 Das Problem der Datennavigation

Es gibt einen fundamentalen Unterschied in der Art, wie in Java und in einer relationalen Datenbank auf Daten zugegriffen wird. Wenn Sie in Java auf die Abrechnungsinformationen eines Anwenders zugreifen, rufen Sie `aUser.getBillingDetails().getAccountNumber()` oder etwas Ähnliches auf. Das ist die natürlichste Weise, um auf objektorientierte Daten zuzugreifen. Sie navigieren wie auf einem Spaziergang von einem Objekt zum nächsten und folgen Zeigern zwischen den Instanzen. Leider ist das kein effizienter Weg, um Daten aus einer SQL-Datenbank zu holen.

Das Wichtigste, was Sie zur Verbesserung der Performance des Datenzugriffscodes machen können, ist: *die Anzahl der Anfragen an die Datenbank minimieren*. Der offensichtlichste Weg dazu ist, die Anzahl der SQL-Queries zu verringern. (Natürlich gibt es andere, ausgefeiltere Wege, diese folgen als nächster Schritt.)

Von daher erfordert ein effizienter Zugriff auf relationale Daten mit SQL gewöhnlich Joins zwischen den betroffenen Tabellen. Die Anzahl der Tabellen, die im Join für das Auslesen der Daten eingeschlossen sind, bestimmt die Tiefe des Objektnetzwerks, durch das Sie im Speicher navigieren können. Wenn Sie zum Beispiel einen `User` haben wollen und an dessen Abrechnungsinformationen nicht interessiert sind, können Sie diese einfache Query schreiben:

```
select * from USERS u where u.USER_ID = 123
```

Wenn Sie andererseits einen `User` holen und dann der Reihe nach alle damit verknüpften Instanzen von `BillingDetails` aufsuchen wollen (um beispielsweise alle Kreditkarten des Users aufzulisten), dann formulieren Sie die Abfrage anders:

```
select *
    from USERS u
    left outer join BILLING_DETAILS bd on bd.USER_ID = u.USER_ID
    where u.USER_ID = 123
```

Wie Sie sehen, müssen Sie für die effektive Nutzung von Joins wissen, auf welchen Bereich des Objektnetzwerks Sie zugreifen wollen, um den ursprünglichen `User` zu holen – und das muss *vor* dem Navigieren im Objektnetzwerk passieren!

Andererseits wird eine Funktionalität zum Auslesen der Daten von verknüpften Objekten bei jeder Lösung für Objektpersistenz nur dann geboten, wenn das Objekt zuvor zugegriffen wurde. Doch dieser stückweise Datenzugriff ist im Kontext einer relationalen Datenbank höchst ineffizient, weil so die Ausführung einer Anweisung für jeden Knoten oder jede Collection des Objektnetzwerks erforderlich ist, auf die zugegriffen werden soll. Das ist das gefürchtete *n+1 selects*-Problem.

Diese unterschiedliche Art, auf Objekte in Java und in einer relationalen Datenbank zuzugreifen, ist vielleicht die am häufigsten auftretende Quelle von Performanceproblemen in Java-Applikationen. Es gibt eine natürliche Spannung zwischen zu vielen und zu großen Selects, über die unnötige Informationen in den Speicher geholt werden. Doch es ist scheinbar unmöglich, Strategien zu finden, um das *n+1 selects*-Problem zu vermeiden, obwohl wir mit unzähligen Büchern und Zeitschriftenartikeln gesegnet sind, die uns raten, für die String-Verkettung `StringBuffer` zu nehmen. Zum Glück bietet Hibernate ausgefeilte Features, um Netzwerke von Objekten effizient und transparent aus der Datenbank zu holen und der Applikation zu übermitteln, die auf sie zugreift. Diese Features besprechen wir in den Kapiteln 13, 14 und 15.

1.2.6 Die Kosten der Unvereinbarkeit der Paradigmen

Wir haben nun eine ganz schöne Liste von Problemen der objekt-relationalen Unverträglichkeit, und wie Sie aus eigener Erfahrung wahrscheinlich wissen, wird es sehr zeit- und arbeitsaufwändig, dafür Lösungen zu finden. Die Kosten werden oft unterschätzt, und wir sind der Ansicht, dass das ein Hauptgrund für viele gescheiterte Softwareprojekte ist. Unseres Wissens (das regelmäßig in Gesprächen mit Entwicklern bestätigt wird) geht es bei bis zu 30 Prozent des Codes, der für Java-Applikationen geschrieben wird, hauptsächlich um den Umgang mit dem lästigen SQL/JDBC und der manuellen Überbrückung der unvereinbare objekt-relationalen Paradigmen. Trotz all dieser Mühen kommt einem das Endresultat immer noch nicht richtig vor. Wir haben gesehen, wie ganze Projekte wegen der Komplexität und mangelnden Flexibilität der Abstraktionsschichten ihrer Datenbanken beinahe abgesoffen sind. Wir haben auch Java-Entwickler (und DBAs) getroffen, deren Selbstvertrauen rapide sank, als Designentscheidungen über die Persistenzstrategie eines Projekts getroffen werden mussten.

Ein großer Teil des Aufwands liegt im Modeling-Bereich. Die relationalen und Domain-Modelle müssen beide die gleichen Business Entities umfassen, doch ein objektorientierter Purist wird diese auf andere Weise modellieren als jemand, der im relationalen Daten-Modeling erfahren ist. Gewöhnlich wird diese Angelegenheit gelöst, indem das Domain-Modell und die implementierten Klassen solange verdreht und verbogen werden, bis sie in das SQL-Datenbankschema passen. (Was langfristig gesehen gewiss eine sichere Entscheidung ist, wenn man dem Prinzip der Datenunabhängigkeit folgt.)

Das kann man auch gut hinbekommen, doch nur auf Kosten einiger Vorteile bei der Objektorientierung. Beachten Sie, dass dem relationalen Modeling eine relationale Theorie zugrunde liegt. Die Objektorientierung hat keine derart rigorose mathematische Definition oder solch ein strenges theoretisches Gefüge. Also können wir nicht bei der Mathematik Zuflucht nehmen, um die Kluft zwischen den beiden Paradigmen zu überbrücken – es gibt keine elegante Umsetzung, die nur darauf wartet, entdeckt zu werden. (Java und SQL über Bord zu werfen und von vorne anzufangen, kann man nicht elegant nennen.)

Diese Unverträglichkeit des Domänen-Modelings ist nicht die einzige Ursache von Unflexibilität und verringerter Produktivität, die zu höheren Kosten führen. Ein weiterer Grund ist die JDBC API selbst. JDBC und SQL bieten eine *Statement*-orientierte (d.h. anweisungsorientierte) Vorgehensweise bei der Arbeit mit Daten in einer SQL-Datenbank. Wenn Sie eine Query durchführen oder Daten manipulieren wollen, müssen die daran beteiligten Tabellen und Spalten mindestens dreimal spezifiziert werden (`insert`, `update`, `select`), und das muss man der Zeit hinzurechnen, die für Design und Implementierung erforderlich ist. Es macht die Situation nicht besser, dass jedes Datenbankverwaltungssystem einen anderen Dialekt haben kann.

Um die Vorstellung der Objektpersistenz abzurunden (und bevor wir uns mögliche Lösungen anschauen), müssen wir die *Applikationsarchitektur* und die Rolle einer *Persistenzschicht* in einem typischen Applikationsdesign anschauen.

1.3 Persistenzschichten und Alternativen

In einer mittleren oder großen Applikation ist es normalerweise sinnvoll, Klassen nach Funktionsbereich zu organisieren. Persistenz ist ein Funktionsbereich, zu den anderen gehören Präsentation, Workflow und Business-Logik[1]. Es ist normal und gehört bei einer mehrschichtigen Systemarchitektur sicher zur Best Practice, alle Klassen und Komponenten, die für Persistenz verantwortlich sind, in eine separate Persistenzschicht zu gruppieren.

In diesem Abschnitt schauen wir uns zuerst die Schichten dieses Architekturtyps an und warum wir sie verwenden. Danach konzentrieren wir uns auf die Schicht, die uns am meisten interessiert, die Persistenzschicht, und auf einige Möglichkeiten, wie sie implementiert werden kann.

1.3.1 Schichtarchitektur

Eine Architektur mit mehreren Schichten definiert Schnittstellen zwischen dem Code, der die verschiedenen Funktionsbereiche implementiert. So können Änderungen an der Art, wie eine Aufgabe implementiert wird, vorgenommen werden, ohne dass Code in anderen Schichten wesentlich „zerschossen" wird. Das „Layering" bestimmt ebenfalls die Art der Abhängigkeit, die zwischen den Schichten vorkommen kann. Die Regeln dazu sind wie folgt:

- Schichten kommunizieren von oben nach unten. Eine Schicht hängt nur von der Schicht direkt darunter ab.
- Jede Schicht „kennt" nur die eine Schicht, die direkt unter ihr liegt, und keine anderen.

Unterschiedliche Systeme gruppieren Aufgaben auf verschiedene Weise, also definieren sie auch verschiedene Schichten. Eine typische, erprobte High-Level-Architektur für Applikationen arbeitet mit drei Schichten: je eine für Präsentation, Business-Logik und Persistenz (siehe Abbildung 1.4).

Schauen wir uns die Schichten und Elemente im Diagramm genauer an:

- *Präsentationsschicht*: Die Logik der Benutzerschnittstelle ist die oberste Schicht. Der Code für die Präsentation und Steuerung der Seiten- und Bildschirmnavigation befindet sich in der Präsentationsschicht.

---

1 Weiterhin gibt es die sogenannten *Cross-Cutting Concerns* (CCC), die generisch implementiert werden können, zum Beispiel durch Framework-Code. Zu den typischen CCC gehören Einloggen, Autorisierung und Transaktionsdemarkation.

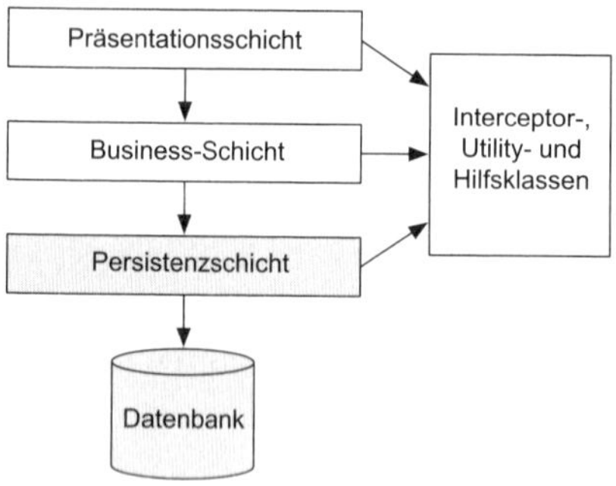

Abbildung 1.4
Eine Persistenzschicht ist die Grundlage in einer Schichtarchitektur.

- *Business-Schicht*: Wie die nächste Schicht genau gestaltet ist, ist von einer Applikation zur anderen sehr unterschiedlich. Doch es ist allgemeiner Konsens, dass die Business-Schicht für die Umsetzung der Business-Regeln oder Systemanforderungen verantwortlich ist, die von den Anwendern als Teil der Problemstellung betrachtet wird. In dieser Schicht ist gewöhnlich irgendeine Steuerungskomponente enthalten: Code, der weiß, wann welche Business-Regel aufzurufen ist. In manchen Systemen hat diese Schicht eine eigene interne Repräsentation der Business-Domain-Entities, und bei anderen wird das über die Persistenzschicht definierte Modell wieder verwendet. Wir beschäftigen uns in Kapitel 3 eingehender mit diesem Thema.
- *Persistenzschicht:* Diese Schicht ist eine Gruppe von Klassen und Komponenten, die für Speicherung und das Auslesen von Daten in einem oder mehreren Datenspeichern verantwortlich ist. Bei dieser Schicht muss notwendigerweise ein Modell der Business-Domain-Entities enthalten sein (auch wenn es nur ein Metadatenmodell ist).
- *Datenbank:* Die Datenbank existiert außerhalb der Java-Applikation. Es ist die eigentliche, persistente Repräsentation des Systemzustands. Wenn eine SQL-Datenbank verwendet wird, dann umfasst die Datenbank das relationale Schema und wahrscheinlich auch Stored Procedures.
- *Helper- und Utility-Klassen:* Jede Applikation hat einen Satz von infrastrukturellen Helper- oder Utility-Klassen (wie `Exception`-Klassen für Fehlerhandhabung), die in jeder Schicht der Applikation verwendet werden. Diese infrastrukturellen Elemente bilden keine Schicht, weil sie sich nicht an die Regeln für die Abhängigkeiten der Schichten untereinander in einer Schichtarchitektur halten.

Nun wollen wir uns kurz die verschiedenen Möglichkeiten anschauen, wie die Persistenzschicht von Java-Applikationen implementiert werden kann. Keine Sorge – wir kommen gleich zu ORM und Hibernate. Man kann sehr viel daraus lernen, wenn man sich andere Vorgehensweisen anschaut.

1.3.2 Eine Persistenzschicht mit SQL/JDBC handcodieren

Die übliche Vorgehensweise für Applikationsprogrammierer ist, bei der Java-Persistenz direkt mit SQL und JDBC zu arbeiten. Schließlich sind den Entwicklern die relationalen Datenbankverwaltungssysteme vertraut, sie kennen SQL und wissen, wie man mit Tabellen und Fremdschlüsseln arbeitet. Überdies können sie immer auf das wohlbekannte und häufig genutzte DAO(*data access object*)-Muster zurückgreifen, um komplexen JDBC-Code und nicht-portierbares SQL vor der Business-Logik zu verstecken.

Das DAO-Muster ist gut – so gut, dass wir dessen Nutzung oft sogar mit ORM empfehlen. Allerdings ist es eine beträchtliche Arbeit, die Persistenz für jede Domänenklasse per Hand zu codieren – vor allem, wenn verschiedene SQL-Dialekte unterstützt werden sollen. Ein Großteil des Programmieraufwands geht letzten Endes in diese Arbeit. Obendrein erfordert eine handcodierte Lösung stets mehr Aufmerksamkeit und Wartungsaufwand, wenn sich an den Anforderungen etwas ändert.

Warum also nicht ein einfaches Mapping-Framework implementieren, das auf die besonderen Anforderungen Ihres Projekts zugeschnitten ist? Das Resultat dieser Mühen könnte sogar in zukünftigen Projekten wiederverwendet werden. Viele Entwickler haben diesen Weg eingeschlagen; in den heutigen Produktionssystemen sind zahlreiche selbstgestrickte objekt-relationale Persistenzschichten im Einsatz. Wir empfehlen diese Vorgehensweise jedoch nicht. Es existieren bereits ausgezeichnete Lösungen: nicht nur die (meist teuren) Tools, die von kommerziellen Herstellern angeboten werden, sondern auch Open-Source-Projekte mit freien Lizenzen. Wir sind sicher, dass Sie eine Lösung finden können, die Ihren Anforderungen gerecht wird, sowohl vom Business her als auch in technischer Hinsicht. Sie können mit Sicherheit davon ausgehen, dass eine solche Lösung deutlich mehr (und besser) bewerkstelligt als etwas, was Sie in einer begrenzten Zeit selbst bauen können.

Wenn man ein vernünftiges ORM mit kompletter Funktionalität entwickeln will, erfordert das viele Monate Entwicklerarbeit. Hibernate enthält beispielsweise etwa 80.000 Zeilen Code, von denen einiges deutlich komplexer ist als üblicher Applikationscode, hinzu kommen 25.000 Zeilen Code zum Unit-Testen. Das ist wahrscheinlich mehr Code als in Ihrer Applikation. Bei einem solch großen Projekt kann man mit Leichtigkeit eine Vielzahl von Details übersehen – davon können beide Autoren ein Lied singen! Auch wenn ein vorhandenes Tool zwei oder drei Ihrer eher exotischen Anforderung nicht hundertprozentig implementiert, ist das wahrscheinlich nicht die Arbeit wert, ein eigenes Tool zu stricken. Jede ORM-Software kann mit den lästigen und üblichen Fällen umgehen – also denjenigen, die die Produktivität beeinträchtigen. Es ist in Ordnung, wenn Sie bestimmte Sonderfälle selbst handcodieren; nur wenige Applikation bestehen hauptsächlich aus Sonderfällen.

1.3.3 Serialisierung

Java verfügt über einen eingebauten Persistenzmechanismus: Durch Serialisierung kann man einen Snapshot eines Netzwerks von Objekten (den Zustand der Applikation) in einen Byte-Strom schreiben, der dann in einer Datei oder Datenbank persistiert werden kann. Serialisierung wird auch bei der Remote Method Invocation (RMI) von Java verwendet, um komplexe Objekte als Werte zu übergeben. Serialisierung kann überdies dafür verwendet werden, um den Applikationszustand über Knoten in einem Rechnercluster zu replizieren.

Warum kann Serialisierung nicht für die Persistenzschicht benutzt werden? Leider kann man auf ein serialisiertes Netzwerk von untereinander verknüpften Objekten nur als Ganzes zugreifen; es ist unmöglich, aus dem Byte-Strom irgendwelche Daten herauszuholen, ohne den gesamten Byte-Strom zu deserialisieren. Somit muss man den resultierenden Byte-Strom als ungeeignet für frei wählbare Suchläufe oder die Gruppierung von großen Datensätzen betrachten. Es ist nicht einmal möglich, unabhängig auf ein einzelnes Objekt oder ein Subset von Objekten zuzugreifen oder sie zu aktualisieren. Es steht außer Frage, dass man nicht bei jeder Transaktion ein gesamtes Objektnetzwerk laden und überschreiben kann, wenn Systeme ein hohes Maß an gleichzeitigem Zugriff gewährleisten sollen.

Beim aktuellen Stand der Technologie ist Serialisierung als Persistenzmechanismus für Web- und Enterprise-Applikationen mit hohem gleichzeitigem Datenzugriff nicht adäquat. Für Desktop-Applikationen nimmt die Serialisierung als Persistenzmechanismus eine Nischenposition ein.

1.3.4 Objektorientierte Datenbanksysteme

Weil wir mit Objekten in Java arbeiten, wäre es ideal, wenn es einen Weg gäbe, diese Objekte in einer Datenbank speichern zu können, ohne das Objektmodell überhaupt verbiegen zu müssen. Mitte der 90er Jahre wurde man vermehrt auf objektorientierte Datenbanksysteme aufmerksam. Diese Systeme basierten auf einem Netzwerkdatenmodell, das vor Jahrzehnten vor dem Aufkommen des relationalen Datenmodells verbreitet war. Die Grundidee ist, ein Netzwerk von Objekten mit allen Zeigern und Knoten zu speichern und den so gespeicherten Graph später wieder zu erstellen. Das kann mit verschiedenen Metadaten- und Konfigurationseinstellungen optimiert werden.

Ein objektorientiertes Datenbankverwaltungssystem (*object-oriented database management system*, OODBMS) ist eher eine Erweiterung der Applikationsumgebung als ein externer Datenspeicher. Ein OODBMS bietet gewöhnlich eine mehrschichtige Implementierung, bei dem Backend-Datenspeicher, Objektcache und Client-Applikation eng miteinander gekoppelt sind und über ein proprietäres Netzwerkprotokoll miteinander interagieren. Objektknoten werden auf Speicherseiten verteilt, die vom Datenspeicher geholt und wieder zurück transportiert werden.

Die objektorientierte Datenbankentwicklung beginnt mit der Top-Down-Definition der Bindings der Host-Sprache, die der Programmiersprache ihre Persistenzfähigkeiten geben. Von daher bieten Objektdatenbanken eine nahtlose Integration in die objektorientierte Applikationsumgebung. Das unterscheidet sich von dem Modell, das von den heutigen relationalen Datenbanken verwendet wird, bei dem eine Interaktion mit der Datenbank über eine vermittelnde Sprache (SQL) geschieht und das Hauptanliegen die Datenunabhängigkeit von einer bestimmten Applikation ist.

Als Hintergrundinformation über objektorientierte Datenbanken empfehlen wir das entsprechende Kapitel in *An Introduction to Database Systems* von Chris Date (Addison-Wesley, 2003).

Wir wollen nun nicht genauer untersuchen, warum die Technologie der objektorientierten Datenbanken nicht populärer geworden ist, sondern beobachten, dass Objektdatenbanken keine große Verbreitung gefunden haben und dass es nicht wahrscheinlich ist, dass sich das in naher Zukunft ändern wird. Wir gehen mit Sicherheit davon aus, dass die überwältigende Mehrheit der Entwickler deutlich mehr Gelegenheiten hat, mit relationaler Technologie zu arbeiten, berücksichtigt man die aktuellen politischen Realitäten (vordefinierte Deployment-Umgebungen) und die üblichen Anforderungen für Datenunabhängigkeit.

1.3.5 Andere Optionen

Natürlich gibt es auch andere Arten von Persistenzschichten. XML-Persistenz ist eine Variante des Serialisierungs-Themas; dieser Ansatz vermeidet einige Einschränkungen der Byte-Strom-Serialisierung, indem über ein standardisiertes Tool-Interface leicht auf die Daten zugegriffen werden kann. Wenn Sie Daten allerdings in XML verwalten wollen, bekämen Sie es mit einer objekt-hierarchischen Unvereinbarkeit zu tun. Obendrein entstehen durch das XML selbst keine weiteren Vorteile, weil es bloß ein anderes Textdatei-Format ist und keine inhärenten Fähigkeiten für die Datenverwaltung mitbringt. Sie können mit Stored Procedures arbeiten (sie sogar manchmal in Java schreiben) und das Problem in die Datenbankschicht verschieben. Sogenannte objekt-relationale Datenbanken wurden als Lösung vermarktet, doch sie bieten nur ein ausgefeilteres Datentypsystem, was unsere Probleme nur zum Teil löst (und für weiteres Wirrwarr bei der Terminologie sorgt). Wir sind sicher, dass es viele andere Beispiele gibt, doch keines davon wird sich in nächster Zukunft wahrscheinlich durchsetzen.

Politische und ökonomische Einschränkungen (langfristige Investitionen in SQL-Datenbanken), Datenunabhängigkeit und die Anforderung, auf wertvolle Altsystem-Daten zugreifen zu können, erfordern eine andere Herangehensweise. ORM ist wohl die brauchbarste Lösung unserer Probleme.

1.4 Objekt-relationales Mapping

Nachdem wir uns nun die alternativen Techniken für die Objektpersistenz angeschaut haben, wird es Zeit, die Lösung vorzustellen, die unseres Erachtens die beste ist und die wir mit Hibernate verwenden: ORM. Trotz seiner langen Geschichte (die ersten Forschungsberichte wurden Ende der 80er Jahre veröffentlicht) variieren die Begriffe für ORM, die von Entwicklern benutzt werden. Manche nennen es *objektrelationales Mapping*, andere ziehen einfach das *Objekt-Mapping* vor. Wir verwenden den Begriff *objekt-relationales Mapping* und sein Akronym ORM. Der Bindestrich weist auf das Problem der Unverträglichkeit beim Aufeinandertreffen dieser beiden Welten hin.

In diesem Abschnitt schauen wir uns zuerst an, was ORM ist. Dann zählen wir die Probleme auf, die eine gute ORM-Lösung lösen muss. Zum Schluss diskutieren wir die allgemeinen Vorzüge, die ORM bietet, und warum wir diese Lösung empfehlen.

1.4.1 Was ist ORM?

Auf den Punkt gebracht ist das objekt-relationale Mapping die automatisierte (und transparente) Persistenz von Objekten in einer Java-Applikation für die Tabellen in einer relationalen Datenbank, wobei das Mapping zwischen den Objekten und der Datenbank mit Metadaten beschrieben wird.

ORM arbeitet im Wesentlichen durch die (umkehrbare) Transformierung von Daten aus einer Repräsentation in eine andere. Das impliziert gewisse Einbußen in der Performance. Wenn ORM allerdings als Middleware implementiert wird, gibt es viele Gelegenheiten zur Optimierung, die bei einer handcodierten Persistenzschicht nicht vorkommen würden. Die Bereitstellung und Verwaltung von Metadaten, die die Transformation lenken, tragen zum Overhead der Entwicklungszeit bei, doch die Kosten sind geringer als die entsprechenden Kosten, die bei der Pflege einer handcodierten Lösung auftreten. (Und sogar Objektdatenbanken erfordern beträchtliche Mengen an Metadaten.)

FAQ

Ist ORM nicht ein Visio-Plug-in?

Das Akronym ORM kann auch für *Object Role Modeling* stehen, und diesen Begriff gab es schon, bevor das objekt-relationale Mapping relevant wurde. Es beschreibt eine Methode der Informationsanalyse, die im Datenbank-Modeling verwendet wird. Hauptsächlich wird sie von dem grafischen Modeling-Tool Microsoft Visio unterstützt. Datenbankspezialisten nutzen sie als Ersatz oder Ergänzung für das verbreitetere *Entity Relationship Modeling*. Wenn Sie allerdings mit Java-Entwicklern über ORM sprechen, geschieht das meist im Kontext des objekt-relationalen Mappings.

Eine ORM-Lösung besteht aus folgenden vier Bestandteilen:

- Eine API zur Durchführung einfacher CRUD-Operationen mit Objekten persistenter Klassen
- Eine Sprache oder API für die Formulierung von Abfragen, die sich auf Klassen und Klasseneigenschaften beziehen
- Eine Einrichtung für die Spezifizierung des Mappings von Metadaten
- Eine Technik für die ORM-Implementierung, um für Dirty Checking, Lazy Association Fetching und andere Optimierungsfunktionen mit transaktionalen Objekten zu interagieren

Wir verwenden den Begriff *vollständiges ORM*, um alle Persistenzschichten einzuschließen, bei denen SQL automatisch aus einer auf Metadaten basierenden Beschreibung generiert wird. Wir nehmen keine Persistenzschichten hinzu, bei denen das Problem des objekt-relationalen Mappings von Entwicklern manuell gelöst wurde, indem SQL mit JDBC handcodiert wurde. Bei ORM interagiert die Applikation mit den ORM APIs und den Domain-Modell-Klassen und wird von der zugrunde liegenden SQL/JDBC abstrahiert. Abhängig von den Features oder der jeweiligen Implementierung kann die ORM-Engine auch für solche Themen wie Optimistic Locking und Caching verantwortlich sein, was die Applikation von diesen Problemen völlig entlastet.

Schauen wir uns die verschiedenen Wege an, wie das ORM implementiert werden kann. Mark Fussel (Fussel, 1997), ein Entwickler im Bereich des ORM, definiert die folgenden vier Ebenen der ORM-Qualität. Wir haben seine Beschreibungen etwas umgeschrieben und sie in den Kontext der heutigen Applikationsentwicklung mit Java gestellt.

Rein relational

Die gesamte Applikation einschließlich der Benutzerschnittstelle ist mit dem relationalen Modell und mit auf SQL basierenden relationalen Operationen entworfen worden. Diese Vorgehensweise kann für große Systeme trotz ihrer Defizite eine ausgezeichnete Lösung für einfache Applikationen sein, wo ein geringes Maß von Codewiederverwendung tolerierbar ist. Direktes SQL kann in jeglicher Hinsicht feinstufig angepasst werden, doch Nachteile wie der Mangel an Portabilität und Wartungsfreundlichkeit sind signifikant (vor allem auf lange Sicht gesehen). Die Applikationen dieser Kategorie nutzen häufig verstärkt Stored Procedures und verlagern einen Teil der Arbeit aus der Business-Schicht in die Datenbank.

Light Object Mapping

Entities werden als Klassen repräsentiert, die manuell zu den relationalen Tabellen gemappt werden. Handcodiertes SQL/JDBC wird vor der Business-Logik über wohlbekannte Entwurfsmuster versteckt. Dieses Vorgehen ist besonders weit verbreitet und bei Applikationen mit einer kleinen Zahl von Entities oder Applikationen mit generischen, über Metadaten gesteuerten Datenmodellen erfolgreich. Stored Procedures finden in dieser Art Applikation auch ihren Platz.

Medium Object Mapping

Die Applikation ist anhand eines Objektmodells designt. SQL wird beim Kompilieren über ein Tool zur Codegenerierung oder zur Laufzeit durch Framework-Code erstellt. Die Verknüpfungen zwischen den Objekten werden über den Persistenzmechanismus unterstützt und Abfragen können über eine objektorientierte Sprache spezifiziert werden. Objekte werden durch die Persistenzschicht gecachet. Eine Vielzahl von ORM-Produkten und selbst erstellter Persistenzschichten unterstützt zumindest diese Stufe der Funktionalität. Sie passt hervorragend zu Applikationen mittlerer Größe mit einigen komplexen Transaktionen – vor allem, wenn die Portabilität zwischen unterschiedlichen Datenbankprodukten wichtig ist. Diese Applikationen arbeiten gewöhnlich nicht mit Stored Procedures.

Full Object Mapping

Full Object Mapping unterstützt ein ausgeklügeltes Object Modeling: Komposition, Vererbung, Polymorphismus und *Persistence by Reachability* (Persistenz durch Erreichbarkeit). Die Persistenzschicht implementiert eine transparente Persistenz; persistente Klassen erben nicht von speziellen Basisklassen oder müssen ein besonderes Interface implementieren. Effiziente Fetching- (Lazy, Eager und Pre-Fetching) und Caching-Strategien werden transparent in der Applikation implementiert. Diese Stufe der Funktionalität kann kaum durch eine Persistenzschicht im Eigenbau erzielt werden – dazu braucht es jahrelange Entwicklungszeit. Verschiedene Open-Source- und kommerzielle Java-ORM-Tools erreichen diese Qualitätsstufe.

Diese Stufe genügt der Definition von ORM, die wir in diesem Buch verwenden. Schauen wir uns die Probleme an, die wir über ein Tool lösen wollen, das ein Full Object Mapping schafft.

1.4.2 Generische ORM-Probleme

Die folgende Liste von Themen, die wir die ORM-Probleme nennen werden, benennt die fundamentalen Fragen, die von einem objekt-relationalen Mapping-Tool in einer Java-Umgebung gelöst werden. Spezielle ORM-Tools können weitere Funktionalitäten bieten (zum Beispiel Aggressive Caching), doch dies ist eine einigermaßen erschöpfende Liste der konzeptuellen Probleme und Fragen, die speziell für das objekt-relationale Mapping gelten.

1. *Wie sehen persistente Klassen aus?* Wie *transparent* ist das Persistenz-Tool? Müssen wir ein Programmierungsmodell und Konventionen für Klassen der Business-Domäne übernehmen?
2. *Wie werden Mapping-Metadaten definiert?* Weil die objekt-relationale Transformation vollständig von Metadaten gesteuert wird, sind das Format und die Definition dieser Metadaten wichtig. Sollte ein ORM-Tool ein GUI bieten, um die Metadaten grafisch manipulieren zu können? Oder gibt es für Metadatendefinitionen bessere Vorgehensweisen?
3. *Wie stehen Objektidentität und -gleichheit zur Datenbankidentität (Primärschlüssel) in Beziehung?* Wie mappen wir Instanzen bestimmter Klassen auf bestimmte Tabellenzeilen?
4. *Wie sollen Hierarchien in der Klassenvererbung gemappt werden?* Es gibt verschiedene Standardstrategien. Was ist mit polymorphen Assoziationen, abstrakten Klassen und Interfaces?
5. *Wie interagiert die Persistenzlogik zur Laufzeit mit den Objekten der Business-Domäne?* Das ist ein allgemeines Programmierungsproblem, und dafür gibt es eine Reihe von Lösungen, unter anderem Generierung von Quellcode, Reflektion zur Laufzeit, Bytecodegenerierung zur Laufzeit, und Bytecode-Erweiterung beim Kompilieren. Die Lösung für dieses Problem kann sich auf Ihren Build-Prozess auswirken (sollte Sie als User aber ansonsten möglichst nicht betreffen).
6. *Wie ist der Lebenszyklus eines persistenten Objekts?* Hängt der Lebenszyklus bestimmter Objekte von dem anderer, damit verknüpfter Objekte ab? Wie übersetzen wir den Lebenszyklus eines Objekts in den einer Datenbankzeile?
7. *Welche Möglichkeiten gibt es für das Sortieren, Suchen und Gruppieren?* Die Applikation kann einige dieser Dinge im Speicher erledigen, doch die effiziente Nutzung rela-

tionaler Technologien erfordert, dass diese Aufgaben oft von der Datenbank erledigt werden.

8. *Wie lesen wir Daten mit Verknüpfungen am effizientesten aus?* Ein effizienter Zugriff auf relationale Daten wird normalerweise über Tabellen-Joins vollzogen. Objektorientierte Applikationen greifen üblicherweise durch das Navigieren in einem Objektnetzwerk auf Daten zu. Zwei Datenzugriffsmuster sollten möglichst vermieden werden: das *n+1 selects*-Problem und sein Gegenstück, das *Kartesische Produkt*-Problem (in einem einzigen Select zu viele Daten holen).

Zwei zusätzliche Themen, die dem Design und der Architektur eines ORM-Tools wesentliche Beschränkungen auferlegen, treten bei jeder Technologie für Datenzugriff auf:

- Transaktionen und gleichzeitiger Datenzugriff
- Cache-Management (und gleichzeitiger Datenzugriff)

Wie Sie sehen, muss sich ein vollständiges Tool für objekt-relationales Mapping um eine ganze Reihe von Problemstellungen kümmern. Mittlerweile sollte Ihnen der Wert von ORM klar sein. Im nächsten Abschnitt schauen wir uns einige andere Vorteile an, die Sie durch den Einsatz einer ORM-Lösung erzielen.

1.4.3 Warum ORM?

Eine ORM-Implementierung ist ein ganz schön komplexes Ungetüm – nicht so schlimm wie ein Applikationsserver, doch komplexer als ein Web Application Framework wie Struts oder Tapestry. Warum sollen wir ein weiteres komplexes infrastrukturelles Element in unser System einführen? Wird es das wert sein?

Es wird den Löwenanteil dieses Buches einnehmen, diese Fragen umfassend zu beantworten, doch dieser Abschnitt bietet einen kurzen Überblick über die bemerkenswertesten Vorteile. Allerdings wollen wir zuerst einen Nachteil beiseite schaffen.

Ein dem ORM nachgesagter Vorteil ist, dass es Entwickler vor chaotischem SQL abschirme. Diese Ansicht geht davon aus, dass man von objektorientierten Entwicklern nicht erwarten kann, dass sie SQL oder relationale Datenbanken gut verstehen, und dass ihnen SQL irgendwie zuwider ist. Im Gegenteil: Wir sind der Ansicht, dass Java-Entwickler ausreichend mit dem relationalen Modeling und SQL vertraut sein und es schätzen müssen, um mit ORM arbeiten zu können. ORM ist eine fortschrittliche Technik, die von Entwicklern genutzt werden soll, die es bereits auf die harte Tour geschafft haben. Um Hibernate wirklich effektiv verwenden zu können, müssen Sie in der Lage sein, die ausgegebenen SQL-Anweisungen lesen und interpretieren zu können, um deren Implikationen für die Performance zu begreifen.

Nun schauen wir uns einige der Vorzüge von ORM und Hibernate an.

Produktivität

Persistenz-Code kann unter Umständen der lästigste Code in einer Java-Applikation sein. Hibernate eliminiert vieles von der Routinearbeit (mehr, als Sie erwarten würden), damit Sie sich auf die Business-Probleme konzentrieren können.

Egal, mit welcher Strategie der Applikationsentwicklung Sie am liebsten arbeiten: Top-Down mit einem Domain-Modell oder Bottom-Up mit einem vorhandenen Datenbankschema – Hibernate wird zusammen mit den entsprechenden Tools die Entwicklungszeit signifikant reduzieren.

Wartungsfreundlichkeit

Weniger Lines of Code (LOC) machen das System verständlicher, weil der Schwerpunkt auf der Business-Logik liegt statt auf der Klempnerarbeit. Am wichtigsten ist jedoch, dass ein System mit weniger Code einfacher zu refakturieren ist. Eine automatisierte objekt-relationale Persistenz reduziert LOC ganz wesentlich. Doch natürlich ist es auch umstritten, ob das Zählen von Programmzeilen ein Maßstab für die Komplexität einer Applikation ist.

Es gibt jedoch noch weitere Gründe, warum eine Hibernate-Applikation wartungsfreundlicher ist. In Systemen mit handcodierter Persistenz existiert eine unausweichliche Spannung zwischen der relationalen Repräsentation und dem Objektmodell, das die Domain implementiert. Änderungen bei einer Seite führen beinahe immer zu Änderungen auf der anderen, und oft wird das Design der einen Repräsentation kompromittiert, um es der Existenz der anderen anzupassen. (In der Praxis wird fast immer das *Objektmodell* der Domain kompromittiert.) ORM bildet einen Puffer zwischen den beiden Modellen. Das erlaubt eine elegantere Nutzung der Objektorientierung auf der Java-Seite, und jedes Modell kann auch vor kleineren Änderungen beim anderen abgeschirmt werden.

Performance

Eine übliche Behauptung ist, dass handcodierte Persistenz immer mindestens gleich schnell sein kann und oft schneller ist als automatisierte Persistenz. Das trifft zu, und zwar im gleichen Sinn wie es stimmt, dass Assembler fast immer so schnell sein kann wie Java-Code oder ein handgeschriebener Parser mindestens genauso schnell ist wie einer, der von YACC oder ANTLR generiert wurde – anders gesagt: Es gehört nicht zur Sache. Die unausgesprochene Implikation ist, dass eine handcodierte Persistenz in einer realen Applikation mindestens genauso leistungsfähig ist. Doch diese Implikation gilt nur, wenn der erforderliche Aufwand, um eine mindestens genauso schnelle handcodierte Persistenz zu implementieren, der Arbeit entspricht, die zum Einsatz einer automatisierten Lösung gehört. Die wirklich interessante Frage lautet: Was passiert, wenn wir zeitliche und Budgetauflagen berücksichtigen?

Bei einer Persistenzaufgabe sind viele Optimierungen möglich. Manche (wie Query-Hints) sind deutlich einfacher durch handcodiertes SQL/JDBC zu erzielen. Die meisten Optimierungen sind allerdings viel einfacher durch ein automatisiertes ORM zu erreichen. In einem Projekt mit zeitlichen Auflagen erlaubt Ihnen eine handcodierte Persistenz gewöhnlich einige Optimierungen. Hibernate erlaubt viel mehr Optimierungen, die die *ganze* Zeit genutzt werden können. Überdies verbessert die automatisierte Persistenz die Produktivität der Entwickler in einem solchen Maß, dass Sie mehr Zeit hineinstecken können, um per Hand die wenigen verbleibenden Flaschenhälse zu optimieren.

Schließlich hatten die Leute, die Ihre ORM-Software implementiert haben, wahrscheinlich deutlich mehr Zeit als Sie, sich um Performance-Optimierungen zu kümmern. Wussten Sie zum Beispiel, dass das Pooling von `PreparedStatement`-Instanzen zu einer signifikanten Performance-Steigerung für die DB2 JDBC-Treiber führt, doch die InterBase JDBC-Treiber kaputtmacht? Ist Ihnen klar, dass es bei manchen Datenbanken signifikant schneller sein kann, nur die veränderten Spalten einer Tabelle zu aktualisieren, doch bei anderen Datenbanken möglicherweise langsamer? Wie leicht können Sie bei Ihrer handgestrickten Lösung mit den Auswirkungen dieser verschiedenen Strategien experimentieren?

Herstellerunabhängigkeit

Ein ORM abstrahiert Ihre Applikation von der zugrunde liegenden SQL-Datenbank und deren Dialekt. Wenn das Tool eine Reihe unterschiedlicher Datenbanken unterstützt (und das ist bei den meisten der Fall), gibt das Ihrer Applikation ein gewisses Maß an Portabilität. Sie sollten nicht notwendigerweise ein „Einmal schreiben, überall laufen lassen“ erwarten, weil die Fähigkeiten von Datenbanken sich unterscheiden. Wenn man es auf eine umfassende Portabilität anlegt, dann müsste man bei leistungsfähigeren Plattformen mit Einbußen bei deren Stärken rechnen. Nichtsdestotrotz ist es gewöhnlich viel einfacher, eine plattformübergreifende Applikation mit ORM zu entwickeln. Auch wenn Sie keine plattformübergreifenden Operationen brauchen, kann ein ORM immer noch die mit einer Herstellerabhängigkeit verbundenen Risiken entschärfen.

Zusätzlich ist eine Datenbankunabhängigkeit in Entwicklungsszenarien hilfreich, bei denen Entwickler eine leichtgewichtige lokale Datenbank verwenden, doch für den produktiven Einsatz eine andere Datenbank installieren und einsetzen.

Sie müssen sich an einer gewissen Stelle für ein ORM-Produkt entscheiden. Um eine wohldurchdachte Entscheidung zu treffen, brauchen Sie eine Liste der Softwaremodule und -standards, die zur Verfügung stehen.

1.4.4 Hibernate, EJB3 und JPA

Hibernate ist ein vollständiges objekt-relationales Mapping-Tool, das alle weiter oben aufgelisteten ORM-Vorzüge bietet. Die API, mit der Sie in Hibernate arbeiten, ist nativ und von den Hibernate-Entwicklern designt worden. Das Gleiche gilt für die Query-Interfaces und -Sprachen und die Definition der objekt-relationalen Mapping-Metadaten.

Bevor Sie Ihr erstes Projekt mit Hibernate beginnen, sollten Sie sich den Standard EJB 3.0 und dessen Unterspezifikation *Java Persistence* genauer anschauen. Werfen wir einen Blick zurück in die Geschichte und schauen, wie dieser neue Standard entstanden ist.

Viele Java-Entwickler betrachteten die EJB 2.1 Entity Beans als eine der Technologien, mit der man eine Persistenzschicht implementieren kann. Das gesamte EJB-Programmier- und Persistenzmodell wurde in der Branche weithin akzeptiert und war beim Erfolg von J2EE (oder Java EE, wie es jetzt genannt wird) ein wesentlicher Faktor.

Allerdings wurden in den vergangenen Jahren in der Entwickler-Community kritische Stimmen über EJB immer lauter (insbesondere in Bezug auf Entity Beans und Persistenz), und die Firmen erkannten, dass der EJB-Standard verbesserungswürdig ist. Sun als die treibende Kraft von J2EE wusste, dass eine Überholung anstand, und begann eine neue Java Specification Request (JSR) mit dem Ziel, EJB bis Anfang 2003 zu vereinfachen. Diese neue JSR, Enterprise JavaBeans 3.0 (JSR 220), zog bemerkenswerte Aufmerksamkeit auf sich. Entwickler aus dem Hibernate-Team traten schon recht früh der Expertengruppe bei und halfen dabei, die neue Spezifikation zu gestalten. Andere Hersteller einschließlich aller großen und vieler kleinerer Unternehmen in der Java-Industrie trugen gleichfalls dazu bei. Eine wichtige, für den neuen Standard zu treffende Entscheidung bestand in der Spezifikation und Standardisierung von Dingen, die in der Praxis funktionierten, wobei Ideen und Konzepte von bestehenden erfolgreichen Produkten und Projekten übernommen werden sollten. Weil Hibernate eine erfolgreiche Lösung für Datenpersistenz war, spielte es von daher eine wichtige Rolle für den Persistenzteil des neuen Standards. Doch wie genau ist die Beziehung zwischen Hibernate und EJB3 und was ist Java Persistence?

Die Standards kennen

Zum einen ist es schwierig (wenn nicht gar unmöglich), eine Spezifikation mit einem Produkt zu vergleichen. Die zu stellenden Fragen lauten: „Implementiert Hibernate die EJB 3.0-Spezifikation und wie wirkt sich das auf mein Projekt aus? Soll ich das eine oder das andere nehmen?"

Die neue Spezifikation EJB 3.0 besteht aus verschiedenen Teilen: Der erste Teil definiert das neue EJB-Programmiermodell für Session Beans und Message Driven Beans, die Bereitstellungsregeln usw. Der zweite Teil der Spezifikation beschäftigt sich ausschließlich mit der Persistenz: Entities, objekt-relationale Mapping-Metadaten, Interfaces für Persistenzmanager und die Query-Sprache. Dieser zweite Teil heißt Java Persistence API (JPA), wahrscheinlich weil seine Interfaces im Paket `javax.persistence` sind. In diesem Buch verwenden wir dieses Akronym.

Diese Trennung wird auch in EJB 3.0-Produkten gemacht: Manche implementieren einen kompletten EJB 3.0-Container, der alle Teile der Spezifikation unterstützt, und andere nur den Java Persistence-Teil. Zwei wichtige Prinzipien wurden in den neuen Standard eingearbeitet:

- JPA-Engines sollten austauschbar (*pluggable*) sein, das heißt, man sollte ein Produkt herausnehmen und durch ein anderes ersetzen können, wenn man damit nicht zufrieden war – auch wenn man mit dem gleichen EJB 3.0-Container oder Java EE 5.0 Application Server weiterarbeiten wollte.

- JPA-Engines sollten in der Lage sein, ohne einen Container in reinem Standard-Java außerhalb einer EJB 3.0(oder anderes)-Laufzeitumgebung laufen zu können.

Die Konsequenzen dieses Designs sind, dass es mehr Optionen für Entwickler und Architekten gibt, was die Konkurrenz belebt und von daher die Gesamtqualität der Produkte erhöht. Natürlich bieten auch aktuelle Produkte Features als herstellerspezifische Erweiterungen, die die Spezifikation überschreiten (zum Beispiel für das Performance-Tuning oder weil der Hersteller sich auf einen bestimmten vertikalen Problembereich – Reporting oder Altsysteme – konzentriert).

Hibernate implementiert Java Persistence und weil eine JPA-Engine austauschbar sein muss, werden neue und interessante Softwarekombinationen möglich. Sie können aus verschiedenen Hibernate-Softwaremodulen wählen und sie entsprechend der technischen und betrieblichen Anforderungen Ihres Projekts kombinieren.

Hibernate Core

Der Hibernate Core wird auch als Hibernate 3.2.x oder Hibernate bezeichnet. Es handelt sich um den Basisdienst für die Persistenz, dessen native API und Mapping-Metadaten in XML-Dateien gespeichert sind. Er hat eine Query-Sprache namens HQL (beinahe das Gleiche wie SQL) und auch programmatische Query-Interfaces für Criteria- und Example-Queries. Es stehen Hunderte von Optionen und Features für alles Mögliche zur Verfügung, weil Hibernate Core wirklich die Grundlage und Plattform bildet, auf die alle anderen Module aufbauen.

Sie können Hibernate Core einzeln nutzen, unabhängig von irgendeinem Framework oder einer bestimmten Laufzeitumgebung mit alle JKDs. Hibernate Core funktioniert auf jedem Java EE/J2EE Application Server, in Swing-Applikation, in einem einfachen Servlet-Container usw. Solange Sie eine Datenquelle für Hibernate konfigurieren können, läuft es. Ihr Applikationscode (in Ihrer Persistenzschicht) wird Hibernate APIs und Queries verwenden und Ihre Mapping-Metadaten sind in nativen Hibernate-XML-Dateien geschrieben.

Native Hibernate APIs, Queries und XML-Mapping-Dateien sind der Schwerpunkt dieses Buches, und sie werden in allen Codebeispielen als Erstes erklärt. Der Grund dafür ist, dass die Hibernate-Funktionalität ein *Superset* aller anderen verfügbaren Optionen ist.

Hibernate Annotations

Ein neuer Weg, um Applikationsmetadaten zu definieren, wurde mit JDK 5.0 verfügbar: typsichere *Annotations* (Erläuterungen), die direkt im Java-Quellcode eingebettet sind. Viele Hibernate-Anwender sind bereits mit diesem Konzept vertraut, weil die XDoclet-Software Javadoc-Metadaten-Attribute und einen Präprozessor zur Compile-Zeit unterstützt (der für Hibernate XML-Mapping-Dateien generiert).

Mit dem Hibernate Annotations-Paket als Zusatz zu Hibernate Core können Sie nun mit typsicheren JDK 5.0 Metadaten als Ersatz oder zusätzlich zu nativen Hibernate-XML-Mapping-Dateien arbeiten. Ihnen werden die Syntax und Semantiken der Mapping-Annotations vertraut vorkommen, wenn Sie sie nebeneinander mit den XML-Mapping-Dateien von Hibernate sehen. Die grundlegenden Erläuterungen sind allerdings nicht proprietär.

Die JPA-Spezifikation definiert die Syntax und Semantik der objekt-relationalen Mapping-Metadaten, wobei der wichtigste Mechanismus dafür die JDK 5.0 Annotations sind. (JDK 5.0 brauchen Sie für Java EE 5.0 und EJB 3.0.) Natürlich handelt es sich bei den Hibernate Annotations um einen Satz grundlegender Kommentare, die den JPA Standard implementieren, und ebenfalls um Annotationen für Extensions, die Sie für fortgeschrittenes und exotischeres Hibernate-Mapping und -Tuning benötigen.

Sie können mit Hibernate Core und Hibernate Annotations verglichen mit den nativen XML-Dateien die Programmzeilen für das Mapping von Metadaten reduzieren, und wahrscheinlich gefallen Ihnen auch die besseren Refakturierungsfähigkeiten von Annotationen. Sie können nur mit JPA-Annotationen arbeiten oder eine Hibernate-Extension Annotation hinzufügen, wenn eine vollständige Portabilität für Sie weniger wichtig ist. (In der Praxis sollten Sie sich das Produkt, für das Sie sich entschieden haben, komplett zu Eigen machen statt dessen Existenz die ganze Zeit zu verleugnen.

Im Verlauf dieses Buches werden wir neben Beispielen für natives Hibernate-XML-Mapping besprechen, wie sich die Annotationen auf Ihren Entwicklungsprozess auswirken und wie man sie in Mappings einsetzt.

Hibernate EntityManager

Die JPA-Spezifikation definiert ebenfalls Programmierschnittstellen, Regeln für Lebenszyklen persistenter Objekte und Query-Features. Die Hibernate-Implementierung dieses Teils von JPA ist als Hibernate EntityManager verfügbar, das ist ein weiteres optionales Modul, das Sie Hibernate Core hinzufügen können. Sie können bei Bedarf auch wieder auf ein einfaches Hibernate-Interface oder gar eine JDBC Connection zurückgreifen. Die nativen Features von Hibernate sind in jeder Hinsicht ein Superset der JPA Persistenz-Features. (Der Hibernate EntityManager ist einfach eine Hülle um Hibernate Core, die für die JPA-Kompatibilität sorgt.)

Die Arbeit mit standardisierten Schnittstellen und einer standardisierten Query-Sprache hat den Vorteil, dass Sie Ihre JPA-kompatibel Persistenzschicht mit jedem EJB 3.0-konformen Application Server ausführen können. Oder Sie können JPA außerhalb von bestimmten standardisierten Laufzeitumgebungen in reinem Java nutzen (was in Wirklichkeit heißt: *überall*, wo Hibernate Core verwendet werden kann).

Hibernate Annotations sollten in Kombination mit Hibernate EntityManager betrachtet werden: Es ist ungewöhnlich, den Applikationscode in Bezug auf JPA-Schnittstellen und mit JPA-Queries zu schreiben und dann nicht die meisten der Mappings mit JPA-Annotationen zu erstellen.

Java EE 5.0 Application Server

In diesem Buch wird nicht das gesamte EJB 3.0 besprochen: Unser Fokus liegt naturgemäß auf Persistenz und von daher auf dem JPA-Teil der Spezifikation. (Wir zeigen Ihnen aber natürlich viele Techniken mit gemanagten EJB-Komponenten, wenn wir über Architektur und Design von Applikationen sprechen.)

Hibernate ist ebenfalls Teil des *JBoss Application Server* (JBoss AS), einer Implementierung von J2EE 1.4 und (bald) Java EE 5.0. Die Persistenz-Engine dieses Applikationsservers wird aus einer Kombination von Hibernate Core, Hibernate Annotations und Hibernate EntityManager gebildet. Von daher können Sie alles, was Sie für sich allein nutzen können, auch innerhalb des Applikationsservers mit allen Vorteilen von EJB 3.0 verwenden, zum Beispiel Session Beans, Message Driven Beans und andere Java EE-Dienste.

Zur Vervollständigung des Gesamtbildes sollten Sie auch wissen, dass die Java EE 5.0 Application Server nicht mehr diese gigantischen Ungetüme der J2EE 1.4-Ära sind. Tatsächlich gibt es den JBoss EJB 3.0 Container auch in einer *eingebetteten* Version, die *innerhalb* anderer Applikationsserver läuft, sogar im Tomcat, in einem Unit Test oder einer Swing-Applikation. Im nächsten Kapitel bereiten Sie ein Projekt vor, das EJB 3.0-Komponenten einsetzt, und Sie werden den JBoss-Server installieren, um Integrationstests einfach durchführen zu können.

Wie Sie sehen, implementieren native Hibernate-Features wesentliche Bestandteile der Spezifikation oder sind ursprüngliche Hersteller-Extensions, die bei Bedarf weitere Funktionalitäten bieten.

Um sofort zu sehen, mit was für einem Code (JPA oder natives Hibernate) Sie es zu tun haben, können Sie einfach folgenden Trick anwenden: Wenn nur `javax.persistence.*`-Imports sichtbar sind, arbeiten Sie innerhalb der Spezifikation; wenn Sie auch `org.hibernate.*` importieren, verwenden Sie native Hibernate-Funktionalität. Später zeigen wir Ihnen noch ein paar mehr Tricks, durch die Sie portierbaren von herstellerspezifischem Code sauber trennen können.

FAQ

Wie sieht es in Zukunft mit Hibernate aus?

Hibernate Core wird schneller als die EJB 3.0- oder Java Persistence-Spezifikationen entwickelt und auch unabhängig davon. Es wird wie immer ein Versuchsgelände für neue Ideen sein. Jedes neue Feature, das für Hibernate Core entwickelt wurde, steht sofort und automatisch auch als Extension für alle Anwender von Java Persistence mit Hibernate Annotations und Hibernate EntityManager zur Verfügung. Wenn im Laufe der Zeit ein bestimmtes Konzept seine Nützlichkeit bewiesen hat, werden Hibernate-Entwickler mit anderen Mitgliedern der Expertengruppe an der zukünftigen Standardisierung in einer aktualisierten EJB- oder Java Persistence-Spezifikation arbeiten. Wenn Sie an einem sich schnell entwickelnden Standard interessiert sind, möchten wir Sie dazu ermutigen, mit der nativen Hibernate-Funktionalität zu arbeiten und Ihr Feedback an die jeweilige Expertengruppe zu schicken. Der Wunsch nach umfassender Portabilität und die Ablehnung von Hersteller-Extensions waren die Hauptgründe für die Stagnation, die wir bei EJB 1.x und 2.x gesehen haben.

Nach so viel Lob für ORM und Hibernate wird es nun Zeit, sich an echten Code zu machen. Wir schieben die Theorie beiseite und packen das erste Projekt an.

1.5 Zusammenfassung

In diesem Kapitel haben wir das Konzept der Objektpersistenz und die Bedeutung von ORM als Implementierungstechnik besprochen.

Objektpersistenz bedeutet, dass individuelle Objekte den Applikationsprozess überleben können. Sie können in einem Datenspeicher abgelegt und später wieder erstellt werden. Die objekt-relationale Unvereinbarkeit kommt ins Spiel, wenn der Datenspeicher ein auf SQL basierendes relationales Datenbankverwaltungssystem ist. Zum Beispiel kann ein Netzwerk von Objekten nicht in einer Datenbanktabelle gespeichert werden; es muss auseinander genommen und in Spalten portabler SQL-Datenbanktypen persistiert werden. Eine gute Lösung für dieses Problem ist das objekt-relationale Mapping (ORM), das vor allem dann hilfreich ist, wenn wir es mit reichhaltig typisierten Java-Domain-Modellen zu tun haben.

Ein Domain-Modell repräsentiert die Business Entities, die in einer Java-Applikation verwendet werden. In einem System mit einer Schichtarchitektur wird das Domain-Modell benutzt, um die Business-Logik in der Business-Schicht auszuführen (in Java, nicht in der Datenbank). Diese Business-Schicht kommuniziert mit der Persistenzschicht darunter, um die persistenten Objekte des Domain-Modells zu laden und zu speichern. ORM ist die Middleware in der Persistenzschicht, das die Persistenz verwaltet.

ORM ist keine Wunderwaffe für alle Persistenzaufgaben. Sein Job ist, den Entwickler von 95 % der mit der Objektpersistenz zusammenhängenden Arbeit zu entlasten, zum Beispiel dem Schreiben von komplexen SQL-Anweisungen mit vielen Tabellen-Joins oder dem Kopieren von JDBC-Resultaten in Objekte oder Graphen von Objekten. Zu einer komplett ausgestatteten ORM-Middleware-Lösung können Datenbank-Portabilität, bestimmte Optimierungstechniken wie Caching und andere lebensnotwendige Funktionen gehören, die mit SQL und JDBC in begrenzter Zeit nur schwerlich per Hand zu codieren sind.

Sicher gibt es eines Tages eine bessere Lösung als ORM. Wir (und viele andere) werden dann wohl alles, was wir über SQL, Persistenz API-Standards und Applikationsintegration wissen, neu überdenken müssen. Die Evolution der heutigen Systeme zu echten relationalen Datenbanksystemen mit nahtloser objektorientierter Integration bleibt reine Spekulation. Doch wir können nicht warten, und es gibt kein Anzeichen, dass eines dieser Probleme sich bald verbessern wird (eine viele Milliarden Dollar schwere Industrie ist nicht sehr beweglich). ORM ist die beste, momentan verfügbare Lösung und ein zeitsparendes Element für Entwickler, die täglich mit der objekt-relationalen Unvereinbarkeit zu tun haben. Mit EJB 3.0 steht nun endlich eine Spezifikation für eine komplette objekt-relationale Mapping-Software zur Verfügung, die in der Java-Branche akzeptiert wird.

2

2 Ein neues Projekt beginnen

Die Themen dieses Kapitels:

- „Hello World" mit Hibernate und Java Persistence
- Das Toolset für Forward und Reverse Engineering
- Konfiguration und Integration von Hibernate

Sie wollen mit Hibernate und Java Persistence anfangen und dazu mit einem Schritt-für-Schritt-Beispiel einsteigen. Sie möchten beide Persistenz-APIs kennenlernen und erfahren, wie Sie von nativem Hibernate und der standardisierten Java Persistence API (JPA) profitieren können. In diesem Kapitel finden Sie genau das: eine Tour durch eine schlichte „Hello World"-Applikation.

Allerdings gibt es schon in der Referenzdokumentation ein gutes und umfassendes Tutorial zu Hibernate. Anstatt das also hier bloß abzudrucken, zeigen wir Ihnen unterwegs detailliertere Anweisungen zur Integration und Konfiguration von Hibernate. Wenn Sie mit einem weniger ausführlichen Tutorial beginnen wollen, das nur eine Stunde dauert, sollten Sie sich die Referenzdokumentation von Hibernate vornehmen. Das Tutorial führt Sie anhand einer einfachen Stand-Alone-Java-Applikation mit Hibernate durch die grundlegendsten Mapping-Konzepte. Am Ende steht eine Hibernate-Web-Applikation im Tomcat.

In diesem Kapitel erfahren Sie, wie man eine Projektinfrastruktur für eine einfache Java-Applikation mit integriertem Hibernate einrichtet, und viele Details über die Konfiguration von Hibernate in einer solchen Umgebung. Wir werden auch die Konfiguration und Integration von Hibernate in einer gemanagten Umgebung besprechen, also einer, die Java EE-Dienste bereitstellt.

Als Build-Tool für das „Hello World"-Projekt stellen wir Ant vor und erstellen Build-Scripts, die das Projekt nicht nur kompilieren und starten, sondern die Hibernate Tools verwenden. Abhängig von Ihrem Entwicklungsprozess werden Sie das Hibernate-Toolset verwenden, um Datenbankschemata automatisch zu exportieren oder gar mit Reverse

Engineering eine vollständige Applikation aus einem vorhandenen (Legacy-)Datenbankschema aufbauen.

Wie jeder gute Ingenieur sollten Sie, bevor Sie mit Ihrem ersten Hibernate-Projekt beginnen, Ihre Werkzeuge vorbereiten und entscheiden, wie der Entwicklungsprozess aussehen soll. Und abhängig von Ihrem gewählten Prozess entscheiden Sie sich normalerweise auch für andere Tools. Wir schauen uns nun diese Vorbereitungsphase an und welche Optionen Ihnen da zur Verfügung stehen, dann geht es mit dem ersten Hibernate-Projekt los.

2.1 Ein Hibernate-Projekt beginnen

In manchen Projekten wird die Entwicklung einer Applikation von Entwicklern initiiert, die die Business-Domain aus objektorientierter Sicht analysieren. Bei anderen wird sie stark von einem vorhandenen relationalen Datenmodell beeinflusst: entweder einer Legacy-Datenbank oder einem brandneuen Schema, das von einem Profi für Daten-Modeling gestaltet wurde. Viele Entscheidungen müssen getroffen werden und die folgenden Fragen sollten Sie für sich gleich zu Anfang beantworten:

- Können Sie mit dem sauberen Design einer neuen Business-Anforderung von Grund auf neu anfangen oder gibt es Legacy-Daten und/oder Legacy-Applikationscode?
- Können bestimmte notwendige Teile automatisch aus einem vorhandenen Artefakt generiert werden (zum Beispiel als Java-Quellcode aus einem vorhandenen Datenbankschema)? Kann das Datenbankschema aus Java-Code und Mapping-Metadaten von Hibernate generiert werden?
- Welches Tool steht für diese Arbeiten zur Verfügung? Gibt es andere Tools, die beim kompletten Entwicklungszyklus dienlich sein können?

Wir werden auf diese Fragen in den folgenden Abschnitten eingehen, wenn wir ein grundlegendes Hibernate-Projekt einrichten. So sieht Ihre Roadmap aus:

1. Entscheiden Sie sich für einen Entwicklungsprozess.
2. Richten Sie die Projektinfrastruktur ein.
3. Schreiben Sie Applikationscode und Mappings.
4. Konfigurieren und starten Sie Hibernate.
5. Starten Sie die Applikation.

Die Lektüre der nächsten Abschnitte bereitet Sie für die korrekte Vorgehensweise in Ihrem eigenen Projekt vor und vermittelt Ihnen Hintergrundinformationen für komplexere Szenarien, die wir uns später in diesem Kapitel vornehmen.

2.1.1 Auswahl eines Entwicklungsprozesses

Wir verschaffen uns zuerst einmal einen Überblick über die zur Verfügung stehenden Tools, die Artefakte, die sie als Quellcode-Input nutzen, und den produzierten Output.

Abbildung 2.1 zeigt die verschiedenen Import- und Export-Aufgaben für Ant. Die gesamte Funktionalität steht auch über die Hibernate Tools Plug-ins für Eclipse zur Verfügung. Beziehen Sie sich bei der Arbeit mit diesem Kapitel auf dieses Diagramm[1].

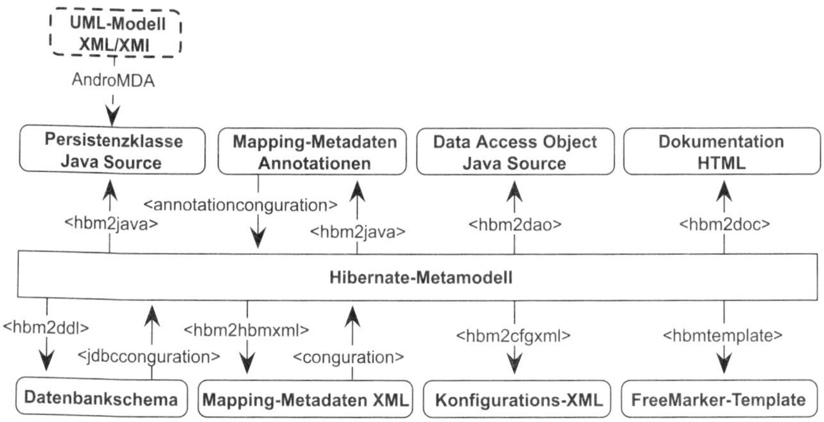

Abbildung 2.1 Input und Output der für die Hibernate-Entwicklung eingesetzten Tools

Anmerkung

Hibernate Tools for Eclipse DIE: Die Hibernate Tools sind Plug-ins für die *Eclipse IDE* (Bestandteil von *JBoss IDE for Eclipse* – ein Satz von Assistenten, Editoren und Views in Eclipse, die Ihnen bei der Entwicklung mit EJB, Hibernate, JBoss Seam und anderen, auf JBoss-Middleware basierenden Java-Applikation helfen). Die Features für Forward und Reverse Engineering entsprechen den auf Ant basierenden Tools. Die zusätzliche *Hibernate Consolen*-Ansicht erlaubt Ihnen, Hibernate-Queries (HQL und `Criteria`) auf Ihren Datenbanken ad hoc durchzuführen und grafisch durch das Resultat zu browsen. Der Hibernate Tools XML-Editor unterstützt Autovervollständigung von Mapping-Dateien einschließlich Klassen-, Eigenschaften- und sogar Tabellen- und Spaltennamen. Die grafischen Tools wurden noch entwickelt und waren als Beta verfügbar, als wir dieses Buch geschrieben haben. Von daher wären bei zukünftigen Releases der Software Screenshots schon obsolet. Die Dokumentation der Hibernate Tools enthält viele Screenshots und detaillierte Anweisungen für das Setup des Projekts, die Sie ganz leicht anpassen können, wenn Sie Ihr erstes „Hello World"-Programm mit der Eclipse IDE erstellen.

Die folgenden Entwicklungsszenarien sind allgemein üblich:

- *Top down:* Bei der *Top-down*-Entwicklung haben Sie zu Anfang bereits ein Domain-Modell, dessen Implementierung in Java und haben (idealerweise) vollkommen freie Hand, was das Datenbankschema angeht. Sie müssen Mapping-Metadaten erstellen – entweder mit XML-Dateien oder durch Kommentare im Java-Quellcode – und dann das Datenbankschema optional durch das Hibernate-Tool `hbm2ddl` generieren lassen.

[1] Beachten Sie, dass AndroMDA, ein Tool, das POJO-Quellcode aus UML-Diagramm-Dateien generiert, streng genommen nicht als Teil des allgemeinen Hibernate-Toolsets betrachtet wird. Von daher wird es in diesem Kapitel nicht besprochen. Gehen Sie auf die Hibernate-Website und dort in den Community-Bereich, um mehr über das Hibernate-Modul für AndroMDA zu erfahren.

Falls kein Datenbankschema vorhanden ist, ist dies der komfortabelste Entwicklungsstil für die meisten Java-Entwickler. Sie können die Hibernate Tools sogar nutzen, um das Datenbankschema während der Entwicklung automatisch bei jedem Neustart der Applikation aufzufrischen.

- *Bottom up:* Im Kontrast dazu beginnt die *Bottom-up*-Entwicklung mit einem vorhandenen Datenbankschema und Datenbankmodell. In diesem Fall ist es der einfachste Weg, mit den Tools zum Reverse Engineering die Metadaten aus der Datenbank zu extrahieren. Diese Metadaten können für die Generierung von XML-Mapping-Dateien genutzt werden, zum Beispiel mit `hbm2hbmxml`. Mit `hbm2java` werden die Hibernate-Mapping-Metadaten verwendet, um Java-Persistenz-Klassen und sogar Data-Access-Objekte zu generieren – also anders gesagt: das Skelett für eine Java-Persistenzschicht. Der kommentierte Java-Quellcode (EJB 3.0 Entity-Klassen) kann auch direkt von den Tools produziert werden, anstatt die XML-Mapping-Dateien zu schreiben. Allerdings können so nicht alle Beziehungen zwischen den Klassen und Java-spezifische Metainformationen automatisch aus einem SQL-Datenbankschema generiert werden. Sie sollten also noch mit etwas Handarbeit rechnen.
- *Middle out:* Die XML-Mapping-Metadaten von Hibernate bieten ausreichende Informationen, um das Datenbankschema vollständig ableiten zu können und den Java-Quellcode für die Persistenzschicht der Applikation generieren zu können. Obendrein ist das XML-Mapping-Dokument nicht sonderlich umfangreich. Von daher bevorzugen manche Architekten und Entwickler die *Middle-out*-Entwicklung, bei der sie mit handgeschriebenen XML-Mapping-Dateien in Hibernate beginnen und das Datenbankschema dann mit `hbm2ddl` und die Java-Klassen mit `hbm2java` generieren. Die XML-Mapping-Dateien von Hibernate werden während der Entwicklung fortlaufend aktualisiert, und andere Produkte werden aus dieser Master-Definition generiert. Zusätzliche Business-Logik- oder Datenbankobjekte werden über Subklassen und Hilfs-DDLs ergänzt. Dieser Entwicklungsstil kann nur erfahrenen Hibernate-Experten empfohlen werden.
- *Meet in the middle:* Das schwierigste Szenario ist die Kombination aus vorhandenen Java-Klassen und einem existierenden Datenbankschema. In diesem Fall kann das Hibernate-Toolset wenig helfen. Es ist natürlich nicht möglich, beliebige Java-Domain-Modelle auf ein Schema abzubilden. Von daher erfordert dieses Szenario zumindest eine Überarbeitung der Java-Klassen bzw. des Datenbankschemas oder beides. Die Mapping-Metadaten werden höchstwahrscheinlich per Hand und in XML-Dateien geschrieben werden müssen (obwohl es möglich ist, mit Annotationen zu arbeiten, wenn es da gute Entsprechungen gibt). Dieses Vorgehen kann äußert mühsam sein, und dieses Szenario ist zum Glück sehr selten.

Wir werden nun die Tools und deren Konfigurationsoptionen eingehender untersuchen und eine Arbeitsumgebung für die Entwicklung einer typischen Hibernate-Applikation einrichten. Sie können unseren Anleitungen Schritt für Schritt folgen und die gleiche Umgebung erstellen oder nur Sie entnehmen nur die Teile, die Sie brauchen, zum Beispiel die Ant-Build-Skripts.

Der Entwicklungsprozess, von dem wir zu Anfang ausgehen, ist Top-down. Dabei haben wir es mit einem Hibernate-Projekt ohne Legacy-Datenschemata oder -Java-Code zu tun. Danach migrieren Sie den Code zu JPA und EJB 3.0 und beginnen dann mit einem Bottom-up-Projekt, indem Sie bei einem vorhandenen Datenbankschema mittels Reverse Engineering ansetzen.

2.1.2 Das Projekt aufsetzen

Wir nehmen an, dass Sie das aktuellste Produktiv-Hibernate-Release von der Website http://www.hibernate.org heruntergeladen und das Archiv entpackt haben. Auf Ihrem Entwicklungsrechner muss auch *Apache Ant* installiert sein. Sie sollten auch noch eine aktuelle Version von HSQLDB von http://hsqldb.org/ herunterladen und das Paket extrahieren. Dieses Datenbankverwaltungssystem werden Sie für Ihre Tests verwenden. Wenn bei Ihnen bereits ein anderes installiert ist, dann müssen Sie sich nur noch einen JDBC-Treiber dafür besorgen.

Für den Anfang nehmen wir uns natürlich keine so ausgefeilte Applikation vor, wie sie später in diesem Buch dargestellt wird, sondern ein „Hello World"-Beispiel. Auf diese Weise können Sie sich auf den Entwicklungsprozess konzentrieren, ohne von Hibernate-Details abgelenkt zu werden. Zuerst richten wir nun das Projektverzeichnis ein

Erstellung des Projektverzeichnisses

Erstellen Sie auf Ihrem System an beliebiger Stelle ein neues Verzeichnis. C:\helloworld wäre eine gute Wahl, wenn Sie unter Microsoft Windows arbeiten. In späteren Beispielen beziehen wir uns auf dieses Verzeichnis als WORKDIR. Erstellen Sie lib- und src-Unterverzeichnisse und kopieren Sie alle erforderlichen Libraries:

```
WORKDIR
    +lib
      antlr.jar
      asm.jar
      asm-attrs.jars
      c3p0.jar
      cglib.jar
      commons-collections.jar
      commons-logging.jar
      dom4j.jar
      hibernate3.jar
      hsqldb.jar
      jta.jar
    +src
```

Die Libraries, die Sie im Library-Verzeichnis sehen, stammen aus der Hibernate-Distribution, und die meisten sind für ein typisches Hibernate-Projekt nötig. Die Datei `hsqldb.jar` stammt aus der HSQLDB-Distribution. Ersetzen Sie sie durch ein anderes Treiber-JAR, wenn Sie mit einem anderen Datenbankverwaltungssystem arbeiten. Beachten Sie, dass einige der hier angesprochenen Libraries für die jeweilige Hibernate-Version, mit der Sie arbeiten (und die wahrscheinlich ein neueres Release ist als jene, die wir bei der Arbeit an diesem Buch genutzt haben), vielleicht nicht erforderlich ist. Um sicher zu sein, dass Sie mit dem richtigen Satz Libraries arbeiten, sollten Sie immer die Datei `lib/README.txt` aus Ihrer Hibernate-Distribution überprüfen. Diese Datei enthält eine aktuelle Liste aller erforderlichen und optionalen Libraries für Hibernate – Sie brauchen nur all jene, die als für *runtime* erforderlich aufgeführt sind.

Bei der „Hello World"-Applikation sollen Nachrichten in der Datenbank gespeichert und wieder geladen werden können. Sie erstellen nun das Domain-Modell für diesen Business-Case.

Erstellung des Domain-Modells

Hibernate-Applikationen definieren *Persistenzklassen*, die Datenbanktabellen zugeordnet sind. Sie definieren diese Klassen basierend auf Ihrer Analyse der Business-Domain, von daher sind sie ein Modell der Domain. Das „Hello World"-Beispiel besteht aus einer Klasse und ihrem Mapping. Schauen wir uns an, wie eine einfache Persistenzklasse aussieht, wie das Mapping erstellt wird und einige weitere Sachen, die Sie mit Instanzen der Persistenzklasse in Hibernate anstellen können.

Das Ziel dieses Beispiels ist, dass Nachrichten in einer Datenbank gespeichert und zur Darstellung wieder ausgelesen werden können. Ihre Applikation hat eine einfache Persistenzklasse namens `Message`, die diese ausgabefähigen Nachrichten repräsentiert. Die Klasse `Message` wird in Listing 2.1 gezeigt.

Listing 2.1 `Message.java`: Eine einfache Persistenzklasse

```
package hello;
public class Message {
    private Long id;              ‖ Identifier-Attribut
    private String text;          ‖ Nachrichtentext
    private Message nextMessage;      ‖ Verweis auf andere Nachrichteninstanz
    Message() {}
    public Message(String text) {
        this.text = text;
    }
    public Long getId() {
        return id;
    }
    private void setId(Long id) {
        this.id = id;
    }
    public String getText() {
        return text;
    }
    public void setText(String text) {
        this.text = text;
    }
    public Message getNextMessage() {
        return nextMessage;
    }
    public void setNextMessage(Message nextMessage) {
        this.nextMessage = nextMessage;
    }
}
```

Die Klasse `Message` hat drei Attribute: das Identifier-Attribut, den Text der Nachricht und einen Verweis auf ein anderes `Message`-Objekt. Durch das Identifier-Attribut kann die Applikation auf die Datenbankidentität – dem Wert des Primärschlüssels – eines persistenten Objekts zugreifen. Wenn zwei Instanzen von `Message` den gleichen Identifier-Wert haben, repräsentieren sie die gleiche Zeile in der Datenbank.

In diesem Beispiel wird Long für den Typ des Identifier-Attributs verwendet, doch das ist kein Zwang. Wie Sie später sehen, lässt Hibernate als Identifier-Typ praktisch alles zu.

Ihnen ist vielleicht aufgefallen, dass alle Attribute der `Message`-Klasse Methoden zum Zugriff auf Eigenschaften im Stil von JavaBeans haben. Die Klasse hat auch einen Konstruktor ohne Parameter. Die Persistenzklassen, die wir in den Beispielen zeigen werden, werden fast immer so ähnlich aussehen. Der parameterlose Konstruktor ist erforderlich (Tools wie Hibernate instanziieren bei diesem Konstruktor Objekte über Reflexion).

Instanzen der `Message`-Klasse können von Hibernate verwaltet (persistent gemacht) werden, doch das *muss* nicht über Hibernate laufen. Weil das `Message`-Objekt keine Hibernate-spezifischen Klassen oder Schnittstellen implementiert, können Sie es einfach wie jede andere Java-Klasse verwenden:

```
Message message = new Message("Hello World");
    System.out.println( message.getText() );
```

Dieses Codefragment macht genau das, was man von einer „Hello World"-Applikation erwartet: Es gibt über die Konsole *Hello World* aus. Vielleicht wirkt es, als wollten wir hier besonders clever wirken – tatsächlich demonstrieren wir aber ein wichtiges Feature, das Hibernate von anderen Persistenzlösungen unterscheidet. Die Persistenzklasse kann in jedem Ausführungskontext eingesetzt werden – es ist kein spezieller Container erforderlich. Beachten Sie, dass dies auch einer der Vorteile der neuen JPA-Entities ist, die ebenfalls reine Java-Objekte sind.

Speichern Sie den Code für die `Message`-Klasse in Ihrem Quellcode-Ordner in einem Verzeichnis und Paket namens `hello` ab.

Die Klasse einem Datenbankschema zuordnen

Damit wir in den Genuss des objekt-relationalen Mappings kommen, braucht Hibernate ein paar weitere Informationen darüber, wie genau die Klasse `Message` persistent gemacht werden soll. Anders gesagt muss Hibernate wissen, wie Instanzen dieser Klasse gespeichert und geladen werden sollen. Diese Metadaten können in ein *XML-Mapping-Dokument* geschrieben werden, das neben anderen Dingen definiert, wie Eigenschaften der `Message`-Klasse zu Spalten einer `MESSAGES`-Tabelle gemappt werden sollen. Schauen wir uns das Mapping-Dokument in Listing 2.2 an.

Listing 2.2 Ein einfaches Hibernate-XML-Mapping

```
<?xml version="1.0"?>
<!DOCTYPE hibernate-mapping PUBLIC
    "-//Hibernate/Hibernate Mapping DTD//EN"
    "http://hibernate.sourceforge.net/hibernate-mapping-3.0.dtd">

<hibernate-mapping>
    <class
        name="hello.Message"
        table="MESSAGES">
```

```
        <id
            name="id"
            column="MESSAGE_ID">
            <generator class="increment"/>
        </id>

        <property
            name="text"
            column="MESSAGE_TEXT"/>

        <many-to-one
            name="nextMessage"
            cascade="all"
            column="NEXT_MESSAGE_ID"
            foreign-key="FK_NEXT_MESSAGE"/>

    </class>

</hibernate-mapping>
```

Durch das Mapping-Dokument weiß Hibernate Folgendes: dass die `Message`-Klasse auf die `Message`-Tabelle persistiert werden soll, dass die Identifier-Eigenschaft auf eine Spalte namens `MESSAGE_ID` und die Eigenschaft `text` auf eine Spalte namens `MESSAGE_TEXT` gemappt werden soll sowie dass die Eigenschaft `nextMessage` eine Verknüpfung mit einer *many-to-one-Beziehung* ist, die auf eine Fremdschlüssel-Spalte namens `NEXT_MESSAGE_ID` gemappt wird. Hibernate generiert für Sie ebenfalls das Datenbankschema und fügt einen Fremdschlüssel-Constraint mit dem Namen `FK_NEXT_MESSAGE` in den Datenbankkatalog ein. (Um die anderen Details brauchen Sie sich jetzt keine Sorgen zu machen.)

Das XML-Dokument ist nicht schwer zu verstehen. Sie können es ganz leicht per Hand schreiben und pflegen. Später werden wir einen Weg vorstellen, wie man Kommentare direkt im Quellcode verwenden kann, um Mapping-Informationen zu definieren. Doch egal für welche Methode Sie sich entscheiden, Hibernate hat nun ausreichend Informationen, um alle SQL-Anweisungen zu generieren, die für das Einfügen, Aktualisieren, Löschen und Holen von Instanzen der `Message`-Klasse nötig sind. Sie brauchen diese SQL-Anweisungen nicht mehr länger per Hand zu schreiben.

Erstellen Sie eine Datei namens `Message.hbm.xml` mit dem Inhalt des Listings 2.2 und platzieren Sie sie in Ihre `Message.java`-Datei im Quellcodepaket `hello`. Das Suffix *hbm* ist eine in der Hibernate-Community akzeptierte Namenskonvention, und die meisten Entwickler stellen ihre Mapping-Dateien gerne in das gleiche Verzeichnis wie den Quellcode ihrer Domain-Klassen.

Nun wollen wir einige Objekte im Hauptcode von „Hello World" laden und speichern.

Laden und Speichern von Objekten

Sie wollen hier natürlich vor allem Hibernate in Aktion sehen, also speichern wir eine neue `Message` in der Datenbank (siehe Listing 2.3).

Listing 2.3 Die Klasse HelloWorld mit der main-Methode

```
package hello;

import java.util.*;
import org.hibernate.*;
```

```
import persistence.*;
public class HelloWorld {
    public static void main(String[] args) {
        // Erster Unit of Work
        Session session =
            HibernateUtil.getSessionFactory().openSession();
        Transaction tx = session.beginTransaction();
        Message message = new Message("Hello World");
        Long msgId = (Long) session.save(message);
        tx.commit();
        session.close();
        // Zweiter Unit of Work
        Session newSession =
            HibernateUtil.getSessionFactory().openSession();
        Transaction newTransaction = newSession.beginTransaction();
        List messages =
            newSession.createQuery("from Message m order by
         ⑤  m.text asc").list();
        System.out.println( messages.size() +
            " message(s) found:" );
        for ( Iterator iter = messages.iterator();
              iter.hasNext(); ) {
            Message loadedMsg = (Message) iter.next();
            System.out.println( loadedMsg.getText() );
        }
        newTransaction.commit();
        newSession.close();
        // Applikation beenden
        HibernateUtil.shutdown();
    }
}
```

Platzieren Sie diesen Code in der Datei `HelloWorld.java` im Quellcode-Ordner Ihres Projekts im Paket `hello`. Schauen wir uns den Code im Einzelnen an.

Die Klasse hat eine Standard-Java-Methode `main()`, die Sie direkt von der Befehlszeile aufrufen können. Innerhalb des Hauptapplikationscodes führen Sie mit Hibernate zwei separate Arbeitseinheiten aus. Der erste Schritt speichert ein neues `Message`-Objekt und der zweite lädt alle Objekte und gibt ihren Text über die Konsole aus.

Sie rufen die Hibernate-Schnittstellen `Session`, `Transaction` und `Query`, um auf die Datenbank zuzugreifen:

- `Session`: Eine Hibernate-`Session` ist mehrere Dinge gleichzeitig. Sie ist ein Single-Thread Nonshared Object, das eine bestimmte Arbeitseinheit mit der Datenbank repräsentiert. Sie besitzt die Persistenzmanager-API, über die Sie Objekte laden und speichern. (Zu der `Session` gehört eine Queue mit SQL-Anweisungen, die an einem Punkt mit der Datenbank synchronisiert werden müssen, und eine Map der verwalteten Persistenzinstanzen, die von der `Session` überwacht werden.)
- `Transaction`: Diese Hibernate-API kann für das Setzen von Transaktionsgrenzen im Programm verwendet werden, das ist aber optional (Transaktionsgrenzen hingegen nicht). Andere Wahlmöglichkeiten sind JDBC-Transaktionsdemarkation, das JTA-Interface oder Container-Managed Transaktion mit EJBs.
- `Query`: Eine Datenbank-Query kann in der objektorientierten Query-Sprache von Hibernate HQL oder einfach in SQL geschrieben werden. Durch diese Schnittstelle können Sie Queries erstellen, Argumente in der Abfrage an Platzhalter binden und die Query in verschiedener Weise ausführen.

Ignorieren Sie die Zeile, die `HibernateUtil.getSessionFactory()` aufruft – dazu kommen wir gleich.

Der erste Unit of Work führt nach dem Start dazu, dass etwas wie das folgende SQL ausgeführt wird:

```
insert into MESSAGES (MESSAGE_ID, MESSAGE_TEXT, NEXT_MESSAGE_ID)
    values (1, 'Hello World', null)
```

Moment mal – die Spalte `MESSAGE_ID` wird auf einen merkwürdigen Wert initialisiert! Sie haben nirgends die `id`-Eigenschaft von `message` gesetzt, also sollte sie doch eigentlich `NULL` sein, oder? Tatsächlich ist die Eigenschaft `id` ganz speziell. Sie ist eine *Identifikator-Eigenschaft*: Sie enthält einen generierten eindeutigen Wert. Der Wert wird von Hibernate der Instanz `Message` zugewiesen, wenn `save()` aufgerufen wird. (Wir sprechen später darüber, wie der Wert generiert wird.)

Schauen Sie sich den zweiten Unit of Work an. Der Literal-String `"from Message m order by m.text asc"` ist eine Hibernate-Query, die in HQL ausgedrückt wurde. Diese Query wird intern zu folgendem SQL übersetzt, wenn `list()` aufgerufen wird:

```
select m.MESSAGE_ID, m.MESSAGE_TEXT, m.NEXT_MESSAGE_ID
    from MESSAGES m
    order by m.MESSAGE_TEXT asc
```

Wenn Sie diese `main()`-Methode starten (machen Sie das jetzt nicht – Sie müssen Hibernate erst noch konfigurieren), ist der Output auf der Konsole wie folgt:

```
1 message(s) found:
    Hello World
```

Wenn Sie noch nie mit einem ORM-Tool wie Hibernate gearbeitet haben, erwarten Sie wahrscheinlich, irgendwo im Code oder den Mapping-Metadaten die SQL-Anweisungen zu sehen, doch da gibt es keine. Alles SQL wird zur Laufzeit generiert (genauer gesagt beim Starten alle wieder verwendbaren SQL-Anweisungen).

Ihr nächster Schritt wäre normalerweise, Hibernate zu konfigurieren. Wenn Sie es sich zutrauen, können Sie aber in einem dritten Unit of Work noch zwei weitere Hibernate-Features – automatisches Dirty Checking und Cascading – einbauen, indem Sie den folgenden Code in Ihrer Haupt-Applikation einfügen:

```
// Dritter Unit of Work
Session thirdSession =
    HibernateUtil.getSessionFactory().openSession();
Transaction thirdTransaction = thirdSession.beginTransaction();

// msgId enthält den Identifikator-Wert der ersten Nachricht
message = (Message) thirdSession.get( Message.class, msgId );
message.setText( "Greetings Earthling" );
message.setNextMessage(
    new Message( "Take me to your leader (please)" )
);
thirdTransaction.commit();
thirdSession.close();
```

Dieser Code ruft innerhalb der gleichen Datenbanktransaktion drei SQL-Anweisungen auf:

```
select m.MESSAGE_ID, m.MESSAGE_TEXT, m.NEXT_MESSAGE_ID
from MESSAGES m
where m.MESSAGE_ID = 1

insert into MESSAGES (MESSAGE_ID, MESSAGE_TEXT, NEXT_MESSAGE_ID)
values (2, 'Take me to your leader (please)', null)
update MESSAGES
set MESSAGE_TEXT = 'Greetings Earthling', NEXT_MESSAGE_ID = 2
where MESSAGE_ID = 1
```

Beachten Sie, wie Hibernate die Änderung der Eigenschaften `text` und `nextMessage` der ersten Nachricht entdeckt und die Datenbank automatisch aktualisiert hat – Hibernate hat *automatisches Dirty Checking* durchgeführt. Dieses Feature erspart Ihnen die Mühe, Hibernate explizit aufzufordern, die Datenbank zu aktualisieren, wenn Sie den Zustand eines Objekts innerhalb einer Arbeitseinheit verändern. Entsprechend wurde die neue Nachricht persistent gemacht, als aus der ersten Nachricht ein Verweis erstellt wurde. Dieses Feature nennt man *Cascading Save*. Es erspart Ihnen die Mühe, das neue Objekt explizit durch den Aufruf von `save()` persistent zu machen, solange es durch eine bereits persistente Instanz erreichbar ist.

Beachten Sie außerdem, dass die Reihenfolge der SQL-Anweisungen nicht die gleiche ist wie die, in der Sie die Eigenschaftswerte gesetzt haben. Hibernate arbeitet mit einem ausgefeilten Algorithmus, um eine effiziente Reihenfolge zu bestimmen, die Verletzungen der Fremdschlüssel-Constraints in der Datenbank vermeidet, doch für den Anwender immer noch ausreichend transparent ist. Dieses Feature nennt man *transactional write-behind.*

Wenn Sie die Applikation nun starten, bekämen Sie folgenden Output (Sie müssten den zweiten Unit of Work noch nach dem dritten einfügen, um den Schritt mit der Ausgabe der Abfrage noch einmal auszuführen):

```
2 message(s) found:
Greetings Earthling
Take me to your leader (please)
```

Sie haben nun Domain-Klassen, eine XML-Mapping-Datei und den Applikationscode für „Hello World“, der Objekte speichert und lädt. Bevor Sie diesen Code kompilieren und starten können, müssen Sie die Konfiguration von Hibernate erstellen (und das Geheimnis der Klasse `HibernateUtil` lüften).

2.1.3 Konfiguration und Start von Hibernate

Der übliche Weg zur Initialisierung von Hibernate ist, ein `SessionFactory`-Objekt aus einem `Configuration`-Objekt zu erstellen. Sie können sich die `Configuration` wie die Objektrepräsentation einer Konfigurationsdatei (oder einer Eigenschaftsdatei) für Hibernate vorstellen.

Schauen wir uns einige Varianten an, bevor wir sie in die `HibernateUtil`-Klasse einfügen.

Build einer SessionFactory

Dies ist ein Beispiel für eine typische Startup-Prozedur bei Hibernate (in einer Programmzeile) mit automatischer Erkennung der Konfigurationsdatei:

```
SessionFactory sessionFactory =
    new Configuration().configure().buildSessionFactory();
```

Moment mal – woher weiß Hibernate, wo sich die Konfigurationsdatei befindet und welche geladen werden soll?

Wenn `new Configuration()` aufgerufen wird, sucht Hibernate nach einer Datei namens `hibernate.properties` im Root des Klassenpfades (*Classpath*). Wenn sie gefunden wird, werden alle `hibernate.*`-Eigenschaften geladen und dem `Configuration`-Objekt hinzugefügt.

Wenn `configure()` aufgerufen wird, sucht Hibernate nach einer Datei namens `hibernate.cfg.xml` im Root des *Classpath*, und eine Exception wird geworfen, wenn sie nicht gefunden wird. Sie brauchen diese Methode natürlich nicht aufzurufen, wenn Sie diese Konfigurationsdatei nicht haben. Wenn es sich bei den Einstellungen in der XML-Konfigurationsdatei um Duplikate bereits gesetzter Eigenschaften handelt, werden diese XML-Einstellungen die älteren überschreiben.

Die Konfigurationsdatei `hibernate.properties` befindet sich immer im Root des *Klassenpfades* (nicht innerhalb eines Pakets). Wenn Sie eine andere Datei benutzen oder Hibernate in einem Unterverzeichnis Ihres *Classpath* nach der XML-Konfigurationsdatei suchen lassen wollen, müssen Sie der Methode `configure()` einen Pfad als Argument übergeben:

```
SessionFactory sessionFactory = new Configuration()
             .configure("/persistence/auction.cfg.xml")
             .buildSessionFactory();
```

Schließlich können Sie im Programmcode stets weitere Konfigurationsoptionen oder Speicherorte von Mapping-Dateien beim `Configuration`-Objekt vor dem Build der `SessionFactory` setzen:

```
SessionFactory sessionFactory = new Configuration()
           .configure("/persistence/auction.cfg.xml")
           .setProperty(Environment.DEFAULT_SCHEMA, "CAVEATEMPTOR")
           .addResource("auction/CreditCard.hbm.xml")
           .buildSessionFactory();
```

Hier werden viele Quellen für die Konfiguration eingesetzt: Zuerst wird (falls vorhanden) die Datei `hibernate.properties` in Ihrem Klassenpfad gelesen. Als Nächstes werden alle Einstellungen aus `/persistence/auction.cfg.xml` hinzugefügt und alle vorher angewandten Einstellungen überschrieben. Zum Schluss wird eine zusätzliche Konfigurationseigenschaft (ein Standardname für das Datenbankschema) gesetzt, und eine weitere Hibernate XML-Datei mit Mapping-Metadaten der Konfiguration hinzugefügt.

Natürlich können Sie alle Optionen programmatisch setzen oder für verschiedene Deployment-Datenbanken zwischen unterschiedlichen XML-Konfigurationsdateien wechseln. Es gibt tatsächlich keine Beschränkung, wie Sie Hibernate konfigurieren und bereitstellen können. Am Ende brauchen Sie bloß aus einer vorbereiteten Konfiguration das Build einer `SessionFactory` durchzuführen.

> **Anmerkung**
>
> *Methodenverkettung*: Die Methodenverkettung ist ein Programmierstil, der von vielen Hibernate-Schnittstellen unterstützt wird. Dieser Stil ist in Smalltalk beliebter als in Java, und manche betrachten ihn als schwerer lesbar und schwieriger zu debuggen als der akzeptiertere Java-Stil. Doch er ist in vielen Fällen recht praktisch, zum Beispiel für die Konfigurations-Snippets, die Sie in diesem Abschnitt gesehen haben. Es funktioniert so: Die meisten Java-Entwickler deklarieren, dass Setter- oder Adder-Methoden vom Typ `void` sein sollen, was bedeutet, dass sie keinen Wert zurückgeben. Doch in Smalltalk, das diesen Typ nicht besitzt, geben Setter- oder Adder-Methoden normalerweise das erhaltende Objekt zurück. Wir arbeiten in einigen Codebeispielen mit diesem Smalltalk-Stil, doch wenn er Ihnen nicht gefällt, brauchen Sie ihn nicht zu verwenden. Wenn Sie aber doch mit diesem Programmierstil arbeiten, ist es besser, jeden Methodenaufruf in einer neuen Zeile zu schreiben. Anderenfalls könnte es schwierig sein, den Code im Debugger durchzugehen.

Wie geht es weiter, nachdem Sie wissen, wie Hibernate gestartet und das Build einer `SessionFactory` erstellt wird? Sie müssen eine Konfigurationsdatei für Hibernate erstellen.

Erstellen einer Konfigurationsdatei in XML

Gehen wir einmal davon aus, dass Sie alles recht einfach halten wollen und sich wie die meisten Anwender für eine einzige XML-Konfigurationsdatei für Hibernate entscheiden, in der alle Konfigurationsdetails enthalten sind.

Wir empfehlen, dass Sie der neuen Konfigurationsdatei den Standardnamen `hibernate.cfg.xml` geben und sie direkt im Quellcodeverzeichnis des Projekts außerhalb der Pakete platzieren. So wird sie nach dem Kompilieren am Ende im Root Ihres Klassenpfades stehen, wo Hibernate sie automatisch finden kann. Schauen Sie sich den Inhalt der Datei in Listing 2.4 an.

Listing 2.4 Eine einfache XML-Konfigurationsdatei für Hibernate

```
<!DOCTYPE hibernate-configuration SYSTEM
"http://hibernate.sourceforge.net/hibernate-configuration-3.0.dtd">

<hibernate-configuration>
  <session-factory>
    <property name="hibernate.connection.driver_class">
        org.hsqldb.jdbcDriver
    </property>
    <property name="hibernate.connection.url">
        jdbc:hsqldb:hsql://localhost
    </property>
    <property name="hibernate.connection.username">
        sa
    </property>
    <property name="hibernate.dialect">
        org.hibernate.dialect.HSQLDialect
    </property>
    <!-- Verwenden Sie den C3P0 Connection Pool Provider. -->
    <property name="hibernate.c3p0.min_size">5</property>
    <property name="hibernate.c3p0.max_size">20</property>
    <property name="hibernate.c3p0.timeout">300</property>
```

```
    <property name="hibernate.c3p0.max_statements">50</property>
    <property name="hibernate.c3p0.idle_test_period">3000</property>
    <!-- Schönes, sauberes SQL bei stdout ausgeben -->
    <property name="show_sql">true</property>
    <property name="format_sql">true</property>
    <!-- Liste der XML-Mapping-Dateien -->
    <mapping resource="hello/Message.hbm.xml"/>
  </session-factory>
</hibernate-configuration>
```

Die *Dokumenttypdeklaration* wird vom XML-Parser verwendet, um dieses Dokument anhand der Hibernate-Konfigurations-DTD zu validieren. Beachten Sie, dass dies nicht die gleiche DTD ist wie für die XML-Mapping-Dateien von Hibernate. Beachten Sie außerdem, dass wir zur besseren Lesbarkeit ein paar Zeilenumbrüche in den Eigenschaftswerten eingefügt haben – in Ihrer echten Konfigurationsdatei sollten Sie das nicht machen (außer der Datenbank-Username enthält einen Zeilenumbruch).

Zuerst stehen die Verbindungseinstellungen zur Datenbank in der Konfigurationsdatei. Sie müssen Hibernate sagen, welche JDBC-Treiber Sie für die Datenbank verwenden und wie Sie mit URL, Username und Passwort die Verbindung zur Datenbank aufnehmen wollen (das Passwort wurde hier weggelassen, weil HSQLDB standardmäßig keines erfordert). Sie setzen einen `Dialect`, damit Hibernate weiß, welche SQL-Variante es generieren muss, damit es mit Ihrer Datenbank sprechen kann. Bei Hibernate sind schon Dutzende von Dialekten mit im Paket – schauen Sie sich die entsprechende Liste in der API-Dokumentation von Hibernate an.

In der XML-Konfigurationsdatei können Hibernate-Eigenschaften ohne das Präfix `hibernate` festgelegt werden. Also können Sie entweder `hibernate.show_sql` oder einfach `show_sql` schreiben. Eigenschaftsnamen und -werte sind ansonsten mit den programmatischen Konfigurationseigenschaften identisch – das heißt, mit den in `org.hibernate.cfg.Environment` definierten Konstanten. Die Eigenschaft `hibernate.connection.driver_class` hat zum Beispiel die Konstante `Environment.DRIVER`.

Bevor wir uns einige wichtige Konfigurationsoptionen anschauen, schauen Sie sich noch einmal die letzte Zeile in der Konfiguration an, die eine XML-Mapping-Datei in Hibernate benennt. Das `Configuration`-Objekt muss über alle Ihre XML-Mapping-Dateien Bescheid wissen, bevor Sie mit dem Build der `SessionFactory` anfangen können. Eine `SessionFactory` ist ein Objekt, das eine bestimmte Hibernate-Konfiguration für einen bestimmten Satz Mapping-Metadaten repräsentiert. Sie können entweder alle Ihre XML-Mapping-Dateien in der XML-Konfigurationsdatei von Hibernate auflisten oder deren Namen und Pfade programmatisch für das `Configuration`-Objekt festlegen. Wenn Sie sie als *Ressource* auflisten, ist der Pfad zu den Mapping-Dateien auf jeden Fall der relative Standort auf dem *Classpath*, wobei – in diesem Beispiel `hello` – ein Paket im Root des *Classpath* ist.

Sie haben ebenfalls aktiviert, dass das von Hibernate ausgeführte SQL auf der Konsole ausgegeben wird, und Hibernate angewiesen, es dafür sauber zu formatieren, damit Sie prüfen können, was hinter den Kulissen vorgeht. Später in diesem Kapitel werden wir auf das Logging zurückkommen.

Ein weiterer, manchmal hilfreicher Trick ist, die Konfigurationsoptionen über Systemeigenschaften dynamischer zu machen:

```
...
<property name="show_sql">${displaysql}</property>
...
```

Wenn Sie Ihre Applikation starten, können Sie nun auf der Befehlszeile eine Systemeigenschaft wie bei `java -displaysql=true` angeben, und dies wird automatisch auf die Hibernate-Konfigurationseigenschaft angewendet.

Die Einstellungen für den Datenbank-Connectionpool verdienen besondere Aufmerksamkeit.

Der Datenbank-Verbindungspool

Generell ist es nicht ratsam, für jede Interaktion mit der Datenbank eine Verbindung zu erstellen. Stattdessen sollten Java-Applikationen einen *Pool* von Verbindungen benutzen. Jeder Applikationsthread, der mit der Datenbank arbeiten will, fordert eine Verbindung vom Pool an und gibt sie dann wieder dorthin zurück, wenn alle SQL-Operationen ausgeführt wurden. Der Pool verwaltet die Verbindungen und minimiert so die Kosten des Öffnens und Schließens von Verbindungen.

Es gibt drei Gründe, mit einem Verbindungspool zu arbeiten:

- An eine neue Verbindung zu kommen kostet Zeit. Manche Datenbankverwaltungssysteme starten sogar für jede Verbindung einen komplett neuen Serverprozess.
- Es ist für ein Datenbankverwaltungssystem aufwändig, viele ungenutzte Verbindungen aufrechtzuerhalten, und ein Pool kann die Verwendung von brachliegenden Verbindungen optimieren (oder sie beenden, wenn es keine Requests mehr gibt).
- Für manche Treiber ist es auch kostspielig, Prepared Statements zu erstellen, und ein Verbindungspool kann Anweisungen für eine Verbindung anfrageübergreifend cachen.

Abbildung 2.2 zeigt die Rolle eines Verbindungspools in der Laufzeitumgebung einer nicht-verwalteten Applikation (d.h. eine ohne irgendeinen Applikationsserver).

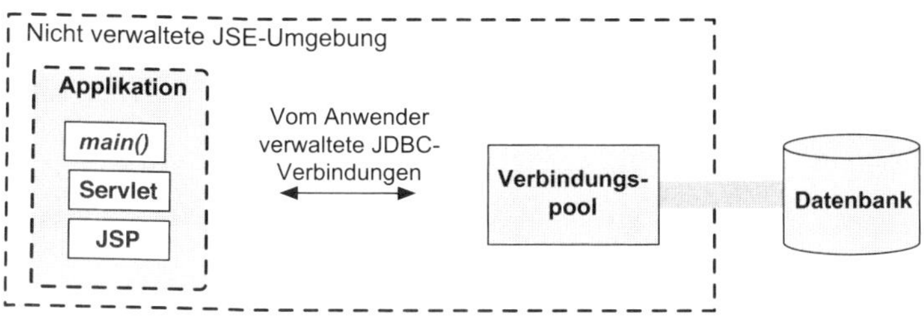

Abbildung 2.2 JDBC Verbindungspooling in einer nicht verwalteten Umgebung

Wenn kein Applikationsserver einen Verbindungspool vorhält, implementiert eine Applikation entweder ihren eigenen Pooling-Algorithmus oder verlässt sich beim Verbindungspooling auf die Library eines Drittanbieters wie der Open-Source-Software C3P0. Ohne Hibernate ruft der Applikationscode den Verbindungspool auf, um eine JDBC-Verbindung zu bekommen, und führt dann SQL-Anweisungen über die JDBC-Programmierschnittstelle aus. Wenn die Applikation die SQL-Anweisungen schließt und zum Schluss die Verbindung beendet, werden die Prepared Statements und die Verbindung nicht zerstört, sondern an den Pool zurückgegeben.

Mit Hibernate ändert sich das Bild: Es agiert als Klient des JDBC-Verbindungspools (siehe Abbildung 2.3). Der Applikationscode nutzt die `Session`- und `Query`-API von Hibernate für Persistenzoperationen und verwaltet Datenbanktransaktionen (wahrscheinlich) mit der Hibernate-`Transaction`-API.

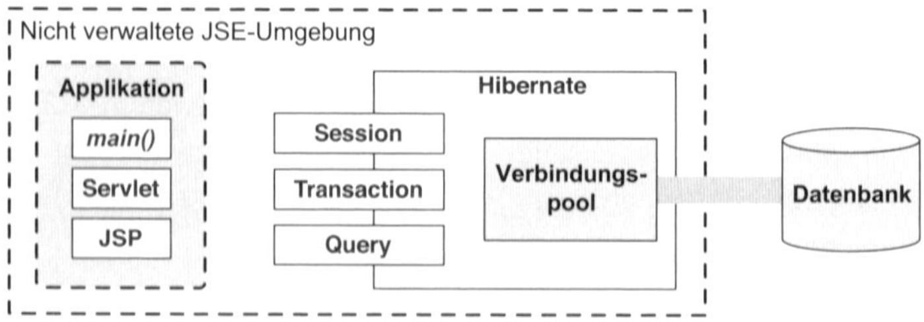

Abbildung 2.3 Hibernate mit einem Verbindungspool in einer nicht verwalteten Umgebung

Hibernate definiert eine Plug-in-Architektur, die eine Integration mit jeder Pooling-Software erlaubt. Doch die Unterstützung für C3P0 ist eingebaut, und die Software ist bereits im Bundle mit Hibernate vorhanden, also können Sie damit arbeiten (Sie haben die Datei `c3p0.jar` doch schon in Ihr Library-Verzeichnis kopiert, oder?). Hibernate verwaltet den Pool für Sie und die Konfigurationseigenschaften werden dorthin übergeben. Wie konfigurieren Sie C3P0 über Hibernate?

Sie können den Verbindungspool entweder so konfigurieren, dass Sie die Einstellungen wie im vorigen Abschnitt in die Konfigurationsdatei `hibernate.cfg.xml` schreiben.

Alternativ können Sie eine Datei namens `hibernate.properties` im Root-*Classpath* der Applikation erstellen. Ein Beispiel für eine solche Datei für C3P0 wird in Listing 2.5 gezeigt. Beachten Sie, dass diese Datei mit Ausnahme einer Liste von Mapping-Ressourcen der in Listing 2.4 gezeigten Konfiguration entspricht.

Listing 2.5 Die Einstellungen für den C3P0-Verbindungspool über `hibernate.properties`

```
hibernate.connection.driver_class = org.hsqldb.jdbcDriver
hibernate.connection.url = jdbc:hsqldb:hsql://localhost
hibernate.connection.username = sa
hibernate.dialect = org.hibernate.dialect.HSQLDialect

hibernate.c3p0.min_size = 5           ❶
hibernate.c3p0.max_size = 20          ❷
hibernate.c3p0.timeout = 300          ❸
hibernate.c3p0.max_statements = 50        ❹
hibernate.c3p0.idle_test_period = 3000      ❺

hibernate.show_sql = true
hibernate.format_sql = true
```

❶ Das ist die minimale Zahl der JDBC-Verbindungen, die C3P0 stets bereithält.

❷ Das ist die maximale Anzahl der Verbindungen im Pool. Eine Exception wird zur Laufzeit geworfen, wenn diese Anzahl erschöpft ist.

❸ Sie geben die Timeout-Periode an (in diesem Fall 300 Sekunden), nach der eine ungenutzte Verbindung aus dem Pool entfernt wird.

❹ Maximal 50 Prepared Statements werden gecachet. Das Caching von Prepared Statements ist für die optimale Performance bei Hibernate ganz wesentlich.

❺ Das ist die Dauer, die eine Verbindung *idle* sein darf, bevor sie automatisch validiert wird.

Wenn die Eigenschaften in der Form `hibernate.c3p0.*` angegeben werden, wird C3P0 als Verbindungspool ausgewählt (die Option `c3p0.max_size` ist erforderlich – Sie brauchen keinen weiteren Einstellung, um die Unterstützung von C3P0 zu aktivieren). C3P0 besitzt mehr Features als im obigen Beispiel gezeigt. Rufen Sie die Properties-Datei im Unterverzeichnis etc/ der Hibernate-Distribution auf, um ein ausführliches Beispiel zu bekommen, aus dem Sie kopieren können.

Das Javadoc für die Klasse `org.hibernate.cfg.Environment` dokumentiert ebenfalls jede Konfigurationseigenschaft von Hibernate. Obendrein finden Sie in der Referenzdokumentation eine aktuelle Tabelle mit allen Konfigurationsoptionen. Wir erklären jedoch die wichtigsten Einstellungen im weiteren Verlauf des Buches. Sie wissen nun bereits alles, um loslegen zu können.

FAQ

Wie kann ich meine eigenen Verbindungen angeben?

Implementieren Sie das Interface `org.hibernate.connection.ConnectionProvider` und geben Sie über die Konfigurationsoption `hibernate.connection.provider_class` den Namen Ihrer Implementierung an. Hibernate verlässt sich nun auf Ihren Provider, wenn eine Datenbankverbindung erforderlich ist.

Nun ist die Hibernate-Konfigurationsdatei komplett und Sie können mit der `SessionFactory` in Ihrer Anwendung weitermachen.

Umgang mit der SessionFactory

Bei den meisten Hibernate-Applikationen sollte die `SessionFactory` während der Initialisierung der Applikation nur einmal instanziiert werden. Diese einzige Instanz sollte dann vom gesamten Code eines bestimmten Prozesses verwendet werden, und jede `Session` sollte über diese eine `SessionFactory` erstellt werden. Die `SessionFactory` ist threadsicher und kann gemeinsam genutzt werden, eine `Session` ist ein Single-Thread-Objekt.

Eine häufig gestellte Frage lautet, wo die `SessionFactory` nach der Erstellung gespeichert werden soll und wie man ohne große Umstände darauf zugreifen kann. Es gibt modernere und auch komfortable Verfahren wie JNDI und JMX, aber sie stehen normalerweise nur im kompletten Java EE Application Server zur Verfügung. Stattdessen stellen wir hier eine praktikable und schnelle Lösung vor, die sowohl das Problem des Hibernate-

Startup (diese eine Programmzeile) sowie Speicherung und Zugriff auf die `SessionFactory` löst: Sie arbeiten mit einer statischen globalen Variable und statischer Initialisierung.

Sowohl die Variable als auch die Initialisierung kann über eine Klasse implementiert werden, die Sie `HibernateUtil` nennen. Diese Hilfsklasse ist in der Hibernate-Community wohlbekannt – sie ist ein übliches Muster für das Startup von Hibernate in reinen Java-Applikationen ohne Java EE Services. Eine einfache Implementierung wird in Listing 2.6 gezeigt.

Listing 2.6 Die Klasse HibernateUtil für den Startup und den Umgang mit SessionFactory

```
package persistence;

import org.hibernate.*;
import org.hibernate.cfg.*;
public class HibernateUtil {
  private static SessionFactory sessionFactory;
  static {
    try {
       sessionFactory=new Configuration()
                           .configure()
                           .buildSessionFactory();
    } catch (Throwable ex) {
       throw new ExceptionInInitializerError(ex);
    }
  }
  public static SessionFactory getSessionFactory() {
      //Alternativ können Sie hier auch JNDI nutzen
      return sessionFactory;
  }
  public static void shutdown() {
      //Caches und Verbindungspools schließen
      getSessionFactory().close();
  }
}
```

Sie erstellen einen statischen Initialisierungsblock, um Hibernate zu starten. Dieser Block wird vom Loader dieser Klasse genau einmal ausgeführt, nämlich bei der Initialisierung, wenn die Klasse geladen wird. Der erste Aufruf von `HibernateUtil` in der Applikation lädt gleichzeitig die Klasse, erstellt den Build der `SessionFactory` und setzt die statische Variable. Wenn ein Problem auftritt, werden alle `Exception` oder `Error` verpackt und aus dem statischen Block geworfen (darum fangen Sie `Throwable` ab). Das Wrapping in `ExceptionInInitializerError` ist für statische Initialisierer obligatorisch.

Sie haben diese neue Klasse in einem neuen Paket namens `persistence` erstellt. In einer vollständigen Hibernate-Applikation brauchen Sie ein solches Paket häufig – um zum Beispiel Ihre benutzerdefinierten und Persistenzschicht-Interzeptoren und Datentypkonverter als Teil Ihrer Infrastruktur zu wrappen.

Nun können Sie immer, wenn Sie in Ihrer Applikation auf eine Hibernate-`Session` zugreifen müssen, diese mit `HibernateUtil.getSessionFactory().openSession()` ganz leicht bekommen, so wie Sie es schon einmal mit dem Maincode von `HelloWorld` gemacht haben.

Sie sind fast soweit, die Applikation starten und testen zu können. Doch weil Sie sicher wissen wollen, was sich hinter den Kulissen abspielt, werden Sie zuerst das Logging aktivieren.

Logging und Statistiken aktivieren

Die Konfigurationseigenschaft `hibernate.show_sql` kennen Sie ja bereits. Sie werden sie immer wieder brauchen, wenn Sie Software mit Hibernate entwickeln. Darüber können Sie das gesamte generierte SQL an der Konsole protokollieren. Das können Sie dann zur Fehlersuche sowie für das Performance-Tuning nutzen und um zu sehen, was eigentlich vor sich geht. Wenn Sie auch noch `hibernate.format_sql` aktivieren, ist der Output leichter lesbar, braucht auf dem Bildschirm aber mehr Platz. Eine dritte Option, die Sie bisher noch nicht gesetzt haben, ist `hibernate.use_sql_comments` – dies veranlasst Hibernate, in alle generierten SQL-Anweisungen Kommentare zu schreiben, um auf deren Ursprung zu verweisen. Sie können dann zum Beispiel ganz einfach sehen, ob eine spezielle SQL-Anweisung aus einer expliziten Query oder aus einer *on-demand* Collection-Initialisierung generiert wurde.

Die Ausgabe von SQL auf `stdout` ist bloß Ihre erste Option fürs Logging. Hibernate (und viele andere ORM-Implementierungen) führen SQL-Anweisungen *asynchron* aus. Weder wird eine `INSERT`-Anweisung für gewöhnlich ausgeführt, wenn die Applikation `session.save()` aufruft, noch wird sofort ein `UPDATE` ausgegeben, wenn die Applikation `item.setPrice()` aufruft. Stattdessen werden die SQL-Anweisungen normalerweise am Ende einer Transaktion ausgeführt.

Das bedeutet, dass das Tracing und Debugging von ORM-Code manchmal nicht gerade als trivial zu bezeichnen ist. Theoretisch kann die Applikation Hibernate auch als Black Box behandeln und dieses Verhalten ignorieren. Doch wenn Sie versuchen, ein schwieriges Problem zu beheben, müssen Sie *genau* sehen können, was in Hibernate passiert. Weil Hibernate Open Source ist, können Sie sich ganz einfach den Hibernate-Code vornehmen, und gelegentlich kann einem das ganz schön helfen! Erfahrene Hibernate-Experten debuggen Probleme, indem sie sich nur das Hibernate-Protokoll und die Mapping-Dateien anschauen. Wir empfehlen Ihnen, sich ein wenig mit den Protokollen zu beschäftigen, die von Hibernate generiert werden, und sich mit den Interna vertraut zu machen.

Hibernate protokolliert alle interessanten Ereignisse über *Apache Commons-Logging*, eine dünne Abstraktionsschicht, die den Output entweder auf Apache Log4j leitet (wenn Sie `log4j.jar` in Ihrem Klassenpfad stehen haben) oder auf JDK 1.4 Logging (wenn Sie unter JDK 1.4 oder höher arbeiten und Log4j nicht vorhanden ist). Wir empfehlen Log4j, weil es ausgereifter und verbreiteter ist und dazu aktiver weiterentwickelt wird.

Um den Output von Log4j zu sehen, muss eine Datei namens `log4j.properties` im Klassenpfad stehen (direkt neben `hibernate.properties` oder `hibernate.cfg.xml`). Vergessen Sie auch nicht, die `log4j.jar`-Library in das lib-Verzeichnis zu kopieren. Das Konfigurationsbeispiel für Log4j in Listing 2.7 leitet alle Log-Nachrichten an die Konsole weiter.

Listing 2.7 Beispiel einer `log4j.properties`-Konfigurationsdatei

```
# Output an die Konsole weitergeben
log4j.appender.stdout=org.apache.log4j.ConsoleAppender
log4j.appender.stdout.Target=System.out
log4j.appender.stdout.layout=org.apache.log4j.PatternLayout
```

```
log4j.appender.stdout.layout.ConversionPattern=%d{ABSOLUTE}
    ⑤%5p %c{1}:%L - %m%n

# Root-Logger Option
log4j.rootLogger=INFO, stdout

# Hibernate Logging-Optionen (INFO zeigt nur die Startup Nachrichten)
log4j.logger.org.hibernate=INFO

# JDBC Laufzeitparameter ausgeben
log4j.logger.org.hibernate.type=INFO
```

Der letzte Teil in dieser Konfigurationsdatei ist besonders interessant. Er aktiviert das Logging von JDBC-Bind-Parametern, wenn Sie sie auf `DEBUG` setzen. So erhalten Sie Informationen, die Sie normalerweise im ad hoc SQL-Konsolenprotokoll nicht zu Gesicht bekommen. Ein umfassenderes Beispiel bekommen Sie, wenn Sie sich die Datei `log4j.properties` anschauen, die im Bundle des `etc/`-Verzeichnisses der Hibernate-Distribution enthalten ist, und weitere Informationen finden Sie in der Dokumentation für Log4j. Beachten Sie, dass Sie in Produktion nie auf `DEBUG`-Stufe loggen sollten, weil sich das ernsthaft auf die Performance Ihrer Applikation auswirken kann.

Sie können Hibernate auch überwachen, indem Sie Live-Statistiken aktivieren. Ohne einen Applikationsserver (das heißt, wenn Sie keine JMX-Deployment-Umgebung haben) ist der einfachste Weg, um Statistiken aus der Hibernate-Engine zur Laufzeit zu bekommen, die `SessionFactory`:

```
Statistics stats =
    HibernateUtil.getSessionFactory().getStatistics();

stats.setStatisticsEnabled(true);
...

stats.getSessionOpenCount();
stats.logSummary();

EntityStatistics itemStats =
    stats.getEntityStatistics("auction.model.Item");
itemStats.getFetchCount();
```

Bei den Statistik-Interfaces handelt es sich um `Statistics` für allgemeine Informationen, `EntityStatistics` für Informationen über eine bestimmte `Entity`, `CollectionStatistics` für eine bestimmte Collection-Rolle, `QueryStatistics` für SQL- und HQL-Queries und `SecondLevelCacheStatistics` für eine detaillierte Laufzeitinformation über eine bestimmte Region im optionalen Second Level Data Cache. Eine sehr praktische Methode ist `logSummary()`, die mit nur einem Aufruf eine vollständige Zusammenfassung an der Konsole ausgibt. Wenn Sie die Sammlung von Statistiken über die Konfiguration aktivieren wollen und nicht im Programmcode, setzen Sie die Konfigurationseigenschaft `hibernate.generate_statistics` auf `true`. Weitere Informationen über die verschiedenen Retrieval-Methoden für Statistiken finden Sie in der API-Dokumentation.

Bevor Sie die „Hello World"-Applikation starten, sollten Sie überprüfen, ob in Ihrem Arbeitsverzeichnis alle erforderlichen Dateien vorhanden sind:

```
WORKDIR
build.xml
+lib
```

```
    <alle erforderlichen Libraries>
  +src
    +hello
      HelloWorld.java
      Message.java
      Message.hbm.xml
    +persistence
      HibernateUtil.java
    hibernate.cfg.xml (oder hibernate.properties)
    log4j.properties
```

Die erste Datei `build.xml` ist die Ant-Build-Definition. Darin sind die Ant-Targets für den Build-Prozess und das Ausführen der Applikation enthalten; diese werden wir gleich besprechen. Sie können auch ein Target einfügen, das das Datenbankschema automatisch generieren kann.

2.1.4 Starten und Testen der Applikation

Um die Applikation zu starten, müssen Sie sie zuerst kompilieren und das Datenbankverwaltungssystem mit dem richtigen Datenbankschema starten.

Ant ist ein leistungsfähiges Build-Programm für Java. Normalerweise würden Sie eine `build.xml`-Datei für Ihr Projekt schreiben und die Build-Targets, die Sie in dieser Datei definiert haben, über das Befehlszeilentool von Ant aufrufen. Sie können Ant-Targets auch über Ihre Java-IDE aufrufen, wenn das unterstützt wird.

Das Projekt mit Ant kompilieren

Sie fügen dem „Hello World"-Projekt nun eine `build.xml`-Datei und einige Targets hinzu. Der anfängliche Inhalt der Build-Datei steht in Listing 2.8 – Sie erstellen diese Datei direkt in Ihrem WORKDIR.

Listing 2.8 Eine einfache Ant-Build-Datei für „Hello World"

```
<project name="HelloWorld" default="compile" basedir=".">

    <!-- Name des Projekts und der Version -->
    <property name="proj.name"       value="HelloWorld"/>
    <property name="proj.version"    value="1.0"/>
    <!-- Globale Eigenschaften dieses Builds -->
    <property name="src.java.dir"    value="src"/>
    <property name="lib.dir"         value="lib"/>
    <property name="build.dir"       value="bin"/>
    <!--Klassenpfad-Deklaration -->
    <path id="project.classpath">
        <fileset dir="${lib.dir}">
            <include name="**/*.jar"/>
            <include name="**/*.zip"/>
        </fileset>
    </path>
    <!-- Hilfreiche Shortcuts -->
    <patternset id="meta.files">
        <include name="**/*.xml"/>
        <include name="**/*.properties"/>
    </patternset>
    <!-- Aufräumen -->
    <target name="clean">
        <delete dir="${build.dir}"/>
        <mkdir dir="${build.dir}"/>
    </target>
```

```
    <!-- Java-Quellcode kompilieren -->
    <target name="compile" depends="clean">
        <mkdir dir="${build.dir}"/>
        <javac
            srcdir="${src.java.dir}"
            destdir="${build.dir}"
            nowarn="on">
            <classpath refid="project.classpath"/>
        </javac>
    </target>
    <!-- Metadaten in den Klassenpfad kopieren -->
    <target name="copymetafiles">
        <copy todir="${build.dir}">
            <fileset dir="${src.java.dir}">
                <patternset refid="meta.files"/>
            </fileset>
        </copy>
    </target>
    <!-- HelloWorld starten-->
    <target name="run" depends="compile, copymetafiles"
        description=" HelloWorld erstellen und ausführen">
        <java fork="true"
              classname="hello.HelloWorld"
              classpathref="project.classpath">
              <classpath path="${build.dir}"/>
        </java>
    </target>
</project>
```

Die erste Hälfte dieser Ant-Build-Datei enthält die Konfiguration für Eigenschaften wie den Projektnamen und die globalen Speicherorte der Dateien und Verzeichnisse. Sie können bereits sehen, dass dieses Build auf dem existierenden Verzeichnislayout basiert – also Ihrem WORKDIR (für Ant ist dies das gleiche Verzeichnis wie das basedir). Wenn diese Build-Datei ohne benanntes Target aufgerufen wird, ist `compile` das `default`-Target.

Als Nächstes wird `project.classpath` (also ein Name, auf den man später leicht verweisen kann) als Shortcut für alle Libraries im Library-Verzeichnis des Projekts definiert. Ein anderer ganz praktischer Shortcut für ein Muster wird als `meta.files` definiert. Sie können mit diesem Filter dann im Build-Prozess Konfigurations- und Metadatendateien separat behandeln.

Das `clean`-Target entfernt alle erstellten und kompilierten Dateien und räumt das Projekt auf. Die letzten drei Targets sind wohl selbsterklärend: `compile`, `copymetafiles` und `run`. Der Start der Applikation hängt davon ab, dass alle Dateien des Java-Quellcodes kompiliert und alle Konfigurationsdateien für Mapping und Eigenschaften in das Build-Verzeichnis kopiert werden.

Nun führen Sie `ant compile` in Ihrem WORKDIR aus, um die „Hello World“-Applikation zu kompilieren. Sie sollten keine Fehler (oder Warnungen) während der Kompilierung sehen und finden dann die kompilierten Klassendateien im `bin`-Verzeichnis. Rufen Sie auch einmal `ant copymetafiles` auf und prüfen, ob alle Konfigurations- und Mappingdateien korrekt in das `bin`-Verzeichnis kopiert wurden.

Vor dem Applikationsstart starten Sie das Datenbankverwaltungssystem und exportieren ein neues Datenbankschema.

Start des HSQL-Datenbanksystems

Hibernate unterstützt *out of the box* mehr als 25 SQL-Datenbankverwaltungssysteme, wobei ein Support für unbekannte Dialekte ganz einfach eingebaut werden kann. Wenn Sie schon eine Datenbank haben oder sich bei den Grundlagen der Datenbankadministration auskennen, können Sie auch die Konfigurationsoptionen (vor allem Verbindungs- und Dialekteinstellungen), die Sie vorher erstellt haben, mit Einstellungen für Ihr eigenes System ersetzen.

Um die Welt mit „Hello" zu begrüßen, brauchen Sie ein leichtgewichtiges Datenbanksystem ohne Schnickschnack, das leicht zu installieren und zu konfigurieren ist. Eine gute Wahl ist HSQLDB, ein SQL-Datenbankverwaltungssystem (Open Source), das in Java geschrieben ist. Es kann direkt in der Hauptapplikation laufen, doch unserer Erfahrung nach ist es meist praktischer, es standalone laufen zu lassen, wobei ein TCP-Port auf Verbindungen lauscht. Sie haben die Datei `hsqldb.jar` bereits in das Library-Verzeichnis Ihres WORKDIR kopiert – diese Library beinhaltet sowohl die Datenbank-Engine als auch den JDBC-Treiber, der dafür erforderlich ist, mit einer laufenden Instanz eine Verbindung aufzubauen.

Um den HSQLDB-Server zu starten, wechseln Sie über die Befehlszeile in Ihr WORKDIR und starten den in Abbildung 2.4 gezeigten Befehl. Sie sollten die Startup-Messages sehen und am Schluss eine Info, die Ihnen sagt, wie man das Datenbanksystem herunterfährt (es ist in Ordnung, das mit Ctrl+C zu machen). Sie finden auch ein paar neue Dateien in Ihrem WORKDIR, die mit `test` beginnen – das sind die Dateien, die von HSQLDB zur Speicherung Ihrer Daten verwendet werden. Wenn Sie mit einer neuen Datenbank anfangen wollen, löschen Sie die Dateien zwischen den Neustarts des Servers.

Sie haben nun eine leere Datenbank ohne Inhalte, nicht einmal mit einem Schema. Das erstellen wir nun.

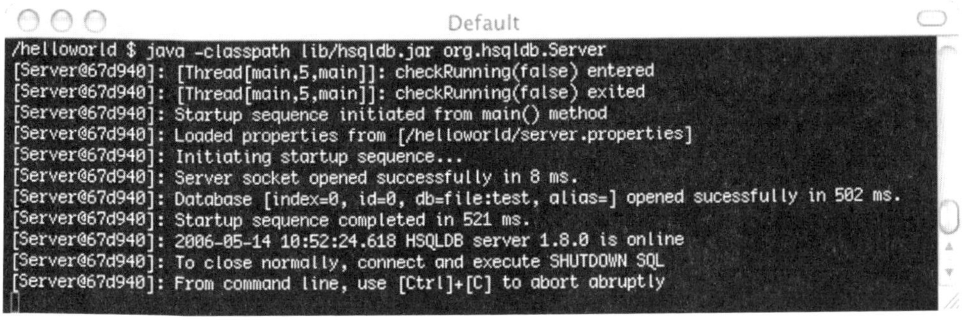

Abbildung 2.4 Start des HSQLDB-Servers über die Befehlszeile

Export des Datenbankschemas

Sie können das Datenbankschema per Hand erstellen, indem Sie SQL DDL mit `CREATE`-Anweisungen schreiben und diese DDL in Ihrer Datenbank ausführen. Oder (was deutlich bequemer ist) Hibernate kümmert sich darum, ein Default-Schema für Ihre Applikation zu erstellen. Die Voraussetzung bei Hibernate für eine automatische Generierung von SQL

DDL ist immer eine Definition der Mapping-Metadaten, entweder in XML-Mapping-Dateien oder in Java Quellcode Annotationen. Wir gehen davon aus, dass Sie Ihre Domain-Modell-Klassen designt und implementiert haben und Mapping-Metadaten in XML geschrieben haben, als Sie den obigen Abschnitten gefolgt sind.

Das Tool zur Generierung eines Schemas ist `hbm2ddl`; seine Klasse ist `org.hibernate.tool.hbm2dll.SchemaExport` (also wird es manchmal auch `SchemaExport` genannt).

Man kann dieses Tool auf mehrere Weisen starten und ein Schema erstellen:

- Sie können `<hbm2ddl>` in einem Ant-Target während Ihres üblichen Build-Prozesses starten.
- Sie können `SchemaExport` im Applikationscode aufrufen, vielleicht in Ihrer `HibernateUtil`-Startup-Klasse. Das ist allerdings nicht üblich, weil Sie selten eine programmatische Steuerungsmöglichkeit für die Schemagenerierung brauchen.
- Sie können den automatischen Export eines Schemas aktivieren, wenn Ihre `SessionFactory` erstellt wird, indem Sie die Konfigurationseigenschaft `hibernate.hbm2ddl.auto` auf `create` oder `create-drop` setzen. Die erste Einstellung führt beim Build der `SessionFactory` zu `DROP`-Anweisungen, die von `CREATE`-Anweisungen gefolgt werden. Die zweite Einstellung fügt zusätzliche `DROP`-Anweisungen ein, wenn die Applikation heruntergefahren und die `SessionFactory` geschlossen wird – das führt nach jedem Programmlauf effektiv zu einer sauberen Datenbank.

Die programmatische Schemagenerierung verläuft ganz gradlinig:

```
Configuration cfg = new Configuration().configure();
SchemaExport schemaExport = new SchemaExport(cfg);
schemaExport.create(false, true);
```

Ein neues `SchemaExport`-Objekt wird aus einer `Configuration` erstellt; alle Einstellungen (wie der Datenbanktreiber, Verbindungs-URL usw.) werden dem `SchemaExport`-Konstruktor übergeben. Der Aufruft `create(false, true)` löst den DDL-Generierungsvorgang aus, ohne dass SQL über `stdout` ausgegeben wird (wegen der `false`-Einstellung), doch DDL wird sofort in der Datenbank ausgeführt (`true`). In der `SchemaExport`-API finden Sie weitere Informationen und zusätzliche Konfigurationsmöglichkeiten.

Ihr Entwicklungsprozess bestimmt, ob Sie über die Konfigurationseinstellung `hibernate.hbm2ddl.auto` den automatischen Schemaexport aktivieren sollten. Viele Hibernate-Neulinge finden das automatische Dropping und die Neuerstellung beim `SessionFactory`-Build etwas verwirrend. Wenn Sie erst einmal mit Hibernate vertraut sind, sollten Sie sich mal näher mit dieser Option beschäftigen, um bei den Integrationstests schnellere Turnaround-Zeiten zu bekommen.

`update` kann als zusätzliche Option für diese Konfigurationseigenschaft während der Entwicklung hilfreich sein. Damit wird das eingebaute Tool `SchemaUpdate` aktiviert, das die Schema-Entwicklung erleichtert. Wenn es aktiviert ist, liest Hibernate beim Startup die Metadaten der Datenbank von JDBC und erstellt neue Tabellen und Constraints, indem das alte Schema mit den aktuellen Mapping-Metadaten verglichen wird. Beachten Sie, dass diese Funktionalität von der Qualität der Metadaten abhängt, die vom JDBC-Treiber übermittelt werden. Das ist ein Bereich, bei dem viele Treiber mangelhaft sind. In der Praxis ist dieses Feature von daher weniger spannend und nützlich, als es klingt.

Vorsicht

Wir haben schon erlebt, dass Hibernate-Anwender versucht haben, das Schema einer Produktionsdatenbank mit `SchemaUpdate` automatisch zu aktualisieren. Das kann schnell in einer Katastrophe enden und wird von Ihrem DBA nicht erlaubt sein.

Sie können `SchemaUpdate` auch programmatisch starten:

```
Configuration cfg = new Configuration().configure();
SchemaUpdate schemaUpdate = new SchemaUpdate(cfg);
schemaUpdate.execute(false);
```

Die Einstellung `false` am Ende deaktiviert wieder die Ausgabe der SQL DDL auf die Konsole und führt nur die Anweisung direkt mit der Datenbank aus. Wenn Sie die DDL an der Konsole ausgeben oder in eine Textdatei exportieren, könnte Ihr DBA sie vielleicht als Ausgangspunkt nehmen, um ein optimiertes Schemaevolution-Skript zu erstellen.

Eine weitere, sehr nützliche Einstellung in `hbm2ddl.auto` ist `validate`. Damit wird der `SchemaValidator` beim Startup gestartet. Dieses Tool kann das Mapping mit den JDBC-Metadaten vergleichen und erkennen, ob Schema und Mappings zueinander passen. Sie können den `SchemaValidator` auch programmatisch starten:

```
Configuration cfg = new Configuration().configure();
new SchemaValidator(cfg).validate();
```

Eine Exception wird geworfen, falls das Datenbankschema und die Mappings nicht zueinander passen.

Weil Ihr Build-System auf Ant basiert, fügen Sie idealerweise ein `schemaexport`-Target in Ihr Ant-Build ein, das ein neues Schema für Ihre Datenbank generiert und exportiert, falls Sie eines brauchen.

Listing 2.9 Ant-Target für Schemaexport

```
<taskdef name="hibernatetool"
         classname="org.hibernate.tool.ant.HibernateToolTask"
         classpathref="project.classpath"/>

<target name="schemaexport" depends="compile, copymetafiles"
    description="Exportiere ein erstelltes Schema in DB und Datei ">
    <hibernatetool destdir="${basedir}">
        <classpath path="${build.dir}"/>
        <configuration
            configurationfile="${build.dir}/hibernate.cfg.xml"/>
        <hbm2ddl
            drop="true"
            create="true"
            export="true"
            outputfilename="helloworld-ddl.sql"
            delimiter=";"
            format="true"/>
    </hibernatetool>
</target>
```

Bei diesem Target definieren Sie zuerst eine neue Ant-Task `HibernateToolTask`. Das ist eine generische Task, die viele Dinge machen kann: Der Export eines SQL DDL-Schemas aus Mapping-Metadaten von Hibernate ist nur eine davon. Sie können sie in diesem Kapitel für alle Ant-Builds verwenden. Achten Sie darauf, dass alle Hibernate- und alle erforderlichen Libraries von Drittanbietern sowie der JDBC-Treiber im Klassenpfad der Task-Definition enthalten sind. Sie müssen auch die Datei `hibernate-tools.jar` hinzufügen, die sich im Download-Paket der Hibernate Tools befindet.

Das `schemaexport`-Ant-Target verwendet diese Task; es benötigt auch die kompilierten Klassen und die in das Build-Verzeichnis kopierten Konfigurationsdateien. Die grundlegende Verwendung der Task `<hibernatetool>` ist immer gleich: Eine *Konfiguration* ist der Ausgangspunkt für die gesamte Generierung der Code-Artefakte. Die hier gezeigte Variante `<configuration>` versteht Hibernate-XML-Konfigurationsdateien und liest alle XML-Dateien mit Mapping-Metadaten, die in der jeweiligen Konfiguration vorhanden sind. Aus dieser Information wird ein internes Hibernate-Metadatenmodell erstellt (dafür steht dieses *hbm*) und diese Modelldaten werden dann nacheinander von Exportern verarbeitet. Wir werden später in diesem Kapitel noch weiter auf Tool-Konfigurationen eingehen, die für das Reverse Engineering Annotationen oder eine Datenbank lesen können.

Das andere Element im Target ist ein sogenannter *Exporter*. Die Tool-Konfiguration gibt ihre Metadaten-Informationen an den von Ihnen gewählten Exporter (das ist im vorigen Beispiel der `<hbm2ddl>`-Exporter) weiter. Wie Sie wohl schon erraten haben, versteht dieser Exporter das Hibernate-Metadatenmodell und produziert SQL DDL. Sie können die DDL-Generierung mit verschiedenen Optionen steuern:

- Der Exporter generiert SQL, also ist es obligatorisch, dass Sie einen SQL-Dialekt bei der Konfigurationsdatei von Hibernate angeben.
- Wenn `drop` auf `true` gesetzt ist, werden die SQL-DROP-Anweisungen zuerst generiert und alle Tabellen und Constraints entfernt, falls welche existieren. Wenn `create` auf `true` gesetzt ist, werden SQL-CREATE-Anweisungen als Nächstes generiert, um alle Tabellen und Constraints zu erstellen. Wenn Sie beide Optionen aktivieren, führen Sie bei jedem Start des Ant-Targets das Löschen und Neuerstellen des Datenbankschemas durch.
- Wenn `export` auf `true` gesetzt ist, werden alle DDL-Anweisungen direkt in der Datenbank ausgeführt. Der Exporter öffnet anhand der Einstellungen aus Ihrer Konfigurationsdatei eine Verbindung zur Datenbank.
- Wenn ein `outputfilename` vorhanden ist, werden alle DDL-Anweisungen in diese Datei geschrieben und im `destdir` gespeichert, das Sie in der Konfiguration angegeben haben. Das `delimiter`-Zeichen wird allen SQL-Anweisungen angehängt, die in die Datei geschrieben werden, und wenn `format` aktiviert ist, werden alle SQL-Anweisungen schön eingerückt.

Wenn Sie `ant schemaexport` in Ihrem WORKDIR starten, können Sie das Schema nun generieren, ausgeben und direkt in eine Textdatei und die Datenbank exportieren. Alle Tabellen und Constraints werden gelöscht und neu erstellt, und Ihnen steht eine neue Datenbank zur Verfügung. (Ignorieren Sie alle Fehlermeldungen, die besagen, dass eine Tabelle nicht gelöscht werden kann, weil sie nicht existiert.)

Prüfen Sie, ob Ihre Datenbank läuft und das korrekte Datenbankschema hat. In HSQLDB gibt es ein ganz praktisches Tool – einen einfachen Datenbankbrowser. Sie können ihn mit dem folgenden Ant-Target aufrufen:

```
<target name="dbmanager" description=" HSQLDB Manager starten">
    <java
        classname="org.hsqldb.util.DatabaseManagerSwing"
        fork="yes"
        classpathref="project.classpath"
        failonerror="true">
        <arg value="-url"/>
        <arg value="jdbc:hsqldb:hsql://localhost/"/>
        <arg value="-driver"/>
        <arg value="org.hsqldb.jdbcDriver"/>
    </java>
</target>
```

Sie sollten das Schema wie in Abbildung 2.5 sehen, nachdem Sie sich eingeloggt haben.

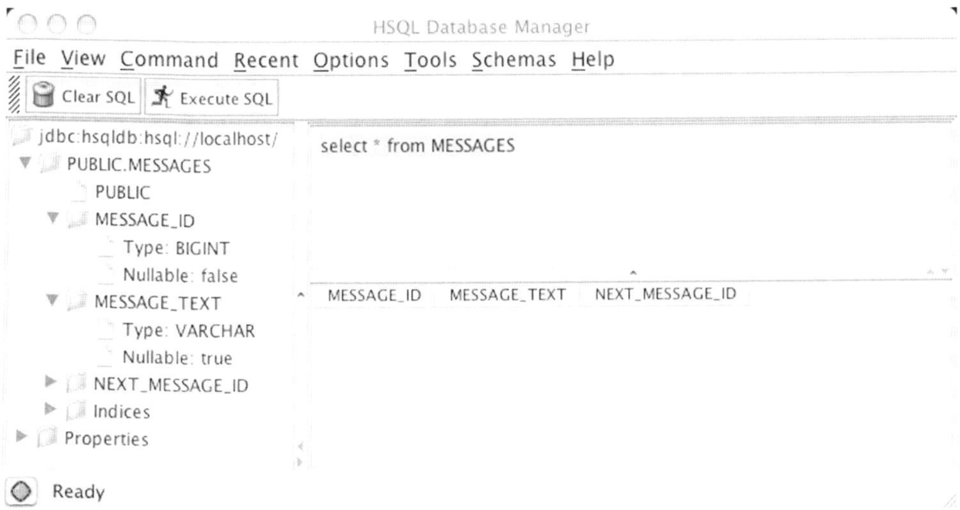

Abbildung 2.5 Der HSQLDB-Browser und die SQL-Konsole

Starten Sie Ihre Applikation mit `ant run` und schauen sich auf der Konsole den Log-Output von Hibernate an. Sie sollten sehen, wie Ihre Nachrichten gespeichert, geladen und ausgegeben werden. Führen Sie im HSQLDB-Browser eine SQL-Query durch, um den Inhalt Ihrer Datenbank direkt zu überprüfen.

Sie besitzen nun eine funktionstüchtige Hibernate-Infrastruktur und eine Ant Build-Datei für das Projekt. Sie könnten zum nächsten Kapitel springen und damit weitermachen, komplexere Business-Klassen zu schreiben und zu mappen. Doch wir empfehlen Ihnen, noch etwas Zeit mit der „Hello World"-Applikation zu verbringen und sie um ein paar weitere Funktionalitäten zu erweitern. Sie können beispielsweise verschiedene HQL-Queries oder Logging-Optionen ausprobieren. Vergessen Sie nicht, dass Ihr Datenbanksystem immer noch im Hintergrund läuft, und dass Sie entweder ein neues Schema exportieren oder das System stoppen und die Datenbankdateien löschen müssen, um wieder eine saubere und leere Datenbank zu haben.

Im nächsten Abschnitt gehen wir noch einmal das „Hello World"-Beispiel durch, nun anhand der Java Persistence-Interfaces und EJB 3.0.

2.2 Ein neues Projekt mit Java Persistence

In den folgenden Abschnitten zeigen wir Ihnen einige der Vorzüge von JPA und dem neuen Standard EJB 3.0 und wie die Applikationsentwicklung mit Annotationen und den standardisierten Programmierschnittstellen vereinfach werden kann – sogar im Vergleich mit Hibernate. Offensichtlich ist es ein Vorteil, mit standardisierten Schnittstellen entwerfen und verlinken zu können, falls Sie jemals eine Applikation für eine andere Laufzeitumgebung portieren oder ausliefern müssen. Neben der Portabilität gibt es allerdings viele weitere gute Gründe, sich JPA einmal näher anzuschauen.

Wir werden Sie nun durch ein weiteres „Hello World"-Beispiel leiten, dieses Mal mit Hibernate Annotationen und dem Hibernate EntityManager. Sie werden wieder die grundlegende Projektinfrastruktur verwenden, die im vorigen Abschnitt vorgestellt wurde, damit Sie sehen können, wie sich JPA von Hibernate unterscheidet. Nach der Arbeit mit Annotationen und den JPA-Interfaces zeigen wir Ihnen, wie eine Applikation andere verwaltete Komponenten, nämlich EJBs, integriert und damit interagiert. Wir werden später in diesem Buch noch viel mehr Beispiele für Applikationsdesign vorstellen, doch durch diesen ersten kurzen Blick können Sie sich schon recht schnell für eine bestimmte Vorgehensweise entscheiden.

2.2.1 Die Arbeit mit Hibernate Annotations

Wir werden zuerst einmal mit Hibernate Annotations die Metadaten direkt im Quellcode schreiben. Am besten kopieren Sie Ihr vorhandenes „Hello World"-Projektverzeichnis, bevor Sie die folgenden Änderungen angehen – Sie migrieren von nativem Hibernate zu Standard-JPA-Mappings (und programmieren das später auch).

Kopieren Sie die Libraries der Hibernate Annotations in Ihr Verzeichnis WORKDIR/lib – schauen Sie in der Dokumentation der Hibernate Annotations nach, welche Libraries erforderlich sind. (Als dieses Buch geschrieben wurde, waren `hibernate-annotations.jar` und die API-Stubs in `ejb3-persistence.jar` erforderlich.)

Nun löschen Sie die Datei `src/hello/Message.hbm.xml` und ersetzen diese Datei durch Annotationen im Quellcode von `src/hello/Message.java`, wie in Listing 2.10 gezeigt.

Listing 2.10 Die Klasse `Message` mit Annotationen mappen

```
package hello;

import javax.persistence.*;


@Entity
@Table(name = "MESSAGES")
public class Message {
    @Id @GeneratedValue
    @Column(name = "MESSAGE_ID")
    private Long id;
    @Column(name = "MESSAGE_TEXT")
    private String text;
    @ManyToOne(cascade = CascadeType.ALL)
    @JoinColumn(name = "NEXT_MESSAGE_ID")
    private Message nextMessage;
    private Message() {}
    public Message(String text) {
        this.text = text;
    }
    public Long getId() {
        return id;
    }
    private void setId(Long id) {
        this.id = id;
    }
    public String getText() {
        return text;
    }
    public void setText(String text) {
        this.text = text;
    }
    public Message getNextMessage() {
        return nextMessage;
    }
    public void setNextMessage(Message nextMessage) {
        this.nextMessage = nextMessage;
    }
}
```

Das Erste, was Ihnen wahrscheinlich an dieser aktualisierten Business-Klasse auffallen wird, ist der Import der `javax.persistence`-Interfaces. In diesem Paket befinden sich alle standardisierten JPA-Annotationen, die Sie brauchen, um die `@Entity`-Klasse zu einer Datenbank-`@Table` zu mappen. Sie fügen den privaten Feldern der Klasse Annotationen hinzu und beginnen mit `@Id` und `@GeneratedValue` für das Mapping des Datenbankidentifikators. Der JPA-Persistenzprovider erkennt, dass das Feld eine `@Id`-Annotation besitzt, und nimmt an, dass es direkt auf die Eigenschaften eines Objekts zur Laufzeit über die Felder zugreifen soll. Wenn Sie die `@Id`-Annotation bei der `getId()`-Methode platzieren, könnten Sie den Zugriff auf die Eigenschaften standardmäßig über Getter- und Setter-Methoden aktivieren. Von daher werden je nach der gewählten Strategie auch alle anderen Annotationen entweder an den Feldern oder den Getter-Methoden festgemacht.

Beachten Sie, dass die Annotationen `@Table`, `@Column` und `@JoinColumn` nicht notwendig sind. Alle Eigenschaften einer Entity werden bei Default-Strategien und -Tabellen/Spaltennamen automatisch als persistent angesehen. Sie fügen sie hier aus Gründen der Klarheit ein und um die gleichen Resultate wie mit der XML-Mapping-Datei zu bekommen. Wenn Sie die beiden Strategien zum Mapping der Metadaten nun vergleichen, sehen Sie, dass

Annotations viel praktischer sind und die Anzahl der Metadaten-Zeilen deutlich reduzieren. Annotations sind auch typsicher, sie unterstützen das Auto-Vervollständigen beim Tippen in Ihrer IDE (wie alle Java-Interfaces) und sie erleichtern das Refactoring von Klassen und Eigenschaften.

Falls Sie sich Sorgen machen, dass der Import der JPA-Interfaces Ihren Code von diesem Paket abhängig machen könnte, sollten Sie wissen, dass das Paket in bei Ihrem Klassenpfad erforderlich ist, wenn die Annotationen von Hibernate zur Laufzeit verwendet werden. Sie können diese Klasse laden und ausführen, ohne dass die JPA-Interfaces in Ihrem Klassenpfad liegen, solange Sie keine Instanzen mit Hibernate laden und speichern wollen.

Entwickler, für die Annotationen neu sind, haben manchmal noch ein zweites Problem, das sich auf die Hineinschreiben von *Konfigurationsmetadaten* im Java-Quellcode bezieht. Per Definition handelt es sich bei Metadaten um solche Daten, die sich bei jeder Bereitstellung der Applikation ändern können, also zum Beispiel Tabellennamen. JPA hat eine einfache Lösung: Sie können alle annotierten Metadaten mit XML-Metadaten-Dateien überschreiben oder ersetzen. Weiter hinten in diesem Buch zeigen wir Ihnen, wie das gemacht wird.

Nehmen wir an, dass Sie nur das von JPA wollen: Annotationen statt XML. Sie wollen nicht mit den Programmierschnittstellen oder der Query-Sprache von JPA arbeiten, Sie nehmen dafür Hibernate `Session` und HQL. Die einzige andere Änderung, die Sie bei Ihrem Projekt machen müssen (neben der nun obsoleten XML-Mapping-Datei) ist eine Änderung in der Hibernate-Konfiguration in `hibernate.cfg.xml`:

```
<!DOCTYPE hibernate-configuration SYSTEM
"http://hibernate.sourceforge.net/hibernate-configuration-3.0.dtd">
<hibernate-configuration>
<session-factory>
    <!-- ... Viele Einstellungen für Eigenschaften ... -->
    <!-- Liste der annotierten Klassen -->
    <mapping class="hello.Message"/>
</session-factory>
</hibernate-configuration>
```

In der Konfigurationsdatei von Hibernate war vorher eine Liste aller XML-Mapping-Dateien. Die wurde durch eine Liste aller annotierten Klassen ersetzt. Wenn Sie die programmatische Konfiguration einer `SessionFactory` verwenden, ersetzt die Methode `addAnnotatedClass()` die Methode `addResource()`:

```
// Einstellungen aus hibernate.properties laden
AnnotationConfiguration cfg = new AnnotationConfiguration();
// ... andere Konfigurationsoptionen programmatisch setzen

cfg.addAnnotatedClass(hello.Message.class);
SessionFactory sessionFactory = cfg.buildSessionFactory();
```

Beachten Sie, dass Sie nun `AnnotationConfiguration` statt der grundlegenden Hibernate-`Configuration`-Schnittstelle verwendet haben – diese Extension versteht annotierte Klassen. Sie müssen also zumindest noch Ihren Initialisierer in `HibernateUtil` ändern, um dieses Interface verwenden zu können. Wenn Sie das Datenbankschema mit einem Ant-Target exportierten, ersetzen Sie in Ihrer Datei `build.xml` `<configuration>` durch `<annotationconfiguration>`.

Mehr brauchen Sie nicht zu ändern, damit Sie die „Hello World"-Applikation mit Annotationen starten können. Probieren Sie einmal, sie neu zu starten, vielleicht mit einer neuen Datenbank.

Annotation-Metadaten können auch global sein, obwohl Sie es nicht für diese „Hello World"-Applikation brauchen. Globale Annotation-Metadaten werden in einer Datei namens `package-info.java` in einem speziellen Paket-Verzeichnis abgelegt. Zusätzlich zum Auflisten von annotierten Klassen müssen Sie Ihrer Konfiguration die Pakete hinzufügen, in denen globale Metadaten enthalten sind. In einer XML-Konfigurationsdatei für Hibernate müssen Sie zum Beispiel Folgendes hinzufügen:

```
<!DOCTYPE hibernate-configuration SYSTEM
"http://hibernate.sourceforge.net/hibernate-configuration-3.0.dtd">

<hibernate-configuration>
<session-factory>
    <!-- ... Viele Einstellungen für Eigenschaften ... -->
    <!-- Liste der annotierten Klassen -->
    <mapping class="hello.Message"/>
    <!-- Liste der Pakete mit package-info.java -->
    <mapping package="hello"/>
</session-factory>
</hibernate-configuration>
```

Sie bekommen das gleiche Resultat auch mit einer programmatischen Konfiguration:

```
// Einstellungen aus hibernate.properties laden
AnnotationConfiguration cfg = new AnnotationConfiguration();
// ... andere Konfigurationsoptionen programmatisch setzen

cfg.addClass(hello.Message.class);
cfg.addPackage("hello");
SessionFactory sessionFactory = cfg.buildSessionFactory();
```

Gehen wir hier einen Schritt weiter und ersetzen den nativen Hibernate-Code, der Nachrichten lädt und speichert, mit Code, der JPA verwendet. Mit Hibernate Annotations und Hibernate EntityManager können Sie portierbare *und* standardkonforme Mappings sowie Datenzugriffscode erstellen.

2.2.2 Die Arbeit mit Hibernate EntityManager

Der Hibernate EntityManager ist ein Wrapper um Hibernate Core, der die JPA-Programmierschnittstellen zur Verfügung stellt, die JPA Entity Instance Lifecycle unterstützt und Ihnen erlaubt, Queries mit der standardisierten Java Persistence Abfrage-Sprache zu schreiben. Weil die JPA-Funktionalität eine Untermenge der nativen Fähigkeiten von Hibernate ist, fragen Sie sich vielleicht, warum Sie das Paket `EntityManager` zusätzlich zu Hibernate verwenden sollten. Wir stellen später in diesem Abschnitt noch eine Liste der Vorteile zusammen, doch Sie werden eine ganz bestimmte Vereinfachung sehen, sobald Sie Ihr Projekt für Hibernate EntityManager konfigurieren: Sie brauchen in Ihrer Konfigurationsdatei nicht mehr alle annotierten Klassen (oder XML-Mapping-Dateien) aufzulisten.

Bearbeiten wir also das „Hello World"-Projekt und bereiten es auf eine komplette JPA-Kompatibilität vor.

Grundlegende JPA-Konfiguration

Eine `SessionFactory` repräsentiert eine bestimmte logische Konfiguration eines Datenspeichers in einer Hibernate-Applikation. Die `EntityManagerFactory` (EMF) hat die gleiche Rolle in einer JPA-Applikation, und Sie konfigurieren eine EMF entweder mit Konfigurationsdateien oder im Applikationscode, so wie Sie eine `SessionFactory` konfigurieren würden. Die Konfiguration einer EMF gemeinsam mit einem Satz von Mapping-Metadaten (gewöhnlich sind das annotierte Klassen) nennt man *Persistence Unit.*

Zum Konzept einer Persistence Unit gehört auch das Verpacken der Applikation, doch wir wollen „Hello World" so einfach wie möglich halten. Wir gehen davon aus, dass Sie mit einer standardisierten JPA-Konfiguration ohne besonderes Verpacken beginnen wollen. Nicht nur der Inhalt, sondern auch der Name und der Standort der JPA-Konfigurationsdatei für eine Persistence Unit sind standardisiert.

Erstellen Sie ein Verzeichnis namens WORKDIR/etc/META-INF und platzieren Sie die grundlegende Konfigurationsdatei namens `persistence.xml` (siehe Listing 2.11) in diesem Verzeichnis:

Listing 2.11 Konfigurationsdatei der `Persistence Unit`

```
<persistence xmlns="http://java.sun.com/xml/ns/persistence"
   xmlns:xsi="http://www.w3.org/2001/XMLSchema-instance"
   xsi:schemaLocation="http://java.sun.com/xml/ns/persistence
    http://java.sun.com/xml/ns/persistence/persistence_1_0.xsd"
   version="1.0">

   <persistence-unit name="helloworld">
      <properties>
          <property name="hibernate.ejb.cfgfile"
              value="/hibernate.cfg.xml"/>
      </properties>
   </persistence-unit>
</persistence>
```

Jede Persistence Unit braucht einen Namen, und in diesem Fall ist es `helloworld`.

> **Anmerkung**
> Der XML-Header in der obigen Konfigurationsdatei einer Persistence Unit deklariert, welches Schema verwendet werden soll, und es ist immer gleich. Wir werden den Header bei den weiteren Beispielen weglassen und davon ausgehen, dass Sie ihn einfügen werden.

Eine Persistence Unit wird darüber hinaus durch eine beliebige Anzahl von Eigenschaften konfiguriert, die alle herstellerspezifisch sind. Die Eigenschaft `hibernate.ejb.cfgfile` im vorigen Beispiel fungiert als übergeordnete Eigenschaft. Sie bezieht sich auf eine Datei namens `hibernate.cfg.xml` (im Root des Klassenpfades), in der alle Einstellungen für diese Persistence Unit enthalten sind – Sie verwenden die vorhandene Hibernate-Konfiguration erneut. Später werden Sie alle Konfigurationsdetails in die Datei `persistence.xml` verschieben, doch momentan ist es für Sie wichtiger, „Hello World" mit JPA laufen zu lassen.

Der JPA-Standard besagt, dass die Datei `persistence.xml` im Verzeichnis META-INF einer bereitgestellten Persistence Unit vorhanden sein muss. Weil Sie die Persistence Unit nicht wirklich verpacken und deployen wollen, bedeutet das, dass Sie `persistence.xml` einfach in ein META-INF-Verzeichnis des Build-Output-Verzeichnisses kopieren müssen. Modifizieren Sie die `build.xml` und fügen Sie dem `copymetafiles`-Target Folgendes hinzu:

```
<property name="src.etc.dir" value="etc"/>
<target name="copymetafiles">
    <!-- Metadaten ins Build kopieren -->
    <copy todir="${build.dir}">
      <fileset dir="${src.java.dir}">
         <patternset refid="meta.files"/>
      </fileset>
    </copy>
    <!-- Konfigurationsdateien von etc/ kopieren -->
    <copy todir="${build.dir}">
      <fileset dir="${src.etc.dir}">
         <patternset refid="meta.files"/>
      </fileset>
    </copy>
</target>
```

Alles im WORKDIR/etc, das zu dem Muster von `meta.files` passt, wird in das Build-Output-Verzeichnis kopiert, das zur Laufzeit zum Klassenpfad gehört.

Nun wollen wir mit JPA den Hauptapplikationscode neu schreiben.

„Hello World" mit JPA

Dies sind Ihre wichtigsten Programmierschnittstellen in der Java Persistence:

- `javax.persistence.Persistence`: Eine Startup-Klasse, die eine statische Methode für die Erstellung einer `EntityManagerFactory` bereitstellt.
- `javax.persistence.EntityManagerFactory`: Die Entsprechung zu einer Hibernate `SessionFactory`. Dieses Laufzeitobjekt repräsentiert eine bestimmte Persistence Unit. Es ist thread-sicher, wird normalerweise als Singleton benutzt und bietet Methoden zur Erstellung von `EntityManager`-Instanzen.
- `javax.persistence.EntityManager`: Die Entsprechung zu einer Hibernate `Session`. Dieses ungeteilte Single-Thread-Objekt repräsentiert eine bestimmte Arbeitseinheit für den Datenzugriff. Es bietet Methoden, um den Lebenszyklus von Entity-Instanzen zu verwalten und `Query`-Instanzen zu erstellen.
- `javax.persistence.Query`: Das ist das Äquivalent zu einer Hibernate-`Query`. Ein Objekt ist eine bestimmte Repräsentation einer JPA Query-Sprache oder SQL-Query, erlaubt das sichere Binden von Parametern und bietet verschiedene Methoden für die Ausführung der Abfrage.
- `javax.persistence.EntityTransaction`: Das ist das Äquivalent zu einer Hibernate-`Transaction`, die in Java SE-Umgebungen für die Demarkation von `RESOURCE_LOCAL`-Transaktionen verwendet wird. In Java EE verlassen Sie sich auf das standardisierte `javax.transaction.UserTransaction`-Interface von JTA für die programmatische Transaktionsdemarkation.

Um die JPA-Interfaces verwenden zu können, müssen Sie die erforderlichen Libraries in Ihr WORKDIR/lib-Verzeichnis kopieren. Prüfen Sie in der Dokumentation von Hibernate EntityManager nach, ob Ihre Liste aktuell ist. Sie können dann den Code in WORKDIR/src/hello/HelloWorld.java umschreiben und von Hibernate auf JPA-Interfaces wechseln (siehe Listing 2.12).

Listing 2.12 Der Hauptapplikationscode von „Hello World" mit der JPA

```
package hello;

import java.util.*;
import javax.persistence.*;
public class HelloWorld {
    public static void main(String[] args) {
        // Start EntityManagerFactory
        EntityManagerFactory emf =
               Persistence.createEntityManagerFactory("helloworld");
        // Erste Arbeitseinheit
        EntityManager em = emf.createEntityManager();
        EntityTransaction tx = em.getTransaction();
        tx.begin();
        Message message = new Message("Hello World");
        em.persist(message);
        tx.commit();
        em.close();
        // Zweite Arbeitseinheit
        EntityManager newEm = emf.createEntityManager();
        EntityTransaction newTx = newEm.getTransaction();
        newTx.begin();
        List messages = newEm
            .createQuery("select m from Message m order by m.text asc")
            .getResultList();


        System.out.println( messages.size() + " message(s) found" );

        for (Object m : messages) {
            Message loadedMsg = (Message) m;
            System.out.println(loadedMsg.getText());
        }
        newTx.commit();
        newEm.close();
        //Applikation wird beendet
        emf.close();
    }
}
```

Ihnen wird bei diesem Code wahrscheinlich als Erstes auffallen, dass es keinen Hibernate-Import mehr gibt, nur noch `javax.persistence.*`. Die `EntityManagerFactory` wird durch einen statischen Aufruf von `Persistence` und dem Namen der Persistence Unit erstellt. Der Rest des Codes sollte selbsterklärend sein – Sie verwenden JPA einfach wie Hibernate, obwohl es einige kleinere Unterschiede in der API gibt und die Methoden etwas andere Namen haben. Obendrein haben Sie die `HibernateUtil`-Klasse nicht für eine statische Initialisierung der Infrastruktur benutzt; Sie können eine `JPAUtil`-Klasse schreiben und die Erstellung einer `EntityManagerFactory` dorthin auslagern, wenn Sie wollen, oder Sie können das jetzt nicht mehr benutzte Paket `WORKDIR/src/persistence` entfernen.

JPA unterstützt auch die programmatische Konfiguration mit einer Map der Optionen:

```
Map myProperties = new HashMap();
myProperties.put("hibernate.hbm2ddl.auto", "create-drop");
EntityManagerFactory emf =
 Persistence.createEntityManagerFactory("helloworld", myProperties);
```

Benutzerdefinierte programmatische Eigenschaften überschreiben alle Eigenschaften, die Sie in der Konfigurationsdatei `persistence.xml` gesetzt haben.

Lassen Sie den portierten `HelloWorld`-Code mit einer neuen Datenbank laufen. Sie sollten exakt den gleichen Log-Output auf Ihrem Bildschirm sehen wie beim nativen Hibernate – die Engine für den JPA-Persistenzprovider ist Hibernate.

2.2.2.1 Automatische Erkennung der Metadaten

Wir haben Ihnen ja versprochen, dass Sie nicht alle annotierten Klassen oder XML-Mapping-Dateien in der Konfiguration auflisten müssen, doch es gibt sie immer noch, die `hibernate.cfg.xml`. Nun aktivieren wir also die Autoerkennung von JPA.

Starten Sie „Hello World" erneut, nachdem Sie auf `DEBUG`-Logging für das `org.hibernate`-Paket umgeschaltet haben. Einige zusätzliche Zeilen sollten in Ihrem Log erscheinen:

```
...
Ejb3Configuration:141
    - Trying to find persistence unit: helloworld
Ejb3Configuration:150
    - Analyse of persistence.xml:
        file:/helloworld/build/META-INF/persistence.xml
PersistenceXmlLoader:115
    - Persistent Unit name from persistence.xml: helloworld
Ejb3Configuration:359
    - Detect class: true; detect hbm: true
JarVisitor:178
    - Searching mapped entities in jar/par: file:/helloworld/build
JarVisitor:217
    - Filtering: hello.HelloWorld
JarVisitor:217
    - Filtering: hello.Message
JarVisitor:255
    - Java element filter matched for hello.Message
Ejb3Configuration:101
    - Creating Factory: helloworld
...
```

Beim Startup versucht die Methode `Persistence.createEntityManagerFactory()`, die Persistence Unit namens `helloworld` zu finden. Sie durchsucht den Klassenpfad nach `META-INF/persistence.xml`-Dateien und konfiguriert dann die EMF, wenn sie einen Treffer erzielt hat. Der zweite Teil des Logs zeigt etwas, was Sie wahrscheinlich nicht erwartet haben. Der JPA-Persistenzprovider hat versucht, alle annotierten Klassen und alle XML-Mapping-Dateien im Build-Output-Verzeichnis zu finden. Diese Liste der annotierten Klasse (oder die Liste der XML-Mapping-Dateien) in `hibernate.cfg.xml` wird nicht gebraucht, weil `hello.Message`, die annotierte Entity-Klasse, bereits gefunden wurde.

Anstatt nur diese eine unnötige Option aus `hibernate.cfg.xml` zu entfernen, werfen wir die ganze Datei hinaus und verschieben alle Konfigurationsdetails in `persistence.xml` (siehe Listing 2.13).

Listing 2.13 Komplette Konfigurationsdatei der `Persistence Unit`

```
<persistence-unit name="helloworld">
   <provider>org.hibernate.ejb.HibernatePersistence</provider>

   <!-- Wird nicht gebraucht, Hibernate unterstützt Autoerkennung in JSE
       <class>hello.Message</class>
   -->
  <properties>
      <property name="hibernate.archive.autodetection"
          value="class, hbm"/>
      <property name="hibernate.show_sql" value="true"/>
      <property name="hibernate.format_sql" value="true"/>
      <property name="hibernate.connection.driver_class"
                value="org.hsqldb.jdbcDriver"/>
      <property name="hibernate.connection.url"
                value="jdbc:hsqldb:hsql://localhost"/>
      <property name="hibernate.connection.username"
                value="sa"/>
      <property name="hibernate.c3p0.min_size"
                value="5"/>
      <property name="hibernate.c3p0.max_size"
                value="20"/>
      <property name="hibernate.c3p0.timeout"
                value="300"/>
      <property name="hibernate.c3p0.max_statements"
                value="50"/>
      <property name="hibernate.c3p0.idle_test_period"
                value="3000"/>
      <property name="hibernate.dialect"
                value="org.hibernate.dialect.HSQLDialect"/>
      <property name="hibernate.hbm2ddl.auto" value="create"/>
  </properties>
</persistence-unit>
```

Es gibt drei interessante neue Elemente in dieser. Zuerst setzen Sie einen expliziten `<provider>`, der für diese Persistence Unit benutzt werden soll. Das ist normalerweise nur dann erforderlich, wenn Sie mit mehreren JPA-Implementierungen gleichzeitig arbeiten, doch wir hoffen natürlich, dass Hibernate die einzige sein wird. Als Nächstes erfordert es die Spezifikation, dass Sie alle annotierten Klassen in `<class>`-Elementen auflisten, wenn Sie für eine Umgebung arbeiten, in der es kein Java EE gibt – Hibernate unterstützt überall die Autoerkennung von Mapping-Metadaten, und damit wird dies optional. Schließlich sagt die Konfigurationseinstellung `archive.autodetection` Hibernate, nach welchen Metadaten automatisch gescannt werden soll: annotierte Klassen (`class`) und/oder Hibernate XML-Mapping-Dateien (`hbm`). Standardmäßig scannt der Hibernate EntityManager nach beidem. Der Rest der Konfigurationsdatei enthält alle Optionen, die wir bereits erklärt und in der regulären Datei `hibernate.cfg.xml` verwendet haben.

Automatische Erkennung von annotierten Klassen und XML-Mapping-Dateien ist ein hervorragendes Feature von JPA. Es steht normalerweise nur bei einem Java EE Application Server zur Verfügung, das garantiert zumindest die EJB 3.0-Spezifikation. Doch Hibernate als JPA-Provider implementiert es auch in reinem Java SE, obwohl Sie wahrscheinlich nicht die genau gleiche Konfiguration mit beliebigen anderen JPA-Providern benutzen können.

Sie haben nun eine Applikation erstellt, die vollständig konform zur JPA-Spezifikation ist. Ihr Projektverzeichnis sollte nun so aussehen (beachten Sie, dass wir auch `log4j.properties` in das Verzeichnis `etc/` verschoben haben):

```
WORKDIR
+etc
  log4j.properties
  +META-INF
   persistence.xml
+lib
  <all required libraries>
+src
  +hello
    HelloWorld.java
    Message.java
```

Alle JPA-Konfigurationseinstellungen sind in `persistence.xml` gebündelt, alle Mapping-Metadaten sind im Java-Quellcode der `Message`-Klasse enthalten und Hibernate scannt und findet beim Start automatisch die Metadaten. Verglichen mit dem reinen Hibernate können Sie nun die folgenden Vorteile nutzen:

- Automatisches Scannen der bereitgestellten Metadaten, ein wichtiges Feature bei großen Projekten. Eine Liste annotierter Klassen oder Mapping-Dateien zu führen wird schwierig, wenn Hunderte Entities von einem großen Team entwickelt werden.
- Standardisierte und vereinfachte Konfiguration mit einem Standardort für die Konfigurationsdatei und ein Bereitstellungskonzept – die Persistence Unit – mit noch mehr Vorteilen für größere Projekte, die mehrere Units (JARs) in ein Applikationsarchiv (EAR) verpacken.
- Standardisierter Data Access Code, Entity Instanz-Lebenszyklus und Queries, die vollständig portierbar sind. Es gibt keinen proprietären Import bei Ihrer Applikation.

Dies sind nur einige der Vorteil von JPA. Sie werden seine wahre Leistungsfähigkeit erkennen, wenn Sie es mit dem kompletten Programmiermodell von EJB 3.0 und anderen gemanagten Komponenten kombinieren.

2.2.3 Die Komponenten von EJB

Java Persistence trumpft erst richtig auf, wenn Sie auch mit EJB 3.0 Session-Beans und message-driven Beans (und anderen Java EE 5.0-Standards) arbeiten. Die EJB 3.0-Spezifikation ist so entworfen, dass sie die Integration der Persistenz erlaubt. Von daher bekommen Sie beispielsweise eine automatische Transaktionsdemarkation an den Abgrenzungen der Bean-Methoden oder einen Persistenzkontext (denken Sie an `Session`), der den Lebenszyklus einer *stateful* Session EJB umspannt.

In diesem Abschnitt lernen Sie die ersten Schritte mit EJB 3.0 und JPA in einer gemanagten Java EE Umgebung kennen. Sie bearbeiten wiederum „Hello World", um die Grundlagen zu lernen. Zuerst brauchen Sie eine Java EE Umgebung – einen Laufzeitcontainer, in dem Java EE Services zur Verfügung stehen. Es gibt zwei Möglichkeiten, um daran zu kommen:

- Sie können einen kompletten Java EE 5.0 Application Server installieren, der EJB 3.0 und JPA unterstützt. Mehrere Open Source- (Sun GlassFish, JBoss AS, ObjectWeb EasyBeans) und andere proprietär lizenzierte Alternativen sind auf dem Markt erhältlich, während wir dieses Buch schreiben. Wahrscheinlich sind es noch mehr geworden, wenn Sie dieses Buch in Händen halten.

- Sie können einen modularen Server installieren, der nur die Dienste vorhält, die Sie aus dem kompletten Java EE 5.0-Bundle benötigen. Sie wollen wahrscheinlich zumindest einen EJB 3.0-Container, JTA Transaktionsdienste und eine JNDI-Registry haben. Während wir dies schreiben, bietet nur JBoss AS modulare Java EE 5.0-Dienste in einem leicht anpassbaren Paket.

Um alles einfach zu halten und Ihnen zu zeigen, wie leicht es ist, den Einstieg bei EJB 3.0 zu finden, werden Sie den modularen JBoss Application Server installieren und konfigurieren und nur die Java EE 5.0-Dienste aktivieren, die Sie brauchen.

Installation des EJB-Containers

Gehen Sie zu http://jboss.com/products/ejb3, laden Sie den modularen einbettungsfähigen Server herunter und entpacken Sie das heruntergeladene Archiv. Kopieren Sie alle Libraries, die mit dem Server geliefert werden, in das Verzeichnis WORKDIR/lib Ihres Projekts und alle enthaltenen Konfigurationsdateien nach WORKDIR/src. Sie sollten nun Folgendes im Verzeichnis stehen haben:

```
WORKDIR
+etc
  default.persistence.properties
  ejb3-interceptors-aop.xml
  embedded-jboss-beans.xml
  jndi.properties
  log4j.properties
  +META-INF
    helloworld-beans.xml
    persistence.xml
+lib
  <all required libraries>
+src
  +hello
    HelloWorld.java
    Message.java
```

Dieser Server benötigt Hibernate für die Java Persistence, somit enthält die Datei default.persistence.properties die Standardeinstellungen für Hibernate, die für alle Bereitstellungen erforderlich sind (zum Element JTA-Integrationseinstellungen). Die Konfigurationsdateien `ejb3-interceptors-aop.xml` und `embedded-jboss-beans.xml` enthalten die Konfiguration der Dienste des Servers – Sie können sich diese Dateien anschauen, brauchen sie jetzt aber nicht verändern. Während wir dies schreiben, waren die aktivierten Dienste standardmäßig JNDI, JCA, JTA und der EJB 3.0-Container – genau das, was Sie brauchen.

Um „Hello World" zu migrieren, brauchen Sie eine gemanagte Datenquelle, also eine Datenbankverbindung, um die sich der einbettungsfähige Server kümmert. Am leichtesten können Sie eine gemanagte Datenquelle konfigurieren, wenn Sie eine Konfigurationsdatei hinzufügen, die die Datenquelle als gemanagten Dienst bereitstellt. Erstellen Sie die Datei in Listing 2.14 als `WORKDIR/etc/META-INF/helloworld-beans.xml`.

Listing 2.14 Konfigurationsdatei der Datenquelle für den JBoss-Server

```
<?xml version="1.0" encoding="UTF-8"?>
<deployment xmlns:xsi="http://www.w3.org/2001/XMLSchema-instance"
```

```
    xsi:schemaLocation="urn:jboss:bean-deployer bean-deployer_1_0.xsd"
    xmlns="urn:jboss:bean-deployer:2.0">

    <!-- Eine JCA-Datenquelle aktivieren, die über JNDI verfügbar ist -->
    <bean name="helloWorldDatasourceFactory"
     class="org.jboss.resource.adapter.jdbc.local.LocalTxDataSource">
        <property name="jndiName">java:/HelloWorldDS</property>
        <!-- HSQLDB -->
        <property name="driverClass">
            org.hsqldb.jdbcDriver
        </property>
        <property name="connectionURL">
            jdbc:hsqldb:hsql://localhost
        </property>
        <property name="userName">sa</property>
        <property name="minSize">0</property>
        <property name="maxSize">10</property>
        <property name="blockingTimeout">1000</property>
        <property name="idleTimeout">100000</property>
        <property name="transactionManager">
            <inject bean="TransactionManager"/>
        </property>
        <property name="cachedConnectionManager">
            <inject bean="CachedConnectionManager"/>
        </property>
        <property name="initialContextProperties">
            <inject bean="InitialContextProperties"/>
        </property>
    </bean>
    <bean name="HelloWorldDS" class="java.lang.Object">
        <constructor factoryMethod="getDatasource">
            <factory bean="helloWorldDatasourceFactory"/>
        </constructor>
    </bean>
</deployment>
```

Auch für dieses Beispiel sind XML-Header und Schemadeklaration nicht wichtig. Sie richten zwei Beans ein: Die erste ist eine Factory, die den zweiten Bean-Typ produzieren kann. Die `LocalTxDataSource` fungiert nun als Ihr Pool für die Datenbankverbindung, und alle Einstellungen für den Verbindungspool sind in dieser Factory verfügbar. Die Factory bindet eine gemanagte Datenquelle unter dem JNDI-Namen `java:/HelloWorldDS`.

Die zweite Bean-Konfiguration deklariert, wie das registrierte Objekt namens `HelloWorldDS` instanziiert werden soll, falls ein anderer Dienst es in der JNDI-Registry nachschlägt. Ihre „Hello World"-Applikation fragt unter diesem Namen nach der Datenquelle und der Server ruft `getDatasource()` bei der Factory `LocalTxDataSource` auf, um sie zu bekommen.

Beachten Sie außerdem, dass wir zur besseren Lesbarkeit ein paar Zeilenumbrüche in den Eigenschaftswerten eingefügt haben – in Ihrer echten Konfigurationsdatei sollten Sie das nicht machen (außer der Datenbank-Username enthält einen Zeilenumbruch).

Konfiguration der Persistence Unit

Als Nächstes müssen Sie die Konfiguration der Persistence Unit der „Hello World"-Applikation ändern, um statt auf eine lokale Verbindungspool-Ressource auf eine gemanagte JTA-Datenquelle zugreifen zu können. Ändern Sie die Datei `WORKDIR/etc/META-INF/persistence.xml` wie folgt ab:

```
<persistence ...>

   <persistence-unit name="helloworld">
      <jta-data-source>java:/HelloWorldDS</jta-data-source>
      <properties>
          <property name="hibernate.show_sql" value="true"/>
          <property name="hibernate.format_sql" value="true"/>
          <property name="hibernate.dialect"
                    value="org.hibernate.dialect.HSQLDialect"/>
          <property name="hibernate.hbm2ddl.auto" value="create"/>
      </properties>
   </persistence-unit>
</persistence>
```

Sie haben viele der Konfigurationsoptionen entfernt, die nicht länger relevant sind, wie beispielsweise den Verbindungspool und die Einstellungen für die Datenbankverbindung. Stattdessen haben Sie eine `<jta-data-source>`-Eigenschaft mit dem JNDI-Namen unter dem die Datenquelle erreicht werden kann, gesetzt. Vergessen Sie nicht, dass Sie immer noch den richtigen SQL-Dialekt sowie andere Hibernate-Optionen, die in `default.persistence.properties` nicht vorhanden sind, konfigurieren müssen.

Die Installation und Konfiguration der Umgebung ist nun vollständig (wir zeigen Ihnen gleich, wofür die `jndi.properties`-Dateien sind) und Sie können den Applikationscode mit EJBs umschreiben.

EJBs schreiben

Es gibt viele Wege, wie man eine Applikation mit Managed Components entwirft und erstellt. „Hello World" ist nicht so anspruchsvoll, als dass man damit raffinierte Beispiele zeigen könnte. Also werden wir nur den einfachsten Typ einer EJB vorstellen, die *Stateless Session Bean*. (Sie haben Entity-Klassen bereits gesehen – annotierte einfache Java-Klassen, die persistente Instanzen haben können. Beachten Sie, dass der Begriff *Entity Bean* sich nur auf die alten EJB 2.1 Entity Beans bezieht. EJB 3.0 und Java Persistence vereinheitlichen ein leichtgewichtiges Programmierungsmodell als einfache *Entity-Klassen*.)

Jede EJB-Session-Bean braucht ein *Business-Interface*. Das ist kein spezielles Interface, das vordefinierte Methoden implementieren oder vorhandene erweitern muss – es ist ganz normales Java. Erstellen Sie das folgende Interface im Paket `WORKDIR/src/hello`:

```
package hello;
public interface MessageHandler {
    public void saveMessages();
    public void showMessages();
}
```

Ein `MessageHandler` kann Nachrichten speichern und anzeigen, das ist unkompliziert. Das eigentliche EJB implementiert dieses Business-Interface, das standardmäßig als lokales Interface betrachtet wird (d.h. Remote EJB-Clients können es nicht aufrufen) – siehe Listing 2.15.

Listing 2.15 Der Applikationscode der EJB Session Beans von „Hello World"

```
package hello;

import javax.ejb.Stateless;
import javax.persistence.*;
```

```
import java.util.List;
@Stateless
public class MessageHandlerBean implements MessageHandler {
    @PersistenceContext
    EntityManager em;
    public void saveMessages() {
        Message message = new Message("Hello World");
        em.persist(message);
    }
    public void showMessages() {
        List messages =
            em.createQuery("select m from Message m
          order by m.text asc")
                .getResultList();
        System.out.println(messages.size() + " message(s) found:");
        for (Object m : messages) {
            Message loadedMsg = (Message) m;
            System.out.println(loadedMsg.getText());
        }
    }
}
```

Man kann an dieser Implementierung verschiedene interessante Sachen beobachten. Zuerst einmal ist es eine einfache Java-Klasse ohne feste Abhängigkeiten von anderen Paketen. Sie wird nur durch eine einzige Metadaten-Annotation, `@Stateless`, zu einem EJB. EJBs unterstützen über Container gemanagte Dienste, also können Sie die Annotation `@PersistenceContext` anwenden, und der Server injiziert eine neue `EntityManager`-Instanz, sobald bei dieser stateless Bean eine Methode aufgerufen wird. Jeder Methode wird ebenfalls automatisch eine Transaktion über den Container zugewiesen. Die Transaktion beginnt, wenn die Methode aufgerufen wird, und wird am Ende der Methode mit einem commit abgeschlossen. (Es gäbe ein Rollback, wenn innerhalb der Methode eine Exception geworfen würde.)

Sie können nun die Hauptklasse `HelloWorld` modifizieren und die gesamte Arbeit des Speicherns und Anzeigens der Nachrichten an den `MessageHandler` delegieren.

Start der Applikation

Die Hauptklasse der „Hello World“-Applikation ruft die Stateless Session Bean `MessageHandler` auf, nachdem sie sie in der JNDI-Registry nachgeschaut hat. Offensichtlich muss die gemanagte Umgebung und der gesamte Applikationsserver einschließlich der JNDI-Registry zuerst gestartet werden. All das erledigen Sie in der `main()`-Methode von `HelloWorld.java` (siehe Listing 2.16).

Listing 2.16 Hauptapplikationscode von „Hello World“, Aufruf der EJBs

```
package hello;

import org.jboss.ejb3.embedded.EJB3StandaloneBootstrap;
import javax.naming.InitialContext;
public class HelloWorld {
  public static void main(String[] args) throws Exception {
    //JBoss Microcontainer mit EJB 3 Einstellungen booten, automatisches
    //Laden von ejb3-interceptors-aop.xml und embedded-jboss-beans.xml
    EJB3StandaloneBootstrap.boot(null);
    //Bereitstellen von benutzerdefinierten Stateless Beans (hauptsäch-
lich die Datenquelle)
    EJB3StandaloneBootstrap
        .deployXmlResource("META-INF/helloworld-beans.xml");
```

```
        //Bereitstellen aller im Classpath gefundenen EJBs (langsam, scannt
alles)
        // EJB3StandaloneBootstrap.scanClasspath();
        //Bereitstellen aller im Classpath gefundenen EJBs (schnell, scannt
Build-Verzeichnis)
        //Relativer Standort, passt zum Substring-Ende eines Standorts von
        //java.class.path. Geben Sie den Wert von
        // System.getProperty("java.class.path") aus, um alle Pfade zu sehen.
        EJB3StandaloneBootstrap.scanClasspath("helloworld-ejb3/bin");
        //Aus jndi.properties den InitialContext erstellen
        InitialContext initialContext = new InitialContext();
        //Den stateless MessageHandler EJB nachschlagen
        MessageHandler msgHandler = (MessageHandler) initialContext
                                    .lookup("MessageHandlerBean/local");
        //Stateless EJB aufrufen
        msgHandler.saveMessages();
        msgHandler.showMessages();
        //EJB-Container herunterfahren
        EJB3StandaloneBootstrap.shutdown();
    }
}
```

Der erste Befehl in `main()` bootet den Kernel des Servers und stellt die konfigurierten Basisdienste bereit. Als Nächstes wird die Konfiguration der Datenquellen-Factory, die Sie vorher in `helloworld-beans.xml` erstellt haben, deployed und die Datenquelle durch den Container für den Zugriff per JNDI hinterlegt. Von diesem Punkt an ist der Container in der Lage, EJBs zu deployen. Zur Bereitstellung aller EJBs ist der leichteste (doch oft nicht der schnellste) Weg, dass der Container den gesamten Klassenpfad nach allen Klassen durchsucht, die eine EJB-Annotation haben. Wenn Sie mehr über die vielen anderen verfügbaren Bereitstellungsoptionen wissen wollen, lesen Sie in der JBoss AS Dokumentation nach, die zum Download gehört.

Um eine EJB nachzuschlagen, brauchen Sie einen `InitialContext`, der Ihr Eintrittspunkt für die JNDI-Registry ist. Wenn Sie einen `InitialContext` instanziieren, sucht Java automatisch in Ihrem Klassenpfad nach der Datei `jndi.properties`. Sie müssen diese Datei in WORKDIR/etc mit den zur Konfiguration der JNDI-Registry des JBoss-Servers passenden Einstellungen erstellen:

```
java.naming.factory.initial org.jnp.interfaces.LocalOnlyContextFactory
java.naming.factory.url.pkgs org.jboss.naming:org.jnp.interfaces
```

Sie brauchen nicht genau zu verstehen, was diese Konfiguration bedeutet, doch sie setzt Ihren `InitialContext` auf eine JNDI-Registry, die in der lokalen virtuellen Maschine läuft (Remote EJB-Clients brauchen einen JNDI-Dienst, der remote Kommunikation unterstützt).

Standardmäßig können Sie die `MessageHandler`-Bean über den Namen einer Implementierungsklasse mit dem Suffix `/local` für eine lokale Schnittstelle nachschlagen. Es variiert und kann angepasst werden, wie EJBs bezeichnet, an die JNDI gebunden und erfragt werden. Dieses sind die Standardwerte für den JBoss-Server.

Schließlich rufen Sie die `MessageHandler`-EJB auf und lassen sie die ganze Arbeit automatisch in zwei Schritten machen – jeder Methodenaufruf wird zu einer separaten Transaktion führen.

Damit ist unser erstes Beispiel mit gemanagten EJB-Komponenten und integrierter JPA vollständig. Sie können wahrscheinlich schon erkennen, wie automatische Transaktionsdemarkation und `EntityManager`-Injection die Lesbarkeit Ihres Codes verbessern können. Später werden wir Ihnen zeigen, wie Stateful Session Beans Ihnen dabei helfen, anspruchsvolle Dialoge mit transaktionaler Semantik zwischen dem Anwender und der Applikation zu implementieren. Außerdem enthalten EJB-Komponenten keinen unnötigen Glue-Code oder Infrastrukturmethoden, und sie sind vollständig wiederverwertbar, portierbar und in jedem EJB 3.0-Container ausführbar.

Anmerkung

Verpacken (Packaging) von Persistence Units – Wir haben noch nicht viel über das Verpacken von Persistence Units gesprochen. Sie brauchten das „Hello World"-Beispiel zum Deployen nicht verpacken. Wenn Sie allerdings solche Features wie die Re-Deployment zur Laufzeit (*Hot Re-Deployment*) bei einem vollständigen Applikationsserver nutzen wollen, müssen Sie Ihre Applikation korrekt verpacken. Dazu gehört die übliche Kombination von JARs, WARs, EJB-JARs und EARs. Deployment und Packaging ist oft auch herstellerspezifisch, von daher sollten Sie die Dokumentation Ihres Applikationsservers konsultieren. JPA-Persistence Units können einen JARs, WARs und EJB-JARs-Scope haben, das bedeutet, dass eines oder mehrere dieser Archive alle annotierten Klassen und eine Konfigurationsdatei META-INF/persistence.xml mit allen Einstellungen für diese spezielle Einheit enthält. Sie können eines oder mehrere JARs, WARs und EJB-JARs in einem einzigen EAR (Enterprise Application Archive) zusammenfassen. Ihr Applikationsserver sollte alle Persistence Units korrekt erkennen und die nötigen Factories automatisch erstellen. Mit einem Unit-Namensattribut bei der `@PersistenceContext`-Annotation können Sie den Container anweisen, einen `EntityManager` aus einer bestimmten Einheit zu injizieren.

Die vollständige Portabilität einer Applikation ist oft nicht der Hauptgrund, mit JPA oder EJB 3.0 zu arbeiten. Immerhin haben Sie sich dafür entschieden, mit Hibernate als JPA-Persistenzprovider zu arbeiten. Schauen wir uns nun an, wie Sie als Fallback-Lösung ein natives Hibernate-Feature nur zeitweise nutzen können.

2.2.4 Wechsel zu Hibernate-Interfaces

Sie haben aus verschiedenen Gründen beschlossen, Hibernate als JPA-Persistenzprovider zu nutzen: Erstens ist Hibernate eine gute JPA-Implementierung, die viele Möglichkeiten bietet, die nicht Ihren Code betreffen. Sie können beispielsweise den Second Level Data Cache von Hibernate in Ihrer JPA-Konfiguration aktivieren und die Performance und Skalierbarkeit Ihrer Applikation erkennbar verbessern, ohne den Code anzufassen.

Zweitens können Sie bei Bedarf natives Hibernate-Mapping oder -APIs verwenden. Wir besprechen das Mischen von Mappings (insbesondere Annotationen) in Kapitel 3, Abschnitt 3.3, „Objekt-relationale Mapping-Metadaten", doch hier wollen wir Ihnen zeigen, wie Sie falls nötig eine Hibernate-API in Ihrer JPA-Applikation nutzen können. Es ist klar, dass Sie es durch das Verwenden der Hibernate-API schwerer haben werden, den Code zu einem anderen JPA-Provider zu portieren. Von daher ist es absolut unumgänglich, diese Teile Ihres Codes sauber zu isolieren, oder zumindest zu dokumentieren, warum und wo Sie ein natives Hibernate-Feature eingesetzt haben.

Sie können von den äquivalenten JPA-Interfaces auf Hibernate-APIs zurückgreifen und bei Bedarf beispielsweise eine `Configuration`, `SessionFactory` oder gar eine `Session` bekommen.

Anstatt zum Beispiel mit der statischen Klasse `Persistence` eine `EntityManagerFactory` zu erstellen, können Sie eine Hibernate-`Ejb3Configuration` nehmen:

```
Ejb3Configuration cfg = new Ejb3Configuration();
EntityManagerFactory emf =
  cfg.configure("/custom/hibernate.cfg.xml")
     .setProperty("hibernate.show_sql", "false")
     .setInterceptor( new MyInterceptor() )
     .addAnnotatedClass( hello.Message.class )
     .addResource( "/Foo.hbm.xml")
     .buildEntityManagerFactory();

AnnotationConfiguration
        hibCfg = cfg.getHibernateConfiguration();
```

Die `Ejb3Configuration` ist ein neues Interface, das die reguläre Hibernate-`Configuration` dupliziert statt sie zu erweitern (das ist ein Implementierungsdetail). Das bedeutet, Sie können beispielsweise ein einfaches `AnnotationConfiguration`-Objekt aus einer `Ejb3Configuration` nehmen und sie programmatisch einer `SchemaExport`-Instanz übergeben.

Das `SessionFactory`-Interface ist praktisch, wenn Sie eine programmatische Steuerung über die Bereiche des Second Level Cache brauchen. Sie bekommen eine `SessionFactory`, indem Sie zuerst den Typ der `EntityManagerFactory` anpassen (*Casting*):

```
HibernateEntityManagerFactory hibEMF =
        (HibernateEntityManagerFactory) emf;
SessionFactory sf = hibEMF.getSessionFactory();
```

Die gleiche Technik kann eingesetzt werden, um eine `Session` aus einem `EntityManager` zu bekommen:

```
HibernateEntityManager hibEM =
    (HibernateEntityManager) em;
Session session = hibEM.getSession();
```

Das ist nicht der einzige Weg, um eine native API aus dem standardisierten `EntityManager` zu bekommen. Die JPA-Spezifikation unterstützt eine `getDelegate()`-Methode, die die zugrunde liegende Implementierung zurückgibt:

```
Session session = (Session) entityManager.getDelegate();
```

Oder Sie können eine `Session` in eine EJB-Komponente injizieren lassen (obwohl das nur beim JBoss Application Server funktioniert):

```
@Stateless
public class MessageHandlerBean implements MessageHandler {

    @PersistenceContext
    Session session;
    ...
}
```

In seltenen Fällen können Sie auf reine JDBC-Schnittstellen aus der Hibernate-`Session` zurückgreifen:

```
Connection jdbcConnection = session.connection();
```

Doch bei der letzten Option ist einiges zu beachten: Sie dürfen die JDBC-`Connection`, die Sie von Hibernate bekommen, nicht schließen – das passiert automatisch. Die Ausnahme von dieser Regel lautet, dass Sie in einer Umgebung, die sich auf aggressive Verbindungsfreigaben verlässt, d.h. also eine JTA- oder CMT-Umgebung, die zurückgegebene Datenbankverbindung im Applikationscode schließen *müssen*.

Ein besserer und sicherer Weg, um direkt auf eine JDBC-Verbindung zuzugreifen, ist die Resource Injection in Java EE 5.0. Annotieren Sie ein Feld oder eine Setter-Methode in einem EJB, einem EJB-Listener, einem Servlet oder Servlet-Filter oder auch einer Bean, die JavaServer Faces erstellt, und zwar so:

```
@Resource(mappedName="java:/HelloWorldDS") DataSource ds;
```

Bisher sind wir davon ausgegangen, dass Sie an einem neuen Hibernate- oder JPA-Projekt arbeiten, zu dem weder Legacy-Code noch ein vorhandenes Datenbankschema gehören. Wir wechseln nun die Perspektive und betrachten einen Bottom-up-Entwicklungsprozess. In einem solchen Szenario wird es für Sie wahrscheinlich wichtig sein, bestehenden Code etc. durch automatisches Reverse Engineering aus einem vorhandenen Datenbankschema zu übernehmen.

2.3 Reverse Engineering einer Legacy-Datenbank

Zu den ersten Schritten beim Mapping einer Legacy-Datenbank gehört wahrscheinlich eine automatische Reverse-Engineering-Prozedur. Immerhin enthält Ihr Datenbanksystem ja bereits ein Entity-Schema. Um das zu erleichtern, besitzt Hibernate verschiedene Tools, die ein Schema lesen und aus diesen Metadaten eine Reihe von Artefakten produzieren können, u.a. XML-Mapping-Dateien und Java-Quellcode. Das basiert alles auf Templates und kann von daher auf vielfältige Weise angepasst werden.

Sie können den Reverse Engineering-Prozess mit Tools und Tasks in Ihrem Ant-Build steuern. Die `HibernateToolTask`, die Sie schon einmal zum Exportieren von SQL DDL aus Hibernate Mapping-Metadaten benutzt haben, besitzt viel mehr Optionen, von denen die meisten mit Reverse Engineering in Zusammenhang stehen: Damit können Sie z.B. XML-Mapping-Dateien, Java-Code oder gar ganze Applikationsgerüste automatisch aus einem vorhandenen Datenbankschema generieren.

Wir zeigen Ihnen zuerst, wie man ein Ant-Target schreibt, das eine vorhandene Datenbank in ein Hibernate Metadatenmodell laden kann. Dann werden Sie verschiedene Exporter anwenden und XML-Dateien, Java-Code und andere nützliche Dinge aus den Datenbanktabellen und -spalten produzieren.

2.3.1 Erstellen einer Datenbankkonfiguration

Nehmen wir an, dass Sie ein neues WORKDIR haben, das nur das Verzeichnis lib (und dessen üblichen Inhalt) sowie ein leeres src-Verzeichnis enthält. Um Mappings und Code aus einer vorhandenen Datenbank zu generieren, müssen Sie zuerst eine Konfigurationsdatei erstellen, in der die Einstellungen Ihrer Datenbankverbindung stehen:

```
hibernate.dialect = org.hibernate.dialect.HSQLDialect
hibernate.connection.driver_class = org.hsqldb.jdbcDriver
hibernate.connection.url = jdbc:hsqldb:hsql://localhost
hibernate.connection.username = sa
```

Speichern Sie diese Datei unter dem Namen `helloworld.db.properties` direkt im WORKDIR ab. Die vier hier gezeigten Zeilen sind das erforderliche Minimum für eine Verbindung zur Datenbank und das Auslesen der Metadaten aller Tabellen und Spalten. Sie hätten auch eine Hibernate XML-Konfigurationsdatei statt `helloworld.db.properties` erstellen können, doch es gibt keinen Grund, dies unnötig komplex zu machen.

Schreiben Sie als Nächstes das Ant-Target. In der Datei `build.xml` schreiben Sie den folgenden Code:

```
<taskdef name="hibernatetool"
     classname="org.hibernate.tool.ant.HibernateToolTask"
     classpathref="project.classpath"/>

<target name="reveng.hbmxml"
        description="Produziert XML-Mapping-Dateien im src-Verzeichnis">
    <hibernatetool destdir="${basedir}/src">
        <jdbcconfiguration
            propertyfile="${basedir}/helloworld.db.properties"
            revengfile="${basedir}/helloworld.reveng.xml"/>
        <hbm2hbmxml/> <!-- Hibernate XML-Dateien exportieren -->
        <hbm2cfgxml/> <!-- Datei hibernate.cfg.xml exportieren -->
    </hibernatetool>
</target>
```

Die `HibernateToolTask`-Definition für Ant ist die Gleiche wie vorher. Wir gehen davon aus, dass Sie einen Großteil der in den vorigen Abschnitten eingeführten Build-Datei wiederverwenden werden, und dass solche Verweise wie `project.classpath` die gleichen bleiben werden. Die Task `<hibernatetool>` verwendet WORKDIR/src als Standardverzeichnis für alle generierten Artefakte.

Eine `<jdbcconfiguration>` ist die Konfiguration für ein Hibernate-Tool, das über JDBC eine Verbindung mit einer Datenbank aufbauen und die JDBC-Metadaten aus dem Datenbank-Katalog lesen kann. Sie konfigurieren das gewöhnlich mit zwei Optionen: den Verbindungseinstellungen der Datenbank (die Properties-Datei) und eine optionale, benutzerdefinierte Datei für das Reverse Engineering.

Die von der Tool-Konfiguration produzierten Metadaten werden dann an die Exporter weitergeleitet. Das Ant-Target-Beispiel benennt zwei solche Exporter: Der `hbm2hbmxml`-Exporter nimmt, wie sein Name schon sagt, Hibernate-Metadaten (hbm) aus einer Konfiguration und generiert XML-Mapping-Dateien, der zweite Exporter kann eine `hibernate.cfg.xml`-Datei erstellen, die alle generierten XML-Mapping-Dateien auflistet.

Bevor wir über diese und verschiedene andere Exporter sprechen, wollen wir uns einen Moment Zeit nehmen, um die benutzerdefinierte Reverse Engineering-Datei anzuschauen und was man damit machen kann.

2.3.2 Reverse Engineering anpassen

JDBC-Metadaten – also die Informationen, die man per JDBC aus einer Datenbank über diese auslesen kann – reichen oft nicht aus, um eine perfekte XML-Mapping-Datei zu erstellen, geschweige denn Java-Applikationscode. Das Gegenteil kann auch zutreffen: In der Datenbank können auch Informationen enthalten sein, die ausgeschlossen (beispielsweise bestimmte Tabellen oder Spalten) oder über nicht-standardmäßige Strategien umgewandelt werden sollen. Sie können das Reverse Engineering mit einer entsprechenden XML-Datei konfigurieren. Nehmen wir an, dass Sie die „Hello World"-Datenbank mit der einzigen `Message`-Tabelle und nur ein paar Spalten, die Sie für dieses Kapitel bereits erstellt haben, mit Reverse Engineering bearbeiten wollen. Mit einer `helloworld.reveng.xml`-Datei (siehe Listing 2.17) können Sie dieses Reverse Engineering konfigurieren.

Listing 2.17 Konfiguration des Reverse Engineering-Prozesses

```
<?xml version="1.0" encoding="UTF-8"?>
<!DOCTYPE hibernate-reverse-engineering SYSTEM          ❶
  "http://hibernate.sourceforge.net/
  ➔   hibernate-reverse-engineering-3.0.dtd">

<hibernate-reverse-engineering>
    <table-filter match-name=".*" package="hello"/>  ❷
    <table name="MESSAGES" schema="PUBLIC" class="Message">   ❸
        <primary-key>   ❹
           <generator class="increment"/>
           <key-column name="MESSAGE_ID" property="id" type="long"/>
        </primary-key>
        <column name="MESSAGE_TEXT" property="text"/>    ❺
        <foreign-key constraint-name="FK_NEXT_MESSAGE">    ❻
            <many-to-one property="nextMessage"/>
            <set exclude="true"/>
        </foreign-key>
    </table>
</hibernate-reverse-engineering>
```

❶ Diese XML-Datei hat eine eigene DTD für Validierung und Autovervollständigung.

❷ Ein Tabellenfilter kann mit Hilfe von regulären Ausdrücken bestimmte Tabellennamen ausschließen. Allerdings definieren Sie in diesem Beispiel ein Standardpaket für alle Klassen, die für die Tabellen produziert wurden und auf die der reguläre Ausdruck passt.

❸ Sie können einzelne Tabellen über den Namen anpassen. Der Schemaname ist normalerweise optional, doch HSQLDB weist allen Tabellen standardmäßig das PUBLIC-Schema zu, also kann über diese Einstellung die Tabelle identifiziert werden, wenn die JDBC-Metadaten geholt werden. Sie können hier auch einen selbstgewählten Klassennamen für die generierte Entity setzen.

❹ Die Primärschlüsselspalte generiert eine Eigenschaft namens `id`, Defaultwert ist (in diesem Beispiel) `messageId`. Sie deklarieren hier auch explizit, welcher Generator für die Hibernate-Identifikatoren eingesetzt werden soll.

❺ Einzelne Spalten können ausgeschlossen oder – wie in diesem Fall – der Name der generierten Eigenschaft festgelegt werden, Defaultwert ist `messageText`.

❻ Wenn der Fremdschlüssel-Constraint `FK_NEXT_MESSAGE` aus den JDBC-Metadaten geholt wird, wird standardmäßig eine many-to-one-Beziehung mit der Target-Entity dieser Klasse erstellt. Über einen Namens-Match des Fremdschlüssel-Constraints können Sie festlegen, ob ebenfalls eine inverse Collection (one-to-many) generiert werden soll (in diesem Beispiel wird das ausgeschlossen) und wie der Name der many-to-one-Eigenschaft lauten soll.

Wenn Sie nun das Ant-Target mit dieser Anpassung starten, wird eine `Message.hbm.xml`-Datei im Paket `hello` Ihres Quell-Verzeichnisses generiert. (Sie müssen dazu die Freemarker- und jTidy JAR-Dateien in Ihr Library-Verzeichnis kopieren.) Die von Ihnen vorgenommenen Anpassungen führen zu der gleichen Hibernate-Mapping-Datei, die Sie vorher per Hand geschrieben haben (siehe Listing 2.2).

Neben der XML-Mapping-Datei generiert das Ant-Target auch eine XML-Konfigurationsdatei im Quell-Verzeichnis:

```
<hibernate-configuration>
  <session-factory>
    <property name="hibernate.connection.driver_class">
        org.hsqldb.jdbcDriver
    </property>
    <property name="hibernate.connection.url">
        jdbc:hsqldb:hsql://localhost
    </property>
    <property name="hibernate.connection.username">
        sa
    </property>
    <property name="hibernate.dialect">
        org.hibernate.dialect.HSQLDialect
    </property>

    <mapping resource="hello/Message.hbm.xml" />
  </session-factory>
</hibernate-configuration>
```

Der Exporter schreibt alle Einstellungen der Datenbankverbindung, die Sie für das Reverse Engineering verwendet haben, in diese Datei (vorausgesetzt, dass dies die Datenbank ist, mit der Sie beim Start der Applikation eine Verbindung aufbauen wollen). Er fügt der Konfiguration auch alle generierten XML-Mapping-Dateien hinzu.

Wie ist nun Ihr nächster Schritt? Sie können damit anfangen, den Quellcode für die `Message`-Java-Klassen zu schreiben. Oder Sie lassen diese Klassen von den Hibernate-Tools des Domain-Modells generieren.

2.3.3 Generieren von Java-Quellcode

Angenommen, Sie haben schon eine Hibernate-XML-Mapping-Datei für die Message-Klasse und möchten den Quellcode für diese Klasse generieren. Wie in Kapitel 3 noch näher erläutert wird, implementiert eine einfache Java-Entity-Klasse idealerweise `Serializable`, hat einen Konstruktor ohne Parameter, Getter und Setter für alle Eigenschaften und eine verkapselte Implementierung.

Der Quellcode für die Entity-Klassen kann mit den Hibernate-Tools und dem `hbm2java`-Exporter in Ihrem Ant-Build generiert werden. Die Quelle dafür kann alles sein, was in ein Hibernate-Metadatenmodell eingelesen werden kann – Hibernate XML-Mapping-Dateien sind am besten, wenn Sie die Generierung des Java-Codes anpassen wollen.

Fügen Sie das folgende Target in Ihr Ant-Build ein:

```
<target name="reveng.pojos"
        description="Produziert Java-Klassen aus XML-Mappings">

    <hibernatetool destdir="${basedir}/src">
        <configuration>
            <fileset dir="${basedir}/src">
                <include name="**/*.hbm.xml"/>
            </fileset>
        </configuration>
        <hbm2java/> <!-- Quellcode für Entity-Klassen generieren -->
    </hibernatetool>
</target>
```

Die `<configuration>` liest alle Hibernate-XML-Mapping-Dateien und der `<hbm2java>`-Exporter produziert Java-Quellcode mit der Default-Strategie.

Anpassen der Generierung von Entity-Klassen

Standardmäßig generiert `hbm2java` eine einfache Entity-Klasse für jede gemappte Entity. Die Klasse implementiert das `Serializable` Marker-Interface und besitzt Zugriffsmethoden für alle Felder und den erforderlichen Konstruktor. Alle Variablen der Klasse sind nur lokal sichtbar, obwohl Sie dieses Verhalten mit dem `<meta>`-Element und den Attributen in den XML-Mapping-Dateien verändern können.

Als Erstes ändern Sie am Default-Verhalten des Reverse Engineering, dass Sie den Sichtbarkeitsbereich für die Attribute von `Message` beschränken. Standardmäßig werden alle Zugriffsmethoden als *public* generiert. Gehen wir davon aus, dass `Message`-Objekte unveränderlich sind; dann würden Sie nicht die Setter-Methoden, sondern nur die Getter-Methoden als *public* freigeben. Anstatt das Mapping jedes Attributs mit einem `<meta>`-Element zu erweitern, können Sie ein Meta-Attribut auf der Ebene der Klasse deklarieren und somit diese Einstellung auf alle Eigenschaften in dieser Klasse anwenden:

```
<class name="Message"
   table="MESSAGES">

       <meta attribute="scope-set">private</meta>
       ...
</class>
```

Das Attribut `scope-set` definiert die Sichtbarkeit von Setter-Methoden der Variablen.

Der `hbm2java`-Exporter akzeptiert auch Meta-Attribute auf der nächsthöheren Stufe, also im `<hibernate-mapping>`-Element von Root, die dann auf alle Klassen angewendet werden, die in der XML-Datei gemappt sind. Sie können auch selektiv Meta-Attribute bei einzelnen Eigenschafts-, Collection- oder Komponenten-Mappings hinzufügen.

Eine (wenn auch kleine) Verbesserung der generierten Entity-Klasse ist die Einbeziehung des `text` der `Message` im Output der generierten `toString()`-Methode. Der Text ist ein gutes visuelles Steuerungselement im Log-Output der Applikation. Sie können das Mapping von `Message` verändern, damit es im generierten Code enthalten ist:

```
<property name="text" type="string">
    <meta attribute="use-in-tostring">true</meta>
    <column name="MESSAGE_TEXT" />
</property>
```

Der generierte Code der Methode `toString()` in `Message.java` sieht so aus:

```
public String toString() {
    StringBuffer buffer = new StringBuffer();
    buffer.append(getClass().getName())
        .append("@")
        .append( Integer.toHexString(hashCode()) )
        .append(" [");
        .append("text").append("='").append(getText()).append("' ");
        .append("]");

    return buffer.toString();
}
```

Meta-Attribute können vererbt werden, d.h. wenn Sie ein `use-in-tostring` auf der Stufe eines `<class>`-Elements deklarieren, werden alle Eigenschaften dieser Klasse in der Methode `toString()` aufgenommen. Dieser Vererbungsmechanismus funktioniert für alle `hbm2java`-Meta-Attribute, doch Sie können ihn selektiv abschalten:

```
<meta attribute="scope-class" inherit="false">public abstract</meta>
```

Wenn Sie im Meta-Attribut `scope-class` das Attribut `inherit` auf `false` setzen, wird nur die Elternklasse dieses `<meta>`-Elements als `public abstract` erstellt, doch keine der (möglicherweise) verschachtelten Unterklassen.

Der `hbm2java`-Exporter unterstützt momentan, während wir dieses Buch schreiben, 17 Meta-Attribute für die Feineinstellung der Codegenerierung. Die meisten beziehen sich auf die Sichtbarkeit, die Interface-Implementierung, Klassenerweiterung und vordefinierte Javadoc-Kommentare. In der Dokumentation der Hibernate Tools finden Sie eine vollständige Liste.

Wenn Sie JDK 5.0 verwenden, können Sie durch Setzen von `jdk5="true"` bei der Task `<hbm2java>` die statischen Importe und Generischen Typen automatisch generieren lassen. Oder Sie können EJB 3.0 Entity-Klassen mit Annotationen produzieren.

Generierung von Entity-Klassen bei Java Persistence

Normalerweise verwenden Sie beim Quellcode Ihrer Entity-Klassen entweder XML-Mapping-Dateien oder JPA-Annotationen, um Ihre Mapping-Metadaten zu definieren. Von daher erscheint es unvernünftig, Entity-Klassen für Java Persistence mit Annotationen aus XML-Mapping-Dateien zu generieren. Doch Sie können den Quellcode der Entity-Klassen mit Annotationen direkt aus den JDBC-Metadaten erstellen und den Schritt über das XML-Mapping überspringen. Schauen Sie sich das folgende Ant-Target an:

```
<target name="reveng.entities"
        description="Produziert Java-Entity-Klassen im src-Verzeichnis">

    <hibernatetool destdir="${basedir}/src">
        <jdbcconfiguration
            propertyfile="${basedir}/helloworld.db.properties"
            revengfile="${basedir}/helloworld.reveng.xml"/>
        <hbm2java jdk5="true" ejb3="true"/>
        <hbm2cfgxml ejb3="true"/>
    </hibernatetool>
</target>
```

Dieses Target generiert den Quellcode für Entity-Klassen mit Mapping-Annotationen und eine `hibernate.cfg.xml`-Datei, die diese gemappten Klassen auflistet. Sie können den Java-Quellcode direkt bearbeiten, um das Mapping anzupassen, wenn die Anpassungsmöglichkeiten in `helloworld.reveng.xml` nicht ausreichen.

Beachten Sie außerdem, dass alle Exporter mit Templates arbeiten, die in der FreeMarker-Template-Sprache geschrieben sind. Sie können sich die Templates so erstellen, wie Sie sie brauchen, oder sich auch selbst welche schreiben. Sogar eine programmatische Anpassung der Codegenerierung ist möglich. Die Referenzdokumentation der Hibernate Tools zeigt Ihnen, wie diese Optionen verwendet werden.

Andere Exporter und Konfigurationen stehen über die Hibernate Tools zur Verfügung:

- Eine `<annotationconfiguration>` ersetzt die reguläre `<configuration>`, wenn Sie Mapping-Metadaten aus annotierten Java-Klassen statt aus XML-Mapping-Dateien lesen wollen. Dessen einziges Argument ist der Speicherort und Name einer hibernate.cfg.xml-Datei, in der eine Liste der annotierten Klassen enthalten ist. Wählen Sie diesen Weg, wenn Sie ein Datenbankschema aus annotierten Klassen exportieren wollen.
- Eine `<ejb3configuration>` entspricht einer `<annotationconfiguration>`, außer dass sie automatisch im Klassenpfad nach annotierten Java-Klassen scannen kann; sie braucht keine hibernate.cfg.xml-Datei.
- Der `<hbm2dao>`-Exporter kann basierend auf dem *Data Access Object*-Pattern zusätzlichen Java-Quellcode für eine Persistenzschicht erstellen. Während wir dies schreiben, sind die Templates für diesen Exporter bereits alt und bedürfen der Aktualisierung. Wir erwarten, dass die finalisierten Templates genau so wie der DAO-Code sein wird, der in Kapitel 16, Abschnitt 16.2 „Erstellung einer Persistenzschicht", gezeigt wird.
- Der `<hbm2doc>`-Exporter generiert HTML-Dateien, die die Tabellen und Java-Entities dokumentieren.
- Dem `<hbmtemplate>`-Exporter können eigene FreeMarker-Templates als Parameter übergeben werden, so dass Sie auf diese Weise alles generieren können, was Sie brauchen. Im Bundle der Hibernate Tools befinden sich Templates, die eine vollständig lauffähige Skelett-Applikation für das Framework JBoss Seam produzieren können.

Sie können mit den Import- und Export-Funktionalitäten der Tools richtig kreativ werden. Sie können beispielsweise annotierte Java-Klassen mit `<annotationconfiguration>` lesen und sie mit `<hbm2hbmxml>` exportieren. So können Sie mit JDK 5.0 und den praktischeren Annotationen entwickeln, aber in der Produktion Hibernate XML-Mapping-Dateien verwenden (auf JDK 1.4).

Wir wollen dieses Kapitel mit einigen anspruchsvolleren Konfigurationsoptionen abschließen und Hibernate bei Java EE-Diensten integrieren.

2.4 Integration mit Java EE-Diensten

Wir gehen davon aus, dass Sie das bereits weiter oben in diesem Kapitel gezeigte „Hello World"-Beispiel ausprobiert haben und mit der grundlegenden Hibernate-Konfiguration sowie mit der Integration von Hibernate in eine einfache Java-Applikation vertraut sind. Wir besprechen nun anspruchsvollere native Optionen der Hibernate-Konfiguration und wie eine reguläre Hibernate-Applikation die Java EE-Dienste nutzen kann, die über einen Java EE Application Server verfügbar sind.

Wenn Sie Ihr erstes JPA-Projekt mit Hibernate Annotations und Hibernate EntityManager erstellt haben, ist der folgende Konfigurationshinweis für Sie nicht relevant – Sie haben sich schon tief in Java EE eingearbeitet, wenn Sie mit JPA arbeiten, und weitere Integrationsschritte sind nicht erforderlich. Von daher können Sie diesen Abschnitt überspringen, wenn Sie den Hibernate EntityManager benutzen.

Java EE Application Server wie JBoss AS, BEA WebLogic und IBM WebSphere implementieren das Standard-Managed Environment für Java (Java EE-spezifisch). Die drei interessantesten Java EE-Dienste, bei denen Hibernate integriert werden kann, sind JTA, JNDI und JMX

JTA ermöglicht es, dass Hibernate an Transaktionen mit verwalteten Ressourcen nutzen kann. Hibernate kann verwaltete Ressourcen (Datenbankverbindungen) über JNDI nachschlagen und sich auch selbst als Dienst an JNDI binden. Schließlich kann Hibernate auch über JMX deployed und dann als Dienst über den JMX-Container verwaltet sowie zur Laufzeit mit Standard-JMX-Clients überwacht werden.

Schauen wir uns jeden Dienst an und wie Sie Hibernate darin integrieren können.

2.4.1 Integration mit JTA

Die *Java Transaction API* (JTA) ist das standardisierte Service-Interface für die Transaktionssteuerung in Java Enterprise Applications. Sie bietet verschiedene Schnittstellen wie die `UserTransaction`-API für die Transaktionsdemarkation und die `TransactionManager`-API für die Teilnahme am Transaktionslebenszyklus. Der Transaktionsmanager kann eine Transaktion koordinieren, die mehrere Ressourcen umfasst – stellen Sie sich vor, wie Sie in zwei Hibernate-`Sessions` mit zwei Datenbanken in nur einer Transaktion arbeiten.

Einen JTA-Transaktionsdienst bieten alle Java EE Application Server. Doch viele Java EE-Dienste sind auch alleine nutzbar, und Sie können zusammen mit Ihrer Applikation auch einen JTA-Provider bereitstellen, zum Beispiel JBoss Transactions oder ObjectWeb

JOTM. Wir werden über diesen Teil Ihrer Konfiguration nicht viele Worte verlieren, sondern uns auf die Integration von Hibernate mit einem JTA-Dienst konzentrieren, wobei es dabei keinen Unterschied zwischen kompletten Applikationsservern oder stand-alone JTA-Providern gibt.

Schauen Sie sich Abbildung 2.6 an: Sie nehmen das Hibernate-`Session`-Interface, um auf Ihre Datenbank(en) zuzugreifen, und Hibernate ist verantwortlich dafür, sich bei den Java EE-Diensten der gemanagten Umgebung zu integrieren.

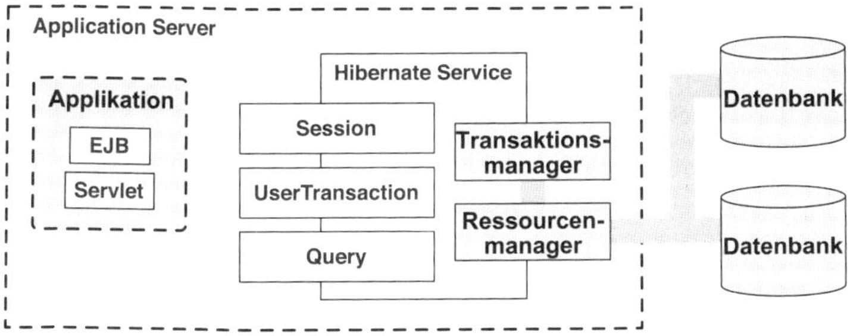

Abbildung 2.6
Hibernate in einer Umgebung mit gemanagten Ressourcen

In einer solchen gemanagten Umgebung wird der JDBC Verbindungspool nicht mehr von Hibernate erstellt und verwaltet – Hibernate bezieht seine Datenbankverbindungen durch Nachschlagen eines `Datasource`-Objekts in der JNDI-Registry. Von daher braucht Ihre Hibernate-Konfiguration eine Referenz auf den JDNI-Namen, woher die gemanagten Verbindungen bezogen werden können.

```
<hibernate-configuration>
<session-factory>

    <property name="hibernate.connection.datasource">
        java:/MyDatasource
    </property>
    <property name="hibernate.dialect">
        org.hibernate.dialect.HSQLDialect
    </property>
    ...
</session-factory>
</hibernate-configuration>
```

Mit dieser Konfigurationsdatei schlägt Hibernate Datenbankverbindungen in JNDI nach und verwendet dabei den Namen `java:/MyDatasource`. Wenn Sie Ihren Applikationsserver konfigurieren und die Applikation bereitstellen oder wenn Sie Ihren stand-alone JTA-Provider konfigurieren, ist dies der Namen, an den Sie die verwaltete Datenquelle binden sollten. Beachten Sie, dass immer noch die Konfiguration des Dialekts bei Hibernate erforderlich ist, damit das korrekte SQL produziert wird.

Anmerkung

Hibernate mit Tomcat – Tomcat ist kein Java EE Application Server, sondern nur ein Servlet Container, allerdings einer mit einigen Features, die man normalerweise nur in Applikationsservern findet. Eines dieser Features kann auch mit Hibernate benutzt werden: der Tomcat-Verbindungspool. Tomcat arbeitet intern mit dem DBCP-Verbindungspool, stellt diesen aber wie ein echter Applikationsserver als eine JNDI-Datenquelle bereit. Um die Tomcat-Datenquelle zu konfigurieren, müssen Sie server.xml entsprechend der Anweisungen in der Tomcat JNDI/JDBC-Dokumentation bearbeiten. Hibernate kann über Setzen von `hibernate.connection.datasource` so konfiguriert werden, dass es diese Datenquelle nutzt. Denken Sie daran, dass der Tomcat ohne Transaktionsmanager geliefert wird, also haben Sie immer noch die reine JDBC-Transaktionssemantik, die Hibernate mit seiner optionalen `Transaction`-API verstecken kann. Alternativ können Sie zusammen mit Ihrer Webapplikation einen JTA-kompatiblen, stand-alone Transaktionsmanager bereitstellen. Das sollten Sie in Betracht ziehen, damit Sie die standardisierte `UserTransaction`-API bekommen. Andererseits könnte ein regulärer Applikationsserver (vor allem, wenn es sich um einen modularen wie JBoss AS handelt) einfacher zu konfigurieren sein als Tomcat plus DBCP plus JTA und bietet bessere Dienste.

Um Hibernate mit JTA zu integrieren, müssen Sie Hibernate etwas über Ihren Transaktionsmanager mitteilen. Hibernate muss sich beispielsweise beim Transaction Lifecycle einklinken, um seine Caches zu verwalten. Zuerst müssen Sie Hibernate sagen, mit welchem Transaktionsmanager Sie arbeiten:

```
<hibernate-configuration>
<session-factory>

    <property name="hibernate.connection.datasource">
        java:/MyDatasource
    </property>
    <property name="hibernate.dialect">
        org.hibernate.dialect.HSQLDialect
    </property>
    <property name="hibernate.transaction.manager_lookup_class">
        org.hibernate.transaction.JBossTransactionManagerLookup
    </property>
    <property name="hibernate.transaction.factory_class">
        org.hibernate.transaction.JTATransactionFactory
    </property>
    ...
</session-factory>
</hibernate-configuration>
```

Sie müssen die passende Lookup-Klasse für Ihren Applikationsserver auswählen, wie Sie das im obigen Code gemacht haben – im Bundle von Hibernate werden Klassen für die verbreitetsten Provider und Applikationsserver mitgeliefert. Schließlich sagen Sie Hibernate, dass Sie in der Applikation über die JTA-Transaktions-Schnittstellen die Transaktionsgrenzen setzen wollen. Die `JTATransactionFactory` kümmert sich um verschiedene Dinge:

- Sie aktiviert korrektes `Session`-Scoping und -Propagation für JTA, wenn Sie sich für die `SessionFactory.getCurrentSession()`-Methode entscheiden, anstatt jede `Session` manuell zu öffnen und zu schließen. Wir besprechen dieses Feature detaillierter in Kapitel 11, Abschnitt 11.1 „Propagation der Hibernate-Session".
- Über JTA erfährt Hibernate, dass Sie die Systemtransaktionen über den Aufruf des JTA-UserTransaction-Schnittstelle in Ihrer Applikation starten, per commit abschließen oder zurücknehmen wollen.
- Damit wird auch die Hibernate-`Transaction`-API auf JTA gewechselt, falls Sie nicht mit der standardisierten `UserTransaction` arbeiten wollen. Wenn Sie nun eine Transaktion mit der Hibernate-API beginnen, prüft sie, ob es eine laufende JTA-Transaktion

gibt, und wird – wenn möglich – Teil dieser Transaktion. Falls es keine gibt, wird eine neue Transaktion begonnen. Wenn Sie mit der Hibernate-API committen oder ein Rollback vornehmen, wird der Aufruf entweder ignoriert (falls Hibernate Teil einer vorhandenen Transaktion geworden ist) oder setzt die Systemtransaktion auf Committen oder Rollback. Wir raten davon ab, die Hibernate-`Transaction`-API zu verwenden, wenn Sie in einer Umgebung arbeiten, die JTA unterstützt. Allerdings erhält diese Einstellung den vorhandenen Code zwischen gemanagten und nicht gemanagten Umgebungen portierbar, wenn auch mit möglicherweise unterschiedlichem Transaktionsverhalten.

Es gibt weitere eingebaute Optionen für die `TransactionFactory`, und Sie können selbst eine schreiben, indem Sie dieses Interface implementieren. Die `JDBCTransactionFactory` ist der Standard in einer nicht gemanagten Umgebung, und Sie haben sie in diesem ganzen Kapitel in dem einfachen „Hello World"-Beispiel ohne JTA verwendet. Die `CMTTransactionFactory` sollte aktiviert sein, wenn Sie mit JTA *und* EJBs arbeiten und wenn Sie planen, die Transaktionsgrenzen bei Ihren verwalteten EJB-Komponente deklarativ zu setzen – anders gesagt, wenn Sie Ihre EJB-Applikation auf einem Java EE Applikationsserver bereitstellen, doch Transaktionsgrenzen nicht programmatisch mit dem `UserTransaction`-Interface im Applikationscode setzen.

Unsere Empfehlungen für die Konfigurationsoptionen sind – nach Präferenz geordnet – wie folgt:

- Wenn Ihre Applikation sowohl in gemanagten als auch nicht gemanagten Umgebungen laufen muss, sollten Sie die Verantwortung für die Transaktionsintegration und die Ressourcenverwaltung dem Deployer überlassen. Rufen Sie die JTA-`UserTransaction`-API in Ihrem Applikationscode auf und lassen Sie den Deployer der Applikation den Applikationsserver oder einen stand-alone JTA-Provider entsprechend konfigurieren. Aktivieren Sie `JTATransactionFactory` in Ihrer Hibernate-Konfiguration, um den JTA-Dienst zu integrieren, und setzen Sie die richtige Lookup-Klasse.
- Überlegen Sie, ob Sie die Transaktionsgrenzen deklarativ mit EJB-Komponenten setzen. Dann ist Ihr Datenzugriffscode nicht an eine Transaktions-API gebunden, und Hibernate-`Session` wird von der `CMTTransactionFactory` hinter den Kulissen integriert und abgewickelt. Das ist die einfachste Lösung – natürlich ist jetzt der Deployer dafür verantwortlich, eine Umgebung zu bieten, die JTA- *und* EJB-Komponenten unterstützt.
- Schreiben Sie Ihren Code mit der Hibernate-`Transaction`-API und lassen Sie Hibernate zwischen den unterschiedlichen Deployment-Umgebungen wechseln, indem Sie entweder `JDBCTransactionFactory` oder `JTATransactionFactory` setzen. Seien Sie sich im Klaren darüber, dass sich die Transaktionssemantik ändern kann. Der Start oder das Commit einer Transaktion kann zu einem no-op führen, den Sie nicht erwartet haben. Das ist immer die letzte Wahl, wenn die Portabilität der Transaktionsdemarkation benötigt wird.

FAQ

Wie kann ich mehrere Datenbanken mit Hibernate verwenden?

Wenn Sie mit mehreren Datenbanken arbeiten wollen, erstellen Sie verschiedene Konfigurationsdateien. Jeder Datenbank wird eine eigene `SessionFactory` zugewiesen, und Sie erstellen mehrere `SessionFactory`-Instanzen aus unterschiedlichen `Configuration`-Objekten. Jede `Session`, die von irgendeiner `SessionFactory` geöffnet wird, schlägt eine gemanagte Datenquelle in JNDI nach. Nun obliegt es dem Transaktions- und Ressourcenmanager, diese Ressourcen zu koordinieren – Hibernate führt mit diesen Datenbankverbindungen nur SQL-Anweisungen durch. Transaktionsgrenzen werden entweder programmatisch mit JTA gesetzt oder vom Container mit EJBs und einer deklarativen Assembly abgewickelt.

Hibernate kann nicht nur gemanagte Ressourcen in JNDI abrufen, sondern sich auch selbst an JNDI binden. Das schauen wir uns als Nächstes an.

2.4.2 JNDI-gebundene SessionFactory

Wir haben schon mal eine Frage angesprochen, mit der sich jeder neue Hibernate-Anwender herumschlagen muss: Wie soll eine `SessionFactory` gespeichert und wie soll im Applikationscode darauf zugegriffen werden? Weiter oben in diesem Kapitel sind wir dieses Problem so angegangen, dass wir eine `HibernateUtil`-Klasse geschrieben haben, in der eine `SessionFactory` in einem statischen Feld enthalten war und die die statische `getSessionFactory()`-Methode zur Verfügung gestellt hat. Wenn Sie Ihre Applikation in einer Umgebung deployen, die JNDI unterstützt, kann Hibernate eine `SessionFactory` an JNDI binden und Sie können dort bei Bedarf nachschlagen.

Anmerkung

Die *Java Naming and Directory Interface* API (JNDI) erlaubt es, dass Objekte in einer hierarchischen Struktur (Verzeichnisbaum) gespeichert und auch wieder von dort geholt werden. JNDI implementiert das *Registry*-Muster. Infrastrukturelle Objekte (Transaktionskontexte, Datenquelle usw.), Konfigurationseinstellungen (Umgebungseinstellungen, Anwender-Registries usw.) und sogar Applikationsobjekte (EJB-Verweise, Objekt-Factories usw.) können alle an JNDI gebunden werden.

Die Hibernate-`SessionFactory` bindet sich automatisch selbst an JNDI, wenn die Eigenschaft `hibernate.session_factory_name` auf den Namen des JNDI-Knotens gesetzt ist. Wenn Ihre Laufzeitumgebung keinen standardmäßigen JNDI-Kontext bietet (oder wenn die Default-JNDI-Implementierung keine Instanzen von `Referenceable` unterstützt), müssen Sie bei JNDI einen Initialkontext über die Eigenschaften `hibernate.jndi.url` und `hibernate.jndi.class` angeben.

Hier ist eine beispielhafte Hibernate-Konfiguration, die die `SessionFactory` über die (kostenlose), dateisystembasierte JNDI-Implementierung `fscontext.jar` von Sun an den Namen `java:/hibernate/MySessionFactory` bindet:

```
hibernate.connection.datasource = java:/MyDatasource
    hibernate.transaction.factory_class = \
        org.hibernate.transaction.JTATransactionFactory
    hibernate.transaction.manager_lookup_class = \
        org.hibernate.transaction.JBossTransactionManagerLookup
```

```
hibernate.dialect = org.hibernate.dialect.PostgreSQLDialect
hibernate.session_factory_name = java:/hibernate/MySessionFactory
hibernate.jndi.class = com.sun.jndi.fscontext.RefFSContextFactory
hibernate.jndi.url = file:/auction/jndi
```

Sie können natürlich auch die XML-basierte Konfiguration dafür nehmen. Dieses Beispiel ist nicht realistisch, weil die meisten Applikationsserver, die einen Verbindungspool über JNDI haben, auch eine JNDI-Implementierung mit einem überschreibbaren Default-Kontext besitzen. Bei JBoss AS gibt es den natürlich, von daher können Sie die letzten beiden Eigenschaften überspringen und nur einen Namen für die `SessionFactory` spezifizieren.

Anmerkung

JNDI mit Tomcat – Der Tomcat wird mit einem Nur-lesen-JNDI-Kontext geliefert, der nach dem Startup des Servlet-Containers von Code auf Applikationslevel nicht beschreibbar ist. Hibernate kann nicht an diesen Kontext binden: Sie müssen entweder eine vollständige Kontext-Implementierung (wie den Sun FS-context) nehmen oder das JNDI-Binding der SessionFactory deaktivieren, indem Sie in der Konfiguration die Eigenschaft `session_factory_name` weglassen.

Die `SessionFactory` ist an JNDI gebunden, wenn Sie sie erstellen, das bedeutet, wenn `Configuration.buildSessionFactory()` aufgerufen wird. Damit Ihr Applikationscode portierbar bleibt, sollten Sie diesen Build und den Lookup in `HibernateUtil` implementieren und weiterhin diese Hilfsklasse in Ihrem Datenzugriffscode verwenden (siehe Listing 2.18).

Listing 2.18 `HibernateUtil` für den JNDI-Lookup von `SessionFactory`

```
public class HibernateUtil {

    private static Context jndiContext;

    static {
        try {
            // Erstellen und an JNDI binden
            new Configuration().buildSessionFactory();

            // Ein Handle für die Registry (liest jndi.properties)
            jndiContext = new InitialContext();

        } catch (Throwable ex) {
            throw new ExceptionInInitializerError(ex);
        }
    }

    public static SessionFactory getSessionFactory(String sfName) {
        SessionFactory sf;
        try {
            sf = (SessionFactory) jndiContext.lookup(sfName);
        } catch (NamingException ex) {
            throw new RuntimeException(ex);
        }
        return sf;
    }
}
```

Alternativ können Sie die `SessionFactory` mit einem JNDI-Aufruf direkt im Applikationscode abrufen. Doch Sie brauchen wenigstens irgendwo in Ihrer Applikation die Zeile `new Configuration().buildSessionFactory()` im Startup-Code. Um diese letzte Zeile Hibernate-Startup-Code zu entfernen und die `HibernateUtil`-Klasse vollständig zu eliminieren, können Sie Hibernate auch als JMX-Dienst bereitstellen (oder indem Sie JPA und Java EE verwenden).

2.4.3 Bereitstellung von JMX-Diensten

Die Welt von Java ist voller Spezifikationen, Standards und deren Implementierungen. Ein relativ neuer, aber wichtiger Standard liegt in seiner ersten Version vor: *Java Management Extensions* (JMX). JMX ist für die Verwaltung von Systemkomponenten oder vielmehr Systemdiensten zuständig.

Wo passt Hibernate in dieses neue Bild? Hibernate nutzt, wenn es in einem Applikationsserver bereitgestellt wird, andere Dienste wie gemanagte Transaktionen und Datenquellen aus einem Verbindungspool. Mit Hibernate JMX-Integration kann Hibernate auch ein gemanagter JMX-Dienst sein, auf den andere aufbauen und der von anderen genutzt wird.

Die JMX-Spezifikation definiert die folgenden Komponenten:

- Die *JMX MBean*, eine wiederverwendbare Komponente (normalerweise infrastrukturell), die ein Interface für das *Management* (Administration) bietet.
- Der *JMX Container* vermittelt den generischen Zugriff (lokal oder remote) auf die MBean.
- Der *JMX Client* kann verwendet werden, um MBeans über den JMX-Container zu administrieren.

Ein Applikationsserver, der (wie JBoss AS) JMX unterstützt, fungiert als JMX-Container und erlaubt es, dass eine MBean als Teil des Startup-Prozesses des Applikationservers konfiguriert und initialisiert wird. Ihr Hibernate-Dienst kann auch verpackt und als JMX MBean bereitgestellt werden; das gebundlete Interface dafür ist `org.hibernate.jmx.HibernateService`. Sie können den Hibernate-Kern über dieses Interface mit jedem Standard-JMX-Client starten, stoppen und überwachen. Ein zweites MBean-Interface, das optional bereitgestellt werden kann, ist `org.hibernate.jmx.StatisticsService`, mit dem Sie das Laufzeitverhalten von Hibernate mit einem JMX-Client aktivieren und überwachen können.

Wie JMX-Dienste und MBeans bereitgestellt werden, hängt vom Hersteller ab. Auf einem JBoss Application Server müssen Sie beispielsweise in das EAR Ihrer Applikation nur die Datei `jboss-service.xml` hinzufügen, damit Hibernate als gemanagter JMX-Dienst verfügbar ist.

Anstatt dass hier alle Optionen erklärt werden, schauen Sie sich bitte die Referenzdokumentation für JBoss Application Server an. Darin ist ein Abschnitt enthalten, wie man Schritt für Schritt die Hibernate-Integration und -Bereitstellung durchführt (http://docs.jboss.org/jbossas). Konfiguration und Bereitstellung auf anderen Applikationsservern, die JMX unterstützen, sollte ähnlich verlaufen, und Sie können die JBoss-Konfigurationsdateien anpassen und portieren.

2.5 Zusammenfassung

In diesem Kapitel haben Sie ein erstes Hibernate-Projekt vollständig abgeschlossen. Wir haben uns angeschaut, wie die XML-Mapping-Dateien bei Hibernate geschrieben werden und welche APIs Sie in Hibernate aufrufen können, um mit der Datenbank zu interagieren.

Dann haben wir Java Persistence und EJB 3.0 vorgestellt und erklärt, wie durch automatisches Scannen der Metadaten, standardisierte Konfiguration und Verpackung und Abhängigkeitsinjektion in gemanagten EJB-Komponenten auch die einfachste Hibernate-Applikation noch weiter vereinfacht werden kann.

Wenn Sie mit einer Legacy-Datenbank arbeiten müssen, können Sie mit dem Toolset von Hibernate ein Reverse Engineering der XML-Mapping-Dateien von einem vorhandenen Schema durchführen. Oder wenn Sie mit JDK 5.0 und/oder EJB 3.0 arbeiten, können Sie Java-Applikationscode direkt aus einer SQL-Datenbank generieren.

Zum Schluss haben wir uns anspruchsvollere Optionen für die Integration und Konfiguration von Hibernate in einer Java EE-Umgebung angeschaut – diese Integration ist bereits für Sie erledigt worden, wenn Sie mit JPA oder EJB 3.0 arbeiten.

Einen Vergleich mit einer Übersicht der Hibernate-Funktionalität und Java Persistence finden Sie in Tabelle 2.1. (Eine ähnliche Vergleichstabelle finden Sie am Ende eines jeden Kapitels.)

Tabelle 2.1 Hibernate und JPA im Vergleich

Hibernate Core	**Java Persistence und EJB 3.0**
Kann überall integriert werden. Flexibel, doch manchmal komplex zu konfigurieren.	Einsetzbar mit Java EE und Java SE. Einfache und standardisierte Konfiguration; in Java EE-Umgebungen ist keine zusätzliche Integration oder besondere Konfiguration erforderlich.
Konfiguration erfordert eine Liste der XML-Mapping-Dateien oder annotierten Klassen.	JPA-Provider scannt automatisch nach XML-Mapping-Dateien und annotierten Klassen.
Proprietär, aber leistungsfähig. Fortlaufend verbesserte native Programmierschnittstellen und Query-Sprache.	Standardisierte und stabile Schnittstellen mit einem ausreichenden Subset von Hibernate-Funktionalität. Einfacher Rückgriff auf Hibernate-APIs möglich.

Im nächsten Kapitel stellen wir eine etwas komplexere Beispiel-Applikation vor, mit der wir im Rest des Buches arbeiten werden. Sie erfahren, wie man ein Domain-Modell entwirft und implementiert und welche Optionen für Mapping-Metadaten die beste Wahl für ein großes Projekt sind.

3

3 Domain-Modelle und Metadaten

Die Themen dieses Kapitels:

- Die Beispiel-Applikation CaveatEmptor
- POJO-Design für Rich Domain Models
- Optionen für objekt-relationale Mapping-Metadaten

Durch das „Hello World"-Beispiel im vorigen Beispiel haben Sie eine Einführung in Hibernate bekommen. Allerdings ist es für das Verständnis der Anforderungen realer Applikationen mit komplexen Datenmodellen nicht sehr nützlich. Im restlichen Buch werden wir mit CaveatEmptor arbeiten, einer deutlich anspruchsvolleren Beispiel-Applikation für ein Online-Auktionssystem, um Hibernate und Java Persistence zu demonstrieren.

Wir beginnen, indem wir ein Programmiermodell für persistente Klassen vorstellen. Design und Implementierung von persistenten Klassen ist ein mehrstufiger Prozess, den wir eingehend untersuchen werden.

Zunächst erfahren Sie, wie man die Business Entities eines bestimmten Aufgabenbereiches (die Problemstellung) identifiziert. Sie erstellen ein konzeptuelles Modell dieser Entities und deren Attribute, das sogenannte Domain-Modell, und implementieren es in Java durch die Erstellung von persistenten Klassen. Wir werden einige Zeit dafür aufwenden, genau zu untersuchen, wie diese Java-Klassen aussehen sollen, und schauen uns auch die Persistenzfähigkeiten der Klassen an und wie sich dieser Aspekt auf Design und Implementierung auswirkt.

Anschließend gehen wir auf die Optionen für die Mapping-Metadaten ein, also die Möglichkeiten, Hibernate mitzuteilen, in welchen Beziehungen Ihre persistenten Klassen und deren Eigenschaften zu den Datenbanktabellen und -spalten stehen. Das kann durch das Schreiben von XML-Dokumenten geschehen, die schließlich gemeinsam mit den compilierten Java-Klassen bereitgestellt und zur Laufzeit von Hibernate gelesen werden. Eine andere Option ist, direkt im Java-Quellcode der persistenten Klassen mit JDK 5.0 Metadaten-Annotationen, die auf dem EJB 3.0-Standard basieren, zu arbeiten. Nachdem Sie dieses Kapitel gelesen haben, wissen Sie, wie man die persistenten Bereiche Ihres Domain-Modells in komplexen realen Projekten designt und welche Optionen für Mapping-Metadaten Sie hauptsächlich verwenden werden.

Schließlich schauen wir uns im letzten (und wahrscheinlich optionalen) Abschnitt dieses Kapitels an, wie es um die Unabhängigkeit von der Repräsentation von Hibernate bestellt ist. Ein relativ neues Feature in Hibernate erlaubt es Ihnen, ein Domain-Modell in Java zu erstellen, das komplett dynamisch ist, so wie ein Modell ohne irgendwelche konkreten Klassen, sondern nur mit `HashMaps`. Hibernate unterstützt auch eine Domain-Modell-Repräsentation mit XML-Dokumenten.

Fangen wir mit der Beispiel-Applikation an.

3.1 Die Applikation CaveatEmptor

Mit der Applikation CaveatEmptor für Online-Auktionen werden wir ORM-Techniken und Hibernate-Funktionalitäten demonstrieren. Sie können sich den Quellcode der Applikation von http://caveatemptor.hibernate.org herunterladen. In diesem Buch werden wir wenig auf die Benutzeroberfläche eingehen (sie kann webbasiert oder ein Rich Client sein) und konzentrieren uns stattdessen auf den Datenzugriffscode. Wenn allerdings eine Designentscheidung über Datenzugriffscode getroffen werden muss, die auch Folgen für die Benutzeroberfläche hat, werden wir natürlich beides berücksichtigen.

Um die Designprobleme zu verstehen, um die es bei ORM geht, tun wir so, als gäbe es diese CaveatEmptor-Applikation noch nicht, sondern sie müsste von Anfang an neu entworfen werden. Unsere erste Aufgabe besteht also in der Analyse.

3.1.1 Analyse der Business-Domain

Ein Projekt zur Softwareentwicklung beginnt mit der Analyse der Problemstellung (vorausgesetzt, dass es weder Code noch eine Datenbank aus Altsystemen gibt).

An diesem Punkt identifizieren Sie mit Hilfe von Experten für die Problemstellung die wichtigsten Entities, die für das Softwaresystem relevant sind. Bei Entities geht es normalerweise um jene Konzepte, die die Anwender des Systems verstehen: Bezahlung, Kundenverwaltung, Bestellung, Artikel, Gebote usw. Manche Entities können Abstraktionen weniger konkreter Dinge sein, an die der Anwender denkt, wie zum Beispiel der Algorithmus für die Preisfindung, doch auch diese sind für den Anwender normalerweise verständlich. Alle Entities finden sich in der konzeptuellen Ansicht des Business wieder, die auch als Business-Modell bezeichnet wird. Entwickler und Architekten von objektorientierter Software analysieren das Business-Modell und erstellen ein objektorientiertes Modell – immer noch auf der Konzeptstufe, also ohne Java-Code. Dieses Modell kann so einfach sein wie ein Gedankengebäude, das nur in der Vorstellung der Entwickler existiert, oder es kann auch so gut ausgearbeitet sein wie ein UML-Klassendiagramm, das mit einem

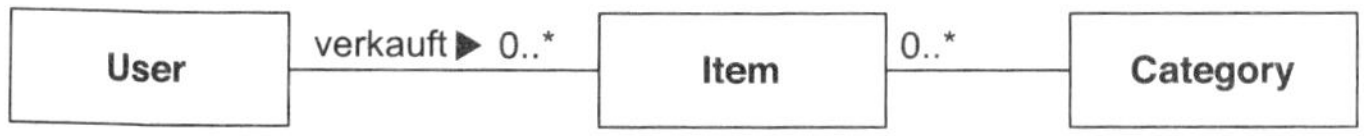

Abbildung 3.1 Klassendiagramm eines typischen Modells für eine Online-Auktion

CASE-Tool (Computer-aided Software Engineering) wie ArgoUML oder TogetherJ erstellt wird. Ein einfaches Modell, in UML formuliert, ist in Abbildung 3.1 abgebildet.

In diesem Modell finden sich Entities, die zwangläufig zu jedem typischen Auktionssystem gehören: Kategorie (*category*), Artikel (*item*) und Anwender (*user*). Die Entities und deren Beziehungen (und eventuell auch ihre Attribute) werden durch dieses Modell der Problemstellung repräsentiert. Wir bezeichnen diese Art objektorientiertes Modell von Entities der Problemstellung, die nur solche Entities umfassen, die für den Anwender von Interesse sind, als *Domain-Modell*. Dabei handelt es sich um eine abstrahierte Ansicht der realen Welt.

Der Sinn einer Analyse und Design eines Domain-Modells ist, das Wesen der Business-Information im Sinne der Applikation einzufangen. Entwickler und Architekten können das Design der Applikation statt mit einem objektorientierten Modell auch mittels eines Datenmodells angehen (das könnte dann zum Beispiel mit einem ER-Diagramm (Entity-Relationship-Diagramm) ausgedrückt werden). Wir sagen gewöhnlich, dass es im Hinblick auf die Persistenz kaum Unterschiede zwischen beiden gibt. Es handelt sich eigentlich nur um verschiedene Ausgangspunkte. Letzten Endes interessieren uns vor allem die Struktur und die Beziehungen der Business Entities, die anzuwendenden Regeln, um die Integrität der Daten zu garantieren (zum Beispiel die Kardinalität der Beziehungen), und die Logik, die für die Manipulation der Daten verwendet wird.

Beim Object Modeling liegt der Schwerpunkt auf einer polymorphen Business-Logik. Für unsere Zwecke und den Top-down-Ansatz bei der Entwicklung ist es hilfreich, wenn wir unser logisches Modell in polymorphem Java implementieren können. Von daher ist der erste Entwurf ein objektorientiertes Modell. Dann leiten wir das logische relationale Datenmodell ab (üblicherweise ohne zusätzliche Diagramme) und implementieren das eigentliche physische Datenbankschema.

Schauen wir uns an, was bei der Analyse der Problemstellung bei der CaveatEmptor-Applikation herauskommt.

3.1.2 Das Domain-Modell für CaveatEmptor

Auf der CaveatEmptor-Site können viele unterschiedliche Artikel versteigert werden: von elektronischen Bauteilen über Audio-CDs bis hin zu Flugtickets. Die Auktionen verlaufen nach dem Prinzip der englischen Auktion: Die Anwender bieten auf einen Gegenstand, bis der Bietzeitraum für dieses Angebot abläuft und der Höchstbietende gewinnt.

In jedem Geschäft sind die Waren nach Art kategorisiert, mit ähnlichen Waren in Abteilungen gruppiert und in Regalen aufgestellt. Der Auktionskatalog erfordert eine bestimmte Hierarchie für die Artikel in Kategorien, damit ein Käufer in diesen Kategorien browsen oder eigenmächtig nach Kategorien oder Artikeleigenschaften suchen kann. Die Artikel erscheinen im Kategorien-Browser und den Suchergebnissen in Listen. Wird ein Artikel aus einer Liste angewählt, erhält der Käufer eine Detailansicht.

Eine Auktion besteht aus einer Folge von Geboten, und eines ist am höchsten und von daher das Gewinnergebot. Zu den Anwenderdetails gehören Name, Login, Adresse, E-Mail-Adresse und Abrechnungsinformationen.

Ein Netz des Vertrauens ist ein wesentliches Feature einer Site für Online-Auktionen. Dieses Vertrauensnetz erlaubt den Anwendern, sich einen Ruf der Vertrauenswürdigkeit aufzubauen (bei Fehlen eines solchen Netzes ist der Anwender hingegen unzuverlässig). Käufer können Kommentare über Verkäufer abgeben (und umgekehrt), die dann für alle Anwender sichtbar sind.

Eine Gesamtübersicht des Domain-Modells finden Sie in Abbildung 3.2. Wir wollen kurz auf einige interessante Features dieses Modells eingehen.

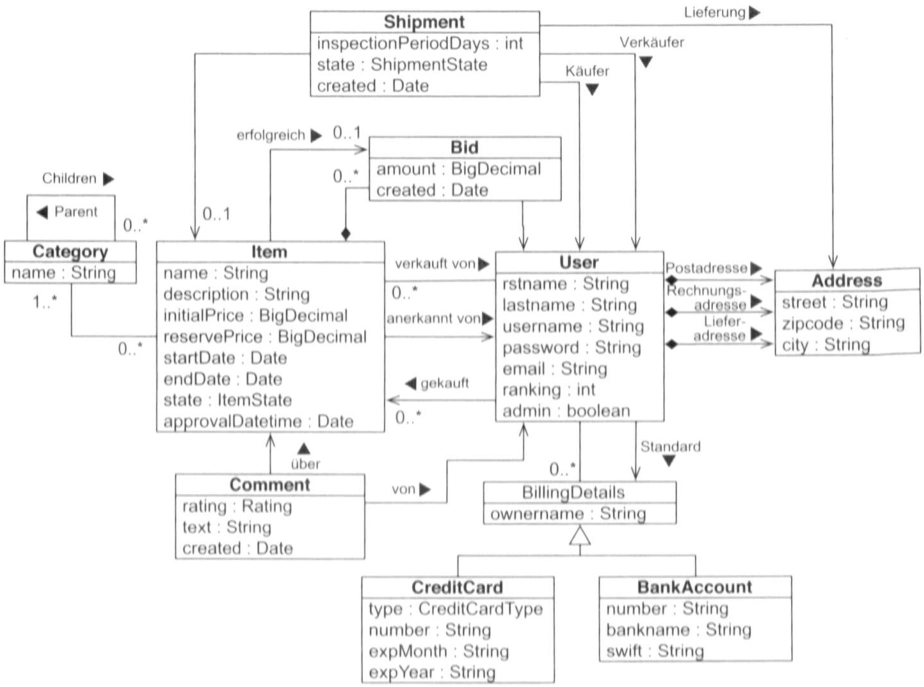

Abbildung 3.2 Persistente Klassen des Domain-Modells für CaveatEmptor und ihre Beziehungen untereinander

Jeder Artikel kann nur einmal versteigert werden. Also braucht sich `Item` nicht von anderen Auktions-Entities zu unterscheiden. Stattdessen haben Sie für ein Auktionselement nur eine Entity namens `Item`. Folglich ist das Gebot `Bid` direkt mit `Item` verknüpft. `User` können `Comments` über andere User nur im Kontext einer Auktion schreiben, darum die Assoziation zwischen `Item` und `Comment`. Die `Address`-Information eines Users ist als separate Klasse modelliert, auch wenn der `User` vielleicht nur eine `Address` hat. Es könnte auch drei geben: die Postadresse, die Rechnungs- sowie die Lieferadresse. Der Anwender kann also `BillingDetails` haben. Die verschiedenen Abrechnungsstrategien werden als Unterklasse einer abstrakten Klasse repräsentiert (wodurch spätere Erweiterungen möglich werden).

Eine `Category` kann in einer anderen `Category` verschachtelt sein. Das wird durch eine rekursive Assoziation von der Entity `Category` zu sich selbst ausgedrückt. Beachten Sie, dass eine `Category` verschiedene Unterkategorien, doch höchstens eine Oberkategorie haben kann. Jedes `Item` gehört mindestens zu einer `Category`.

Die Entities eines Domain-Modells sollten Zustand und Verhalten beinhalten. In der `User`-Entity sollte zum Beispiel der Name und die Adresse eines Kunden und die Logik, die für die Berechnung der Lieferkosten der Waren (an diesen speziellen Kunden) erforderlich ist, definiert werden. Das Domain-Modell ist ein Rich Object Model mit komplexen Assoziationen, Interaktionen und vererbten Beziehungen. Eine interessante und ausführliche Besprechung der objektorientierten Techniken für die Arbeit mit Domain-Modellen finden Sie in *Patterns of Enterprise Application Architecture* (Fowler, 2003) oder in *Domain-Driven Design* (Evans, 2003).

In diesem Buch werden wir uns nicht viel über Businessregeln oder das Verhalten unseres Domain-Modells auslassen. Das liegt nicht daran, dass wir es als unwichtig betrachten. Vielmehr ist es für das Problem der Persistenz weitgehend nicht relevant. Es sind die Entities, die persistent sind; also werden wir unsere Besprechung darauf konzentrieren, wie wir die Zustände im Domain-Modell am besten repräsentieren und nicht wie das Verhalten dargestellt werden kann. In diesem Buch geht es uns beispielsweise nicht darum, wie Steuern für verkaufte Artikel berechnet werden oder wie das System ein neues Konto eines Anwenders bestätigt. Wir sind mehr daran interessiert, wie die Beziehungen zwischen den Anwendern und den von ihnen verkauften Waren repräsentiert und persistent gemacht werden können. Wir werden in späteren Kapiteln auf dieses Problem noch zurückkommen, wenn wir uns ein mehrschichtiges Applikationsdesign und die Trennung von Logik und Datenzugriff näher anschauen.

Anmerkung

ORM ohne Domain-Modell: Wir möchten betonen, dass für Applikationen, die auf einem Rich Domain Model aufbauen, eine Objektpersistenz mit vollständigem ORM sehr geeignet ist. Wenn Ihre Applikation keine komplexen Businessregeln oder komplexe Interaktionen zwischen Entities implementiert (oder Sie nur wenige Entities haben), brauchen Sie vielleicht gar kein Domain-Modell. Viele einfache und manche nicht so einfache Probleme sind perfekt für tabellenorientierte Lösungen geeignet, wo die Applikation um das Datenmodell der Datenbank herum gestaltet wurde anstatt um ein objektorientiertes Domain-Modell, bei dem die Logik oft in der Datenbank ausgeführt wird (Stored Procedures). Je komplexer und ausdrucksvoller Ihr Domain-Modell jedoch ist, desto mehr profitieren Sie von Hibernate. Es läuft zu Höchstform auf, wenn es mit der vollständigen Komplexität der objekt-relationalen Persistenz zu tun bekommt.

Nun haben Sie ein (rudimentäres) Applikationsdesign mit einem Domain-Modell, und der nächste Schritt wird sein, es mit Java umzusetzen. Schauen wir uns einiges von den Dingen an, die Sie beachten sollten.

3.2 Implementierung des Domain-Modells

Sie müssen sich gewöhnlich um verschiedene Themen kümmern, wenn Sie ein Domain-Modell in Java implementieren. Wie trennen Sie zum Beispiel die Businessangelegenheiten von den Crosscutting Concerns (wie Transaktionen oder gar Persistenz)? Brauchen Sie automatisierte oder transparente Persistenz? Müssen Sie mit einem speziellen Programmiermodell arbeiten, um das zu erreichen? In diesem Abschnitt untersuchen wir diese Arten von Problemen und wie man sie in einer typischen Hibernate-Applikation angeht.

Fangen wir mit einem Problem am, das jede Implementierung lösen muss: die Trennung der verschiedenen Aufgabenbereiche. Die Implementierung des Domain-Modells ist normalerweise eine zentrale, organisatorische Komponente. Auf sie werden Sie immer wieder zurückgreifen, wenn Sie in Ihrer Applikation neue Funktionalitäten einbauen. Aus diesem Grund sollten Sie sich darauf einstellen, dass Sie einiges an Mühe investieren sollten, um zu gewährleisten, dass keine anderen Aufgaben als Business-Aspekte in die Implementierung des Domain-Modells hineinspielen.

3.2.1 Das Vermischen von Aufgabenbereichen

Die Implementierung des Domain-Modells ist solch ein wichtiges Stück Code, dass sie nicht von orthogonalen Java APIs abhängig sein sollte. Code im Domain-Modell sollte beispielsweise keine JNDI-Lookups durchführen oder die Datenbank über die JDBC API aufrufen. Das ermöglicht Ihnen, die Implementierung des Domain-Modells praktisch überall wiederzuverwenden. Am wichtigsten ist, dass dadurch die Unit-Tests des Domain-Modells einfach gemacht werden können, ohne dass eine bestimmte Laufzeitumgebung oder ein Container vorhanden sein muss (oder dass es erforderlich wird, irgendwelche Diensteabhängigkeiten nachzuahmen). Diese Trennung betont die Unterscheidung zwischen logischen Unit- und Integrations-Unit-Tests.

Wir sind der Ansicht, dass sich das Domain-Modell nur auf die Modellierung der Business-Domain beziehen sollte. Allerdings gibt es auch andere Aufgabenbereiche wie Persistenz, Transaktionsmanagement und Autorisierung. Sie sollten Code, der sich um diese Crosscutting Concerns kümmert, nicht in die Klassen legen, die das Domain-Modell implementieren. Wenn diese Crosscutting Concerns in den Domain-Modellklassen erscheinen, ist das ein Beispiel für ein Verschwimmen der Aufgabenbereiche (*leakage of concerns*).

Der EJB-Standard löst dieses Problem der ineinander verschwimmenden Aufgabenbereiche. Wenn Sie Ihre Domain-Klassen mit dem Entity-Programmiermodell implementieren, kümmert sich der Container für Sie um einige dieser Aufgabenbereiche (oder lässt Sie diese Dinge zumindest in Metadaten als Annotations oder XML-Beschreibungen auslagern).

Der EJB-Container verhindert das Verschwimmen bestimmter Crosscutting Concerns durch *Interception*. Eine EJB ist eine gemanagte Komponente, die innerhalb des EJB-Containers ausgeführt wird. Der Container fängt Aufrufe an die Beans ab (*intercept*) und führt seine eigene Funktionalität aus. Dadurch kann der Container die vordefinierten Crosscutting Concerns – Sicherheit, gleichzeitigen Datenzugriff, Persistenz, Transaktion und Remoteness – generisch implementieren

Leider werden durch die EJB 2.1-Spezifikation viele Regeln und Beschränkungen auferlegt, wie man ein Domain-Modell zu implementieren hat. Das ist schon an sich eine Art Verschwimmen der Aufgabenbereiche – in diesem Fall verschwimmen die Aufgaben des Implementierers des Containers! Das wurde in der EJB 3.0-Spezifikation behoben, die nicht-intrusiv und dem traditionellen JavaBean-Programmiermodell viel näher ist.

Hibernate ist kein Applikationsserver und versucht nicht, all die Crosscutting Concerns der vollständigen EJB-Spezifikation zu implementieren. Hibernate ist eine Lösung nur für einen dieser Aufgabenbereiche: Persistenz. Wenn deklarative Sicherheit und Transaktionsmanagement für Sie Grundbedingung ist, sollten Sie auf Entity-Instanzen über eine Session-Bean zugreifen und sich damit die Implementierung dieser Aufgabenbereiche durch die EJB-Container zunutze machen. Der Aspekt der Persistenz wird bei Hibernate in einem EJB-Container entweder ersetzt (EJB 2.1, Entity-Beans mit CMP) oder implementiert (EJB 3.0, Java Persistence Entities).

Hibernate-Persistenzklassen und das Entity-Programmiermodell von EJB 3.0 bieten eine transparente Persistenz. Hibernate und Java Persistence verfügen auch über automatische Persistenz.

Wir wollen nun beide Begriffe im Detail untersuchen und sie akkurat definieren.

3.2.2 Transparente und automatische Persistenz

Mit *transparent* meinen wir eine vollständige Trennung der Aufgabenbereiche (*concerns*) zwischen den Persistenzklassen des Domain-Modells und der Persistenzlogik, bei der die Persistenzklassen nichts über den Persistenzmechanismus wissen (und nicht davon abhängig sind). Mit dem Begriff *automatisch* beziehen wir uns auf eine Persistenzlösung, die Ihnen die Abwicklung der mechanischen Details auf unterer Ebene erspart, zum Beispiel das Schreiben der meisten SQL-Anweisungen und das Arbeiten mit der JDBC-API.

Die Klasse `Item` ist beispielsweise auf Codeebene von keiner Hibernate-API abhängig. Außerdem:

- Bei Hibernate ist es nicht erforderlich, dass spezielle Superklassen oder Interfaces von Persistenzklassen vererbt oder implementiert werden. Es werden auch keine Spezialklassen benutzt, um Eigenschaften oder Assoziationen zu implementieren. (Natürlich besteht immer die Möglichkeit, beide Techniken zu verwenden.) Transparente Persistenz verbessert Lesbarkeit und Wartungsfreundlichkeit des Codes, wie Sie bald sehen werden.

- Persistenzklassen können außerhalb des Persistenzkontexts wiederverwendet werden, beispielsweise in Unit-Tests oder in der User-Interface-Schicht. Testbarkeit ist eine grundlegende Anforderung für Applikationen mit Rich Domain Models.
- In einem System mit transparenter Persistenz sind sich die Objekte des zugrunde liegenden Datenspeichers nicht bewusst. Sie brauchen nicht einmal zu wissen, dass sie persistiert oder geholt werden. Der Aufgabenbereich der Persistenz ist in ein generisches Persistenzmanager-Interface ausgelagert – im Fall von Hibernate ist das `Session` und `Query`. In JPA spielen der `EntityManager` und die `Query` (diese hat den gleichen Namen, doch ein anderes Paket und eine etwas andere API) die gleiche Rolle.

Transparente Persistenz fördert ein gewisses Maß an Portierbarkeit; ohne spezielle Interfaces werden die Persistenzklassen von irgendeiner bestimmten Persistenzlösung entkoppelt. Unsere Business-Logik ist in jedem anderen Applikationskontext komplett wiederverwendbar. Sie können leicht zu einem anderen transparenten Persistenzmechanismus wechseln. Weil JPA die gleichen grundlegenden Prinzipien befolgt, gibt es keinen Unterschied zwischen Hibernate-Persistenzklassen und JPA-Entity-Klassen.

Durch diese Definition transparenter Persistenz sind bestimmte nicht-automatische Persistenzschichten transparent (zum Beispiel das DAO-Muster), weil sie den persistenzbezogenen Code von den abstrakten Programmierschnittstellen entkoppeln. Nur reine Java-Klassen ohne Abhängigkeiten werden der Business-Logik ausgesetzt oder enthalten sie. Umgekehrt sind manche automatischen Persistenzschichten (einschließlich der EJB 2.1 Entity-Instanzen und manche ORM-Lösungen) nicht-transparent, weil sie spezielle Interfaces oder intrusive Programmiermodelle erfordern.

Wir betrachten Transparenz als erforderlich. Transparente Persistenz sollte eine der Hauptziele jeder ORM-Lösung sein. Allerdings ist keine automatische Persistenzlösung vollständig transparent: Jede automatische Persistenzschicht, auch Hibernate, setzt bei den Persistenzklassen bestimmte Anforderungen voraus. Hibernate erfordert beispielsweise, dass Collection-Eigenschaften in ein Interface als `java.util.Set` oder `java.util.List` übergeben werden und nicht in einer Implementierung wie `java.util.HashSet` (das ist sowieso eine empfohlene Praxis). Oder dass eine JPA-Entity-Klasse eine spezielle Eigenschaft aufweisen muss: den so genannten Datenbankidentifikator.

Sie wissen jetzt, warum sich der Persistenzmechanismus möglichst wenig darauf auswirken sollte, wie Sie ein Domain-Modell implementieren, und dass eine transparente und automatische Persistenz erforderlich ist. Welche Art Programmiermodell sollten Sie verwenden? Wie lauten die genauen Anforderungen und Vereinbarungen, die berücksichtigt werden müssen? Brauchen Sie überhaupt ein spezielles Programmiermodell? Theoretisch nein, in der Praxis sollten Sie aber mit einem disziplinierten, konsistenten Programmiermodell arbeiten, das in der Java-Community akzeptiert wird.

3.2.3 POJOs und persistente Entity-Klassen

Als eine Reaktion auf EJB 2.1-Entity-Instanzen haben viele Entwickler damit angefangen, über Plain Old Java Objects (POJOs)[1] zu sprechen, eine Vorgehensweise, die sich wieder auf die Grundlagen besinnt, im Wesentlichen die JavaBeans (ein Komponentenmodell für die User-Interface-Entwicklung) wiederbelebt und sie nun auf die Businessschicht anwendet. (Die meisten Entwickler verwenden die Begriffe POJO und JavaBean beinahe synonym.) Durch die Überarbeitung der EJB-Spezifikation haben wir neue, leichtgewichtige Entities bekommen, und es ist ganz passend, von ihnen als persistenzfähige JavaBeans zu sprechen. Java-Entwickler werden bald alle drei Begriffe als Synonyme für den gleichen grundlegenden Designansatz verwenden.

In diesem Buch verwenden wir Persistenzklasse für jede Klassenimplementierung, die mit Persistenzinstanzen umgehen kann; wir sprechen von POJO, wenn einige Best Practices von Java relevant sind, und nehmen Entity-Klasse, wenn die Java-Implementierung den EJB 3.0- und JPA-Spezifikationen folgt. Noch einmal: Sie sollten sich nicht zu viele Gedanken über diese Unterschiede machen, weil letzten Endes das Ziel ist, den Persistenzaspekt so transparent wie möglich anzuwenden. Beinahe jede Java-Klasse kann eine Persistenzklasse, ein POJO oder eine Entity-Klasse sein, wenn einige gute Vorgehensweisen befolgt werden.

Hibernate funktioniert am besten mit einem Domain-Modell, das als POJOs implementiert wurde. Die wenigen Anforderungen, die Hibernate an die Implementierung Ihres Domain-Modells stellt, sind ebenfalls Best Practices bei der POJO-Implementierung. Von daher sind die meisten POJOs ohne Änderungen mit Hibernate kompatibel. Die Anforderungen für Hibernate sind beinahe die gleichen wie diejenigen für die EJB 3.0-Entity-Klassen. Also kann eine POJO-Implementierung einfach mit Annotationen ausgezeichnet und zu einer mit EJB 3.0 kompatiblen Entity gemacht werden.

Ein POJO deklariert Businessmethoden (die Verhalten definieren) und Eigenschaften (die den Zustand repräsentieren). Manche Eigenschaften repräsentieren Assoziationen zu anderen benutzerdefinierten POJOs.

Eine einfache POJO-Klasse wird in Listing 3.1 gezeigt. Dabei handelt es sich um eine Implementierung der `User`-Entity Ihres Domain-Modells.

Listing 3.1 POJO-Implementierung der Klasse `User`

```
public class User
       implements Serializable {        || Deklaration von Serializable

    private String username;
    private Address address;

    public User() {}                || Standard-Konstruktor
```

[1] POJO wird manchmal auch Plain *Ordinary* Java Objects geschrieben. Dieser Begriff wurde 2002 von Martin Fowler, Rebecca Parsons und Josh Mackenzie geprägt.

```
    public String getUsername() {                  ‖ Zugriffsmethoden für Eigenschaften
        return username;
    }

    public void setUsername(String username) {     ‖ Zugriffsmethoden für Eigenschaften
        this.username = username;
    }

    public Address getAddress() {                  ‖ Zugriffsmethoden für Eigenschaften
        return address;
    }
    public void setAddress(Address address) {      ‖ Zugriffsmethoden für Eigenschaften
        this.address = address;
    }

    public MonetaryAmount calcShippingCosts(Address fromLocation) {
        ...
    }         ‖ Businessmethode
}
```

Für Hibernate ist es nicht erforderlich, dass persistente Klassen `Serializable` implementieren. Wenn allerdings Objekte in einer `HttpSession` gespeichert oder mit RMI über den Wert übergeben werden, wird eine Serialisierung notwendig. (Das kommt in einer Hibernate-Applikation wahrscheinlich vor.) Die Klasse kann abstrakt sein und bei Bedarf eine nicht-persistente Klasse erweitern.

Anders als die Spezifikation für JavaBeans, bei der kein spezieller Konstruktor benötigt wird, ist bei Hibernate der Standard-Konstruktor ohne Argumente für jede persistente Klasse erforderlich. Hibernate ruft persistente Klassen mit der Java Reflection API über diesen Konstruktor auf, um Objekte zu instanziieren. Der Konstruktor muss nicht *public* sein, muss aber zumindest für das Paket sichtbar sein, wenn zur Laufzeit generierte Proxys für die Performanceoptimierung benutzt werden. Proxygenerierung setzt auch voraus, dass die Klasse nicht als final deklariert wird (oder finale Methoden hat)! (Wir kommen in Kapitel 13, Abschnitt 13.1 „Definition des globalen Fetch-Plans" auf Proxys zurück.)

Die Eigenschaften des POJO implementieren die Attribute der Business Entities – zum Beispiel der `username` des `Users`. Eigenschaften werden normalerweise als private oder geschützte Instanzvariablen implementiert, zusammen mit *public* Zugriffs-Methoden: eine Methode, um den Wert der Instanzvariablen zu holen, und eine Methode zum Ändern ihres Wertes. Diese Methoden nennt man Getter bzw. Setter. Das Beispiel-POJO in Listing 3.1 deklariert Getter- und Setter-Methoden für die Eigenschaften `username` und `address`.

Die JavaBean-Spezifikation definiert die Richtlinien für die Bezeichnungen dieser Methoden, und damit können generische Tools wie Hibernate den Wert der Eigenschaft leicht finden und manipulieren. Der Name einer Getter-Methode beginnt mit `get`, gefolgt vom Namen der Eigenschaft (der erste Buchstabe wird groß geschrieben); eine Setter-Methode fängt mit `set` an und darauf folgt entsprechend der Name der Eigenschaft. Getter-Methoden für Boole'sche Eigenschaften können mit `is` statt mit `get` anfangen.

Sie können wählen, wie der Zustand einer Instanz Ihrer persistenten Klassen durch Hibernate persistent gemacht werden soll: entweder durch den direkten Zugriff auf dessen Felder oder durch Zugriffs-Methoden. Ihr Klassendesign ist von solchen Überlegungen nicht betroffen. Sie können manche Zugriffs-Methoden nicht-öffentlich machen oder sie vollständig entfernen. Manche Getter- und Setter-Methoden können etwas Anspruchsvolleres machen als Instanzvariablen zuzugreifen, doch triviale Zugriffs-Methoden sind üblich. Ihr Hauptvorteil besteht darin, einen zusätzlichen Puffer zwischen der internen Repräsentation und dem öffentlichen Interface der Klasse zu bieten, was ein unabhängiges Refactoring von beidem ermöglicht.

Das Beispiel in Listing 3.1 definiert auch eine Businessmethode, die berechnet, wie teuer die Lieferung einer Ware an einen Anwender wird (wir haben die Implementierung dieser Methode ausgelassen).

Welche Anforderungen bestehen für JPA-Entity-Klassen? Die gute Nachricht lautet, dass alle bisher für POJOs besprochenen Konventionen auch für JPA-Entities erforderlich sind. Sie müssen ein paar zusätzliche Regeln anwenden, doch diese sind ähnlich einfach. Darauf kommen wir später zurück.

Nachdem wir nun die Grundlagen der Arbeit mit POJO-Persistenzklassen als Programmiermodell besprochen haben, soll es nun darum gehen, wie die Assoziationen zwischen diesen Klassen abgewickelt werden.

3.2.4 Implementierung von POJO-Assoziationen

Über Eigenschaften drücken Sie Assoziationen zwischen POJO-Klassen aus, und durch Zugriffs-Methoden navigieren Sie zur Laufzeit von einem Objekt zum nächsten. Schauen wir uns die Assoziationen an, die von der Klasse `Category` definiert werden (siehe Abbildung 3.3).

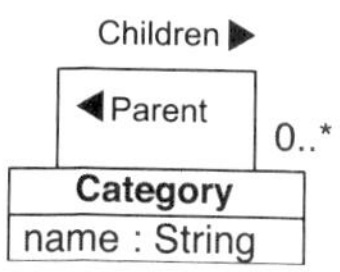

Abbildung 3.3
Diagramm der Klasse `Category` mit Assoziationen

Wie bei allen Diagrammen haben wir die mit den Assoziationen zusammenhängenden Attribute ausgelassen (nennen wir sie `parentCategory` und `childCategories`), weil sonst die Abbildung unübersichtlich wird. Diese Attribute und die Methoden, die deren Werte manipulieren, werden *Scaffolding Code* (wörtlich *Stütz-Code*) genannt.

So sieht der Stütz-Code für die one-to-many-Selbstassoziation von `Category` aus:

```
public class Category {
    private String name;
    private Category parentCategory;
    private Set childCategories = new HashSet();

    public Category() { }
    ...
}
```

Damit eine bidirektionale Navigation der Assoziation möglich wird, brauchen Sie zwei Attribute. Das Feld `parentCategory` implementiert die Seite der Assoziation mit einem Wert und wird als Typ `Category` deklariert. Die Seite mit mehreren Werten, die vom Feld `childCategories` implementiert wird, muss vom Typ `Collection` sein. Sie wählen ein `Set`, weil Duplikate nicht erlaubt sind, und initialisieren die Instanzvariable mit einer neuen Instanz von `HashSet`.

Hibernate benötigt Interfaces für Attribute vom Typ Collection, also müssen Sie beispielsweise `java.util.Set` oder `java.util.List` statt `HashSet` verwenden. Das ist mit den Anforderungen der JPA-Spezifikation für Collections in Entities konsistent. Zur Laufzeit verpackt Hibernate die Instanz `HashSet` mit einer Session von Hibernates eigenen Klassen. (Diese besondere Klasse ist für den Applikationscode nicht sichtbar.) Es ist allerdings auch eine gute Vorgehensweise, auf Collection-Interfaces hin zu programmieren statt auf konkrete Implementierungen, von daher sollte diese Beschränkung Sie nicht weiter kümmern.

Sie haben nun einige private Instanzvariablen, doch kein öffentliches Interface, um Zugriffe aus dem Business-Code oder die Eigenschaftsverwaltung von Hibernate zu erlauben (wenn Hibernate nicht direkt auf die Felder zugreifen soll). Fügen wir der Klasse einige Zugriffs-Methoden hinzu:

```
public String getName() {
    return name;
}

public void setName(String name) {
    this.name = name;
}
public Set getChildCategories() {
    return childCategories;
}
public void setChildCategories(Set childCategories) {
    this.childCategories = childCategories;
}
public Category getParentCategory() {
    return parentCategory;
}
public void setParentCategory(Category parentCategory) {
    this.parentCategory = parentCategory;
}
```

Diese Accessor-Methoden müssen nur dann wieder als `public` deklariert werden, wenn Sie Teil des externen Interface der persistenten Klasse sind, die von der Applikationslogik verwendet wird, um eine Beziehung zwischen zwei Objekten zu erstellen. Allerdings ist die Verwaltung des Links zwischen zwei `Category`-Instanzen schwieriger, als einen Fremdschlüsselwert in einem Datenbankfeld zu setzen. Unserer Erfahrung nach sind Entwickler sich der Komplikation oft nicht bewusst, die aus einem Netzwerkobjektmodell mit bidirektionalen Verweisen entsteht. Gehen wir dieses Problem schrittweise durch.

Die grundlegende Prozedur für das Einfügen einer Child-`Category` in eine Parent-`Category` ist wie folgt:

```
Category aParent = new Category();
Category aChild = new Category();
aChild.setParentCategory(aParent);
aParent.getChildCategories().add(aChild);
```

Immer, wenn ein Link zwischen einer Parent- und einer Child-`Category` erstellt wird, sind zwei Aktionen erforderlich:

- Die `parentCategory` des Child muss gesetzt werden, was direkt zum Bruch der Assoziation zwischen Child und dem alten Parent führt (es kann für jedes Child nur ein Parent geben).
- Das Child muss der `childCategories`-Collection der neuen Parent-Category hinzugefügt werden.

Anmerkung

Gemanagte Beziehungen in Hibernate: Hibernate verwaltet keine persistenten Assoziationen. Wenn Sie eine Assoziation manipulieren wollen, müssen Sie genau den gleichen Code schreiben, den Sie auch ohne Hibernate schreiben würden. Wenn eine Assoziation bidirektional ist, müssen beide Seiten der Beziehung berücksichtigt werden. Programmiermodelle wie EJB 2.1 Entity Beans haben dieses Verhalten verworren gemacht, weil sie über Container verwaltete Beziehungen eingeführt haben: Der Container verändert automatisch die andere Seite einer Beziehung, wenn eine Seite durch die Applikation modifiziert wird. Das ist einer der Gründe, warum Code, der mit EJB 2.1 Entity Beans arbeitet, nicht außerhalb des Containers wiederverwendet werden kann. Die EJB 3.0 Entity-Assoziationen sind genau wie bei Hibernate transparent. Wenn Sie mal Probleme haben, das Verhalten der Assoziationen in Hibernate zu begreifen, fragen Sie sich einfach: „Was würde ich ohne Hibernate machen?" Hibernate verändert die regulären Java-Semantik nicht.

Es ist eine gute Idee, bei der `Category`-Klasse eine *Convenience Method* einzufügen, die diese Operationen gruppiert. Das erlaubt die Wiederverwendung und gewährleistet Korrektheit und letzten Endes garantiert es die Datenintegrität:

```
public void addChildCategory(Category childCategory) {
     if (childCategory == null)
      throw new IllegalArgumentException("Null child category!");
     if (childCategory.getParentCategory() != null)
      childCategory.getParentCategory().getChildCategories()
                                        .remove(childCategory);
    childCategory.setParentCategory(this);
    childCategories.add(childCategory);
}
```

Die Methode `addChildCategory()` reduziert im Umgang mit `Category`-Objekten nicht nur die Anzahl der Programmzeilen, sondern erzwingt auch die Kardinalität der Assoziation. Fehler, die daraus entstehen, dass eine der beiden erforderlichen Aktionen ausgelassen wurde, werden vermieden. Diese Art der Gruppierung von Operationen sollte wenn möglich immer für Assoziationen bereitgestellt werden. Wenn Sie das mit dem relationalen Modell der Fremdschlüssel in einer relationalen Datenbank vergleichen, können Sie ganz leicht erkennen, wie ein Netzwerk- und Zeigermodell eine einfache Operation verkomplizieren: Statt eines deklarativen Constraints brauchen Sie prozeduralen Code, um die Datenintegrität zu garantieren.

Weil `addChildCategory()` die einzige sichtbare Mutator-Methode für die Child-Kategorien sein soll (möglicherweise im Zusammenhang mit einer `removeChildCategory()`-Methode), können Sie die `setChildCategories()`-Methode privat machen oder sie weglassen und für die Persistenz den direkten Feldzugriff nutzen. Die Getter-Methode gibt weiterhin eine modifizierbare Collection zurück, die Clients dann nutzen können, um Veränderungen vorzunehmen, die auf der anderen Seite nicht reflektiert werden. Sie sollten sich überlegen, ob Sie die statischen Methoden `Collections.unmodifiableCollection(c)` und `Collections.unmodifiableSet(s)` verwenden wollen, wenn Sie es vorziehen, die internen Collections zu wrappen, bevor sie mit Ihrer Getter-Methode zurückgegeben werden. Der Client erhält dann eine Exception, wenn er die Collection zu verändern versucht; für jede Änderung muss nun zwingend eine Relationship-Management-Methode verwendet werden.

Eine andere Art der Beziehung existiert zwischen den Klassen `Category` und `Item` eine bidirektionale many-to-many-Assoziation (siehe Abbildung 3.4).

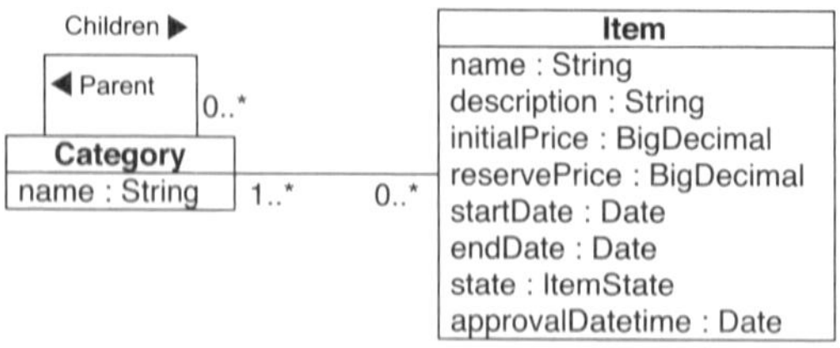

Abbildung 3.4
Category und die verknüpfte Item-Klasse

Im Fall der many-to-many-Assoziation besitzen beide Seiten Attributen, die Collection-Werte haben. Wir fügen nun die neuen Attribute und Methoden ein, um auf die aus der `Category`-Klasse auf die `Items` zugreifen zu können (siehe Listing 3.2).

Listing 3.2 Stütz-Code für `Category` zu `Item`

```
public class Category {
    ...
    private Set items = new HashSet();
    ...

    public Set getItems() {
        return items;
    }
    public void setItems(Set items) {
        this.items = items;
    }
}
```

Der Code für die Klasse `Item` (die andere Seite der many-to-many-Assoziation) ist gleich dem Code der Klasse `Category`. Sie fügen das Collection-Attribut, die Standard-Zugriffs-Methoden und eine Methode, die die Verwaltung der Beziehungen vereinfacht, hinzu (siehe Listing 3.3).

Listing 3.3 Stütz-Code für Item zu Category

```
public class Item {

    private String name;
    private String description;
    ...
    private Set categories = new HashSet();
    ...
    public Set getCategories() {
        return categories;
    }
    private void setCategories(Set categories) {
```

```
        this.categories = categories;
    }
    public void addCategory(Category category) {
        if (category == null)
            throw new IllegalArgumentException("Null category");
        category.getItems().add(this);
        categories.add(category);
    }
}
```

Die Methode `addCategory()` ähnelt der Convenience Method `addChildCategory()` der `Category`-Klasse. Sie wird von einem Client verwendet, um den Link zwischen einem `Item` und einer `Category` zu manipulieren. Zur besseren Lesbarkeit werden wir solche Convenience Methods bei späteren Code-Beispielen nicht mehr zeigen und davon ausgehen, dass Sie diese nach eigenem Belieben einfügen werden.

Für den Umgang mit Assoziationen sind solche Convenience Methods nicht die einzige Möglichkeit, um die Implementierung eines Domain-Modells zu verbessern. Sie können Ihren Zugriffs-Methoden auch Logik hinzufügen.

3.2.5 Logik in Zugriffs-Methoden einfügen

Wir arbeiten unter anderem deswegen gerne mit Zugriffs-Methoden im JavaBeans-Stil, weil sie eine Kapselung ermöglichen: Die versteckte interne Implementierung einer Eigenschaft kann ohne Änderungen am öffentlichen Interface verändert werden. Damit können Sie die interne Datenstruktur einer Klasse (die Instanzvariablen) vom Design der Datenbank abstrahieren, wenn Hibernate zur Laufzeit mittels Zugriffs-Methoden auf die Eigenschaften zugreift. Das ermöglicht eine leichtere und unabhängige Refakturierung der öffentlichen API und der internen Repräsentation einer Klasse.

Wenn Ihre Datenbank beispielsweise den Namen eines Anwenders in der Spalte `NAME` speichert, doch Ihre Klasse `User` die Eigenschaften `firstname` und `lastname` hat, können Sie der Klasse die folgende persistente `name`-Eigenschaft hinzufügen:

```
public class User {
    private String firstname;
    private String lastname;
    ...

    public String getName() {
        return firstname + ' ' + lastname;
    }
    public void setName(String name) {
        StringTokenizer t = new StringTokenizer(name);
        firstname = t.nextToken();
        lastname = t.nextToken();
    )
    ....
}
```

Später werden Sie sehen, dass Sie mit benutzerdefinierten Hibernate-Typen besser mit vielen solcher Situationen umgehen können. Es ist allerdings ganz hilfreich, verschiedene Optionen zu haben.

Zugriffs-Methoden können auch eine Validierung durchführen. Im Folgenden prüft beispielsweise die Methode `setFirstName()`, ob der Name groß geschrieben ist:

```
public class User {
    private String firstname;
    ...
    public String getFirstname() {
        return firstname;
    }
    public void setFirstname(String firstname)
        throws InvalidNameException {
        if ( !StringUtil.isCapitalizedName(firstname) )
            throw new InvalidNameException(firstname);
        this.firstname = firstname;
    }
    ....
}
```

Hibernate kann die Zugriffs-Methoden verwenden, um den Zustand einer Instanz zu bevölkern, wenn ein Objekt aus einer Datenbank geladen wird. Manchmal ist einem diese Validierung, wenn Hibernate ein neu geladenes Objekt initialisiert, aber nicht recht. In diesem Fall ist es sinnvoll, Hibernate direkt auf die Instanzvariablen zugreifen zu lassen.

Ein anderes, zu berücksichtigendes Thema ist Dirty Checking. Hibernate stellt automatisch fest, ob der Zustand eines Objekts sich geändert hat, um den aktualisierten Zustand mit der Datenbank zu synchronisieren. Im Allgemeinen ist es sicher, ein anderes Objekt von der Getter-Methode zurückzugeben als jenes, das dem Setter von Hibernate übergeben wurde. Hibernate vergleicht die Objekte über den Wert (nicht über die Objektidentität), um zu bestimmen, ob der Persistenzstatus der Eigenschaft aktualisiert werden muss. Die folgende Getter-Methode führt beispielsweise zu keinen unnötigen SQL-`UPDATES`:

```
public String getFirstname() {
    return new String(firstname);
}
```

Dabei gibt es aber eine wichtige Ausnahme: Collections werden über die Identität verglichen! Bei einer Eigenschaft, die als eine persistente Collection gemappt ist, sollten Sie von der Getter-Methode exakt die gleiche Collection-Instanz zurückgeben wie die, die Hibernate der Setter-Methode übergeben hat. Wenn Sie das nicht machen, wird Hibernate jedes Mal, wenn der im Speicher bereitgehaltene Zustand mit der Datenbank synchronisiert wird, die Datenbank aktualisieren, auch wenn das nicht nötig ist. Ein solcher Code sollte bei Accessor-Methoden fast immer vermieden werden:

```
public void setNames(List namesList) {
    names = (String[]) namesList.toArray();
}

public List getNames() {
    return Arrays.asList(names);
}
```

Schlussendlich müssen Sie wissen, wie in Zugriffs-Methoden mit Exceptions umgegangen wird, wenn Sie Hibernate so konfigurieren, dass diese Methoden beim Laden und Speichern von Instanzen verwendet werden. Wenn eine `RuntimeException` geworfen wird, wird die aktuelle Transaktion rückgängig gemacht, und Sie können sich um die Exception kümmern. Wenn die Anwendung eine *Checked*-Exception wirft, wrappt Hibernate die Exception in eine `RuntimeException`.

Sie sehen, dass Hibernate Sie nicht unnötig auf ein POJO-Programmiermodell einschränkt. Sie können frei jede für Sie erforderliche Logik in Zugriffs-Methoden implementieren (solange Sie sowohl im Getter als auch im Setter die gleiche Collection-Instanz haben). Es kann umfassend konfiguriert werden, wie Hibernate auf die Eigenschaften zugreift. Diese Art von Transparenz garantiert eine unabhängige und wiederverwendbare Implementierung des Domain-Modells. Und alles, was wir bisher ausgeführt und gesagt haben, gilt gleichermaßen für persistente Klassen in Hibernate und für JPA-Entities.

Wir definieren nun das objekt-relationale Mapping für die persistenten Klassen.

3.3 Objekt-relationale Mapping-Metadaten

ORM-Tools brauchen Metadaten, um das Mapping zwischen Klassen und Tabellen, Eigenschaften und Spalten, Assoziationen und Fremdschlüsseln, Java- und SQL-Typen usw. spezifizieren zu können. Diese Information nennt man die *objekt-relationalen Mapping-Metadaten*. Bei Metadaten handelt es sich um Daten über andere Daten, und Mapping-Metadaten definieren und steuern die Transformation zwischen den verschiedenen Typensystemen und Beziehungsrepräsentationen in objektorientierten und SQL-Systemen.

Es obliegt Ihnen als Entwickler, diese Metadaten zu schreiben und zu pflegen. In diesem Abschnitt besprechen wir verschiedene Vorgehensweisen dazu, darunter Metadaten in XML-Dateien und Quellcodekommentare in JDK 5.0. Normalerweise werden Sie sich bei einem bestimmten Projekt für eine Strategie entscheiden. Wenn Sie diese Abschnitte gelesen haben, besitzen Sie die nötigen Hintergrundinformationen, um sich fundiert entscheiden zu können.

3.3.1 Metadaten in XML

Jede ORM-Lösung sollte ein gut lesbares, leicht per Hand bearbeitbares Mapping-Format aufweisen, nicht einfach nur ein GUI-Mapping-Tool. Momentan ist XML das beliebteste Format für objekt-relationale Metadaten. Mapping-Dokumente, die mit XML geschrieben wurden, sind leichtgewichtig, von Menschen lesbar, mit Systemen zur Versionskontrolle und Texteditoren einfach zu bearbeiten und können während der Bereitstellung (oder mit programmatischer XML-Generierung sogar zur Laufzeit) maßgeschneidert angepasst werden.

Doch sind auf XML basierende Metadaten wirklich der beste Ansatz? In der Java-Community bildet sich ein gewisser Vorbehalt gegen die übermäßige Verwendung von XML aus. Jedes Framework und jeder Applikationsserver scheint eigene XML-Deskriptoren zu erfordern.

Unserer Ansicht nach gibt es für diese Gegenströmung drei Hauptgründe:

- Auf Metadaten basierende Lösungen wurden oft unsachgemäß verwendet. Metadaten sind von ihrer Natur her nicht flexibler oder wartungsfreundlicher als reiner Java-Code.

- Viele vorhandene Metadaten-Formate wurden nicht so designt, dass sie leicht lesbar und einfach per Hand zu bearbeiten sind. Besonders ärgerlich ist der Mangel an vernünftigen Defaultwerten für Attribute und Elemente, was zu deutlicher mehr Tipparbeit führt, als eigentlich nötig wäre. Schlimmer noch: Manche Metadatenschemata arbeiten nur mit XML-Elementen und Textwerten ohne jede Attribute. Ein weiteres Problem sind zu generische Schemata, bei denen jede Deklaration in ein generisches Extension-Attribut eines Meta-Elements gewrappt ist.
- Gute XML-Editoren (vor allem in IDEs) sind nicht so verbreitet wie gute Umgebungen für Java-Programmierung. Am schlimmsten (und am leichtesten behebbar) ist, dass es oft keine DTD (Document Type Declaration) gibt, was ein Autovervollständigen und Validieren verhindert.

Es gibt keinen Weg an Metadaten in ORM vorbei. Doch Hibernate wurde im Hinblick auf die typischen Probleme mit Metadaten designt. Deswegen ist sein XML-Format der Metadaten außergewöhnlich gut lesbar und definiert nützliche Standardwerte. Wenn Attributwerte fehlen, wird bei den gemappten Klassen Reflection eingesetzt, um Defaults zu bestimmen. Hibernate enthält auch eine dokumentierte und komplette DTD. Schließlich hat sich der IDE-Support für XML in letzter Zeit verbessert, und moderne IDEs bieten eine dynamische XML-Validierung und sogar Autovervollständigung.

Schauen wir uns an, wie Sie mit XML-Metadaten in Hibernate arbeiten können. Sie haben im vorigen Abschnitt die Klasse `Category` erstellt; nun müssen Sie sie auf die `CATEGORY`-Tabelle in der Datenbank mappen. Dafür schreiben Sie das XML-Mapping-Dokument aus Listing 3.4.

Listing 3.4 XML-Mapping in Hibernate für die Klasse `Category`

```
<?xml version="1.0"?>
<!DOCTYPE hibernate-mapping PUBLIC       ❶
    "-//Hibernate/Hibernate Mapping DTD//EN"
    "http://hibernate.sourceforge.net/hibernate-mapping-3.0.dtd">

<hibernate-mapping>       ❷
    <class      ❸
        name="auction.model.Category"
        table="CATEGORY">

        <id       ❹
            name="id"
            column="CATEGORY_ID"
            type="long">
            <generator class="native"/>
        </id>

        <property       ❺
            name="name"
            column="NAME"
            type="string"/>
    </class>
</hibernate-mapping>
```

❶ Die Mapping-DTD von Hibernate sollte in jeder Mapping-Datei deklariert werden; sie ist für eine Syntax-Validierung des XML erforderlich.

❷ Mappings werden in einem `<hibernate-mapping>`-Element deklariert. Sie können neben anderen, speziellen Deklarationen, auf die wir später im Buch zu sprechen kommen, beliebig viele Klassen-Mappings aufnehmen.

❸ Die Klasse `Category` (im Paket `auction.model`) ist auf die Tabelle `CATEGORY` gemappt. Jede Zeile in dieser Tabelle repräsentiert eine Instanz des Typs `Category`.

❹ Wir haben das Konzept der Objektidentität noch nicht angesprochen, von daher überrascht Sie dieses Mapping-Element vielleicht. Dieses komplexe Thema kommt im nächsten Kapitel zur Sprache. Um dieses Mapping zu verstehen, reicht es aus zu wissen, dass jede Zeile in der Tabelle `CATEGORY` einen Primärschlüsselwert hat, der zur Objektidentität der Instanz im Speicher passt. Über das Mapping-Element `<id>` werden die Details der Objektidentität definiert.

❺ Der Name der Eigenschaft des Typs `java.lang.String` ist auf eine Datenbankspalte namens `NAME` gemappt. Beachten Sie, dass es sich bei dem im Mapping deklarierten Typ um einen eingebauten Hibernate-Typ (`string`) handelt und nicht um den Typ der Java-Eigenschaft oder der SQL-Spalte. Stellen Sie sich dies als einen Converter vor, der die unterschiedlichen Typensysteme überbrückt.

Wir haben in diesem Beispiel die Mappings für die Collection und Assoziation absichtlich weggelassen. Das Mapping für Assoziationen und vor allem Collections ist komplexer, daher kommen wir darauf im zweiten Teil des Buches zurück.

Obwohl es möglich ist, durch mehrere `<class>`-Elemente in einer Mapping-Datei Mappings für mehrere Klassen zu deklarieren, lautet die empfohlene Vorgehensweise (die auch von manchen Hibernate-Tools erwartet wird), pro Persistenzklasse eine Mapping-Datei zu verwenden. Die Konvention ist, der Datei den gleichen Namen wie die gemappte Klasse zu geben, ein Suffix anzuhängen (zum Beispiel Category.hbm.xml) und es in das gleiche Paket zu legen wie die `Category`-Klasse.

Wie bereits erwähnt, sind XML-Mapping-Dateien nicht der einzige Weg, um Mapping-Metadaten in einer Hibernate-Applikation zu definieren. Wenn Sie mit JDK 5.0 arbeiten, ist es am besten, die Hibernate Annotations zu nehmen, die auf dem EJB 3.0- und Java Persistence-Standard beruhen.

3.3.2 Auf Annotationen basierende Metadaten

Die grundlegende Idee ist, Metadaten direkt neben die Informationen zu stellen, die sie beschreiben, anstatt sie physisch in eine separate Datei zu legen. Vor JDK 5.0 besaß Java diese Funktionalität nicht, also wurde eine Alternative entwickelt. Das XDoclet-Projekt führte eine Annotation von Java-Quellcode mit Meta-Informationen ein und arbeitete dabei mit speziellen Javadoc-Tags, die Support für Schlüssel/Wert-Paare boten. Durch die Verschachtelung von Tags werden recht komplexe Strukturen unterstützt, doch nur manche IDEs erlauben die Anpassung von Javadoc-Templates für die Autovervollständigung und Validierung.

Die Java Specification Request (JSR) 175 führte das Konzept der Annotationen in der Java-Sprache mit typsicheren und deklarierten Interfaces für die Definition von Annotationen ein. Autovervollständigung und Compile-Time Checking sind nun kein Problem mehr. Wir finden, dass Annotations-Metadaten – verglichen mit XDoclet – nicht *verbose* sind und bessere Standards bieten. Allerdings sind JDK 5.0-Annotationen manchmal schwerer zu lesen als die von XDoclet, weil sie sich nicht in regulären Kommentarblöcken befinden. Sie sollten eine IDE nehmen, die eine konfigurierbare Syntaxhervorhebung der Annotationen bietet. Darüber hinaus haben wir keine weiteren ernsteren Nachteile bei der Arbeit mit Annotationen in unserem Arbeitsalltag der vergangenen Jahre gefunden und betrachten den Support von Annotation-Metadaten als eins der wichtigsten Features von JDK 5.0.

Wir stellen nun die Mapping-Annotationen und die Verwendung von JDK 5.0 vor. Wenn Sie mit JDK 1.4 arbeiten müssen, doch gerne mit auf Annotationen basierenden Metadaten arbeiten wollen, sollten Sie sich mal XDoclet anschauen, das wir später zeigen werden.

Definition und Verwendung von Annotationen

Bevor Sie die erste Persistenzklasse annotieren, schauen wir uns erst einmal an, wie Annotationen erstellt werden. Natürlich werden Sie hauptsächlich mit vordefinierten Annotationen arbeiten. Es ist allerdings ganz praktisch, wenn man weiß, wie man das vorhandene Format der Metadaten erweitern oder eigene Annotationen schreiben kann. Das folgende Code-Beispiel zeigt die Definition einer `Entity`-Annotation:

```
package javax.persistence;

@Target(TYPE)
@Retention(RUNTIME)
public @interface Entity {
    String name() default "";
}
```

Die erste Zeile definiert wie immer das Paket. Diese Annotation ist im Paket `javax.persistence`, der wie in EJB 3.0 definierten Java Persistence API. Es ist eine der wichtigsten Annotationen der Spezifikation – Sie können sie bei einem POJO anwenden, um daraus eine persistente Entity-Klasse zu machen. Die nächste Zeile ist eine Annotation, die der `@Entity`-Annotation Meta-Informationen (Metadaten über Metadaten) hinzufügt. Darüber wird festgelegt, dass die Annotation `@Entity` nur bei Typendeklarationen festgelegt werden kann – mit anderen Worten können Sie mit der `@Entity`-Annotation keine Felder oder Methoden, sondern nur Klassen auszeichnen. Die für diese Annotation gewählte Vorbehaltsrichtlinie ist `RUNTIME`; mit anderen Optionen (für andere Verwendungszwecke) können Annotation-Metadaten während der Compilierung entfernt oder ohne die Möglichkeit der Reflektion zur Laufzeit nur in Byte-Code eingeschlossen werden. Sogar zur Laufzeit sollten alle Entity-Meta-Informationen erhalten bleiben, von daher kann Hibernate sie beim Startup mittels Java Reflection lesen. Im Beispiel folgt dann die eigentliche Deklaration der Annotation einschließlich des Interface-Namens und dessen Attributen (in diesem Fall nur eines: `name` mit einem leeren String-Default).

Wir wollen mit dieser Annotation aus einer POJO-Persistenzklasse eine Java Persistence-Entity machen:

```
package auction.model;

import javax.persistence.*;
@Entity
@Table(name = "ITEM")
public class Item {
    ...
}
```

Diese öffentliche Klasse `Item` ist als persistente Entity deklariert worden. Alle ihre Eigenschaften sind nun über eine Standardstrategie automatisch persistent. Weiterhin sehen Sie eine zweite Annotation, die den Namen der Tabelle im Datenbankschema deklariert, auf die diese Persistenzklasse gemappt ist. Wenn Sie diese Information weglassen, geht der JPA-Provider defaultmäßig vom nicht-qualifizierten Klassennamen aus (so wie auch Hibernate es macht, wenn Sie den Tabellennamen in einer XML-Mapping-Datei weglassen).

Das ist alles typsicher, und deklarierte Annotationen werden beim Start von Hibernate per Java Reflection gelesen. Sie brauchen keine XML-Mapping-Dateien zu schreiben, Hibernate braucht kein XML zu parsen und der Startup geht schneller. Ihre IDE kann ebenfalls ganz leicht die Annotationen validieren und visuell hervorheben – immerhin handelt sich um reguläre Java-Typen.

Einer der ganz klaren Vorteile der Annotationen ist ihre Flexibilität beim Agile Development. Bei der Refakturierung des Codes werden die ganze Zeit Klassen und Eigenschaften umbenannt, gelöscht oder verschoben. Die meisten Entwicklungstools und -editoren können keine XML-Element- und Attribut-Werte umarbeiten, doch Annotationen sind Teil der Java-Sprache und in allen Refakturierungsoperationen enthalten.

Welche Annotationen sollten Sie anwenden? Sie können unter mehreren standardisierten und herstellerspezifischen Paketen wählen.

Standards berücksichtigen

Auf Annotationen basierende Metadaten haben wesentliche Auswirkungen darauf, wie Sie Java-Applikationen schreiben. Andere Programmierumgebungen wie C# und .NET haben so etwas schon eine ganze Weile unterstützt, und die Entwickler haben die Metadaten-Attribute schnell übernommen. In der Java-Welt geschieht die große Einführung der Annotationen mit Java EE 5.0. Alle Spezifikationen, die als Teil von Java EE betrachtet werden (wie EJB, JMS, JMX und sogar die Servlet-Spezifikation), werden aktualisiert und arbeiten hinsichtlich der Metadaten mit JDK 5.0-Annotationen. Webservices in J2EE 1.4 erfordern beispielsweise gewöhnlich signifikante Metadaten in XML-Dateien, also gehen wir davon aus, dass es durch Annotationen deutliche Verbesserungen in der Produktivität geben wird. Oder Sie lassen den Webcontainer ein EJB-Handle in Ihr Servlet injizieren, indem einem Feld eine Annotation hinzugefügt wird. Sun hat in Sachen Spezifikation etwas Vorarbeit geleistet (die JSR 250), um sich spezifikationsübergreifend um Annotationen zu kümmern, und dabei allgemeine Annotationen für die gesamte Java-Plattform definiert. Für Sie bleiben jedoch bei der Arbeit an einer Persistenzschicht EJB 3.0 und JPA die wichtigsten Spezifikationen.

Mit den Annotationen aus dem Java Persistence-Paket können Sie in `javax.persistence` arbeiten, wenn Sie die JPA-Interfaces in Ihrem Klassenpfad eingeschlossen haben. Sie können dann diese Annotationen verwenden, um persistente Entity-Klassen, Embeddable Classes (die besprechen wir im nächsten Kapitel), Eigenschaften, Felder, Schlüssel usw. zu deklarieren. Die JPA-Spezifikation deckt die Grundlagen und relevantesten anspruchsvollen Mappings ab – mehr brauchen Sie nicht zum Schreiben einer portierbaren Applikation mit einer austauschbaren (*pluggable*), standardisierten Persistenzschicht, die in jedem Laufzeit-Container und auch außerhalb davon funktioniert.

Welche Annotationen und Mapping-Features sind in Java Persistence nicht spezifiziert? Ein bestimmtes JPA-Produkt mit dazugehöriger Engine könnte natürlich zusätzlichen Nutzen bieten: durch die sogenannten *Hersteller-Erweiterungen*.

Der Einsatz von Hersteller-Erweiterungen

Auch wenn Sie den Großteil des Modells Ihrer Applikation mit JPA-kompatiblen Annotationen aus dem `javax.persistence`-Paket mappen, müssen Sie irgendwann mit Hersteller-Erweiterungen arbeiten. Beispielsweise sind fast alle Optionen fürs Performance-Tuning (wie Einstellungen zu Fetching und Caching), die Sie in einer hochqualifizierten Persistenzsoftware erwarten, nur als Hibernate-spezifische Annotationen verfügbar.

Schauen wir uns in einem Beispiel an, wie das aussieht. Der Quellcode für das Entity `Item` wird wieder annotiert:

```
package auction.model;

import javax.persistence.*;
@Entity
@Table(name = "ITEM")
@org.hibernate.annotations.BatchSize(size = 10)
@org.hibernate.annotations.DiscriminatorFormula(
    "case when ITEM_IS_SPECIAL is not null then A else B end"
)
public class Item {
    ...
}
```

Dieses Beispiel enthält zwei Hibernate-Annotationen: `@BatchSize` ist eine Fetching-Option, die die Performance in Situationen steigern kann, die wir später in diesem Buch untersuchen werden. `@DiscriminatorFormula` ist eine Hibernate-Mapping-Annotation, die vor allem bei Schemata von Altsystemen nützlich ist, wenn die Klassenvererbung nicht über einfache literale Werte bestimmt werden können (hier wird die Spalte `ITEM_IS_SPECIAL` eines Altsystems – wahrscheinlich eine Art Flag – mit einem literalen Wert gemappt). Beiden Annotationen ist der Paketname von `org.hibernate.annotations` vorangestellt. Betrachten Sie das als empfohlene Vorgehensweise, weil Sie so leicht erkennen können, welche Metadaten von dieser Entity-Klasse aus der JPA-Spezifikation stammen und welche herstellerspezifisch sind. Sie können Ihren Quellcode auch einfach nach „org.hibernate.annotations“ durchsuchen und bekommen durch nur einen Suchlauf einen vollständigen Überblick über alle nicht-standardkonformen Annotationen in Ihrer Applikation.

Wenn Sie Ihren Java Persistence-Provider wechseln, brauchen Sie nur die herstellerspezifischen Extensions ersetzen und können erwarten, dass bei den meisten anspruchsvollen

Lösungen ein ähnlicher Feature-Satz zur Verfügung steht. Natürlich hoffen wir, dass Sie das nie zu machen brauchen, und in der Praxis geschieht das auch nicht oft – aber falls doch, sind Sie gut vorbereitet.

Annotationen in Klassen decken nur Metadaten ab, die auf diese bestimmte Klasse anwendbar sind. Sie brauchen allerdings oft Metadaten auf einer höheren Stufe, für ein ganzes Paket oder gar die komplette Applikation. Bevor wir diese Optionen durchgehen, möchten wir gerne noch ein weiteres Format für Mapping-Metadaten vorstellen.

XML-Deskriptoren in JPA und EJB 3.0

Der EJB 3.0- und Java Persistence-Standard hat sich die Annotationen äußerst nachhaltig zu Eigen gemacht. Doch der Expertengruppe sind die Vorteile der XML-Bereitstellungsdeskriptoren für bestimmte Situationen bewusst, vor allem für Konfigurations-Metadaten, die sich mit jedem Deployment verändern. Als Konsequenz kann jede Annotation in EJB 3.0 und JPA durch ein XML-Deskriptoren-Element ersetzt werden. Mit anderen Worten: Sie müssen also nicht mit Annotationen arbeiten, wenn Sie nicht wollen (obwohl wir es Ihnen nachdrücklich empfehlen, dass Sie die Annotationen mal ausprobieren, wenn Sie diesen eher skeptisch gegenüber stehen).

Schauen wir uns das Beispiel eines JPA-XML-Deskriptors für eine bestimmte Persistence Unit an:

```
<?xml version="1.0" encoding="UTF-8"?>

<entity-mappings
  xmlns="http://java.sun.com/xml/ns/persistence/orm"
  xmlns:xsi="http://www.w3.org/2001/XMLSchema-instance"
  xsi:schemaLocation=
      "http://java.sun.com/xml/ns/persistence/orm orm_1_0.xsd"
  version="1.0">
    <persistence-unit-metadata>
        <xml-mapping-metadata-complete/>
        <persistence-unit-defaults>
            <schema>MY_SCHEMA</schema>
            <catalog>MY_CATALOG</catalog>
            <cascade-persist/>
        </persistence-unit-defaults>
    </persistence-unit-metadata>
    <package>auction.model</package>
    <entity class="Item" access="PROPERTY"
            metadata-complete="true">
        <attributes>
            <id name="id">
                <generated-value strategy="AUTO"/>
            </id>
        </attributes>
    </entity>
</entity-mappings>
```

Dieses XML wird automatisch vom JPA-Provider eingelesen, wenn Sie es in einer Datei namens orm.xml in Ihrem Klassenpfad abgelegt haben (im META-INF-Verzeichnis der Persistence Unit). Sie erkennen, dass Sie nur eine Identifikatoreigenschaft für eine Klasse benennen müssen; wie bei den Annotationen werden alle anderen Eigenschaften der Entity-Klasse automatisch als persistent mit einem vernünftigen Default-Mapping betrachtet.

Sie können die Default-Mappings auch für das gesamte Persistence Unit setzen (zum Beispiel den Schemanamen und die Default-Optionen für das Kaskadieren). Wenn Sie das Element `<xml-mapping-metadata-complete>` mit aufführen, ignoriert der JPA-Provider komplett alle Annotationen in Ihren Entity-Klassen in dieser Persistence Unit und verlässt sich nur auf die Mappings, wie sie in der Datei orm.xml definiert sind. Sie können das (in diesem Fall redundant) mit `metadata-complete="true"` auf Entity-Ebene aktivieren. Bei Aktivierung geht der JPA-Provider davon aus, dass alle Eigenschaften der Entity in XML gemappt sind und dass alle Annotationen für diese Entity ignoriert werden sollten.

Wenn Sie nicht ignorieren, sondern stattdessen die Annotations-Metadaten überschreiben wollen, entfernen Sie zuerst das globale Element `<xml-mapping-metadata-complete>` aus der Datei orm.xml. Dann löschen Sie auch das Attribut `metadata-complete="true"` aus jedem Entity-Mapping, das Annotationen überschreiben (nicht ersetzen) soll:

```
<entity-mappings ...>

    <package>auction.model</package>
    <entity class="Item">
        <attributes>
            <basic name="initialPrice" optional="false">
                <column name="INIT_PRICE"/>
            </basic>
        </attributes>
    </entity>
</entity-mappings>
```

Hier mappen Sie die Eigenschaft `initialPrice` mit der Spalte `INIT_PRICE` und legen fest, dass es nicht `null` sein kann. Alle Annotationen der Eigenschaft `initialPrice` der Klasse `Item` werden ignoriert, doch alle anderen Annotationen dieser Klasse finden weiterhin Anwendung. Beachten Sie außerdem, dass Sie in diesem Mapping keine Zugriffsstrategie angegeben haben, also erfolgt der Zugriff über Feld- oder Zugriffs-Methoden (abhängig von der Position der Annotation `@Id` in `Item`. (Auf dieses Detail kommen wir im nächsten Kapitel zurück.)

Ein offensichtliches Problem mit den XML-Deskriptoren für das Deployment in Java Persistence ist ihre Kompatibilität mit nativen Hibernate-XML-Mapping-Dateien. Die beiden Formate sind gar nicht kompatibel, und Sie sollten sich für eines der beiden entscheiden. Die Syntax der JPA-XML-Deskriptoren ist deutlich näher an den eigentlichen JPA-Annotationen als an den nativen XML-Mapping-Dateien von Hibernate.

Sie sollten sich auch Gedanken über Hersteller-Erweiterungen machen, wenn Sie sich für ein Format für die XML-Metadaten entscheiden. Das XML-Format von Hibernate unterstützt alle möglichen Hibernate-Mappings; wenn also etwas nicht in JPA/Hibernate-Annotationen gemappt werden kann, so geht das mit nativen XML-Dateien in Hibernate. Das gilt nicht für XML-Deskriptoren von JPA: Sie bieten nur gebräuchliche, ausgelagerte Metadaten, die der Spezifikation entsprechen. Sun erlaubt keine Hersteller-Erweiterungen mit einem zusätzlichen Namespace.

Andererseits können Sie mit XML-Mapping-Dateien von Hibernate keine Annotationen überschreiben; Sie müssen ein komplettes Entity-Klassen-Mapping in XML definieren.

Aus diesen Gründen zeigen wir nicht alle möglichen Mappings in allen drei Formaten; wir konzentrieren uns auf die nativen XML-Metadaten von Hibernate und die JPA/Hibernate-Annotationen. Doch Sie werden schon genug über den JPA-XML-Deskriptor lernen, um auch diese einsetzen zu können.

Wenn Sie JDK 5.0 verwenden, sollten JPA/Hibernate-Annotationen für Sie die erste Wahl sein. Greifen Sie auf native XML-Mapping-Dateien von Hibernate zurück, wenn Sie ein bestimmtes Klassen-Mapping auslagern oder eine Hibernate-Extension verwenden wollen, die nicht als Annotation zur Verfügung steht. Denken Sie nur dann an JPA-XML-Deskriptoren, wenn Sie nicht mit Hersteller-Erweiterungen arbeiten (was in der Praxis eher unwahrscheinlich ist) oder nur ein paar Annotationen überschreiben wollen oder wenn für Sie eine vollständige Portabilität erforderlich ist, zu der sogar Bereitstellungsdeskriptoren gehören.

Doch was ist, wenn Sie auf JDK 1.4 (oder gar 1.3) festgenagelt sind und trotzdem noch von den besseren Refakturierungsmöglichkeiten und der geringeren Anzahl von Programmzeilen der Inline-Metadaten profitieren wollen?

3.3.3 Die Arbeit mit XDoclet

Das XDoclet-Projekt hat das Konzept des attributsorientierten Programmierens in Java eingeführt. XDoclet setzt das Javadoc-Tag-Format ein (`@attribute`), um Metadaten-Attribute auf Klassen-, Feld- oder Methoden-Ebene festzulegen. Es gibt sogar ein Buch über XDoclet von Manning Publications: *XDoclet in Action* (Walls und Richards, 2004).

XDoclet wird als Ant-Task implementiert, die als Teil des Build-Prozesses Hibernate XML-Metadaten (oder abhängig vom Plug-in auch etwas anderes) generiert. Die Erstellung des Hibernate XML-Mapping-Dokuments mit XDoclet verläuft ganz unkompliziert; statt es per Hand zu schreiben, zeichnen Sie den Java-Quellcode Ihrer Persistenzklasse mit benutzerdefinierten Javadoc-Tags aus (siehe Listing 3.5).

Listing 3.5 Durch XDoclet-Tags werden Java-Klassen mit Mapping-Metadaten ausgezeichnet.

```
/**
 * Die Category-Klasse des Domain-Modells für die Auktions-Site CaveatEmptor
 *
 * @hibernate.class
 *  table="CATEGORY"
 */
public class Category {
    ...

    /**
     * @hibernate.id
     *  generator-class="native"
     *  column="CATEGORY_ID"
     */
    public Long getId() {
        return id;
    }
    ...
    /**
     * @hibernate.property
     */
```

```
        public String getName() {
            return name;
        }
        ...
    }
```

Nun, da die annotierten Klassen an Ort und Stelle und eine Ant-Task bereit ist, können Sie das gleiche XML-Dokument, wie es im vorigen Abschnitt gezeigt wurde (Listing 3.4), automatisch generieren.

Der Nachteil von XDoclet ist, dass es einen weiteren Build-Schritt erfordert. Die meisten Java-Projekte verwenden Ant bereits, also sollte das normalerweise unproblematisch sein. Die XDoclet-Mappings sind wohl beim Deployment weniger konfigurierbar, doch nichts hält Sie davon ab, das generierte XML vor der Bereitstellung per Hand zu bearbeiten. Von daher ist das wahrscheinlich kein wesentlicher Einwand. Schließlich könnte es sein, dass es in Ihrer Entwicklungsumgebung vielleicht keinen Support für die Validierung von XDoclet-Tags gibt. Allerdings unterstützen die aktuellsten IDEs zumindest die Autovervollständigung von Tag-Namen. Dieses Buch behandelt XDoclet nur am Rande, Beispiele finden Sie auf der Website von Hibernate.

Egal ob Sie XML-Dateien, JDK 5.0-Annotationen oder XDoclet verwenden, oft werden Sie merken, dass Sie Metadaten an mehreren Stellen duplizieren müssen. Anders gesagt, Sie müssen globale Informationen einfügen können, die auf mehr als eine Eigenschaft, Persistenzklasse oder gar die komplette Applikation anwendbar sind.

3.3.4 Umgang mit globalen Metadaten

Überlegen Sie sich die folgende Situation: Alle Persistenzklassen Ihres Domain-Modells sind im gleichen Paket. Doch Sie müssen in jeder XML-Mapping-Datei vollqualifizierte Klassennamen einschließlich des Pakets angeben. Es wäre deutlich einfacher, den Paketnamen nur einmal deklarieren zu müssen und dann bloß die kurzen Namen der Persistenzklasse nehmen zu können. Oder wenn Sie anstatt den direkten Feldzugriff für jede einzelne Eigenschaft über das Mapping-Attribut `access="field"` aktivieren zu müssen, einfach einen einzelnen Switch nehmen könnten, um den Feldzugriff für alle Eigenschaften aktiveren zu können. Metadaten, die ganze Klassen oder Pakete umfassen, wären deutlich praktischer.

Manche Metadaten gelten für die ganze Applikation. Zum Beispiel können Abfrage-Strings in Metadaten ausgelagert und über einen global eindeutigen Namen im Applikationscode aufgerufen werden. Auf ähnliche Weise ist eine Abfrage normalerweise nicht auf eine bestimmte Klasse bezogen und manchmal nicht einmal auf ein bestimmtes Paket. Andere Metadaten, die die ganze Applikation betreffen, sind z.B. benutzerdefinierte Mapping-Typen (Converter) und Datenfilter-Definitionen (dynamische Views).

Gehen wir einige Beispiele für globale Metadaten in Hibernate XML-Mappings und JDK 5.0-Annotationen durch.

Globale XML-Mapping-Metadaten

Wenn Sie sich die XML Mapping-DTD anschauen, sehen Sie, dass das root-Element `<hibernate-mapping>` globale Optionen hat, die auf die Klassen-Mapping(s) darin angewendet werden – einige dieser Optionen zeigt das folgende Beispiel:

```
<hibernate-mapping
    schema="AUCTION"
    default-lazy="false"
    default-access="field"
    auto-import="false">

<class ...>
    ...
</class>
</hibernate-mapping>
```

Das `schema`-Attribut aktiviert `AUCTION`, ein Präfix für Datenbankschemata, das Hibernate für alle SQL-Anweisungen verwendet, die für die gemappten Klassen generiert werden. Wenn Sie `default-lazy` auf `false` setzen, aktivieren Sie das Outer-Join Fetching für einige Klassenassoziationen; dies ist Thema in Kapitel 13, Abschnitt 13.1 „Definition des globalen Fetch-Plans". (Dieser Switch `default-lazy="true"` hat einen interessanten Nebeneffekt: Dadurch wird auf das Standard-Fetching-Verhalten von Hibernate 2.x gewechselt – das ist praktisch, wenn Sie zu Hibernate 3.x migrieren, doch nicht alle Fetching-Einstellungen aktualisieren wollen.) Mit `default-access` aktivieren Sie den direkten Feldzugriff von Hibernate für alle persistenten Eigenschaften aller Klassen, die in dieser Datei gemappt sind. Schließlich ist die Einstellung `auto-import` für alle Klassen in dieser Datei ausgeschaltet. Mehr über das Importieren und Benennen von Entities finden Sie in Kapitel 4, Abschnitt 4.3 „Optionen für das Klassen-Mapping".

Tipp

Mapping-Dateien ohne Klassendeklarationen: Globale Metadaten sind in jeder anspruchsvollen Applikation erforderlich und vorhanden. Sie können beispielsweise ganz leicht ein Dutzend Interfaces importieren oder hundert Abfrage-Strings auslagern. In Applikationen großen Umfangs erstellen Sie oft Mapping-Dateien ohne wirkliche Klassen-Mappings, sondern nur mit Importen, externen Abfragen oder globalen Filter und Typendefinitionen. Wenn Sie sich die DTD anschauen, können Sie sehen, dass `<class>`-Mappings innerhalb des root-Elements `<hibernate-mapping>` optional sind. Teilen und organisieren Sie Ihre globalen Metadaten in separaten Dateien wie `AuctionTypes.hbm.xml`, `AuctionQueries.hbm. xml` usw. und laden Sie sie wie reguläre Mapping-Dateien in die Konfiguration von Hibernate. Achten Sie allerdings darauf, dass alle benutzerdefinierten Typen und Filter geladen sind, bevor die Mapping-Metadaten geladen werden, die diese Typen und Filter auf Klassen-Mappings anwenden.

Schauen wir uns die globalen Metadaten mit JDK 5.0-Annotationen an.

Globale Annotationen-Metadaten

Annotationen sind von ihrer Natur her an eine bestimmte Klasse in den Java-Quellcode gekoppelt. Obwohl es möglich ist, die globalen Annotationen im Quellcode einer Klasse zu platzieren (ganz oben), legen wir globale Metadaten lieber in einer separaten Datei ab.

Das nennt man Paket-Metadaten und wird mit einer Datei namens `package-info.java` in einem bestimmten Paketverzeichnis aktiviert:

```
@org.hibernate.annotations.TypeDefs({
    @org.hibernate.annotations.TypeDef(
        name="monetary_amount_usd",
        typeClass = MonetaryAmountType.class,
        parameters = { @Parameter(name="convertTo", value="USD") }
    ),
    @org.hibernate.annotations.TypeDef(
        name="monetary_amount_eur",
        typeClass = MonetaryAmountType.class,
        parameters = { @Parameter(name="convertTo", value="EUR") }
    )
})

@org.hibernate.annotations.NamedQueries({
    @org.hibernate.annotations.NamedQuery(
        name = "findItemsOrderByPrice",
        query = "select i from Item i order by i.initialPrice)"
    )
})
package auction.persistence.types;
```

Dieses Beispiel einer Datei mit Paket-Metadaten im Paket `auction.persistence.types` deklariert zwei Hibernate-Typkonvertierer. Wir besprechen das Hibernate-Typensystem in Kapitel 5, Abschnitt 5.2 „Das Hibernate-Typensystem“. Sie können sich nun über den Namen auf die benutzerdefinierten Typen in Klassen-Mappings beziehen. Der gleiche Mechanismus kann verwendet werden, um Abfragen auszulagern und globale Identifikator-Generatoren zu definieren (das wird im obigen Beispiel allerdings nicht gezeigt).

Es hat seinen Grund, dass das obige Code-Beispiel nur Annotationen aus dem Hibernate-Paket enthält und keine Java Persistence-Annotationen. Eine der Last-Minute-Änderungen an der JPA-Spezifikation war das Entfernen der Paket-Sichtbarkeit von von JPA-Annotationen. Als Folge davon können keine Java Persistence-Annotationen in eine package-info.java-Datei platziert werden. Wenn Sie portierbare globale Java Persistence-Metadaten brauchen, dann schreiben Sie sie in eine orm.xml-Datei.

Beachten Sie, dass Sie in der Konfiguration für Ihre Persistence Unit von Hibernate oder JPA ein Paket angeben müssen, wenn Sie nicht mit automatischer Erkennung arbeiten (siehe Kapitel 2, Abschnitt 2.2.1 „Die Arbeit mit Hibernate Annotations“).

Globale Annotationen (Hibernate und JPA) können auch im Quellcode einer bestimmten Klasse direkt hinter den `import`-Abschnitt platziert werden. Die Syntax für die Annotationen ist die gleiche wie in der package-info.java-Datei, von daher wird das hier nicht wiederholt.

Sie wissen nun, wie Sie lokale und globale Mapping-Metadaten erstellen. Ein weiteres Thema bei umfangreichen Applikationen ist die Portierbarkeit von Metadaten.

Die Arbeit mit Platzhaltern

In jeder größeren Hibernate-Applikation stehen Sie vor dem Problem des nativen Codes in Ihren Mapping-Metadaten – Code, der das Mapping de facto an ein bestimmtes Datenbankprodukt bindet. SQL-Anweisungen wie in Formel-, Constraint- oder Filter-Mappings werden beispielsweise nicht von Hibernate geparst, sondern direkt durch das Datenbankverwaltungssystem geschleust. Der Vorteil ist die Flexibilität: Sie können alle nativen SQL-Funktionen oder -Schlüsselwörter aufrufen, die Ihr Datenbanksystem unterstützt. Der Nachteil, wenn man natives SQL in die Mapping-Metadaten legt, ist die verlorene Portierbarkeit der Datenbank, weil die Mappings (und somit auch Ihre Applikation) nur bei einem bestimmten Datenbankverwaltungssystem funktionieren (oder gar nur für eine bestimmte Version davon).

Sogar einfache Dinge wie Strategien zur Primärschlüsselgenerierung sind normalerweise nicht über alle Datenbanksysteme portierbar. Im nächsten Kapitel besprechen wir einen speziellen Identifikator-Generator namens `native`, dabei handelt es sich um einen eingebauten cleveren Primärschlüsselgenerator. Bei Oracle verwendet er eine Datenbanksequenz, um für die Zeilen einer Tabelle Primärschlüsselwerte zu generieren; bei IBM DB2 arbeitet er standardmäßig mit einer speziellen Spalte für einen Identitätsprimärschlüssel. So können Sie das in XML beschreiben:

```
<class name="Category" table="CATEGORY">

    <id name="id" column="CATEGORY_ID" type="long">
        <generator class="native"/>
    </id>
    ...
</class>
```

Wir werden die Details dieses Mappings später besprechen. Der interessante Teil ist die Deklaration `class="native"` als Identifikator-Generator. Nehmen wir einmal an, dass die von diesem Generator gebotene Portierbarkeit nicht das von Ihnen Gewünschte bietet, vielleicht weil Sie mit einem eigenen Identifikator-Generator arbeiten, einer Klasse, die das Hibernate `IdentifierGenerator`-Interface implementiert:

```
<id name="id" column="CATEGORY_ID" type="long">
    <generator class="auction.custom.MyOracleGenerator"/>
</id>
```

Die XML Mapping-Datei ist nun an ein bestimmtes Datenbankprodukt gebunden und Sie verlieren die Portierbarkeit der Datenbank dieser Hibernate-Applikation. Um dieses Problem zu lösen, können Sie zum Beispiel mit einem Platzhalter in Ihrer XML-Datei arbeiten, der während des Builds ersetzt wird, wenn die Mapping-Dateien in das Zielverzeichnis kopiert werden (Ant unterstützt so etwas). Dieser Mechanismus ist nur empfehlenswert, wenn Sie Erfahrung mit Ant haben oder bereits für andere Teile Ihrer Applikation Substitution zur Build-Zeit brauchen.

Eine deutlich elegantere Variante ist die Arbeit mit eigenen XML-Entities (die haben mit den Business Entities unserer Applikation nichts zu tun). Nehmen wir an, Sie müssen einen Element- oder Attributwert in Ihre XML-Dateien auslagern, um sie portierbar zu halten:

```
<id name="id" column="CATEGORY_ID" type="long">
    <generator class="&idgenerator;"/>
</id>
```

Der Wert `&idgenerator;` wird Entity-Platzhalter genannt. Sie können seinen Wert als Teil der DTD oben in der XML-Datei als Entity-Deklaration definieren:

```
<?xml version="1.0"?>
<!DOCTYPE hibernate-mapping SYSTEM
    "http://hibernate.sourceforge.net/hibernate-mapping-3.0.dtd"
[
<!ENTITY idgenerator    "auction.custom.MyOracleGenerator">
]>
```

Der XML-Parser wird nun beim Start von Hibernate den Platzhalter ersetzen, wenn die Mapping-Dateien gelesen werden.

Sie können das noch einen Schritt weiter führen und diesen Zusatz zur DTD in eine separate Datei auslagern und die globalen Optionen in allen anderen Mapping-Dateien einbinden:

```
<?xml version="1.0"?>
<!DOCTYPE hibernate-mapping SYSTEM
    "http://hibernate.sourceforge.net/hibernate-mapping-3.0.dtd"
[
<!ENTITY % globals SYSTEM "classpath://persistence/globals.dtd">
%globals;
]>
```

Dieses Beispiel zeigt die Inklusion einer externen Datei als Teil der DTD. Die Syntax ist wie oft bei XML recht plump, doch der Zweck jeder Zeile sollte klar sein. Alle globalen Einstellungen werden der Datei globals.dtd im `persistence`-Paket im Klassenpfad hinzugefügt:

```
<!ENTITY idgenerator    "auction.custom.MyOracleGenerator">
<!-- Bei Bedarf mehr Optionen einfügen ... -->
```

Um von Oracle auf ein anderes Datenbanksystem umzuschalten, stellen Sie einfach eine andere globals.dtd-Datei bereit.

Oft müssen Sie nicht nur ein XML-Element oder -Attribut ersetzen, sondern auch ganze Blöcke von Mapping-Metadaten in allen Dateien einbinden, wenn beispielsweise viele Ihrer Klassen verschiedene Eigenschaften gemeinsam haben und Sie diese nicht über Vererbung an nur einem Ort platzieren können. Mit der XML-Entity-Ersetzung können Sie ein XML-Snippet in eine separate Datei auslagern und sie in andere XML-Dateien einbauen.

Nehmen wir an, dass alle Persistenzklassen die Eigenschaft `dateModified` haben. Der erste Schritt ist, dieses Mapping in eine eigene Datei zu legen, zum Beispiel in `DateModified.hbm.xml`:

```
<property name="dateModified"
          column="DATE_MOD"
          type="timestamp"/>
```

Diese Datei braucht keinen XML-Header oder andere Tags. Nun nehmen Sie sie in der Mapping-Datei für eine Persistenzklasse auf:

```
<?xml version="1.0"?>
<!DOCTYPE hibernate-mapping SYSTEM
    "http://hibernate.sourceforge.net/hibernate-mapping-3.0.dtd"
[
<!ENTITY datemodified   SYSTEM "classpath://model/DateModified.hbm.xml">
```

```
]>
<hibernate-mapping>
<class name="Item" table="ITEM"
    <id ...>
    &datemodified;
    ...
</class>
```

Der Inhalt von `DateModified.hbm.xml` wird nun eingefügt und an Stelle des Platzhalters `&datemodified;` ersetzt. Das funktioniert natürlich auch mit größeren XML-Snippets.

Wenn Hibernate startet und die Mapping-Dateien liest, müssen XML-DTDs durch den XML-Parser aufgelöst werden. Der in Hibernate eingebaute Entity-Resolver sucht im Klassenpfad nach `hibernate-mapping-3.0-dtd`; er sollte die DTD in der Datei hibernate3.jar finden, bevor er sie im Internet sucht. Das geschieht automatisch, wenn eine Entity-URL das Präfix http://hibernate.sourceforge.net/ hat. Der Entity-Resolver von Hibernate kann auch das Präfix `classpath://` erkennen. Nach dieser Ressource wird dann im Klassenpfad gesucht und während der Bereitstellung wird sie kopiert. Um es noch einmal zu betonen: Hibernate sucht die DTD nie im Internet, wenn Sie in Ihrem Mapping einen korrekten DTD-Verweis und im Klassenpfad das richtige JAR haben.

Diese bisher beschriebenen Ansätze – XML, JDK 5.0-Annotationen und XDoclet-Attribute – gehen davon aus, dass zur Zeit der Entwicklung (oder Bereitstellung) alle Mapping-Informationen bekannt sind. Nehmen wir aber nun einmal an, dass bestimmte Informationen nicht bekannt sind, bevor die Applikation startet. Können Sie die Mapping-Metadaten programmatisch zur Laufzeit manipulieren?

3.3.5 Die Manipulation von Metadaten zur Laufzeit

Für eine Applikation ist es manchmal nützlich, neue Mappings zur Laufzeit browsen, manipulieren oder erstellen zu können. XML APIs wie das DOM, dom4j und JDOM erlauben die direkte Manipulation von XML-Dokumenten zur Laufzeit. Somit können Sie ein XML-Dokument zur Laufzeit erstellen oder verändern, bevor es dem `Configuration`-Objekt übergeben wird.

Andererseits stellt Hibernate zum Konfigurationszeitpunkt auch ein Metamodell zur Verfügung, in dem alle Informationen enthalten sind, die in Ihren statischen Mapping-Metadaten deklariert sind. Die direkte programmatische Manipulation dieses Metamodells ist manchmal sehr hilfreich, vor allem für Applikationen, die eine Erweiterung durch vom Anwender geschriebenen Code erlauben. Ein radikalerer Ansatz wäre, die Mapping-Metadaten ohne statisches Mapping komplett im Quellcode und dynamisch zu definieren. Das ist allerdings recht exotisch und sollte einer speziellen Klasse komplett dynamischer Applikationen (oder den Building-Kits dafür) vorbehalten bleiben.

Der folgende Code fügt eine neue Eigenschaft namens `motto` in die Klasse `User` ein:

```
// Vorhandenes Mapping für User aus der Configuration holen
PersistentClass userMapping =
    cfg.getClassMapping(User.class.getName());

// Eine neue Spalte für die Tabelle USER erstellen
Column column = new Column();
```

```
column.setName("MOTTO");
column.setNullable(false);
column.setUnique(true);
userMapping.getTable().addColumn(column);
// Spalte in einen Wert wrappen
SimpleValue value = new SimpleValue();
value.setTable( userMapping.getTable() );
value.setTypeName("string");
value.addColumn(column);
// Neue Eigenschaft der Klasse User definieren
Property prop = new Property();
prop.setValue(value);
prop.setName("motto");
prop.setNodeName(prop.getName());
userMapping.addProperty(prop);
// Anhand des neuen Mappings eine neue SessionFactory erstellen
SessionFactory sf = cfg.buildSessionFactory();
```

Ein `PersistentClass`-Objekt repräsentiert das Metamodell für eine Persistenzklasse, und Sie holen es vom `Configuration`-Objekt. `Column`, `SimpleValue` und `Property` sind alles Klassen des Hibernate-Metamodells und stehen im Paket `org.hibernate.mapping` zur Verfügung.

Tipp

Bitte beachten Sie, dass es recht einfach ist, eine Eigenschaft wie hier gezeigt einem vorhandenen Mapping einer Persistenzklasse hinzuzufügen. Doch es ist komplizierter, ein neues Mapping für eine vorher nicht gemappte Klasse zu erstellen.

Sobald eine `SessionFactory` erstellt wurde, sind deren Mappings unveränderlich. Die `SessionFactory` verwendet intern ein anderes Metamodell als das, was zur Konfigurationszeit benutzt wurde. Es gibt keine Möglichkeit, von der `SessionFactory` oder `Session` zur ursprünglichen `Configuration` zurückzukehren. (Beachten Sie, dass Sie die `SessionFactory` aus einer `Session` bekommen können, wenn Sie auf eine globale Einstellung zurückgreifen wollen.) Die Applikation kann aber das Metamodell der `SessionFactory` durch den Aufruf von `getClassMetadata()` oder `getCollectionsMetadata()` lesen. Das kann beispielsweise so aussehen:

```
Item item = ...;
ClassMetadata meta = sessionFactory.getClassMetadata(Item.class);
String[] metaPropertyNames =
            meta.getPropertyNames();
Object[] propertyValues =
           meta.getPropertyValues(item, EntityMode.POJO);
```

Dieses Code-Snippet holt die Namen der Persistenzeigenschaften der Klasse `Item` und die Werte von deren Eigenschaften für eine bestimmte Instanz. Das hilft Ihnen, generischen Code zu schreiben. Sie können dieses Feature beispielsweise verwenden, um Komponenten der Benutzeroberfläche zu bezeichnen oder den Log-Output zu verbessern.

Obwohl Sie in den obigen Abschnitten verschiedene Mapping-Konstrukte kennengelernt haben, haben wir bisher keine anspruchsvolleren Klassen- und Eigenschaften-Mappings vorgestellt. Sie sollten sich nun entscheiden, welche Optionen für Mapping-Metadaten Sie in Ihrem Projekt einsetzen wollen, und dann im nächsten Kapitel mehr über das Mapping von Klassen und Eigenschaften lesen.

Oder, wenn Sie bereits ein erfahrener Hibernate-Anwender sind, können Sie weiterlesen und herausfinden, wie Sie mit der aktuellsten Hibernate-Version ein Domain-Modell ohne Java-Klassen repräsentieren können.

3.4 Alternative Entity-Repräsentation

In diesem Buch haben wir bisher über die Implementierung eines Domain-Modells gesprochen, das auf Java-Klassen basierte – diese nennen wir POJOs, persistente Klassen, JavaBeans oder Entities. Eine Implementierung eines Domain-Modells, das auf Java-Klassen mit regulären Eigenschaften, Collections usw. basiert, ist typsicher. Wenn Sie auf die Eigenschaft einer Klasse zugreifen, bietet Ihre IDE eine Autovervollständigung, die auf den starken Typen Ihres Modells beruht, und der Compiler prüft, ob Ihre Quelle korrekt ist. Allerdings kostet Sie diese Sicherheit insofern etwas, dass mehr Zeit für die Implementierung des Domain-Modells aufgewendet wird – und Zeit ist Geld.

In den folgenden Abschnitten stellen wir vor, wie Hibernate mit Domain-Modellen arbeiten kann, die nicht durch Java-Klassen implementiert wurden. Wir tauschen im Grunde Typsicherheit gegen andere Vorteile ein, und da es ja nichts kostenlos gibt, kriegen wir mehr Fehler zur Laufzeit, wann immer wir einen Fehler gemacht haben. In Hibernate können Sie einen *Entity-Modus* für Ihre Applikation wählen und für ein einzelnes Modell auch Entity-Modi mischen. Sie können sogar in einer einzelnen `Session` zwischen Entity-Modi wechseln.

Dieses sind die drei eingebauten Entity-Modi in Hibernate:

- `POJO`: Eine Implementierung des Domain-Modells, die auf POJOs (Persistenzklassen) basiert. Darum ist es bisher hier gegangen, und das ist auch der Default-Entity-Modus.
- `MAP`: Java-Klassen sind nicht erforderlich, Entities werden in der Java-Applikation durch `HashMaps` repräsentiert. Mit diesem Modus können Sie schnell Prototypen von vollständig dynamischen Applikationen erstellen.
- `DOM4J`: Keine Java-Klassen erforderlich, die Entities werden als XML-Elemente repräsentiert, die auf der dom4j-API basieren. Dieser Modus ist vor allem dann sehr nützlich, wenn man Daten exportieren oder importieren will, oder für das Rendern und Umwandeln von Daten mit XSLT.

Es gibt zwei Gründe, den nächsten Abschnitt zu überspringen und später zurückzukommen: Zum einen ist die Implementierung eines statischen Domain-Modells mit POJOs der Normalfall, und eine dynamische oder XML-Repräsentierung sind Features, die Sie jetzt vielleicht nicht brauchen. Zum anderen werden wir einige Mappings, Abfragen und andere Operationen vorstellen, die Sie vielleicht noch nicht kennen, nicht einmal aus dem Standard-POJO-Entity-Modus. Wenn Sie bei Hibernate allerdings versiert genug sind, lesen Sie einfach weiter.

Wir beginnen mit dem `MAP`-Modus und untersuchen, wie eine Hibernate-Applikation komplett dynamisch typisiert werden kann.

3.4.1 Erstellung von dynamischen Applikationen

Ein dynamisches Domain-Modell ist ein Modell, das dynamisch typisiert wird. Anstatt beispielsweise mit einer Java-Klasse zu arbeiten, die einen Auktionsartikel repräsentiert, nehmen Sie ein paar Werte in einer Java-`Map`. Jedes Attribut eines Auktionsartikels wird durch einen Schlüssel (den Namen des Attributs) und seinen Wert repräsentiert.

Mappen von Entity-Namen

Als Erstes müssen Sie diese Strategie durch die Benennung Ihre Business Entities aktivieren. In einer Hibernate XML-Mapping-Datei verwenden Sie das Attribut `entity-name`:

```
<hibernate-mapping>
<class entity-name="ItemEntity" table="ITEM_ENTITY">
    <id name="id" type="long" column="ITEM_ID">
        <generator class="native"/>
    </id>
    <property name="initialPrice"
              type="big_decimal"
              column="INIT_PRICE"/>
    <property name="description"
              type="string"
              column="DESCRIPTION"/>
    <many-to-one name="seller"
                 entity-name="UserEntity"
                 column="USER_ID"/>
</class>
<class entity-name="UserEntity" table="USER_ENTITY">
    <id name="id" type="long" column="USER_ID">
        <generator class="native"/>
    </id>
    <property name="username"
              type="string"
              column="USERNAME"/>
    <bag name="itemsForSale" inverse="true" cascade="all">
        <key column="USER_ID"/>
        <one-to-many entity-name="ItemEntity"/>
    </bag>
</class>
</hibernate-mapping>
```

Man kann an dieser Mapping-Datei drei interessante Sachen beobachten.

Erstens mischen Sie mehrere Klassen-Mappings zusammen, davon haben wir vorhin noch abgeraten. Dieses Mal mappen Sie nicht wirklich Java-Klassen, sondern logische Namen von Entities. Sie haben keine Java-Quellcodedatei und XML-Mapping-Datei des gleichen Namens nebeneinander, also können Sie Ihre Metadaten ganz nach Belieben organisieren.

Zweitens ist das Attribut `<class name="...">` durch `<class entity-name="...">` ersetzt worden. Sie hängen `...Entity` an diese logischen Namen an, damit es klarer wird und um sie von anderen nicht-dynamischen Mappings zu unterscheiden, die Sie vorher mit regulären POJOs gemacht haben.

Und drittens beziehen sich alle Entity-Assoziationen wie `<many-to-one>` und `<one-to-many>` nun auch auf logische Entity-Namen. Das Attribut `class` in den Assoziations-Mappings ist nun `entity-name`. Das ist nicht zwingend notwendig – Hibernate kann erkennen, dass Sie sich auf einen logischen Entity-Namen beziehen, auch wenn Sie das `class`-Attribut verwenden. Doch damit wird Verwirrung vermieden, wenn Sie später verschiedene Repräsentationen mischen.

Schauen wir uns an, wie dynamische Entities aussehen.

Die Arbeit mit dynamischen Maps

Um aus einer Ihrer Entities eine Instanz zu erstellen, setzen Sie alle Attributswerte in einer Java-`Map`:

```
Map user = new HashMap();
user.put("username", "johndoe");

Map item1 = new HashMap();
item1.put("description", "An item for auction");
item1.put("initialPrice", new BigDecimal(99));
item1.put("seller", user);
Map item2 = new HashMap();
item2.put("description", "Another item for auction");
item2.put("initialPrice", new BigDecimal(123));
item2.put("seller", user);
Collection itemsForSale = new ArrayList();
itemsForSale.add(item1);
itemsForSale.add(item2);
user.put("itemsForSale", itemsForSale);
session.save("UserEntity", user);
```

Die erste Map ist eine `UserEntity`, und Sie setzen das `username`-Attribut als Schlüssel/Wert-Paar. Die nächsten beiden Maps sind `ItemEntity`s, und hier setzen Sie den Link auf den `seller` von jedem Artikel, indem Sie als Wert die `user`-Map in die Maps `item1` und `item2` hinzufügen. Sie verlinken hier Maps – darum wird diese Repräsentationsstrategie auch manchmal „Repräsentation mit Maps in Maps" genannt.

Die Collection auf der inversen Seite der one-to-many-Assoziation wird mit einer `ArrayList` initialisiert, weil Sie sie mit Multimengen-Semantik (*bag semantics*) gemappt haben (Java hat keine Multimengen-Implementierung, doch das `Collection`-Interface hat Multimengen-Semantik). Schließlich bekommt die `save()`-Methode bei der `Session` einen logischen Entity-Namen und die `user`-Map als Eingabeparameter.

Hibernate weiß, dass sich `UserEntity` auf die dynamisch gemappte Entity bezieht und dass es den Input als eine Map behandeln soll, die entsprechend gespeichert werden muss. Hibernate kaskadiert auch zu allen Elementen in der `itemsForSale`-Collection; von daher werden auch alle Artikel-Maps persistent gemacht. Eine `UserEntity` und zwei `ItemEntitys` werden in ihre jeweiligen Tabellen eingefügt.

FAQ

Kann ich ein Set im dynamischen Modus mappen?

Collections, die auf Sets basieren, funktionieren im dynamischen Entity-Modus nicht. Stellen Sie sich vor, dass im vorigen Code-Beispiel `itemsForSale` ein `Set` gewesen wäre. Ein `Set` prüft seine Elemente auf Duplikate. Wenn Sie also `add(item1)` und `add(item2)` aufrufen, wird für diese Objekte die Methode `equals()` aufgerufen. Doch `item1` und `item2` sind Java-`Map`-Instanzen und die `equals()`-Implementierung einer Map basiert auf den Schlüsselsets der Map. Weil also sowohl `item1` und `item2` Maps mit den gleichen Schlüsseln sind, sind sie nicht unterschiedlich, wenn sie einem `Set` hinzugefügt werden. Nehmen Sie Multimengen (*bags*) oder Listen nur, wenn Sie Collections im dynamischen Entity-Modus brauchen.

Hibernate behandelt Maps genau wie POJO-Instanzen. Wenn man eine Map persistent macht, löst das beispielsweise die Zuweisung eines Identifikators aus; jede Map im persistenten Zustand hat ein Identifikator-Attribut, das auf den generierten Wert gesetzt wurde. Obendrein werden persistente Maps automatisch auf irgendwelche Modifizierungen innerhalb einer Arbeitseinheit überprüft. Um für einen Artikel einen anderen Preis festzulegen, können Sie ihn laden und dann Hibernate die Arbeit erledigen lassen:

```
Long storedItemId = (Long) item1.get("id");

Session session = getSessionFactory().openSession();
session.beginTransaction();
Map loadedItemMap = (Map) session.load("ItemEntity", storedItemId);
loadedItemMap.put("initialPrice", new BigDecimal(100));
session.getTransaction().commit();
session.close();
```

Alle `Session`-Methoden wie z.B. `load()`, die Klassenparameter haben, gibt es auch in einer überladenen Variante, die Entity-Namen akzeptiert. Nach dem Laden einer Artikel-Map legen Sie einen neuen Preis fest und machen die Überarbeitung persistent, indem Sie die Transaktion committen, was standardmäßig Dirty Checking und ein Flushing der `Session` auslöst.

Sie können sich in HQL-Abfragen auch auf Entity-Namen beziehen:

```
List queriedItemMaps =
    session.createQuery("from ItemEntity where initialPrice >= :p")
            .setParameter("p", new BigDecimal(100))
            .list();
```

Diese Abfrage gibt eine Collection von `ItemEntity`-Maps zurück. Sie befinden sich im persistenten Zustand.

Gehen wir nun noch einen Schritt weiter und mischen ein POJO-Modell mit dynamischen Maps. Es gibt zwei Gründe, warum Sie eine statische Implementierung Ihres Domain-Modells mit einer dynamischen Map-Repräsentation mischen wollten:

- Sie wollen mit einem statischen Modell arbeiten, das standardmäßig auf POJO-Klassen basiert, doch manchmal möchten Sie Daten auch ganz einfach als Maps aus Maps repräsentieren. Das kann besonders fürs Berichtswesen nützlich sein oder wenn Sie ein generisches User Interface implementieren müssen, das verschiedene Entities dynamisch repräsentieren kann.
- Sie wollen nur eine POJO-Klasse Ihres Modells auf verschiedene Tabellen mappen und wählen dann die Tabelle zur Laufzeit, indem Sie einen logischen Entity-Namen auswählen.

Sie finden vielleicht noch andere Verwendungszwecke für gemischte Entity-Modi, doch sind die so selten, dass wir uns auf das Naheliegendste konzentrieren wollen.

Darum werden Sie zuerst einmal ein statisches POJO-Modell mischen und für einige der Entities zu bestimmten Zeiten die dynamische Map-Repräsentation aktivieren.

Mischen von dynamischen und statischen Entity-Modi

Um eine gemischte Repräsentation des Modells zu aktivieren, bearbeiten Sie Ihre XML-Mapping-Metadaten und deklarieren einen POJO-Klassennamen und einen logischen Entity-Namen:

```
<hibernate-mapping>
<class name="model.ItemPojo"
       entity-name="ItemEntity"
       table="ITEM_ENTITY">
    ...
    <many-to-one name="seller"
                 entity-name="UserEntity"
                 column="USER_ID"/>
</class>
<class name="model.UserPojo"
       entity-name="UserEntity"
       table="USER_ENTITY">
    ...
    <bag name="itemsForSale" inverse="true" cascade="all">
        <key column="USER_ID"/>
        <one-to-many entity-name="ItemEntity"/>
    </bag>
</class>
</hibernate-mapping>
```

Offensichtlich brauchen Sie auch die beiden Klassen `model.ItemPojo` und `model.UserPojo`, die die Eigenschaften dieser beiden Entities implementieren. Sie lassen die many-to-one- und one-to-many-Assoziationen zwischen den beiden Entities immer noch auf logischen Namen basieren.

Hibernate wird von jetzt an hauptsächlich die logischen Namen verwenden. Der folgende Code funktioniert beispielsweise nicht:

```
UserPojo user = new UserPojo();
...
ItemPojo item1 = new ItemPojo();
...
ItemPojo item2 = new ItemPojo();
...
Collection itemsForSale = new ArrayList();
...
session.save(user);
```

Das obige Beispiel erstellt einige Objekte, setzt ihre Eigenschaften, verlinkt sie und versucht dann, die Objekte durch Kaskadierung zu speichern, indem die `user`-Instanz an `save()` übergeben wird. Hibernate inspiziert den Typ dieses Objekts und versucht herauszufinden, welche Entity es ist. Weil Hibernate sich nun ausschließlich auf logische Entity-Namen verlässt, kann es kein Mapping für `model.UserPojo` finden. Sie müssen Hibernate den logischen Namen nennen, wenn Sie mit einem gemischten Repräsentations-Mapping arbeiten:

```
...
session.save("UserEntity", user);
```

Sobald Sie diese Zeile geändert haben, funktioniert das obige Code-Beispiel. Als Nächstes denken Sie mal ans Laden und was von Abfragen zurückgegeben wird. Standardmäßig ist eine bestimmte `SessionFactory` in POJO-Entity-Modus, von daher geben die folgenden Operationen Instanzen von `model.ItemPojo` zurück:

```
Long storedItemId = item1.getId();
ItemPojo loadedItemPojo =
    (ItemPojo) session.load("ItemEntity", storedItemId);
List queriedItemPojos =
    session.createQuery("from ItemEntity where initialPrice >= :p")
            .setParameter("p", new BigDecimal(100))
            .list();
```

Sie können entweder global oder temporär zu einer dynamischen Map-Repräsentation wechseln, doch ein globaler Wechsel des Entity-Modus hat ernsthafte Konsequenzen. Um global zu wechseln, fügen Sie Folgendes in Ihrer Hibernate-Konfiguration ein, zum Beispiel in `hibernate.cfg.xml`:

```
<property name="default_entity_mode">dynamic-map</property>
```

Nun erwarten alle `Session`-Operationen dynamisch typisierte Maps bzw. geben sie zurück! Die vorigen Code-Beispiele, die POJO-Instanzen gespeichert, geladen und abgefragt haben, funktionieren nun nicht mehr; Sie müssen Maps speichern und laden.

Es ist wahrscheinlicher, dass Sie temporär zu einem anderen Entity-Modus wechseln wollen; von daher nehmen wir also an, dass Sie die `SessionFactory` standardmäßig im POJO-Modus belassen. Um in einer bestimmten `Session` zu dynamischen Maps zu wechseln, können Sie eine neue temporäre `Session` über der existierenden öffnen. Der folgende Code nutzt eine solche temporäre `Session`, um einen neuen Auktionsartikel für einen vorhandenen Verkäufer zu speichern:

```
Session dynamicSession = session.getSession(EntityMode.MAP);

Map seller = (Map) dynamicSession.load("UserEntity", user.getId() );
Map newItemMap = new HashMap();
newItemMap.put("description", "An item for auction");
newItemMap.put("initialPrice", new BigDecimal(99));
newItemMap.put("seller", seller);
dynamicSession.save("ItemEntity", newItemMap);
Long storedItemId = (Long) newItemMap.get("id");
Map loadedItemMap =
     (Map) dynamicSession.load("ItemEntity", storedItemId);
List queriedItemMaps =
    dynamicSession
        .createQuery("from ItemEntity where initialPrice >= :p")
         .setParameter("p", new BigDecimal(100))
         .list();
```

Die temporäre `dynamicSession`, die mit `getSession()` geöffnet wird, braucht nicht geflusht oder geschlossen zu werden, sie erbt den Kontext der originalen `Session`. Sie verwenden sie nur, um Daten in der gewählten Repräsentation (das ist im vorigen Beispiel die `EntityMode.MAP`) zu laden, abzufragen oder zu speichern. Beachten Sie, dass Sie keine Map mit einer POJO-Instanz verknüpfen können; der `seller`-Verweis muss eine `HashMap` und keine Instanz von `UserPojo` sein.

Wir haben bereits erwähnt, dass ein weiterer guter Use Case für logische Entity-Namen das Mapping von einem POJO auf mehrere Tabellen ist – also schauen wir uns das mal an.

Eine Klasse mehrfach mappen

Stellen Sie sich vor, dass Sie mehrere Tabellen haben, die einige Spalten gemeinsam haben. Dabei könnte es sich beispielsweise um `ITEM_AUCTION`- und `ITEM_SALE`-Tabellen handeln. Normalerweise mappen Sie jede Tabelle mit einer Entity-Persistenzklasse, also `ItemAuction` bzw. `ItemSale`. Mithilfe von Entity-Namen können Sie sich Arbeit sparen und nur eine einzige Persistenzklasse implementieren.

Um beide Tabellen mit nur einer Persistenzklasse zu mappen, verwenden Sie unterschiedliche Entity-Namen (und normalerweise auch verschiedene Eigenschafts-Mappings):

```
<hibernate-mapping>

<class name="model.Item"
       entity-name="ItemAuction"
       table="ITEM_AUCTION">
   <id name="id" column="ITEM_AUCTION_ID">...</id>
   <property name="description" column="DESCRIPTION"/>
   <property name="initialPrice" column="INIT_PRICE"/>
</class>
<class name="model.Item"
       entity-name="ItemSale"
       table="ITEM_SALE">
   <id name="id" column="ITEM_SALE_ID">...</id>
   <property name="description" column="DESCRIPTION"/>
   <property name="salesPrice" column="SALES_PRICE"/>
</class>
</hibernate-mapping>
```

Die Persistenzklasse `model.Item` hat alle Eigenschaften, die Sie gemappt haben: `id`, `description`, `initialPrice` und `salesPrice`. Abhängig vom Entity-Namen, den Sie zur Laufzeit benutzt haben, werden manche Eigenschaften als persistent und andere als transient betrachtet:

```
Item itemForAuction = new Item();
itemForAuction.setDescription("An item for auction");
itemForAuction.setInitialPrice( new BigDecimal(99) );
session.save("ItemAuction", itemForAuction);
Item itemForSale = new Item();
itemForSale.setDescription("An item for sale");
itemForSale.setSalesPrice( new BigDecimal(123) );
session.save("ItemSale", itemForSale);
```

Dank des logischen Entity-Namens weiß Hibernate, in welche Tabelle es die Daten einfügen soll. Abhängig vom Entity-Namen, den Sie für das Laden und Abfragen von Entities nutzen, wählt Hibernate die entsprechende Tabelle aus.

Szenarien, in denen Sie diese Funktionalität brauchen, sind recht selten, und Sie werden uns wahrscheinlich zustimmen, dass dieser vorige Anwendungsfall nicht gut oder üblich ist.

Im nächsten Abschnitt stellen wir den dritten eingebauten Entity-Modus in Hibernate vor: die Repräsentation von Domain-Entities als XML-Dokumente.

3.4.2 Daten in XML repräsentieren

XML ist nichts anderes als ein Textdateiformat, dem keine Fähigkeiten innewohnen, die es als Medium zum Speichern oder Verwalten von Daten qualifizieren. Das XML-Datenmodell ist schwach, sein Typensystem ist komplex und untermotorisiert, seine Datenintegrität ist fast vollständig prozedural und es führt hierarchische Datenstrukturen ein, die schon vor Jahrzehnten überholt waren. Doch in Java kann man gut mit Daten im XML-Format arbeiten, und es gibt schöne Tools dafür. Wir können beispielsweise XML-Daten mit XSLT umwandeln, was wir als einen der besten Einsatzmöglichkeiten betrachten.

Hibernate besitzt keine eingebaute Funktionalität, um Daten in einem XML-Format zu speichern. Es verlässt sich auf eine relationale Repräsentation und SQL, und die Vorteile dieser Strategie sollten auf der Hand liegen. Andererseits kann Hibernate für den Anwendungsentwickler Daten in einem XML-Format laden und präsentieren. Das erlaubt die Arbeit mit einem anspruchsvollen Toolset, ohne dass zusätzliche Transformationsschritte nötig wären.

Nehmen wir an, dass Sie standardmäßig im POJO-Modus arbeiten und schnell an einige Daten kommen wollen, die in XML repräsentiert werden. Öffnen Sie eine temporäre `Session` mit dem `EntityMode.DOM4J`:

```
Session dom4jSession = session.getSession(EntityMode.DOM4J);

Element userXML =
    (Element) dom4jSession.load(User.class, storedUserId);
```

Hier wird ein dom4j-`Element` zurückgegeben, und Sie können die dom4j-API nehmen, um es zu lesen und zu manipulieren. Sie können es mit dem folgenden Snippet schön aufbereitet auf Ihrer Konsole ausgeben:

```
try {
    OutputFormat format = OutputFormat.createPrettyPrint();
    XMLWriter writer = new XMLWriter( System.out, format);
    writer.write( userXML );
} catch (IOException ex) {
    throw new RuntimeException(ex);
}
```

Wenn wir annehmen, dass Sie die POJO-Klassen aus den vorigen Beispielen wiederverwenden, sehen Sie eine `User`- und zwei `Item`-Instanzen (um der Klarheit willen nennen wir sie nicht mehr länger `UserPojo` und `ItemPojo`):

```
<User>
  <id>1</id>
  <username>johndoe</username>
  <itemsForSale>
    <Item>
      <id>2</id>
      <initialPrice>99</initialPrice>
      <description>An item for auction</description>
      <seller>1</seller>
    </Item>
    <Item>
      <id>3</id>
      <initialPrice>123</initialPrice>
      <description>Another item for auction</description>
      <seller>1</seller>
```

```
    </Item>
  </itemsForSale>
</User>
```

Hibernate geht von standardmäßigen XML-Elementnamen aus: die Entity- und Eigenschaftsnamen. Sie können auch sehen, dass Collection-Elemente eingebettet sind und dass Zirkelbezüge über Identifikatoren (das `<seller>`-Element) aufgelöst werden.

Sie können diese Standard-XML-Repräsentation durch Einfügen von `node`-Attributen in den Hibernate Mapping-Metadaten ändern:

```
<hibernate-mapping>
<class name="Item" table="ITEM_ENTITY" node="item">
    <id name="id" type="long" column="ITEM_ID" node="@id">
        <generator class="native"/>
    </id>
    <property name="initialPrice"
              type="big_decimal"
              column="INIT_PRICE"
              node="item-details/@initial-price"/>
    <property name="description"
              type="string"
              column="DESCRIPTION"
              node="item-details/@description"/>
    <many-to-one name="seller"
                 class="User"
                 column="USER_ID"
                 embed-xml="false"
                 node="@seller-id"/>
</class>
<class name="User" table="USERS" node="user">
    <id name="id" type="long" column="USER_ID" node="@id">
        <generator class="native"/>
    </id>
    <property name="username"
              type="string"
              column="USERNAME"
              node="@username"/>
    <bag name="itemsForSale" inverse="true" cascade="all"
         embed-xml="true" node="items-for-sale">
        <key column="USER_ID"/>
        <one-to-many class="Item"/>
    </bag>
</class>
</hibernate-mapping>
```

Jedes `node`-Attribut definiert die XML-Repräsentation:

- Ein `node="name"`-Attribut bei einem `<class>`-Mapping definiert den Namen des XML-Element für diese Entity.
- Ein `node="name"`-Attribut bei einem Eigenschafts-Mapping legt fest, dass der Inhalt der Eigenschaft als Text eines XML-Elements des besagten Namens repräsentiert werden soll.
- Ein `node="@name"`-Attribut bei einem Eigenschafts-Mapping left fest, dass der Inhalt der Eigenschaft als XML-Attributswert des besagten Namens repräsentiert werden soll.
- Ein `node="name/@attname"`-Attribut bei einem Eigenschafts-Mapping legt fest, dass der Inhalt der Eigenschaft als XML-Attributswert des besagten Namens bei einem Child-Element des angegebenen Namens repräsentiert werden soll.

Die Option `embed-xml` wird verwendet, um das Einbetten oder Verweisen auf verknüpfte Entity-Daten auszulösen. Das aktualisierte Mapping führt zu der folgenden XML-Repräsentation der gleichen Daten, die Sie bereits schon gesehen haben:

```
<user id="1" username="johndoe">
  <items-for-sale>
    <item id="2" seller-id="1">
      <item-details initial-price="99"
          description="An item for auction"/>
    </item>
    <item id="3" seller-id="1">
      <item-details initial-price="123"
          description="Another item for auction"/>
    </item>
  </items-for-sale>
</user>
```

Seien Sie mit der Option `embed-xml` vorsichtig: Sie können leicht Zirkelbezüge schaffen, die zu Endlosschleifen führen!

Schließlich sind Daten in einer XML-Repräsentation transaktional und persistent. Also können Sie abgefragte XML-Elemente modifizieren, und überlassen es dann Hibernate, die zugrunde liegenden Tabellen zu aktualisieren:

```
Element itemXML =
    (Element) dom4jSession.get(Item.class, storedItemId);

itemXML.element("item-details")
        .attribute("initial-price")
        .setValue("100");
session.flush(); // Hibernate führt UPDATEs aus
Element userXML =
    (Element) dom4jSession.get(User.class, storedUserId);
Element newItem = DocumentHelper.createElement("item");
Element newItemDetails = newItem.addElement("item-details");
newItem.addAttribute("seller-id",
                     userXml.attribute("id").getValue() );
newItemDetails.addAttribute("initial-price", "123");
newItemDetails.addAttribute("description", "A third item");
dom4jSession.save(Item.class.getName(), newItem);
dom4jSession.flush(); // Hibernate führt INSERTs aus
```

Die Verwendungsmöglichkeiten für das von Hibernate zurückgegebene XML sind schier endlos. Sie können es auf beliebige Weise anzeigen, exportieren und transformieren. Wenn Sie mehr darüber wissen wollen, schauen Sie sich die Dokumentation von dom4j an.

Zum Schluss sollten Sie noch wissen, dass Sie alle drei eingebauten Entity-Modi gleichzeitig verwenden können, wenn Sie wollen. Sie können eine statische POJO-Implementierung Ihres Domain-Modells mappen, für Ihr generisches User Interface zu dynamischen Maps wechseln und Daten in XML exportieren. Oder Sie können eine Applikation schreiben, die keine Domain-Klassen hat, sondern nur dynamische Maps und XML. Wir müssen Sie allerdings davor warnen, dass Prototyping in der Softwareindustrie oft bedeutet, dass die Kunden am Ende genau den Prototyp bekommen, den keiner wegwerfen wollte – würden Sie ein Auto als Prototyp kaufen? Wir empfehlen dringend, dass Sie sich auf statische Domain-Modelle verlassen, wenn Sie ein wartungsfreundliches System haben wollen.

Wir werden in diesem Buch keine dynamischen Modelle oder XML-Repräsentationen mehr thematisieren. Stattdessen konzentrieren wir uns auf statische Persistenzklassen und deren Mapping.

3.5 Zusammenfassung

In diesem Kapitel haben wir uns auf das Design und die Implementierung eines Rich Domain Models in Java konzentriert.

Sie verstehen nun, dass Persistenzklassen in einem Domain-Modell frei von Crosscutting Concerns wie Transaktionen und Sicherheit sein sollten. Sogar mit der Persistenz zusammenhängende Aufgabenbereiche sollten nicht in die Implementierung des Domain-Modells hineinspielen. Sie wissen auch, wie wichtig eine transparente Persistenz ist, wenn Sie Ihre Business-Objekte unabhängig und einfach ausführen und testen wollen.

Sie haben die besten Vorgehensweisen und die Anforderungen für das POJO- und JPA-Entity-Programmiermodell kennengelernt und welche Konzepte sie mit der alten Java-Bean-Spezifikation gemeinsam haben. Wir haben uns eingehender mit der Implementierung von Persistenzklassen beschäftigt und wie Attribute und Beziehungen am besten repräsentiert werden.

Um für den nächsten Teil des Buches vorbereitet zu sein und alle Optionen für das objektrelationale Mapping kennen zu lernen, mussten Sie eine fundierte Entscheidung treffen, entweder XML-Mapping-Dateien oder JDK 5.0-Annotationen zu verwenden – oder möglicherweise auch eine Kombination aus beidem. Sie sind nun soweit, dass Sie komplexere Mappings in beiden Formaten schreiben können.

In Tabelle 3.1 finden Sie eine Übersicht der Unterschiede zwischen Hibernate und Java Persistence, bezogen auf die in diesem Kapitel angesprochenen Konzepte.

Tabelle 3.1 Vergleich zwischen Hibernate und JPA für Kapitel 3

Hibernate Core	Java Persistence und EJB 3.0
Persistenzklassen erfordern einen Standard-Konstruktor ohne Argumente mit *public* oder *protected* Sichtbarkeit, wenn proxy-basiertes Lazy Loading verwendet wird.	Der JPA-Spezifikation entsprechend ist ein Standard-Konstruktor ohne Argumente mit *public* oder *protected* Sichtbarkeit für alle Entity-Klassen obligatorisch.
Persistente Collections müssen als Interfaces typisiert sein. Hibernate unterstützt alle JDK-Interfaces.	Persistente Collections müssen als Interfaces typisiert sein. Nur eine Untermenge aller Interfaces (zum Beispiel keine sortierten Collections) wird als voll portierbar betrachtet.
Auf Persistenzeigenschaften kann über Feld- oder Zugriffs-Methoden zur Laufzeit zugegriffen oder es kann eine komplett anpassbare Strategie angewendet werden.	Auf Persistenzeigenschaften einer Entity-Klasse kann man über Feld- oder Zugriffs-Methoden zugreifen, aber nicht auf beide, wenn eine vollständige Portierbarkeit benötigt wird.
Das XML-Metadaten-Format unterstützt alle möglichen Hibernate-Mapping-Optionen.	JPA-Annotationen decken alle grundlegenden und die meisten fortgeschritteneren Mapping-Optionen ab. Für exotische Mappings und Tuning sind Hibernate Annotations erforderlich.
XML-Mapping-Metadaten können global definiert werden, und durch XML-Platzhalter können Metadaten von Abhängigkeiten freigehalten werden.	Globale Metadaten sind nur vollständig portierbar, wenn Sie in der Standard-Metadaten-Datei orm.xml deklariert sind.

Im nächsten Teil des Buches zeigen wir Ihnen die verschiedensten grundlegenden und einige fortgeschrittenere Mapping-Techniken für Klassen, Eigenschaften, Vererbung, Collections und Assoziationen. Sie erfahren, wie Sie das objekt-relationale Strukturproblem lösen können.

Teil 2
Konzepte und Strategien für das Mapping

Dieser Teil beschäftigt sich umfassend mit objekt-relationalem Mapping – von Klassen und Eigenschaften auf Tabellen und Spalten. Kapitel 4 beginnt mit regulären Klassen- und Eigenschaften-Mappings und erklärt, wie Sie feingranulare Java-Domänenmodelle mappen können. Als Nächstes erfahren Sie in Kapitel 5, wie komplexere Hierarchien mit Klassenvererbung gemappt werden und wie Sie die Funktionalität von Hibernate mit dem leistungsfähigen Mapping-Typsystem für Ihre Zwecke erweitern. In den Kapiteln 6 und 7 zeigen wir Ihnen anhand vieler ausgefeilter Beispiele, wie Sie Java-Collections und Verknüpfungen zwischen Klassen mappen können. Schließlich wird es in Kapitel 8 für Sie besonders interessant, wenn Sie Hibernate bei vorhandenen Applikationen nutzen wollen oder wenn Sie mit Datenbankschemata von Altsystemen und handgeschriebenem SQL arbeiten müssen. In diesem Kapitel wird es auch um ein angepasstes SQL DDL für die Schemagenerierung gehen.

Wenn Sie diesen Teil des Buches gelesen haben, können Sie schnell und mit der richtigen Strategie auch die komplexesten Mappings erstellen. Sie wissen, wie das Problem des Mappings bei Vererbung gelöst werden kann und wie Collections und Verknüpfungen gemappt werden. Darüber hinaus werden Sie Hibernate tunen und an Ihre Zwecke anpassen, um es in bereits vorhandene Datenbankschemata oder Applikationen zu integrieren.

4 Mapping von Persistenzklassen

Die Themen dieses Kapitels:

- Das Konzept der Entity- und Wert-Typen
- Mapping von Klassen mit XML und Annotationen
- Feingranulierte Eigenschafts- und Komponenten-Mappings

Dieses Kapitel macht Sie mit grundlegenden Mapping-Optionen bekannt und erklärt, wie Klassen und Eigenschaften auf Tabellen und Spalten gemappt werden. Wir erläutern, wie Sie mit der Datenbank-Integrität und Primärschlüsseln umgehen und wie verschiedene Einstellungen für Metadaten benutzt werden können, um Hibernate für das Laden und Speichern von Objekten anzupassen. Bei allen Mapping-Beispielen arbeiten Sie sowohl mit dem nativen XML-Format von Hibernate als auch mit JPA-Annotationen sowie XML-Deskriptoren. Wir schauen uns das Mapping von feingranulierten Domain-Modellen genau an und wie Eigenschaften und eingebettete Komponenten gemappt werden.

Zuerst werden wir allerdings erst einmal den wesentlichen Unterschied zwischen Entities- und Wert-Typen definieren und erklären, wie Sie an das objekt-relationale Mapping Ihres Domain-Modells herangehen sollten.

4.1 Entities- und Wert-Typen

Entities sind persistente Typen, die Business-Objekte erster Ordnung repräsentieren (der Begriff Objekt wird hier in seinem natürlichen Sinn gebraucht). Anders gesagt sind manche der Klassen und Typen, mit denen Sie es bei einer Applikation zu tun bekommen, wichtiger und andere dementsprechend weniger wichtig. Sie werden wahrscheinlich zustimmen, dass `Item` in CaveatEmptor eine bedeutendere Klasse ist als `String`. `User` ist wahrscheinlich wichtiger als `Address`. Wodurch wird etwas wichtig? Schauen wir uns dieses Thema aus einer anderen Perspektive an.

4.1.1 Feingranulierte Domain-Modelle

Ein Hauptziel von Hibernate ist die Unterstützung feingranulierter Domain-Modelle, die wir als die wichtigste Voraussetzung für ein Rich Domain Model isoliert haben. Das ist einer der Gründe, warum wir mit POJOs arbeiten. Ganz grob gesagt bedeutet *feingranuliert* dass es mehr Klassen als Tabellen gibt.

Ein Anwender könnte zum Beispiel sowohl eine Rechnungs- als auch eine Post/Lieferadresse haben. In der Datenbank haben Sie dann eine Tabelle USERS mit den Spalten `BILLING_STREET`, `BILLING_CITY` und `BILLING_ZIPCODE` und dann noch `HOME_STREET`, `HOME_CITY` und `HOME_ZIPCODE`. (Erinnern Sie sich noch an das Problem der SQL-Typen, das wir in Kapitel 1 angesprochen haben?)

Im Domain-Modell können Sie genauso vorgehen, wobei die beiden Adressen als sechs Eigenschaften mit String-Werten der Klasse `User` repräsentiert werden. Doch es ist besser, das mit einer `Address`-Klasse zu modellieren, bei der der `User` die Eigenschaften `billingAddress` und `homeAddress` hat, und somit werden für eine Tabelle drei Klassen benutzt.

Durch ein solches Domain-Modell wird ein verbesserter Zusammenhalt und eine umfassendere Wiederverwendung von Code erreicht, und es ist verständlicher als SQL-Systeme mit unflexiblen Typensystemen. In der Vergangenheit haben viele ORM-Lösungen keinen sonderlich guten Support für diese Art von Mapping geboten.

Hibernate unterstreicht die Nützlichkeit von feingranulierten Klassen zur Implementierung von Typensicherheit und Verhalten. Vielerorts wird beispielsweise eine E-Mail-Adresse als eine Eigenschaft von `User` mit einem String-Wert gebildet. Ein durchdachterer Ansatz ist, eine `EmailAddress`-Klasse zu definieren, welche Semantiken und Verhalten auf höherer Ebene hinzufügt – wie zum Beispiel eine `sendEmail()`-Methode.

Dieses Problem der Granularität führt uns zu einer Unterscheidung von zentraler Bedeutung im ORM. In Java sind alle Klassen gleichermaßen angesehen: Alle Objekte haben ihre eigene Identität und einen eigenen Lebenszyklus.

Gehen wir mal gemeinsam ein Beispiel durch.

4.1.2 Konzeptdefinition

Zwei Personen leben in der gleichen Wohnung und beide lassen sich bei CaveatEmptor mit einem Konto registrieren. Natürlich wird jedes Konto von einer Instanz namens `User` repräsentiert, also haben Sie zwei Entity-Instanzen. Beim CaveatEmptor-Modell hat die Klasse `User` eine `homeAddress`-Assoziation mit der Klasse `Address`. Haben beide `User`-Instanzen eine Laufzeit-Referenz auf die gleiche `Address`-Instanz oder hat jede `User`-Instanz eine Referenz auf seine eigene `Address`? Wenn `Address` gemeinsam genutzte Laufzeit-Referenzen unterstützen soll, ist es ein Entity-Typ. Falls nicht, ist es wahrscheinlich ein Wert-Typ und hängt von daher von einer Referenz einer besitzenden Entity-Instanz ab, was ebenfalls eine Identität bietet.

Wir befürworten ein Design mit mehr Klassen als Tabellen: Eine Zeile repräsentiert mehrere Instanzen. Weil Datenbankidentität durch den Wert des Primärschlüssels implementiert wird, werden einige persistente Objekte keine eigene Identität haben. Als Folge davon implementiert der Persistenzmechanismus *pass-by-value*-Semantiken für einige Klassen! Eines der in der Zeile repräsentierten Objekte hat eine eigene Identität, und andere hängen davon ab. Im vorigen Beispiel hängen die Spalten in der `USERS`-Tabelle, in der die Adressinformationen enthalten sind, vom Identifikator des Anwenders ab, dem Primärschlüssel der Tabelle. Eine Instanz von `Address` hängt von einer Instanz von `User` ab.

Hibernate nimmt die folgende wesentliche Unterscheidung vor:

- Ein Objekt des Typs Entity hat seine eigene Datenbankidentität (Primärschlüsselwert). Eine Objektreferenz auf eine Entity-Instanz wird als Referenz in der Datenbank persistiert (ein Fremdschlüsselwert). Eine Entity hat ihren eigenen Lebenszyklus, sie kann unabhängig von anderen Entities existieren. In CaveatEmptor sind Beispiele dafür `User`, `Item` und `Category`.
- Ein Objekt mit dem Typ Wert hat keine Datenbankidentität, es gehört zu einer Entity-Instanz und sein Persistenzstatus ist in der Tabellenzeile der besitzenden Entity eingebettet. Wert-Typen haben keine Identifikatoren oder Identifikatoren-Eigenschaften. Die Lebensspanne einer Instanz des Typs Wert ist an die Lebensspanne der besitzenden Entity-Instanz gebunden. Ein Wert-Typ unterstützt keine gemeinsam genutzten Referenzen: Wenn zwei Anwender in der gleichen Wohnung leben, haben sie beide eine Referenz auf ihre eigene `homeAddress`-Instanz. Die offensichtlichsten Wert-Typen sind Klassen wie `Strings` und `Integers`, doch alle JDK-Klassen werden als Wert-Typen betrachtet. Benutzerdefinierte Klassen können auch als Wert-Typen gemappt werden; CaveatEmptor hat beispielsweise `Address` und `MonetaryAmount`.

Die Identifizierung von Entities und Wert-Typen in Ihrem Domain-Modell ist keine ad hoc-Aufgabe, sondern folgt einer bestimmten Prozedur.

4.1.3 Identifizierung von Entities und Wert-Typen

Vielleicht finden Sie es hilfreich für Sie, Ihren UML-Klassendiagrammen stereotype Informationen hinzuzufügen, damit Sie Entities und Wert-Typen auf einen Blick voneinander unterscheiden können. Diese Praxis zwingt Sie auch dazu, über diese Unterscheidung für all Ihre Klassen nachzudenken, was ein erster Schritt in Richtung eines optimalen Mappings und einer gut funktionierenden Persistenzschicht ist. Schauen Sie sich die Abbildung 4.1 als Beispiel an.

Die Klassen `Item` und `User` sind offensichtlich Entities. Sie haben alle ihre eigene Identität, ihre Instanzen haben Verweise von vielen anderen Instanzen (gemeinsame Verweise) und sie besitzen unabhängige Lebenszyklen.

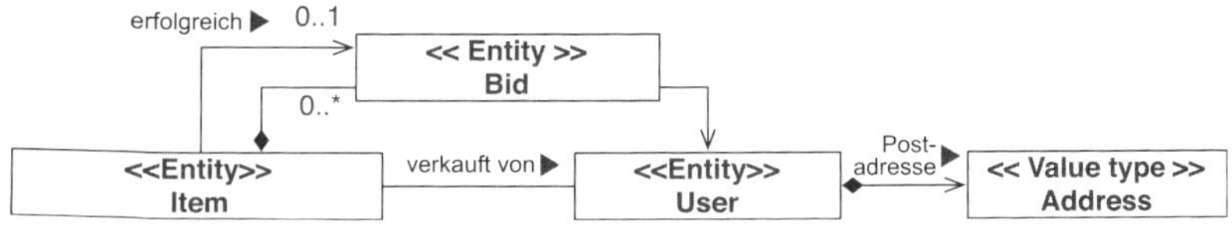

Abbildung 4.1 Stereotype für Entities und Wert-Typen werden in das Diagramm eingefügt.

Es ist ebenfalls einfach, die `Address` als Wert-Typ zu identifizieren: Auf eine bestimmte `Address`-Instanz wird nur von einer einzigen `User`-Instanz verwiesen. Das wissen Sie, weil die Assoziation als Komposition erstellt wurde, bei der die `User`-Instanz vollkommen für den Lebenszyklus der referenzierten `Address`-Instanz verantwortlich ist. Von daher kann auf `Address`-Objekte nicht von anderer Stelle aus verwiesen werden und sie brauchen keine eigene Identität.

Die `Bid`-Klasse ist ein Problem. Beim objektorientierten Modeling verwenden Sie eine Komposition (die Assoziation zwischen `Item` und `Bid` mit der ausgefüllten Raute), und ein Item verwaltet den Lebenszyklus aller `Bid`-Objekte, auf die es einen Verweis hat (es ist eine Sammlung von Verweisen). Das scheint vernünftig zu sein, weil die Gebote (*bids*) nutzlos wären, wenn es kein `Item` mehr gäbe. Doch gleichzeitig gibt es eine andere Assoziation zu `Bid`: Ein `Item` kann einen Verweis auf dessen `successfulBid` enthalten. Das erfolgreiche Gebot muss auch eines der Gebote sein, auf die von der Collection verwiesen wird, doch dies wird im UML-Diagramm nicht ausgedrückt. Auf jeden Fall müssen Sie mit möglichen gemeinsamen Verweisen auf `Bid`-Instanzen umgehen, von daher muss die `Bid`-Klasse eine Entity sein. Sie hat einen abhängigen Lebenszyklus, muss aber eine eigene Identität haben, um gemeinsame Verweise unterstützen zu können.

Sie finden diese Art von gemischtem Verhalten des Öfteren; jedoch sollte Ihre erste Reaktion sein, aus allem eine Klasse mit Wert-Typen zu machen und sie nur dann in eine Entity zu verwandeln, wenn es unbedingt nötig ist. Versuchen Sie, Ihre Assoziationen einfach zu halten: Collections tragen manchmal zur Komplexität bei, ohne irgendwelche Vorteile zu bringen. Anstatt eine persistente Collection von `Bid`-Verweisen zu mappen, können Sie eine Query schreiben, um alle Gebote für ein `Item` zu bekommen (auf diesen Punkt kommen wir in Kapitel 7 noch einmal zurück).

Als nächsten Schritt nehmen Sie das Diagramm Ihres Domain-Modells und implementieren POJOs für alle Entity- und Wert-Typen. Sie müssen sich um drei Sachen kümmern:

- *Gemeinsame Verweise:* Schreiben Sie Ihre POJO-Klassen so, dass gemeinsame Verweise auf Instanzen von Wert-Typen vermieden werden. Achten Sie beispielsweise darauf, dass nur von einem `User` auf ein `Address`-Objekt verwiesen werden kann. Sie können es zum Beispiel unveränderlich machen und die Beziehung mit dem `Address`-Konstruktor erzwingen.
- *Abhängigkeiten im Lebenszyklus:* Wie schon besprochen ist der Lebenszyklus einer Instanz mit Wert-Typ an die besitzende Entity-Instanz gebunden. Wenn ein `User`-Objekt gelöscht wird, müssen auch die von `Address` abhängigen Objekt(e) gelöscht werden. Für so etwas gibt es in Java kein Konzept oder Schlüsselwort, doch der Workflow Ihrer Applikation und die Benutzerschnittstelle müssen so designt werden, dass sie Abhängigkeiten im Lebenszyklus respektieren und erwarten. Persistenz-Metadaten enthalten die kaskadierenden Regeln für alle Abhängigkeiten.
- *Identität:* Entity-Klassen brauchen in fast allen Fällen eine Identifikator-Eigenschaft. Benutzerdefinierte Klassen mit Wert-Typ (und JDK-Klassen) haben keine Identifikator-Eigenschaft, weil Instanzen über die besitzende Identität identifiziert werden.

Wir kommen auf Klassen-Assoziationen und Regeln für Lebenszyklen zurück, wenn wir später in diesem Buch fortschrittlichere Mappings besprechen. Allerdings ist die Objektidentität ein Thema, das Sie sich an dieser Stelle zu eigen machen müssen.

4.2 Entities mit Identität mappen

Es ist besonders wichtig, den Unterschied zwischen Objektidentität und Objektgleichheit zu verstehen, bevor wir Begriffe wie Datenbankidentität besprechen und die Art, wie Hibernate Identität verwaltet. Als Nächstes untersuchen wir, wie Objektidentität und -gleichheit zur Datenbankidentität (Primärschlüssel) in Beziehung stehen.

4.2.1 Identität und Gleichheit bei Java

Java-Entwickler verstehen den Unterschied zwischen Objektidentität und Objektgleichheit bei Java. Die Objektidentität (`==`) ist ein Konzept, das anhand von Javas virtueller Maschine definiert wird. Zwei Objektverweise sind identisch, wenn sie auf den gleichen Speicherort zeigen.

Objektgleichheit dagegen ist ein Konzept, das von Klassen definiert wird, die die Methode `equals()` implementieren, die manchmal auch als Äquivalenz bezeichnet wird. Äquivalenz bedeutet, dass zwei verschiedene (nichtidentische) Objekte den gleichen Wert haben. Zwei verschiedene Instanzen von `String` sind gleich, wenn sie die gleiche Folge von Zeichen repräsentieren, auch wenn beide ihren eigenen Speicherort in der virtuellen Maschine haben. (Wenn Sie ein Java-Guru sind, stimmen wir zu, dass `String` ein Sonderfall ist. Gehen Sie davon aus, dass wir eine andere Klasse verwendet haben, um diesen Punkt zu verdeutlichen.)

Dieses Bild wird durch die Persistenz verkompliziert. Mit objekt-relationaler Persistenz ist ein persistentes Objekt eine Repräsentation einer bestimmten Zeile einer Datenbanktabelle im Speicher. Gemeinsam mit der Java-Identität (Standort im Speicher) und Objektgleichheit gibt es nun auch die Datenbankidentität (das ist der Standort im persistenten Datenspeicher). Sie haben nun drei Methoden für die Identifizierung von Objekten:

- Objekte sind identisch, wenn sie den gleichen Speicherort in der JVM belegen. Das kann über den Operator `==` geprüft werden. Dieses Konzept nennt man Objektidentität.
- Objekte sind gleich, wenn sie den gleichen Wert haben, wie es durch die Methode `equals(Object o)` definiert wird. Klassen, die diese Methode nicht explizit überschreiben, erben die Implementierung, die von `java.lang.Object` definiert wird, die die Objektidentität überprüft. Dieses Konzept nennt man Gleichheit.
- Objekte, die in einer relationalen Datenbank gespeichert werden, sind identisch, wenn sie die gleiche Zeile repräsentieren oder äquivalent die gleiche Tabelle und den gleichen Primärschlüsselwert aufweisen. Dieses Konzept nennt man Datenbankidentität.

Wir sollten uns nun anschauen, wie die Datenbankidentität in Hibernate mit der Objektidentität in Beziehung steht und wie die Datenbankidentität über die Mapping-Metadaten ausgedrückt wird.

4.2.2 Umgang mit Datenbankidentität

Hibernate gibt der Applikation eine Datenbankidentität auf zweierlei Weise an:

- Über den Wert der Identifikator-Eigenschaft einer Persistenzinstanz
- Über den Wert, der von `Session.getIdentifier(Object entity)` zurückgegeben wird

Einfügen einer Identifikator-Eigenschaft bei Entities

Die Identifikator-Eigenschaft ist ein Sonderfall – ihr Wert ist der Wert des Primärschlüssels der Datenbankzeile, die von der Persistenzinstanz repräsentiert wird. Wir zeigen in den Diagrammen des Domain-Modells die Identifikator-Eigenschaft normalerweise nicht. In den Beispielen wird diese Eigenschaft stets als `id` bezeichnet. Wenn `myCategory` eine Instanz von `Category` ist, gibt der Aufruf von `myCategory.getId()` den Wert des Primärschlüssels der Zeile zurück, die von `myCategory` in der Datenbank repräsentiert wird.

Wir wollen nun eine Identifikator-Eigenschaft für die Klasse `Category` implementieren:

```
public class Category {
    private Long id;
    ...
    public Long getId() {
        return this.id;
    }

    private void setId(Long id) {
        this.id = id;
    }
    ...
}
```

Sollten Zugriffsmethoden für die Identifikator-Eigenschaft privat oder öffentlich gemacht werden? Nun, Datenbank-Identifikatoren werden von der Applikation oft als praktisches Handle für eine bestimmte Instanz benutzt, sogar außerhalb der Persistenzschicht. Es ist beispielsweise für Webapplikationen üblich, dem Anwender die Resultate eines Suchlaufs als Liste mit einer Zusammenfassung der Informationen anzuzeigen. Wenn der Anwender ein bestimmtes Element auswählt, muss sich die Applikation dieses gewählte Objekt holen, und es ist üblich, für diesen Zweck den Identifikator nachzuschlagen – Sie haben Identifikatoren wahrscheinlich schon auf diese Weise benutzt, auch in Applikationen, die mit JDBC arbeiten. Es ist normalerweise auch angemessen, die Datenbankidentität über eine öffentliche Zugriffsmethode bereitzustellen. Andererseits deklarieren Sie normalerweise die Methode `setId()` als privat und lassen Hibernate den Identifikator-Wert generieren und setzen. Oder Sie mappen ihn mit direktem Feld-Zugriff und implementieren nur eine Getter-Methode. (Die Ausnahme dieser Regel sind Klassen mit natürlichen Schlüsseln, wo der Wert des Identifikators von der Applikation zugewiesen wird, bevor das Objekt persistent gemacht wird, anstatt von Hibernate generiert zu werden. Diese natürlichen Schlüssel besprechen wir in Kapitel 8.) Hibernate lässt Sie den Identifikator-Wert einer Persistenzinstanz nicht verändern, nachdem er einmal zugewiesen wurde. Ein Primärschlüsselwert ändert sich nie – anderenfalls wäre das Attribut kein würdiger Kandidat für einen Primärschlüssel!

Der Java-Typ der Identifikator-Eigenschaft, `java.lang.Long` im vorigen Beispiel, hängt vom Typ des Primärschlüssels der `CATEGORY`-Tabelle ab und wie er in Hibernate-Metadaten gemappt ist.

Mapping der Identifikator-Eigenschaft

Eine reguläre (nicht zusammengesetzte) Identifikator-Eigenschaft wird in Hibernate XML-Dateien mit dem `<id>`-Element gemappt:

```
<class name="Category" table="CATEGORY">
<id name="id" column="CATEGORY_ID" type="long">
    <generator class="native"/>
</id>

...
</class>
```

Die Identifikator-Eigenschaft wird auf die Primärschlüsselspalte `CATEGORY_ID` der Tabelle `CATEGORY` gemappt. Der Hibernate-Typ für diese Eigenschaft ist `long`, wird in den meisten Datenbanken auf den Spaltentyp `BIGINT` gemappt und ist auch so ausgewählt worden, um zum Typ des Identitätswerts zu passen, der vom `native` Identifikator-Generator produziert wurde. (Im nächsten Abschnitt besprechen wir Strategien zur Generierung von Identifikatoren.)

Für eine JPA-Entity-Klasse nutzen Sie Annotationen im Java-Quellcode, um die Identifikator-Eigenschaft zu mappen:

```
@Entity
@Table(name="CATEGORY")
public class Category {
    private Long id;
    ...

    @Id
    @GeneratedValue(strategy = GenerationType.AUTO)
    @Column(name = "CATEGORY_ID")
    public Long getId() {
        return this.id;
    }

    private void setId(Long id) {
        this.id = id;
    }
    ...
}
```

Die `@Id`-Annotation der Getter-Methode markiert sie als Identifikator-Eigenschaft, und `@GeneratedValue` mit der Option `GenerationType.AUTO` übersetzt in eine native Strategie zur Identifikator-Generierung, wie die Option `native` in XML-Hibernate-Mappings. Beachten Sie, dass der Default ebenfalls `GenerationType.AUTO` ist, wenn Sie keine `strategy` definieren, also könnten Sie dieses Attribut auch ganz weglassen. Sie geben auch eine Datenbankspalte an – anderenfalls würde Hibernate den Eigenschaftsnamen nehmen. Der Mapping-Typ wird durch den Java-Eigenschaftstyp `java.lang.Long` impliziert.

Natürlich können Sie auch für alle Eigenschaften einen direkten Feldzugriff einschließlich des Datenbank-Identifikators verwenden:

```
@Entity
@Table(name="CATEGORY")
public class Category {

    @Id @GeneratedValue
    @Column(name = "CATEGORY_ID")
    private Long id;
    ...

    public Long getId() {
        return this.id;
    }
    ...

}
```

Mapping-Annotationen werden wie im Standard definiert bei der Feld-Deklaration platziert, wenn der direkte Feldzugriff aktiviert wird.

Ob Feld- oder Eigenschaftszugriff für eine Entity aktiviert ist, hängt von der Position der vorgeschriebenen `@Id`-Annotation ab. Im vorigen Beispiel ist sie bei einem Feld vorhanden, also wird Hibernate auf alle Attribute der Klasse über Felder zugreifen. Beim Beispiel davor, bei dem auf der Methode `getId()` annotiert wurde, wird der Zugriff auf alle Attribute über Getter- und Setter-Methoden aktiviert.

Alternativ können Sie JPA-XML-Deskriptoren nehmen, um Ihr Identifikator-Mapping zu erstellen:

```
<entity class="auction.model.Category" access="FIELD">
    <table name="CATEGORY"/>
    <attributes>
        <id name="id">
            <generated-value strategy="AUTO"/>
        </id>
        ...
    </attributes>
</entity>
```

Zusätzlich zu Operationen, bei denen die Java-Objektidentität (`a == b`) und die Objektgleichheit (`a.equals(b)`) geprüft wird, können Sie nun eine `a.getId().equals( b.getId() )` verwenden, um die Datenbankidentität zu prüfen. Was haben diese Konzepte gemeinsam? In welchen Situationen geben sie alle `true` zurück? Wenn alle wahr sind, nennt man diesen Zeitraum den Bereich der garantierten Objektidentität. Wir kommen auf dieses Thema in Kapitel 9, Abschnitt 9.2 „Objektidentität und Objektgleichheit", zurück.

Die Arbeit mit Datenbank-Identifikatoren ist bei Hibernate einfach und unkompliziert. Die Wahl eines guten Primärschlüssels (und die Strategie zur Schlüsselgenerierung) könnte schwieriger sein. Dieses Problem wollen wir als Nächstes angehen.

4.2.3 Primärschlüssel für Datenbanken

Hibernate muss wissen, wie Sie bei der Generierung von Primärschlüsseln am liebsten vorgehen. Von daher werden wir zuerst die Primärschlüssel definieren.

Auswahl eines Primärschlüssels

Der Kandidat für den Schlüssel ist eine Spalte oder eine Gruppe von Spalten, die verwendet werden kann, um eine spezielle Zeile in einer Tabelle zu identifizieren. Um ein Primärschlüssel zu werden, muss der Kandidat die folgenden Eigenschaften erfüllen:

- Sein Wert (für jede Spalte des Schlüsselkandidaten) ist nie null.
- Jede Zeile hat einen eindeutigen Wert.
- Der Wert einer speziellen Zeile verändert sich nie.

Wenn eine Tabelle nur ein Attribut zur Identifizierung hat, ist es der Definition nach der Primärschlüssel. Allerdings können mehrere Spalten oder Kombinationen von Spalten diese Eigenschaft bei einer bestimmten Tabelle erfüllen. Sie entscheiden sich für den Schlüsselkandidaten, um für die Tabelle den besten Primärschlüssel zu bekommen. Schlüsselkandidaten, die nicht für Primärschlüssel gewählt wurden, sollten zu *unique* Schlüsseln in der Datenbank deklariert werden.

Viele SQL-Datenmodelle aus Altsystemen arbeiten mit natürlichen Primärschlüsseln. Ein natürlicher Schlüssel ist einer, der im Business-Modell eine Bedeutung hat: ein Attribut (oder eine Kombination von Attributen), das aufgrund seiner Business-Semantiken eindeutig ist. Beispiele solcher natürlicher Schlüssel sind die US-amerikanische Sozialversicherungsnummer oder auch Steuernummern. Es ist einfach, natürliche Schlüssel zu erkennen: Wenn das Attribut eines Kandidatenschlüssels außerhalb des Datenbankkontexts eine Bedeutung hat, ist es ein natürlicher Schlüssel, egal ob er automatisch generiert wurde oder nicht. Denken Sie an die Nutzer der Applikation: Wenn diese sich auf ein Schlüsselattribut beziehen, wenn sie über die Applikation sprechen oder mit ihr arbeiten, ist es ein natürlicher Schlüssel.

Die Erfahrung hat gezeigt, dass natürliche Schlüssel auf lange Sicht fast immer Probleme verursachen. Ein guter Primärschlüssel muss eindeutig, konstant und notwendig sein (nie null oder unbekannt). Nur wenige Entity-Attribute erfüllen diese Anforderungen, und manche, die es tun, können nicht effektiv von SQL-Datenbanken indexiert werden (obwohl das ein Implementierungsdetail ist und keine primäre Begründung für oder gegen einen bestimmten Schlüssel sein sollte). Obendrein sollten Sie sicherstellen, dass eine Definition für einen Schlüsselkandidaten sich niemals im Laufe der Lebenszeit der Datenbank ändern kann, bevor Sie ihn zum Primärschlüssel machen. Es ist eine frustrierende Aufgabe, den Wert (oder auch nur die Definition) eines Primärschlüssels und aller Fremdschlüssel, die sich auf ihn beziehen, zu ändern. Obendrein sind natürliche Schlüsselkandidaten oft nur durch die Kombination mehrerer Spalten in einem zusammengesetzten natürlichen Schlüssel zu erhalten. Obwohl sie gewiss für bestimmte Beziehungen passend sind (wie für eine Link-Tabelle in einer many-to-many-Beziehung), erschweren diese zusammengesetzten Schlüssel gewöhnlich die Wartung, die ad-hoc-Abfragen und die Schemaevolution.

Aus diesen Gründen empfehlen wir mit Nachdruck, dass Sie mit synthetischen Identifikatoren arbeiten, auch Surrogatschlüssel genannt. Surrogatschlüssel haben keine Business-Bedeutung – sie sind eindeutige Werte, die von der Datenbank oder Applikation generiert wurden. Die Anwender einer Applikation sehen diese Schlüsselwerte idealerweise nicht oder brauchen sich nicht darauf zu beziehen; sie sind Teil der Interna des Systems. Die Einführung einer Surrogatschlüsselspalte ist auch in einer anderen üblichen Situation angemessen: Wenn es keine Schlüsselkandidaten gibt, ist eine Tabelle per Definition keine Beziehung, wie es durch das relationale Modell definiert wird – sie erlaubt doppelte Zeilen –, und so müssen Sie eine Surrogatschlüsselspalte einfügen. Es gibt verschiedene bekannte Vorgehensweisen, um Werte für Surrogatschlüssel zu generieren.

Wahl eines Schlüsselgenerators

Hibernate hat mehrere eingebaute Strategien für die Generierung von Identifikatoren. Wir führen die nützlichsten Optionen in Tabelle 4.1 auf.

Tabelle 4.1 Die in Hibernate eingebauten Module zur Identifikator-Generierung

Name des Generators	JPA-GenerationType	Optionen	Beschreibung
`native`	`AUTO`	–	Der `native`-Identitätsgenerator wählt abhängig von den Fähigkeiten der zugrunde liegenden Datenbank andere Identitätsgeneratoren wie `identity`, `sequence` oder `hilo`. Nehmen Sie diesen Generator, um Ihre Mapping-Metadaten auf verschiedene Datenbankmanagementsysteme portierbar zu halten.
`identity`	`IDENTITY`	–	Dieser Generator unterstützt Identitätsspalten in DB2, MySQL, MS SQL Server, Sybase und HypersonicSQL. Der zurückgegebene Identifikator ist vom Typ `long`, `short` oder `int`.
`sequence`	`SEQUENCE`	`sequence`, `parameters`	Dieser Generator erstellt eine Sequenz in DB2, PostgreSQL, Oracle, SAP DB oder McKoi oder ein Generator in Interbase wird verwendet. Der zurückgegebene Identifikator ist vom Typ `long`, `short` oder `int`. Nehmen Sie die Option `sequence`, um einen Katalognamen für die Sequenz zu definieren (Default ist `hibernate_sequence`) und `parameters`, wenn Sie zusätzliche Einstellungen brauchen, um eine Sequenz zu erstellen, die der DDL hinzugefügt werden kann.
`increment`	(Nicht verfügbar)	–	Beim Start von Hibernate liest dieser Generator den maximalen (numerischen) Wert der Primärschlüsselspalte der Tabelle und inkrementiert ihn jedes Mal um eins, wenn eine neue Zeile eingefügt wird. Der zurückgegebene Identifikator ist vom Typ `long`, `short` oder `int`. Dieser Generator ist vor allem dann effizient, wenn die Einzelserver- Hibernate- Applikation den exklusiven Zugriff auf die Datenbank hat, aber in keinem anderen Szenario verwendet werden sollte.
`hilo`	(Nicht verfügbar)	`table`, `column`, `max_lo`	Ein High/Low-Algorithmus ist ein effektiver Weg, um Identifikatoren des Typs `long` zu generieren, wenn eine Tabelle und Spalte (als Default `hibernate_unique_key` bzw. `next`) als Quelle hoher Werte gegeben ist. Der High/Low-Algorithmus generiert Identifikatoren, die nur für eine bestimmte Datenbank eindeutig sind. Hohe Werte werden aus einer globalen Quelle ausgelesen und durch Hinzufügen eines lokalen niedrigen Werts eindeutig

Name des Generators	JPA-GenerationType	Optionen	Beschreibung
			gemacht. Dieser Algorithmus verhindert Überlast, wenn auf eine Quelle für Identifikatorwerte für viele Einfügungen zugegriffen werden muss. In „Data Modeling 101" (Ambler, 2002) finden Sie mehr Informationen über den High/Low-Ansatz für eindeutige Identifikatoren. Dieser Generator muss von Zeit zu Zeit eine separate Datenbankverbindung benutzen, also kann er nicht über Datenbankverbindungen verwendet werden, die vom Anwender aufgebaut werden. Anders gesagt sollten Sie ihn nicht mit `sessionFactory.openSession(myConnection)` verwenden. Die Option `max_lo` definiert, wie viele niedrige Werte hinzugefügt werden, bis ein neuer hoher Wert geholt wird. Nur Einstellungen höher als 1 sind sinnvoll, der Default ist 32767 (`Short.MAX_VALUE`).-
`seqhilo`	(Nicht verfügbar)	`sequence`, `parameters`, `max_lo`	Dieser Generator funktioniert wie der reguläre `hilo`-Generator, außer dass er eine benannte Datenbanksequenz benutzt, um hohe Werte zu generieren.
(Nur `JPA`)	`TABLE`	`table`, `catalog`, `schema`, `pkColumnName`, `valueColumnName`, `pkColumnValue`, `allocationSize`	Ähnlich wie die `hilo`-Strategie von Hibernate verlässt sich `TABLE` auf eine Datenbanktabelle, in der der zuletzt generierte Integer-Primärschlüsselwert enthalten ist, und jeder Generator wird auf eine Zeile in dieser Tabelle gemappt. Jede Zeile hat zwei Spalten: `pkColumnName` und `valueColumnName`. `pkColumnValue` weist jede Zeile einem bestimmten Generator zu, und die Wert-Spalte enthält den zuletzt ausgelesenen Primärschlüssel. Der Persistenz-Provider alloziert bei jedem Durchlauf bis zu `allocationSize` Integer.
`uuid.hex`	(Nicht verfügbar)	`separator`	Dieser Generator ist ein 128-Bit-UUID (ein Algorithmus, der Identifikatoren des Typs `string` generiert, die in einem Netzwerk eindeutig sind). Die IP-Adresse wird zusammen mit einem eindeutigen Zeitstempel verwendet. Die UUID wird als String von hexadezimalen Ziffern der Länge 32 codiert, wobei sich ein optionaler `separator`-String zwischen jeder Komponente der UUID-Repräsentation befindet. Arbeiten Sie mit dieser Generator-Strategie nur, wenn Sie global eindeutige Identifikatoren brauchen, z.B. wenn Sie regelmäßig Datenbanken zusammenführen müssen.
`guid`	(Nicht verfügbar)	-	Mit diesem Generator bekommen Sie einen datenbankgenerierten, global eindeutigen Identifikator-String bei MySQL und SQL Server.
`select`	(Nicht verfügbar)	`key`	Dieser Generator liest einen Primärschlüssel aus, der von einem Datenbank-Trigger zugewiesen wird, indem die Zeile durch einen eindeutigen Schlüssel ausgewählt und der Primärschlüsselwert ausgelesen wird. Eine zusätzliche eindeutige Spalte mit einem Kandidatenschlüssel ist für diese Strategie erforderlich, und die Option `key` muss auf den Namen der Spalte der eindeutigen Schlüssel gesetzt sein.

Manche der eingebauten Identifikator-Generatoren können über Optionen konfiguriert werden. Bei einem nativen Hibernate XML-Mapping definieren Sie Optionen als Paare von Schlüsseln und Werten:

```
<id column="MY_ID">
    <generator class="sequence">
        <para name="sequence">MY_SEQUENCE</para>
        <para name="parameters">
            INCREMENT BY 1 START WITH 1
        </para>
    </generator>
</id>
```

Sie können die Identifikator-Generatoren von Hibernate mit Annotationen verwenden, auch wenn keine direkte Annotation verfügbar ist:

```
@Entity
@org.hibernate.annotations.GenericGenerator(
    name = "hibernate-uuid",
    strategy = "uuid"
)
class name MyEntity {

    @Id
    @GeneratedValue(generator = "hibernate-uuid")
    @Column(name = "MY_ID")
    String id;
}
```

Die Hibernate-Extension `@GenericGenerator` kann verwendet werden, um einem Identifikator-Generator von Hibernate einen Namen zu geben, in diesem Fall `hibernate-uuid`. Auf diesen Namen wird dann vom standardisierten `generator`-Attribut referenziert.

Diese Deklaration eines Generators und seine Zuweisung nach Namen muss auch für sequenz- oder tabellenbasierte Identifikator-Generierung mit Annotationen angewendet werden. Nehmen wir an, dass Sie in allen Ihren Entity-Klassen einen benutzerdefinierten Sequenz-Generator verwenden wollen. Weil dieser Identifikator-Generator global sein muss, wird er in orm.xml deklariert:

```
<sequence-generator name="mySequenceGenerator"
    sequence-name="MY_SEQUENCE"
    initial-value="123"
    allocation-size="20"/>
```

Damit wird deklariert, dass eine Datenbanksequenz namens `MY_SEQUENCE` mit einem anfänglichen Wert von `123` als Quelle für die Generierung von Datenbank-Identifikatoren verwendet werden soll, und dass die Persistenz-Engine sich jedes Mal 20 Werte holen soll, wenn sie Identifikatoren braucht. (Beachten Sie allerdings, dass Hibernate Annotations – während wir dieses schreiben – die Einstellung `initialValue` ignoriert.)

Um diesen Identifikator-Generator auf eine bestimmte Entity anzuwenden, verwenden Sie seinen Namen:

```
@Entity
class name MyEntity {

    @Id @GeneratedValue(generator = "mySequenceGenerator")
    String id;
}
```

Wenn Sie einen weiteren Generator mit dem gleichen Namen auf der Entity-Stufe vor dem Schlüsselwort `class` deklariert hätten, würde der globale Identifikator-Generator überschrieben. Der gleiche Ansatz kann verwendet werden, um einen `@TableGenerator` zu deklarieren und anzuwenden.

Sie sind nicht auf diese eingebauten Strategien festgelegt, sondern können durch Implementierung des Interface `IdentifierGenerator` von Hibernate eigene Identifikator-Generatoren erstellen. Wie immer ist es eine ganz gute Strategie, sich als Inspiration den Quellcode der vorhandenen Identifikator-Generatoren von Hibernate anzuschauen.

Es ist auch möglich, die Identifikator-Generatoren für Persistenzklassen in einem Domain-Modell zu mischen, doch für Daten, die nicht aus Altsystemen stammen, empfehlen wir, bei allen Entities die gleiche Strategie für die Generierung von Identifikatoren zu nehmen.

Bei Daten aus Altsystemen und von der Applikation zugewiesenen Identifikatoren wird das Bild etwas komplizierter. In diesem Fall sind wir oft auf natürliche Schlüssel und vor allem zusammengesetzte Schlüssel festgelegt. Ein zusammengesetzter Schlüssel ist ein natürlicher Schlüssel, der aus verschiedenen Tabellenspalten besteht. Weil es etwas schwerer sein kann, mit zusammengesetzten Identifikatoren zu arbeiten, die oft nur in Schemata von Altsystemen auftauchen, besprechen wir diese nur im Kontext von Kapitel 8, Abschnitt 8.1 „Integration von Datenbanken aus Altsystemen“.

Wir gehen von nun an davon aus, dass Sie den Entity-Klassen Ihres Domain-Modells Identifikator-Eigenschaften hinzugefügt haben, und dass Sie, nachdem Sie das grundlegende Mapping jeder Entity und deren Identifikator-Eigenschaften abgeschlossen haben, mit dem Mapping der Wert-Typ-Eigenschaften der Entities fortfahren. Allerdings können einige spezielle Optionen Ihre Klassen-Mappings vereinfachen oder erweitern.

4.3 Optionen für das Mapping von Klassen

Wenn Sie die `<hibernate-mapping>`- und `<class>`-Elemente in der DTD (oder der Referenzdokumentation) durchsehen, finden Sie ein paar Optionen, die bisher noch nicht angesprochen wurden:

- Dynamische Generierung von CRUD-SQL-Anweisungen
- Konfiguration der Veränderbarkeit von Entities
- Benennung von Entities für Abfragevorgänge
- Mapping von Paketnamen
- Anführungszeichen bei Schlüsselwörtern und reservierten Datenbank-Identifikatoren
- Implementierung von Namenskonventionen bei Datenbanken

4.3.1 Dynamische SQL-Generierung

Standardmäßig erstellt Hibernate beim Startup SQL-Anweisungen für jede Persistenzklasse. Diese Anweisungen sind einfache Operationen für Erstellen, Lesen, Aktualisieren und Löschen für das Lesen, Löschen etc. einer Zeile.

Wie kann Hibernate eine UPDATE-Anweisung beim Startup erstellen? Immerhin sind die Spalten, die aktualisiert werden sollen, zu dieser Zeit noch gar nicht bekannt. Die Antwort lautet, dass die generierte SQL-Anweisung alle Spalten aktualisiert, und wenn der Wert einer bestimmten Spalte nicht modifiziert wird, setzt die Anweisung sie auf ihren alten Wert.

In manchen Situationen wie bei Tabellen aus Altsystemen mit Hunderten von Spalten, bei denen die SQL-Anweisungen auch für die einfachsten Operationen recht groß sein werden (gehen wir mal davon aus, dass nur eine Spalte aktualisiert werden muss), müssen Sie diese SQL-Generierung beim Startup abschalten und statt dessen dynamische Anweisungen verwenden, die zur Laufzeit generiert werden. Eine extrem große Zahl von Entities kann sich auch auf die Startup-Dauer auswirken, weil Hibernate im Vorfeld alle SQL-Anweisungen für CRUD generieren muss. Der Speicherverbrauch für diese Abfrageanweisung wird auch sehr hoch sein, wenn ein Dutzend Anweisungen für Tausende von Entities gecachet werden muss (das ist gewöhnlich aber kein Problem).

Im Mapping-Element `<class>` sind zwei Attribute für die Deaktivierung von CRUD-SQL-Generierung beim Startup verfügbar:

```
<class name="Item"
   dynamic-insert="true"
   dynamic-update="true">
...
</class>
```

Das Attribut `dynamic-insert` sagt Hibernate, ob Eigenschaftswerte mit null bei einem SQL-INSERT eingeschlossen werden sollen, und das Attribut `dynamic-update` informiert Hibernate, ob nicht-modifizierte Eigenschaften in das SQL-UPDATE eingeschlossen werden sollen.

Wenn Sie JDK 5.0-Annotation-Mappings verwenden, brauchen Sie eine native Hibernate-Annotation, um die dynamische SQL-Generierung zu aktivieren:

```
@Entity
@org.hibernate.annotations.Entity(
    dynamicInsert = true, dynamicUpdate = true
)
public class Item { ...
```

Die zweite Annotation `@Entity` aus dem Hibernate-Paket erweitert die JPA-Annotation um zusätzliche Optionen, einschließlich `dynamicInsert` und `dynamicUpdate`.

Manchmal können Sie es vermeiden, eine UPDATE-Anweisung generieren zu müssen, wenn die Persistenzklasse als unveränderlich gemappt ist.

4.3.2 Eine Entity unveränderlich machen

Instanzen einer bestimmten Klasse können unveränderlich sein. In CaveatEmptor ist zum Beispiel ein `Bid` (Gebot) für einen Artikel unveränderlich. Von daher muss niemals eine UPDATE-Anweisung in der BID-Tabelle ausgeführt werden. Hibernate kann auch ein paar andere Optimierungen vornehmen, beispielsweise das Vermeiden von Dirty Checking, wenn Sie eine unveränderliche Klasse mappen, bei der das Attribut `mutable` auf `false` gesetzt ist:

```
<hibernate-mapping default-access="field">
    <class name="Bid" mutable="false">
    ...
    </class>
</hibernate-mapping>
```

Ein POJO ist unveränderlich, wenn keine öffentlichen Setter-Methoden für Eigenschaften der Klasse vorhanden sind – alle Werte werden im Konstruktor gesetzt. Anstatt privater Setter-Methoden werden Sie es oft vorziehen, dass Hibernate einen direkten Feldzugriff für unveränderliche Persistenzklassen hat, von daher brauchen Sie dann keine nutzlosen Zugriffsmethoden schreiben. Sie können eine unveränderliche Entity über Annotationen mappen:

```
@Entity
@org.hibernate.annotations.Entity(mutable = false)
@org.hibernate.annotations.AccessType("field")
public class Bid { ...
```

Auch hier erweitert die native `@Entity`-Annotation von Hibernate die JPA-Annotation wieder mit zusätzlichen Optionen. Wir haben hier auch die Hibernate Extension-Annotation `@AccessType` gezeigt – das ist eine Annotation, die Sie selten verwenden werden. Wie bereits erklärt, wird die Default-Zugriffsstrategie für eine bestimmte Entity-Klasse von der Position der erforderlichen `@Id`-Eigenschaft vorgegeben. Allerdings können Sie `@AccessType` nehmen, um eine feiner granulierte Strategie zu erzwingen; sie kann bei Klassendeklarationen (wie im vorigen Beispiel) oder sogar bei bestimmten Feldern oder Zugriffsmethoden eingesetzt werden.

Schauen wir uns kurz ein weiteres Thema an: die Benennung von Entities für Abfragen.

4.3.3 Bezeichnung von Entities für Abfragen

Standardmäßig werden alle Klassennamen automatisch in den Namensraum der Hibernate-Abfragesprache HQL „importiert". Dadurch können Sie in HQL also die kurzen Klassennamen ohne ein Paketpräfix verwenden, was ganz praktisch ist. Allerdings kann dieser Auto-Import auch abgeschaltet werden, wenn zwei Klassen mit dem gleichen Namen bei einer bestimmten `SessionFactory` vorkommen, vielleicht in unterschiedlichen Paketen des Domain-Modells.

Wenn ein solcher Konflikt existiert und Sie die Default-Einstellungen nicht ändern, weiß Hibernate nicht, auf welche Klasse Sie sich in HQL beziehen. Sie können den Auto-Import von Namen in den HQL-Namensraum für bestimmte Mapping-Dateien durch die Einstellung `auto-import="false"` im root-Element `<hibernate-mapping>` ausschalten.

Entity-Namen können auch explizit in den HQL-Namensraum importiert werden. Sie können sogar Klassen und Interfaces importieren, die nicht explizit gemappt sind, damit eine Kurzform in polymorphen HQL-Abfragen benutzt werden kann:

```
<hibernate-mapping>
    <import class="auction.model.Auditable" rename="IAuditable"/>
</hibernate-mapping>
```

Sie können nun eine HQL-Abfrage wie `from IAuditable` benutzen, um alle persistenten Instanzen von Klassen auszulesen, die das Interface `auction.model.Auditable` implementieren. (Keine Sorge, wenn Sie an diesem Punkt noch nicht wissen, ob dieses Feature für Sie relevant ist; wir kommen später noch einmal auf Abfragen zurück.) Beachten Sie, dass das Element `<import>` wie alle anderen direkten Child-Element von `<hibernate-mapping>` eine applikationsweite Deklaration ist. Von daher müssen (und können) Sie das nicht in anderen Mapping-Dateien duplizieren.

Mit Annotationen können Sie einer Entity explizit einen Namen geben, wenn die Kurzform zu einer Kollision im JPA QL- oder HQL-Namensraum führen würde:

```
@Entity(name="AuctionItem")
public class Item { ... }
```

Schauen wir uns noch einen weiteren Aspekt von Bezeichnungen an: die Deklaration von Paketen.

4.3.4 Deklaration eines Paketnamens

Alle Persistenzklassen von CaveatEmptor sind im Java-Paket `auction.model` deklariert. Allerdings möchten Sie sicher nicht den vollständigen Paketnamen immer wiederholen, wo diese oder irgendeine andere Klasse in einem Assoziations-, Unterklassen- oder Komponenten-Mapping bezeichnet wird. Stattdessen geben Sie ein `package`-Attribut an:

```
<hibernate-mapping package="auction.model">
    <class name="Item" table="ITEM">
      ...
    </class>
</hibernate-mapping>
```

Nun bekommen alle nichtqualifizierten Klassennamen, die in diesem Mapping-Dokument erscheinen, den deklarierten Paketnamen als Präfix. Wir gehen von dieser Einstellung in allen Mapping-Beispielen dieses Buches aus und verwenden für die Modellklassen von CaveatEmptor nichtqualifizierte Namen.

Namen von Klassen und Tabellen müssen sehr sorgfältig ausgewählt werden. Ein Name, den Sie ausgewählt haben, kann auch vom SQL-Datenbanksystem reserviert worden sein, in dem Fall muss der Name in Anführungszeichen erscheinen.

4.3.5 Quoting von SQL-Identifikatoren

Standardmäßig setzt Hibernate die Namen von Tabellen und Spalten im generierten SQL nicht in Anführungszeichen. Das macht das SQL etwas leichter lesbar, und Sie können sich die Tatsache zunutze machen, dass die meisten SQL-Datenbanken *case sensitive* sind, wenn sie nicht in Anführungszeichen stehende Identifikatoren vergleichen. Gelegentlich – vor allem in den Datenbanken von Altsystemen – stoßen Sie auf Identifikatoren mit merkwürdigen Zeichen oder Leerzeichen oder Sie möchten die Beachtung von Groß- und Kleinschreibung erzwingen. Oder – wenn Sie sich auf die Defaults von Hibernate verlassen – der Name einer Klasse oder Eigenschaft in Java könnte automatisch in einen Tabellen- oder Spaltennamen übersetzt worden sein, der in Ihrem Datenbankmanagementsystem nicht erlaubt ist. Die Klasse `User` könnte beispielsweise auf eine Tabelle `USER` gemappt sein, was gewöhnlich ein reserviertes Schlüsselwort in SQL-Datenbanken ist. Hibernate kennt keine SQL-Schlüsselworte von Datenbankmanagementprodukten, von daher wird das Datenbanksystem beim Startup oder während der Laufzeit eine Exception werfen.

Wenn Sie im Mapping-Dokument einen Tabellen- oder Spaltennamen in einfache Anführungszeichen (*backticks*) setzen, wird Hibernate diesen Identifikator im generierten SQL immer in Anführungszeichen setzen. Die folgende Eigenschafts-Deklaration zwingt Hibernate dazu, SQL zu generieren, bei dem der Spaltenname `"DESCRIPTION"` in Anführungszeichen gesetzt ist. Hibernate weiß auch, dass Microsoft SQL Server die Variante `[DESCRIPTION]` braucht und dass MySQL `` `DESCRIPTION` `` erwartet.

```
<property name="description"
        column="`DESCRIPTION`"/>
```

Es gibt keine Möglichkeit, Hibernate dazu zu zwingen, überall Identifikatoren in Anführungszeichen zu verwenden (abgesehen davon, alle Tabellen- und Spaltennamen in einfache Anführungszeichen zu setzen). Sie sollten sich überlegen, ob Sie, wo immer es möglich ist, die Tabellen oder Spalten mit reservierten Schlüsselwortnamen umbenennen. Das Setzen in einfache Anführungszeichen funktioniert bei Annotations-Mappings, doch es ist ein Implementierungsdetail von Hibernate und nicht Bestandteil der JPA-Spezifikation.

4.3.6 Implementierung von Namenskonventionen

Wir haben oft mit Organisationen zu tun, die strenge Konventionen für die Namen von Datenbanktabellen und -spalten haben. Hibernate bietet ein Feature, mit dem Sie bei den Bezeichnungen automatisch bestimmte Standards erzwingen können.

Nehmen wir an, dass alle Tabellennamen in CaveatEmptor dem Muster `CE_<table name>` folgen sollen. Eine Lösung ist, manuell das Attribut `table` bei allen `<class>`- und Collection-Elementen der Mapping-Dateien anzugeben. Doch ein solches Vorgehen ist zeitaufwändig und gerät leicht in Vergessenheit. Stattdessen können Sie das Hibernate-Interface `NamingStrategy` implementieren (siehe Listing 4.1).

Listing 4.1 Implementierung von `NamingStrategy`

```
public class CENamingStrategy extends ImprovedNamingStrategy {

    public String classToTableName(String className) {
        return StringHelper.unqualify(className);
    }
    public String propertyToColumnName(String propertyName) {
        return propertyName;
    }
    public String tableName(String tableName) {
        return "CE_" + tableName;
    }
    public String columnName(String columnName) {
        return columnName;
    }
    public String propertyToTableName(String className,
                                      String propertyName) {
        return "CE_"
               + classToTableName(className)
               + '_'
```

```
                                  + propertyToColumnName(propertyName);
        }
    }
```

Sie erweitern die `ImprovedNamingStrategy`, die Default-Implementierungen für alle Methoden von `NamingStrategy` bietet, die Sie nicht von Grund auf neu implementieren wollen (schauen Sie sich die API-Dokumentation und den Quellcode an). Die Methode `classToTableName()` wird nur aufgerufen, wenn ein `<class>`-Mapping keinen expliziten `table`-Namen angibt. Die Methode `propertyToColumnName()` wird aufgerufen, wenn eine Eigenschaft keinen expliziten `column`-Namen hat. Die Methoden `tableName()` und `columnName()` werden aufgerufen, wenn ein expliziter Name deklariert wird.

Wenn Sie diese `CENamingStrategy` aktivieren, führt die Klassen-Mapping-Deklaration

```
<class name="BankAccount">
```

zu `CE_BANKACCOUNT` als Namen der Tabelle.

Wenn allerdings ein Tabellenname wie hier angegeben ist:

```
<class name="BankAccount" table="BANK_ACCOUNT">
```

dann ist `CE_BANK_ACCOUNT` der Name der Tabelle. In diesem Fall wird `BANK_ACCOUNT` der Methode `tableName()` übergeben.

Das beste Feature des Interfaces `NamingStrategy` ist das Potenzial für ein dynamisches Verhalten. Um eine spezielle Namensstrategie zu aktivieren, können Sie beim Startup eine Instanz der Hibernate-`Configuration` übergeben:

```
Configuration cfg = new Configuration();
cfg.setNamingStrategy( new CENamingStrategy() );
SessionFactory sessionFactory sf =
                    cfg.configure().buildSessionFactory();
```

So können Sie mehrere `SessionFactory`-Instanzen haben, die auf den gleichen Mapping-Dokumenten basieren und jeweils eine andere `NamingStrategy` verwenden. Das ist bei einer Installation mit mehreren Clients äußerst hilfreich, bei der eindeutige Tabellennamen (aber das gleiche Datenmodell) für jeden Client erforderlich sind. Allerdings sollten Sie bei dieser Art von Anforderung besser mit einem SQL-Schema (einer Art Namensraum) arbeiten, wie bereits in Kapitel 3, Abschnitt 3.3.4 „Umgang mit globalen Metadaten", besprochen.

Sie können über die Option `hibernate.ejb.naming_strategy` in Ihrer Datei `persistence.xml` die Implementierung einer Namensstrategie für Java Persistence angeben.

Nachdem wir nun die Konzepte und wichtigsten Mappings für Entities durchgegangen sind, sollen die Wert-Typen gemappt werden.

4.4 Feingranulierte Modelle und Mappings

Nachdem wir die erste Hälfte dieses Kapitels fast ausschließlich mit Entities bzw. den grundlegenden Optionen für das persistente Klassen-Mapping zugebracht haben, konzentrieren wir uns nun auf die verschiedenen Formen der Wert-Typen. Zwei verschiedene Arten kommen einem sofort in den Sinn: Klassen mit Wert-Typen, die im JDK enthalten sind (zum Beispiel `String` oder Primitive Datentypen), und wert-typisierte Klassen, die vom Applikationsentwickler definiert wurden (zum Beispiel `Address` und `MonetaryAmount`).

Zuerst mappen Sie die Eigenschaften der Persistenzklassen, die JDK-Typen verwenden, und lernen die grundlegenden Mapping-Elemente und -Attribute kennen. Dann geht es mit benutzerdefinierten Klassen mit Wert-Typen weiter und wie Sie diese als einbettbare Komponenten mappen.

4.4.1 Mapping von grundlegenden Eigenschaften

Wenn Sie eine Persistenzklasse mappen, egal ob sie eine Entity oder ein Wert-Typ ist, müssen alle Persistenzeigenschaften explizit in der XML-Mapping-Datei gemappt werden. Wenn andererseits eine Klasse mit Annotationen gemappt ist, werden alle ihre Eigenschaften standardmäßig als persistent betrachtet. Sie können Eigenschaften mit der Annotation `@javax.persistence.Transient` auszeichnen, um sie auszuschließen, oder das Java-Schlüsselwort `transient` verwenden (das normalerweise nur Felder für die Java-Serialisierung ausschließt).

In einem JPA-XML-Deskriptor können Sie ein bestimmtes Feld oder eine bestimmte Eigenschaft ausschließen:

```
<entity class="auction.model.User" access="FIELD">
    <attributes>
        ...
        <transient name="age"/>
    </attributes>
</entity>
```

Ein typisches Mapping von Eigenschaften bei Hibernate definiert den Eigenschaftsnamen eines POJOs, einen Spaltennamen in einer Datenbank und den Namen eines Hibernate-Typs. Oft ist es auch möglich, den Typ wegzulassen. Wenn `description` die Eigenschaft des (Java-)Typs `java.lang.String` ist, verwendet Hibernate standardmäßig den Hibernate-Typ `string` (wir kommen im nächsten Kapitel noch einmal auf das Hibernate-Typensytem zurück).

Hibernate arbeitet mit Reflektion, um den Java-Typ der Eigenschaft zu bestimmen. Von daher sind die folgenden Mappings gleichwertig:

```
<property name="description" column="DESCRIPTION" type="string"/>
<property name="description" column="DESCRIPTION"/>
```

Es ist sogar möglich, den Spaltennamen auszulassen, wenn es der gleiche wie der Eigenschaftsname ist (wobei Groß- und Kleinschreibung ignoriert wird). (Das ist einer der vernünftigen Defaults, die wir weiter oben erwähnt haben.)

Für ein paar ungewöhnliche Fälle, von denen Sie später noch mehr kennenlernen werden, könnten Sie in Ihrem XML-Mapping ein <column>-Element statt des column-Attributs nehmen. Das <column>-Element bietet mehr Flexibilität: Es hat mehr optionale Attribute und kann mehr als einmal erscheinen. (Eine einzelne Eigenschaft kann mehr als eine Spalte mappen; diese Technik besprechen wir im nächsten Kapitel.) Die folgenden beiden Eigenschafts-Mapping sind äquivalent:

```
<property name="description" column="DESCRIPTION" type="string"/>
<property name="description" type="string">
    <column name="DESCRIPTION"/>
</property>
```

Das <property>-Element (und vor allem das <column>-Element) definiert auch bestimmte Attribute, die hauptsächlich auf die automatische Generierung des Datenbankschemas angewandt werden. Wenn Sie nicht mit dem hbm2ddl-Tool arbeiten (siehe Kapitel 2, Abschnitt 2.14 „Starten und Testen der Applikation"), um das Datenbankschema zu generieren, können Sie diese einfach weglassen. Allerdings ist es vorzuziehen, wenigstens das Attribut not-null einzuschließen, weil Hibernate dann illegale null-Eigenschaftswerte melden kann, ohne über die Datenbank zu gehen:

```
<property name="initialPrice" column="INITIAL_PRICE" not-null="true"/>
```

JPA basiert auf einem Configuration-by-Exception-Modell, von daher können Sie sich auf die Defaults verlassen. Wenn die Eigenschaft einer Persistenzklasse nicht annotiert ist, gelten die folgenden Regeln:

- Wenn die Eigenschaft vom Typ JDK ist, ist sie automatisch persistent. Anders gesagt wird sie wie <property name="propertyName"/> in einer Hibernate XML-Mapping-Datei behandelt.
- Anderenfalls wird sie als Komponente der besitzenden Klasse gemappt, wenn die Klasse der Eigenschaft als @Embeddable annotiert ist. Das Einbetten von Komponenten werden wir später in diesem Kapitel besprechen.
- Wenn andernfalls der Eigenschaftstyp Serializable ist, wird der Wert in seiner serialisierten Form gespeichert. Das ist normalerweise nicht erwünscht, und Sie sollten Java-Klassen immer mappen, anstatt in der Datenbank einen Haufen Bytes zu speichern. Malen Sie sich einmal aus, eine Datenbank mit solchen binären Informationen zu pflegen, wenn in ein paar Jahren die Applikation weg ist.

Wenn Sie sich nicht auf diese Defaults verlassen wollen, wenden Sie die Annotation @Basic auf eine bestimmte Eigenschaft an. Die Annotation @Column ist die Entsprechung des XML-<column>-Elements. Hier ist ein Beispiel, wie Sie den Wert einer Eigenschaft wie erforderlich deklarieren:

```
@Basic(optional = false)
@Column(nullable = false)
public BigDecimal getInitialPrice { return initialPrice; }
```

Die @Basic-Annotation markiert die Eigenschaft als nicht optional auf der Stufe des Java-Objekts. Die zweite Einstellung des Spalten-Mappings, nullable = false, ist nur verantwortlich für die Generierung eines NOT NULL-Datenbank-Constraints. Die Hibernate

JPA-Implementierung behandelt beide Optionen auf jeden Fall in gleicher Weise, somit können Sie auch bloß eine dieser Annotationen zu diesem Zweck verwenden.

In einem JPA-XML-Deskriptor sieht dieses Mapping genauso aus:

```
<entity class="auction.model.Item" access="PROPERTY">
    <attributes>
        ...
        <basic name="initialPrice" optional="false">
            <column nullable="false"/>
        </basic>
    </attributes>
</entity>
```

Es gibt eine ganze Reihe von Optionen in Hibernate-Metadaten, um Schema-Constraints zu deklarieren, zum Beispiel `NOT NULL` bei einer Spalte. Außer für einfache *null-Prüfung beim Speichern von Objekten* werden sie jedoch nur gebraucht, um DDL zu produzieren, wenn Hibernate ein Datenbankschema aus Mapping-Metadaten exportiert. Wir besprechen die Anpassung von SQL einschließlich DDL in Kapitel 8, Abschnitt 8.3 „Verbesserung der Schema-DDL“. Andererseits enthält das Hibernate Annotations-Paket ein fortschrittlicheres und ausgefeilteres Framework zur Datenvalidierung, das Sie nicht nur zu Definierung von Datenbankschema-Constraints in DDL nehmen können, sondern auch zur Datenvalidierung zur Laufzeit. Das werden wir in Kapitel 17 besprechen.

Befinden sich Annotationen für Eigenschaften immer bei den Zugriffsmethoden?

Anpassung des Zugriffs auf Eigenschaften

Auf Eigenschaften einer Klasse greift die Persistenz-Engine entweder direkt (über Felder) oder indirekt (über Getter- und Setter- Zugriffsmethoden) zu. In XML-Mapping-Dateien steuern Sie die Default-Zugriffsstrategie für eine Klasse mit dem Attribut `default-access="field|property|noop|custom.Class"` des root-Elements `hibernate-mapping`. Eine annotierte Entity erbt den Default von der Position der erforderlichen `@Id`-Annotation. Wenn beispielsweise `@Id` für ein Feld und nicht für eine Getter-Methode deklariert wurde, werden alle anderen Annotationen für das Eigenschafts-Mapping wie der Name der Spalte für die Eigenschaft `description` des Elements ebenfalls für Felder deklariert:

```
@Column(name = "ITEM_DESCR")
private String description;

public String getDescription() { return description; }
```

Das ist das durch die JPA-Spezifikation definierte Default-Verhalten. Allerdings erlaubt Hibernate eine flexible Anpassung der Zugriffsstrategie mit der Annotation `@org.hibernate.annotations.AccessType(<strategy>)`:

- Wenn `AccessType` auf der Ebene Klasse/Entity gesetzt ist, wird entsprechend auf alle Attribute der Klasse der ausgewählten Strategie zugegriffen. Annotationen auf der Stufe der Attribute werden abhängig von der Strategie entweder bei Feld- oder Getter-Methoden erwartet. Diese Einstellung überschreibt alle Defaults aus der Position der Standard-`@Id`-Annotationen.

- Wenn bei einer Entity als Default oder explizit der Feld-Zugriff gesetzt ist, wechselt durch die Annotation `AccessType("property")` bei einem Feld für dieses spezielle Attribut zur Laufzeit auf den Zugriff über Getter/Setter-Methoden. Die Position der Annotation `AccessType` ist immer noch das Feld.
- Wenn bei einer Entity als Default oder explizit der Eigenschafts-Zugriff gesetzt ist, wechselt durch die Annotation `AccessType("field")` bei einer Getter-Methode auf dieses spezielle Attribut zur Laufzeit auf den Zugriff über ein Feld des gleichen Namens. Die Position der Annotation `AccessType` ist immer noch die Getter-Methode.
- Alle `@Embedded`-Klassen erben den Default oder die explizit deklarierte Zugriffsstrategie der besitzenden root-Entity-Klasse.
- Auf alle `@MappedSuperclass`-Eigenschaften wird mit dem Default oder der explizit deklarierten Zugriffsstrategie der gemappten Entity-Klasse zugegriffen.

Sie können die Zugriffsstrategien auf Eigenschaftsebene in Hibernate XML-Mappings mit dem Attribut `access` steuern:

```
<property name="description"
          column="DESCR"
          access="field"/>
```

Oder Sie setzen die Zugriffsstrategie für alle Klassen-Mappings in einem root-`<hibernate-mapping>`-Element mit dem Attribut `default-access`.

Neben Feld- und Eigenschaftszugriff kann als eine weitere Strategie auch `noop` nützlich sein. Damit wird eine Eigenschaft gemappt, die nicht in der Java-Persistenzklasse existiert. Das hört sich eigenartig an, doch damit können Sie sich auf diese „virtuelle" Eigenschaft in HQL-Abfragen beziehen (anders gesagt, Sie können die Datenbankspalte nur in HQL-Abfragen verwenden).

Wenn keine der eingebauten Zugriffsstrategien passend ist, könne Sie sich eine eigene für den Zugriff auf die Eigenschaften definieren, indem Sie das Interface `org.hibernate.property.PropertyAccessor` implementieren. Setzen Sie den (vollqualifizierten) Klassennamen auf das `access`-Mapping-Attribut oder die `@AccessType`-Annotation. Schauen Sie sich als Inspiration den Hibernate-Quellcode an, damit ist das eine ganz einfache Übung.

Manche Eigenschaften werden gar nicht auf eine Spalte gemappt. Insbesondere eine abgeleitete Eigenschaft entnimmt ihren Wert einem SQL-Ausdruck.

Abgeleitete Eigenschaften

Der Wert einer abgeleiteten Eigenschaft wird zur Laufzeit durch Evaluation eines Ausdrucks berechnet, den Sie im Attribut `formula` definieren. Sie können zum Beispiel die Eigenschaft `totalIncludingTax` mit einem SQL-Ausdruck mappen:

```
<property name="totalIncludingTax"
          formula="TOTAL + TAX_RATE * TOTAL"
          type="big_decimal"/>
```

Die gegebene SQL-Formel wird jedes Mal evaluiert, wenn die Entity aus der Datenbank ausgelesen wird (und zu keiner anderen Zeit, von daher könnte das Resultat veraltet sein, wenn andere Eigenschaften modifiziert werden). Die Eigenschaft hat kein Spaltenattribut (oder Unterelement) und erscheint nie in einem SQL-`INSERT` oder -`UPDATE`, nur in `SELECT`s. Formeln können sich auf Spalten der Datenbanktabelle beziehen, sie können SQL-Funktionen aufrufen und sogar SQL-Subselects enthalten. Der SQL-Ausdruck wird so wie er ist der zugrunde liegenden Datenbank übergeben; hierbei passiert es leicht, dass Sie Ihre Mapping-Datei für ein bestimmtes Datenbankprodukt erstellen, wenn Sie nicht aufpassen und sich auf herstellerspezifische Operatoren oder Schlüsselwörter verlassen.

Formeln gibt es auch mit einer Hibernate-Annotation:

```
@org.hibernate.annotations.Formula("TOTAL + TAX_RATE * TOTAL")
public BigDecimal getTotalIncludingTax() {
    return totalIncludingTax;
}
```

Das folgende Beispiel verwendet eine damit in Beziehung stehende Unterabfrage (*subselect*), um den Mittelwert aller Gebote für ein Element zu berechnen:

```
<property
   name="averageBidAmount"
   type="big_decimal"
   formula=
    "( select AVG(b.AMOUNT) from
       BID b where b.ITEM_ID = ITEM_ID )"/>
```

Beachten Sie, dass nichtqualifizierte Spaltennamen sich auf Spalten der Tabelle der Klasse beziehen, zu denen die abgeleitete Eigenschaft gehört.

Eine weitere besondere Art von Eigenschaften beruht auf datenbankgenerierten Werten.

Generierte und Default-Werte für Eigenschaften

Nehmen wir an, dass der Wert einer bestimmten Eigenschaft einer Klasse von der Datenbank generiert wird, gewöhnlich wenn die Entity-Zeile zum ersten Mal eingefügt wird. Typische, von der Datenbank generierte Werte sind der Zeitstempel der Erstellung, ein Standardpreis für einen Artikel und ein Trigger, der bei jeder Änderung ausgelöst wird.

Üblicherweise müssen die Hibernate-Applikationen Objekte „auffrischen", in denen Eigenschaften enthalten sind, für die die Datenbank Werte generiert. Wenn Eigenschaften als generiert ausgezeichnet sind, kann die Applikation diese Verantwortlichkeit allerdings Hibernate überlassen. Wenn Hibernate ein SQL-`INSERT` oder -`UPDATE` für eine Entity ausgibt, die definierte generierte Eigenschaften hat, führt es gleich danach ein `SELECT` durch, um die generierten Werte auszulesen. Nehmen Sie den Switch `generated` bei einem `property`-Mapping, um diese automatische Auffrischung zu aktivieren:

```
<property name="lastModified"
          column="LAST_MODIFIED"
          update="false"
          insert="false"
          generated="always"/>
```

Eigenschaften, die als von der Datenbank generiert ausgezeichnet sind, müssen zusätzlich nicht-einfügbar und nicht-aktualisierbar sein, was Sie über die Attribute `insert` und `up-`

`date` steuern können. Wenn beide auf `false` gesetzt sind, erscheinen die Spalten der Eigenschaft nie in den `INSERT`- oder `UPDATE`-Anweisungen – der Eigenschafts-Wert ist *Nur lesen.* Auch fügen Sie gewöhnlich keine öffentliche Setter-Methode in Ihrer Klasse für eine unveränderliche Eigenschaft ein (und wechseln auf Feldzugriff).

Mit Annotationen deklarieren Sie die Unveränderbarkeit (und die automatische Auffrischung) mit der Hibernate-Annotation `@Generated`:

```
@Column(updatable = false, insertable = false)
@org.hibernate.annotations.Generated(
    org.hibernate.annotations.GenerationTime.ALWAYS
)
private Date lastModified;
```

Die verfügbaren Einstellungen sind `GenerationTime.ALWAYS` und `GenerationTime.INSERT`, und die entsprechenden Optionen in XML-Mappings lauten `generated="always"` und `generated="insert"`.

Ein Sonderfall der datenbankgenerierten Eigenschaftswerte sind Default-Werte. Sie wollen vielleicht eine Regel implementieren, dass jeder in einer Auktion angebotene Artikel mindestens einen Euro kosten soll. Zuerst fügen Sie das in Ihren Datenbankkatalog als Default-Wert für die Spalte `INITIAL_PRICE` ein:

```
create table ITEM (
    ...
    INITIAL_PRICE number(10,2) default '1',
    ...
);
```

Wenn Sie hbm2ddl, das Hibernate-Tool zum Schemaexport, verwenden, können Sie diesen Output durch Einfügen eines `default`-Attributs beim Eigenschafts-Mapping aktivieren:

```
<class name="Item" table="ITEM"
       dynamic-insert="true" dynamic-update="true">
    ...
    <property name="initialPrice" type="big_decimal">
        <column name="INITIAL_PRICE"
                default="'1'"
                generated="insert"/>
    </property>
    ...
 </class>
```

Beachten Sie, dass Sie auch das Erstellen von Anweisungen zum dynamischen Einfügen und Updaten aktivieren müssen, damit die Spalte mit dem Default-Wert nicht in jeder Anweisung enthalten ist, wenn dessen Wert `null` ist (anderenfalls würde statt des Default-Werts eine `NULL` eingefügt). Obendrein hätte eine persistent gemachte Instanz von `Item`, die aber noch nicht zur Datenbank geflusht und noch nicht aufgefrischt worden ist, nicht den Default-Wert-Satz bei der Objekteigenschaft. Anders gesagt: Sie müssen explizit einen Flush durchführen:

```
Item newItem = new Item(...);
session.save(newItem);

newItem.getInitialPrice();    // ist null
session.flush();              // ein INSERT auslösen
// Hibernate führt automatisch ein SELECT durch
newItem.getInitialPrice();    // ist 1EUR
```

Weil Sie `generated="insert"` gesetzt haben, weiß Hibernate, dass ein sofortiger zusätzlicher `SELECT` erforderlich ist, um den datenbankgenerierten Eigenschaftswert zu lesen.

Sie können Default-Spaltenwerte mit Annotationen als Teil der DDL-Definition für eine Spalte mappen:

```
@Column(name = "INITIAL_PRICE",
        columnDefinition = "number(10,2) default '1'")
@org.hibernate.annotations.Generated(
    org.hibernate.annotations.GenerationTime.INSERT
)
private BigDecimal initalPrice;
```

Das Attribut `columnDefinition` umfasst die vollständigen Eigenschaften für die Spalte DDL mit Datentyp und allen Constraints. Bedenken Sie, dass ein echter nicht-portierbarer SQL-Datentyp Ihr Annotations-Mapping an ein bestimmtes Datenbankmanagementsystem binden kann.

Wir kommen auf das Thema Constraints und DDL-Anpassung in Kapitel 8, Abschnitt 8.3 „Verbesserung der Schema-DDL" zurück.

Als Nächstes mappen Sie benutzerdefinierte Klassen, die Wert-Typen sind. Sie finden diese ganz leicht in Ihren UML-Klassendiagrammen, wenn Sie nach einer zusammengesetzten Beziehung zwischen zwei Klassen suchen. Eine von ihnen ist eine abhängige Klasse, eine Komponente.

4.4.2 Mapping von Komponenten

Bisher waren alle Klassen des Objektmodells Entity-Klassen, jede mit einem eigenen Lebenszyklus und eigener Identität. Die `User`-Klasse hat allerdings eine besondere Art der Assoziation mit der Klasse `Address` (siehe Abbildung 4.2).

Um es in der Sprache des Object-Modellings auszudrücken, ist diese Assoziation eine Art Aggregation – eine *Teil-von*-Beziehung. Aggregation ist eine starke Form der Assoziation, und dazu gehören im Hinblick auf den Lebenszyklus von Objekten einige weitere Semantiken. In diesem Fall haben Sie sogar noch eine stärkere Form (Komposition), bei der der Lebenszyklus eines Teils vollständig vom Lebenszyklus des Ganzen abhängig ist.

Experten für das Object Modelling und UML-Designer behaupten, es gäbe keinen Unterschied zwischen dieser Komposition und anderen, schwächeren Stilen der Assoziation, wenn es um die eigentliche Java-Implementierung geht. Doch im Kontext von ORM ist da ein großer Unterschied: Eine zusammengesetzte Klasse ist oft ein möglicher Wert-Typ.

Sie mappen `Address` als Wert-Typ und `User` als eine Entity. Wirkt sich das auf die Implementierung der POJO-Klassen aus?

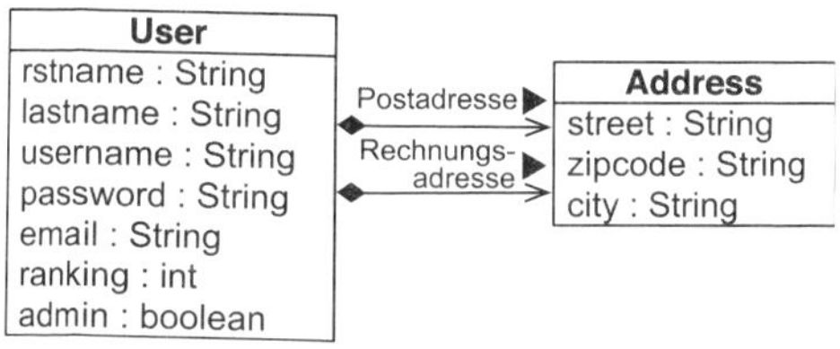

Abbildung 4.2
Beziehungen zwischen `User` und `Address` unter Verwendung von Komposition

Java hat kein Konzept von Komposition – eine Klasse oder ein Attribut kann nicht als Komponente oder Komposition ausgezeichnet werden. Der einzige Unterschied ist der Objekt-Identifikator: Eine Komponente hat keine individuelle Identität, von daher erfordert die persistente Komponentenklasse keine Identifikator-Eigenschaft oder kein Identifikator-Mapping. Es ist ein einfaches POJO:

```
public class Address {

    private String street;
    private String zipcode;
    private String city;
    public Address() {}
    public String getStreet() { return street; }
    public void setStreet(String street) { this.street = street; }
    public String getZipcode() { return zipcode; }
    public void setZipcode(String zipcode) {
        this.zipcode = zipcode; }
    public String getCity() { return city; }
    public void setCity(String city) { this.city = city; }
}
```

Die Komposition zwischen `User` und `Address` wird auf der Metadaten-Ebene festgelegt; Sie brauchen Hibernate nur zu sagen, dass die `Address` ein Wert-Typ im Mapping-Dokument oder mit Annotationen ist.

Mapping von Komponenten in XML

Hibernate verwendet den Begriff Komponente für eine benutzerdefinierte Klasse, die auf die gleiche Tabelle persistiert wie die besitzende Entity (ein Beispiel dafür sehen Sie in Listing 4.2). Die Verwendung des Worts Komponente hat hier nichts mit dem Konzept einer Architektur zu tun, so wie bei Software-Komponenten.)

Listing 4.2 Mapping der Klasse `User` mit einer Komponente `Address`

```
<class name="User" table="USER">

    <id name="id" column="USER_ID" type="long">
        <generator class="native"/>
    </id>
    <property name="loginName" column="LOGIN" type="string"/>
    <component name="homeAddress" class="Address">      ❶
        <property name="street" type="string"
                  column="HOME_STREET" not-null="true"/>
        <property name="city" type="string"
                  column="HOME_CITY" not-null="true"/>
        <property name="zipcode" type="string"
                  column="HOME_ZIPCODE" not-null="true"/>
    </component>
    <component name="billingAddress" class="Address">      ❷
        <property name="street" type="string"
                  column="BILLING_STREET" not-null="true"/>
        <property name="city" type="string"
                  column="BILLING_CITY" not-null="true"/>
        <property name="zipcode" type="string"
                  column="BILLING_ZIPCODE" not-null="true"/>
    </component>
    ...
</class>
```

❶ Sie deklarieren die Persistenzattribute von `Address` im Element `<component>`. Die Eigenschaft der Klasse `User` hat den Namen `homeAddress`.

❷ Sie verwenden die gleiche Komponentenklasse wieder, um eine andere Eigenschaft dieses Typs mit der gleichen Tabelle zu mappen.

Abbildung 4.3 zeigt, wie die Attribute der Klasse `Address` mit der gleichen Tabelle wie die Entity `User` persistiert werden.

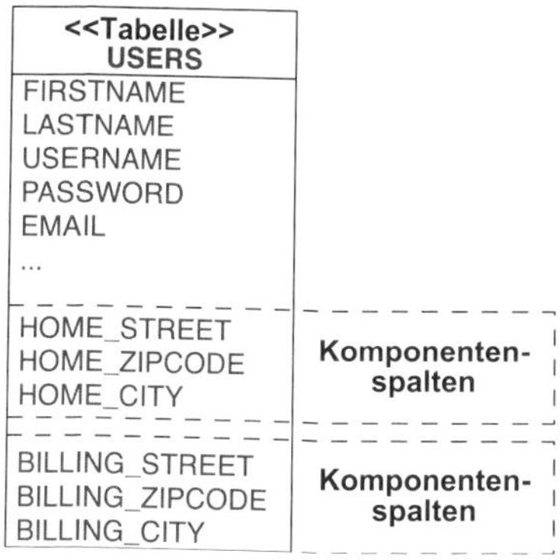

Abbildung 4.3
Tabellenattribute von `User` mit der Komponente `Address`

Beachten Sie, dass Sie in diesem Beispiel die Assoziation der Komposition als unidirektional modellieren. Sie können nicht von `Address` in Richtung `User` navigieren. Hibernate unterstützt sowohl uni- als auch bidirektionale Kompositionen, doch unidirektionale sind weitaus mehr verbreitet. Ein Beispiel für ein bidirektionales Mapping sehen Sie in Listing 4.3.

Listing 4.3 Einen Back-Pointer in einer Komposition einfügen

```
<component name="homeAddress" class="Address">
    <parent name="user"/>
    <property name="street" type="string"
              column="HOME_STREET" not-null="true"/>
    <property name="city" type="string"
              column="HOME_CITY" not-null="true"/>
    <property name="zipcode" type="stringshort"
              column="HOME_ZIPCODE" not-null="true"/>
</component>
```

Im Listing 4.3 mappt das `<parent>`-Element eine Eigenschaft des Typs `User` mit der besitzenden Entity, die in diesem Beispiel die Eigenschaft namens `user` ist. Sie können dann `Address.getUser()` aufrufen, um in die andere Richtung zu navigieren. Das ist also eine ganz einfache Referenz auf das `<parent>`-Element (ein Back-Pointer).

Eine Hibernate-Komponente kann andere Komponenten besitzen und sogar Assoziationen zu anderen Entities haben. Diese Flexibilität ist die Grundlage für die Unterstützung von Hibernate für feingranulierte Objektmodelle. Sie können beispielsweise eine `Location`-Klasse mit detaillierten Informationen über die Postanschrift des `Address`-Besitzers erstellen:

```
<component name="homeAddress" class="Address">
    <parent name="user"/>
    <component name="location" class="Location">
        <property name="streetname" column="HOME_STREETNAME"/>
        <property name="streetside" column="HOME_STREETSIDE"/>
```

```
        <property name="housenumber" column="HOME_HOUSENR"/>
        <property name="floor" column="HOME_FLOOR"/>
    </component>
    <property name="city" type="string" column="HOME_CITY"/>
    <property name="zipcode" type="string" column="HOME_ZIPCODE"/>
</component>
```

Das Design der Klasse `Location` ist genauso wie das der Klasse `Address`. Sie haben nun drei Klassen, eine Entity und zwei Wert-Typen, die alle auf die gleiche Tabelle gemappt sind.

Nun wollen wir die Komponenten mit JPA-Annotationen mappen.

Annotation von eingebetteten Klassen

Die Java Persistence-Spezifikation bezeichnet Komponenten als eingebettete Klassen. Um eine eingebettete Klasse mit Annotationen zu mappen, können Sie eine bestimmte Eigenschaft in der besitzenden Entity-Klasse als `@Embedded` deklarieren, in diesem Fall die `homeAddress` des `Users`:

```
@Entity
@Table(name = "USERS")
public class User {

    ...
    @Embedded
    private Address homeAddress;
    ...
}
```

Wenn Sie eine Eigenschaft nicht als `@Embedded` deklarieren und sie nicht vom Typ JDK ist, sucht Hibernate in den assoziierten Klassen nach der `@Embeddable`-Annotation. Wenn sie vorhanden ist, wird die Eigenschaft automatisch als eine abhängige Komponente gemappt.

So sieht eine eingebettete Klasse aus:

```
@Embeddable
public class Address {

    @Column(name = "ADDRESS_STREET", nullable = false)
    private String street;
    @Column(name = "ADDRESS_ZIPCODE", nullable = false)
    private String zipcode;
    @Column(name = "ADDRESS_CITY", nullable = false)
    private String city;
    ...
}
```

Sie können die individuellen Eigenschafts-Mappings in der eingebetteten Klasse noch weiter an Ihre Bedürfnisse anpassen, so wie mit der Annotation `@Column`. Die Tabelle `USERS` enthält nun unter anderem die Spalten `ADDRESS_STREET`, `ADDRESS_ZIPCODE` und `ADDRESS_CITY`. Jede andere Entity-Tabelle, die Komponentenfelder enthält (beispielsweise eine Klasse `Order`, die auch eine `Address` beinhaltet), verwendet die gleichen Spaltenoptionen. Sie können der einbettbaren Klasse `Address` auch eine Back-Pointer-Eigenschaft hinzufügen und sie mit `@org.hibernate.annotations.Parent` mappen.

Manchmal wollen Sie die in der einbettbaren Klasse vorgenommenen Einstellungen für eine bestimmte Entity auch von außen überschreiben. So können Sie beispielsweise die Spalten umbenennen:

```
@Entity
@Table(name = "USERS")
public class User {

    ...
    @Embedded
    @AttributeOverrides( {
        @AttributeOverride(name   = "street",
                           column = @Column(name="HOME_STREET") ),
        @AttributeOverride(name   = "zipcode",
                           column = @Column(name="HOME_ZIPCODE") ),
        @AttributeOverride(name   = "city",
                           column = @Column(name="HOME_CITY") )
    })
    private Address homeAddress;
    ...
}
```

Die neuen `@Column`-Deklarationen in der Klasse `User` überschreiben die Einstellungen der einbettbaren Klasse. Beachten Sie, dass alle Attribute bei der eingebetteten `@Column`-Annotation ersetzt werden und somit nicht länger `nullable = false` sind.

In einem JPA-XML-Deskriptor sieht das Mapping einer einbettbaren Klasse und einer Komposition wie folgt aus:

```
<embeddable class="auction.model.Address access-type="FIELD"/>

<entity class="auction.model.User" access="FIELD">
    <attributes>
        ...
        <embedded name="homeAddress">
            <attribute-override name="street">
                <column name="HOME_STREET"/>
            </attribute-override>
            <attribute-override name="zipcode">
                <column name="HOME_ZIPCODE"/>
            </attribute-override>
            <attribute-override name="city">
                <column name="HOME_CITY"/>
            </attribute-override>
        </embedded>
    </attributes>
</entity>
```

Es gibt zwei wichtige Einschränkungen für Klassen, die als Komponenten gemappt sind. Zum einen sind gemeinsame Verweise so wie für alle Wert-Typen nicht möglich. Die Komponente `homeAddress` hat keine eigene Datenbankidentität (Primärschlüssel), und somit kann kein anderes Objekt als die enthaltende Instanz von `User` darauf verweisen.

Zum anderen gibt es keinen eleganten Weg, um eine Null-Referenz für eine `Address` zu repräsentieren. Anstelle einer eleganten Vorgehensweise repräsentiert Hibernate eine Null-Komponente in allen gemappten Spalten der Komponente als Null-Werte. Das bedeutet, wenn Sie ein Komponentenobjekt mit allen Null-Eigenschaftswerten speichern, gibt Hibernate eine Null-Komponente zurück, wenn das besitzende Entity-Objekt aus der Datenbank ausgelesen wird.

Sie finden eine Vielzahl weiterer Komponenten-Mappings (sogar ganze Collections davon) im weiteren Verlauf des Buches.

4.5 Zusammenfassung

In diesem Kapitel haben Sie den wesentlichen Unterschied zwischen Entities und Wert-Typen kennengelernt und wie diese Konzepte die Implementierung Ihres Domain-Modells als persistente Java-Klassen beeinflussen.

Entities sind die grob gewebten Klassen Ihres Systems. Ihre Instanzen haben unabhängige Lebenszyklen und eine eigene Identität, und man kann über viele andere Instanzen auf sie referenzieren. Wert-Typen hingegen hängen von einer bestimmten Entity-Klasse ab. Eine Instanz eines Wert-Typs hat einen Lebenszyklus, der an seine besitzende Entity-Instanz gebunden ist, und auf sie kann nur von einer Entity referenziert werden – sie hat keine individuelle Entity.

Wir haben uns Identität, Objektgleichheit und Datenbankidentität in Java angeschaut und untersucht, woraus gute Primärschlüssel bestehen. Sie haben gelernt, welche Generatoren für die Werte von Primärschlüsseln bei Hibernate eingebaut sind und wie Sie dieses System der Identifikatoren nutzen und erweitern können.

Sie haben auch verschiedene (hauptsächlich optionale) Optionen für Klassen-Mapping kennengelernt und zum Schluss erfahren, wie grundlegende Eigenschaften und Wert-Typ-Komponenten in XML-Mappings und -Annotationen gemappt werden.

In Tabelle 4.2 finden Sie eine Übersicht der Unterschiede zwischen Hibernate und Java Persistence, bezogen auf die in diesem Kapitel angesprochenen Konzepte.

Tabelle 4.2 Vergleich zwischen Hibernate und JPA für Kapitel 4

Hibernate Core	**Java Persistence und EJB 3.0**
Entity- und Wert-Typ-Klassen sind die wesentlichen Konzepte für die Unterstützung von reichhaltigen und feingranulierten Domain-Modellen.	Die JPA-Spezifikation macht den gleichen Unterschied, doch nennt Wert-Typen „einbettbare Klassen". Allerdings werden verschachtelte einbettbare Klassen als ein nicht-portierbares Feature betrachtet.
Hibernate unterstützt im Lieferzustand zehn Strategien zu Identifikator-Generierung.	JPA standardisiert eine Untermenge von vier Identifikator-Generatoren, erlaubt aber Vendor Extensions.
Hibernate kann über Felder, Zugriffsmethoden oder mit jeder maßgeschneiderten `PropertyAccessor`-Implementierung auf Eigenschaften zugreifen. Strategien können für eine bestimmte Klasse gemischt werden.	JPA standardisiert den Zugriff auf Eigenschaften über Felder oder Zugriffsmethoden, und ohne Hibernate Extension Annotations können Strategien für eine bestimmte Klasse nicht gemischt werden.
Hibernate unterstützt Formeleigenschaften und datenbankgenerierte Werte.	JPA bietet keines dieser Features, eine Hibernate-Extension ist erforderlich.

Im nächsten Kapitel betrachten wir die Vererbung und wie Hierarchien für Entity-Klassen mit verschiedenen Strategien gemappt werden können. Wir werden auch über das Mapping-Typen-System von Hibernate sprechen, die Konverter für Wert-Typen, die wir in einigen Beispielen gezeigt haben.

5

5 Vererbung und selbst erstellte Typen

Die Themen dieses Kapitels:

- Strategien für die Vererbung von Mappings
- Das Mapping-Typsystem von Hibernate
- Anpassungen von Mapping-Typen

Wir haben ganz bewusst bisher noch nicht soviel über das Mapping von Vererbung gesprochen. Das Mapping einer Hierarchie von Klassen zu Tabellen kann zu einem recht komplexen Thema werden, und in diesem Kapitel stellen wir Ihnen dazu verschiedene Strategien vor. Sie erfahren, welche Strategie Sie in welchem Szenario benutzen sollten.

Das Typsystem von Hibernate mit all seinen eingebauten Konvertern und Transformierern für Java-Eigenschaften mit Wert-Typ zu SQL-Datentypen ist das zweite große Thema, was in diesem Kapitel Platz hat.

Fangen wir mit dem Mapping der Entity-Vererbung an.

5.1 Mapping von Klassenvererbung

Eine einfache Strategie für das Mapping von Klassen zu Datenbanken könnte lauten: „eine Tabelle für jede Entity-Persistenzklasse". Diese Vorgehensweise hört sich simpel genug an und funktioniert tatsächlich, bis wir es mit der Vererbung zu tun bekommen.

Vererbung ist eine sichtbare strukturelle Unvereinbarkeit zwischen der objektorientierten und der relationalen Welt, weil objektorientierte Systeme sowohl *is a*- als auch *has a*-Beziehungen modellieren. Auf SQL basierende Modelle bieten nur *has a*-Beziehungen zwischen Entities; Datenbankmanagementsysteme unter SQL unterstützen keine Typvererbung – und auch wenn sie zur Verfügung steht, ist sie normalerweise proprietär oder unvollständig.

Es gibt vier unterschiedliche Ansätze, um eine Vererbungshierarchie zu repräsentieren:

- *Tabelle pro konkrete Klasse mit implizitem Polymorphismus.* Kein explizites Mapping für Vererbung verwenden, als Default polymorphes Verhalten zur Laufzeit.
- *Tabelle pro konkrete Klasse.* Streichen Sie Polymorphismus und Vererbungsbeziehungen komplett aus dem SQL-Schema.
- *Tabelle pro Klassenhierarchie.* Aktivieren Sie Polymorphismus durch Denormalisierung des SQL-Schemas und arbeiten Sie mit einer Spalte zur Typunterscheidung, die die Typinformationen enthält.
- *Tabelle pro Subklasse.* Repräsentiert *is a*-(Vererbungs-)Beziehungen als *has a*-(Fremdschlüssel)Beziehungen.

Dieser Abschnitt geht von einem Top-down-Ansatz aus: Wir nehmen an, dass Sie von einem vorhandenen Domain-Modell ein neues SQL-Schema ableiten wollen. Die beschriebenen Mapping-Strategien sind allerdings genauso relevant, wenn Sie Bottom-up arbeiten und mit vorhandenen Datenbanktabellen arbeiten. Wir zeigen Ihnen im weiteren Verlauf ein paar Tricks, durch die Sie mit nicht perfekten Tabellenlayouts besser umgehen können.

5.1.1 Tabelle pro konkrete Klasse mit implizitem Polymorphismus

Nehmen wir an, wir halten uns an den einfachsten vorgeschlagenen Ansatz. Sie können genau eine Tabelle für jede (nicht abstrakte) Klasse verwenden. Alle Eigenschaften einer Klasse einschließlich der vererbten Eigenschaften können auf Spalten dieser Tabelle gemappt werden (siehe Abbildung 5.1).

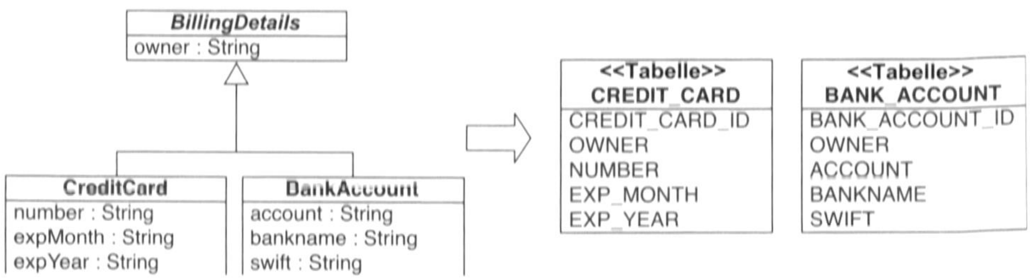

Abbildung 5.1 Alle konkreten Klassen mit einer unabhängigen Tabelle mappen

Sie brauchen bei Hibernate nichts Spezielles zu machen, um polymorphes Verhalten zu aktivieren. Das Mapping für `CreditCard` und `BankAccount` ist ganz einfach, alle jeweils im eigenen `<class>`-Element, wie wir es bereits für Klassen ohne Superklasse (oder persistente Interfaces) gemacht haben. Hibernate weiß über die Superklasse (oder irgendein Interface) auf jeden Fall Bescheid, weil es die Persistenzklassen beim Startup scannt.

Das Hauptproblem bei dieser Vorgehensweise ist, dass es polymorphe Assoziationen nicht sonderlich gut unterstützt. In der Datenbank werden Assoziationen normalerweise als Fremdschlüssel-Beziehungen repräsentiert. In Abbildung 5.1 kann eine polymorphe Assoziation mit der Superklasse (abstrakte `BillingDetails` in diesem Beispiel) nicht als eine einfache Fremdschlüssel-Beziehung repräsentiert werden, wenn die Subklassen alle auf verschiedene Tabellen gemappt sind. Das wäre in unserem Domain-Modell problematisch, weil `BillingDetails` mit User verknüpft ist; beide Subklassentabellen bräuchten eine Fremdschlüsselreferenz zur `USERS`-Tabelle. Oder die `USERS`-Tabelle bräuchte eine einzelne Fremdschlüsselspalte, die auf beide konkrete Subklassentabellen verweisen müsste, wenn `User` eine many-to-one-Beziehung mit `BillingDetails` hätte. Das ist mit regulären Constraints für Fremdschlüssel nicht möglich.

Polymorphe Abfragen (also solche, die Objekte aller Klassen zurückgeben, die zum Interface der abgefragten Klasse passen) sind ebenfalls problematisch. Bei einer Abfrage über die Superklasse müssen als mehrere SQL `SELECT`s ausgeführt werden – eine für jede konkrete Subklasse. Für eine Abfrage bei der Klasse `BillingDetails` benutzt Hibernate das folgende SQL:

```
select CREDIT_CARD_ID, OWNER, NUMBER, EXP_MONTH, EXP_YEAR ...
from CREDIT_CARD

select BANK_ACCOUNT_ID, OWNER, ACCOUNT, BANKNAME, ...
from BANK_ACCOUNT
```

Beachten Sie, dass für jede konkrete Subklasse eine separate Abfrage erforderlich ist. Abfragen bei den konkreten Klassen sind dagegen trivial und verlaufen reibungslos – nur eine der Anweisungen ist nötig.

(Beachten Sie auch, dass wir hier und an anderen Stellen des Buches SQL zeigen, das vom Konzept her mit dem von Hibernate ausgeführten SQL identisch ist. Das eigentliche SQL kann oberflächlich gesehen anders ausschauen.)

Ein weiteres konzeptuelles Problem bei dieser Mapping-Strategie ist, dass mehrere unterschiedliche Spalten verschiedener Tabellen die exakt gleiche Semantik gemeinsam haben. Das macht die Schema-Evolution komplexer. Eine Änderung an einer Superklassen-Eigenschaft führt beispielsweise zu Änderungen bei mehreren Spalten. Es wird auch deutlich schwerer, Constraints für die Datenbankintegrität zu implementieren, die für alle Subklassen gelten.

Wir empfehlen diese Vorgehensweise (nur) für die oberste Ebene Ihrer Klassenhierarchie, wo Polymorphismus normalerweise nicht erforderlich ist und wenn in der Zukunft eine Modifikation der Superklasse eher unwahrscheinlich ist.

Die Java Persistence Interfaces unterstützen überdies keine vollständigen polymorphen Abfragen; nur gemappte Entities (`@Entity`) können offizieller Bestandteil einer Java Persistence-Abfrage sein (beachten Sie, dass die Query-Interfaces von Hibernate polymorph sind, auch wenn Sie mit Annotationen mappen).

Wenn Sie sich auf diesen impliziten Polymorphismus verlassen, mappen Sie konkrete Klassen wie gewohnt mit `@Entity`. Allerdings müssen Sie auch die Eigenschaften der Superklasse duplizieren, um sie mit allen konkreten Klassentabellen mappen zu können. Standardmäßig werden die Eigenschaften der Superklasse ignoriert und sind nicht persistent! Sie müssen die Superklasse annotieren, um die Einbettung ihrer Eigenschaften in den konkreten Subklassentabellen zu aktivieren:

```
@MappedSuperclass
public abstract class BillingDetails {

    @Column(name = "OWNER", nullable = false)
    private String owner;
        ...
}
```

Nun mappen Sie die konkreten Subklassen:

```
@Entity
@AttributeOverride(name = "owner", column =
  @Column(name = "CC_OWNER", nullable = false)
)
public class CreditCard extends BillingDetails {
    @Id @GeneratedValue
    @Column(name = "CREDIT_CARD_ID")
    private Long id = null;
    @Column(name = "NUMBER", nullable = false)
    private String number;
    ...
}
```

Sie können Spalten-Mappings der Superklasse in einer Subklasse mit der Annotation `@AttributeOverride` überschreiben. Sie benennen in der Tabelle `CREDIT_CARD` die Spalte `OWNER` in `CC_OWNER` um. Der Datenbank-Identifikator kann auch in der Superklasse mit einem gemeinsamen Spaltennamen und einer Generator-Strategie für alle Subklassen deklariert werden.

Wiederholen wir das gleiche Mapping in einem JPA XML Deskriptor:

```
<entity-mappings>

    <mapped-superclass class="auction.model.BillingDetails"
                       access="FIELD">
        <attributes>
            ...
        </attributes>
    </mapped-superclass>
    <entity class="auction.model.CreditCard" access="FIELD">
        <attribute-override name="owner">
            <column name="CC_OWNER" nullable="false"/>
        </attribute-override>
        <attributes>
            ...
        </attributes>
    </entity>
    ...
</entity-mappings>
```

Anmerkung

Eine Komponente ist ein Wert-Typ, von daher gelten die normalen Regeln für Entity-Vererbung nicht, die in diesem Kapitel vorgestellt werden. Sie können allerdings eine Subklasse als Komponente mappen, indem Sie alle Eigenschaften der Superklasse (oder des Interface) im Mapping Ihrer Komponente einschließen. Mit Annotationen nehmen Sie die Annotation `@MappedSuperclass` für die Superklasse der einbettbaren Komponente, die Sie so mappen, wie Sie das auch für eine Entity machen würden. Beachten Sie, dass dieses Feature nur in Hibernate Annotations verfügbar ist und nicht standardisiert oder portierbar ist.

Mithilfe der SQL-`UNION`-Operation können Sie die meisten Probleme mit polymorphen Abfragen und Assoziationen eliminieren, die mit dieser Mapping-Strategie vorkommen.

5.1.2 Tabelle pro konkrete Klasse mit Unions

Zuerst wollen wir ein Union-Subklassen-Mapping mit `BillingDetails` als abstrakte Klasse (oder Interface) wie im vorigen Abschnitt untersuchen. In dieser Situation haben wir wieder zwei Tabellen und in beiden doppelte Superklassenspalten: `CREDIT_CARD` und `BANK_ACCOUNT`. Neu ist hier ein spezielles Hibernate-Mapping, das die Superklasse enthält, wie Sie aus Listing 5.1 entnehmen können.

Listing 5.1 Die Vererbungsstrategie mit `<union-subclass>`

```
<hibernate-mapping>
    <class
        name="BillingDetails"
        abstract="true">         ‖ ❶

        <id         ‖ ❷
            name="id"
            column="BILLING_DETAILS_ID"
            type="long">
            <generator class="native"/>
        </id>
        <property         ‖ ❸
            name="name"
            column="OWNER"
            type="string"/>
            ...
        <union-subclass         ‖ ❹
            name="CreditCard" table="CREDIT_CARD">
            <property name="number" column="NUMBER"/>
            <property name="expMonth" column="EXP_MONTH"/>
            <property name="expYear" column="EXP_YEAR"/>
        </union-subclass>
        <union-subclass
           name="BankAccount" table="BANK_ACCOUNT">
        ...
    </class>
</hibernate-mapping>
```

❶ Eine abstrakte Superklasse oder ein Interface muss als `abstract="true"` deklariert werden, andernfalls ist eine separate Tabelle für Instanzen der Superklasse nötig.

❷ Das Mapping des Datenbank-Identifikators nutzen alle konkreten Klassen der Hierarchie gemeinsam. Die Tabellen `CREDIT_CARD` und `BANK_ACCOUNT` haben beide eine Primärschlüsselspalte `BILLING_DETAILS_ID`. Die Eigenschaft des Datenbank-Identifikators muss nun mit allen Subklassen geteilt werden. Von daher müssen Sie sie in `BillingDetails` verschieben und aus `CreditCard` und `BankAccount` entfernen.

❸ Eigenschaften der Superklasse (oder des Interface) werden hier deklariert und von allen konkreten Klassen-Mappings geerbt. Dadurch wird eine Duplikation des gleichen Mappings verhindert.

❹ Eine konkrete Subklasse wird auf eine Tabelle gemappt, die Tabelle erbt den Superklassen- (oder Interface-)Identifikator und andere Eigenschafts-Mappings.

Der erste Vorteil, der Ihnen bei dieser Strategie auffallen wird, ist die gemeinsam genutzte Deklaration von Superklassen- (oder Interface-)Eigenschaften. Sie brauchen diese Mappings nicht mehr länger für alle konkreten Klassen duplizieren – darum kümmert sich

Hibernate. Behalten Sie im Hinterkopf, dass das SQL-Schema noch nichts von der Vererbung weiß; wir haben gewissermaßen zwei nicht zusammenhängende Tabellen auf eine ausdrucksfähigere Klassenstruktur gemappt. Abgesehen vom anderen Namen der Primärschlüsselspalte sehen die Tabellen genau gleich aus (siehe Abbildung 5.1).

Bei JPA-Annotationen nennt man diese Strategie `TABLE_PER_CLASS`:

```
@Entity
@Inheritance(strategy = InheritanceType.TABLE_PER_CLASS)
public abstract class BillingDetails {
    @Id @GeneratedValue
    @Column(name = "BILLING_DETAILS_ID")
    private Long id = null;
    @Column(name = "OWNER", nullable = false)
    private String owner;
    ...
}
```

Der Datenbank-Identifikator und sein Mapping müssen in der Superklasse vorhanden sein, damit er von allen Subklassen und ihren Tabellen genutzt werden kann. Dafür ist nur eine `@Entity`-Annotation für jede Subklasse erforderlich:

```
@Entity
@Table(name = "CREDIT_CARD")
public class CreditCard extends BillingDetails {

    @Column(name = "NUMBER", nullable = false)
    private String number;
    ...
}
```

Beachten Sie, dass `TABLE_PER_CLASS` im JPA-Standard als optional spezifiziert wird, von daher wird es möglicherweise nicht von allen JPA-Implementierungen unterstützt. Die eigentliche Implementierung ist also herstellerabhängig – in Hibernate ist sie äquivalent mit einem `<union-subclass>`-Mapping in XML-Dateien.

Das gleiche Mapping sieht mit einem JPA XML Deskriptor wie folgt aus:

```
<entity-mappings>

    <entity class="auction.model.BillingDetails" access="FIELD">
        <inheritance strategy="TABLE_PER_CLASS"/>
        ...
    </entity>
    <entity class="auction.model.CreditCard" access="FIELD"/>
    <entity class="auction.model.BankAccount" access="FIELD"/>
</entity-mappings>
```

Wenn Ihre Superklasse konkret ist, ist eine zusätzliche Tabelle erforderlich, die die Instanzen dieser Klasse enthält. Wir müssen noch einmal betonen, dass es immer noch keine Beziehung zwischen den Datenbanktabellen gibt, außer der Tatsache, dass sie einige ähnliche Spalten gemeinsam haben. Die Vorteile dieser Mapping-Strategie werden deutlicher, wenn wir polymorphe Abfragen untersuchen. Eine Abfrage für `BillingDetails` führt beispielsweise die folgende SQL-Anweisung aus:

```
select
    BILLING_DETAILS_ID, OWNER,
    NUMBER, EXP_MONTH, EXP_YEAR,
    ACCOUNT, BANKNAME, SWIFT
    CLAZZ_
from
```

```
( select
    BILLING_DETAILS_ID, OWNER,
    NUMBER, EXP_MONTH, EXP_YEAR,
    null as ACCOUNT, null as BANKNAME, null as SWIFT,
    1 as CLAZZ_
  from
    CREDIT_CARD

  union
  select
      BILLING_DETAILS_ID, OWNER,
      null as NUMBER, null as EXP_MONTH, null as EXP_YEAR, ...
      ACCOUNT, BANKNAME, SWIFT,
      2 as CLAZZ_
    from
      BANK_ACCOUNT
)
```

Dieser `SELECT` verwendet eine `FROM`-Klausel-Unterabfrage, um alle Instanzen von `BillingDetails` aus allen konkreten Klassentabellen auszulesen. Die Tabellen werden mit einem `UNION`-Operator kombiniert, und ein Literal (in diesem Fall `1` und `2`) wird in das Zwischenergebnis eingefügt. Das liest Hibernate dann, um die korrekte Klasse anhand der Daten aus einer bestimmten Zeile zu instanziieren. Eine Union erfordert, dass die kombinierten Abfragen über die gleichen Spalten erfolgen, von daher müssen wir auffüllen und nicht vorhandene Spalten mit `NULL` ausfüllen. Sie fragen sich vielleicht, ob diese Abfrage wirklich bessere Performance hat als zwei separate Anweisungen. Hier lassen wir den Datenbank-Optimierer den besten Ausführungsplan finden, um Zeilen aus mehreren Tabellen zu kombinieren, anstatt zwei Ergebnisse im Speicher zusammenzuführen, wie es die polymorphe Loader-Engine von Hibernate machen würde.

Ein weiterer, viel wichtigerer Vorteil ist zum Beispiel die Fähigkeit, mit polymorphen Assoziationen umzugehen, ein Assoziations-Mapping von `User` nach `BillingDetails` wäre nun möglich. Hibernate kann mit einer `UNION`-Abfrage eine einzelne Tabelle als Target des Assoziations-Mappings simulieren. Wir gehen auf dieses Thema in Kapitel 7, Abschnitt 7.3 „Polymorphe Assoziationen" detaillierter ein.

Bisher waren bei den besprochenen Strategien für das Mapping von Vererbungen bezüglich des SQL-Schemas keine weiteren Überlegungen notwendig. Es sind keine Fremdschlüssel sind erforderlich, und Beziehungen werden korrekt normalisiert.

5.1.3 Tabelle pro Klassenhierarchie

Eine gesamte Klassenhierarchie kann auf eine einzige Tabelle gemappt werden. Diese Tabelle enthält Spalten für alle Eigenschaften aller Klassen in der Hierarchie. Die konkrete Subklasse, die von einer bestimmten Zeile repräsentiert wird, wird über den Wert in einer Typdiskriminator-Spalte identifiziert. Dieses Vorgehen wird in Abbildung 5.2 gezeigt.

Diese Mapping-Strategie ist ein Volltreffer – sowohl in Bezug auf Performance als auch auf Einfachheit. Um Polymorphismus zu repräsentieren (sowohl polymorphe als auch nicht-polymorphe Abfragen haben eine gute Performance), ist das der Weg mit der besten Performance, und er kann sogar einfach per Hand implementiert werden. Ad-hoc-Reporting ist ohne komplexe Joins oder Unions möglich. Die Schemaevolution ist unkompliziert.

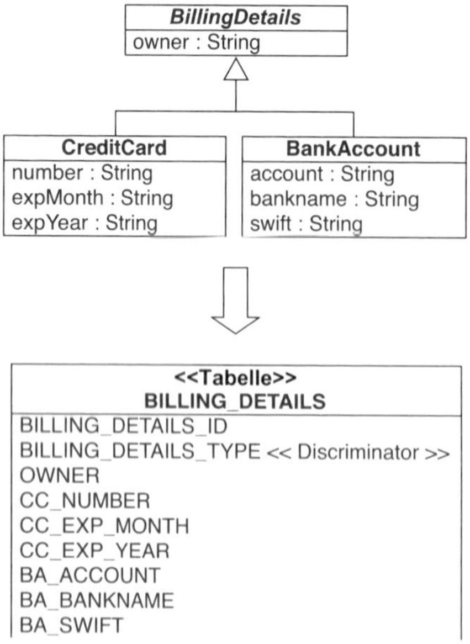

Abbildung 5.2
Eine ganze Klassenhierarchie mit einer einzigen Tabelle mappen

Es gibt nur ein großes Problem: Spalten für Eigenschaften, die von Subklassen deklariert werden, müssen als *nullable* deklariert werden. Wenn Ihre Subklasse alle mehrere nicht-*nullable* Eigenschaften definieren, kann vom Standpunkt der Datenintegrität aus der Verlust von NOT NULL-Constraints ein ernsthaftes Problem sein. Ein weiteres wichtiges Thema ist die Normalisierung. Wir haben funktionale Abhängigkeiten zwischen Nicht-Schlüsselspalten geschaffen und somit die dritte Normalform verletzt. Wie immer kann eine Denormalisierung für die Performance irreführend sein, weil damit langfristig die Stabilität, Wartungsfreundlichkeit und die Integrität der Daten zugunsten schnell erzielter Vorteile geopfert werden, die man auch durch eine korrekte Optimierung der SQL-Ausführungspläne erreichen kann (anders gesagt: Fragen Sie Ihren Datenbankadministrator).

Bei Hibernate erstellen Sie mit dem <subclass>-Element ein Mapping für die Hierarchie von *Tabelle pro Klasse* (siehe Listing 5.2).

Listing 5.2 <subclass>-Mapping in Hibernate

```
<hibernate-mapping>
    <class          ❶
        name="BillingDetails"
        table="BILLING_DETAILS">

        <id
            name="id"
            column="BILLING_DETAILS_ID"
            type="long">
            <generator class="native"/>
        </id>
        <discriminator        ❷
            column="BILLING_DETAILS_TYPE"
            type="string"/>
        <property        ❸
            name="owner"
            column="OWNER"
```

```
            type="string"/>
            ...
        <subclass          ❹
            name="CreditCard"
            discriminator-value="CC">
            <property name="number" column="CC_NUMBER"/>
            <property name="expMonth" column="CC_EXP_MONTH"/>
            <property name="expYear" column="CC_EXP_YEAR"/>
        </subclass>
        <subclass
            name="BankAccount"
            discriminator-value="BA">
        ...
    </class>
</hibernate-mapping>
```

❶ Die root-Klasse `BillingDetails` der Vererbungshierarchie wird auf die Tabelle `BILLING_DETAILS` gemappt.

❷ Sie müssen eine spezielle Spalte einfügen, um zwischen Persistenzklassen unterscheiden zu können: den Diskriminator. Das ist keine Eigenschaft der Persistenzklasse, sondern wird intern von Hibernate verwendet. Der Spaltenname lautet `BILLING_DETAILS_TYPE` und die Werte sind Strings – in diesem Fall „CC" oder „BA". Hibernate setzt automatisch die Diskriminatorwerte und liest diese auch aus.

❸ Eigenschaften der Superklasse werden wie immer auf ein einfaches `<property>`-Element gemappt.

❹ Jede Subklasse hat ihr eigenes `<subclass>`-Element. Eigenschaften einer Subklasse werden auf Spalten in der Tabelle `BILLING_DETAILS` gemappt. Denken Sie daran, dass `NOT NULL`-Constraints nicht erlaubt sind, weil eine `BankAccount`-Instanz keine `expMonth`-Eigenschaft haben wird, und das Feld `CC_EXP_MONTH` muss für diese Zeile `NULL` sein.

Das `<subclass>`-Element kann im Gegenzug andere verschachtelte `<subclass>`-Elemente enthalten, bis die gesamte Hierarchie auf die Tabelle gemappt ist.

Hibernate generiert das folgende SQL, wenn es die Klasse `BillingDetails` abfragt.

```
select
    BILLING_DETAILS_ID, BILLING_DETAILS_TYPE, OWNER,
    CC_NUMBER, CC_EXP_MONTH, ..., BA_ACCOUNT, BA_BANKNAME, ...
from BILLING_DETAILS
```

Um eine Abfrage an die Subklasse `CreditCard` zu richten, fügt Hibernate auf der Diskriminatorspalte eine Beschränkung hinzu:

```
select BILLING_DETAILS_ID, OWNER, CC_NUMBER, CC_EXP_MONTH, ...
from BILLING_DETAILS
where BILLING_DETAILS_TYPE='CC'
```

Diese Mapping-Strategie steht als `SINGLE_TABLE` auch in JPA zur Verfügung:

```
@Entity
@Inheritance(strategy = InheritanceType.SINGLE_TABLE)
@DiscriminatorColumn(
    name = "BILLING_DETAILS_TYPE",
    discriminatorType = DiscriminatorType.STRING
)
public abstract class BillingDetails {
    @Id @GeneratedValue
```

```
        @Column(name = "BILLING_DETAILS_ID")
        private Long id = null;
        @Column(name = "OWNER", nullable = false)
        private String owner;
        ...
    }
```

Wenn Sie keine Diskriminatorspalte in der Superklasse angeben, lautet der Default `DTYPE` und der Typ ist `STRING`. Alle konkreten Klassen in der Vererbungshierarchie können einen Diskriminatorwert haben; in diesem Fall ist `BillingDetails` abstrakt und `CreditCard` ist eine konkrete Klasse:

```
@Entity
@DiscriminatorValue("CC")
public class CreditCard extends BillingDetails {
    @Column(name = "CC_NUMBER")
    private String number;
    ...
}
```

Ohne einen expliziten Diskriminatorwert arbeitet Hibernate mit dem vollqualifizierten Klassennamen, wenn Sie mit Hibernate XML-Dateien arbeiten, und dem Entity-Namen, wenn Sie Annotationen oder JPA XML-Dateien nehmen. Beachten Sie, dass in Java Persistence kein Default für Diskriminatortypen angegeben ist, die keine Strings sind; jeder Persistenzprovider kann andere Defaults haben.

Das entsprechende Mapping in JPA XML-Deskriptoren sieht wie folgt aus:

```
<entity-mappings>
    <entity class="auction.model.BillingDetails" access="FIELD">
        <inheritance strategy="SINGLE_TABLE"/>
        <discriminator-column name="BILLING_DETAILS_TYPE"
            discriminator-type="STRING"/>
        ...
    </entity>

    <entity class="auction.model.CreditCard" access="FIELD">
        <discriminator-value>CC</discriminator-value>
        ...
    </entity>
</entity-mappings>
```

Manchmal – vor allem in Schemata aus Altsystemen – haben Sie nicht die Freiheit, in Ihren Entity-Tabellen eine extra Diskriminatorspalte einzufügen. In diesem Fall können Sie eine `formula` anwenden, um einen Diskriminatorwert für jede Zeile zu berechnen:

```
<discriminator
  formula="case when CC_NUMBER is not null then 'CC' else 'BA' end"
  type="string"/>
    ...
<subclass
    name="CreditCard"
    discriminator-value="CC">
   ...
```

Dieses Mapping arbeitet mit einem SQL `CASE/WHEN`-Ausdruck, um zu bestimmen, ob eine bestimmte Zeile eine Kreditkarte oder ein Bankkonto repräsentiert (viele Entwickler haben diese Art von SQL-Ausdruck noch nie benutzt; prüfen Sie den ANSI-Standard, wenn Sie damit nicht vertraut sind). Das Resultat des Ausdrucks ist ein Literal, `CC` oder `BA`, der dann wiederum für die `<subclass>`-Mappings deklariert wird. Formeln zur Diskriminierung sind nicht Bestandteil der JPA-Spezifikation. Sie können jedoch eine Hibernate-Annotation anwenden:

```
@Entity
@Inheritance(strategy = InheritanceType.SINGLE_TABLE)
@org.hibernate.annotations.DiscriminatorFormula(
    "case when CC_NUMBER is not null then 'CC' else 'BA' end"
)
public abstract class BillingDetails {
    ...
}
```

Die Nachteile der Hierarchiestrategie *Tabelle pro Klasse* könnten für Ihr Design zu schwerwiegend sein – immerhin können denormalisierte Schemata auf lange Sicht zu einer schweren Belastung werden. Ihrem Datenbankadministrator gefällt das vielleicht überhaupt nicht. Die nächste Strategie für das Vererbungs-Mapping konfrontiert Sie nicht mit diesem Problem.

5.1.4 Tabelle pro Subklasse

Die vierte Option ist, die Vererbungsbeziehungen als relationale Fremdschlüssel-Assoziationen zu repräsentieren. Jede Klasse/Subklasse, die persistente Eigenschaften deklariert (einschließlich abstrakter Klassen und sogar Interfaces), hat ihre eigene Tabelle.

Anders als die Strategie *Tabelle pro konkrete Klasse*, die wir zuerst gemappt haben, enthält die Tabelle hier neben einem Primärschlüssel, der auch ein Fremdschlüssel für die Superklassentabelle ist, auch Spalten nur für jede nicht-vererbte Eigenschaft (jede Eigenschaft, die von der Subklasse selbst deklariert wurde). Dieser Ansatz wird in Abbildung 5.3 auf der nächsten Seite gezeigt.

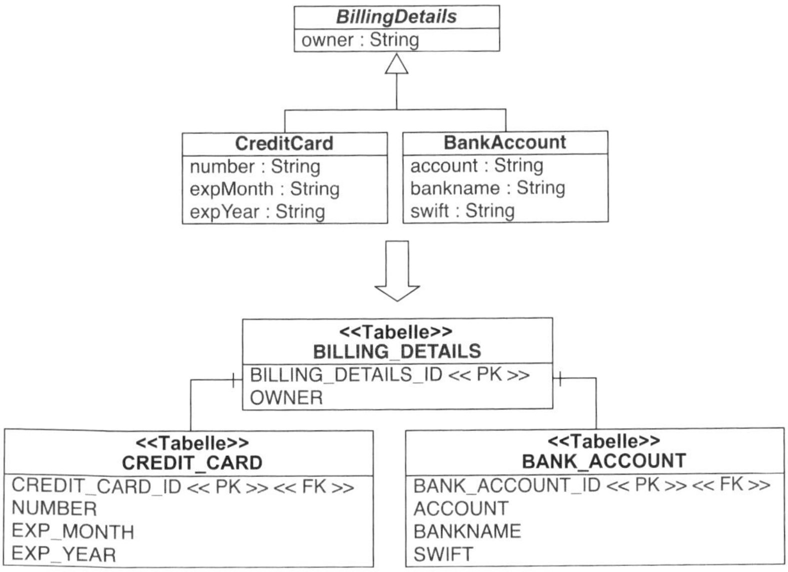

Abbildung 5.3 Mapping aller Klassen der Hierarchie mit ihrer eigenen Tabelle

Wenn eine Instanz der Subklasse `CreditCard` persistent gemacht wird, werden die Werte der Eigenschaften, die von der Superklasse `BillingDetails` deklariert wurden, zu einer neuen Zeile der Tabelle `BILLING_DETAILS` persistiert. Nur die Werte der Eigenschaften, die von der Subklasse deklariert wurden, werden zu einer neuen Zeile der Tabelle `CREDIT_CARD` persistiert. Die beiden Zeilen werden über ihren gemeinsamen Primärschlüsselwert verknüpft. Später kann die Subklasseninstanz von der Datenbank ausgelesen werden, indem die Subklassentabelle mit der Superklassentabelle zusammengeführt werden.

Der Hauptvorteil dieser Strategie ist, dass das SQL-Schema normalisiert ist. Schemaevolution und die Definition der Integrität-Constraints sind unkompliziert. Eine polymorphe Assoziation zu einer bestimmten Subklasse kann als Fremdschlüssel repräsentiert werden, der auf die Tabelle dieser speziellen Subklasse referenziert.

Bei Hibernate nehmen Sie das Element `<joined-subclass>`, um ein Mapping für *Tabelle pro Subklasse* zu erstellen (siehe Listing 5.3).

Listing 5.3 `<joined-subclass>`-Mapping in Hibernate

```
<hibernate-mapping>
    <class      ‖ ❶
        name="BillingDetails"
        table="BILLING_DETAILS">
        <id
            name="id"
            column="BILLING_DETAILS_ID"
            type="long">
            <generator class="native"/>
        </id>
        <property
            name="owner"
            column="OWNER"
            type="string"/>
            ...
        <joined-subclass      ‖ ❷
            name="CreditCard"
            table="CREDIT_CARD">
            <key column="CREDIT_CARD_ID"/>      ‖ ❸
            <property name="number" column="NUMBER"/>
            <property name="expMonth" column="EXP_MONTH"/>
            <property name="expYear" column="EXP_YEAR"/>
        </joined-subclass>
        <joined-subclass
            name="BankAccount"
            table="BANK_ACCOUNT">
        ...
    </class>
</hibernate-mapping>
```

❶ Die root-Klasse `BillingDetails` wird auf die Tabelle `BILLING_DETAILS` gemappt. Beachten Sie, dass mit dieser Strategie kein Diskriminator erforderlich ist.

❷ Das neue `<joined-subclass>`-Element mappt eine Subklasse mit einer neuen Tabelle – in diesem Beispiel `CREDIT_CARD`. Alle Eigenschaften, die in der verknüpften Subklasse deklariert sind, sind auf diese Tabelle gemappt.

❸ Ein Primärschlüssel ist für die Tabelle `CREDIT_CARD` erforderlich. Diese Spalte hat auch einen Fremdschlüssel-Constraint mit dem Primärschlüssel der Tabelle `BILLING_DETAILS`. Ein *Lookup* nach einem `CreditCard`-Objekt erfordert einen Join beider Tabellen. Ein `<joined-subclass>`-Element kann andere, verschachtelte `<joined-subclass>`-Elemente enthalten, bis die gesamte Hierarchie gemappt ist.

Hibernate verlässt sich auf einen *Outer Join*, wenn die Klasse `BillingDetails` abgefragt wird:

```
select BD.BILLING_DETAILS_ID, BD.OWNER,
       CC.NUMBER, CC.EXP_MONTH, ..., BA.ACCOUNT, BA.BANKNAME, ...
    case
        when CC.CREDIT_CARD_ID is not null then 1
        when BA.BANK_ACCOUNT_ID is not null then 2
        when BD.BILLING_DETAILS_ID is not null then 0
    end as CLAZZ_
from BILLING_DETAILS BD
    left join CREDIT_CARD CC
      on BD.BILLING_DETAILS_ID = CC.CREDIT_CARD_ID
    left join BANK_ACCOUNT BA
      on BD.BILLING_DETAILS_ID = BA.BANK_ACCOUNT_ID
```

Die SQL-Anweisung `CASE` erkennt das Vorhandensein (oder die Abwesenheit) von Zeilen in den Subklassentabellen `CREDIT_CARD` und `BANK_ACCOUNT`. Also kann Hibernate die konkreten Subklassen für eine bestimmte Zeile der Tabelle `BILLING_DETAILS` bestimmen.

Um die Abfrage auf die Subklassen einzugrenzen, verwendet Hibernate einen *Inner Join*:

```
select BD.BILLING_DETAILS_ID, BD.OWNER, CC.NUMBER, ...
from CREDIT_CARD CC
    inner join BILLING_DETAILS BD
      on BD.BILLING_DETAILS_ID = CC.CREDIT_CARD_ID
```

Wie Sie sehen, ist diese Mapping-Strategie schwieriger von Hand zu implementieren – sogar das ad-hoc-Reporting ist komplexer. Das ist eine wichtige Überlegung, wenn Sie vorhaben, Hibernate-Code mit handgeschriebenem SQL zu mischen.

Auch wenn diese Mapping-Strategie trügerisch einfach ist, können wir aus unserer Erfahrung sagen, dass die Performance für komplexe Klassenhierarchien inakzeptabel sein kann. Abfragen erfordern immer entweder ein Join über viele Tabellen oder viele sequenzielle Lesevorgänge.

Wir wollen nun die Hierarchie mit der gleichen Strategie und den gleichen Annotationen mappen, hier `JOINED`-Strategie genannt:

```
@Entity
@Inheritance(strategy = InheritanceType.JOINED)
public abstract class BillingDetails {

    @Id @GeneratedValue
    @Column(name = "BILLING_DETAILS_ID")
    private Long id = null;
    ...
}
```

Bei Subklassen brauchen Sie die Join-Spalte nicht anzugeben, wenn die Primärschlüsselspalte der Subklassentabelle den gleichen Namen hat (oder haben sollte) wie die Primärschlüsselspalte der Superklassentabelle:

```
@Entity
public class BankAccount extends BillingDetails {
    ...
}
```

Diese Entity hat keine Identifikator-Eigenschaft. Sie erbt automatisch die `BILLING_DETAILS_ID`-Eigenschaft und -Spalte der Superklasse, und Hibernate weiß, wie die beiden Tabellen zusammengeführt werden müssen, wenn Sie Instanzen von `BankAccount` auslesen wollen. Natürlich können Sie den Spaltennamen auch explizit angeben:

```
@Entity
@PrimaryKeyJoinColumn(name = "CREDIT_CARD_ID")
public class CreditCard extends BillingDetails {
    ...
}
```

Das entsprechende Mapping mit JPA XML-Deskriptoren sieht wie folgt aus:

```
<entity-mappings>
    <entity class="auction.model.BillingDetails" access="FIELD">
        <inheritance strategy="JOINED"/>
        ...
    </entity>
    <entity class="auction.model.BankAccount" access="FIELD"/>
    <entity class="auction.model.CreditCard" access="FIELD">
        <primary-key-join-column name="CREDIT_CARD_ID"/>
    </entity>
</entity-mappings>
```

Bevor wir Ihnen zeigen, wann Sie sich für welche Strategie entscheiden sollten, wollen wir überlegen, wie es um das Mischen von Strategien zum Mapping von Vererbungen in einer Klassenhierarchie bestellt ist.

5.1.5 Mischen von Vererbungsstrategien

Sie können ganze Vererbungshierarchien mappen, indem Sie die `<union-subclass>`-, `<subclass>`- und `<joined-subclass>`-Mapping-Elemente verschachteln. Mischen können Sie sie nicht – um zum Beispiel von einer Strategie *Tabelle pro Klasse* mit einem Diskriminator zu einer normalisierten Strategie mit *Tabelle pro Subklasse* zu wechseln. Wenn Sie sich einmal für eine bestimmte Vererbungsstrategie entschieden haben, müssen Sie dabei bleiben.

Das ist allerdings auch nicht die ganze Wahrheit. Mit ein paar Hibernate-Tricks können Sie die Mapping-Strategie für eine bestimmte Subklasse wechseln. Sie können beispielsweise eine Klassenhierarchie mit einer Tabelle mappen, doch für eine bestimmte Subklasse zu einer separaten Tabelle mit einer Fremdschlüssel-Mapping-Strategie wechseln, so wie bei *Tabelle pro Subklasse*. Das wird durch das `<join>`-Mapping-Element möglich:

```
<hibernate-mapping>
<class name="BillingDetails"
      table="BILLING_DETAILS">

    <id>...</id>
    <discriminator
        column="BILLING_DETAILS_TYPE"
        type="string"/>
        ...
    <subclass
        name="CreditCard"
        discriminator-value="CC">
        <join table="CREDIT_CARD">
            <key column="CREDIT_CARD_ID"/>
```

```
            <property name="number" column="CC_NUMBER"/>
            <property name="expMonth" column="CC_EXP_MONTH"/>
            <property name="expYear" column="CC_EXP_YEAR"/>
            ...
        </join>
    </subclass>
    <subclass
        name="BankAccount"
        discriminator-value="BA">
        <property name=account" column="BA_ACCOUNT"/>
        ...
    </subclass>
...
</class>
</hibernate-mapping>
```

Das `<join>`-Element gruppiert einige Eigenschaften und fordert Hibernate auf, sie von einer sekundären Tabelle zu holen. Dieses Mapping-Element hat viele Verwendungsmöglichkeiten, und später im Buch werden Sie wieder darauf treffen. In diesem Beispiel separiert es die `CreditCard`-Eigenschaften von der *Tabelle pro Hierarchie* in die `CREDIT_CARD`-Tabelle. Die Spalte `CREDIT_CARD_ID` dieser Tabelle ist gleichzeitig der Primärschlüssel und hat einen Fremdschlüssel-Constraint, der die `BILLING_DETAILS_ID` der Hierarchietabelle referenziert. Die Subklasse `BankAccount` ist auf die Hierarchietabelle gemappt. Schauen Sie sich das Schema in Abbildung 5.4 an.

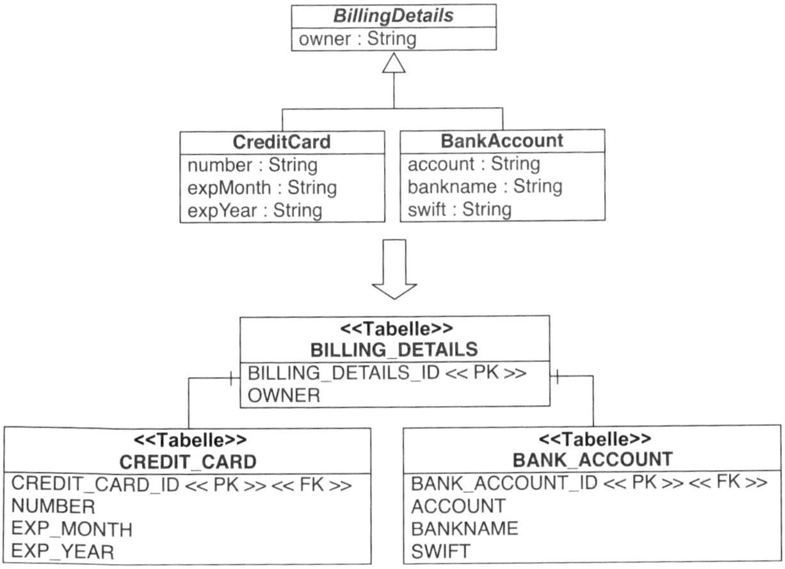

Abbildung 5.4 Eine Subklasse wird in eine eigene sekundäre Tabelle herausgenommen.

Zur Laufzeit führt Hibernate einen *Outer Join* aus, um polymorph die `BillingDetails` und alle Subklasseninstanzen zu holen:

```
select
    BILLING_DETAILS_ID, BILLING_DETAILS_TYPE, OWNER,
    CC.CC_NUMBER, CC.CC_EXP_MONTH, CC.CC_EXP_YEAR,
    BA_ACCOUNT, BA_BANKNAME, BA_SWIFT
from
```

```
        BILLING_DETAILS
    left outer join
        CREDIT_CARD CC
            on BILLING_DETAILS_ID = CC.CREDIT_CARD_ID
```

Sie können den `<join>`-Trick auch für andere Subklasse in Ihrer Klassenhierarchie verwenden. Wenn Sie allerdings eine außergewöhnlich breite Klassenhierarchie haben, kann der *Outer Join* zum Problem werden. Manche Datenbanksysteme (zum Beispiel Oracle) begrenzen die Anzahl der Tabellen in einer *Outer Join*-Operation. In diesem Fall können Sie auch eine andere Fetching-Strategie einsetzen, die einen sofortigen zweiten Select statt eines *Outer Join* ausführt:

```
<subclass
    name="CreditCard"
    discriminator-value="CC">

    <join table="CREDIT_CARD" fetch="select">
        <key column="CREDIT_CARD_ID"/>
        ...
    </join>
</subclass>
```

Java Persistence unterstützt diese gemischte Strategie für das Vererbungs-Mapping auch mit Annotationen. Mappen Sie die Superklasse `BillingDetails` mit `InheritanceType.SINGLE_TABLE`, wie Sie das schon vorher gemacht haben. Nun mappen Sie die Subklasse, die Sie aus der Tabelle herausnehmen wollen, mit einer sekundären Tabelle.

```
@Entity
@DiscriminatorValue("CC")
@SecondaryTable(
  name = "CREDIT_CARD",
  pkJoinColumns =  @PrimaryKeyJoinColumn(name = "CREDIT_CARD_ID")
)
public class CreditCard extends BillingDetails {
    @Column(table = "CREDIT_CARD",
            name = "CC_NUMBER",
            nullable = false)
    private String number;
    ...
}
```

Wenn Sie für die sekundäre Tabelle keinen Primärschlüssel-Join-Spalte angeben, wird der Name des Primärschlüssels für die einzelne Vererbungstabelle verwendet – in diesem Fall `BILLING_DETAILS_ID`. Beachten Sie bitte auch, dass Sie alle Eigenschaften, die in die sekundäre Tabelle verschoben werden, auf den Namen dieser Tabelle gemappt werden müssen.

Sie sollten auch ein paar mehr Tipps bekommen, wie Sie eine passende Kombination von Mapping-Strategien für die Klassenhierarchien Ihrer Applikation auswählen können.

5.1.6 Wahl einer Strategie

Sie können alle Mapping-Strategien bei abstrakten Klassen und Interfaces anwenden. Interfaces haben vielleicht keinen Zustand, können aber Deklarationen für Zugriffsmethoden enthalten und somit wie abstrakte Klassen behandelt werden. Sie können ein Interface mit `<class>`, `<union-subclass>`, `<subclass>` oder `<joined-subclass>` mappen und jede deklarierte oder ererbte Eigenschaft mit `<property>`. Hibernate wird nicht versuchen, eine abstrakte Klasse zu instanziieren, auch wenn Sie sie abfragen oder laden.

> **Anmerkung**
> Beachten Sie, dass die JPA-Spezifikation keine Mapping-Annotationen bei einem Interface unterstützt! In einer zukünftigen Version der Spezifikation wird das behoben sein; wenn Sie dieses Buch lesen, wird das mit Hibernate Annotations wahrscheinlich gehen.

Hier folgen einige Faustregeln:

- Wenn Sie keine polymorphen Assoziationen oder Abfragen brauchen, nehmen Sie *Tabelle pro konkrete Klasse* – anders gesagt, wenn Sie selten oder nie Abfragen nach `BillingDetails` durchführen und keine Klasse mit einer Assoziation mit `BillingDetails` haben (unser Modell hat eine solche). Einem expliziten `UNION`-basierten Mapping sollte der Vorzug gegeben werden, weil dann später (optimierte) polymorphe Abfragen und Assoziationen möglich sind. Impliziter Polymorphismus ist für Abfragen am nützlichsten, die mit Interfaces ohne Bezug zur Persistenz arbeiten.
- Wenn Sie aber doch polymorphe Assoziationen (also Assoziationen mit einer Superklasse, damit also zu allen Klassen in der Hierarchie mit dynamischer Auflösung der konkreten Klasse zur Laufzeit) oder Abfragen brauchen und Subklassen relativ wenige Eigenschaften deklarieren (vor allem wenn der Hauptunterschied zwischen den Subklassen in ihrem Verhalten liegt), dann sollten Sie sich für die Hierarchie *Tabelle pro Klasse* entscheiden. Ihr Ziel ist es, die Anzahl der *nullable* Spalten zu minimieren und sich selbst (und Ihren Datenbankadministrator) zu überzeugen, dass ein denormalisiertes Schema auf lange Sicht keine Probleme mit sich bringt.
- Wenn Sie doch polymorphe Assoziationen oder Abfragen brauchen und Subklassen viele Eigenschaften deklarieren (Subklassen unterscheiden sich hauptsächlich durch die darin enthaltenen Daten), nehmen Sie *Tabelle pro Subklasse*. Oder arbeiten Sie – abhängig von der Breite und Tiefe Ihrer Vererbungshierarchie und den möglichen Kosten von Joins vs. Unions – mit *Tabelle pro konkrete Klasse*.

Wählen Sie standardmäßig nur für einfache Probleme die *Tabelle pro Klasse-Hierarchie*. Bei komplexeren Fällen (oder wenn Sie von einem Datenmodellierer überredet werden, der darauf besteht, wie wichtig die `NOT NULL`-Constraints und Normalisierung sind), dann sollten Sie die Strategie *Tabelle pro Subklasse* in Betracht ziehen. Doch an diesem Punkt sollten Sie sich fragen, ob es nicht besser sei, die Vererbung als Delegation im Objektmodell zu neu zu modellieren. Aus allen möglichen Gründen, die mit Persistenz oder ORM nichts zu tun haben, sollte eine komplexe Vererbung am besten ganz vermieden werden. Hibernate fungiert als Puffer zwischen Domain- und den relationalen Modellen, doch das heißt nicht, dass Sie Persistenzerwägungen beim Designen Ihrer Klassen ignorieren können.

Wenn Sie beginnen, über das Mischen von Vererbungsstrategien nachzudenken, entsinnen Sie sich, dass der implizite Polymorphismus in Hibernate so clever ist, dass er auch mit exotischeren Fällen umgehen kann. Nehmen wir zum Beispiel mal ein zusätzliches Interface in unserer Applikation an: `ElectronicPaymentOption`. Das ist ein Business-Interface ohne Persistenzaspekt – außer dass wahrscheinlich in unserer Applikation eine Persistenzklasse wie `CreditCard` dieses Interface implementieren wird. Egal wie Sie die `BillingDetails`-Hierarchie mappen, Hibernate kann eine Abfrage `from ElectronicPaymentOption` korrekt beantworten. Das funktioniert sogar, wenn andere Klassen, die nicht Teil der `BillingDetails`-Hierarchie sind, als persistent gemappt sind und dieses Interface implementieren. Hibernate weiß immer, welche Tabellen abzufragen und welche Instanzen zu konstruieren sind und wie ein polymorphes Resultat zurückzugeben ist.

Schließlich können Sie auch `<union-subclass>`, `<subclass>` und `<joined-subclass>`-Mapping-Elemente in einer separaten Mapping-Datei (als Top-level-Element statt `<class>`) verwenden. Dann müssen Sie deklarieren, dass die erweiterte Klasse (also wie `<subclass name="CreditCard" extends="BillingDetails">`) und das Superklassen-Mapping programmatisch vor der Subklassen-Mapping-Datei geladen werden müssen (um diese Reihenfolge brauchen Sie sich keine Gedanken zu machen, wenn Sie in der XML-Konfiguration-Datei die Mapping-Ressourcen auflisten). Diese Technik erlaubt es Ihnen, eine Klassenhierarchie zu erweitern, ohne die Mapping-Datei der Superklasse zu modifizieren.

Sie wissen jetzt alles, was Sie über das Mapping von Entities, Eigenschaften und Vererbungshierarchien wissen müssen. Sie können bereits komplexe Domain-Modelle mappen. In der zweiten Hälfte dieses Kapitels besprechen wir ein weiteres wichtiges Feature, das Sie als Hibernate-Anwender im Schlaf können sollten: das Mapping-Typsystem von Hibernate.

5.2 Das Typsystem von Hibernate

In Kapitel 4 haben wir zuerst zwischen Entity- und Wert-Typen unterschieden – ein zentrales Konzept von ORM in Java. Wir müssen diese Unterscheidung näher ausführen, damit Sie das Typsystem der Entities, Wert-Typen und Mapping-Typen von Hibernate vollständig verstehen.

5.2.1 Wiederholung von Entity- und Wert-Typen

Entities sind die groben Klassenstrukturen Ihres Systems. Normalerweise definieren Sie die Features eines Systems anhand der daran beteiligten Entities. *Der Anwender gibt ein Gebot für einen Artikel ab* ist eine typische Feature-Definition: Sie enthält drei Entities. Klassen mit Wert-Typen erscheinen oft noch nicht einmal in den Business-Anforderungen – sie sind normalerweise die feiner strukturierten Klassen, die Strings, Zahlen und Geldbeträge repräsentieren. Gelegentlich erscheinen Wert-Typen in Feature-Definitionen: *Der Anwender ändert die Rechnungsadresse* ist ein Beispiel, wenn man davon ausgeht, dass `Address` ein Wert-Typ ist.

Etwas formaler ausgedrückt ist jede Klasse eine Entity, deren Instanzen ihre eigene persistente Identität haben. Ein Wert-Typ ist eine Klasse, die keine Art von persistenter Identität definiert. In der Praxis heißt das, dass Entity-Typen Klassen mit Identifikator-Eigenschaften sind, und Wert-Typ-Klassen von einer Entity abhängen.

Zur Laufzeit haben Sie ein Netzwerk von Entity-Instanzen, die mit Wert-Typ-Instanzen durchwoben sind. Die Entity-Instanzen können in jedem der drei persistenten Lebenszykluszustände sein: transient, detached oder persistent. Wir betrachten diese Lebenszyklusstadien nicht so, dass sie für die Wert-Typ-Instanzen gelten. (Wir kommen zu dieser Erörterung über Objektzustände in Kapitel 9 zurück.)

Darum haben Entities ihren eigenen Lebenszyklus. Die `save()`- und `delete()`-Methoden des `Session`-Interface von Hibernate wirken sich auf Instanzen von Entity-Klassen, niemals auf Instanzen von Wert-Typen aus. Der Persistenz-Lebenszyklus einer Wert-Typ-Instanz ist vollständig an den Lebenszyklus der besitzenden Entity-Instanz gebunden. Der Name des Anwenders wird beispielsweise persistent, wenn der Anwender gespeichert wird; er wird nie unabhängig vom Anwender persistent.

In Hibernate kann ein Wert-Typ Assoziationen definieren; es ist möglich, von einer Wert-Typ-Instanz zu einer anderen Entity zu navigieren. Allerdings ist es unmöglich, von der anderen Entity zurück zur Wert-Typ-Instanz zu navigieren. Assoziationen zeigen immer auf Entities. Das bedeutet, dass eine Wert-Typ-Instanz genau einer Entity gehört, wenn sie aus der Datenbank gelesen wird; sie wird nie geteilt.

Auf der Datenbankebene wird jede Tabelle als Entity betrachtet. Doch Hibernate bietet verschiedene Konstrukte, um auf Datenbankniveau die Existenz einer Entity vor dem Java-Code zu verbergen. Das Mapping einer many-to-many-Assoziation versteckt beispielsweise die dazwischenliegende Assoziationstabelle vor der Applikation. Vom Standpunkt der Applikation verhält sich eine Collection von Strings (genauer gesagt, eine Collection von Wert-Typ-Instanzen) wie ein Wert-Typ, doch sie ist auf ihre eigene Tabelle gemappt. Obwohl diese Features zuerst ansprechend sind (sie vereinfachen den Java-Code), sind wir im Laufe der Zeit argwöhnisch geworden. Diese versteckten Entities müssen am Ende unweigerlich der Applikation zur Verfügung gestellt werden, wenn die Business-Anforderungen sich weiterentwickeln. Bei der many-to-many-Assoziationstabelle werden beispielsweise oft zusätzliche Spalten eingefügt, wenn die Applikation weiter reift. Wir sind fast so weit zu empfehlen, dass jede Entity auf Datenbankniveau der Applikation als Entity-Klasse angezeigt werden sollte. Wir sind beispielsweise geneigt, die many-to-many-Assoziation als zwei one-to-many-Assoziationen mit einer intervenierenden Entity-Klasse zu modellieren. Doch die letztendliche Entscheidung überlassen wir Ihnen und kommen auf das Thema der many-to-many-Entity-Assoziationen in folgenden Kapiteln zurück.

Entity-Klassen werden immer über die Mapping-Elemente `<class>`, `<union-subclass>`, `<subclass>` und `<joined-subclass>` auf die Datenbank gemappt. Wie werden Wert-Typen gemappt?

Sie haben bereits zwei verschiedene Arten des Mappings von Wert-Typen kennengelernt: `<property>` und `<component>`. Der Wert-Typ einer Komponente ist offensichtlich: Es ist die Klasse, die als einbettbar gemappt ist. Allerdings ist der Eigenschaftstyp ein eher generischer Begriff. Schauen Sie sich dieses Mapping des CaveatEmptor `Users` und der E-Mail-Adresse an:

```
<property name="email"
        column="EMAIL"
        type="string"/>
```

Konzentrieren wir uns auf das Attribut `type="string"`: Sie wissen, dass Sie es bei ORM mit Java-Typen und SQL-Datentypen zu tun haben. Die beiden unterschiedlichen Typsysteme müssen überbrückt werden. Das ist der Job der Mapping-Typen von Hibernate, und `string` heißt einer der in Hibernate eingebauten Mapping-Typen.

Dieser Mapping-Typ ist nicht der einzige, der bei Hibernate eingebaut ist. Hibernate wird mit verschiedenen anderen geliefert, die Default-Persistenz-Strategien für primitive Java-Typen und bestimmte JDK-Klassen definieren.

5.2.2 Eingebaute Mapping-Typen

Die bei Hibernate eingebauten Mapping-Typen führen gewöhnlich den Namen des Java-Typs, den sie mappen. Allerdings kann es auch mehr als einen Hibernate-Mapping-Typ für einen bestimmten Java-Typ geben.

Die eingebauten Typen können wahrscheinlich nicht für beliebige Konvertierungen wie das Mapping eines VARCHAR-Datenbank-Werts mit einem Java-`Integer`-Eigenschaftswert verwendet werden. Sie können Ihre eigenen Wert-Typen für diese Art Konvertierung definieren – das zeigen wir später in diesem Kapitel.

Wir schauen uns nun das grundlegende Locator-Objekt für Datum und Zeit sowie verschiedene andere eingebaute Mapping-Typen an und mit welchen Java- und SQL-Datentypen sie umgehen können.

Primitive Mapping-Typen bei Java

Die grundlegenden Mapping-Typen in Tabelle 5.1 mappen primitive Java-Typen (oder deren Wrapper-Typen) mit den entsprechenden eingebauten SQL-Standard-Typen.

Tabelle 5.1 Primitive Typen

Mapping-Typ	Java-Typ	Eingebauter SQL-Standard-Typ
`integer`	`int` oder `java.lang.Integer`	`INTEGER`
`Long`	`long` oder `java.lang.Long`	`BIGINT`
`short`	`short` oder `java.lang.Short`	`SMALLINT`
`float`	`float` oder `java.lang.Float`	`FLOAT`
`double`	`double` oder `java.lang.Double`	`DOUBLE`
`big_decimal`	`java.math.BigDecimal`	`NUMERIC`
`character`	`java.lang.String`	`CHAR(1)`
`string`	`java.lang.String`	`VARCHAR`
`byte`	`byte` oder `java.lang.Byte`	`TINYINT`
`boolean`	`boolean` oder `java.lang.Boolean`	`BIT`
`yes_no`	`boolean` oder `java.lang.Boolean`	`CHAR(1) ('Y'` oder `'N')`
`true_false`	`boolean` oder `java.lang.Boolean`	`CHAR(1) ('T'` oder `'F')`

Ihnen ist wahrscheinlich aufgefallen, dass Ihre Datenbank einige der in Tabelle 5.1 aufgeführten SQL-Typen nicht unterstützt. Die aufgelisteten Typennamen sind die von ANSI-Standard-Datentypen. Die meisten Hersteller von Datenbanken ignorieren diesen Teil des SQL-Standards (weil die Typsysteme ihrer Altsysteme oft noch älter sind als der Standard). Doch der JDBC-Treiber bietet eine teilweise Abstraktion von herstellerspezifischen SQL-Datentypen, und somit kann Hibernate auch mit ANSI-Standard-Typen arbeiten, wenn DML ausgeführt wird. Für eine datenbankspezifische DDL-Generierung übersetzt Hibernate vom ANSI-Standard-Typ zu einem passenden herstellerspezifischen Typ und nutzt dabei die eingebaute Unterstützung für bestimmte SQL-Dialekte. (Das bedeutet, dass Sie sich normalerweise keine Gedanken über SQL-Datentypen zu machen brauchen, wenn Sie Hibernate für den Datenzugriff und die SQL-Schemadefinition verwenden.)

Darüber hinaus ist das Typen-System von Hibernate clever und kann abhängig von der definierten Länge eines Wertes zwischen den SQL-Datentypen wechseln. Der offensichtlichste Fall ist `string`: Wenn Sie ein Mapping für eine String-Eigenschaft mit einem `length`-Attribut deklarieren, wählt Hibernate abhängig vom gewählten Dialekt den korrekten SQL-Datentyp. Für MySQL führt beispielsweise eine Länge von bis zu 65.535 zu einer regulären `VARCHAR(length)`-Spalte, wenn Hibernate das Schema exportiert. Für eine Länge von bis zu 16.777.215 wird der Datentyp `MEDIUMTEXT` verwendet. Längere String-Mappings führen zu `LONGTEXT`. Überprüfen Sie das für Ihren SQL-Dialekt (den Quellcode gibt es in Hibernate), wenn Sie den Rahmen für diesen und andere Mapping-Typen wissen wollen. Sie können dieses Verhalten anpassen, indem Sie für Ihren Dialekt eine Subklasse erstellen und diese Einstellungen überschreiben.

Die meisten Dialekte unterstützen auch Einstellungen über die Größenordnung und die Präzision von dezimalen SQL-Datentypen. Die Einstellung `precision` oder `scale` in Ihrem Mapping eines `BigDecimal` erstellt beispielsweise den Datentyp `NUMERIC(precision, scale)` für MySQL.

Die `yes_no`- und `true_false`-Mapping-Typen schließlich sind Konverter, die hauptsächlich bei Schemata von Altsystemen und für die Anwender von Oracle hilfreich sind. Die DBMS-Systeme von Oracle haben keinen eingebauten Boole'schen oder True-Value-Typen (der einzige eingebaute Datentyp, der beim relationalen Datenmodell wirklich erforderlich ist).

Mapping-Typen für Datum und Zeit

In der Tabelle 5.2 finden Sie Hibernate-Typen für Datum, Zeit und Zeitstempel. In Ihrem Domain-Modell können Sie sich für die Repräsentation der Daten für Datum und Zeit für `java.util.Date`, `java.util.Calendar` oder die Subklassen von `java.util.Date` entscheiden, die im `java.sql`-Paket definiert sind. Das ist eine Frage der Vorlieben, und wir überlassen Ihnen die Entscheidung – Sie sollten nur darauf achten, dass Sie konsistent bleiben. (In der Praxis ist es nicht die beste Idee, Ihr Domain-Modell an Typen aus dem JDBC-Paket zu binden.)

Tabelle 5.3 Typen für Datum und Zeit

Mapping-Typ	Java-Typ	Eingebauter SQL-Standard-Typ
date	java.util.Date oder java.sql.Date	DATE
time	java.util.Date oder java.sql.Time	TIME
timestamp	java.util.Date oder java.sql.Timestamp	TIMESTAMP
calendar	java.util.Calendar	TIMESTAMP
calendar_date	java.util.Calendar	DATE

Doch Achtung: Wenn Sie die Eigenschaft `java.util.Date` mit `timestamp` mappen (was der häufigste Fall ist), gibt Hibernate einen `java.sql.Timestamp` zurück, wenn die Eigenschaft aus der Datenbank geladen wird. Hibernate muss die JDBC-Subklasse verwenden, weil darin Nanosekunden-Information enthalten sind, die in der Datenbank möglicherweise vorhanden sein können. Hibernate kann diese Information nicht einfach auslassen. Das kann zu Problemen führen, wenn Sie versuchen, Ihre `java.util.Date`-Eigenschaften mit der Methode `equals()` zu vergleichen, weil sie nicht mit der `equals()`-Methode der Subklasse von `java.sql.Timestamp` symmetrisch ist. Zum einen ist ein `aDate.getTime() > bDate.getTime()` (für einen Größer-als-Vergleich) in allen Fällen der richtige Weg, um zwei `java.util.Date`-Objekte zu vergleichen, und das funktioniert auch für jede Subklasse. Zum anderen können Sie einen selbst definierten Mapping-Typ schreiben, der die Nanosekunden-Information der Datenbank abschneidet und in allen Fällen ein `java.util.Date` zurückgibt. Momentan ist kein solcher Mapping-Typ bei Hibernate eingebaut (obwohl sich das in Zukunft ändern könnte).

Binäre und große Value-Mapping-Typen

In der Tabelle 5.3 sind Hibernate-Typen für den Umgang mit Binärdaten und großen Werten aufgeführt. Beachten Sie, dass als Typ einer Identifikator-Eigenschaft nur `binary` unterstützt wird.

Wenn eine Eigenschaft in ihrer persistenten Java-Klasse des Typs `byte[]` ist, kann Hibernate sie mit einer `VARBINARY`-Spalte mit dem binären Mapping-Typ mappen.

Tabelle 5.3 Binäre und große Wert-Typen

Mapping-Typ	Java-Typ	Eingebauter SQL-Standard-Typ
binary	byte[]	VARBINARY
text	java.lang.String	CLOB
clob	java.sql.Clob	CLOB
blob	java.sql.Blob	BLOB
serializable	Jede Java-Klasse, die java.io.Serializable implementiert	VARBINARY

(Beachten Sie, dass der wahre SQL-Typ vom Dialekt abhängt – in PostgreSQL ist der SQL-Typ beispielsweise `BYTEA` und in Oracle `RAW`.) Wenn eine Eigenschaft in ihrer persistenten Java-Klasse vom Typ `java.lang.String` ist, kann Hibernate sie mit einer SQL-CLOB-Spalte mit dem Mapping-Typ `text` mappen.

Beachten Sie, dass Hibernate in beiden Fällen den Eigenschaftswert sofort initialisiert, wenn die Instanz geladen wird, die die Eigenschaftsvariable enthält. Das ist unpraktisch, wenn Sie mit potenziell großen Werten umgehen müssen.

Eine Lösung ist ein Lazy Loading durch Interception des Feldzugriffs, wenn es notwendig ist. Allerdings erfordert dieser Ansatz für die Injektion von Extra-Code eine Bytecode-Instrumentierung Ihrer Persistenzklassen. Wir besprechen Lazy Loading durch Bytecode-Instrumentierung und Interception in Kapitel 13, Abschnitt 13.1.6 „Lazy Loading mit Interception".

Eine zweite Lösung ist eine andere Art Eigenschaft in Ihrer Java-Klasse. JDBC unterstützt Locator-Objekte (LOB[1]) direkt. Wenn Ihre Java-Eigenschaft vom Typ `java.sql.Clob` oder `java.sql.Blob` ist, können Sie sie mit dem `clob`- oder `blob`-Mapping-Typ mappen, um ein Lazy Loading großer Werte ohne Bytecode-Instrumentierung zu bekommen. Wenn der Besitzer der Eigenschaft geladen wird, ist der Eigenschaftswert ein Locator-Objekt – also ein Zeiger auf den wahren Wert, der bisher noch nicht erschienen ist. Sobald Sie auf die Eigenschaft zugreifen, wird der Wert materialisiert . Dieses On-Demand-Laden funktioniert nur solange, wie die Datenbanktransaktion offen ist. Also müssen Sie auf jede Eigenschaft dieses Typs dann zugreifen, wenn die besitzende Entity-Instanz im persistenten und transaktionalen Status ist, nicht im Zustand *detached*. Ihr Domain-Modell ist nun auch an JDBC gebunden, weil der Import des Pakets `java.sql` erforderlich ist. Obwohl die Klassen von Domain-Modellen in isolierten Unit Tests ausführbar sind, können Sie auf LOB-Eigenschaften nicht ohne eine Datenbankverbindung zugreifen.

Das Mapping von Eigenschaften mit potenziell großen Werten ist etwas anders, wenn Sie sich auf Java Persistence Annotationen verlassen. Standardmäßig ist eine Eigenschaft des Typs `java.lang.String` auf eine `SQL-VARCHAR`-Spalte (oder abhängig vom SQL-Dialekt mit etwas Entsprechendem) gemappt. Wenn Sie eine mit `java.lang.String`, `char[]`, `Character[]` oder gar eine `java.sql.Clob` typisierte Eigenschaft mit einer CLOB-Spalte mappen wollen, müssen Sie sie mit der `@Lob`-Annotation mappen:

```
@Lob
@Column(name = "ITEM_DESCRIPTION")
private String description;

@Lob
@Column(name = "ITEM_IMAGE")
private byte[] image;
```

Das Gleiche gilt für jede Eigenschaft, die vom Typ `byte[]`, `Byte[]` oder `java.sql.Blob` ist. Beachten Sie, dass in allen Fällen (außer bei Eigenschaften die vom Typ `java.`

---

[1] Jim Starkey, der die Idee mit den LOBs hatte, meint, dass die Begriffe BLOB und CLOB gar nichts bedeuten, sondern von der Marketingabteilung erfunden wurden. Sie können sie nach Belieben interpretieren. Wir finden *Locator-Objekte* gut, weil das darauf verweist, dass sie als Zeiger arbeiten.

sql.Clob oder java.sql.Blob sind) die Werte von Hibernate wieder sofort geladen werden und nicht *lazy* bei Anforderung. Die Instrumentierung von Bytecode mit Interception ist wiederum eine Möglichkeit, um das Lazy Loading von individuellen Eigenschaften transparent zu aktivieren.

Um einen java.sql.Blob- oder java.sql.Clob-Wert zu erstellen und zu setzen (wenn diese Eigenschaftstypen in Ihrem Domain-Modell vorkommen), verwenden Sie die statischen Methoden Hibernate.createBlob() sowie Hibernate.createClob() und geben ein Byte-Array, einen Input-Stream oder einen String an.

Beachten Sie zum Schluss auch, dass sowohl Hibernate als auch JPA einen Serialisierungs-Fallback für jeden Eigenschaftstyp bieten, der Serializable ist. Dieser Mapping-Typ konvertiert den Wert einer Eigenschaft in einen Byte-Strom, der dann in einer VARBINARY-Spalte (oder äquivalent) gespeichert wird. Wenn der Eigentümer der Eigenschaft geladen wird, wird der Eigenschaftswert deserialisiert. Natürlich sollten Sie diese Strategie nur höchst vorsichtig einsetzen (Daten leben länger als Applikationen), und es könnte sich nur für temporäre Daten als nützlich erweisen (Anwendereinstellungen, Daten für Login-Sessions usw.).

JDK-Mapping-Typen

In der Tabelle 5.4 finden Sie Hibernate-Typen für verschiedene andere Java-Typen von JDK, die als VARCHAR in der Datenbank repräsentiert sein können.

Ihnen ist wohl aufgefallen, dass <property> nicht das einzige Hibernate-Mapping-Element mit einem type-Attribut ist.

Tabelle 5.4 Weitere, mit JDK zusammenhängende Typen

Mapping-Typ	Java-Typ	Eingebauter SQL-Standard-Typ
class	java.lang.Class	VARCHAR
locale	java.util.Locale	VARCHAR
timezone	java.util.TimeZone	VARCHAR
currency	java.util.Currency	VARCHAR

5.2.3 Die Arbeit mit Mapping-Typen

Die grundlegenden Mapping-Typen können beinahe überall im Hibernate-Mapping-Dokument erscheinen: bei normalen Eigenschaften, Identifikator-Eigenschaften und anderen Mapping-Elementen. Die Elemente <id>, <property>, <version>, <discriminator>, <index> und <element> definieren alle ein Attribut namens type.

Sie können sehen, wie nützlich die eingebauten Mapping-Typen in diesem Mapping für die BillingDetails-Klasse ist:

```
<class name="BillingDetails" table="BILLING_DETAILS">
    <id name="id" type="long" column="BILLING_DETAILS_ID">
        <generator class="native"/>
```

```
    </id>
    <discriminator type="character" column="BILLING_DETAILS_TYPE"/>
    <property name="number" type="string"/>
    ....
</class>
```

Die Klasse `BillingDetails` ist als Entity gemappt. Deren Eigenschaften `discriminator`, `identifier` und `name` sind *Wert-Typen*, und wir nehmen die eingebauten Hibernate-Mapping-Typen, um die Konvertierungsstrategie anzugeben.

Oft ist es nicht nötig, einen eingebauten Mapping-Typ im XML Mapping-Dokument explizit anzugeben. Wenn Sie beispielsweise eine Eigenschaft des Java-Typs `java.lang.String` haben, merkt Hibernate das über Reflektion und wählt standardmäßig `string` aus. Wir können das vorige Mapping-Beispiel leicht vereinfachen:

```
<class name="BillingDetails" table="BILLING_DETAILS">
    <id name="id" column="BILLING_DETAILS_ID">
        <generator class="native"/>
    </id>
    <discriminator type="character" column="BILLING_DETAILS_TYPE"/>
    <property name="number"/>
    ....
</class>
```

Hibernate versteht auch `type="java.lang.String"` und muss dann keine Reflektion einsetzen. Der wichtigste Fall, bei dem dieses Vorgehen nicht gut funktioniert, ist eine `java.util.Date`-Eigenschaft. Standardmäßig interpretiert Hibernate `java.util.Date` als `timestamp`-Mapping. Sie müssen explizit `type="time"` oder `type="date"` angeben, wenn Sie weder Datums- noch Zeitinformationen persistieren wollen.

Bei JPA-Annotationen wird der Mapping-Typ einer Eigenschaft automatisch erkannt – genauso wie bei Hibernate. Für eine `java.util.Date`- oder `java.util.Calendar`-Eigenschaft erfordert es der Standard für Java Persistence, dass Sie die Genauigkeit mit einer `@Temporal`-Annotation auswählen:

```
@Temporal(TemporalType.TIMESTAMP)
@Column(nullable = false, updatable = false)
private Date startDate;
```

Andererseits lockert Hibernate Annotations die Regeln des Standards und geht standardmäßig von `TemporalType.TIMESTAMP` aus – die Optionen lauten `TemporalType.TIME` und `TemporalType.DATE`.

In anderen seltenen Fällen können Sie einer Eigenschaft auch die Annotation `@org.hibernate.annotations.Type` hinzufügen und explizit den Namen eines eingebauten oder selbst erstellten Hibernate-Mapping-Typs deklarieren. Diese Erweiterung kommt deutlich häufiger vor, sobald Sie mit dem Schreiben eigener Mapping-Typen beginnen (damit geht es in diesem Kapitel weiter hinten los).

Der äquivalente JPA-XML-Deskriptor ist wie folgt:

```
<entity class="auction.model.Item" access="FIELD">
    <attributes>
        ...
        <basic name="startDate">
            <column nullable="false" updatable="false"/>
            <temporal>TIMESTAMP</temporal>
```

```
        </basic>
      </attributes>
    </entity>
```

Für jeden der eingebauten Mapping-Typen ist in der Klasse `org.hibernate.Hibernate` eine Konstante definiert. `Hibernate.STRING` repräsentiert beispielsweise den Mapping-Typ `string`. Diese Konstanten sind für das Binden von Abfrageparametern hilfreich (darum geht es detailliert auch in den Kapiteln 14 und 15):

```
session.createQuery("from Item i where i.description like :desc")
    .setParameter("desc", d, Hibernate.STRING)
    .list();
```

Beachten Sie, dass Sie in diesem Fall auch die Methode `setString()` zum Binden von Argumenten nehmen können. Typkonstanten sind ebenfalls für die programmatische Manipulation des Hibernate-Mapping-Metamodells hilfreich (wie in Kapitel 3 besprochen).

Hibernate ist nicht nur auf die eingebauten Mapping-Typen beschränkt. Wir betrachten das erweiterbare System der Mapping-Typen als eine der zentralen Features und einen wichtigen Aspekt, der Hibernate so flexibel macht.

5.3 Erstellen eigener Mapping-Typen

Bei objektorientierten Sprachen wie Java ist es ganz einfach, neue Typen durch das Schreiben neuer Klassen zu definieren. Das ist ein fundamentaler Teil der Definition von Objektorientierung. Wenn wir beim Deklarieren der Eigenschaften unserer Persistenzklassen auf die vordefinierten eingebauten Mapping-Typen von Hibernate festgelegt wären, würden wir einen Großteil der Ausdrucksfähigkeit von Java verlieren. Obendrein wäre unsere Implementierung des Domain-Modells dann sehr eng an das physische Datenmodell gekoppelt, weil neue Typen-Konvertierungen unmöglich wären.

Die meisten ORM-Lösungen, mit denen wir zu tun hatten, unterstützen benutzerdefinierte Strategien zur Durchführung von Typenkonvertierungen. Diese werden oft Konverter genannt. Der Anwender kann beispielsweise eine neue Strategie schaffen, um eine Eigenschaft des JDK-Typs `Integer` mit einer `VARCHAR`-Spalte zu persistieren. Hibernate bietet ein ähnliches, deutlich leistungsfähigeres Feature namens benutzerdefinierte Mapping-Typen (*custom mapping types*).

Zuerst müssen Sie verstehen, wann es angemessen ist, eigene Mapping-Typen zu schreiben und welcher Extension Point von Hibernate für Sie relevant ist. Dann schreiben wir eigene Mapping-Typen und untersuchen die verschiedenen Möglichkeiten.

5.3.1 Überlegungen zu eigenen Mapping-Typen

Als Beispiel nehmen Sie die Klasse `Address` aus den vorigen Kapiteln, die als Komponente gemappt wird:

```
<component name="homeAddress" class="Address">
    <property name="street" type="string" column="HOME_STREET"/>
    <property name="city" type="string"   column="HOME_CITY"/>
    <property name="zipcode" type="string" column="HOME_ZIPCODE"/>
</component>
```

Das Mapping dieses Wert-Typs ist unkompliziert; alle Eigenschaften des neuen benutzerdefinierten Java-Typs werden auf individuelle Spalten eines eingebauten SQL-Datentyps gemappt. Doch Sie können es alternativ auch als einfache Eigenschaft mit einem eigenen Mapping-Typ mappen:

```
<property name="homeAddress"
          type="auction.persistence.CustomAddressType">

    <column name="HOME_STREET"/>
    <column name="HOME_CITY"/>
    <column name="HOME_ZIPCODE"/>
</property>
```

Das ist wahrscheinlich das erste Mal, dass Sie ein einzelnes `<property>`-Element mit mehreren `<column>`-Elementen darin verschachtelt sehen. Wir verschieben die Verantwortung für das Übersetzen und Konvertieren zwischen einem `Address`-Wert-Typ (der nicht einmal irgendwo benannt ist) und den benannten drei Spalten in eine separate Klasse: `auction.persistence.CustomAddressType`. Diese Klasse ist nun für das Laden und Speichern dieser Eigenschaft verantwortlich. Beachten Sie, dass kein Java-Code die Implementierung des Domain-Modells ändert – die Eigenschaft `homeAddress` hat den Typ `Address`.

Zugegeben: In diesem Fall ist der Vorteil zweifelhaft, ein Komponenten-Mapping durch einen eigenen Mapping-Typen zu ersetzen. Solange für Sie keine spezielle Konvertierung fürs Laden und Speichern dieses Objekts nötig ist, ist der `CustomAddressType`, den Sie nun schreiben müssen, einfach etwas mehr Arbeit. Doch Sie können bereits sehen, dass eigene Mapping-Typen einen zusätzlichen Puffer bieten – etwas, das sich auf lange Sicht als ganz praktisch herausstellen kann, wenn eine besondere Konvertierung gebraucht wird. Natürlich gibt es bessere Anwendungsmöglichkeiten für eigene Mapping-Typen, wie Sie gleich sehen werden. (Viele Beispiele nützlicher Hibernate-Mapping-Typen finden sich auf der Website der Hibernate-Community.)

Schauen wir uns die Extension Points von Hibernate zur Erstellung eigener Mapping-Typen an.

5.3.2 Die Extension Points

Hibernate bietet verschiedene Interfaces, die von Applikationen für die Definition eigener Mapping-Typen verwendet werden können. Die Interfaces reduzieren die für das Erstellen neuer Mapping-Typen erforderliche Arbeit und isolieren den selbst erstellten Typ gegen Änderungen am Hibernate Core. So können Sie Hibernate problemlos aktualisieren, und Ihre vorhandenen eigenen Mapping-Typen bleiben Ihnen erhalten.

Diese Extension Points sind wie folgt:

- `org.hibernate.usertype.UserType`: Der Basis-Extension Point, der in vielen Situationen hilfreich ist. Er bietet die grundlegenden Methoden zum Laden und Speichern eigener Wert-Typen-Instanzen.

- `org.hibernate.usertype.CompositeUserType`: Ein Interface mit mehr Methoden als der einfache `UserType`, aus dem Hibernate Interna über Ihre value-typisierten Klassen entnehmen kann, beispielsweise individuelle Eigenschaften. Auf diese Eigenschaften können Sie sich dann bei Hibernate-Abfragen beziehen.
- `org.hibernate.usertype.UserCollectionType`: Ein selten gebrauchtes Interface, mit dem man eigene Collections implementieren kann. Ein eigener Mapping-Typ, der dieses Interface implementiert, wird nicht für ein Eigenschafts-Mapping deklariert, sondern ist nur für eigene Collection-Mappings nützlich. Sie müssen diesen Typ implementieren, wenn Sie eine Nicht-JDK-Collection persistieren und zusätzliche Semantik persistent erhalten wollen. Im nächsten Kapitel wird es um Collection-Mappings und diesen Extension Point gehen.
- `org.hibernate.usertype.EnhancedUserType`: Dieses Interface erweitert `UserType` und bietet zusätzliche Methoden, um Wert-Typen in XML-Repräsentationen hinein und wieder hinaus zu führen (*marshalling*). Oder es aktiviert einen eigenen Mapping-Typ, der bei Identifikator- und Diskriminator-Mappings verwendet werden kann.
- `org.hibernate.usertype.UserVersionType`: Dieses Interface erweitert `UserType` und bietet zusätzliche Methoden, um den eigenen Mapping-Typ für die Nutzung in Entity-Version-Mappings zu aktivieren.
- `org.hibernate.usertype.ParameterizedType`: Dieses praktische Interface kann mit allen anderen kombiniert werden, um Konfigurationseinstellungen vorzunehmen – das heißt in Metadaten definierte Parameter. Sie können zum Beispiel einen `MoneyConverter` schreiben, der abhängig von einem Parameter im Mapping weiß, wie Werte in Euro oder US-Dollar umgerechnet werden.

Wir werden nun einige eigene Mapping-Typen erstellen. Das sollten Sie nicht als unnötige Übung betrachten, auch wenn Sie mit den in Hibernate eingebauten Mapping-Typen ganz zufrieden sind. Unserer Erfahrung nach hat jede anspruchsvolle Applikation viele gute Anwendungsmöglichkeiten für eigene Mapping-Typen.

5.3.3 Über eigene Mapping-Typen

Die Klasse `Bid` definiert eine Eigenschaft `amount`, und die Klasse `Item` definiert eine Eigenschaft `initialPrice` – beides sind finanzielle Werte. Bisher haben wir nur ein einfaches `BigDecimal` verwendet, um den Wert zu repräsentieren, dabei ist `big_decimal` auf eine `NUMERIC`-Spalte gemappt.

Nehmen wir an, Sie wollen in der Auktions-Applikation mehrere Währungen unterstützen und müssen für diese (auf Kundenwunsch erfolgte) Änderung das vorhandene Domain-Modell refakturieren. Ein Weg, um diese Änderung zu implementieren, wäre das Einfügen neuer Eigenschaften in `Bid` und `Item`: `amountCurrency` und `initialPriceCurrency`. Dann könnten Sie diese neuen Eigenschaften über den eingebauten `currency`-Mapping-Typ mit zusätzlichen `VARCHAR`-Spalten mappen. Wir hoffen, dass Sie niemals so vorgehen werden!

Stattdessen sollten Sie eine neue Klasse `MonetaryAmount` erstellen, die sowohl die Währung als auch den Betrag kapselt. Beachten Sie, dass es sich um eine Klasse Ihres Domain-Modells handelt – sie ist in keinster Weise von Hibernate-Interfaces abhängig:

```
public class MonetaryAmount implements Serializable {

    private final BigDecimal amount;
    private final Currency currency;
    public MonetaryAmount(BigDecimal amount, Currency currency) {
        this.amount = amount;
        this.currency = currency;
    }
    public BigDecimal getAmount() { return amount; }
    public Currency getCurrency() { return currency; }
    public boolean equals(Object o) { ... }
    public int hashCode() { ...}
}
```

Wir haben `MonetaryAmount` zu einer unveränderlichen Klasse gemacht. Das ist in Java eine gute Praxis, weil es das Coding vereinfacht. Beachten Sie, dass Sie `equals()` und `hashCode()` implementieren müssen, um die Klasse abzuschließen (dabei gibt es nichts Spezielles zu beachten). Sie nehmen dieses neue `MonetaryAmount`, um das `BigDecimal` der Eigenschaft `initialPrice` in `Item` zu ersetzen. Sie können und sollten es auch für alle anderen `BigDecimal`-Preise in den Persistenzklassen nehmen, so wie bei `Bid.amount` und in der Business-Logik, beispielsweise im Abrechnungssystem.

Nun mappen wir die refaktorierte Eigenschaft `initialPrice` von `Item` mit seinem neuen Typ `MonetaryAmount` mit der Datenbank.

5.3.4 Erstellen eines UserType

Nehmen wir an, dass Sie mit einer Datenbank aus einem Altsystem arbeiten, das alle monetären Beträge in US-Dollar repräsentiert. Die Applikation ist nicht mehr länger auf nur eine Währung beschränkt (darum ging es ja bei der Refakturierung), doch das Datenbankteam braucht noch etwas Zeit, um die Änderungen vorzunehmen. Sie müssen den Betrag in US-Dollar konvertieren, wenn Sie `MonetaryAmount`-Objekte persistieren. Wenn Sie es aus der Datenbank laden, konvertieren Sie es zurück in die Währung, die der Anwender in seinen Voreinstellungen angegeben hat.

Erstellen Sie eine neue `MonetaryAmountUserType`-Klasse, die das Hibernate-Interface `UserType` implementiert. Das ist Ihr eigener Mapping-Typ (siehe Listing 5.4).

Listing 5.4 Eigene Mapping-Typen für Geldbeträge in US-Dollar

```
public class MonetaryAmountUserType
        implements UserType {

    public int[] sqlTypes() {        ❶
        return new int[]{ Hibernate.BIG_DECIMAL.sqlType() };
    }
    public Class returnedClass() { return MonetaryAmount.class; }    ❷
    public boolean isMutable() { return false; }     ❸
    public Object deepCopy(Object value) {  return value; }     ❹
    public Serializable disassemble(Object value)      ❺
```

```
        { return (Serializable) value; }
    public Object assemble(Serializable cached, Object owner)      ║ ❻
        { return cached; }
    public Object replace(Object original,      ║ ❼
                          Object target,
                          Object owner)
        { return original; }
    public boolean equals(Object x, Object y) {      ║ ❽
        if (x == y) return true;
        if (x == null || y == null) return false;
        return x.equals(y);
    }
    public int hashCode(Object x) {
        return x.hashCode();
    }
    public Object nullSafeGet(ResultSet resultSet,      ║ ❾
                              String[] names,
                              Object owner)
            throws SQLException {
        BigDecimal valueInUSD = resultSet.getBigDecimal(names[0]);
        // Verzögerte Prüfung nach erstem Lesevorgang
        if (resultSet.wasNull()) return null;
        Currency userCurrency = User.getPreferences().getCurrency();
        MonetaryAmount amount = new MonetaryAmount(valueInUSD, "USD");
        return amount.convertTo(userCurrency);
    }
    public void nullSafeSet(PreparedStatement statement,      ║ ❿
                            Object value,
                            int index)
            throws HibernateException, SQLException {
        if (value == null) {
          statement.setNull(index, Hibernate.BIG_DECIMAL.sqlType());
        } else {
            MonetaryAmount anyCurrency = (MonetaryAmount)value;
            MonetaryAmount amountInUSD =
              MonetaryAmount.convert( anyCurrency,
                                      Currency.getInstance("USD") );
            statement.setBigDecimal(index, amountInUSD.getAmount ());
        }
    }
}
```

❶ Die Methode `sqlTypes()` informiert Hibernate, welche SQL-Spaltentypen es für die DDL-Schemagenerierung nehmen soll. Beachten Sie, dass diese Methode einen Array von Typ-Codes zurückgibt. Ein `UserType` kann eine einzelne Eigenschaft mit mehreren Spalten mappen, doch dieses Datenmodell eines Altsystems hat nur eine einzige nummerische Spalte. Durch die Verwendung der Methode `Hibernate.BIG_DECIMAL.sqlType()` können Sie Hibernate den genauen SQL-Datentyp für den gegebenen Datenbankdialekt entscheiden lassen. Alternativ geben Sie eine Konstante von `java.sql.Types` zurück.

❷ Die Methode `returnedClass()` sagt Hibernate, welche Wert-Typen-Klasse in Java von diesem `UserType` gemappt ist.

❸ Hibernate kann eine Reihe kleinerer Performance-Optimierungen für unveränderliche Typen wie diesen vornehmen, beispielsweise wenn Snapshots während des Dirty Checking verglichen werden. Die Methode `isMutable()` sagt Hibernate, dass dieser Typ unveränderlich ist.

❹ Der `UserType` ist auch teilweise verantwortlich für die Erstellung des Snapshots eines Wertes. Weil `MonetaryAmount` eine unveränderliche Klasse ist, gibt die Methode `deepCopy()` ihr Argument zurück. Im Fall eines veränderlichen Typs müsste es eine Kopie des Arguments zurückgeben, das als Wert des Snapshots verwendet wird.

❺ Die Methode `disassemble()` wird aufgerufen, wenn Hibernate einen `MonetaryAmount` in den Second Level Cache legt. Wie Sie später noch erfahren werden, ist das ein Daten-Cache, der Information in serialisierter Form speichert.

❻ Die Methode `assemble()` macht das Gegenteil einer Disassemblierung: Sie kann gecachete Daten in eine Instanz von `MonetaryAmount` transformieren. Wie Sie sehen, können beide Routinen für unveränderliche Typen leicht implementiert werden.

❼ Implementieren Sie `replace()`, um das Zusammenführen des *detached object*-Zustands zu bewirken. Wie Sie später im Buch sehen werden, gehört zum Prozess des Zusammenführens ein Original- und ein Target-Objekt, deren Zustand kombiniert werden muss. Wieder geben Sie für unveränderliche Wert-Typen das erste Argument zurück. Für veränderliche Typen geben Sie zumindest eine Deep Copy des ersten Arguments zurück. Bei veränderlichen Typen, die Komponentenfelder haben, sollten Sie wahrscheinlich eine rekursive Zusammenführungsroutine anwenden.

❽ Der `UserType` ist für das Dirty Checking der Eigenschaftswerte verantwortlich. Die Methode `equals()` vergleicht den aktuellen Eigenschaftswert mit einem früheren Snapshot und bestimmt, ob die Eigenschaft *dirty* ist und in der Datenbank gespeichert werden muss. Der `hashCode()` zweier gleicher Instanzen mit Wert-Typ muss gleich sein. Wir delegieren diese Methode gewöhnlich an die eigentliche Wert-Typ-Klasse – in diesem Fall die `hashCode()`-Methode des gegebenen `MonetaryAmount`-Objekts.

❾ Die `nullSafeGet()`-Methode liest den Eigenschaftswert aus dem JDBC-`ResultSet` aus. Sie können auch auf den Eigentümer der Komponente zugreifen, wenn Sie das für die Konvertierung brauchen. Alle Datenbankwerte sind in US-Dollar. Also konvertieren Sie sie in die Währung, die der Anwender aktuell in seinen Voreinstellungen festgelegt hat. (Beachten Sie, dass es Ihre Sache ist, den Umgang mit dieser Konvertierung und den Voreinstellungen zu implementieren.)

❿ Die `nullSafeSet()`-Methode schreibt den Eigenschaftswert in das JDBC-`PreparedStatement`. Diese Methode übernimmt die jeweils eingestellte Währung und konvertiert sie vor dem Speichern in einen einfachen `BigDecimal`-Betrag in US-Dollar.

Sie mappen jetzt die Eigenschaft `initialPrice` von `Item` wie folgt:

```
<property name="initialPrice"
          column="INITIAL_PRICE"
          type="persistence.MonetaryAmountUserType"/>
```

Beachten Sie, dass Sie die selbst erstellte `UserType` in das `persistence`-Paket legen – sie ist Teil der Persistenzschicht der Applikation, nicht des Domain-Modells oder der Business-Schicht.

Um bei Annotationen mit eigenen Typen zu arbeiten, müssen Sie eine Hibernate-Extension hinzufügen:

```
@org.hibernate.annotations.Type(
    type = "persistence.MonetaryAmountUserType"
)
@Column(name = "INITIAL_PRICE")
private MonetaryAmount initialPrice;
```

Das ist die einfachste Art der Transformation, die ein `UserType` ausführen kann. Es sind deutlich ausgefeiltere Dinge möglich. Ein selbst erstellter Mapping-Typ kann eine Validierung durchführen, Daten in ein LDAP-Verzeichnis schreiben und daraus lesen und es kann sogar persistente Objekte aus einer anderen Datenbank auslesen. Das wird im Grunde nur von Ihrer Phantasie beschränkt.

In der Realität ziehen wir es vor, sowohl den Betrag als auch die Währung der Geldbeträge in der Datenbank zu repräsentieren, vor allem wenn das Schema zu keinem Altsystem gehört, sondern definiert (oder schnell aktualisiert) werden kann. Nehmen wir an, dass Ihnen nun zwei Spalten zur Verfügung stehen und Sie ohne großes Konvertieren den `MonetaryAmount` speichern können. Eine erste Option kann wiederum ein einfaches `<component>`-Mapping sein. Doch wir probieren mal, das mit einem eigenen Mapping-Typ zu lösen.

(Anstatt einen neuen eigenen Typ zu schreiben, versuchen Sie doch mal, das vorige Beispiel für zwei Spalten anzupassen. Das können Sie machen, ohne die Java-Domain-Modell-Klassen zu verändern – nur der Konverter und die zusätzliche Spalte, die im Mapping bezeichnet ist, müssen für diese neue Anforderung aktualisiert werden.)

Der Nachteil einer einfachen `UserType`-Implementierung ist, dass Hibernate von den individuellen Eigenschaften in einem `MonetaryAmount` keine Ahnung hat. Es kennt nur die selbst erstellte Typen-Klasse und die Spaltennamen. Die Abfrage-Engine von Hibernate (die später noch eingehender besprochen wird) weiß nicht, wie ein `amount` (Betrag) oder eine bestimmte `currency` (Währung) abgefragt wird.

Sie schreiben einen `CompositeUserType`, wenn Sie die volle Leistungsfähigkeit von Hibernate-Abfragen brauchen. Dieses (etwas komplexere) Interface stellt den Hibernate-Abfragen die Eigenschaften von `MonetaryAmount` zur Verfügung. Wir werden es nun mit diesem flexibleren Anpassungs-Interface erneut mit zwei Spalten mappen, womit wir letzten Endes das Äquivalent eines Komponenten-Mappings produzieren.

5.3.5 Erstellen eines CompositeUserType

Um die Flexibilität von eigenen Mapping-Typen zu demonstrieren, ändern Sie die Klasse `MonetaryAmount` (und andere Persistenzklassen) überhaupt nicht – Sie ändern nur den eigenen Mapping-Typ (siehe Listing 5.5).

Listing 5.5 Eigene Mapping-Typen für Geldbeträge in neuen Datenbankschemata

```
public class MonetaryAmountCompositeUserType
        implements CompositeUserType {

    // public int[] sqlTypes()...        ❶
```

```
        public Class returnedClass...
        public boolean isMutable...
        public Object deepCopy...
        public Serializable disassemble...
        public Object assemble...
        public Object replace...
        public boolean equals...
        public int hashCode...
        public Object nullSafeGet(ResultSet resultSet,        ❷
                                  String[] names,
                                  SessionImplementor session,
                                  Object owner)
                throws SQLException {
            BigDecimal value = resultSet.getBigDecimal( names[0] );
            if (resultSet.wasNull()) return null;
            Currency currency =
                Currency.getInstance(resultSet.getString( names[1] ) );
            return new MonetaryAmount(value, currency);
        }
        public void nullSafeSet(PreparedStatement statement,        ❸
                                Object value,
                                int index,
                                SessionImplementor session)
                throws SQLException {
            if (value==null) {
              statement.setNull(index, Hibernate.BIG_DECIMAL.sqlType());
              statement.setNull(index+1, Hibernate.CURRENCY.sqlType());
            } else {
                MonetaryAmount amount = (MonetaryAmount) value;
                String currencyCode =
                            amount.getCurrency().getCurrencyCode();
                statement.setBigDecimal( index, amount.getAmount() );
                statement.setString( index+1, currencyCode );
            }
        }
        public String[] getPropertyNames() {        ❹
            return new String[] { "amount", "currency" };
        }
        public Type[] getPropertyTypes() {        ❺
            return new Type[] { Hibernate.BIG_DECIMAL,
                                Hibernate.CURRENCY };
        }
        public Object getPropertyValue(Object component, int property)        ❻
            MonetaryAmount monetaryAmount = (MonetaryAmount) component;
            if (property == 0)
                return monetaryAmount.getAmount();
            else
                return monetaryAmount.getCurrency();
        }
        public void setPropertyValue(Object component,        ❼
                                     int property,
                                     Object value) {
          throw new
            UnsupportedOperationException("Immutable MonetaryAmount!");
        }
}
```

❶ Das Interface `CompositeUserType` erfordert die gleichen Methoden zur Variablenverwaltung wie der `UserType`, den Sie früher erstellt haben. Allerdings ist die Methode `sqlTypes()` nicht mehr erforderlich.

❷ Das Laden eines Wertes ist nun unkompliziert: Sie transformieren zwei Spaltenwerte im Resultatsatz zu zwei Eigenschaftswerten in einer neuen `MonetaryAmount`-Instanz.

❸ Zum Speichern eines Werts gehört das Setzen zweier Parameter beim Prepared Statement.

❹ Eine `CompositeUserType` stellt über `getPropertyNames()` die Eigenschaften des Wert-Typs zur Verfügung.

❺ Die Eigenschaften haben alle ihren eigenen Typ, der über `getPropertyTypes()` definiert wird. Die Typen der SQL-Spalten stammen nun implizit von dieser Methode.

❻ Die Methode `getPropertyValue()` gibt den Wert einer individuellen Eigenschaft von `MonetaryAmount` zurück.

❼ Die Methode `setPropertyValue()` setzt den Wert einer individuellen Eigenschaft von `MonetaryAmount`.

Die Eigenschaft `initialPrice` ist nun auf zwei Spalten gemappt, also müssen Sie beide in der Mapping-Datei deklarieren. Die erste Spalte speichert den Betrag, die zweite die Währung von `MonetaryAmount`:

```
<property name="initialPrice"
          type="persistence.MonetaryAmountCompositeUserType">
    <column name="INITIAL_PRICE"/>
    <column name="INITIAL_PRICE_CURRENCY"/>
</property>
```

Wenn `Item` durch Annotationen gemappt ist, müssen Sie für diese Eigenschaft mehrere Spalten deklarieren. Sie können die Annotation `javax.persistence.Column` nicht mehrmals verwenden, also wird eine neue, auf Hibernate zugeschnittene Annotation gebraucht:

```
@org.hibernate.annotations.Type(
    type = "persistence.MonetaryAmountUserType"
)
@org.hibernate.annotations.Columns(columns = {
    @Column(name="INITIAL_PRICE"),
    @Column(name="INITIAL_PRICE_CURRENCY", length = 2)
})
private MonetaryAmount initialPrice;
```

In einer Hibernate-Abfrage können Sie sich nun auf die Eigenschaften `amount` und `currency` des selbst erstellten Typs beziehen, auch wenn sie im Mapping-Dokument nirgendwo als individuelle Eigenschaften auftauchen:

```
from Item i
where i.initialPrice.amount > 100.0
  and i.initialPrice.currency = 'EUR'
```

Sie haben den Puffer zwischen dem Java-Objekt-Modell und dem SQL-Datenbankschema mit dem neuen, selbst erstellten und zusammengesetzten Typ erweitert. Beide Repräsentationen sind nun robuster bei Änderungen. Beachten Sie, dass für Ihre Entscheidung zwischen `UserType` und `CompositeUserType` die Anzahl der Spalten nicht relevant ist – nur Ihr Wunsch, die Eigenschaften von Wert-Typen für Hibernate-Abfragen bereitzustellen.

Parametrisierung ist ein hilfreiches Feature für alle selbst erstellten Mapping-Typen.

5.3.6 Parametrisierung eigener Typen

Nehmen wir an, dass Sie wieder vor dem ursprünglichen Problem stehen: Konvertierung von Geld von einer Währung in eine andere beim Speichern in der Datenbank. Oft sind Probleme subtiler als eine generische Konvertierung, wenn Sie beispielsweise in einigen Tabellen US-Dollar speichern und in anderen Euro. Dafür wollen Sie immer noch einen eigenen Mapping-Typ schreiben, der dann alle möglichen Konvertierungen vornehmen kann. Das geht, wenn Sie das Interface `ParameterizedType` in Ihre `UserType`- oder `CompositeUserType`-Klassen einfügen:

```
public class MonetaryAmountConversionType
    implements UserType, ParameterizedType {

    // Konfigurationsparameter
    private Currency convertTo;
    public void setParameterValues(Properties parameters) {
       this.convertTo = Currency.getInstance(
                            parameters.getProperty("convertTo")
                        );
    }
    // ... Variablenverwaltung
    public Object nullSafeGet(ResultSet resultSet,
                              String[] names,
                              SessionImplementor session,
                              Object owner)
           throws SQLException {
       BigDecimal value = resultSet.getBigDecimal( names[0] );
       if (resultSet.wasNull()) return null;
       // Beim Laden die Währung aus der Datenbank holen
       Currency currency = Currency.getInstance(
                             resultSet.getString( names[1] )
                           );
       return new MonetaryAmount(value, currency);
    }
    public void nullSafeSet(PreparedStatement statement,
                            Object value,
                            int index,
                            SessionImplementor session)
           throws SQLException {
       if (value==null) {
           statement.setNull(index, Types.NUMERIC);
       } else {
           MonetaryAmount amount = (MonetaryAmount) value;
           // Beim Speichern den Betrag in die Währung konvertieren,
           // mit dem dieser Konverter parametrisiert worden ist
           MonetaryAmount dbAmount =
                MonetaryAmount.convert(amount, convertTo);
           statement.setBigDecimal( index, dbAmount.getAmount() );
           statement.setString( index+1,
                                dbAmount.getCurrencyCode() );
       }
    }
}
```

Wir haben die üblichen erforderlichen Methoden zur Variablenverwaltung in diesem Beispiel ausgelassen. Die wichtige zusätzliche Methode ist `setParameterValues()` des Interfaces `ParameterizedType`. Hibernate ruft diese Methode beim Startup auf, um diese Klasse mit einem `convertTo`-Parameter zu initialisieren. Die `nullSafeSet()`-Methode nimmt diese Einstellung, um in die Zielwährung zu konvertieren, wenn ein `MonetaryAmount` gespeichert wird. Die Methode `nullSafeGet()` nimmt die Währung, die in der Datenbank vorhanden ist, und überlässt es dem Client, mit der Währung eines geladenen

MonetaryAmount umzugehen (diese asymmetrische Implementierung ist natürlich nicht die allerbeste Idee).

Sie müssen jetzt die Konfigurationsparameter in Ihrer Mapping-Datei setzen, wenn Sie Ihren eigenen Mapping-Typ anwenden. Eine einfache Lösung ist das verschachtelte <type>-Mapping bei einer Eigenschaft:

```
<property name="initialPrice">
    <column name="INITIAL_PRICE"/>
    <column name="INITIAL_PRICE_CUR"/>
    <type name="persistence.MonetaryAmountConversionType">
        <param name="convertTo">USD</param>
    </type>
</property>
```

Doch das ist unpraktisch und erfordert eine Duplizierung, wenn Sie in Ihrem Domain-Modell viele MonetaryAmounts haben. Bei einer besseren Strategie verwenden wir eine separate Definition des Typs einschließlich aller Parameter unter einem eindeutigen Namen, den Sie bei allen Ihren Mappings wiederverwenden können. Das machen Sie mit einem separaten <typedef>, einem Element (Sie können es auch ohne Parameter einsetzen):

```
<typedef class="persistence.MonetaryAmountConversionType"
         name="monetary_amount_usd">
    <param name="convertTo">USD</param>
</typedef>

<typedef class="persistence.MonetaryAmountConversionType"
         name="monetary_amount_eur">
    <param name="convertTo">EUR</param>
</typedef>
```

Wir zeigen hier das Binden eines eigenen Mapping-Typs mit einigen Argumenten an die Namen monetary_amount_usd und monetary_amount_eur. Diese Definition kann irgendwo in Ihren Mapping-Dateien platziert werden; sie ist ein Child-Element von <hibernate-mapping> (wie bereits früher in diesem Buch erwähnt, haben größere Applikationen oft eine oder mehrere MyCustomTypes.hbm.xml-Dateien ohne Klassen-Mappings). Mit Hibernate Extensions können Sie benannte eigene Typen mit Parametern in Annotationen definieren:

```
@org.hibernate.annotations.TypeDefs({
    @org.hibernate.annotations.TypeDef(
        name="monetary_amount_usd",
        typeClass = persistence.MonetaryAmountConversionType.class,
        parameters = { @Parameter(name="convertTo", value="USD") }
    ),
    @org.hibernate.annotations.TypeDef(
        name="monetary_amount_eur",
        typeClass = persistence.MonetaryAmountConversionType.class,
        parameters = { @Parameter(name="convertTo", value="EUR") }
    )
})
```

Diese Annotations-Metadaten sind auch global, also können sie auch außerhalb von Java-Klassendeklarationen platziert werden (direkt hinter den import-Anweisungen) oder in einer separaten Datei package-info.java, wie in Kapitel 2, Abschnitt 2.2.1 „Die Arbeit mit Hibernate Annotations" besprochen). Ein guter Standort in diesem System befindet sich in einer package-info.java-Datei im persistence-Paket.

In XML-Mapping-Dateien und Annotations-Mappings beziehen Sie sich nun auf den definierten Typennamen anstatt auf den vollqualifizierten Klassennamen Ihres selbst erstellten Typs:

```
<property name="initialPrice"
          type="monetary_amount_usd">
    <column name="INITIAL_PRICE"/>
    <column name="INITIAL_PRICE_CUR"/>
</property>

@org.hibernate.annotations.Type(type = "monetary_amount_eur")
@org.hibernate.annotations.Columns({
  @Column(name = "BID_AMOUNT"),
  @Column(name = "BID_AMOUNT_CUR")
})
private MonetaryAmount bidAmount;
```

Schauen wir uns eine andere, außerordentlich wichtige Applikation von eigenen Mapping-Typen an. Das typsichere Designmuster für Aufzählungen (*enumerations*) findet sich in beinahe allen Applikationen.

5.3.7 Mapping von Aufzählungen

Ein Aufzählungstyp ist ein übliches Java-Idiom, wo die Klasse eine konstante (kleine) Anzahl unveränderlicher Instanzen hat. In CaveatEmptor kann das auf Kreditkarten angewendet werden, um beispielsweise die möglichen Typen auszudrücken, die ein Anwender eingeben kann und die die Applikationen anbietet (Mastercard, Visa etc.). Oder Sie können die möglichen Beurteilungen aufzählen, die ein Anwender in einem `Comment` über eine bestimmte Auktion angeben kann.

In älteren JDKs mussten Sie solche Klassen (nennen wir sie `CreditCardType` und `Rating`) selbst implementieren und dabei das typsichere Aufzählungsmuster befolgen. So sollten Sie das immer noch machen, wenn Sie kein JDK 5.0 haben; das Muster und die kompatiblen selbst erstellten Mapping-Typen finden Sie auf der Website der Hibernate-Community.

Die Arbeit mit Aufzählungen in JDK 5.0

Wenn Sie JDK 5.0 verwenden, können Sie den eingebauten Sprachsupport für typsichere Aufzählungen verwenden. Eine `Rating`-Klasse sieht beispielsweise wie folgt aus:

```
package auction.model;

public enum Rating {
    EXCELLENT, OK, BAD
}
```

Die `Comment`-Klasse hat eine Eigenschaft dieses Typs:

```
public class Comment {
    ...
    private Rating rating;
    private Item auction;
    ...
}
```

So verwenden Sie die Aufzählung im Applikationscode:

```
Comment goodComment =
    new Comment(Rating.EXCELLENT, thisAuction);
```

Sie müssen nun diese `Comment`-Instanz und deren `Rating` persistieren. Ein Ansatz ist, den tatsächlichen Namen der Aufzählung zu nehmen und ihn in eine `VARCHAR`-Spalte in der `COMMENTS`-Tabelle zu speichern. Diese `RATING`-Spalte wird dann `EXCELLENT`, `OK` oder `BAD` enthalten (abhängig vom abgegebenen `Rating`).

Schreiben wir nun einen Hibernate-`UserType`, der Aufzählungen wie das `Rating` im `VARCHAR`-Format laden und speichern kann.

Einen eigenen Aufzählungs-Handler schreiben

Statt des einfachsten `UserType`-Interface wollen wir Ihnen nun das `EnhancedUserType`-Interface zeigen. Mit diesem Interface können Sie mit der `Comment`-Entity im XML-Repräsentationsmodus arbeiten und nicht nur als POJO (schauen Sie sich die Ausführungen über die Datenrepräsentationen in Kapitel 3, Abschnitt 3.4 „Alternative Entity-Repräsentation" an.) Obendrein kann die Implementierung, die Sie schreiben werden, dank des zusätzlichen `ParameterizedType`-Interface jede auf `VARCHAR` beruhende Aufzählung unterstützen, nicht nur `Rating`.

Schauen Sie sich den Code in Listing 5.6 an.

Listing 5.6 Eigener Mapping-Typ für auf Strings beruhende Aufzählungen

```
public class StringEnumUserType
        implements EnhancedUserType, ParameterizedType {

    private Class<Enum> enumClass;
    public void setParameterValues(Properties parameters) {      ‖ ❶
        String enumClassName =
            parameters.getProperty("enumClassname");
        try {
            enumClass = ReflectHelper.classForName(enumClassName);
        } catch (ClassNotFoundException cnfe) {
            throw new
              HibernateException("Enum class not found", cnfe);
        }
    }
    public Class returnedClass() {      ‖ ❷
        return enumClass;
    }
    public int[] sqlTypes() {      ‖ ❸
        return new int[] { Hibernate.STRING.sqlType() };
    }
    public boolean isMutable...      ‖ ❹
    public Object deepCopy...
    public Serializable disassemble...
    public Object replace...
    public Object assemble...
    public boolean equals...
    public int hashCode...
    public Object fromXMLString(String xmlValue) {      ‖ ❺
        return Enum.valueOf(enumClass, xmlValue);
    }
    public String objectToSQLString(Object value) {
        return '\'' + ( (Enum) value ).name() + '\'';
    }
```

```
        public String toXMLString(Object value) {
            return ( (Enum) value ).name();
        }
        public Object nullSafeGet(ResultSet rs,          ‖ ❻
                                  String[] names,
                                  Object owner)
                throws SQLException {
            String name = rs.getString( names[0] );
            return rs.wasNull() ? null : Enum.valueOf(enumClass, name);  ‖ ❼
        }
        public void nullSafeSet(PreparedStatement st,
                                Object value,
                                int index)
                throws SQLException {
            if (value == null) {
                st.setNull(index, Hibernate.STRING.sqlType());
            } else {
                st.setString( index, ( (Enum) value ).name() );
            }
        }
    }
```

❶ Der Konfigurationsparameter für diesen selbst erstellten Mapping-Typ ist der Name der Aufzählungsklasse, für die er benutzt wird, zum Beispiel `Rating`.

❷ Es ist auch die Klasse, die von dieser Methode zurückgegeben wird.

❸ Nur eine `VARCHAR`-Spalte wird in der Datenbanktabelle gebraucht. Sie halten sie portierbar, indem Sie Hibernate die Entscheidung über den SQL-Datentypen überlassen.

❹ Das sind die üblichen Methoden zur Variablenverwaltung für einen unveränderlichen Typ.

❺ Die folgenden drei Methoden sind Teil des `EnhancedUserType` und werden für das XML-Marshalling verwendet.

❻ Wenn Sie eine Aufzählung laden, bekommen Sie dessen Namen aus der Datenbank und erstellen eine Instanz.

❼ Wenn Sie eine Aufzählung abspeichern, speichern Sie deren Namen.

Als Nächstes mappen Sie die Eigenschaft `rating` mit diesem neuen selbst erstellten Typ.

Mapping von Aufzählungen mit XML und Annotationen

Im XML-Mapping erstellen Sie zuerst eine eigene Typdefinition:

```
<typedef class="persistence.StringEnumUserType"
         name="rating">
    <param name="enumClassname">auction.model.Rating</param>
</typedef>
```

Sie können nun den Typ namens `rating` im `Comment`-Klassen-Mapping verwenden:

```
<property  name="rating"
           column="RATING"
           type="rating"
           not-null="true"
           update="false"
           access="field"/>
```

Weil Beurteilungen (*ratings*) unveränderlich sind, mappen Sie sie als `update="false"` und aktivieren direkten Feldzugriff (keine Setter-Methoden für unveränderliche Eigenschaften). Wenn andere Klassen neben `Comment` eine `Rating`-Eigenschaft haben, nehmen Sie wieder den definierten eigenen Mapping-Typ.

Die Definition und Deklaration dieses eigenen Mapping-Typs in Annotationen sieht genauso aus wie bei dem, den Sie im vorigen Abschnitt vorgenommen haben.

Andererseits können Sie sich auf den Java Persistence Provider verlassen, um Aufzählungen zu persistieren. Wenn Sie in einer Ihrer annotierten Entity-Klassen eine Eigenschaft des Typs `java.lang.Enum` haben (so wie das `rating` in Ihrem `Comment`) und sie nicht als `@Transient` oder `transient` (das Java-Schlüsselwort) ausgezeichnet ist, muss die Hibernate JPA-Implementierung diese Eigenschaft im Urzustand ohne Mucken persistieren; sie hat einen eingebauten Typ, der damit umgehen kann. Dieser eingebaute Mapping-Typ muss standardmäßig die Repräsentation einer Aufzählung in der Datenbank verwenden. Die beiden üblichen Wahlen sind String-Repräsentation, wie Sie das mit einem eigenen Typ für natives Hibernate implementiert haben, oder ordinale Repräsentation. Eine ordinale Repräsentation speichert die Position der ausgewählten Aufzählungsoption: Das wäre beispielsweise `1` für `EXCELLENT`, `2` für `OK` und `3` für `BAD`. Die Datenbankspalte ist standardmäßig auch eine numerische Spalte. Sie können dieses Default-Aufzählungs-Mapping mit der Annotation `Enumerated` bei Ihrer Eigenschaft ändern:

```
public class Comment {
    ...

    @Enumerated(EnumType.STRING)
    @Column(name = "RATING", nullable = false, updatable = false)
    private Rating rating;
    ...
}
```

Sie sind nun zu einer string-basierten Repräsentation gewechselt, was der gleichen Repräsentation entspricht, die Ihr eigener Typ lesen und schreiben kann. Sie können auch einen JPA XML Deskriptor nehmen:

```
<entity class="auction.model.Item" access="PROPERTY">
  <attributes>
    ...
    <basic name="rating">
        <column name="RATING" nullable="false" updatable="false"/>
        <enumerated>STRING</enumerated>
    </basic>
  </attributes>
</entity>
```

Sie könnten nun (mit Recht) fragen, warum Sie Ihren eigenen Mapping-Typ für Aufzählungen schreiben müssen, wenn Hibernate als Java Persistence Provider offensichtlich bereits im Lieferzustand Aufzählungen persistieren und laden kann. Das Geheimnis ist, dass Hibernate Annotations mehrere angepasste Mapping-Typen beinhaltet, die das von Java Persistence definierte Verhalten implementieren. Sie können diese selbst erstellten Typen in XML-Mappings verwenden, allerdings sind sie nicht anwenderfreundlich (sie brauchen Parameter) und wurden nicht für diesen Zweck geschrieben. Sie können den Quellcode (wie `org.hibernate.type.EnumType` in Hibernate Annotations) überprüfen, um die Parameter herauszufinden und zu entscheiden, ob Sie sie direkt in XML verwenden wollen.

Abfragen mit eigenen Mapping-Typen

Ein weiteres Problem, auf das Sie stoßen könnten, ist die Verwendung von Aufzählungstypen in Hibernate-Abfragen. Schauen Sie sich beispielsweise die folgende Abfrage in HQL an, die alle Kommentare ausliest, die als „*bad*" (schlecht) eingestuft wurden:

```
Query q =
    session.createQuery(
      "from Comment c where c.rating = auction.model.Rating.BAD"
    );
```

Obwohl diese Abfrage funktioniert, wenn Sie Ihre Aufzählung als String persistieren (der Abfrage-Parser nimmt den Aufzählungswert als Konstante), klappt das nicht, wenn Sie die ordinale Repräsentation wählen. Sie müssen einen Bind-Parameter nehmen und den `Rating`-Wert für den Vergleich programmatisch setzen:

```
Query q =
    session.createQuery("from Comment c where c.rating = :rating");
Properties params = new Properties();
params.put("enumClassname",
           "auction.model.Rating");
q.setParameter("rating", Rating.BAD,
               Hibernate.custom(StringEnumUserType.class, params)
              );
```

Die letzte Zeile in diesem Beispiel nimmt die statische Helper-Methode `Hibernate.custom()`, um den selbst erstellten Mapping-Typ mit einem Hibernate-`Type` zu mappen. Auf diese einfache Weise erfährt Hibernate von Ihrem Aufzählungs-Mapping und wie es mit dem Wert `Rating.BAD` umgehen soll. Beachten Sie, dass Sie Hibernate auch über alle Initialisierungseigenschaften informieren müssen, die der parametrisierte Typ eventuell benötigt.

Leider gibt es in Java Persistence keine API für frei wählbare und eigene Abfrage-Parameter, von daher müssen Sie auf die Hibernate `Session`-API zurückgreifen und ein Hibernate `Query`-Objekt erstellen.

Wir empfehlen Ihnen, sich eingehend mit dem Typensystem von Hibernate vertraut zu machen und sich die Erstellung eigener Mapping-Typen anzueignen – das wird Ihnen bei allen Applikationen helfen, die Sie mit Hibernate oder JPA entwickeln.

5.4 Zusammenfassung

In diesem Kapitel haben Sie gelernt, wie Vererbungshierarchien von Entities auf die Datenbank gemappt werden können, und zwar mit den vier grundlegenden Strategien zum Mapping von Vererbung: Tabelle pro konkrete Klasse mit implizitem Polymorphismus, Tabelle pro konkrete Klasse mit Unions, Tabelle pro Klassenhierarchie und die normalisierte Tabelle pro Subklasse-Strategie. Sie haben gesehen, wie diese Strategien für bestimmte Hierarchien gemischt werden können und wann jede Strategie am besten geeignet ist.

Wir haben die Unterscheidung bei Hibernate zwischen Entity und Wert-Typen näher ausgeführt und wie das Hibernate-System für das Mapping von Typen funktioniert. Sie haben verschiedene eingebaute Typen benutzt und Ihre eigenen Typen geschrieben, wobei Sie die Extension Points wie `UserType` und `ParameterizedType` von Hibernate verwendet haben.

Tabelle 5.5 zeigt eine Zusammenfassung, die Sie für den Vergleich von nativen Hibernate-Features und Java Persistence nehmen können.

Tabelle 5.7 Vergleich zwischen Hibernate und JPA für Kapitel 5

Hibernate Core	Java Persistence und EJB 3.0
Unterstützt vier Strategien für das Mapping von Vererbungen. Mischen von Vererbungsstrategien ist möglich.	Vier Strategien zum Mapping von Vererbung sind standardisiert; das Mischen von Strategien in einer Hierarchie wird als nicht portierbar betrachtet. Für JPA-konforme Provider sind nur Tabelle pro Klassenhierarchie und Tabelle pro Subklasse erforderlich.
Ein persistenter Supertyp kann eine abstrakte Klasse oder ein Interface sein (nur mit Zugriffsmethoden für Eigenschaften).	Ein persistenter Supertyp kann eine abstrakte Klasse sein, gemappte Interfaces werden als nicht portierbar angesehen.
Bietet flexible eingebaute Mapping-Typen und Konverter für Eigenschaften mit Wert-Typen an.	Es gibt eine automatische Erkennung von Mapping-Typen mit standardisierter Konfiguration von temporären und Aufzählungs-Mapping-Typen. Eine Erweiterung von Hibernate Annotations wird für das Einbinden von selbst erstellten Mapping-Typen verwendet.
Leistungsfähiges erweiterbares Typensystem	Der Standard erfordert eingebaute Typen für Aufzählungen, LOBs und viele andere Wert-Typen, für die Sie einen eigenen Mapping-Typ in nativem Hibernate schreiben oder anwenden müssen.

Im nächsten Kapitel stellen wir Collection-Mappings vor und besprechen, wie Sie mit Collections von Objekten mit Wert-Typen umgehen (zum Beispiel eine Collection von `Strings`) und Collections, die auf Entity-Instanzen verweisen.

6

6 Mapping von Collections und Entity-Assoziationen

Die Themen dieses Kapitels:

- Grundlegende Mapping-Strategien für Collections
- Mapping von Collections mit Wert-Typen
- Mapping einer Parten/Child-Entity-Beziehung

Zwei wichtige (und manchmal schwer zu verstehende) Themen wurden in den vorigen Kapiteln nicht behandelt: das Mapping von Collections und das Mapping von Assoziationen zwischen Entity-Klassen.

Die meisten Entwickler, für die Hibernate neu ist, bekommen es zum ersten Mal mit Collections und Entity-Assoziationen zu tun, wenn sie eine typische Parent/Child-Beziehung zu mappen versuchen. Anstatt gleich durchzustarten, wollen wir in diesem Kapitel mit den grundlegenden Konzepten für das Mapping von Collections und einfachen Beispielen anfangen. Danach sind Sie für die erste Collection in einer Entity-Assoziation gut vorbereitet, obwohl wir im darauf folgenden Kapitel auf kompliziertere Mappings von Entity-Assoziationen zurückkommen. Damit Sie sich einen umfassenden Überblick verschaffen, empfehlen wir Ihnen, beide Kapitel zu lesen.

6.1 Sets, Multimengen, Listen und Maps mit Wert-Typen

Ein Objekt des Wert-Typs hat keine Datenbankidentität; es gehört zu einer Entity-Instanz und sein Persistenzstatus ist in der Tabellenzeile der besitzenden Entity eingebettet – zumindest wenn eine Entity eine Referenz zu einer Instanz eines Wert-Typs hat. Wenn eine Entity-Klasse eine Collection von Wert-Typen hat (oder eine Collection von Referenzen auf Instanzen mit Wert-Typen), brauchen Sie eine zusätzliche Tabelle, die sogenannte Collection-Tabelle.

Bevor Sie wert-typisierte Collections mit Collection-Tabellen mappen, sollten Sie daran denken, dass Klassen mit Wert-Typen keine Identifikatoren oder Identifikator-Eigenschaften haben. Die Lebensspanne einer Instanz des Typs *Wert* ist an die Lebensspanne der besitzenden Entity-Instanz gebunden. Ein Wert-Typ unterstützt keine gemeinsam genutzten Referenzen.

Java hat eine reichhaltige Collection-API. Darum können Sie das Collection-Interface und die Implementierung auswählen, die am besten zu Ihrem Domain-Modell-Design passt. Wir wollen nun die häufigsten Collection-Mappings durchgehen.

Nehmen wir an, dass Verkäufer in CaveatEmptor in der Lage sind, Bilder an `Items` anzuhängen. Auf ein Bild kann nur über den Artikel zugegriffen werden, der es enthält. Es braucht keine Assoziationen aus irgendeiner anderen Entity Ihres Systems zu unterstützen. Die Applikation verwaltet die Collection von Bildern über die Klasse `Item` und fügt Elemente hinzu und entfernt sie. Ein Bild-Objekt kommt außerhalb der Collection nicht vor, es hängt von einer `Item`-Entity ab.

In diesem Fall ist es keine schlechte Idee, die Bildklasse als Wert-Typ zu modellieren. Als Nächstes müssen Sie entscheiden, welche Collection Sie verwenden wollen.

6.1.1 Wahl eines Collection-Interfaces

Das Idiom für eine Collection-Eigenschaft im Java-Domain-Modell ist immer das gleiche:

```
private <<Interface>> images = new <<Implementation>>();
...
// Getter- und Setter-Methoden
```

Deklarieren Sie über ein Interface den Typ der Eigenschaft, nicht über eine Implementierung. Wählen Sie eine passende Implementierung und initialisieren Sie sogleich die Collection. Auf diese Weise vermeiden Sie nicht-initialisierte Collections (wir empfehlen nicht, Collections erst spät in Konstruktor- oder Setter-Methoden zu initialisieren).

Wenn Sie mit JDK 5.0 arbeiten, werden Sie wahrscheinlich mit den generischen Versionen der JDK 5.0-Collections arbeiten. Beachten Sie, dass das keine Anforderung ist: Sie können die Inhalte der Collection auch explizit in Mapping-Metadaten spezifizieren. Hier ist ein typischer generisches `Set` mit einem Typ-Parameter:

```
private Set<String> images = new HashSet<String>();
...
// Getter- und Setter-Methoden
```

Hibernate unterstützt *out of the box* die wichtigsten JDK-Collection-Interfaces. Mit anderen Worten: Hibernate weiß, wie die Semantik von JDK-Collections, Maps und Array in einer persistenten Weise bewahrt werden können. Jedes Interface hat eine passende Implementierung, die von Hibernate unterstützt wird, und es ist wichtig, dass Sie die richtige Kombination nehmen. Hibernate *wrappt* das Collection-Objekt nur, das Sie bereits bei der Deklaration des Feldes initialisiert haben (oder ersetzt es manchmal auch, wenn es nicht das Richtige ist).

Ohne Hibernate erweitert zu haben, können Sie aus den folgenden Collections wählen:

- Ein `java.util.Set` wird auf ein `<set>`-Element gemappt. Initialisieren Sie die Collection mit einem `java.util.HashSet`. Dessen Elementreihenfolge wird nicht aufrechterhalten, und doppelte Elemente sind nicht erlaubt. Das ist die am häufigsten vorkommende persistente Collection in einer typischen Hibernate-Applikation.
- Ein `java.util.SortedSet` kann auf `<set>` gemappt werden, und das `sort`-Attribut kann entweder auf einen Komparator oder eine natürliche Reihenfolge für das Sortieren im Speicher gesetzt werden. Initialisieren Sie die Collection mit einer `java.util.TreeSet`-Instanz.
- Eine `java.util.List` kann auf `<list>` gemappt werden, was die Position aller Elemente mit einer zusätzlichen Indexspalte in der Collection-Tabelle bewahrt. Initialisieren Sie mit einer `java.util.Arraylist`.
- Eine `java.util.Collection` kann auf `<bag>` oder `<idbag>` gemappt werden. Java hat weder `Bag`-Interface noch -Implementierung, doch `java.util.Collection` erlaubt die Multimengen(*Bag*)-Semantik (Duplikate sind möglich, Elementreihenfolge bleibt nicht erhalten). Hibernate unterstützt persistente Multimengen (es arbeitet intern mit Listen, ignoriert aber den Index der Elemente). Nehmen Sie eine `java.util.ArrayList`, um eine Multimengen-Collection zu initialisieren.
- Eine `java.util.Map` kann auf `<map>` gemappt werden, was die Schlüssel/Werte-Paare bewahrt. Nehmen Sie eine `java.util.HashMap`, um eine Eigenschaft zu initialisieren.
- Ein `java.util.SortedMap` kann auf das `<map>`-Element gemappt werden, und das `sort`-Attribut kann entweder auf einen Komparator oder eine natürliche Reihenfolge für das Sortieren im Speicher gesetzt werden. Initialisieren Sie die Collection mit einer `java.util.TreeMap`-Instanz.
- Arrays werden von Hibernate mit `<primitive-array>` (für Java Primitive Wert-Typen) und `<array>` (für den Rest) unterstützt. Doch in Domain-Modellen werden sie selten benutzt, weil Hibernate keine Array-Eigenschaft wrappen kann. Sie verlieren das Lazy Loading ohne Bytecode-Instrumentierung und das optimierte Dirty Checking – wesentliche Features für Performance und die einfache Handhabbarkeit von persistenten Collections.

Der JPA-Standard benennt nicht alle dieser Optionen. Die möglichen Eigenschaftstypen der Standard-Collection sind `Set`, `List`, `Collection` und `Map`. Arrays finden keine Berücksichtigung.

Obendrein legt die JPA-Spezifikation nur fest, dass Collection-Eigenschaften Verweise auf Entity-Objekte enthalten. Collections von Wert-Typen wie einfache `String`-Instanzen sind nicht standardisiert. Allerdings wird in dem Spezifikationsdokument bereits erwähnt, dass zukünftige Versionen von JPA die Collection-Elemente von einbettbaren Klassen (anders gesagt: Wert-Typen) unterstützen werden. Sie brauchen eine herstellerspezifische Unterstützung, wenn Sie wert-typisierte Collections mit Annotationen mappen wollen. Bei Hibernate Annotations ist das enthalten, und wir gehen davon aus, dass viele JPA-Hersteller das Gleiche unterstützen.

Wenn Sie Collection-Interfaces und -Implementierungen mappen wollen, die nicht direkt von Hibernate unterstützt werden, müssen Sie Hibernate über die Semantik Ihrer eigenen Collections informieren. Der Extension Point in Hibernate wird `PersistentCollection` genannt; üblicherweise erweitern Sie eine der vorhandenen Klassen `PersistentSet`, `PersistentBag` oder `PersistentList`. Eigene persistente Collections sind nicht leicht zu schreiben, und wir raten Ihnen davon ab, wenn Sie kein erfahrener Hibernate-Anwender sind. Ein Beispiel finden Sie im Quellcode der Hibernate-Test-Suite, die Teil Ihres Hibernate-Download-Pakets ist.

Wir gehen nun verschiedene Szenarien durch und implementieren immer die Collection von Artikel-Bildern. Sie mappen sie zuerst in XML und dann mit Hibernates Support für Collection-Annotationen. Für den Augenblick nehmen wir an, dass das Bild irgendwo im Dateisystem gespeichert ist und dass Sie in der Datenbank nur den Dateinamen gespeichert haben. Wie Bilder bei dieser Vorgehensweise gespeichert und geladen werden, ist hier nicht Thema – wir konzentrieren uns nur auf das Mapping.

6.1.2 Mapping eines Set

Die einfachste Implementierung ist ein `Set` mit `String`-Bilddateinamen. Zuerst fügen Sie in der Klasse `Item` eine Collection-Eigenschaft ein:

```
private Set images = new HashSet();
...
public Set getImages() {
  return this.images;
}
public void setImages(Set images) {
   this.images = images;
}
```

Nun erstellen Sie folgendes Mapping in dem XML-Metadaten des `Item`:

```
<set name="images" table="ITEM_IMAGE">
<key column="ITEM_ID"/>
<element type="string" column="FILENAME" not-null="true"/>
</set>
```

Die Bilddateinamen werden in einer Tabelle namens `ITEM_IMAGE`, der Collection-Tabelle, gespeichert. Aus der Perspektive der Datenbank ist diese Tabelle eine separate Entity, eine separate Tabelle, doch Hibernate versteckt das für Sie. Das Element `<key>` deklariert die Fremdschlüsselspalte in der Collection-Tabelle, die auf den Primärschlüssel `ITEM_ID` der besitzenden Entity verweist. Das Tag `<element>` deklariert diese Collection als eine mit Instanzen von Wert-Typen – in diesem Fall von Strings.

Ein Set kann keine doppelten Elemente enthalten. Somit setzt sich der Primärschlüssel der Collection-Tabelle `ITEM_IMAGE` aus beiden Spalten in der `<set>`-Deklaration zusammen: `ITEM_ID` und `FILENAME`. Sie sehen das Schema in Abbildung 6.1.

Es ist wohl unwahrscheinlich, dass Sie dem Anwender erlauben, das gleiche Bild mehr als einmal anzuhängen, doch nehmen wir einmal an, dass Sie das gemacht haben. Welche Art Mapping wäre dann für diesen Fall passend?

ITEM

ITEM_ID	NAME
1	Foo
2	Bar
3	Baz

ITEM_IMAGE

ITEM_ID	FILENAME
1	fooimage1.jpg
1	fooimage2.jpg
2	barimage1.jpg

Abbildung 6.1
Tabellenstruktur und Beispieldaten für eine Collection von Strings

6.1.3 Mapping einer Identifikator-Multimenge

Eine unsortierte Collection, die doppelte Elemente erlaubt, wird als Multimenge (*Bag*) bezeichnet. Seltsamerweise enthält das Framework Java Collections keine Implementierung von Multimengen. Doch das Interface `java.util.Collection` hat Multimengen-Semantik, also brauchen Sie nur eine passende Implementierung. Ihnen stehen zwei zur Auswahl:

- Schreiben Sie die Collection-Eigenschaft mit dem Interface `java.util.Collection` und initialisieren es bei der Deklaration mit einer `ArrayList` des JDK. Mappen Sie die Collection in Hibernate mit einem Standard-`<bag>`- oder `<idbag>`-Element. Hibernate enthält eine eingebaute `PersistentBag`, die mit Listen umgehen kann. Doch in Konsistenz mit dem Kontrakt einer Multimenge ignoriert sie die Position von Elementen in der `ArrayList`. Anders gesagt bekommen Sie eine persistente `Collection`.
- Schreiben Sie die Collection-Eigenschaft mit dem `java.util.List` Interface und initialisieren es bei der Deklaration mit einer `ArrayList` des JDK. Mappen Sie es wie die vorige Option, doch stellen Sie ein anderes Collection-Interface in der Domain-Modell-Klasse bereit. Diese Vorgehensweise funktioniert, wird aber nicht empfohlen, weil Clients, die diese Collection-Eigenschaft verwenden, davon ausgehen könnten, dass die Reihenfolge der Elemente immer erhalten bleibt. Das ist aber nicht der Fall, wenn es als `<bag>` oder `<idbag>` gemappt wird.

Wir empfehlen die erste Option. Ändern Sie die Typen der `images` in der Klasse `Item` von `Set` auf `Collection` und initialisieren Sie es mit einer `ArrayList`:

```
private Collection images = new ArrayList();
...
public Collection getImages() {
    return this.images;
}

public void setImages(Collection images) {
    this.images = images;
}
```

Beachten Sie, dass die Setter-Methode eine `Collection` akzeptiert, Sie können also alles aus der Interface-Hierarchie der JDK-Collection verwenden. Doch Hibernate ist clever genug, um es zu ersetzen, wenn die Collection persistiert wird. (Es arbeitet intern auch mit einer `ArrayList`, wie Sie das in der Deklaration des Feldes gemacht haben.)

Sie müssen auch die Collection-Tabelle ändern, um doppelte `FILENAMEs` zu erlauben; die Tabelle braucht einen anderen Primärschlüssel. Ein `<idbag>`-Mapping fügt der Collection-Tabelle eine Surrogatschlüsselspalte hinzu, ähnlich wie die synthetischen Identifikatoren, die Sie für Entity-Klassen verwendet haben:

```
<idbag name="images" table="ITEM_IMAGE">

<collection-id type="long" column="ITEM_IMAGE_ID">
<generator class="sequence"/>
</collection-id>
<key column="ITEM_ID"/>
<element type="string" column="FILENAME" not-null="true"/>
</idbag>
```

ITEM

ITEM_ID	NAME
1	Foo
2	Bar
3	Baz

ITEM_IMAGE

ITEM_IMAGE_ID	ITEM_ID	FILENAME
1	1	fooimage1.jpg
2	1	fooimage1.jpg
3	3	barimage1.jpg

Abbildung 6.2 Ein Surrogat-Primärschlüssel erlaubt doppelte Multimengen-Elemente.

In diesem Fall ist der Primärschlüssel das generierte `ITEM_IMAGE_ID`, wie Sie in Abbildung 6.2 sehen können. Beachten Sie, dass der `native`-Generator für Primärschlüssel bei `<idbag>`-Mappings nicht unterstützt wird – Sie müssen eine konkrete Strategie benennen. Gewöhnlich ist das kein Problem, weil echte Applikationen sowieso oft einen angepassten Identifikator-Generator nutzen. Sie können Ihre Strategie für die Identifikator-Generierung mit Platzhaltern auch isolieren – siehe Kapitel 3, Abschnitt 3.3.4.3 „Die Arbeit mit Platzhaltern".

Beachten Sie außerdem, dass die Spalte `ITEM_IMAGE_ID` für die Applikation in keiner Weise zur Verfügung steht. Hibernate verwaltet sie intern.

Wahrscheinlicher ist ein Szenario, in dem Sie die Reihenfolge, in der die Bilder an das `Item` gehängt werden, erhalten wollen. Dafür gibt es verschiedene gute Wege, und eine Möglichkeit ist, statt einer Multimenge eine echte Liste zu nehmen.

6.1.4 Mapping einer Liste

Als Erstes aktualisieren wir die Klasse `Item`:

```
private List images = new ArrayList();
...
public List getImages() {
    return this.images;
}

public void setImages(List images) {
    this.images = images;
}
```

Ein `<list>`-Mapping macht das Hinzufügen einer *Indexspalte* für die Collection-Tabelle erforderlich. Die Indexspalte definiert die Position des Elements in der Collection. Somit kann Hibernate die Reihenfolge der Collection-Elemente aufrechterhalten. Mappen Sie die Collection als `<list>`:

```
<list name="images" table="ITEM_IMAGE">
<key column="ITEM_ID"/>
<list-index column="POSITION"/>
<element type="string" column="FILENAME" not-null="true"/>
</list>
```

(Aus Gründen der Kompatibilität gibt es bei Hibernate 2.x auch ein `index`-Element in der XML DTD.) Das neue `list-index` wird empfohlen – es ist weniger verwirrend und macht das Gleiche.)

Der Primärschlüssel der Collection-Tabelle ist eine Zusammensetzung von `ITEM_ID` und `POSITION`. Beachten Sie, dass jetzt doppelte Elemente (`FILENAME`) erlaubt sind, was mit der Semantik einer Liste konsistent ist – siehe Abbildung 6.3.

ITEM

ITEM_ID	NAME
1	Foo
2	Bar
3	Baz

ITEM_IMAGE

ITEM_ID	POSITION	FILENAME
1	0	fooimage1.jpg
1	1	fooimage2.jpg
1	2	foomage3.jpg

Abbildung 6.3
Die Collection-Tabelle bewahrt die Position aller Elemente.

Der Index der persistenten Liste beginnt bei Null. Das können Sie in Ihrem Mapping beispielsweise mit `<list-index base="1".../>` ändern. Beachten Sie, dass Hibernate Null-Elemente bei Ihrer Java-Liste einfügt, wenn die Indexzahlen der Datenbank nicht fortlaufend sind.

Alternativ können Sie statt einer Liste ein Java-Array mappen. Hibernate unterstützt das – ein Array-Mapping ist mit dem vorigen Beispiel praktisch identisch, außer dass die Element- und Attributnamen unterschiedlich sind (`<array>` und `<array-index>`). Doch aus bereits schon erklärten Gründen arbeiten Hibernate-Applikationen selten mit Arrays.

Nun nehmen wir an, dass die Bilder für einen Artikel neben dem Dateinamen auch vom Anwender angegebene Namen haben. Ein Weg, um das in Java zu modellieren, ist mit einer Map mit Namen als Schlüssel und Dateinamen als Werte der Map.

6.1.5 Mapping einer Map

Wiederum nehmen Sie an der Java-Klasse eine kleine Änderung vor:

```
private Map images = new HashMap();
...
public Map getImages() {
    return this.images;
}

public void setImages(Map images) {
    this.images = images;
}
```

Das Mapping einer `<map>` verläuft wie das einer Liste.

```
<map name="images" table="ITEM_IMAGE">
<key column="ITEM_ID"/>
<map-key column="IMAGENAME" type="string"/>
<element type="string" column="FILENAME" not-null="true"/>
</map>
```

Der Primärschlüssel der Collection-Tabelle ist eine Zusammensetzung von `ITEM_ID` und `IMAGENAME`. Die Spalte `IMAGENAME` enthält den Schlüssel der Map. Wiederum sind doppelte Elemente erlaubt – schauen Sie sich die Abbildung 6.4 an, in der Sie eine grafische Ansicht der Tabellen finden.

ITEM

ITEM_ID	NAME
1	Foo
2	Bar
3	Baz

ITEM_IMAGE

ITEM_ID	IMAGENAME	FILENAME
1	Image One	fooimage1.jpg
1	Image Two	fooimage2.jpg
1	Image Three	foomage3.jpg

Abbildung 6.4 Tabellen für eine Map mit Strings als Indizes und Elemente

Diese Map ist unsortiert. Was ist aber, wenn Sie Ihre Map immer nach dem Namen der Bilder sortieren wollen?

6.1.6 Sortierte und geordnete Collections

Verwirrenderweise bedeuten die Worte „sortiert" (*sorted*) und „geordnet" (*ordered*) unterschiedliche Dinge, wenn es um persistente Collections in Hibernate geht. Eine *sortierte Collection* wird im Speicher über einen Java-Komparator sortiert. Eine *geordnete Collection* wird auf Datenbankebene über eine SQL-Abfrage mit einer `order by`-Klausel geordnet.

Wir machen aus der Map der Bilder eine sortierte Map. Zuerst müssen Sie die Initialisierung der Java-Eigenschaft auf eine `java.util.TreeMap` ändern und auf das `java.util.SortedMap` wechseln:

```
private SortedMap images = new TreeMap();
...
public SortedMap getImages() {
   return this.images;
}

public void setImages(SortedMap images) {
   this.images = images;
}
```

Hibernate geht mit dieser Collection entsprechend um, wenn Sie sie als sortiert mappen:

```
<map name="images"
   table="ITEM_IMAGE"
   sort="natural">
   <key column="ITEM_ID"/>
   <map-key column="IMAGENAME" type="string"/>
   <element type="string" column="FILENAME" not-null="true"/>
</map>
```

Durch die Angabe von `sort="natural"` weisen Sie Hibernate an, eine `SortedMap` zu verwenden und die Bildnamen entsprechend der `compareTo()`-Methode von `java.lang.String` zu sortieren. Wenn Sie einen anderen Sortieralgorithmus brauchen (um beispielsweise die alphabetische Reihenfolge umzukehren), können Sie den Namen einer Klasse spezifizieren, die `java.util.Comparator` im `sort`-Attribut implementiert. Zum Beispiel:

```
<map name="images"
   table="ITEM_IMAGE"
   sort="auction.util.comparator.ReverseStringComparator">

   <key column="ITEM_ID"/>
   <map-key column="IMAGENAME" type="string"/>
   <element type="string" column="FILENAME" not-null="true"/>
</map>
```

Ein `java.util.SortedSet` (mit einer `java.util.TreeSet`-Implementierung) wird wie folgt gemappt:

```
<set name="images"
   table="ITEM_IMAGE"
   sort="natural">
   <key column="ITEM_ID"/>
   <element type="string" column="FILENAME" not-null="true"/>
</set>
```

Multimengen werden nicht sortiert (leider gibt es keine `TreeBag`), auch keine Listen; die Reihenfolge der Listenelemente werden vom Listenindex definiert.

Alternativ können Sie, statt zu den `Sorted*`-Interfaces (und den `Tree*`-Implementierungen) zu wechseln, mit einer verknüpften Map arbeiten und Elemente auf der Datenbankseite statt im Speicher sortieren. Behalten Sie die `Map/HashMap`-Deklaration in der Java-Klasse und erstellen Sie folgendes Mapping:

```
<map name="images"
  table="ITEM_IMAGE"
   order-by="IMAGENAME asc">
   <key column="ITEM_ID"/>
   <map-key column="IMAGENAME" type="string"/>
   <element type="string" column="FILENAME" not-null="true"/>
</map>
```

Der Ausdruck im Attribut `order-by` ist ein Fragment einer SQL-`order by`-Klausel. In diesem Fall ordnet Hibernate die Collection-Elemente nach der `IMAGENAME`-Spalte in absteigender Reihenfolge während des Ladens der Collection. Sie können sogar einen SQL-Funktionsaufruf im `order-by`-Attribut einschließen:

```
<map name="images"
   table="ITEM_IMAGE"
   order-by="lower(FILENAME) asc">
   <key column="ITEM_ID"/>
   <map-key column="IMAGENAME" type="string"/>
   <element type="string" column="FILENAME" not-null="true"/>
</map>
```

Sie können nach jeder Spalte der Collection-Tabelle ordnen. Intern verwendet Hibernate eine `LinkedHashMap`, die Variante einer Map, die die Einfügungsreihenfolge von Schlüsselelementen bewahrt. Mit anderen Worten ist die Ordnung, die Hibernate zum Einfügen der Elemente in der Collection (bei deren Laden) verwendet, die Iterationsreihenfolge, die Sie in Ihrer Applikation sehen. Das Gleiche kann mit einem Set erledigt werden: Hibernate arbeitet intern mit einem `LinkedHashSet`. In Ihrer Java-Klasse ist die Eigenschaft ein regulärer `Set/HashSet`, doch das interne Wrapping von Hibernate mit einem `LinkedHashSet` wird wiederum durch das `order-by`-Attribut aktiviert:

```
<set name="images"
   table="ITEM_IMAGE"
   order-by="FILENAME asc">

   <key column="ITEM_ID"/>
   <element type="string" column="FILENAME" not-null="true"/>
</set>
```

Sie können auch die Reihenfolge der Elemente einer Multimenge während des Ladens der Collection von Hibernate sortieren lassen. Ihre Java-Collection-Eigenschaft ist entweder

Collection/ArrayList oder List/ArrayList. Intern verwendet Hibernate eine ArrayList, um eine Multimenge zu implementieren, die die Reihenfolge der Einfügungsiteration bewahrt:

```
<idbag name="images"
   table="ITEM_IMAGE"
   order-by="ITEM_IMAGE_ID desc">

   <collection-id type="long" column="ITEM_IMAGE_ID">
      <generator class="sequence"/>
   </collection-id>
   <key column="ITEM_ID"/>
   <element type="string" column="FILENAME" not-null="true"/>
</idbag>
```

Die verknüpften Collections, die Hibernate intern für Sets und Maps verwendet, sind nur in JDK 1.4 oder später verfügbar. Ältere JDKs haben keine LinkedHashMap und LinkedHashSet. Geordnete Multimengen stehen in allen JDK-Versionen zur Verfügung; intern wird mit einer ArrayList gearbeitet.

In einem echten System werden Sie wohl mehr als nur den Namen des Bildes und der Datei speichern müssen. Sie werden wahrscheinlich eine Image-Klasse für diese Zusatzinfo erstellen müssen. Das ist der perfekte Use Case für eine Collection von Komponenten.

6.2 Collections von Komponenten

Sie können Image als Entity-Klasse mappen und eine one-to-many-Beziehung von Item nach Image erstellen. Allerdings ist das nicht nötig, weil Image als Wert-Typ modelliert werden kann: Instanzen dieser Klasse haben einen abhängigen Lebenszyklus, brauchen keine eigene Identität und müssen keine gemeinsamen Verweise unterstützen.

Als Wert-Typ definiert die Image-Klasse die Eigenschaften name, filename, sizeX und sizeY. Sie hat eine Assoziation mit ihrem Eigentümer, der Entity-Klasse Item (siehe Abbildung 6.5).

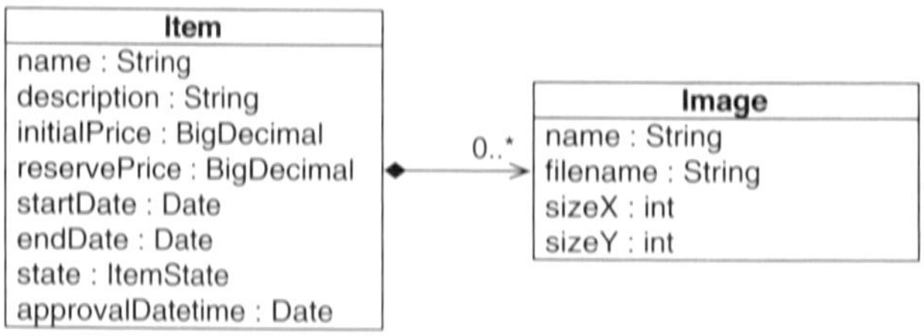

Abbildung 6.5
Collection von Image-Komponente in Item

Wie Sie dem Kompositions-Assoziationsstil (der schwarzen Raute) entnehmen können, ist Image eine Komponente von Item, und Item ist die Entity, die für den Lebenszyklus von Image-Instanzen verantwortlich ist. Die Kardinalität der Assoziation deklariert diese Assoziation obendrein als mehrwertig – das heißt, viele (oder keine) Image-Instanzen für die gleiche Image-Instanz.

Wir wollen uns nun anschauen, wie das in Java implementiert und in XML gemappt wird.

6.2.1 Schreiben der Komponentenklasse

Zuerst implementieren Sie die `Image`-Klasse als reguläres POJO. Wie Sie aus Kapitel 4 wissen, haben Komponentenklassen keine Identifikator-Eigenschaft. Sie müssen `equals()` (und `hashCode()`) implementieren und die Eigenschaften `name`, `filename`, `sizeX` und `sizeY` vergleichen. Hibernate überprüft mittels dieser Gleichheitsroutine die Instanzen auf Modifikationen. Eine selbst erstellte Implementierung von `equals()` und `hashCode()` ist nicht für alle Komponentenklassen erforderlich (das hätten wir sonst schon erwähnt). Doch wir empfehlen es für jede Komponentenklasse, weil die Implementierung unkompliziert und „Lieber auf Nummer Sicher gehen“ ein gutes Motto ist.

Die Klasse `Item` kann einen `Set` Bilder enthalten, bei der keine Duplikate erlaubt sind. Das mappen wir mit der Datenbank.

6.2.2 Mapping der Collection

Collections von Komponenten werden genauso wie Collections von JDK-Wert-Typen gemappt. Der einzige Unterschied ist die Verwendung von `<composite-element>` statt eines `<element>`-Tags. Ein geordneter Satz Bilder (intern ein `LinkedHashSet`) kann wie folgt gemappt werden:

```
<set name="images"
   table="ITEM_IMAGE"
   order-by="IMAGENAME asc">

   <key column="ITEM_ID"/>
   <composite-element class="Image">
      <property name="name" column="IMAGENAME" not-null="true"/>
      <property name="filename" column="FILENAME" not-null="true"/>
      <property name="sizeX" column="SIZEX" not-null="true"/>
      <property name="sizeY" column="SIZEY" not-null="true"/>
   </composite-element>
</set>
```

Die Tabellen mit Beispieldaten sehen Sie in Abbildung 6.6.

Das ist ein Set, also ist der Primärschlüssel der Collection-Tabelle zusammengesetzt aus der Schlüssel- und aller Elementspalten: `ITEM_ID`, `IMAGENAME`, `FILENAME`, `SIZEX` und `SIZEY`. Weil diese Spalten alle im Primärschlüssel erscheinen, müssen Sie sie mit `not-null="true"` deklarieren (oder sicherstellen, dass sie in vorhandenen Schemata `NOT NULL`

ITEM

ITEM_ID	ITEM_NAME
1	Foo
2	Bar
3	Baz

ITEM_IMAGE

ITEM_ID	IMAGENAME	FILENAME	SIZEX	SIZEY
1	Foo	Foo.jpg	123	123
1	Bar	Bar.jpg	420	80
2	Baz	Baz.jpg	50	60

Abbildung 6.6
Beispieldatentabellen für eine Collection von Komponenten-Mappings

sind). Keine Spalte in einem zusammengesetzten Primärschlüssel kann *nullable* sein – Sie können nicht identifizieren, was Sie nicht kennen. Das ist bei diesem speziellen Mapping wahrscheinlich ein Nachteil. Bevor Sie das verbessern (mit einer Identifikator-Multimenge, wie Sie wahrscheinlich schon ahnen), wollen wir die bidirektionale Navigation aktivieren.

6.2.3 Aktivieren der bidirektionalen Navigation

Die Assoziation von `Item` zu `Image` ist unidirektional. Sie können zu den Bildern navigieren, indem Sie über eine `Item`-Instanz auf die Collection zugreifen und iterieren: `anItem.getImages().iterator()`. Das ist die einzige Möglichkeit, an diese Bildobjekte zu kommen; keine andere Entity enthält eine Referenz darauf (wieder Wert-Typ).

Andererseits ist es nicht sonderlich sinnvoll, von einem Bild zurück zu einem Artikel zu navigieren. Doch es könnte praktisch sein, in manchen Fällen auf einen Back Pointer wie `anImage.getItem()` zuzugreifen. Hibernate kann diese Eigenschaft für Sie füllen, wenn Sie dem Mapping ein `<parent>`-Element hinzufügen:

```
<set name="images"
   table="ITEM_IMAGE"
   order-by="IMAGE_NAME asc">

   <key column="ITEM_ID"/>
   <composite-element class="Image">
   <parent name="item"/>
      <property name="name" column="IMAGENAME" not-null="true"/>
      <property name="filename" column="FILENAME" not-null="true"/>
      <property name="sizeX" column="SIZEX" not-null="true"/>
      <property name="sizeY" column="SIZEY" not-null="true"/>
   </composite-element>
</set>
```

Echte bidirektionale Navigation ist jedenfalls unmöglich. Sie können nicht unabhängig ein `Image` auslesen und dann zu seinem Parent-`Item` zurücknavigieren. Das ist ein ganz wichtiges Thema: Sie können `Image`-Instanzen laden, indem Sie Abfragen darauf durchführen. Doch diese `Image`-Objekte werden keine Referenz zu ihrem Besitzer enthalten (die Eigenschaft ist `null`), wenn Sie in HQL oder mit einem `Criteria` eine Abfrage machen. Sie werden als skalare Werte ausgelesen.

Schließlich sollen natürlich nicht alle Eigenschaften als `not-null` deklariert werden. Sie brauchen einen anderen Primärschlüssel für die `IMAGE`-Collection-Tabelle, wenn irgendeine der Eigenschaftsspalten *nullable* ist.

6.2.4 Vermeiden von not-null-Spalten

Analog zur zusätzlichen Eigenschaft eines Surrogat-Identifikators, den eine `<idbag>` bietet, wäre eine Surrogatschlüsselspalte ganz praktisch. Als Nebeneffekt würde ein `<idset>` auch Duplikate erlauben – ein klarer Konflikt mit dem Konzept eines Sets. Aus diesem und anderen Gründen (einschließlich der Tatsache, dass niemand jemals ein solches Feature gewollt hat), bietet Hibernate keinen `<idset>` oder irgendeine andere Identifikator-

Collection als <idbag>. Von daher müssen Sie die Java-Eigenschaft auf eine Collection mit Multimengen-Semantik ändern:

```
private Collection images = new ArrayList();
...
public Collection getImages() {
    return this.images;
}

public void setImages(Collection images) {
    this.images = images;
}
```

Diese Collection erlaubt nun auch doppelte Image-Elemente – Ihre Benutzerschnittstelle (oder irgendein anderer Applikationscode) ist verantwortlich dafür, diese doppelten Elemente zu vermeiden, wenn Sie Set-Semantik benötigen. Das Mapping fügt der Collection-Tabelle die Surrogat-Identifikatorspalte hinzu:

```
<idbag name="images"
   table="ITEM_IMAGE"
   order-by="IMAGE_NAME asc">
   <collection-id type="long" column="ITEM_IMAGE_ID">
      <generator class="sequence"/>
   </collection-id>
   <key column="ITEM_ID"/>
   <composite-element class="Image">
      <property name="name" column="IMAGENAME"/>
      <property name="filename" column="FILENAME" not-null="true"/>
      <property name="sizeX" column="SIZEX"/>
      <property name="sizeY" column="SIZEY"/>
   </composite-element>
</idbag>
```

Der Primärschlüssel der Collection-Tabelle ist nun die Spalte ITEM_IMAGE_ID, und es ist nicht wichtig, dass Sie equals() und hashCode() bei der Klasse Image implementieren (zumindest ist das für Hibernate nicht erforderlich). Auch brauchen Sie die Eigenschaften nicht mit not-null="true" deklarieren. Sie können null sein (siehe Abbildung 6.7).

ITEM_IMAGE

ITEM_IMAGE_ID	ITEM_ID	IMAGENAME	FILENAME	SIZEX	SIZEY
1	1	Foo	Foo.jpg	123	123
2	1	Bar	Bar.jpg	420	80
3	2	Baz	Baz.jpg	NULL	NULL

Abbildung 6.7
Collection von Image-Komponenten, die eine Multimenge mit Surrogatschlüssel benutzen

Wir sollten darauf hinweisen, dass es kaum einen großen Unterschied gibt zwischen diesem Multimengen-Mapping und einer standardmäßigen Parent/Child-Entity-Beziehung wie der, die Sie später in diesem Kapitel noch mappen. Die Tabellen sind identisch. Die Entscheidung ist hauptsächlich eine Geschmacksfrage. Eine Parent/Child-Beziehung unterstützt gemeinsame Verweise auf die Child-Entity und echte bidirektionale Navigation. Der Preis, den Sie dafür zahlen, sind komplexere Lebenszyklen der Objekte. Instanzen mit Wert-Typen können erstellt und mit dem persistenten Item assoziiert werden, indem ein neues Element in der Collection eingefügt wird. Sie können durch das Entfernen eines Elements aus der Collection wieder de-assoziiert und dauerhaft gelöscht werden. Wenn

Image eine Entity-Klasse wäre, die gemeinsame Verweise unterstützt, würden Sie mehr Code in Ihrer Applikation für die gleichen Operationen benötigen, wie Sie später sehen werden.

Ein anderer Weg, um zu einem anderen Primärschlüssel zu wechseln, ist eine Map. Sie können die name-Eigenschaft aus der Image-Klasse entfernen und den Bildnamen als Schlüssel einer Map verwenden:

```
<map name="images"
   table="ITEM_IMAGE"
   order-by="IMAGENAME asc">
   <key column="ITEM_ID"/>
   <map-key type="string" column="IMAGENAME"/>
   <composite-element class="Image">
      <property name="filename" column="FILENAME" not-null="true"/>
      <property name="sizeX" column="SIZEX"/>
      <property name="sizeY" column="SIZEY"/>
   </composite-element>
</map>
```

Der Primärschlüssel der Collection-Tabelle ist jetzt aus ITEM_ID und IMAGENAME zusammengesetzt.

Eine zusammengesetzte Elementklasse wie Image ist nicht auf einfache Eigenschaften mit grundlegenden Typen wie filename beschränkt. Darin können andere Komponenten enthalten sein, gemappt auf <nested-composite-element>, und sogar <many-to-one>-Assoziationen mit Entities. Sie kann allerdings keine Collections besitzen. Ein zusammengesetztes Element mit einer many-to-one-Assoziation ist nützlich, und wir kommen im nächsten Kapitel auf diese Art Mapping zurück.

Damit haben wir unsere Besprechung der grundlegenden Collection-Mappings in XML unter Dach und Fach gebracht. Wie wir bereits zu Beginn dieses Abschnitts erwähnt haben, unterscheidet sich das Mapping von Collections, die aus Wert-Typen mit Annotationen bestehen, von Mappings in XML. Während wir dies hier schreiben, ist es kein Bestandteil des Java Persistence-Standards, steht aber in Hibernate zur Verfügung.

6.3 Mapping von Collections mit Annotationen

Das Paket Hibernate Annotations unterstützt nicht-standardmäßige Annotationen für das Mapping von Collections, in denen wert-typisierte Elemente enthalten sind, hauptsächlich org.hibernate.annotations.CollectionOfElements. Gehen wir wiederum einige der häufigsten Szenarien durch.

6.3.1 Grundlegendes Mapping von Collections

Mit dem Folgenden wird eine einfache Collection von String-Elementen gemappt:

```
@org.hibernate.annotations.CollectionOfElements(
   targetElement = java.lang.String.class
)
@JoinTable(
```

```
        name = "ITEM_IMAGE",
        joinColumns = @JoinColumn(name = "ITEM_ID")
    )
    @Column(name = "FILENAME", nullable = false)
    private Set<String> images = new HashSet<String>();
```

Die Collection-Tabelle `ITEM_IMAGE` hat zwei Spalten; gemeinsam bilden sie den zusammengesetzten Primärschlüssel. Hibernate kann automatisch den Typ des Elements erkennen, wenn Sie mit generischen Collections arbeiten. Wenn Sie nicht mit generischen Collections programmieren, müssen Sie den Elementtyp über das Attribut `targetElement` angeben – im vorigen Beispiel ist es von daher optional.

Um eine persistente List zu mappen, fügen Sie `@org.hibernate.annotations.IndexColumn` mit einer optionalen Startpunkt für den Index ein (Default ist Null):

```
@org.hibernate.annotations.CollectionOfElements
@JoinTable(
    name = "ITEM_IMAGE",
    joinColumns = @JoinColumn(name = "ITEM_ID")
)
@org.hibernate.annotations.IndexColumn(
    name="POSITION", base = 1
)
@Column(name = "FILENAME")
private List<String> images = new ArrayList<String>();
```

Wenn Sie die Indexspalte vergessen, wird diese Liste wie eine Multimengen-Collection behandelt, das entspricht einer `<bag>` in XML.

Für Collections mit Wert-Typen nehmen Sie normalerweise `<idbag>`, um einen Surrogat-Primärschlüssel für die Collection-Tabelle zu bekommen. Eine `<bag>` mit *wert*-typisierten Elementen funktioniert nicht wirklich gut; Duplikate würden auf Java-Ebene erlaubt, aber nicht in der Datenbank. Andererseits sind reine Multimengen für one-to-many-Entity-Assoziationen ausgezeichnet, wie Sie in Kapitel 7 sehen werden.

Um eine persistente Map zu mappen, nehmen Sie `@org.hibernate.annotations.MapKey`:

```
@org.hibernate.annotations.CollectionOfElements
@JoinTable(
    name = "ITEM_IMAGE",
    joinColumns = @JoinColumn(name = "ITEM_ID")
)
@org.hibernate.annotations.MapKey(
    columns = @Column(name="IMAGENAME")
)
@Column(name = "FILENAME")
private Map<String, String> images = new HashMap<String, String>();
```

Wenn Sie den Map-Schlüssel vergessen, werden die Schlüssel dieser Map automatisch auf die Spalte `MAPKEY` gemappt.

Wenn die Schlüssel der Map keine einfachen Strings sind, sondern eine einbettbare Klasse, können Sie mehrere Spalten für Map-Schlüssel angeben, die die individuellen Eigenschaften der einbettbaren Komponente enthalten. Beachten Sie, dass `@org.hibernate.annotations.MapKey` ein leistungsfähigerer Ersatz für das nicht sehr nützliche `@javax.persistence.MapKey` ist (siehe Kapitel 7, Abschnitt 7.2.4 „Mapping von Maps").

6.3.2 Sortierte und geordnete Collections

Eine Collection kann auch mit Hibernate-Annotationen sortiert oder geordnet werden:

```
@org.hibernate.annotations.CollectionOfElements
@JoinTable(
   name = "ITEM_IMAGE",
   joinColumns = @JoinColumn(name = "ITEM_ID")
)
@Column(name = "FILENAME", nullable = false)
@org.hibernate.annotations.Sort(
   type = org.hibernate.annotations.SortType.NATURAL
)
private SortedSet<String> images = new TreeSet<String>();
```

(Beachten Sie, dass Hibernate ohne die `@JoinColumn` und/oder `@Column` die üblichen Namenskonventionen anwendet und für das Schema den Default nimmt.) Die Annotation `@Sort` unterstützt verschiedene `SortType`-Attribute mit der gleichen Semantik wie die XML-Mapping-Optionen. Das gezeigte Mapping verwendet einen `java.util.SortedSet` (mit einer `java.util.TreeSet`-Implementierung) und eine natürliche Sortierfolge. Wenn Sie `SortType.COMPARATOR` aktivieren, müssen Sie auch das Attribut `comparator` bei einer Klasse setzen, die Ihre Vergleichsroutine implementiert. Maps können auch sortiert werden. Doch wie in XML-Mappings gibt es keine sortierte Java-Multimenge oder sortierte Liste (die per Definition eine persistente Ordnung der Elemente hat).

Maps, Sets und sogar Multimengen können beim Laden von der Datenbank über ein SQL-Fragment in der `ORDER BY`-Klausel geordnet werden:

```
@org.hibernate.annotations.CollectionOfElements
@JoinTable(
   name = "ITEM_IMAGE",
   joinColumns = @JoinColumn(name = "ITEM_ID")
)
@Column(name = "FILENAME", nullable = false)
@org.hibernate.annotations.OrderBy(
   clause = "FILENAME asc"
)
private Set<String> images = new HashSet<String>();
```

Das `clause`-Attribut der für Hibernate spezifischen `@OrderBy`-Annotation ist ein SQL-Fragment, das direkt an die Datenbank weitergegeben wird. Es kann sogar Funktionsaufrufe oder irgendein anderes natives SQL-Schlüsselwort enthalten. Schauen Sie sich unsere früheren Ausführungen über die interne Implementierung von Sortieren und Ordnen an; die Annotationen sind genauso wie die XML-Mappings.

6.3.3 Eine Collection von eingebetteten Objekten mappen

Zum Schluss können Sie eine Collection von Komponenten mappen, also benutzerdefinierte wert-typisierte Elemente. Nehmen wir an, dass Sie die gleiche `Image`-Komponentenklasse mappen wollen, die Sie früher in diesem Kapitel gesehen haben, mit Bildnamen, Größen usw.

Sie müssen die Komponenten-Annotation `@Embeddable` bei dieser Klasse hinzufügen, um das Einbetten zu aktivieren:

```
@Embeddable
public class Image {

    @org.hibernate.annotations.Parent
    Item item;
    @Column(length = 255, nullable = false)
    private String name;
    @Column(length = 255, nullable = false)
    private String filename;
    @Column(nullable = false)
    private int sizeX;
    @Column(nullable = false)
    private int sizeY;
... // Konstruktor, Accessor-Methoden, equals()/hashCode()
}
```

Beachten Sie, dass Sie wieder einen Back Pointer mit einer Hibernate-Annotation mappen; `anImage.getItem()` kann da ganz nützlich sein. Sie können diese Eigenschaft auslassen, wenn Sie diese Referenz nicht brauchen. Weil die Collection-Tabelle alle Komponentenspalten als zusammengesetzten Primärschlüssel braucht, ist es wichtig, dass Sie diese Spalten als `NOT NULL` mappen. Sie können diese Komponente nun in einem Collection-Mapping einbetten und sogar Spaltendefinitionen überschreiben (im folgenden Beispiel überschreiben Sie den Namen einer Spalte der Komponenten-Collection-Tabelle; alle anderen sind nach der Default-Strategie benannt):

```
@org.hibernate.annotations.CollectionOfElements
@JoinTable(
    name = "ITEM_IMAGE",
    joinColumns = @JoinColumn(name = "ITEM_ID")
)
@AttributeOverride(
    name = "element.name",
    column = @Column(name = "IMAGENAME",
                     length = 255,
                     nullable = false)
)
private Set<Image> images = new HashSet<Image>();
```

Um die *non-nullable* Komponentenspalten zu vermeiden, brauchen Sie bei der Collection-Tabelle einen Surrogat-Primärschlüssel, wie `<idbag>` es in XML-Mappings zur Verfügung stellt. Bei Annotationen verwenden Sie die Hibernate-Extension `@CollectionID`:

```
@org.hibernate.annotations.CollectionOfElements
@JoinTable(
    name = "ITEM_IMAGE",
    joinColumns = @JoinColumn(name = "ITEM_ID")
)
@CollectionId(
    columns = @Column(name = "ITEM_IMAGE_ID"),
    type = @org.hibernate.annotations.Type(type = "long"),
    generator = "sequence"
)
private Collection<Image> images = new ArrayList<Image>();
```

Sie haben nun alle einfachen und einige komplexere Collections mit XML-Mapping-Metadaten sowie Annotationen gemappt. Jetzt nehmen wir einen Themenwechsel vor und untersuchen Collections mit Elementen, die keine Wert-Typen sind, sondern Referenzen auf andere Entity-Instanzen. Viele Hibernate-Anwender versuchen, eine typische Parent/Child-Entity-Beziehung zu mappen; das geht einher mit einer Collection von Entity-Referenzen.

6.4 Mapping einer Parent/Children-Beziehung

Aus unserer Erfahrung mit der User-Community von Hibernate wissen wir, dass viele Entwickler, wenn sie mit Hibernate anfangen, zuerst ein Mapping einer Parent/Children-Beziehung machen. Das ist normalerweise das erste Mal, dass Sie auf Collections treffen. Es ist auch das erste Mal, dass Sie an die Unterschiede zwischen Entities und Wert-Typen denken müssen oder sich in der Komplexität des ORM verheddern.

Die Verwaltung der Assoziationen zwischen Klassen und die Beziehungen zwischen Tabellen ist der Kern des ORM. Die meisten der schwierigen Probleme, die mit der Implementierung einer ORM-Lösung zu tun haben, beziehen sich auf das Assoziationsmanagement.

Sie haben im vorigen Abschnitt und weiter vorne im Buch Beziehungen zwischen Wert-Typ-Klassen mit unterschiedlicher Kardinalität gemappt. Sie mappen eine *1*-Kardinalität mit einer einfachen `<property>` oder als `<component>`. Die *n*-Assoziations-Kardinalität erfordert eine Collection von Wert-Typen mit `<element>`- oder `<composite-element>`-Mappings.

Jetzt werden Sie one-to-one- und one-to-many-Beziehungen zwischen Entity-Klassen mappen. Dieses Mapping von Beziehungen wird eindeutig durch solche Entity-Aspekte wie *gemeinsame Verweise* und *unabhängige Lebenszyklen* verkompliziert. Wir gehen diese Probleme Schritt für Schritt an, und für den Fall, dass Sie mit dem Begriff Kardinalität nicht vertraut sind, werden wir das auch ausführen.

Die Beziehung, die wir in den folgenden Abschnitten zeigen werden, ist immer die gleiche: zwischen den Entity-Klassen `Item` und `Bid` (siehe Abbildung 6.8).

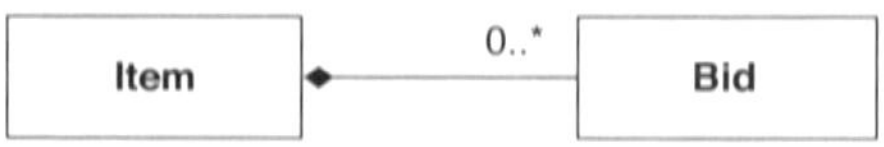

Abbildung 6.8
Beziehung zwischen `Item` und `Bid`

Prägen Sie sich dieses Klassendiagramm ein. Doch zuerst gibt es etwas, was wir vorab erklären müssen.

Wenn Sie mit EJB CMP 2.0 gearbeitet haben, sind Sie mit dem Konzept einer automatisch verwalteten Assoziation (oder Beziehung). CMP-(Container Managed Persistence)Assoziationen werden nicht ohne Grund als Container Managed Relationships (CMR) bezeichnet. Assoziationen in CMP sind von Natur aus bidirektional. Eine Änderung am einen Ende einer Assoziation wird sofort bei der anderen Seite reflektiert. Wenn Sie beispielsweise `aBid.setItem(anItem)` aufrufen, ruft der Container automatisch `anItem.getBids().add(aBid)` auf.

POJO-orientierte Persistenz-Engines wie Hibernate implementieren keine gemanagten Assoziationen, und POJO-Standards wie EJB 3.0 und Java Persistence brauchen keine. Im Gegensatz zu EJB 2.0 CMR sind Hibernate und JPA-Assoziationen alle von Natur aus *unidirektional*. Was Hibernate angeht, ist die Assoziation von `Bid` zu `Item` eine *andere* Assoziation als die von `Item` zu `Bid`! Das ist eine gute Sache – anderenfalls könnten Sie

Ihre Entity-Klassen außerhalb eines Laufzeit-Containers nicht verwenden (CMR war einer der Hauptgründe, warum EJB 2.1-Entities als problematisch betrachtet wurden).

Weil Assoziationen so wichtig sind, brauchen Sie eine präzise Sprache, um sie zu klassifizieren.

6.4.1 Kardinalität

Bei der Beschreibung und Klassifizierung von Assoziationen verwenden wir fast immer den Begriff *Kardinalität*. In unserem Beispiel besteht die Kardinalität aus nur zwei Informationsteilen:

- Kann es mehr als ein `Bid` für ein bestimmtes `Item` geben?
- Kann es mehr als ein `Item` für ein bestimmtes `Bid` geben?

Nach einem Blick auf das Domain-Modell (siehe Abbildung 6.8) können Sie schließen, dass die Assoziation von `Bid` zu `Item` eine *many-to-one*-Assoziation ist. Weil Sie wissen, dass Assoziationen direktional sind, klassifizieren Sie die invertierte Assoziation von `Item` zu `Bid` als eine *one-to-many*-Assoziation.

Es gibt nur zwei weitere Möglichkeiten: *many-to-many* und *one-to-one*. Darauf kommen wir im nächsten Kapitel zurück.

Im Kontext der Objektpersistenz sind wir nicht daran interessiert, ob es sich bei *n* um zwei oder maximal fünf oder eine unbeschränkte Anzahl von Assoziationen handelt. Und es interessiert uns kaum, ob die meisten Assoziationen optional sind. Insbesondere ist es uns egal, ob eine assoziierte Instanz erforderlich ist oder ob das andere Ende einer Assoziation NULL sein kann (was eine zero-to-many- und eine to-zero-Assoziation bedeutet. Doch dieses sind wichtige Aspekte in Ihrem relationalen Datenschema, die Ihre Entscheidung für Integritätsregeln beeinflussen und die Constraints, die Sie in SQL DDL definieren (siehe Kapitel 8, Abschnitt 8.3 „Verbesserung der Schema-DDL“).

6.4.2 Die einfachste mögliche Assoziation

Die Assoziation von `Bid` zu `Item` (und umgekehrt) ist ein Beispiel für die einfachste mögliche Art der Entity-Assoziation. Sie haben zwei Eigenschaften in zwei Klassen. Eine ist eine Collection von Verweisen und die andere ein einzelner Verweis.

Als Erstes folgt hier die Java-Klassenimplementierung von `Bid`:

```
public class Bid {
...

   private Item item;
   public void setItem(Item item) {
      this.item = item;
   }
   public Item getItem() {
      return item;
   }
...
}
```

Dann hier das Hibernate-Mapping für diese Assoziation:

```
<class
   name="Bid"
   table="BID">
...
   <many-to-one
      name="item"
      column="ITEM_ID"
      class="Item"
      not-null="true"/>
</class>
```

Dieses Mapping heißt *unidirektionale many-to-one-Assoziation*. (Tatsächlich wissen Sie nicht, was sich auf der anderen Seite befindet, weil sie unidirektional ist. Darum könnten Sie dieses Mapping auch einfach als *unidirektionale zu-1-Assoziation* bezeichnen. Die Spalte `ITEM_ID` in der `BID`-Tabelle ist ein Fremdschlüssel für den Primärschlüssel der `ITEM`-Tabelle.

Sie benennen explizit die Klasse `Item`, die das Ziel dieser Assoziation ist. Das ist gewöhnlich optional, weil Hibernate den Zieltyp mit Reflektion der Java-Eigenschaft bestimmen kann.

Sie haben das Attribut `not-null` hinzugefügt, weil es kein Gebot (*bid*) ohne einen Artikel (*item*) geben kann – ein Constraint wird im SQL DDL generiert, um das zu reflektieren. Die Fremdschlüsselspalte `ITEM_ID` im `BID` kann niemals `NULL` sein, die Assoziation ist nicht to-zero-or-to-one. Die Tabellenstruktur für dieses Assoziations-Mapping sehen Sie in Abbildung 6.9.

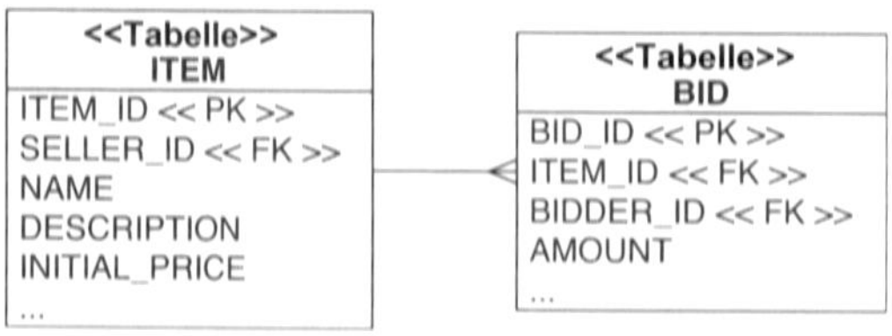

Abbildung 6.9
Tabellenbeziehungen und Schlüssel für ein one-to-many-Mapping

In JPA mappen Sie diese Assoziation mit der `@ManyToOne`-Annotation, entweder auf der Feld- oder Getter-Methode, abhängig von der Zugriffsstrategie für die Entity (wird über die Position der `@Id`-Annotation bestimmt).

```
public class Bid {
   ...
   @ManyToOne( targetEntity = auction.model.Item.class )
   @JoinColumn(name = "ITEM_ID", nullable = false)
   private Item item;

   ...
}
```

Es gibt in diesem Mapping zwei optionale Elemente. Zuerst brauchen Sie die `targetEntity` der Assoziation nicht einzuschließen, sie ist über den Feldtyp implizit. Ein explizites `targetEntity`-Attribut ist in komplexeren Domain-Modellen nützlich – wenn Sie beispielsweise ein `@ManyToOne` bei einer Getter-Methode mappen, die eine *Delegate-Klasse* zurückgibt, die ein spezielles Interface für eine Ziel-Entity nachahmt.

Das zweite optionale Element ist die `@JoinColumn`. Wenn Sie den Namen der Fremdschlüsselspalte nicht deklarieren, verwendet Hibernate automatisch eine Kombination aus dem Ziel-Entity-Namen und dem Namen der Eigenschaft für den Datenbank-Identifikator der Ziel-Entity. Wenn Sie also anders gesagt keine `@JoinColumn`-Annotation hinzufügen, ist der Default-Name für die Fremdschlüsselspalte `item` plus `id`, getrennt durch einen Unterstrich. Doch weil die Fremdschlüsselspalte `NOT NULL` gemacht werden soll, brauchen Sie die Annotation sowieso, um `nullable = false` setzen zu können. Wenn Sie das Schema mit den Hibernate Tool generieren, würde das Attribut `optional="false"` bei `@ManyToOne` auch zu einem `NOT NULL`-Constraint bei der generierten Spalte führen.

Das war leicht. Es ist absolut wichtig zu erkennen, dass Sie eine komplette Applikationen schreiben können, ohne irgendetwas anderes zu benutzen. (Nun ja, vielleicht gelegentlich mal ein gemeinsames one-to-one-Mapping für Primärschlüssel, wie es im nächsten Kapitel gezeigt wird.) Sie brauchen die andere Seite dieser Klassenassoziation nicht zu mappen und haben bereits alles gemappt, was im SQL-Schema vorhanden ist (die Fremdschlüsselspalte). Wenn Sie die `Item`-Instanz brauchen, für die ein bestimmtes `Bid` gemacht wurde, rufen Sie `aBid.getItem()` auf und verwenden die Entity-Assoziation, die Sie erstellt haben. Andererseits können Sie eine Abfrage (in irgendeiner von Hibernate unterstützten Sprache) schreiben, wenn Sie alle Gebote brauchen, die für einen Artikel abgegeben worden sind.

Natürlich ist einer der Gründe, warum Sie ein vollständiges objekt-relationales Mapping-Tool wie Hibernate verwenden, dass Sie gar keine solchen Abfragen schreiben wollen.

6.4.3 Die Assoziation bidirektional machen

Alle Gebote für ein bestimmtes Element sollen ohne explizite Abfrage geholt werden können, indem Sie durch das Netzwerk der persistenten Objekte navigieren und iterieren. Der bequemste Weg dafür ist mit einer Collection-Eigenschaft für `Item`: `anItem.getBids().iterator()`. (Beachten Sie, dass es andere gute Gründe gibt, um eine Collection von Entity-Referenzen zu mappen, aber nicht viele. Stellen Sie sich diese Art von Collection-Mappings immer als Feature vor und nicht als Anforderung. Wenn es zu schwierig wird, machen Sie es nicht.)

Sie mappen nun eine Collection von Entity-Referenzen, indem Sie die Beziehung zwischen `Item` und `Bid` bidirektional machen.

Zuerst fügen Sie der `Item`-Klasse die Eigenschaft und den Stützcode hinzu:

```
public class Item {
...

   private Set bids = new HashSet();
   public void setBids(Set bids) {
      this.bids = bids;
   }
   public Set getBids() {
      return bids;
   }
   public void addBid(Bid bid) {
      bid.setItem(this);
```

```
        bids.add(bid);
    }
    ...
}
```

Sie können sich den Code in `addBid()` (eine Convenience Method) als Implementierung einer gemanagten Assoziation im Objektmodell vorstellen! (Wir haben uns näher über diese Methoden in Kapitel 3, Abschnitt 3.2 „Implementierung des Domain-Modells" ausgelassen. Sie können sich die Code-Beispiele dort noch einmal anschauen.)

Ein einfaches Mapping für diese one-to-many-Assoziation sieht wie folgt aus:

```
<class
   name="Item"
   table="ITEM">
   ...

   <set name="bids">
      <key column="ITEM_ID"/>
      <one-to-many class="Bid"/>
   </set>
</class>
```

Wenn Sie das mit den Collection-Mappings weiter vorn in diesem Kapitel vergleichen, sehen Sie, dass Sie den Inhalt der Collection mit einem anderen Element – `<one-to-many>` – mappen. Das weist darauf hin, dass die Collection nicht nur Instanzen von Wert-Typen enthält, sondern auf Entity-Instanzen referenziert. Hibernate weiß nun, wie es gemeinsame Referenzen und den Lebenszyklus der assoziierten Objekte behandeln soll (es deaktiviert alle impliziten abhängigen Lebenszyklen der Wert-Typ-Instanzen). Hibernate weiß auch, dass die Tabelle, die für die Collection verwendet wird, die gleiche ist, auf die die Ziel-Entity-Klasse gemappt ist – das `<set>`-Mapping braucht kein `table`-Attribut.

Das vom `<key>`-Element definierte Spalten-Mapping ist die Fremdschlüsselspalte `ITEM_ID` der `BID`-Tabelle, die gleiche Spalte, die Sie bereits auf der anderen Seite der Beziehung gemappt haben.

Beachten Sie, dass das Tabellenschema sich nicht geändert hat; es ist das gleiche wie vorher, bevor Sie die *many*-Seite der Assoziation gemappt haben. Einen Unterschied gibt es allerdings: Das Attribut `not null="true"` fehlt. Das Problem ist, dass Sie nun zwei verschiedene unidirektionale Assoziationen haben, die auf die gleiche Fremdschlüsselspalte gemappt sind. Welche Seite steuert diese Spalte?

Zur Laufzeit gibt es im Speicher zwei verschiedene Repräsentationen des gleichen Fremdschlüsselwerts: die Eigenschaft `item` von `Bid` und ein Element der Collection `bids`, die von einem `Item` gehalten wird. Nehmen wir an, dass die Applikation die Assoziation abändert, indem beispielsweise in diesem Fragment der `addBid()`-Methode ein Gebot bei einem Element eingefügt wird:

```
bid.setItem(item);
bids.add(bid);
```

Dieser Code ist gut, doch in dieser Situation erkennt Hibernate zwei Änderungen an den Persistenzinstanzen im Speicher. Vom Standpunkt der Datenbank aus muss nur ein Wert aktualisiert werden, um diese Änderungen zu reflektieren: die Spalte `ITEM_ID` der `BID`-Tabelle.

Hibernate erkennt die Tatsache nicht, dass die beiden Änderungen sich auf die gleiche Datenbankspalte beziehen, weil Sie an diesem Punkt nichts gemacht haben, um darauf hinzuweisen, dass es sich um eine bidirektionale Assoziation handelt. Anders gesagt haben Sie die gleiche Spalte zweimal gemappt (es ist egal, dass Sie das in zwei Mapping-Dateien gemacht haben), und Hibernate muss darüber immer Bescheid wissen, weil es dieses Duplikat nicht automatisch erkennen kann (es gibt keinen vernünftigen Default-Weg, um das abzuwickeln).

Sie brauchen noch eine Sache im Assoziations-Mapping, um daraus ein echtes bidirektionales Assoziations-Mapping zu machen. Das Attribut `inverse` sagt Hibernate, dass die Collection ein Mirror-Image der `<many-to-one>`-Assoziation auf der anderen Seite ist:

```
<class
   name="Item"
   table="ITEM">
...

   <set name="bids"
      inverse="true">
      <key column="ITEM_ID"/>
      <one-to-many class="Bid"/>
   </set>
</class>
```

Ohne das `inverse`-Attribut versucht Hibernate, zwei unterschiedliche SQL-Anweisungen auszuführen, die beide die gleiche Fremdschlüsselspalte aktualisieren, wenn Sie den Link zwischen zwei Instanzen manipulieren. Durch Angabe von `inverse="true"` sagen Sie Hibernate explizit, welches Ende der Verknüpfung es nicht mit der Datenbank synchronisieren soll. In diesem Beispiel sagen Sie Hibernate, dass es Änderungen, die am `Bid`-Ende der Assoziation mit der Datenbank durchgeführt wurden, propagieren und Änderungen, die nur an der `bids`-Collection gemacht wurden, ignorieren soll.

Wenn Sie bloß `anItem.getBids().add(bid)` aufrufen, werden keine Änderungen persistent gemacht! Sie bekommen das Gewünschte nur, wenn die andere Seite (`aBid.setItem(anItem)`) korrekt gesetzt ist. Das ist mit dem Verhalten in Java ohne Hibernate konsistent: Wenn eine Assoziation bidirektional ist, müssen Sie die Verknüpfung mit Zeigern auf zwei Seiten und nicht nur einer erstellen. Das ist der Hauptgrund, warum wir solche Convenience Methods wie `addBid()` empfehlen – sie kümmern sich um die bidirektionalen Referenzen in einem System ohne *Container Managed*-Beziehungen.

Beachten Sie, dass die `inverse`-Seite eines Assoziation-Mappings für die Generierung von SQL DDL durch die Schemaexport-Tools von Hibernate immer ignoriert werden. In diesem Fall bekommt die `ITEM_ID`-Fremdschlüsselspalte in der `BID`-Tabelle einen `NOT NULL`-Constraint, weil Sie es so im nicht-invertierten `<many-to-one>`-Mapping deklariert haben.

(Können Sie auch auf die umgekehrte Seite wechseln? Das Element `<many-to-one>` hat kein `inverse`-Attribut, doch Sie können es mit `update="false"` und `insert="false"` mappen, um es effektiv für alle `UPDATE`- oder `INSERT`-Anweisungen zu ignorieren. Die Collection-Seite ist dann nicht-invertiert und wird zum Einfügen oder Aktualisieren der Fremdschlüsselspalte betrachtet. Das machen wir im nächsten Kapitel.)

Wir wollen die invertierte Collection-Seite noch einmal mit JPA-Annotationen mappen:

```
public class Item {
...

   @OneToMany(mappedBy = "item")
   private Set<Bid> bids = new HashSet<Bid>();
...
}
```

Das Attribut `mappedBy` ist das Äquivalent des Attributs `inverse` in XML-Mappings; es muss jedoch die invertierte Eigenschaft der Ziel-Entity benennen. Beachten Sie, dass Sie hier die Fremdschlüsselspalte nicht noch einmal angeben (sie wird von der anderen Seite gemappt), also ist es nicht so wortreich wie XML.

Sie haben nun eine funktionierende *bidirektionale* many-to-one-Assoziation (die man auch als bidirektionale one-to-many-Assoziation bezeichnen kann). Eine letzte Option fehlt noch, wenn Sie daraus eine echte Parent/Children-Beziehung machen wollen.

6.4.4 Kaskadierung des Objektzustands

Das Konzept von Parent und Child impliziert, dass sich eins ums andere kümmert. In der Praxis heißt das, dass Sie weniger Programmzeilen brauchen, um eine Beziehung zwischen einem Parent und einem Child zu managen, weil manche Dinge automatisch erledigt werden. Schauen wir uns die Optionen an.

Der folgende Code erstellt ein neues `Item` (das wir als Parent betrachten) und eine neue `Bid`-Instanz (das Child):

```
Item newItem = new Item();
Bid newBid = new Bid();

newItem.addBid(newBid); // Beide Seiten der Assoziation setzen
session.save(newItem);
session.save(newBid);
```

Der zweite Aufruf von `session.save()` erscheint redundant, wenn wir von einer echten Parent/Children-Beziehung sprechen. Behalten Sie diesen Gedanken im Hinterkopf und denken Sie noch einmal über Entities und Wert-Typen nach: Wenn beide Klassen Entities sind, haben ihre Instanzen einen völlig unabhängigen Lebenszyklus. Neue Objekte sind transient und müssen persistent gemacht werden, wenn Sie sie in der Datenbank speichern wollen. Ihre Beziehung beeinflusst ihren Lebenszyklus nicht, wenn sie Entities sind. Wenn `Bid` ein Wert-Typ wäre, wäre der Status einer `Bid`-Instanz der gleiche wie der von ihrer besitzenden Entity. In diesem Fall ist `Bid` allerdings eine separate Entity mit einem eigenen, völlig unabhängigen Zustand. Ihnen stehen drei Möglichkeiten zur Auswahl:

- Kümmern Sie sich selbst um die unabhängigen Instanzen und führen zusätzliche `save()`- und `delete()`-Aufrufe bei den `Bid`-Objekten aus, wenn nötig – zusätzlich zum Java-Code, der für das Management der Beziehung gebraucht wird (Referenzen aus Collections entfernen und hinzufügen usw.).
- Machen Sie aus der `Bid`-Klasse einen Wert-Typ (eine Komponente). Sie können die Collection mit einem `<composite-element>` mappen und den impliziten Lebens-

zyklus bekommen. Doch Sie verlieren andere Aspekte einer Entity wie mögliche gemeinsame Referenzen auf eine Instanz.

- Brauchen Sie gemeinsame Referenzen auf `Bid`-Objekte? Momentan wird eine bestimmte `Bid`-Instanz von nicht mehr als einem `Item` referenziert. Stellen Sie sich aber einmal vor, dass eine `User`-Entity auch eine Collection von `bids` hat, die vom Anwender gemacht wurden. Um gemeinsame Referenzen zu unterstützen, müssen Sie `Bid` als Entity mappen. Ein weiterer Grund, warum Sie gemeinsame Referenzen brauchen, ist die Assoziation `successfulBid` mit `Item` im kompletten CaveatEmptor-Modell. In diesem Fall bietet Hibernate *transitive Persistenz*: ein Feature, das Sie aktivieren können, um Programmzeilen zu sparen und Hibernate den Lebenszyklus der assoziierten Entity-Instanzen automatisch managen zu lassen.

Es sollen nicht mehr Persistenzoperationen als nötig ausgeführt und auch das Domain-Modell soll nicht geändert werden – Sie brauchen gemeinsame Referenzen auf `Bid`-Instanzen. Sie werden mit der dritten Option dieses Parent/Child-Beispiel vereinfachen.

Transitive Persistenz

Wenn Sie ein neues `Bid` instanziieren und es einem `Item` hinzufügen, sollte das Gebot automatisch persistent werden. Sie möchten gerne vermeiden, das `Bid` explizit mit einer extra `save()`-Operation persistent zu machen.

Um diesen transitiven Zustand assoziationsübergreifend zu aktivieren, fügen Sie dem XML-Mapping eine `cascade`-Option hinzu:

```
<class
   name="Item"
   table="ITEM">
   ...

   <set name="bids"
      inverse="true"
      cascade="save-update">
      <key column="ITEM_ID"/>
      <one-to-many class="Bid"/>
   </set>
</class>
```

Das Attribut `cascade="save-update"` aktiviert die transitive Persistenz für `Bid`-Instanzen, wenn ein bestimmtes `Bid` durch ein persistentes `Item` in der Collection referenziert wird.

Das Attribut `cascade` ist direktional: Es wird nur an einem Ende der Assoziation angewendet. Sie können zu der `<many-to-one>`-Assoziation im Mapping von `Bid` auch `cascade="save-update"` hinzufügen, doch weil Gebote nach Artikeln erstellt werden, ist dieses Vorgehen nicht sinnvoll.

JPA unterstützt auch kaskadierende Entity-Instanzen-Zustände bei Assoziationen:

```
public class Item {
   ...
   @OneToMany(cascade = { CascadeType.PERSIST, CascadeType.MERGE },
              mappedBy = "item")
   private Set<Bid> bids = new HashSet<Bid>();
   ...
}
```

Kaskadierungsoptionen gelten *für die Operation*, die Sie transitiv machen wollen. Bei nativem Hibernate kaskadieren Sie die `save`- und `update`-Operationen für assoziierte Entities mit `cascade="save-update"`. Das Hibernate-Management für den Objektstatus bündelt diese beiden Dinge stets, wie Sie in späteren Kapiteln erfahren werden. Bei JPA sind die (beinahe) äquivalenten Operationen `persist` und `merge`.

Sie können jetzt den Code, der ein `Item` und ein `Bid` verknüpft und speichert, im nativen Hibernate vereinfachen:

```
Item newItem = new Item();
Bid newBid = new Bid();

newItem.addBid(newBid); // Beide Seiten der Assoziation setzen
session.save(newItem);
```

Alle Entities in der `bids`-Collection sind nun auch persistent, genauso wie sie es auch wären, wenn Sie `save()` bei jedem `Bid` manuell aufgerufen hätten. Bei der JPA-`EntityManager`-API (der Entsprechung einer `Session`) lautet der Code wie folgt:

```
Item newItem = new Item();
Bid newBid = new Bid();

newItem.addBid(newBid); //  Beide Seiten der Assoziation setzen
entityManager.persist(newItem);
```

Machen Sie sich jetzt noch keine Gedanken über die `update`- und `merge`-Operationen, darauf kommen wir später im Buch noch zurück.

FAQ

Wie wirkt sich `cascade` *auf* `inverse` *aus?*

Viele neue Hibernate-Anwender stellen diese Frage. Die Antwort ist ganz einfach:
Das `cascade`-Attribut hat nichts mit dem `inverse`-Attribut zu tun. Sie erscheinen oft beim gleichen Collection-Mapping. Wenn Sie eine Collection mit Entities als `inverse="true"` mappen, steuern Sie die Generierung von SQL für ein bidirektionales Assoziations-Mapping. Es ist ein Hinweis, dem Hibernate entnehmen kann, dass Sie die gleiche Fremdschlüsselspalte zweimal gemappt haben. Andererseits wird die Kaskadierung aus Gründen der Bequemlichkeit benutzt. Wenn Sie Operationen von einer Seite einer Entity-Beziehung zu assoziierten Entities kaskadieren lassen wollen, sparen Sie die Programmzeilen ein, die Sie benötigen würden um den Zustand der anderen Seite manuell zu managen. Wir sagen, dass der Objektzustand *transitiv* wird. Sie können den Zustand nicht nur für Collections mit Entities kaskadieren, sondern bei allen Entity-Assoziations-Mappings. `cascade` und `inverse` haben die Tatsache gemeinsam, dass sie nicht in Collections von Wert-Typen oder bei anderen Wert-Typ-Mappings vorkommen. Die Regeln dafür liegen implizit in der Natur der Wert-Typen.

Sind Sie jetzt fertig? Nun, vielleicht noch nicht ganz.

Kaskadierende Löschung

Mit dem vorigen Mapping ist die Assoziation zwischen `Bid` und `Item` relativ locker. Bisher haben wir nur darüber nachgedacht, wie man etwas als transitiven Zustand persistent macht. Was ist aber mit dem Löschen?

Es scheint vernünftig zu sein, dass zur Löschung eines Artikels das Löschen aller Gebote für eben diesen Artikel gehört. Tatsächlich steht die Komposition (die ausgefüllte Raute) im UML-Diagramm genau dafür. Mit den aktuellen Kaskadierungsoperationen müssen Sie folgenden Code schreiben, damit das passiert:

```
Item anItem = // Ein Item laden

// Löschen aller referenzierten Gebote
for ( Iterator<Bid> it = anItem.getBids().iterator();
      it.hasNext(); ) {
   Bid bid = it.next();
   it.remove();              // Entfernen der Referenz aus der Collecti-
on
   session.delete(bid);      // Aus der Datenbank löschen
}
session.delete(anItem);       // Zuletzt das Element löschen
```

Zuerst entfernen Sie die Referenzen auf die `bids`, indem Sie die Collection iterieren. Sie löschen jede `Bid`-Instanz in der Datenbank. Am Ende wird das `Item` gelöscht. Scheinbar ist es unnötig, die Referenzen in der Collection zu iterieren und zu entfernen; immerhin löschen Sie das `Item` am Ende sowieso. Wenn garantiert kein anderes Objekt (oder eine Zeile in einer anderen Tabelle) eine Referenz auf diese Gebote enthält, können Sie die Löschung auch transitiv machen.

Hibernate (und JPA) bieten eine kaskadierende Option für diesen Zweck. Sie können das Kaskadieren für die `delete`-Operation aktivieren:

```
<set name="bids"
   inverse="true"
   cascade="save-update, delete">
   ...
```

Die Operation, die Sie in JPA kaskadieren, nennt sich `remove`:

```
public class Item {
   ...

   @OneToMany(cascade = { CascadeType.PERSIST,
                          CascadeType.MERGE,
                          CascadeType.REMOVE },
                          mappedBy = "item")
   private Set<Bid> bids = new HashSet<Bid>();
   ...
}
```

Den gleichen Code, um einen Artikel und alle seine Gebote zu löschen, kann man in Hibernate oder mit JPA auf Folgendes reduzieren:

```
Item anItem = // Ein Item laden
session.delete(anItem);
entityManager.remove(anItem);
```

Die `delete`-Operation wird nun für alle Entities kaskadiert, die in der Collection referenziert werden. Sie brauchen sich nun keine Gedanken mehr über das Entfernen aus der Collection zu machen und diese Entities eine nach der anderen manuell zu löschen.

Wir wollen uns noch eine weitere Komplikation anschauen. Vielleicht gibt es bei Ihnen gemeinsame Referenzen mit den `Bid`-Objekten. Wie bereits erwähnt könnte ein `User` eine Collection von Referenzen auf die `Bid`-Instanzen haben, die sie gemacht haben. Sie können keinen Artikel und alle Gebote dafür löschen, ohne zuerst diese Referenzen zu entfernen. Sie bekommen womöglich eine Exception, wenn Sie versuchen, diese Transaktion zu committen, weil ein Fremdschlüssel-Constraint verletzt sein könnte.

Sie müssen die Pointer aufspüren. Dieser Prozess kann hässlich werden, wie Sie es im folgenden Code sehen können, der alle Referenzen aller Anwender entfernt, die Referenzen haben, bevor die Gebote und schließlich der Artikel gelöscht wird:

```
Item anItem = // Ein Element laden

// Alle referenzierten Gebote löschen
for ( Iterator<Bid> it = anItem.getBids().iterator();
      it.hasNext(); ) {
   Bid bid = it.next();
   // Referenzen von Usern entfernen, die dieses Gebot gemacht haben
   Query q = session.createQuery(
   "from User u where :bid in elements(u.bids)"
   );
   q.setParameter("bid", bid);
   Collection usersWithThisBid = q.list();
   for (Iterator itUsers = usersWithThisBid.iterator();
      itUsers.hasNext();) {
      User user = (User) itUsers.next();
      user.getBids().remove(bid);
   }
}
session.delete(anItem);
// Am Ende den Artikel und die assoziierten Gebote löschen
```

Man kann sich denken, dass Sie die zusätzliche Abfrage (tatsächlich sind es viele Abfragen) nicht haben wollen. Allerdings bleibt Ihnen in einem Netzwerk-Objektmodell keine andere Wahl, als Code auf diese Weise auszuführen, wenn Sie Zeiger und Referenzen korrekt setzen wollen – es gibt keinen persistenten Garbage Collector oder einen anderen automatischen Mechanismus. Keine Kaskadierungsoption in Hibernate hilft Ihnen; Sie müssen alle Referenzen zu einer Entity selbst aufspüren, bevor Sie sie am Ende löschen.

(Das ist nur die halbe Wahrheit: Weil die Fremdschlüsselspalte `BIDDER_ID`, die die Assoziation von `User` zu `Bid` repräsentiert, sich in der `BID`-Tabelle befindet, werden diese Referenzen automatisch auf Datenbankebene entfernt, wenn eine Zeile in der `BID`-Tabelle gelöscht wird. Das wirkt sich nicht auf Objekte aus, die während der aktuellen Arbeitseinheit bereits im Speicher vorhanden sind, und es funktioniert auch nicht, wenn `BIDDER_ID` auf eine andere (zwischengeschaltete) Tabelle gemappt ist. Um sicherzugehen, dass alle Referenzen und Fremdschlüsselspalten genullt sind, müssen Sie in Java die Zeiger aufspüren.)

Wenn Sie andererseits keine gemeinsamen Referenzen zu einer Entity haben, sollten Sie Ihr Mapping überdenken und die `bids` als Collection-Komponenten mappen (mit dem `Bid` als `<composite-element>`). Mit einem `<idbag>`-Mapping sehen sogar die Tabellen gleich aus:

```
<class
   name="Item"
   table="ITEM">
   ...

   <idbag name="bids" table="BID">
      <collection-id type="long" column="BID_ID">
         <generator class="sequence"/>
      </collection-id>
```

```
        <key column="ITEM_ID" not-null="true"/>
        <composite-element class="Bid">
            <parent name="item"/>
            <property .../>
            ...
        </composite-element>
    </idbag>
</class>
```

Das separate Mapping für `Bid` wird nicht länger gebraucht.

Wenn Sie daraus wirklich eine one-to-many-Entity-Assoziation machen wollen, bietet Hibernate eine andere praktische Möglichkeit, die Sie interessieren könnte.

Aktivieren der Löschung verwaister Prozesse

Die Kaskadierungsoption, die wir jetzt erklären, ist recht schwer zu verstehen. Wenn Sie der Diskussion im vorigen Abschnitt gefolgt sind, sind Sie aber gut vorbereitet.

Nehmen wir an, dass Sie ein `Bid` aus der Datenbank löschen wollen. Beachten Sie, dass Sie in diesem Fall nicht das Parent (das `Item`) löschen. Das Ziel ist, eine Zeile in der BID-Tabelle zu löschen. Schauen Sie sich diesen Code an:

```
anItem.getBids().remove(aBid);
```

Wenn die Collection das `Bid` wie im vorigen Abschnitt als eine Collection von Komponenten gemappt hat, löst dieser Code verschiedene Operationen aus:

- Die Instanz `aBid` wird aus der Collection `Item.bids` entfernt.
- Weil `Bid` als Wert-Typ gemappt ist und kein anderes Objekt eine Referenz auf die Instanz `aBid` enthalten kann, wird die Zeile, die dieses Gebot repräsentiert, von Hibernate aus der `BID`-Tabelle entfernt.

Anders gesagt nimmt Hibernate an, dass `aBid` verwaist (ein *Orphan*) ist, wenn es aus der Collection der besitzenden Entity entfernt wurde. Kein anderes persistentes Objekt im Speicher hält enthält eine Referenz darauf. Kein Fremdschlüsselwert, der diese Zeile referenziert, kann in der Datenbank vorhanden sein. Offenbar haben Sie Ihr Objektmodell und Mapping auf diese Weise gestaltet, indem Sie die `Bid`-Klasse zu einer einbettbaren Komponente gemacht haben.

Was ist allerdings, wenn `Bid` als Entity gemappt und die Collection eine `<one-to-many>` ist? Der Code verändert sich zu

```
anItem.getBids().remove(aBid);
session.delete(aBid);
```

Die Instanz `aBid` hat ihren eigenen Lebenszyklus, kann also außerhalb der Collection existieren. Durch manuelles Löschen garantieren Sie, dass niemand sonst eine Referenz darauf enthält, und die Zeile kann sicher entfernt werden. Sie haben dann alle anderen Referenzen manuell entfernt. Oder wenn nicht, dann verhindern die Datenbank-Constraints alle Inkonsistenzen, und Sie sehen eine Fremdschlüssel-Constraint-Exception.

Hibernate bietet Ihnen einen Weg, um diese Garantie für Collections von Entity-Referenzen zu deklarieren. Sie können Hibernate Folgendes mitteilen: „Wenn ich ein Element aus dieser Collection entferne, wird es eine Entity-Referenz sein, und es wird die einzige

Referenz auf diese Entity-Instanz sein. Das kannst du sicher löschen.“ Der Code, der zur Löschung mit einer Collection von Komponenten gearbeitet hat, arbeitet mit Collections von Entity-Referenzen.

Diese Option nennt sich *kaskadierende Orphan-Löschung*. Sie können das in einer Collection-Mapping in XML wie folgt aktivieren:

```
<set name="bids"
   inverse="true"
   cascade="save-update, delete, delete-orphan">
   ...
```

Mit Annotationen steht dieses Feature nur als Hibernate-Extension zur Verfügung:

```
public class Item {
   ...
   @OneToMany(cascade = { CascadeType.PERSIST,
                          CascadeType.MERGE,
                          CascadeType.REMOVE },
              mappedBy = "item")
   @org.hibernate.annotations.Cascade(
      value = org.hibernate.annotations.CascadeType.DELETE_ORPHAN
   )
   private Set<Bid> bids = new HashSet<Bid>();
   ...
}
```

Beachten Sie auch, dass dieser Trick nur für Collections mit Entity-Referenzen in einer one-to-many-Assoziation funktioniert; konzeptionell wird das von keinem anderen Mapping von Entity-Assoziationen unterstützt. Sie sollten sich an diesem Punkt fragen, ob eine einfache Collection von Komponenten einfacher zu handhaben ist, weil so viele Kaskadierungsoptionen bei Ihrer Collection eingestellt sind. Immerhin haben Sie einen unabhängigen Lebenszyklus für Objekte aktiviert, die in dieser Collection referenziert werden. Also können Sie genauso gut zum impliziten und vollständig abhängigen Lebenszyklus von Komponenten wechseln.

Zum Schluss schauen wir uns das Mapping mit einem JPA XML Deskriptor an:

```
<entity-mappings>

   <entity class="auction.model.Item" access="FIELD">
   ...
   <one-to-many name="bids" mapped-by="item">
      <cascade>
         <cascade-persist/>
         <cascade-merge/>
         <cascade-remove/>
      </cascade>
   </one-to-many>
   </entity>
   <entity class="auction.model.Bid" access="FIELD">
      ...
      <many-to-one name="item">
         <join-column name="ITEM_ID"/>
      </many-to-one>
   </entity>
</entity-mappings>
```

Beachten Sie, dass die Hibernate-Extension für kaskadierende Orphan-Löschung in diesem Fall nicht verfügbar ist.

6.5 Zusammenfassung

Möglicherweise fühlen Sie sich ein wenig überwältigt von all den neuen Konzepten, die wir in diesem Kapitel eingeführt haben. Vielleicht müssen Sie es mehrmals lesen, und wir möchten Sie ermutigen, den Code auszuprobieren (und sich das SQL-Log anzuschauen). Viele der Strategien und Techniken, die wir in diesem Kapitel gezeigt haben, gehören zu den Schlüsselkonzepten des objekt-relationalen Mappings. Wenn Sie das Mapping von Collections meistern und erst einmal Ihre erste Parent/Children-Entity-Assoziation gemappt haben, liegt das Schlimmste hinter Ihnen. Sie sind bereits in der Lage, ganze Applikationen zu erstellen!

In Tabelle 6.1 finden Sie eine Übersicht der Unterschiede zwischen Hibernate und Java Persistence, bezogen auf die in diesem Kapitel angesprochenen Konzepte.

Tabelle 6.1 Vergleich zwischen Hibernate und JPA für Kapitel 6

Hibernate Core	Java Persistence und EJB 3.0
Hibernate bietet Mapping-Support für Sets, Listen, Maps, Multimengen, Identifikator-Multimengen und Arrays. Alle JDK-Collection-Interfaces werden unterstützt und es gibt Extension Points für selbst angepasste persistente Collections.	Standardisierte persistente Sets, Listen, Maps und Multimengen werden unterstützt.
Unterstützung von Collections mit Wert-Typen und Komponenten	Für Collections mit Wert-Typen und einbettbare Objekte ist Hibernate Annotations erforderlich.
Unterstützung für Parent/Children-Entity-Beziehung, transitive Zustandskaskadierung bei Assoziationen pro Operation	Sie können Entity-Assoziationen mappen und transitive Zustandskaskadierung bei Assoziationen pro Operation aktivieren.
Eingebaute automatische Löschung verwaister Entity-Instanzen	Für die automatische Löschung verwaister Entity-Instanzen ist Hibernate Annotations Voraussetzung.

Wir haben in diesem Kapitel nur einen kleinen Teilbereich der Optionen für Entity-Assoziationen abgedeckt. Die verbleibenden Optionen, die wir detailliert im nächsten Kapitel untersuchen werden, kommen entweder selten vor oder sind Varianten der Techniken, die wir gerade beschrieben haben.

7 Fortgeschrittene Mappings für Entity-Assoziationen

Die Themen dieses Kapitels:

- Mapping von one-to-one- und many-to-one-Entity-Assoziationen
- Mapping von one-to-many- und many-to-many-Entity-Assoziationen
- Polymorphe Entity-Assoziationen

Wenn wir das Wort *Assoziationen* verwenden, beziehen wir uns immer auf Beziehungen zwischen Entities. Im vorigen Kapitel haben wir eine unidirektionale many-to-one-Assoziation demonstriert, sie bidirektional gemacht und schließlich in eine Parent/Children-Beziehung verwandelt (one-to-many und many-to-one mit kaskadierenden Optionen).

Wir führen fortgeschrittenere Entity-Mappings unter anderem deswegen in einem separaten Kapitel aus, weil eine ganze Reihe davon recht selten sind oder zumindest als optional betrachtet werden.

Es ist durchaus möglich, nur mit Komponenten-Mappings und many-to-one-(gelegentlich mal one-to-one-)Entity-Assoziationen zu arbeiten. Sie können eine anspruchsvolle Applikation schreiben, ohne jemals eine Collection zu mappen! Natürlich ist ein effizienter und leichter Zugriff auf persistente Daten (beispielsweise durch Iterieren einer Collection) einer der Gründe, warum Sie ein vollständiges objekt-relationales Mapping und nicht einen einfachen JDBC-Abfrageservice nutzen. Allerdings sollten einige exotischere Mapping-Features mit Bedacht verwendet oder gar die meiste Zeit besser *vermieden* werden.

Wir zeigen in diesem Kapitel empfohlene und optionale Mapping-Techniken auf, indem wir Ihnen zeigen, wie Entity-Assoziationen mit allen möglichen Formen der Kardinalität mit und ohne Collections gemappt werden.

7.1 Entity-Assoziationen mit einem Wert

Fangen wir mit one-to-one-Entity-Assoziationen an.

Wir haben in Kapitel 4 dargelegt, dass die Beziehungen zwischen `User` und `Address` (der Anwender hat eine `billingAddress`, `homeAddress` und `shippingAddress`) am besten mit einem `<component>`-Mapping repräsentiert werden. Das ist gewöhnlich der einfachste Weg, um one-to-one-Beziehungen zu repräsentieren, weil der Lebenszyklus in einem solchen Fall fast immer abhängig ist: Es ist entweder eine Aggregation oder eine Komposition in UML.

Doch was ist, wenn Sie eine dedizierte Tabelle für `Address` haben wollen und sowohl `User` als auch `Address` als Entities mappen? Ein Vorteil dieses Modells ist, dass gemeinsame Referenzen möglich werden – eine weitere Entity-Klasse (sagen wir `Shipment`) kann ebenfalls eine Referenz auf eine bestimmte `Address`-Instanz haben. Wenn ein User eine Referenz zu dieser Instanz hat (als seine `shippingAddress`), muss die `Address`-Instanz gemeinsame Referenzen unterstützen und braucht eine eigene Identität.

In diesem Fall haben `User`- und `Address`-Klassen eine echte *one-to-one-Assoziation*. Schauen wir uns das revidierte Klassendiagramm in Abbildung 7.1 an.

Die erste Änderung ist ein Mapping der `Address`-Klasse als Stand-alone-Entity:

```
<class name="Address" table="ADDRESS">
   <id name="id" column="ADDRESS_ID">
       <generator .../>
    </id>
    <property name="street" column="STREET"/>
    <property name="city" column="CITY"/>
    <property name="zipcode" column="ZIPCODE"/>
</class>
```

Wir nehmen an, dass Sie keine Schwierigkeiten haben, das gleiche Mapping mit Annotationen zu erstellen oder die Java-Klasse in eine Entity mit Identifikator-Eigenschaft zu ändern – das ist die einzige Änderung, die Sie machen müssen.

Nun wollen wir die Assoziations-Mappings von anderen Entities zu dieser Klasse erstellen. Es gibt verschiedene Möglichkeiten – die erste ist eine *Primärschlüssel-one-to-one*-Assoziation.

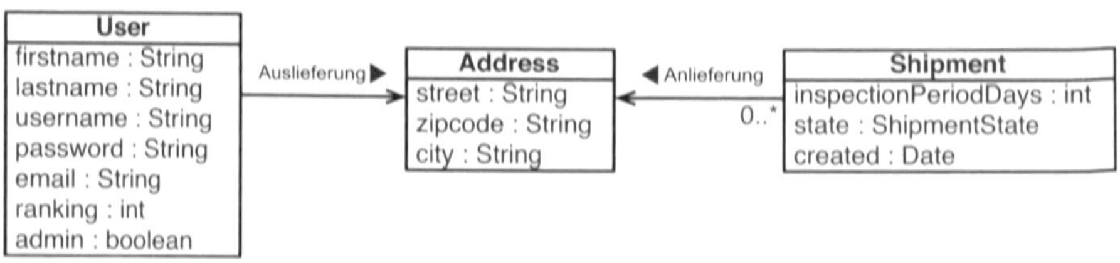

Abbildung 7.1 `Address` als eine Entity mit zwei Assoziationen, die die gleiche Instanz referenzieren

7.1.1 Gemeinsame Primärschlüssel-Assoziationen

Zeilen in zwei Tabellen, die über eine Primärschlüssel-Assoziation zusammenhängen, haben die gleichen Primärschlüsselwerte. Die Hauptschwierigkeit bei diesem Ansatz ist zu gewährleisten, dass assoziierte Instanzen den gleichen Primärschlüsselwert zugewiesen bekommen, wenn die Objekte gespeichert werden. Bevor wir versuchen, dieses Problem zu lösen, wollen wir uns anschauen, wie Sie die Primärschlüssel-Assoziation mappen.

Mapping einer Primärschlüssel-Assoziation mit XML

Das XML-Mapping-Element, das eine Entity-Assoziation mit einer gemeinsamen Primärschlüssel-Entity mappt, ist `<one-to-one>`. Zuerst brauchen Sie eine neue Eigenschaft in der Klasse `User`:

```
public class User {
    ...
    private Address shippingAddress;
    // Getter und Setter
}
```

Als Nächstes mappen Sie die Assoziation in `User.hbm.xml`:

```
<one-to-one name="shippingAddress"
            class="Address"
            cascade="save-update"/>
```

Sie fügen eine kaskadierende Option ein, die für dieses Modell ganz natürlich ist: Wenn eine `User`-Instanz persistent gemacht wird, soll gewöhnlich auch dessen `shippingAddress` persistent gemacht werden. Von daher brauchen Sie für das Speichern beider Objekte nicht mehr als den folgenden Code:

```
User newUser = new User();
Address shippingAddress = new Address();

newUser.setShippingAddress(shippingAddress);
session.save(newUser);
```

Hibernate fügt eine Zeile in die Tabelle `USERS` und eine Zeile in `ADDRESS` ein. Aber Moment mal, das funktioniert nicht! Wie kann Hibernate überhaupt wissen, dass der Eintrag in der Tabelle `ADDRESS` den gleichen Primärschlüsselwert haben muss wie die Zeile `USERS`? Am Anfang dieses Abschnitts haben wir Ihnen absichtlich keinen Primärschlüsselgenerator beim Mapping von `Address` gezeigt.

Sie müssen einen speziellen Identifikator-Generator aktivieren.

Der Generator für foreign-Identifikatoren

Wenn eine `Address`-Instanz gespeichert wird, muss sie den Primärschlüsselwert eines `User`-Objekts bekommen. Sie können keinen regulären Identifikator-Generator aktivieren, beispielsweise eine Datenbanksequenz. Der besondere `foreign`-Identifikator-Generator für `Address` muss wissen, wo der richtige Primärschlüsselwert zu bekommen ist.

Der erste Schritt, um diesen Identifikator zu erstellen, der `Address` und `User` bindet, ist eine bidirektionale Assoziation. Fügen Sie eine neue `user`-Eigenschaft in der `Address`-Entity ein:

```
public class Address {
    ...
    private User user;
    // Getter und Setter
}
```

Mappen Sie die neue `user`-Eigenschaft der `Address` in `Address.hbm.xml`:

```
<one-to-one name="user"
            class="User"
            constrained="true"/>
```

Dieses Mapping macht nicht nur die Assoziation bidirektional, sondern fügt durch `constrained="true"` auch einen Fremdschlüssel-Constraint hinzu, der den Primärschlüssel der `ADDRESS`-Tabelle mit dem Primärschlüssel der `USERS`-Tabelle verknüpft. Mit anderen Worten garantiert die Datenbank, dass der Primärschlüssel einer `ADDRESS`-Zeile einen validen `USERS`-Primärschlüssel referenziert. (Als Nebeneffekt kann Hibernate nun auch das Lazy Loading von Anwendern aktivieren, wenn eine Lieferadresse geladen wird. Der Fremdschlüssel-Constraint bedeutet, dass ein Anwender bei einer bestimmten Lieferadresse existieren muss, damit ein Proxy aktiviert werden kann, ohne auf die Datenbank zuzugreifen. Ohne diesen Constraint muss Hibernate in der Datenbank nachschauen, ob es für diese Adresse einen Anwender gibt – der Proxy wäre von daher überflüssig. Darauf kommen wir in späteren Kapiteln zurück.)

Sie können jetzt den speziellen `foreign`-Identifikator-Generator für `Address`-Objekte verwenden:

```
<class name="Address" table="ADDRESS">
    <id name="id" column="ADDRESS_ID">
        <generator class="foreign">
            <param name="property">user</param>
        </generator>
    </id>
    ...
    <one-to-one name="user"
                class="User"
                constrained="true"/>
</class>
```

Dieses Mapping wirkt auf den ersten Blick merkwürdig. Lesen Sie es wie folgt: Wenn eine `Address` gespeichert wird, wird der Wert des Primärschlüssels der Eigenschaft `user` entnommen. Die `user`-Eigenschaft ist eine Referenz auf ein `User`-Objekt; von daher ist der eingefügte Primärschlüsselwert der gleiche wie der von dieser Instanz. Schauen Sie sich die Tabellenstruktur in Abbildung 7.2 an.

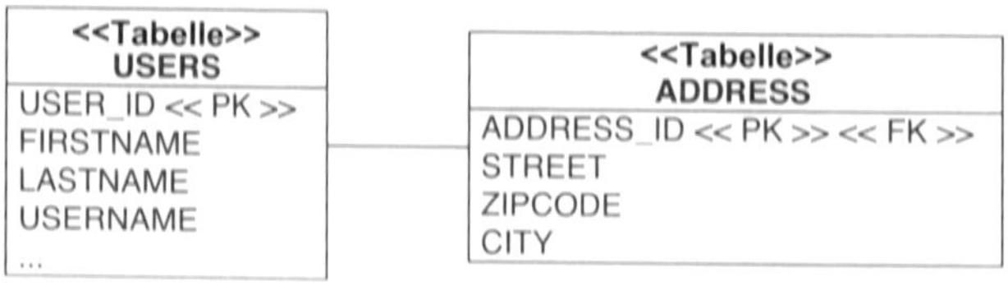

Abbildung 7.2
Die Tabellen `USERS` und `ADDRESS` haben die gleichen Primärschlüssel.

Der Code, um beide Objekte zu speichern, muss nun die bidirektionale Beziehung berücksichtigen, und das funktioniert nun endlich auch:

```
User newUser = new User();
Address shippingAddress = new Address();

newUser.setShippingAddress(shippingAddress);
shippingAddress.setUser(newUser);              // Bidirektional
session.save(newUser);
```

Machen wir das Gleiche mit Annotationen.

Gemeinsame Primärschlüssel mit Annotationen

JPA unterstützt one-to-one-Entity-Assoziationen mit der `@OneToOne`-Annotation. Um die Assoziationen von `shippingAddress` in der Klasse `User` als gemeinsame Primärschlüssel-Assoziation zu mappen, brauchen Sie auch die Annotation `@PrimaryKeyJoinColumn`:

```
@OneToOne
@PrimaryKeyJoinColumn
private Address shippingAddress;
```

Mehr ist für die Erstellung einer unidirektionalen one-to-one-Assoziation mit einem gemeinsamen Primärschlüssel nicht nötig. Beachten Sie, dass Sie ansonsten `@PrimaryKeyJoinColumns` (Plural!) brauchen, wenn Sie mit zusammengesetzten Primärschlüsseln mappen wollen. In einem JPA-XML-Deskriptor sieht ein one-to-one-Mapping so aus:

```
<entity-mappings>

    <entity class="auction.model.User" access="FIELD">
        ...
        <one-to-one name="shippingAddress">
            <primary-key-join-column/>
        </one-to-one>
    </entity>
</entity-mappings>
```

Die JPA-Spezifikation enthält keine standardisierte Methode, um mit dem Problem der Generierung gemeinsamer Primärschlüssel umzugehen. Das heißt, Sie sind verantwortlich dafür, den Identifikator-Wert einer `Address`-Instanz korrekt zu setzen, bevor Sie ihn speichern (im Identifikator-Wert der verknüpften `User`-Instanz). Hibernate hat eine Extension-Annotation für selbst erstellte Identifikator-Generatoren, die Sie (wie in XML) mit der Entity `Address` benutzen können:

```
@Entity
@Table(name = "ADDRESS")
public class Address {

    @Id @GeneratedValue(generator = "myForeignGenerator")
    @org.hibernate.annotations.GenericGenerator(
        name = "myForeignGenerator",
        strategy = "foreign",
        parameters = @Parameter(name = "property", value = "user")
    )
    @Column(name = "ADDRESS_ID")
    private Long id;
    ...
    private User user;
```

one-to-one-Assoziationen mit gemeinsamem Primärschlüssel sind zwar nicht ungewöhnlich, aber doch eher selten. In vielen Schemata wird eine *zu-1*-Assoziation mit einem Fremdschlüsselfeld und einem eindeutigen Constraint repräsentiert.

7.1.2 one-to-one-Fremdschlüssel-Assoziationen

Statt gemeinsam einen Primärschlüssel zu verwenden, können zwei Zeilen eine Fremdschlüssel-Beziehung haben. Eine Tabelle hat eine Fremdschlüsselspalte, die den Primärschlüssel der assoziierten Tabelle referenziert. (Die Quelle und das Ziel dieses Fremdschlüssel-Constraints kann sogar die gleiche Tabelle sein: Das nennt man dann eine *selbst-referenzierende* Beziehung.)

Wir ändern nun das Mapping von einem `User` zu einer `Address`. Statt des gemeinsamen Primärschlüssels fügen Sie jetzt eine Spalte `SHIPPING_ADDRESS_ID` in der Tabelle `USERS` ein:

```
<class name="User" table="USERS">

    <many-to-one name="shippingAddress"
                 class="Address"
                 column="SHIPPING_ADDRESS_ID"
                 cascade="save-update"
                 unique="true"/>
</class>
```

Das Mapping-Element in XML für diese Assoziation ist `<many-to-one>` – nicht `<one-to-one>`, wie Sie vielleicht erwartet haben. Der Grund ist einfach: Es ist Ihnen egal, was auf der Target-Seite der Assoziation liegt. Darum können Sie es wie eine *to-one*-Assoziation ohne den *many*-Teil behandeln. Sie wollen nur ausdrücken: „Diese Entity hat eine Eigenschaft, die eine Referenz auf eine Instanz einer anderen Entity ist" und nehmen ein Fremdschlüsselfeld, um diese Beziehung zu repräsentieren. Das Datenbankschema für dieses Mapping sehen Sie in Abbildung 7.3.

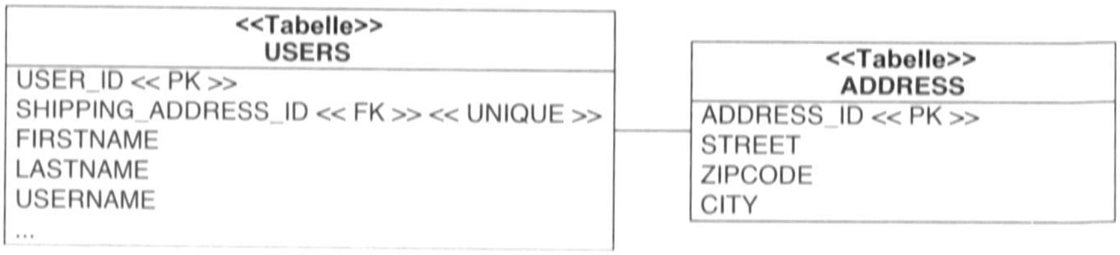

Abbildung 7.3 Eine one-to-one-Fremdschlüssel-Assoziation zwischen `USERS` und `ADDRESS`

Ein zusätzlicher Constraint erzwingt, dass diese Beziehung eine echte *one-to-one* ist. Indem Sie die Spalte `SHIPPING_ADDRESS_ID` zu `unique` machen, deklarieren Sie, dass eine bestimmte Adresse von höchstens einem Anwender als Lieferadresse referenziert werden kann. Das ist nicht so strikt wie die Garantie einer gemeinsamen Primärschlüssel-Assoziation, die es erlaubt, dass eine bestimmte Adresse von höchstens einem Anwender referenziert wird, und auf keinen Fall mehr. Mit mehreren Fremdschlüsselspalten (nehmen wir an, dass Sie auch eindeutige `HOME_ADDRESS_ID` und `BILLING_ADDRESS_ID` haben), können Sie auf die gleiche Adressen-Zeile mehrere Male referenzieren. Doch in jedem Fall können zwei Anwender nicht die gleiche Adresse für denselben Zweck gemeinsam verwenden.

Machen wir nun die Assoziation von `User` zu `Address` bidirektional.

Invertierte Eigenschaftsreferenz

Die letzte Fremdschlüssel-Assoziation war von `User` zu `Address` auf `<many-to-one>` und einen `unique`-Constraint gemappt, um die gewünschte Kardinalität zu garantieren. Welches Mapping-Element können Sie auf der `Address`-Seite einfügen, um diese Assoziation bidirektional zu machen, damit ein Zugriff von `Address` auf `User` im Java-Domain-Modell möglich ist?

In XML erstellen Sie ein `<one-to-one>`-Mapping mit einem Eigenschaftsreferenz-Attribut:

```
<one-to-one name="user"
            class="User"
            property-ref="shippingAddress"/>
```

Sie sagen Hibernate, dass die Eigenschaft `user` der Klasse `Address` die Umkehrung einer Eigenschaft auf der anderen Seite der Assoziation sei. Sie können nun `anAddress.getUser()` aufrufen, um auf den Anwender zuzugreifen, dessen Lieferadresse Sie angegeben haben. Es gibt keine weitere Spalte oder einen Fremdschlüssel-Constraint; Hibernate managt diesen Zeiger für Sie.

Sollen Sie diese Assoziation bidirektional machen? Wie immer liegt die Entscheidung bei Ihnen und hängt davon ab, ob Sie in Ihrem Applikationscode in dieser Richtung durch Ihre Objekt navigieren müssen. In diesem Fall würden wir wahrscheinlich zu dem Schluss kommen, dass eine bidirektionale Assoziation nicht sonderlich sinnvoll ist. Wenn Sie `anAddress.getUser()` aufrufen, sagen Sie: „Gib mir den Anwender, der diese Adresse als seine Lieferadresse hat" – keine wirklich vernünftige Anfrage. Wir empfehlen, dass eine auf einem Fremdschlüssel basierende one-to-one-Assoziation mit einem `unique`-Constraint bei der Fremdschlüsselspalte fast immer am besten ohne Mapping auf der anderen Seite repräsentiert wird.

Machen wir das gleiche Mapping mit Annotationen.

Mapping eines Fremdschlüssels mit Annotationen

Die JPA-Mapping-Annotationen unterstützen auch eine one-to-one-Beziehung zwischen Entities, die auf einer Fremdschlüsselspalte basieren. Der Hauptunterschied zwischen den Mappings, die früher in diesem Kapitel vorkamen, ist der Einsatz von `@JoinColumn` statt `@PrimaryKeyJoinColumn`.

Zuerst ist hier einmal das zu-1-Mapping von `User` nach `Address` mit dem `unique`-Constraint mit der Fremdschlüsselspalte `SHIPPING_ADDRESS_ID`. Allerdings ist statt einer `@ManyToOne`-Annotation eine `@OneToOne`-Annotation erforderlich:

```
public class User {
    ...

    @OneToOne
    @JoinColumn(name="SHIPPING_ADDRESS_ID")
    private Address shippingAddress;
    ...
}
```

Hibernate wird nun mit dem `unique`-Constraint die Kardinalität erzwingen. Wenn Sie diese Assoziation bidirektional machen wollen, brauchen Sie ein weiteres `@OneToOne`-Mapping in der Klasse `Address`:

```
public class Address {
    ...

    @OneToOne(mappedBy = "shippingAddress")
    private User user;
    ...
}
```

Der Effekt des `mappedBy`-Attribut ist der gleiche wie das `property-ref` im XML-Mapping: eine einfache invertierte Deklaration einer Assoziation, die eine Eigenschaft auf der Target-Entity-Seite benennt.

Das äquivalente Mapping mit JPA-XML-Deskriptoren ist wie folgt:

```
<entity-mappings>

    <entity class="auction.model.User" access="FIELD">
        ...
        <one-to-one name="shippingAddress">
            <join-column name="SHIPPING_ADDRESS_ID"/>
        </one-to-one>
    </entity>
    <entity class="auction.model.Address" access="FIELD">
        ...
        <one-to-one name="user" mapped-by="shippingAddress"/>
    </entity>
</entity-mappings>
```

Sie haben nun zwei einfache Assoziations-Mappings mit jeweils einem Ende abgeschlossen: das erste mit einem gemeinsamen Primärschlüssel, das zweite mit einer Fremdschlüsselreferenz. Die letzte Option, die wir ausführen wollen, ist ein wenig exotischer: das Mapping einer one-to-one-Assoziation mithilfe einer zusätzlichen Tabelle.

7.1.3 Mapping mit einer Join-Tabelle

Machen wir einmal Pause von dem komplexen CaveatEmptor-Modell und nehmen uns ein anderes Szenario vor. Stellen Sie sich vor, Sie müssen ein Datenschema modellieren, das einen Bürobelegungsplan in einer Firma repräsentiert. Dabei sind die jeweiligen Entities Personen, die an Schreibtischen arbeiten. Da kann es sein, dass ein Schreibtisch (*desk*) unbesetzt und diesem keine Person zugewiesen ist. Andererseits kann ein Angestellter auch zu Hause arbeiten, was zum gleichen Resultat führt. Sie haben es mit einer *optionalen* one-to-one-Assoziation zwischen `Person` und `Desk` zu tun.

Wenn Sie die in den vorigen Abschnitten besprochenen Mapping-Techniken anwenden, kommen Sie wohl zu folgenden Schlüssen: `Person` und `Desk` sind auf zwei Tabellen gemappt, wobei eine von ihnen (sagen wir, die `PERSON`-Tabelle) eine Fremdschlüsselspalte hat, die auf die andere Tabelle verweist (wie `ASSIGNED_DESK_ID`), und einen zusätzlichen `unique`-Constraint besitzt (damit nicht zwei Personen den gleichen Schreibtisch zugewiesen bekommen). Die Beziehung ist optional, wenn die Fremdschlüsselspalte *nullable* ist.

Wenn Sie sich das noch einmal überdenken, erkennen Sie, dass die Zuweisung zwischen Personen und Schreibtischen eine weitere Tabelle `ASSIGNMENT` erfordert, die die Zuordnung repräsentiert. Im aktuellen Design hat diese Tabelle nur zwei Spalten: `PERSON_ID` und `DESK_ID`. Die Kardinalität dieser Fremdschlüsselspalten wird bei beiden mit einem `unique`-Constraint erzwungen – eine bestimmte Person und ein bestimmter Schreibtisch können nur *einmal* zugewiesen werden, und es kann nur *eine* solche Zuordnung existieren.

Es ist wohl auch wahrscheinlich, dass Sie dieses Schema eines Tages erweitern und der Tabelle `ASSIGNMENT` weitere Spalten hinzufügen müssen, beispielsweise den Zeitpunkt, an dem eine Person einen Schreibtisch zugewiesen bekommen hat. Solange das nicht der Fall ist, können Sie allerdings mit dem objekt-relationalen Mapping die Zwischentabelle verstecken und nur zwischen zwei Klassen eine one-to-one-Java-Entity-Assoziation erstellen. (Diese Situation verändert sich vollkommen, wenn bei `ASSIGNMENT` erst einmal weitere Spalten eingeführt werden.)

Wo existiert in CaveatEmptor eine solche one-to-one-Beziehung?

Der Use Case von CaveatEmptor

Nehmen wir uns noch einmal die Entity `Shipment` in CaveatEmptor vor und erörtern deren Zweck. Käufer und Verkäufer interagieren in CaveatEmptor, indem sie Auktionen starten und darauf bieten. Die Auslieferung der Waren ist wohl nicht mehr im Rahmen der Applikation enthalten; Käufer und Verkäufer einigen sich nach Abschluss der Auktion auf Liefermethode und Bezahlungsmodalitäten. Das können sie offline, also außerhalb von CaveatEmptor machen. Andererseits können Sie bei CaveatEmptor auch einen besonderen Treuhänder-Dienst anbieten. Die Verkäufer können diesen Dienst nutzen, um die Lieferung nachverfolgbar zu machen, wenn die Auktion abgeschlossen ist. Der Käufer würde dann den Auktionspreis an einen Treuhänder (Sie!) bezahlen, und Sie informieren den Verkäufer, dass das Geld eingetroffen ist. Wenn die gelieferte Ware eingetroffen ist und vom Käufer akzeptiert wurde, transferieren Sie das Geld an den Verkäufer.

Wenn Sie schon einmal online etwas ersteigert haben, das einen gewissen Wert hatte, haben Sie wahrscheinlich auch einen solchen Treuhänder-Dienst in Anspruch genommen. Doch in CaveatEmptor wollen Sie mehr Service. Sie wollen nicht nur vertrauenswürdige Dienste für abgeschlossene Auktionen anbieten, sondern auch für alle Geschäftsabschlüsse der Anwender, die sie außerhalb einer Auktion (außerhalb von CaveatEmptor) machen, eine nachvollziehbare und vertrauenswürdige Lieferung schaffen.

Dieses Szenario erfordert eine `Shipment`-Entity mit einer optionalen one-to-one-Assoziation mit einem `Item`. Schauen Sie sich das Klassendiagramm für dieses Domain-Modell in Abbildung 7.4 auf der nächsten Seite an.

Im Datenbankschema fügen Sie dann eine Zwischentabelle namens `ITEM_SHIPMENT` ein. Eine Zeile in dieser Tabelle repräsentiert ein `Shipment`, das im Kontext einer Auktion erfolgt ist. Die Tabellen können Sie in Abbildung 7.5 (nächste Seite) sehen.

Sie mappen nun zwei Klassen mit drei Tabellen: zuerst in XML und dann mit Annotationen.

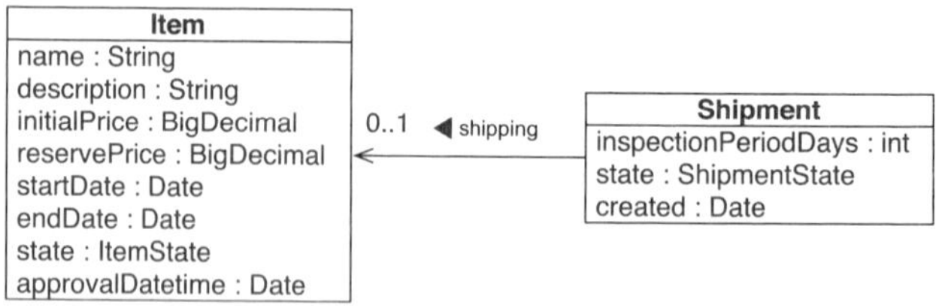

Abbildung 7.4
Eine Lieferung hat eine optionale Verknüpfung mit einem Auktionselement.

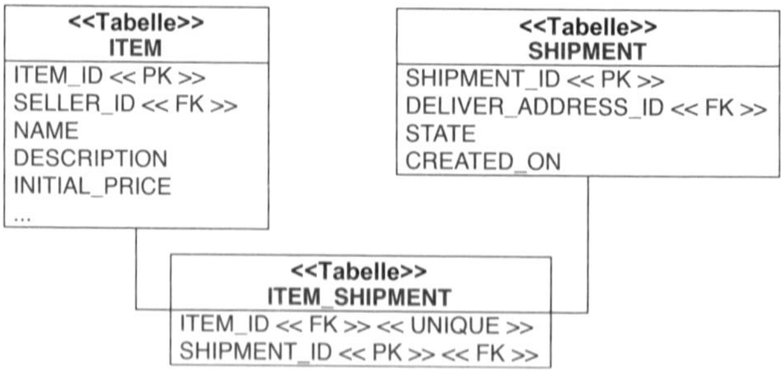

Abbildung 7.5
Eine optionale one-to-many-Beziehung, die auf eine Join-Tabelle gemappt ist

Mapping einer Join-Tabelle in XML

Die Eigenschaft, die die Assoziation von `Shipment` zu `Item` repräsentiert, wird `auction` genannt.

```
public class Shipment {

    ...
    private Item auction;
    ...
    // Getter/Setter-Methoden
}
```

Weil Sie diese Assoziation mit einer Fremdschlüsselspalte mappen müssen, brauchen Sie das `<many-to-one>`-Mapping-Element in XML. Doch die Fremdschlüsselspalte ist nicht in der `SHIPMENT`-Tabelle, sondern in der `ITEM_SHIPMENT`-Join-Tabelle. Mithilfe des `<join>`-Mapping-Elements verschieben Sie sie dorthin.

```
<class name="Shipment" table="SHIPMENT">

    <id name="id" column="SHIPMENT_ID">...</id>
    ...
    <join table="ITEM_SHIPMENT" optional="true">
        <key column="SHIPMENT_ID"/>
        <many-to-one name="auction"
                     column="ITEM_ID"
                     not-null="true"
                     unique="true"/>
    </join>
</class>
```

Die Join-Tabelle hat zwei Fremdschlüsselspalten: `SHIPMENT_ID`, die auf den Primärschlüssel der Tabelle `SHIPMENT` verweist, und `ITEM_ID` mit einer Referenz auf die Tabelle `ITEM`. Die Spalte `ITEM_ID` ist eindeutig, ein bestimmtes Element kann nur genau einer Lieferung zugewiesen werden. Weil `SHIPMENT_ID` der Primärschlüssel der Join-Tabelle ist (was diese Spalte auch eindeutig macht), haben Sie eine garantierte one-to-one-Kardinalität zwischen `Shipment` und `Item`.

Durch Setzen von `optional="true"` beim `<join>`-Mapping weisen Sie Hibernate an, dass es nur dann eine Zeile in die Join-Tabelle einfügen soll, wenn die Eigenschaften, die von diesem Mapping gruppiert werden, nicht null sind. Aber wenn eine Zeile eingefügt werden muss (weil Sie `aShipment.setAuction(anItem)` aufgerufen haben), wird der `NOT NULL`-Constraint bei der Spalte `ITEM_ID` angewendet.

Sie können diese Assoziation bidirektional mappen, wenn Sie die gleiche Technik auf der anderen Seite anwenden. Doch optionale one-to-one-Assoziationen sind meistens unidirektional.

JPA unterstützt auch Assoziations-Join-Tabellen als *sekundäre Tabellen* für eine Entity.

Mapping von sekundären Join-Tabellen mit Annotationen

Sie können eine optionale one-to-one-Assoziation mit einer zwischengeschalteten Join-Tabelle mit Annotationen mappen:

```
public class Shipment {

    @OneToOne
    @JoinTable(
        name="ITEM_SHIPMENT",
        joinColumns = @JoinColumn(name = "SHIPMENT_ID"),
        inverseJoinColumns = @JoinColumn(name = "ITEM_ID")
    )
    private Item auction;
    ...
    // Getter/Setter-Methoden
}
```

Sie brauchen die Spalte `SHIPMENT_ID` nicht anzugeben, weil sie automatisch als Join-Spalte genommen wird; es ist die Primärschlüsselspalte der Tabelle `SHIPMENT`.

Alternativ können Sie Eigenschaften einer JPA-Entity mit mehr als einer Tabelle mappen, wie es in „Eigenschaften in eine Sekundärtabelle verschieben" in Kapitel 8, Abschnitt 8.13 gezeigt wird:

```
@Entity
@Table(name = "SHIPMENT")
@SecondaryTable(name = "ITEM_SHIPMENT")
public class Shipment {

    @Id @GeneratedValue
    @Column(name = "SHIPMENT_ID")
    private Long id;
    ...
}
```

Beachten Sie, dass die Annotation `@SecondaryTable` auch Attribute unterstützt, um den Namen der Fremdschlüsselspalte zu deklarieren – das Äquivalent zu `<key column="..."/>`, das Sie vorher in XML und den `joinColumn(s)` in einer `@JoinTable` gesehen haben. Wenn Sie es nicht spezifizieren, wird der Primärschlüsselspaltenname der Entity verwendet – in diesem Fall wieder `SHIPMENT_ID`.

Das Eigenschafts-Mapping `auction` ist `@OneToOne`, und wie vorher wird die Fremdschlüsselspalte, die auf die Tabelle `ITEM` referenziert, in die dazwischenliegende Sekundärtabelle ausgelagert:

```
...
public class Shipment {
    ...
    @OneToOne
    @JoinColumn(table = "ITEM_SHIPMENT", name = "ITEM_ID")
    private Item auction;
}
```

Die Tabelle für das Target `@JoinColumn` wird explizit benannt. Warum sollten Sie das so machen statt mit der (einfacheren) `@JoinTable`-Strategie? Das Deklarieren einer Sekundärtabelle für eine Entity ist nützlich, wenn nicht nur eine Eigenschaft (many-to-one wie in diesem Fall), sondern mehrere Eigenschaften in die Sekundärtabelle ausgelagert werden müssen. Mit `Shipment` und `Item` haben wir kein sonderlich gutes Beispiel, doch wenn Ihre Tabelle `ITEM_SHIPMENT` weitere Spalten hätte, wäre das Mapping dieser Spalten mit Eigenschaften der Entity `Shipment` praktisch.

Damit sind unsere Ausführungen über die one-to-one-Assoziations-Mappings abgeschlossen. Zusammenfassend kann man sagen, dass Sie eine gemeinsame Primärschlüssel-Assoziation nehmen sollten, wenn eine der beiden Entities wichtiger erscheint und als Primärschlüsselquelle fungieren kann. Nehmen Sie in allen anderen Fällen eine Primärschlüssel-Assoziation und eine versteckte zwischengelagerte Join-Tabelle, wenn Ihre one-to-one-Assoziation optional ist.

Wir konzentrieren uns nun auf mehrwertige Entity-Assoziationen und weitere Optionen für one-to-many- und schließlich many-to-many-Mappings.

7.2 Mehrwertige Entity-Assoziationen

Eine *mehrwertige* Entity-Assoziation ist per Definition eine Collection mit Entity-Referenzen. Sie haben eine davon im vorigen Kapitel, Abschnitt 6.4 „Mapping einer Parent/Children-Beziehung“ gemappt. Eine Parent-Entity-Instanz enthält eine Collection von Referenzen auf viele Child-Objekte – von daher one-to-many.

one-to-many-Assoziationen sind die wichtigste Art von Entity-Assoziationen, an denen eine Collection beteiligt ist. Wir gehen so weit, von der Verwendung exotischerer Assoziationsstile abzuraten, wenn ein einfaches bidirektionales many-to-one/one-to-many auch gehen würde. Eine many-to-many-Assoziation kann immer als zwei many-to-one-Assoziationen mit einer zwischengeschalteten Klasse repräsentiert sein. Dieses Modell ist normalerweise leicht erweiterbar, also würden wir eher keine many-to-many-Assoziationen in Applikationen verwenden. Denken Sie immer daran, dass Sie Collections mit Entities nicht mappen *müssen*, wenn Sie das nicht wollen; Sie können statt eines direkten Zugriffs über Iteration immer eine explizite Abfrage schreiben.

Wenn Sie beschließen, Collections mit Entity-Referenzen zu mappen, gibt es da einige Optionen und komplexere Situationen (auch many-to-many-Beziehungen), die wir nun besprechen werden.

7.2.1 one-to-many-Assoziationen

Die Parent/Children-Beziehung, die Sie früher schon gemappt haben, war eine bidirektionale Assoziation mit einem <one-to-many>- und einem <many-to-one>-Mapping. Das many-Ende dieser Assoziation wurde in Java mit einem `Set` implementiert; Sie hatten eine Collection mit `bids` in der Klasse `Item`.

Schauen wir uns dieses Mapping noch einmal an und konzentrieren uns auf einige Sonderfälle.

Multimengen

Es ist *möglich*, ein <bag>-Mapping statt eines Sets für eine bidirektionale one-to-many-Assoziation zu verwenden. Warum sollten Sie so etwas machen?

Multimengen (*bags*) haben die effizienteste Performance aller Collections, die Sie für eine bidirektionale one-to-many-Entity-Assoziation nehmen können (mit anderen Worten, wenn die Collection-Seite auf `inverse="true"`) gesetzt ist. Standardmäßig werden Collections in Hibernate nur dann geladen, wenn in der Applikation zum ersten Mal darauf zugegriffen wird. Weil eine Multimenge den Index ihrer Elemente nicht (wie eine Liste) pflegen oder (wie ein Set) auf doppelte Elementen prüfen muss, können Sie in der Multimenge neue Elemente einfügen, ohne das Laden auszulösen. Das ist ein wichtiges Feature, wenn Sie eine möglicherweise große Collection mit Entity-Referenzen mappen wollen. Andererseits können Sie nicht zwei Collections eines Bag-Typs eager-laden (zum Beispiel, wenn `bids` und `images` eines `Item` beides Collections vom Typ Bag sind). (Wir kommen in Kapitel 13, Abschnitt 13.1 „Definition des globalen Fetch-Plans" auf Fetching-Strategien zurück.) Im Allgemeinen würden wir sagen, dass eine Multimenge die beste inverse Collection für eine one-to-many-Assoziation ist.

Um eine bidirektionale one-to-many-Assoziation als Multimenge zu mappen, müssen Sie den Typ der `bids`-Collection in der `Item`-Persistenzklasse mit einer `Collection`- und einer `ArrayList`-Implementierung ersetzen. Das Mapping für die Assoziation zwischen `Item` und `Bid` bleibt im Wesentlichen unverändert:

```
<class name="Bid"
       table="BID">
    ...
    <many-to-one name="item"
                 column="ITEM_ID"
                 class="Item"
                 not-null="true"/>

</class>
<class name="Item"
       table="ITEM">
    ...
    <bag name="bids"
         inverse="true">
        <key column="ITEM_ID"/>
        <one-to-many class="Bid"/>
    </bag>
</class>
```

Sie benennen das <set>-Element in <bag> um und nehmen keine weiteren Änderungen vor. Sogar die Tabellen sind die gleichen: Die `BID`-Tabelle hat die `ITEM_ID`-Fremdschlüsselspalte. In JPA geht man davon aus, dass alle `Collection`- und `List`-Eigenschaften Multimengensemantik haben. Von daher ist das Folgende mit dem XML-Mapping äquivalent:

```
public class Item {
    ...

    @OneToMany(mappedBy = "item")
    private Collection<Bid> bids = new ArrayList<Bid>();
    ...
}
```

Bei einer Multimenge sind ebenfalls doppelte Elemente erlaubt, aber bei dem vorher gemappten Set nicht. Es stellt sich heraus, dass das in diesem Fall nicht relevant ist, weil *doppelt* bedeutet, dass Sie eine bestimmte Referenz bei der gleichen `Bid`-Instanz mehrmals hinzugefügt haben. Das würden Sie in Ihrem Applikationscode nicht machen. Doch auch wenn Sie die gleiche Referenz in dieser Collection mehrmals einfügen würden, würde Hibernate das ignorieren – sie ist invertiert gemappt.

Unidirektionale und bidirektionale Listen

Wenn Sie eine echte Liste brauchen, die die Position der Elemente in einer Collection enthält, müssen Sie diese Position in einer zusätzlichen Spalte speichern. Beim one-to-many-Mapping bedeutet das auch, dass Sie die `bids`-Eigenschaft in der Klasse `Item` auf `List` ändern und die Variable mit einer `ArrayList` initialisieren sollten (oder dieses `Collection`-Interface aus dem vorigen Abschnitt behalten sollten, wenn Sie dieses Verhalten nicht einem Client der Klasse zur Verfügung stellen wollen).

Die zusätzliche Spalte, die die Position einer Referenz auf eine `Bid`-Instanz enthält, ist die `BID_POSITION` im Mapping von `Item`:

```
<class name="Item"
       table="ITEM">
    ...
    <list name="bids">
        <key column="ITEM_ID"/>
        <list-index column="BID_POSITION"/>
        <one-to-many class="Bid"/>
    </list>

</class>
```

Bisher scheint alles unkompliziert zu verlaufen: Sie haben das Collection-Mapping auf `<list>` geändert und die `<list-index>`-Spalte `BID_POSITION` der Collection-Tabelle hinzugefügt (die in diesem Fall die `BID`-Tabelle ist). Überprüfen Sie das anhand der in Abbildung 7.6 gezeigten Tabelle.

BID

BID_ID	ITEM_ID	BID_POSITION	AMOUNT	CREATED_ON
1	1	0	99.00	19.04.08 23:11
2	1	1	123.00	19.04.08 23:12
3	2	0	433.00	20.04.08 09:30

Abbildung 7.6
Speichern der Position aller `bids` in der `list`-Collection

Dieses Mapping ist noch nicht wirklich vollständig. Schauen Sie sich die Fremdschlüsselspalte `ITEM_ID` an: Sie ist `NOT NULL` (ein Gebot hat eine Referenz für einen Artikel). Das erste Problem ist, dass Sie diesen Constraint nicht im Mapping angeben. Und weil dieses Mapping unidirektional ist (die Collection ist nicht-invertiert), müssen Sie davon ausgehen, dass keine gegenüberliegende Seite auf die gleiche Fremdschlüsselspalte gemappt ist (wo der Constraint deklariert sein könnte). Sie brauchen ein `not-null="true"`-Attribut für das `<key>`-Element des Collection-Mappings:

```
<class name="Item"
       table="ITEM">
    ...
    <list name="bids">
        <key column="ITEM_ID" not-null="true"/>
        <list-index column="BID_POSITION"/>
        <one-to-many class="Bid"/>
    </list>
</class>
```

Beachten Sie, dass das Attribut bei dem `<key>`-Mapping sein muss, nicht bei einem möglichen verschachtelten `<column>`-Element. Wann immer Sie eine nicht-invertierte Collection mit Entity-Referenzen haben (meistens eine one-to-many mit einer Liste, Map oder einem Array) und die Fremdschlüssel-Join-Spalte in der Target-Tabelle nicht *nullable* ist, müssen Sie Hibernate darüber informieren. Hibernate braucht den Hinweis, um `INSERT`- und `UPDATE`-Anweisungen korrekt zu sortieren, um eine Constraint-Verletzung zu vermeiden.

Wir machen das jetzt bidirektional mit einer `item`-Eigenschaft des `Bid`. Wenn Sie den Beispielen der früheren Kapitel gefolgt sind, könnten Sie eine `<many-to-one>` in der Fremdschlüsselspalte `ITEM_ID` hinzufügen wollen, um diese Assoziation bidirektional zu machen und bei der Collection `inverse="true"` zu aktivieren. Beachten Sie, dass Hibernate den Zustand einer invertierten Collection ignoriert! Dieses Mal enthält die Collection jedoch Informationen, die zum korrekten Aktualisieren der Datenbank nötig sind, nämlich die Position ihrer Elemente. Wenn nur der Zustand jeder `Bid`-Instanz für die Synchronisierung berücksichtigt wird und die Collection invertiert ist und ignoriert wird, hat Hibernate keinen Wert für die Spalte `BID_POSITION`.

Wenn Sie eine bidirektionale one-to-many-Entity-Assoziation mit einer indexierten Collection mappen (das gilt auch für Maps und Arrays), müssen Sie die invertierten Seiten vertauschen. Sie können bei einer indexierten Collection nicht `inverse="true"` angeben. Die Collection wird für die Zustandssynchronisation verantwortlich, und die *1*-Seite, das `Bid`, muss invertiert werden. Doch es gibt kein `inverse="true"` für ein many-to-one-Mapping, also müssen Sie dieses Attribut bei einer `<many-to-one>` simulieren:

```
<class name="Bid"
       table="BID">
    ...
    <many-to-one name="item"
                 column="ITEM_ID"
                 class="Item"
                 not-null="true"
                 insert="false"
                 update="false"/>
</class>
```

Wenn man `insert` und `update` auf `false` setzt, hat das den gewünschten Effekt. Wie bereits früher besprochen führen diese beiden Attribute, zusammen verwendet, zu einem tatsächlichem *read-only*. Diese Seite der Assoziation wird von daher bei allen Schreiboperationen ignoriert, und der Zustand der Collection (einschließlich des Index' der Elemente) ist der relevante Status, wenn der Status im Speicher mit der Datenbank synchronisiert wird. Sie haben die invertierten/nicht-invertierten Seiten der Assoziation getauscht – was erforderlich ist, wenn Sie von einem Set oder einer Multimenge zu einer Liste (oder irgendeiner anderen indexierten Collection) wechseln.

Das Äquivalent in JPA (eine indexierte Collection in einem bidirektional one-to-many-Mapping) lautet wie folgt:

```
public class Item {
    ...

    @OneToMany
    @JoinColumn(name = "ITEM_ID", nullable = false)
    @org.hibernate.annotations.IndexColumn(name = "BID_POSITION")
    private List<Bid> bids = new ArrayList<Bid>();
    ...
}
```

Dieses Mapping ist nicht-invertiert, weil kein `mappedBy`-Attribut vorhanden ist. Weil JPA keine persistenten indexierten Listen unterstützt (nur *geordnet* mit einer `@OrderBy` zur Ladezeit), müssen Sie für die Index-Unterstützung eine Hibernate Extension Annotation einfügen. Hier ist die andere Seite der Assoziation in `Bid`:

```
public class Bid {
    ...

    @ManyToOne
    @JoinColumn(name = "ITEM_ID", nullable = false,
                updatable = false, insertable = false)
    private Item item;
    ...
}
```

Wir nehmen uns nun ein weiteres Szenario mit einer one-to-many-Beziehung vor: eine Assoziation, die auf eine zwischengeschaltete Join-Tabelle gemappt ist.

Optionale one-to-many-Assoziation mit Join-Tabelle

Eine nützliche Ergänzung der `Item`-Klasse ist eine `buyer`-Eigenschaft. Sie können dann `anItem.getBuyer()` aufrufen, um auf den `User` zuzugreifen, der das Gewinngebot abgegeben hat. (Natürlich kann auch `anItem.getSuccessfulBid().getBidder()` den gleichen Zugriff mit einem anderen Pfad bieten.) Wenn diese Assoziation bidirektional gemacht wird, kann sie auch eine Ausgabe zeigen, in dem alle von einem bestimmten Anwender gewonnenen Auktionen enthalten sind: Sie rufen `aUser.getBoughtItems()` auf, statt eine Abfrage zu schreiben.

Vom Standpunkt der Klasse `User` ist die Assoziation one-to-many. Die Klassen und ihre Beziehungen sehen Sie in Abbildung 7.7.

Warum ist diese Assoziation anders als die zwischen `Item` und `Bid`? Die Kardinalität `0..*` im UML-Diagramm weist darauf hin, dass die Referenz *optional* ist. Das beeinflusst das Ja-

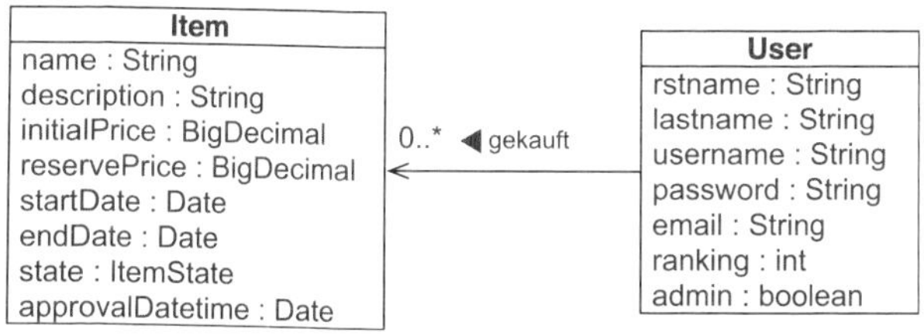

Abbildung 7.7
Artikel können von Anwendern gekauft werden.

va-Domain-Modell nicht sonderlich, hat aber Konsequenzen für die zugrunde liegenden Tabellen. Sie erwarten in der `ITEM`-Tabelle eine Fremdschlüsselspalte `BUYER_ID`. Die Spalte muss *nullable* sein – ein bestimmtes `Item` ist vielleicht nicht verkauft worden (solange die Auktion immer noch läuft).

Sie können akzeptieren, dass die Fremdschlüsselspalte `NULL` sein kann, und zusätzliche Constraints anwenden („darf nur `NULL` sein, wenn die Auktion noch nicht abgelaufen ist oder kein Gebot abgegeben wurde"). Wir versuchen immer, in einem relationalen Datenbankschema Spalten zu vermeiden, in denen kein Wert enthalten ist. Unbekannte Informationen schwächen die Qualität der von Ihnen gespeicherten Daten. Tupel repräsentieren Aussagen, die *wahr* sind; Sie können nichts bestätigen, was Sie nicht wissen. Und in der Praxis erstellen viele Entwickler und Datenbankadministratoren nicht den richtigen Constraint und verlassen sich bei der Datenintegrität auf den (oft fehlerbehafteten) Applikationscode.

Eine optionale Entity-Assoziation, sei es one-to-one oder one-to-many, wird am besten in einer SQL-Datenbank mit einer Join-Tabelle repräsentiert. Schauen Sie sich die Abbildung 7.8 als Beispiel an.

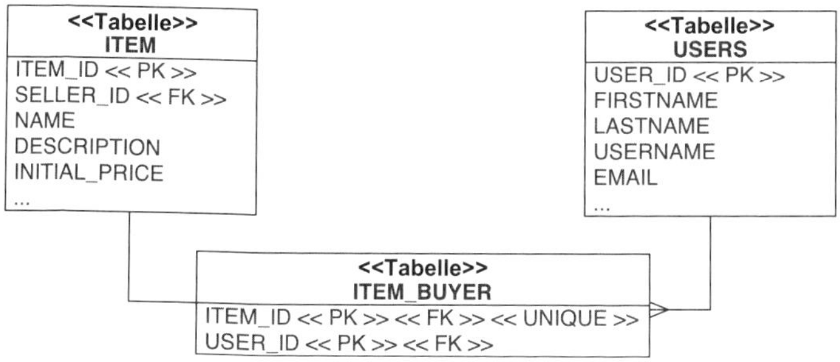

Abbildung 7.8
Eine optionale Beziehung mit einer Join-Tabelle vermeidet *nullable* Fremdschlüsselspalten.

Sie haben weiter vorne in diesem Kapitel für eine one-to-one-Assoziation eine Join-Tabelle eingefügt. Um die Kardinalität von one-to-one zu garantieren, haben Sie bei beiden Fremdschlüsselspalten der Join-Tabelle *unique*-Constraints angewendet. Im aktuellen Fall haben Sie eine one-to-many-Kardinalität, also ist nur die Spalte `ITEM_ID` der Tabelle `ITEM_BUYER` *unique*. Ein bestimmter Artikel kann nur einmal gekauft werden.

Das wollen wir in XML mappen. Zuerst ist hier einmal die Collection `boughtItems` der Klasse `User`.

```
<set name="boughtItems" table="ITEM_BUYER">
    <key column="USER_ID"/>
```

```
        <many-to-many class="Item"
                      column="ITEM_ID"
                      unique="true"/>
    </set>
```

Sie nehmen ein `Set` als Collection-Typ. Die Collection-Tabelle ist die Join-Tabelle `ITEM_BUYER`. Deren Primärschlüssel ist zusammengesetzt aus `USER_ID` und `ITEM_ID`. Das neue Mapping-Element, das Sie vorher noch nicht gesehen haben, ist `<many-to-many>`. Es ist erforderlich, weil das reguläre `<one-to-many>` nichts über Join-Tabellen weiß. Indem Sie ein `unique`-Constraint in der Fremdschlüsselspalte erzwingen, die auf die Target-Entity-Tabelle verweist, erzwingen Sie effektiv eine one-to-many-Kardinalität.

Sie können diese Assoziation bidirektional mit der `buyer`-Eigenschaft von `Item` mappen. Ohne die Join-Tabelle fügen Sie ein `<many-to-one>` mit einer `BUYER_ID`-Fremdschlüsselspalte in der Tabelle `ITEM` hinzu. Mit der Join-Tabelle müssen Sie diese Fremdschlüsselspalte in die Join-Tabelle auslagern. Das wird durch ein `<join>`-Mapping möglich:

```
<join table="ITEM_BUYER"
      optional="true"
      inverse="true">
     <key column="ITEM_ID" unique="true" not-null="true"/>
     <many-to-one name="buyer" column="USER_ID"/>
</join>
```

Zwei wichtige Details: Erstens ist die Assoziation optional, und Sie weisen Hibernate an, keine Zeile in der Join-Tabelle einzufügen, wenn die gruppierten Eigenschaften (hier nur eine: `buyer`) `null` sind. Zweitens ist dies eine bidirektionale Entity-Assoziation. Wie immer muss eine Seite das invertierte Ende sein. Sie haben sich dazu entschieden, dass das `<join>` invertiert ist; Hibernate verwendet nun den Status der Collection, um die Datenbank zu synchronisieren, und ignoriert den Status der Eigenschaft `Item.buyer`. Solange Ihre Collection keine indexierte Variante ist (eine Liste, Map oder ein Array), können Sie dies umkehren, indem Sie bei der Collection `inverse="true"` deklarieren. Der Java-Code zum Erstellen eines Links zwischen einem gekauften Artikel und einem Anwenderobjekt ist in beiden Fällen gleich:

```
aUser.getBoughtItems().add(anItem);
anItem.setBuyer(aUser);
```

Sie können Sekundärtabellen in JPA mappen, um eine one-to-many-Assoziation mit einer Join-Tabelle zu erstellen. Zuerst mappen Sie ein `@ManyToOne` mit einer Join-Tabelle:

```
@Entity
public class Item {
    @ManyToOne
    @JoinTable(
        name = "ITEM_BUYER",
        joinColumns = {@JoinColumn(name = "ITEM_ID")},
        inverseJoinColumns = {@JoinColumn(name = "USER_ID")}
    )
    private User buyer;
    ...
}
```

Während wir dies schreiben, hat dieses Mapping die Einschränkung, dass Sie es nicht auf `optional="true"` setzen können. Von daher ist die `USER_ID`-Spalte *nullable*. Wenn Sie versuchen, bei `@JoinColumn` ein `nullable="false"` einzufügen, glaubt Hibernate Annotations, dass die ganze `buyer`-Eigenschaft niemals `null` sein soll. Obendrein ist jetzt der Primärschlüssel der Join-Tabelle nur die Spalte `ITEM_ID`. Das ist gut, weil Sie in dieser Tabelle keine doppelten Artikel haben wollen – sie können nur einmal gekauft werden.

Um dieses Mapping bidirektional zu machen, fügen Sie in der `User`-Klasse eine Collection ein und invertieren Sie mit `mappedBy`:

```
@OneToMany(mappedBy = "buyer")
private Set<Item> boughtItems = new HashSet<Item>();
```

Wir haben ein `<many-to-many>`-XML-Mapping-Element im vorigen Abschnitt für eine one-to-many-Assoziation bei einer Join-Tabelle gezeigt. Die Annotation `@JoinTable` ist das Äquivalent in Annotationen. Nun mappen wir eine echte many-to-many-Assoziation.

7.2.2 many-to-many-Assoziationen

Die Assoziation zwischen `Category` und `Item` ist eine many-to-many-Assoziation, wie Sie in Abbildung 7.9 sehen können.

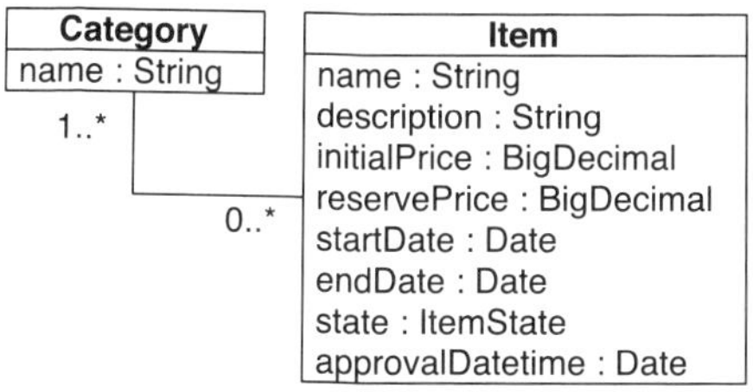

Abbildung 7.9
Eine many-to-many-wertige Assoziation zwischen `Category` und `Item`

In einem echten System haben Sie vielleicht keine many-to-many-Assoziation. Unserer Erfahrung nach müssen jedem Link zwischen assoziierten Instanzen beinahe immer andere Informationen angefügt werden (zum Beispiel Datum und Zeitpunkt, wann ein Element in eine Kategorie eingefügt wurde), und diese Information wird am besten über eine zwischengeschaltete *Assoziationsklasse* repräsentiert. In Hibernate können Sie die Assoziationsklasse als Entity mappen und zwei one-to-many-Assoziationen für jede Seite mappen. Sie können auch eine zusammengesetzte Elementklasse mappen, was vielleicht etwas praktischer ist – diese Technik zeigen wir später.

Der Zweck dieses Abschnitts ist die Implementierung einer echten many-to-many-Entity-Assoziation. Fangen wir mit einem unidirektionalen Beispiel an.

Eine einfache unidirektionale many-to-many-Assoziation

Wenn Sie nur eine unidirektionale Navigation brauchen, ist das Mapping ganz unkompliziert. Unidirektionale many-to-many-Assoziationen sind im Grunde nicht schwieriger als die Collections der Wert-Typ-Instanzen, die wir bereits besprochen haben. Wenn beispielsweise die `Category` eine Menge `Items` hat, können Sie ein solches Mapping schreiben:

```
<set name="items"
     table="CATEGORY_ITEM"
```

```
        cascade="save-update">
      <key column="CATEGORY_ID"/>
      <many-to-many class="Item" column="ITEM_ID"/>
</set>
```

Die Join-Tabelle (oder *Link-Tabelle*, wie manche Entwickler sie auch nennen) hat zwei Spalten: die Fremdschlüssel der Tabellen CATEGORY und ITEM. Der Primärschlüssel ist aus beiden Spalten zusammengesetzt. Die ganze Tabellenstruktur sehen Sie in Abbildung 7.10.

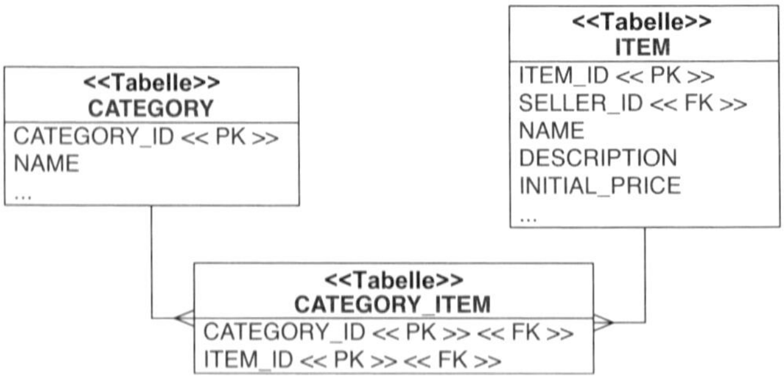

Abbildung 7.10
many-to-many-Entity-Assoziationen, die auf eine Assoziationstabelle gemappt sind

Bei JPA-Annotationen werden many-to-many-Assoziationen auf das Attribut @ManyToMany gemappt:

```
@ManyToMany
@JoinTable(
    name = "CATEGORY_ITEM",
    joinColumns = {@JoinColumn(name = "CATEGORY_ID")},
    inverseJoinColumns = {@JoinColumn(name = "ITEM_ID")}
)
private Set<Item> items = new HashSet<Item>();
```

Bei Hibernate XML können Sie auch auf ein <idbag> mit einer separaten Primärschlüsselspalte in der Join-Tabelle wechseln:

```
<idbag name="items"
       table="CATEGORY_ITEM"
       cascade="save-update">
    <collection-id type="long" column="CATEGORY_ITEM_ID">
        <generator class="sequence"/>
    </collection-id>
    <key column="CATEGORY_ID"/>
    <many-to-many class="Item" column="ITEM_ID"/>
</idbag>
```

Wie bei einem <idbag>-Mapping üblich ist der Primärschlüssel eine Surrogatschlüsselspalte CATEGORY_ITEM_ID. Doppelte Verknüpfungen sind von daher erlaubt, das gleiche Item kann einer Category zweimal eingefügt werden. (Das ist scheinbar kein besonders nützliches Feature.) Mit Annotationen können Sie mit der Hibernate @CollectionID zu einer Identifikator-Multimenge wechseln:

```
@ManyToMany
@CollectionId(
    columns = @Column(name = "CATEGORY_ITEM_ID"),
    type = @org.hibernate.annotations.Type(type = "long"),
    generator = "sequence"
)
@JoinTable(
```

```
    name = "CATEGORY_ITEM",
    joinColumns = {@JoinColumn(name = "CATEGORY_ID")},
    inverseJoinColumns = {@JoinColumn(name = "ITEM_ID")}
)
private Collection<Item> items = new ArrayList<Item>();
```

Ein JPA XML Deskriptor für ein reguläres many-to-many-Mapping mit einem Set (Sie können für Identifikator-Multimengen keine Hibernate Extension nehmen) sieht wie folgt aus:

```
<entity class="auction.model.Category" access="FIELD">
    ...
    <many-to-many name="items">
        <join-table name="CATEGORY_ITEM">
            <join-column name="CATEGORY_ID"/>
            <inverse-join-column name="ITEM_ID"/>
        </join-table>
    </many-to-many>

</entity>
```

Sie können in einer many-to-many-Assoziation sogar zu einer indexierten Collection wechseln (einer Map oder Liste). Das folgende Beispiel mappt eine Liste in Hibernate XML:

```
<list name="items"
      table="CATEGORY_ITEM"
      cascade="save-update">
    <key column="CATEGORY_ID"/>
    <list-index column="DISPLAY_POSITION"/>
    <many-to-many class="Item" column="ITEM_ID"/>
</list>
```

Der Primärschlüssel der Verknüpfungstabelle ist aus den Spalten `CATEGORY_ID` und `DISPLAY_POSITION` zusammengesetzt. Dieses Mapping garantiert, dass die Position eines jeden `Item` in einer `Category` persistent ist. Oder mit Annotationen:

```
@ManyToMany
@JoinTable(
    name = "CATEGORY_ITEM",
    joinColumns = {@JoinColumn(name = "CATEGORY_ID")},
    inverseJoinColumns = {@JoinColumn(name = "ITEM_ID")}
)
@org.hibernate.annotations.IndexColumn(name = "DISPLAY_POSITION")
private List<Item> items = new ArrayList<Item>();
```

Wie bereits besprochen unterstützt JPA nur geordnete Collections (mit einer optionalen `@OrderBy`-Annotation oder nach Primärschlüssel geordnet). Also müssen Sie wieder eine Hibernate Extension zur Unterstützung indexierter Collections nehmen. Wenn Sie keine `@IndexColumn` einfügen, wird die `List` mit Multimengen-Semantik gespeichert (also keine garantierte persistente Ordnung der Elemente).

Das Erstellen einer Verknüpfung zwischen einer `Category` und einem `Item` ist einfach:

```
aCategory.getItems().add(anItem);
```

Bidirektionale many-to-many-Assoziationen sind ein wenig schwieriger.

Bidirektionale many-to-many-Assoziationen

Sie wissen, dass die eine Seite einer bidirektionalen Assoziation als invertiert gemappt werden muss, weil Sie die Fremdschlüsselspalte(n) zweimal benannt haben. Das Gleiche gilt für bidirektionale many-to-many-Assoziationen: Jede Zeile der Verknüpfungstabelle wird durch zwei Collection-Elemente repräsentiert – ein Element an jedem Ende der Assoziation. Eine Assoziation zwischen einem `Item` und einer `Category` wird im Speicher durch die `Item`-Instanz in der `items`-Collection von `Category` repräsentiert, doch auch von der `Category`-Instanz in der `categories`-Collection des `Item`.

Bevor wir näher auf das Mapping dieses bidirektionalen Falles eingehen, müssen Sie darauf achten, dass der Code, der die Objektassoziation erstellt, sich ebenfalls ändert:

```
aCategory.getItems().add(anItem);
anItem.getCategories().add(aCategory);
```

Wie immer ist es bei einer bidirektionalen Assoziation (egal mit welcher Kardinalität) erforderlich, dass Sie beide Enden der Assoziation setzen.

Wenn Sie eine bidirektionale many-to-many-Assoziation mappen, müssen Sie ein Ende der Assoziation über `inverse="true"` deklarieren, um zu definieren, mit welchem Zustand welcher Seite für die Aktualisierung der Join-Tabelle gesorgt wird. Sie können wählen, welche Seite invertiert sein soll.

Rufen Sie sich das Mapping der `items`-Collection aus dem vorigen Abschnitt ins Gedächtnis:

```
<class name="Category" table="CATEGORY">
    ...
    <set name="items"
         table="CATEGORY_ITEM"
         cascade="save-update">
        <key column="CATEGORY_ID"/>
        <many-to-many class="Item" column="ITEM_ID"/>
    </set>
```

Sie können dieses Mapping für das `Category`-Ende der bidirektionalen Assoziation wiederverwenden und die andere Seite wie folgt mappen:

```
<class name="Item" table="ITEM">
    ...
    <set name="categories"
         table="CATEGORY_ITEM"
         inverse="true"
         cascade="save-update">
        <key column="ITEM_ID"/>
        <many-to-many class="Category" column="CATEGORY_ID"/>
    </set>
</class>
```

Beachten Sie das `inverse="true"`. Wiederum erfährt Hibernate über diese Einstellung, dass es Änderungen ignorieren soll, die an der `categories`-Collection vorgenommen wurden, und dass das andere Ende der Assoziation (die `items`-Collection) die Repräsentation ist, die mit der Datenbank synchronisiert werden soll, wenn Sie die Instanzen im Java-Code verknüpfen.

Sie haben `cascade="save-update"` für beide Enden der Collection aktiviert. Das ist einerseits keine schlechte Idee, nehmen wir an. Andererseits ergeben die Kaskadierungsoptionen `all`, `delete` und `delete-orphans` für many-to-many-Assoziationen keinen Sinn. (Das ist mal ein guter Moment, um zu überprüfen, ob Sie Entities und Wert-Typen verstehen: Versuchen Sie herauszufinden, warum diese Kaskadierungsoptionen für eine many-to-many-Assoziation nicht sinnvoll sind!)

In JPA und mit Annotationen ist es einfach, eine many-to-many-Assoziation bidirektional zu machen. Zuerst die nicht-invertierte Seite:

```
@ManyToMany
@JoinTable(
    name = "CATEGORY_ITEM",
    joinColumns = {@JoinColumn(name = "CATEGORY_ID")},
    inverseJoinColumns = {@JoinColumn(name = "ITEM_ID")}
)
private Set<Item> items = new HashSet<Item>();
```

Nun die gegenüberliegende invertierte Seite:

```
@ManyToMany(mappedBy = "items")
private Set<Category> categories = new HashSet<Category>();
```

Wie Sie sehen können, brauchen Sie die Join-Tabelle-Deklaration auf der invertierten Seite nicht wiederholen.

Welche Arten von Collections können für bidirektionale many-to-many-Assoziationen benutzt werden? Brauchen Sie die gleiche Art Collection an jedem Ende? Es ist vernünftig, beispielsweise eine `<list>` auf der nicht-invertierten Seite der Assoziation und eine `<bag>` auf der invertierten zu mappen.

Beim invertierten Ende ist `<set>` akzeptabel – wie im folgenden Multimengen-Mapping:

```
<class name="Item" table="ITEM">
    ...
    <bag name="categories"
         table="CATEGORY_ITEM"
         inverse="true"
         cascade="save-update">
        <key column="ITEM_ID"/>
        <many-to-many class="Category" column="CATEGORY_ID"/>
    </bag>
</class>
```

In JPA ist eine Multimenge eine Collection ohne persistenten Index:

```
@ManyToMany(mappedBy = "items")
private Collection<Category> categories = new ArrayList<Category>();
```

Keine anderen Mappings können für das invertierte Ende einer many-to-many-Assoziation benutzt werden. Indexierte Collections (Listen und Maps) funktionieren nicht, weil Hibernate die Indexspalte nicht initialisiert oder pflegt, wenn die Collection invertiert ist. Anders gesagt kann eine many-to-many-Assoziation nicht auf indexierte Collections auf beiden Seiten gemappt werden.

Wir haben schon bei der Verwendung von many-to-many-Assoziationen die Stirn gerunzelt, weil zusätzliche Spalten in der Join-Tabelle beinahe immer unausweichlich sind.

7.2.3 Zusätzliche Spalten bei Join-Tabellen

In diesem Abschnitt besprechen wir eine Frage, die von Hibernate-Nutzern häufig gestellt wird: Was mache ich, wenn meine Join-Tabelle zusätzliche Spalten hat, nicht nur zwei Fremdschlüsselspalten?

Stellen Sie sich vor, dass Sie bestimmte Informationen jedes Mal aufzeichnen müssen, wenn Sie ein `Item` in einer `Category` einfügen. Vielleicht wollen Sie beispielsweise bei einem Anwender, der den Artikel in dieser Kategorie eingefügt hat, seinen Namen und den Einfügezeitpunkt speichern. Dafür sind mehr Spalten in der Join-Tabelle nötig, wie Sie in Abbildung 7.11 sehen können.

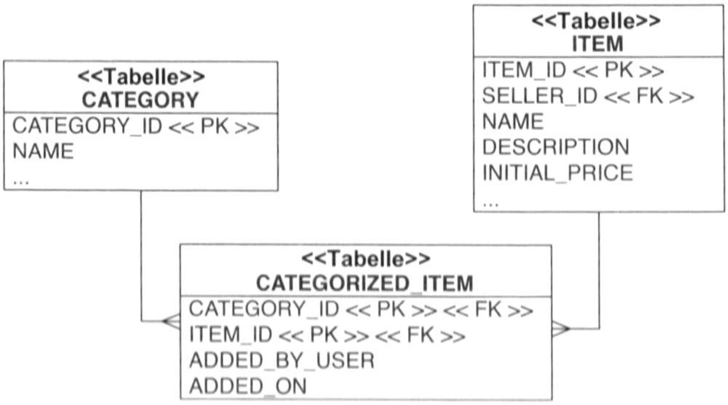

Abbildung 7.11
Zusätzliche Spalten in der Join-Tabelle in einer many-to-many-Assoziation

Sie können mit zwei üblichen Strategien arbeiten, um eine solche Struktur mit Java-Klassen zu mappen.Die erste Strategie erfordert eine zwischengeschaltete Entity-Klasse für die Join-Tabelle und wird auf one-to-many-Assoziationen gemappt. Die zweite verwendet eine Collection mit Komponenten und einer Wert-Typen-Klasse für die Join-Tabelle.

Die Join-Tabelle mit einer Zwischen-Entity mappen

Die erste Option, die wir nun ansprechen, löst die many-to-many-Beziehung zwischen `Category` und `Item` mit einer Zwischen-Entity-Klasse auf: `CategorizedItem`. Listing 7.1 zeigt diese Entity-Klasse, die die Join-Tabelle in Java einschließlich der JPA-Annotationen repräsentiert:

Listing 7.1 Eine Entity-Klasse, die eine Verknüpfungstabelle mit zusätzlichen Spalten repräsentiert

```
@Entity
@Table(name = "CATEGORIZED_ITEM")
public class CategorizedItem {

    @Embeddable
    public static class Id implements Serializable {
        @Column(name = "CATEGORY_ID")
        private Long categoryId;
        @Column(name = "ITEM_ID")
        private Long itemId;
        public Id() {}
        public Id(Long categoryId, Long itemId) {
            this.categoryId = categoryId;
```

```
            this.itemId = itemId;
        }
        public boolean equals(Object o) {
            if (o != null && o instanceof Id) {
                Id that = (Id)o;
                return this.categoryId.equals(that.categoryId) &&
                       this.itemId.equals(that.itemId);
            } else {
                return false;
            }
        }
        public int hashCode() {
            return categoryId.hashCode() + itemId.hashCode();
        }
    }
    @EmbeddedId
    private Id id = new Id();
    @Column(name = "ADDED_BY_USER")
    private String username;
    @Column(name = "ADDED_ON")
    private Date dateAdded = new Date();
    @ManyToOne
    @JoinColumn(name="ITEM_ID",
                insertable = false,
                updatable = false)
    private Item item;
    @ManyToOne
    @JoinColumn(name="CATEGORY_ID",
                insertable = false,
                updatable = false)
    private Category category;
    public CategorizedItem() {}
    public CategorizedItem(String username,
                           Category category,
                           Item item) {
        // Felder setzen
        this.username = username;
        this.category = category;
        this.item = item;
        // Identifikator-Werte setzen
        this.id.categoryId = category.getId();
        this.id.itemId = item.getId();
        // Referenzielle Integrität garantieren
        category.getCategorizedItems().add(this);
        item.getCategorizedItems().add(this);
    }
    // Getter- und Setter-Methoden
    ...
}
```

Eine Entity-Klasse braucht eine Identifikator-Eigenschaft. Der Primärschlüssel der Join-Tabelle ist aus `CATEGORY_ID` und `ITEM_ID` zusammengesetzt. Von daher hat die Entity-Klasse auch einen zusammengesetzten Schlüssel, den Sie aus praktischen Gründen in einer statischen verschachtelten Klasse verkapseln können. Sie können auch sehen, dass zur Konstruktion eines `CategorizedItem` das Setzen der Werte des Identifikators gehört – die Werte von zusammengesetzten Schlüsseln werden von der Applikation zugewiesen. Seien Sie besonders sorgfältig beim Konstruktor und wie er die Feld-Werte setzt und die referenzielle Integrität garantiert, indem er die Collections auf beiden Seiten der Assoziation managt.

Mappen wir diese Klasse mit der Join-Tabelle in XML:

```
<class name="CategorizedItem"
       table="CATEGORY_ITEM"
```

```
           mutable="false">

        <composite-id name="id" class="CategorizedItem$Id">
            <key-property name="categoryId"
                          access="field"
                          column="CATEGORY_ID"/>
            <key-property name="itemId"
                          access="field"
                          column="ITEM_ID"/>
        </composite-id>
        <property name="dateAdded"
                  column="ADDED_ON"
                  type="timestamp"
                  not-null="true"/>
        <property name="username"
                  column="ADDED_BY_USER"
                  type="string"
                  not-null="true"/>
        <many-to-one name="category"
                     column="CATEGORY_ID"
                     not-null="true"
                     insert="false"
                     update="false"/>
        <many-to-one name="item"
                     column="ITEM_ID"
                     not-null="true"
                     insert="false"
                     update="false"/>
    </class>
```

Die Entity-Klasse ist als unveränderlich gemappt – Sie aktualisieren keine Eigenschaften nach der Erstellung. Hibernate greift direkt auf `<composite-id>`-Felder zu – Sie brauchen in dieser verschachtelten Klasse keine Getter und Setter. Die beiden `<many-to-one>`-Mappings sind *read-only*; `insert` und `update` sind auf `false` gesetzt. Das ist notwendig, weil die Spalten zweimal gemappt sind, einmal im zusammengesetzten Schlüssel (der für das Einfügen der Werte verantwortlich ist) und dann in den many-to-one-Assoziationen.

Die Entities `Category` und `Item` haben eine one-to-many-Assoziation mit der Entity `CategorizedItem`, einer Collection (oder können eine solche haben). Hier zum Beispiel in `Category`:

```
<set name="categorizedItems"
     inverse="true">
    <key column="CATEGORY_ID"/>
    <one-to-many class="CategorizedItem"/>
</set>
```

Und hier ist die entsprechende Annotation:

```
@OneToMany(mappedBy = "category")
private Set<CategorizedItem> categorizedItems =
                                new HashSet<CategorizedItem>();
```

Hier muss nichts Besonderes beachtet werden; es ist eine reguläre bidirektionale one-to-many-Assoziation mit einer invertierten Collection. Fügen Sie die gleiche Collection und das gleiche Mapping bei `Item` hinzu, um die Assoziation zu vervollständigen. Dieser Code erstellt und speichert eine Verknüpfung zwischen einer Kategorie und einem Artikel:

```
CategorizedItem newLink =
    new CategorizedItem(aUser.getUsername(), aCategory, anItem);

session.save(newLink);
```

Die referenzielle Integrität der Java-Objekte wird durch den Konstruktor von `CategorizedItem` garantiert, der die Collection in `aCategory` und in `anItem` managt. Entfernen und löschen Sie die Verknüpfung zwischen einer Kategorie und einem Artikel:

```
aCategory.getCategorizedItems().remove( theLink );
anItem.getCategorizedItems().remove( theLink );

session.delete(theLink);
```

Der Hauptvorteil dieser Strategie ist die Möglichkeit einer bidirektionalen Navigation: Sie können alle Elemente in einer Kategorie bekommen, indem Sie `aCategory.getCategorizedItems()` aufrufen und dann auch aus der anderen Richtung mit `anItem.getCategorizedItems()` navigieren. Ein Nachteil ist der komplexere Code, der für die Verwaltung der `CategorizedItem`-Entity-Instanzen gebraucht wird, um Assoziationen zu erstellen und zu entfernen – sie müssen unabhängig voneinander gespeichert und gelöscht werden, und Sie brauchen eine Infrastruktur in der Klasse `CategorizedItem` wie den Composite-Identifikator. Aber Sie können die transitive Persistenz mit kaskadierenden Optionen bei den Collections von `Category` und `Item` zu `CategorizedItem` aktivieren, wie es in Kapitel 12, Abschnitt 12.1 „Transitive Persistenz" erklärt wird.

Die zweite Strategie für den Umgang mit zusätzlichen Spalten in der Join-Tabelle braucht keine zwischengeschaltete Entity-Klasse – sie ist einfacher.

Die Join-Tabelle mit einer Collection von Komponenten mappen

Zuerst vereinfachen Sie die Klasse `CategorizedItem` und machen sie zu einem Wert-Typen ohne Identifikator oder komplexen Konstruktor:

```
public class CategorizedItem {
    private String username;
    private Date dateAdded = new Date();
    private Item item;
    private Category category;

    public CategorizedItem(String username,
                           Category category,
                           Item item) {
            this.username = username;
            this.category = category;
            this.item = item;
    }
    ...
    // Getter- und Setter-Methoden
    // Vergessen Sie die equals/hashCode-Methoden nicht
}
```

Wie bei allen Wert-Typen muss diese Klasse zu einer Entity gehören. Der Besitzer ist `Category`, und diese hat eine Collection dieser Komponenten:

```
<class name="Category" table="CATEGORY">

    ...
    <set name="categorizedItems" table="CATEGORY_ITEM">
        <key column="CATEGORY_ID"/>
        <composite-element class="CategorizedItem">
            <parent name="category"/>
            <many-to-one name="item"
                         column="ITEM_ID"
```

```
                          not-null="true"
                          class="Item"/>
            <property name="username" column="ADDED_BY_USER"/>
            <property name="dateAdded" column="ADDED_ON"/>
        </composite-element>
    </set>
</class>
```

Das ist das vollständige Mapping für eine many-to-many-Assoziation mit Extra-Spalten bei der Join-Tabelle. Das Element `<many-to-one>` repräsentiert die Assoziation mit `Item`; die `<property>`-Mappings decken die zusätzlichen Spalten bei der Join-Tabelle ab. Es gibt nur eine Änderung bei den Datenbanktabellen: Die Tabelle `CATEGORY_ITEM` hat nun einen Primärschlüssel, der aus allen Spalten zusammengesetzt ist, nicht nur wie im vorigen Abschnitt aus `CATEGORY_ID` und `ITEM_ID`. Daher sollte keine Eigenschafte jemals `nullable` sein – anderenfalls können Sie keine Zeile in der Join-Tabelle identifizieren. Abgesehen von dieser Änderung sehen die Tabellen immer noch wie in Abbildung 7.11 aus.

Sie können dieses Mapping mit einer Referenz auf den `User` anstatt einfach nur auf den Namen des Anwenders erweitern. Das erfordert eine zusätzliche `USER_ID`-Spalte bei der Join-Tabelle mit einem Fremdschlüssel für `USERS`. Das ist ein *ternäres Assoziations-Mapping*:

```
<set name="categorizedItems" table="CATEGORY_ITEM">
    <key column="CATEGORY_ID"/>
    <composite-element class="CategorizedItem">
        <parent name="category"/>

        <many-to-one name="item"
                     column="ITEM_ID"
                     not-null="true"
                     class="Item"/>
        <many-to-one name="user"
                     column="USER_ID"
                     not-null="true"
                     class="User"/>
        <property name="dateAdded" column="ADDED_ON"/>
    </composite-element>
</set>
```

Das ist ein recht exotisches Ungetüm!

Der Vorteil einer Collection von Komponenten ist eindeutig der implizite Lebenszyklus der verknüpften Objekte. Um eine Assoziation zwischen einer `Category` und einem `Item` zu erstellen, fügen Sie der Collection eine neue `CategorizedItem`-Instanz hinzu. Um die Verbindung zu lösen, entfernen Sie das Element aus der Collection. Es sind keine besonderen Kaskadierungseinstellungen erforderlich, und der Java-Code wird vereinfacht:

```
CategorizedItem aLink =
    new CategorizedItem(aUser.getUserName(), aCategory, anItem);

aCategory.getCategorizedItems().add( aLink );
aCategory.getCategorizedItems().remove( aLink );
```

Die Kehrseite bei diesem Vorgehen ist, dass es keine Möglichkeit gibt, eine bidirektionale Navigation zu aktivieren: Eine Komponente (wie `CategorizedItem`) kann per Definition keine gemeinsamen Verweise haben. Sie können nicht von `Item` in Richtung `CategorizedItem` navigieren. Doch Sie können eine Abfrage schreiben, um die benötigten Objekte auszulesen.

Machen wir das gleiche Mapping mit Annotationen. Zuerst machen wir die Komponentenklasse `@Embeddable` und fügen die Komponentenspalte und die Assoziations-Mappings ein:

```
@Embeddable
public class CategorizedItem {

    @org.hibernate.annotations.Parent // Optionaler Back-Pointer
    private Category category;
    @ManyToOne
    @JoinColumn(name = "ITEM_ID",
                nullable = false,
                updatable = false)
    private Item item;
    @ManyToOne
    @JoinColumn(name = "USER_ID",
                nullable = false,
                updatable = false)
    private User user;
    @Temporal(TemporalType.TIMESTAMP)
    @Column(name = "ADDED_ON", nullable = false, updatable = false)
    private Date dateAdded;
    ...
    // Konstruktor
    // Getter- und Setter-Methoden
    // Vergessen Sie die equals/hashCode-Methoden nicht
}
```

Mappen Sie das jetzt als eine Collection von Komponenten in der `Category`-Klasse:

```
@org.hibernate.annotations.CollectionOfElements
@JoinTable(
    name = "CATEGORY_ITEM",
    joinColumns = @JoinColumn(name = "CATEGORY_ID")
)
private Set<CategorizedItem> categorizedItems =
                                new HashSet<CategorizedItem>();
```

Das war's schon – Sie haben eine ternäre Assoziation mit Annotationen gemappt. Was zu Anfang noch schrecklich kompliziert aussah, hat sich auf ein paar Zeilen Annotations-Metadaten reduziert, von denen die meisten optional sind.

Das letzte Collection-Mapping, das wir untersuchen wollen, sind `Maps` von Entity-Referenzen.

7.2.4 Mapping von Maps

Sie haben im letzten Kapitel eine Java-`Map` gemappt – die Schlüssel und Werte der `Map` waren Wert-Typen, einfache Strings. Sie können komplexere Maps erstellen – da sind die Referenzen für Entities nicht nur die Schlüssel, sondern auch die Werte. Das Resultat kann von daher eine ternäre Assoziation sein.

Werte als Referenzen für Entities

Als Erstes wollen wir annehmen, dass nur der Wert eines jeden Map-Eintrags eine Referenz zu einer anderen Entity ist. Der Schlüssel ist ein Wert-Typ, ein `long`. Stellen Sie sich vor, dass die `Item`-Entity eine Map von `Bid`-Instanzen hat und dass jeder Map-Eintrag ein Paar mit `Bid`-Identifikator und Referenz zu einer `Bid`-Instanz ist. Wenn Sie durch anItem.getBidsByIdentifier() iterieren, iterieren Sie durch Map-Einträge, die wie (1, <Referenz auf Bid mit PK 1>), (2, <Referenz auf Bid mit PK 2>) usw. aussehen.

Die zugrunde liegenden Tabellen für dieses Mapping sind nichts Besonderes: Sie haben wieder eine ITEM- und eine BID-Tabelle, mit einer Fremdschlüsselspalte ITEM_ID enthalten in BID. Ihre Motivation ist hier eine etwas andere Repräsentation der Daten in der Applikation mit einer Map.

In der Klasse Item fügen Sie eine Map ein:

```
@MapKey(name="id")
@OneToMany(mappedBy="item")
private Map<Long,Bid> bidsByIdentifier = new HashMap<Long,Bid>();
```

Neu ist hier das @MapKey-Element von JPA – es mappt eine Eigenschaft der Target-Entity als Schlüssel der Map. Der Default, wenn Sie das name-Attribut auslassen, ist die Identifikator-Eigenschaft der Target-Entity (also ist der Name hier redundant). Weil die Schlüssel einer Map ein Set bilden, erwartent wir, dass die Werte für eine bestimmte Map nur einmal vorkommen – das ist der Fall bei Bid-Primärschlüsseln, doch wahrscheinlich nicht für irgendeine andere Eigenschaft von Bid.

In Hibernate XML ist dieses Mapping wie folgt:

```
<map name="bidsByIdentifier">
    <key column="ITEM_ID"/>
    <map-key type="long" formula="BID_ID"/>
    <one-to-many class="Bid"/>
</map>
```

Der formula-Schlüssel für eine Map macht diese Spalte *read-only*, also wird sie nie aktualisiert, wenn Sie die Map bearbeiten. Eine üblichere Situation ist eine Map in der Mitte einer ternären Assoziation.

Ternäre Assoziationen

Vielleicht sind Sie schon ein wenig gelangweilt, doch wir versprechen, dass wir hier das letzte mögliche Mapping einer Assoziation zwischen Category und Item zeigen. Fassen wir zusammen, was Sie bereits über diese many-to-many-Assoziation wissen:

- Sie kann auf zwei Collections auf beiden Seiten und einer Join-Tabelle, die nur zwei Fremdschlüsselspalten hat, gemappt werden. Das ist ein reguläres many-to-many-Assoziations-Mapping.
- Sie kann auf eine zwischengeschaltete Entity-Klasse gemappt werden, die die Join-Tabelle und allen zusätzlich darin enthaltenen Spalten repräsentiert. Eine one-to-many-Assoziation wird auf beiden Seiten gemappt (Category und Item) und eine bidirektionales many-to-one-Äquivalent wird in der zwischengeschalteten Entity-Klasse gemappt.
- Sie kann unidirektional gemappt werden, wobei eine Join-Tabelle als Wert-Typ-Komponente repräsentiert wird. Die Category-Entity hat eine Collection von Komponenten. Jede Komponente hat eine Referenz auf ihre besitzende Category und eine

many-to-one-Entity-Assoziation mit einem `Item`. (Die Worte `Category` und `Item` sind in dieser Erklärung auch austauschbar.)

Sie haben vorher das letzte Szenario in eine ternäre Assoziation verwandelt, indem Sie eine weitere many-to-one-Entity-Assoziation bei einem `User` eingefügt haben. Machen wir das Gleiche mit einer `Map`.

Eine `Category` hat eine `Map` mit `Item`-Instanzen – der Schlüssel jedes Map-Eintrags ist eine Referenz auf ein `Item`. Der Wert eines jeden Map-Eintrags ist der `User`, der das `Item` der `Category` hinzugefügt hat. Diese Strategie ist angemessen, wenn es keine weiteren Spalten in der Join-Tabelle gibt – siehe das Schema in Abbildung 7.12.

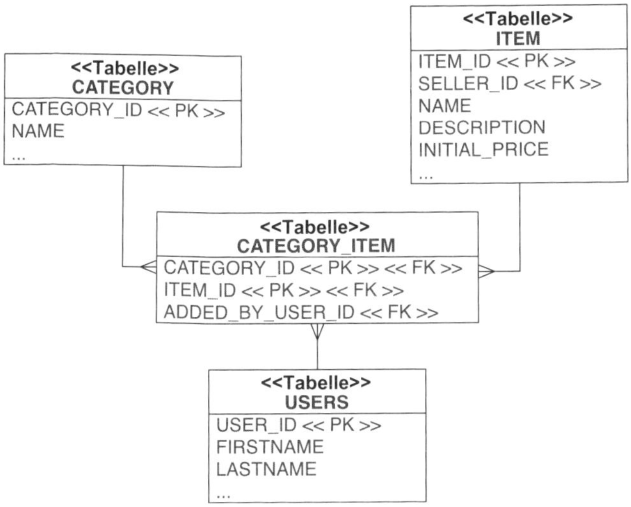

Abbildung 7.12
Eine ternäre Assoziation mit einer Join-Tabelle zwischen drei Entities

Der Vorteil dieser Strategie ist, dass Sie weder zwischengeschaltete Klassen noch Entities oder Wert-Typen brauchen, um die Spalte `ADDED_BY_USER_ID` der Join-Tabelle in Ihrer Java-Applikation zu repräsentieren.

Hier ist erst einmal die `Map`-Eigenschaft in `Category` mit einer Hibernate Extension Annotation:

```
@ManyToMany
@org.hibernate.annotations.MapKeyManyToMany(
    joinColumns = @JoinColumn(name = "ITEM_ID")
)
@JoinTable(
    name = "CATEGORY_ITEM",
    joinColumns = @JoinColumn(name = "CATEGORY_ID"),
    inverseJoinColumns = @JoinColumn(name = "USER_ID")
)
private Map<Item,User> itemsAndUser = new HashMap<Item,User>();
```

Das Hibernate XML Mapping enthält ein neues Element – `<map-key-many-to-many>`:

```
<map name="itemsAndUser"
 table="CATEGORY_ITEM">
    <key column="CATEGORY_ID"/>
    <map-key-many-to-many column="ITEM_ID" class="Item"/>
    <many-to-many column="ADDED_BY_USER_ID" class="User"/>
</map>
```

Um eine Verknüpfung zwischen allen drei Entities zu erstellen, wenn alle Ihre Instanzen bereits im persistenten Status sind, fügen Sie der Map einen neuen Eintrag hinzu:

```
aCategory.getItemsAndUser().add( anItem, aUser );
```

Um die Verknüpfung zu entfernen, entfernen Sie den Eintrag aus der Map. Als Übung können Sie versuchen, dieses Mapping mit einer Collection von `categories` in `Item` bidirektional zu machen. Denken Sie daran, dass dies ein invertiertes Collection-Mapping sein muss, also unterstützt es keine indexierten Collections.

Nun, da Sie alle Techniken zum Mapping von Assoziationen für normale Entities kennen, müssen wir immer noch die Vererbung und Assoziationen auf den verschiedenen Stufen einer Vererbungshierarchie berücksichtigen. Wir wollen hier wirklich *polymorphes* Verhalten. Schauen wir, wie Hibernate mit polymorphen Entity-Assoziationen umgeht.

7.3 Polymorphe Assoziationen

Polymorphismus ist ein definierendes Merkmal objektorientierter Sprachen wie Java. Es ist ein absolut grundlegendes Feature einer ORM-Lösung wie Hibernate, dass polymorphe Assoziationen und Abfragen unterstützt werden. Erstaunlicherweise haben wir es geschafft, so weit zu kommen, ohne viel über Polymorphismus zu sprechen. Noch überraschender ist, dass es über dieses Thema kaum was zu sagen gibt – Polymorphismus ist in Hibernate so einfach zu verwenden, dass wir kaum etwas erklären müssen.

Um einen Überblick zu bekommen, müssen wir uns zuerst eine many-to-one-Assoziation zu einer Klasse anschauen, die Unterklassen haben kann. In diesem Fall garantiert Hibernate, dass Sie Verknüpfungen zu allen Unterklassen-Instanzen erstellen können, genauso wie Sie das mit Instanzen der Superklasse machen würden.

7.3.1 Polymorphe many-to-one-Assoziationen

Eine *polymorphe Assoziation* ist eine Assoziation, die Instanzen einer Unterklasse der Klasse referenziert, die explizit in den Mapping-Metadaten spezifiziert wurde. Für dieses Beispiel nehmen wir uns die Eigenschaft `defaultBillingDetails` von `User`. Sie referenziert ein bestimmtes `BillingDetails`-Objekt, das zur Laufzeit jede konkrete Instanz der Klasse sein kann. Die Klassen können Sie in Abbildung 7.13 sehen.

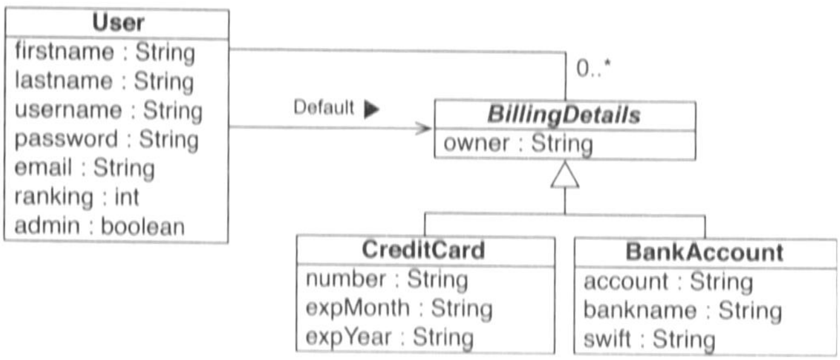

Abbildung 7.13
Ein Anwender hat entweder eine Kreditkarte oder ein Bankkonto als Default.

Sie mappen diese Assoziation mit der abstrakten Klasse `BillingDetails` wie folgt in `User.hbm.xml`:

```
<many-to-one name="defaultBillingDetails"
             class="BillingDetails"
             column="DEFAULT_BILLING_DETAILS_ID"/>
```

Doch weil `BillingDetails` abstrakt ist, muss die Assoziation sich zur Laufzeit auf eine Instanz von einer ihrer Unterklassen beziehen – `CreditCard` oder `BankAccount`.

Sie brauchen nichts Besonderes zu machen, um polymorphe Assoziationen in Hibernate zu aktivieren. Geben Sie den Namen einer gemappten Persistenzklasse in Ihrem Assoziations-Mapping an (oder lassen Sie Hibernate das über Reflektion herausfinden), und dann, wenn diese Klasse ein `<union-subclass>`-, `<subclass>`- oder `<joined-subclass>`-Element deklariert, ist die Assoziation naturgemäß polymorph.

Der folgende Code demonstriert die Erstellung einer Assoziation für eine Instanz der Unterklasse `CreditCard`:

```
CreditCard cc = new CreditCard();
cc.setNumber(ccNumber);
cc.setType(ccType);
cc.setExpiryDate(ccExpiryDate);

User user = (User) session.get(User.class, userId);
user.addBillingDetails(cc); // Der one-to-many-Assoziation hinzufügen
user.setDefaultBillingDetails(cc);
// weitere Units of Work
```

Wenn Sie nun die Assoziation in einem zweiten Unit of Work navigieren, liest Hibernate automatisch die `CreditCard`-Instanz aus:

```
User user = (User) secondSession.get(User.class, userId);

// Die Methode pay() auf der eigentlichen Unterklasseninstanz aufrufen
user.getDefaultBillingDetails().pay(amount);
```

Es gibt nur eine Sache, bei der man aufpassen muss: Wenn `BillingDetails` auf `lazy="true"` gemappt wurde (das ist Default), fungiert Hibernate wie ein Proxy für das Assoziations-Ziel `defaultBillingDetails`. In diesem Fall wären Sie nicht in der Lage, eine Typumwandlung (*Typecast*) bei der konkreten Klasse `CreditCard` zur Laufzeit auszuführen, und sogar der Operator `instanceof` würde sich seltsam verhalten:

```
User user = (User) session.get(User.class, userid);
BillingDetails bd = user.getDefaultBillingDetails();
System.out.println( bd instanceof CreditCard ); // Gibt "false" aus
CreditCard cc = (CreditCard) bd; // ClassCastException!
```

In diesem Code schlägt die Typumwandlung fehl, weil `bd` eine Proxy-Instanz ist. Wenn eine Methode beim Proxy aufgerufen wird, wird der Aufruf zu einer Instanz von `CreditCard` delegiert, die mit Lazy Fetching geholt wird (es ist eine Instanz einer laufzeitgenerierten Unterklasse, also klappt es auch mit `instanceof` nicht). Bis diese Initialisierung geschieht, weiß Hibernate nicht, wie der Untertyp der gegebenen Instanz ist – dafür wäre ein Datenbankzugriff nötig, und das sollten Sie bei Lazy Loading von vornherein vermeiden. Um eine proxy-sichere Typumwandlung durchzuführen, nehmen Sie `load()`:

```
User user = (User) session.get(User.class, userId);
BillingDetails bd = user.getDefaultBillingDetails();

// Den Proxy auf die Unterklasse eingrenzen, nicht die Datenbank benutzen
CreditCard cc =
    (CreditCard) session.load( CreditCard.class, bd.getId() );
expiryDate = cc.getExpiryDate();
```

Nach dem Aufruf von `load()` beziehen sich `bd` und `cc` auf zwei verschiedene Proxy-Instanzen, die beide an die zugrunde liegende Instanz `CreditCard` delegieren. Allerdings hat der zweite Proxy ein anderes Interface, und Sie können Methoden (wie `getExpiryDate()`) aufrufen, die nur für dieses Interface gelten.

Beachten Sie, dass Sie diese Probleme vermeiden können, wenn Sie Lazy Fetching vermeiden, indem Sie wie im folgenden Code eine Eager-Fetch-Abfrage nehmen:

```
User user = (User)session.createCriteria(User.class)
.add(Restrictions.eq("id", uid) )
.setFetchMode("defaultBillingDetails", FetchMode.JOIN)
.uniqueResult();
// Die defaultBillingDetails von User sind eager geladen worden
CreditCard cc = (CreditCard) user.getDefaultBillingDetails();
expiryDate = cc.getExpiryDate();
```

Echter objektorientierter Code sollte kein `instanceof` oder zahlreiche Typumwandlungen benutzen. Wenn Sie auf Proxy-Probleme stoßen, sollten Sie Ihr Design in Frage stellen und überlegen, ob es einen polymorpheren Ansatz gibt. Hibernate bietet als Alternative zu Lazy Loading durch Proxys auch Bytecode-Instrumentierung; wir kommen auf Fetching-Strategie in Kapitel 13, Abschnitt 13.1 „Definition des globalen Fetch-Plans" zurück.

one-to-one-Assoziationen werden auf die gleiche Weise behandelt. Was ist mit mehrwertigen Assoziationen – beispielsweise der Collection von `BillingDetails` für jeden `User`?

7.3.2 Polymorphe Collections

Ein User kann Referenzen zu vielen `BillingDetails` haben, nicht nur einen einzigen Default (einer der vielen *ist* der Default). Das mappen Sie mit einer bidirektionalen one-to-many-Assoziation.

Bei `BillingDetails` haben Sie Folgendes:

```
<many-to-one name="user"
             class="User"
             column="USER_ID"/>
```

Beim `Users`-Mapping haben Sie:

```
<set name="billingDetails"
     inverse="true">
    <key column="USER_ID"/>
    <one-to-many class="BillingDetails"/>
</set>
```

Eine `CreditCard` einzufügen ist ganz leicht:

```
CreditCard cc = new CreditCard();
cc.setNumber(ccNumber);
cc.setType(ccType);
cc.setExpMonth(...);
```

```
cc.setExpYear(...);

User user = (User) session.get(User.class, userId);
// Convenience Method aufrufen, die beide Seiten der Assoziation setzt
user.addBillingDetails(cc);
// weitere Units of Work
```

Wie gewöhnlich ruft `addBillingDetails()` dann `getBillingDetails().add(cc)` und `cc.setUser(this)` auf, um die Integrität der Beziehung zu garantieren, indem beide Pointer gesetzt werden.

Sie können durch die Collection iterieren und die Instanzen von `CreditCard` und `BankAccount` polymorph abwickeln (die Anwender sollen im endgültigen System wahrscheinlich doch keine mehrfachen Rechnungen bekommen):

```
User user = (User) session.get(User.class, userId);

for( BillingDetails bd : user.getBillingDetails() ) {
    // Aufrufen von CreditCard.pay() oder BankAccount.pay()
    bd.pay(paymentAmount);
}
```

In den bisherigen Beispielen waren wir davon ausgegangen, dass `BillingDetails` eine Klasse ist, die explizit gemappt wird, und dass die Mapping-Strategie der Vererbung auf *Tabelle pro Klasse Hierarchie* lautet oder mit *Tabelle pro Unterklasse* normalisiert wird.

Wenn allerdings die Hierarchie mit *Tabelle pro konkrete Klasse* (impliziter Polymorphismus) gemappt wird oder explizit mit *Tabelle pro konkrete Klasse mit Union*, erfordert ein solches Szenario eine ausgefeiltere Lösung.

7.3.3 Polymorphe Assoziationen mit Unions

Hibernate unterstützt die polymorphen many-to-one- und one-to-many-Assoziationen, die in den vorigen Abschnitten gezeigt wurden, auch wenn eine Klassenhierarchie mit der Strategie *Tabelle pro konkrete Klasse* gemappt wird. Sie fragen sich wohl, wie das funktioniert, weil Sie mit dieser Strategie vielleicht keine Tabelle für die Superklasse haben. Wenn das so ist, können Sie `BILLING_DETAILS` keine Fremdschlüsselspalte hinzufügen oder darauf referenzieren.

Schauen Sie sich noch einmal unsere Ausführungen zu *Tabelle pro konkrete Klasse mit Union* in Kapitel 5, Abschnitt 5.1.2 „Tabelle pro konkrete Klasse mit Unions“ an. Schenken Sie der polymorphen Abfrage, die Hibernate beim Auslesen der Instanzen von `BillingDetails` ausführt, besondere Aufmerksamkeit. Nun betrachten Sie die folgende Collection von `BillingDetails`, die für `User` gemappt ist:

```
<set name="billingDetails"
     inverse="true">
    <key column="USER_ID"/>
    <one-to-many class="BillingDetails"/>
</set>
```

Wenn Sie das polymorphe Union-Feature aktivieren wollen, müssen Sie darauf achten, dass es invertiert ist – eine Grundbedingung für diese polymorphe Assoziation: Es muss ein Mapping auf der gegenüberliegenden Seite geben. Im Mapping von `BillingDetails` mit `<union-subclass>` müssen Sie eine `<many-to-one>`-Assoziation einbauen:

```
<class name="BillingDetails" abstract="true">

    <id name="id" column="BILLING_DETAILS_ID" .../>
    <property .../>
    <many-to-one name="user"
                 column="USER_ID"
                 class="User"/>
    <union-subclass name="CreditCard" table="CREDIT_CARD">
        <property .../>
    </union-subclass>

    <union-subclass name="BankAccount" table="BANK_ACCOUNT">
        <property .../>
    </union-subclass>
</class>
```

Sie haben zwei Tabellen für beide konkrete Klassen der Hierarchie. Jede Tabelle hat eine Fremdschlüsselspalte `USER_ID`, die die `USERS`-Tabelle referenziert. Das Schema wird in Abbildung 7.14 gezeigt.

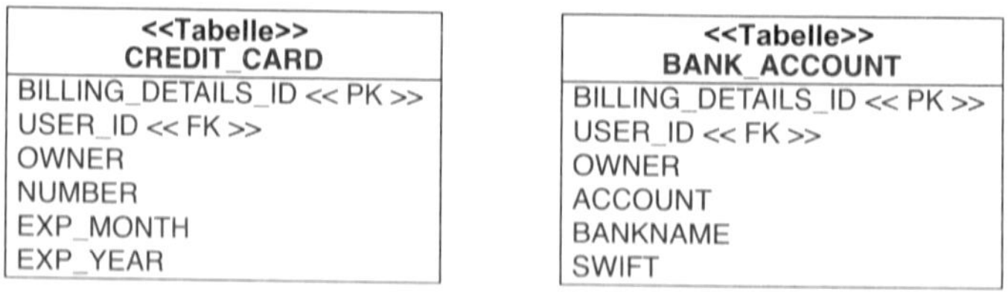

Abbildung 7.14
Zwei konkrete Klassen, die auf zwei separate Tabellen gemappt sind

Schauen Sie nun einmal den folgenden Datenzugriffscode an:

```
aUser.getBillingDetails().iterator().next();
```

Hibernate führt eine `UNION`-Abfrage durch, um alle Instanzen auszulesen, auf die in dieser Collection referenziert wird:

```
select
    BD.*
from
  ( select
      BILLING_DETAILS_ID, USER_ID, OWNER,
      NUMBER, EXP_MONTH, EXP_YEAR,
      null as ACCOUNT, null as BANKNAME, null as SWIFT,
      1 as CLAZZ
    from
      CREDIT_CARD

    union
    select
      BILLING_DETAILS_ID, USER_ID, OWNER,
      null as NUMBER, null as EXP_MONTH, null as EXP_YEAR
      ACCOUNT, BANKNAME, SWIFT,
      2 as CLAZZ
    from
      BANK_ACCOUNT
  ) BD
where
    BD.USER_ID = ?
```

Der `FROM`-Klausel-Subselect ist eine Union aller Tabellen der konkreten Klassen und enthält die `USER_ID`-Fremdschlüsselwerte für alle Instanzen. Der äußere Select enthält nun in der `WHERE`-Klausel eine Einschränkung auf alle Zeilen, die einen bestimmten Anwender referenzieren.

Das funktioniert ganz ausgezeichnet und wie von Zauberhand für das Auslesen von Daten. Wenn Sie die Collection und Assoziation manipulieren, wird die nicht-invertierte Seite benutzt, um die `USER_ID`-Spalte(n) in der konkreten Tabelle zu aktualisieren. Mit anderen Worten haben die Änderungen an der invertierten Collection keine Auswirkungen: Der Wert der `user`-Eigenschaft einer `CreditCard`- oder `BankAccount`-Instanz wird genommen.

Nun schauen Sie noch einmal auf die many-to-one-Assoziation `defaultBillingDetails`, die auf die Spalte `DEFAULT_BILLING_DETAILS_ID` in der `USERS`-Tabelle gemappt ist. Hibernate führt eine `UNION`-Abfrage aus, die ähnlich wie die vorige Abfrage zum Auslesen dieser Instanz aussieht, wenn Sie auf die Eigenschaft zugreifen. Doch statt eine Einschränkung in der `WHERE`-Klausel auf einen bestimmten Anwender vorzunehmen, wird sie auf einer bestimmten `BILLING_DETAILS_ID` gemacht.

Ganz wichtig: Hibernate kann und wird mit dieser Strategie keinen Fremdschlüssel-Constraint für `DEFAULT_BILLING_DETAILS_ID` erstellen. Die Ziel-Tabelle dieser Referenz kann irgendeine der konkreten Tabellen sein, die nicht einfach mit Einschränkungen belegt werden kann. Sie sollten sich überlegen, ob Sie eine eigene Integritätsregel für diese Spalte mit einem Datenbank-Trigger schreiben.

Eine problematische Vererbungsstrategie bleibt uns noch: *Tabelle pro konkrete Klasse* mit implizitem Polymorphismus.

7.3.4 Polymorphe Tabelle pro konkrete Klasse

In Kapitel 5, Abschnitt 5.1.1 „Tabelle pro konkrete Klasse mit implizitem Polymorphismus", haben wir die Mapping-Strategie *Tabelle pro konkrete Klasse* definiert und beobachtet, dass es mit dieser Mapping-Strategie schwer ist, eine polymorphe Assoziation zu repräsentieren, weil Sie keine Fremdschlüssel-Beziehung mit einer Tabelle der abstrakten Superklasse mappen können. Es gibt mit dieser Strategie keine Tabelle für die Superklasse, sondern nur für konkrete Klassen. Sie können auch keine `UNION` erstellen, weil Hibernate nicht weiß, was die konkreten Klassen vereint. Die Superklasse (oder die Schnittstelle) ist nirgendwo gemappt.

Hibernate unterstützt keine polymorphe `billingDetails` one-to-many-Collection in `User`, wenn diese Vererbungs-Mapping-Strategie bei der `BillingDetails`-Hierarchie angewendet wird. Wenn Sie bei dieser Strategie polymorphe many-to-one-Assoziationen brauchen, müssen Sie auf einen Hack zurückgreifen. Die in diesem Abschnitt gezeigte Technik sollte Ihre letzte Wahl sein. Versuchen Sie zuerst, auf ein `<union-subclass>`-Mapping zu wechseln.

Nehmen wir an, dass Sie eine polymorphe many-to-one-Assoziation von `User` zu `BillingDetails` repräsentieren wollen, wobei die `BillingDetails`-Klassenhierarchie mit einer *Tabelle pro konkrete Klasse*-Strategie gemappt ist und in Hibernate ein implizites polymorphes Verhalten hat. Sie haben eine `CREDIT_CARD`- und eine `BANK_ACCOUNT`-, doch keine `BILLING_DETAILS`-Tabelle. Hibernate braucht zwei Informationen in der `USERS`-Tabelle, um die assoziierten Defaults von `CreditCard` oder `BankAccount` eindeutig identifizieren zu können:

- Den Name der Tabelle, in der sich die assoziierte Instanz befindet
- Den Identifikator der assoziierten Instanz

Die `USERS`-Tabelle benötigt zusätzlich zu `DEFAULT_BILLING_DETAILS` eine `DEFAULT_BILLING_DETAILS_TYPE`-Spalte. Diese Extraspalte funktioniert wie ein zusätzlicher Diskriminator und erfordert ein Hibernate-`<any>`-Mapping in `User.hbm.xml`:

```
<any name="defaultBillingDetails"
     id-type="long"
     meta-type="string">
    <meta-value value="CREDIT_CARD" class="CreditCard"/>
    <meta-value value="BANK_ACCOUNT" class="BankAccount"/>
    <column name="DEFAULT_BILLING_DETAILS_TYPE"/>
    <column name="DEFAULT_BILLING_DETAILS_ID"/>
</any>
```

Das Attribut `meta-type` spezifiziert den Hibernate-Typ der `DEFAULT_BILLING_DETAILS_TYPE`-Spalte und das `id-type`-Attribut spezifiziert den Typ der Spalte `DEFAULT_BILLING_DETAILS_ID` (`CreditCard` und `BankAccount` müssen den gleichen Identifikator-Typ haben).

Das Element `<meta-value>` sagt Hibernate, wie es den Wert der Spalte `DEFAULT_BILLING_DETAILS_TYPE` interpretieren muss. Sie brauchen hier nicht den vollständigen Tabellennamen zu nehmen, sondern können einen beliebigen Wert als Typ-Diskriminator verwenden. Sie können beispielsweise die Information in zwei Zeichen kodieren:

```
<any name="defaultBillingDetails"
     id-type="long"
     meta-type="string">
    <meta-value value="CREDIT_CARD" class="CreditCard"/>
    <meta-value value="BANK_ACCOUNT" class="BankAccount"/>
    <column name="DEFAULT_BILLING_DETAILS_TYPE"/>
    <column name="DEFAULT_BILLING_DETAILS_ID"/>
</any>
```

Ein Beispiel dieser Tabellenstruktur sehen Sie in Abbildung 7.15.

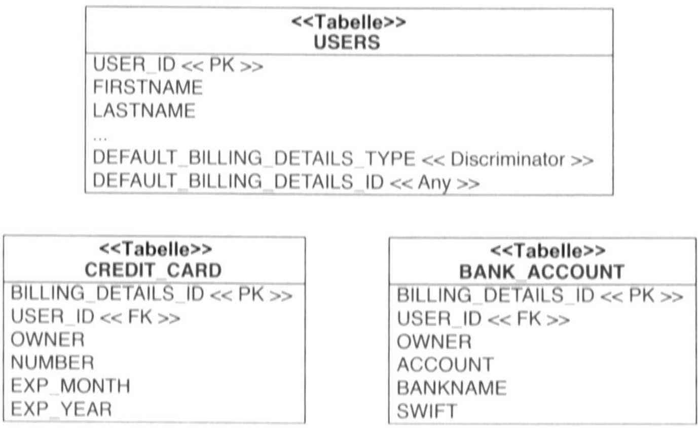

Abbildung 7.15 Eine Diskriminator-Spalte mit einer *any*-Assoziation

Hier ist das erste große Problem bei einer solchen Assoziation: Sie können keinen Fremdschlüssel-Constraint in der Spalte `DEFAULT_BILLING_DETAILS_ID` hinzufügen, weil manche Werte sich auf die Tabelle `BANK_ACCOUNT` beziehen und andere auf die Tabelle `CREDIT_CARD`. Von daher müssen Sie sich etwas anderes einfallen lassen, um die Integrität sicherzustellen (einen Trigger beispielsweise). Das ist das gleiche Problem, vor dem Sie bei einer `<union-subclass>`-Strategie stehen.

Obendrein ist es schwierig, SQL-Tabellen-Joins für diese Assoziation zu schreiben. Insbesondere unterstützen die Hibernate-Abfragemöglichkeiten diese Art von Assoziations-Mapping nicht, auch kann diese Assoziation nicht über einen Outer Join ausgelesen werden. Wir raten außer bei *ganz* speziellen Fällen von der Verwendung von `<any>`-Assoziationen definitiv ab. Beachten Sie auch, dass diese Mapping-Technik nicht mit Annotationen oder in Java Persistence zur Verfügung steht (dieses Mapping kommt so selten vor, dass niemand bisher dafür einen Support haben wollte).

Sie sehen also, dass Assoziationen ganz unkompliziert sind, wenn Sie nicht gerade vorhaben, eine Assoziation mit einer Klassenhierarchie zu erstellen, die mit implizitem Polymorphismus gemappt wird. Sie brauchen darüber normalerweise nicht mal nachzudenken. Vielleicht überrascht es Sie, dass Sie keine JPA- oder Annotationsbeispiele in den vorigen Abschnitten gezeigt haben – das Laufzeitverhalten ist das gleiche, und Sie brauchen kein Extra-Mapping dafür.

7.4 Zusammenfassung

In diesem Kapitel haben Sie erfahren, wie man komplexere Entity-Assoziationen mappt. Viele der gezeigten Techniken werden selten gebraucht und sind wahrscheinlich unnötig, wenn Sie die Beziehungen zwischen Ihren Klassen vereinfachen können. Insbesondere many-to-many-Entity-Assoziationen werden oft am besten als zwei one-to-many-Assoziationen mit einer zwischengeschalteten Entity-Klasse oder einer Collection von Komponenten repräsentiert.

Die Tabelle 7.1 zeigt eine Zusammenfassung, die Sie für den Vergleich von nativen Hibernate-Features und Java Persistence nehmen können.

Tabelle 7.1 Vergleich zwischen Hibernate und JPA für Kapitel 7

Hibernate Core	**Java Persistence und EJB 3.0**
Hibernate unterstützt die Generierung von gemeinsamen Primärschlüsseln von one-to-one-Assoziations-Mappings.	Das standardisierte one-to-one-Mapping wird unterstützt. Über eine Hibernate Extension ist die automatische Generierung von gemeinsamen Primärschlüsseln möglich.
Hibernate unterstützt alle Mappings von Entity-Assoziation bei Join-Tabellen.	Standardisierte Assoziations-Mappings sind bei Sekundärtabellen möglich.

Hibernate Core	**Java Persistence und EJB 3.0**
Hibernate unterstützt das Mapping von Listen mit persistenten Indizes.	Persistente Indizes erfordern eine Hibernate Extension Annotation.
Hibernate unterstützt umfassend polymorphes Verhalten. Es bietet besonderen Support für *any*-Assoziations-Mappings mit einer Vererbungshierarchie, die mit implizitem Polymorphismus gemappt ist.	Vollständiges polymorphes Verhalten ist möglich, doch es gibt keinen Annotations-Support für *any*-Mappings.

Im nächsten Kapitel konzentrieren wir uns auf die Datenbankintegration von Altsystemen (Legacy-Systemen) und wie Sie das SQL anpassen können, das Hibernate automatisch für Sie generiert. Dieses Kapitel ist nicht nur dann interessant, wenn Sie mit Schemata von Altsystemen arbeiten müssen, sondern auch, wenn Sie Ihr neues Schema beispielsweise mit eigenem DDL verbessern wollen.

8

8 Legacy-Datenbanken und eigenes SQL

Die Themen dieses Kapitels:

- Integration von Legacy-Datenbanken und knifflige Mappings
- Anpassung von SQL-Anweisungen
- Verbesserung des SQL-Schemas mit eigener DDL

Bei vielen Beispielen in diesem Kapitel geht es um „schwierige" Mappings. Das erste Mal wenn Sie Probleme mit dem Erstellen eines Mappings bekommen, wird wahrscheinlich sein, wenn das Datenbankschema eines Legacy-, also eines Altsystems nicht verändert werden kann. Wir besprechen typische Probleme, auf die Sie bei einem solchen Szenario stoßen werden, und wie Sie Ihre Mapping-Metadaten anpassen können, statt Ihre Applikation oder das Datenbankschema zu verändern.

Wir zeigen Ihnen auch, wie Sie das von Hibernate automatisch generierte SQL überschreiben können. Dazu gehören SQL-Abfragen, DML-Operationen (Create, Update, Delete) und auch die automatische DDL-Generierung von Hibernate. Sie erfahren, wie Stored Procedures und benutzerdefinierte SQL-Funktionen gemappt werden und wie Sie die richtigen Integritätsregeln in Ihrem Datenbankschema anwenden. Dieser Abschnitt wird besonders dann nützlich sein, wenn Ihr Datenbankadministrator die vollständige Kontrolle braucht (oder wenn Sie selbst der DBA sind und Hibernate auf SQL-Ebene optimieren wollen).

Wie Sie sehen, sind die Themen dieses Kapitels breit gestreut; Sie brauchen nicht alles am Stück zu lesen. Sie können einen Großteil dieses Kapitels als Referenzmaterial betrachten und darauf zurückgreifen, wenn ein bestimmtes Problem auftritt.

8.1 Integration von Datenbanken aus Altsystemen

In diesem Abschnitt decken wir hoffentlich alle die Eventualitäten ab, auf die Sie bei der Arbeit mit einer vorhandenen Altsystem-Datenbank oder (und das ist oft das Gleiche) einem eigenartigen bzw. kaputten Schema arbeiten müssen. Wenn Ihr Entwicklungsprozess Top-down ist, können Sie diesen Abschnitt jedoch überspringen. Darüber hinaus empfehlen wir Ihnen, dass Sie zuerst alle Kapitel über Klassen-, Collection- und Assoziations-Mappings lesen, bevor Sie versuchen, mit Reverse Engineering ein komplexes Legacy-Schema anzugehen.

Wir müssen Sie warnen: Wenn Ihre Applikation ein vorhandenes Legacy-Datenbankschema erbt, sollten Sie an diesem Schema normalerweise so wenig Änderungen wie möglich vornehmen. Jede Änderung daran könnte andere vorhandene Applikationen beeinträchtigen, die auf die Datenbank zugreifen. Möglicherweise müssen Sie auch eine kostspielige Migration vorhandener Daten in Betracht ziehen. Im Allgemeinen ist es nicht möglich, eine neue Applikation zu erstellen und *keine* Änderungen am vorhandenen Datenmodell zu machen – eine neue Applikation bedeutet normalerweise zusätzliche Business-Anforderungen, die naturgemäß eine Weiterentwicklung des Datenbankschemas nach sich zieht.

Wir werden von daher zwei Arten von Problemen betrachten: solche, die mit den sich verändernden Business-Anforderungen zu tun haben (die im Allgemeinen nicht ohne Überarbeitung des Schemas gelöst werden können), und solche, die sich nur darauf beziehen, wie Sie das gleiche Business-Problem in Ihrer neuen Applikation repräsentieren wollen (gewöhnlich kann das ohne Änderungen am Datenbankschema gelöst werden, aber nicht immer). Es sollte klar sein, dass die erste Art von Problemen schon erkennbar wird, wenn man sich nur das logische Datenmodell anschaut. Die zweite bezieht sich häufiger auf die Implementierung des logischen Datenmodells als physisches Datenbankschema.

Wenn Sie diesen Beobachtung zustimmen, merken Sie, dass Schemaveränderungen bei folgenden Problemen erforderlich sind: Einfügen neuer Entities, Refakturierung vorhandener Entities, Einfügen neuer Attribute bei vorhandenen Entities und Überarbeitungen der Assoziationen zwischen Entities. Bei den ohne Schemaveränderungen lösbaren Problemen geht es gewöhnlich um unpraktische Tabellen- oder Spaltendefinitionen für eine bestimmte Entity. In diesem Abschnitt konzentrieren wir uns auf diese Art Probleme.

Wir gehen davon aus, dass Sie bereits ein Reverse Engineering des vorhandenen Schemas mit dem Hibernate Toolset probiert haben, wie wir es in Kapitel 2, Abschnitt 2.3 „Reverse Engineering einer Legacy-Datenbank“, beschrieben haben. Die Konzepte und Lösungen, die in den folgenden Abschnitten vorgestellt werden, gehen davon aus, dass Sie ein grundlegendes objekt-relationales Mapping etabliert haben und zusätzliche Änderungen machen müssen, um es ans Laufen zu kriegen. Alternativ können Sie versuchen, das Mapping ohne Tools fürs Reverse Engineering komplett per Hand zu schreiben.

Fangen wir mit dem offensichtlichsten Problem an: den Legacy-Primärschlüsseln.

8.1.1 Umgang mit Primärschlüsseln

Wir haben bereits erwähnt, dass unserer Meinung nach natürliche Primärschlüssel eine schlechte Idee sein können. Natürliche Schlüssel erschweren es oft, das Datenmodell bei sich verändernden Business-Anforderungen zu refakturieren. Diese Schlüssel können sich in extremen Fällen sogar auf die Performance auswirken. Leider arbeiten viele Schemata von Altsystemen sehr viel mit (natürlichen) zusammengesetzten Schlüsseln, und aus diesem Grunde raten wir von zusammengesetzten (*composite*) Schlüsseln dringend ab. Es kann schwer sein, das Legacy-Schema so zu verändern, damit man mit nicht zusammengesetzten oder Surrogatschlüsseln arbeiten kann.

Von daher unterstützt Hibernate natürliche Schlüssel. Wenn der natürliche Schlüssel ein zusammengesetzter ist, erfolgt die Unterstützung über das `<composite-id>`-Mapping. Wir wollen nun einen zusammengesetzten und einen nicht zusammengesetzten natürlichen Primärschlüssel mappen.

Natürliche Schlüssel mappen

Wenn Sie in einem Legacy-Schema auf eine `USERS`-Tabelle treffen, ist es wahrscheinlich, dass tatsächlich `USERNAME` der Primärschlüssel ist. In diesem Fall haben Sie keinen Surrogat-Identifikator, der automatisch generiert wird. Stattdessen aktivieren Sie die `assigned`-Strategie für den Identifikator-Generator, um Hibernate darauf hinzuweisen, dass der Identifikator ein natürlicher Schlüssel ist, der von der Applikation vor dem Speichern des Objekts zugewiesen wird:

```
<class name="User" table="USERS">
    <id name="username" column="USERNAME" length="16">
        <generator class="assigned"/>
    </id>
    ...
</class>
```

Der Code, um einen neuen `User` zu speichern, lautet wie folgt:

```
User user = new User();
user.setUsername("johndoe"); // Einen Primärschlüsselwert zuweisen
user.setFirstname("John");
user.setLastname("Doe");
session.saveOrUpdate(user); // Führt zu einem INSERT
// System.out.println( session.getIdentifier(user) );
session.flush();
```

Woher weiß Hibernate, dass `saveOrUpdate()` ein `INSERT` erfordert und kein `UPDATE`? Hibernate weiß es nicht, also müssen wir tricksen: Hibernate fragt die `USERS`-Tabelle nach dem angegebenen Anwendernamen, und wenn er gefunden wird, aktualisiert Hibernate die Zeile. Wenn nicht, wird eine neue Zeile eingefügt. Das ist sicher nicht die beste Lösung, weil sie einen weiteren Zugriff auf die Datenbank auslöst.

Mehrere Strategien vermeiden den `SELECT`:

- Fügen Sie bei Ihrer Entity ein `<version>`- oder `<timestamp>`-Mapping und eine Eigenschaft ein. Hibernate managt beide Werte intern für die optimistische Steuerung des gleichzeitigen Zugriffs (mehr darüber später in diesem Buch). Als Nebeneffekt weist ein leerer Zeitstempel oder eine `0` oder `NULL`-Version darauf hin, dass eine Instanz neu ist und nicht aktualisiert, sondern eingefügt werden muss.

- Implementieren Sie einen Hibernate-`Interceptor` und klinken Sie ihn mit Ihrer `Session` ein. Durch diese Extension-Schnittstelle können Sie die Methode `isTransient()` mit jeder eigenen Prozedur implementieren, die Sie für die Unterscheidung von alten und neuen Objekten brauchen.

Wenn Sie jedoch damit zufrieden sind, explizit mit `save()` und `update()` zu arbeiten statt mit `saveOrUpdate()`, dann muss Hibernate nicht zwischen transient und detached Instanzen unterscheiden – das machen Sie durch die Wahl des richtigen Methodenaufrufs. (Dieses Problem ist übrigens in der Praxis der einzige Grund, nicht immer `saveOrUpdate()` zu nehmen.)

Das Mapping von natürlichen Primärschlüsseln mit JPA-Annotationen ist unkompliziert:

```
@Id
private String username;
```

Wenn kein Identifikator-Generator deklariert wird, nimmt Hibernate an, dass es die normale Select-für-Statusbestimmung-wenn-nicht-versioniert-Strategie nehmen soll, und erwartet, dass die Applikation sich um die Zuweisung der Primärschlüssel kümmert. Sie können den `SELECT` vermeiden, indem Sie Ihre Applikation mit einem Interceptor erweitern oder eine Eigenschaft zur Versionskontrolle (Versionsnummer oder Zeitstempel) einfügen.

Zusammengesetzte natürliche Schlüssel basieren auf den gleichen Konzepten und erweitern sie.

Natürliche zusammengesetzte Schlüssel mappen

Nehmen wir an, dass der Primärschlüssel der Tabelle `USERS` aus einem `USERNAME` und einer `DEPARTMENT_NR` besteht. Sie können der Klasse `User` eine Eigenschaft namens `departmentNr` hinzufügen und folgendes Mapping erstellen:

```
<class name="User" table="USERS">

   <composite-id>
        <key-property name="username"
                      column="USERNAME"/>
        <key-property name="departmentNr"
                      column="DEPARTMENT_NR"/>
    </composite-id>
    ...
</class>
```

Der Code, um einen neuen `User` zu speichern, sieht so aus:

```
User user = new User();
// Primärschlüsselwert zuweisen
user.setUsername("johndoe");
user.setDepartmentNr(42);
// Eigenschaftswerte setzen
user.setFirstname("John");
user.setLastname("Doe");
session.saveOrUpdate(user);
session.flush();
```

Denken Sie wiederum daran, dass Hibernate ein `SELECT` ausführt, um zu bestimmen, was `saveOrUpdate()` machen soll – außer Sie aktivieren die Versionskontrolle oder einen selbst erstellten `Interceptor`. Doch welches Objekt können/sollten Sie als Identifikator nehmen, wenn Sie `load()` oder `get()` aufrufen? Nun, es ist beispielsweise möglich, eine Instanz der Klasse `User` zu verwenden:

```
User user = new User();

// Primärschlüsselwert zuweisen
user.setUsername("johndoe");
user.setDepartmentNr(42);

// Persistenzstatus in user laden
session.load(User.class, user);
```

In diesem Code-Snippet fungiert `User` als seine eigene Identifikator-Klasse. Es ist eleganter, eine separate Identifikator-Klasse zu definieren, die einfach die Schlüssel-Eigenschaften deklariert. Nennen Sie diese Klasse `UserId`:

```
public class UserId implements Serializable {
    private String username;
    private Integer departmentNr;

    public UserId(String username, Integer departmentNr) {
        this.username = username;
        this.departmentNr = departmentNr;
    }

    // Getter ...
    public int hashCode() {
        int result;
            result = username.hashCode();
            result = 29 * result + departmentNr.hashCode();
            return result;
    }
    public boolean equals(Object other) {
        if (other==null) return false;
        if ( !(other instanceof UserId) ) return false;
        UserId that = (UserId) other;
        return this.username.equals(that.username) &&
            this.departmentNr.equals(that.departmentNr);
    }
}
```

Es ist ganz wesentlich, dass Sie `equals()` und `hashCode()` korrekt implementieren, weil Hibernate sich für Cache-Lookups auf diese Methoden verlässt. Von den Identifikator-Klassen wird auch erwartet, dass sie `Serializable` implementieren.

Sie entfernen nun die `username` und `departmentNr`-Eigenschaften aus `User` und fügen eine `userId`-Eigenschaft hinzu. Erstellen Sie folgendes Mapping:

```
<class name="User" table="USERS">

    <composite-id name="userId" class="UserId">
        <key-property name="username"
                      column="USERNAME"/>
        <key-property name="departmentNr"
                      column="DEPARTMENT_NR"/>
    </composite-id>
    ...
</class>
```

Speichern Sie eine neue Instanz von `User` mit diesem Code:

```
UserId id = new UserId("johndoe", 42);
User user = new User();
// Primärschlüsselwert zuweisen
```

```
user.setUserId(id);
// Eigenschaftswerte setzen
user.setFirstname("John");
user.setLastname("Doe");
session.saveOrUpdate(user);
session.flush();
```

Wieder wird ein `SELECT` benötigt, damit `saveOrUpdate()` funktioniert. Der folgende Code zeigt, wie eine Instanz geladen wird:

```
UserId id = new UserId("johndoe", 42);
User user = (User) session.load(User.class, id);
```

Nehmen wir jetzt einmal an, dass `DEPARTMENT_NR` ein Fremdschlüssel ist, der die Tabelle `DEPARTMENT` referenziert, und dass Sie diese Assoziation im Java-Domain-Modell als eine many-to-one-Assoziation repräsentieren wollen.

Fremdschlüssel in zusammengesetzten Primärschlüsseln

Wir empfehlen, dass Sie eine Fremdschlüsselspalte, die auch Teil eines zusammengesetzten Primärschlüssels ist, auf ein reguläres `<many-to-one>`-Element mappen und alle Hibernate-Inserts oder -Updates dieser Spalte mit `insert="false" update="false"` deaktivieren:

```
<class name="User" table="USER">
    <composite-id name="userId" class="UserId">
        <key-property name="username"
                      column="USERNAME"/>
        <key-property name="departmentId"
                      column="DEPARTMENT_ID"/>
    </composite-id>
    <many-to-one name="department"
                 class="Department"
                 column="DEPARTMENT_ID"
                 insert="false" update="false"/>
    ...
</class>
```

Hibernate ignoriert jetzt die Eigenschaft `department`, wenn ein `User` aktualisiert oder eingefügt wird, doch Sie können sie natürlich mit `johndoe.getDepartment()` lesen. Die Beziehung zwischen einem `User` und `Department` wird nun über die Eigenschaft `departmentId` der zusammengesetzten Schlüsselklasse `UserId` gemanagt:

```
UserId id = new UserId("johndoe", department.getId() );
User user = new User();
// Primärschlüsselwert zuweisen
user.setUserId(id);
// Eigenschaftswerte setzen
user.setFirstname("John");
user.setLastname("Doe");
user.setDepartment(department);
session.saveOrUpdate(user);
session.flush();
```

Nur der Identifikator-Wert des Departments wirkt sich auf den Persistenzstatus aus; der Aufruf `setDepartment(department)` erfolgt aus Gründen der Konsistenz: Anderenfalls müssen Sie das Objekt aus der Datenbank neu laden, um den Department-Satz nach dem Flush zu bekommen. (In der Praxis können Sie alle diese Details in den Konstruktor Ihrer zusammengesetzten Identifikator-Klasse auslagern.)

Ein alternativer Ansatz ist <key-many-to-one>:

```
<class name="User" table="USER">

    <composite-id name="userId" class="UserId">
        <key-property name="username"
                      column="USERNAME"/>
        <key-many-to-one name="department"
                         class="Department"
                         column="DEPARTMENT_ID"/>
    </composite-id>
    ...
</class>
```

Doch es ist normalerweise unpraktisch, eine Assoziation in einer zusammengesetzten Identifikator-Klasse zu haben. Darum ist dieser Ansatz nur unter ganz bestimmten Umständen empfehlenswert. Das <key-many-to-one>-Konstrukt kommt bei Abfragen auch an seine Grenzen: Sie können ein Abfrageresultat in HQL oder Criteria über einen <key-many-to-one>-Join nicht beschränken (obwohl es möglich ist, dass diese Features in einer späteren Hibernate-Version implementiert werden).

Fremdschlüssel zu zusammengesetzten Primärschlüsseln

Weil `USERS` einen zusammengesetzten Primärschlüssel hat, ist auch jeder referenzierende Fremdschlüssel zusammengesetzt. Die Assoziation von `Item` zu `User` (dem Verkäufer) ist beispielsweise nun mit einem zusammengesetzten Fremdschlüssel gemappt.

Hibernate kann dieses Detail vor dem Java-Code mit dem folgenden Assoziations-Mapping von `Item` zu `User` verstecken:

```
<many-to-one name="seller" class="User">
    <column name="USERNAME"/>
    <column name="DEPARTMENT_ID"/>
</many-to-one>
```

Jede Collection, die der `User`-Klasse gehört, hat ebenfalls einen zusammengesetzten Fremdschlüssel – zum Beispiel die invertierte Assoziation `items`, die von diesem Anwender verkauft sind:

```
<set name="itemsForAuction" inverse="true">
    <key>
        <column name="USERNAME"/>
        <column name="DEPARTMENT_ID"/>
    </key>
    <one-to-many class="Item"/>
</set>
```

Beachten Sie, dass die Reihenfolge wichtig ist, in der Spalten aufgelistet sind, und dass sie zu der Reihenfolge passen sollte, in der sie im <composite-id>-Element des Primärschlüssel-Mappings von `User` erscheinen.

Damit ist unsere Diskussion der grundlegenden Mapping-Techniken mit zusammengesetzten Schlüsseln in Hibernate abgeschlossen. Das Mapping von zusammengesetzten Schlüsseln mit Annotationen ist beinahe das Gleiche, doch wie immer sind auch kleine Unterschiede wichtig.

Zusammengesetzte Schlüssel mit Annotationen

Die JPA-Spezifikation beinhaltet Strategien für das Handling von zusammengesetzten Schlüsseln. Ihnen stehen drei Möglichkeiten zur Auswahl:

- Verkapseln Sie die Identifikator-Eigenschaften in einer separaten Klasse und markieren Sie sie wie eine reguläre Komponente als `@Embeddable`. Fügen Sie eine Eigenschaft dieser Komponententype in Ihrer Entity-Klasse ein und mappen Sie sie als eine über die Applikation zugewiesene Strategie mit `@Id`.
- Kapseln Sie die Identifikator-Eigenschaften in einer separaten Klasse ohne Annotationen. Schließen Sie eine Eigenschaft dieses Typs in Ihrer Entity-Klasse ein und mappen Sie sie mit `@EmbeddedId`.
- Kapseln Sie die Identifikator-Eigenschaften in einer separaten Klasse. Nun – und darin unterscheidet es sich in dem, was Sie normalerweise in nativem Hibernate machen – duplizieren Sie alle Identifikator-Eigenschaften in der Entity-Klasse. Dann annotieren Sie die Entity-Klasse mit `@IdClass` und geben den Namen Ihrer verkapselten Identifikator-Klasse an.

Die erste Option ist unkompliziert. Sie müssen die Klasse `UserId` aus dem vorigen Abschnitt *embeddable* machen:

```
@Embeddable
public class UserId implements Serializable {
    private String username;
    private String departmentNr;
    ...
}
```

Wie bei allen Komponenten-Mappings können Sie für die Felder (oder Getter-Methoden) dieser Klasse extra Mapping-Attribute definieren. Um den zusammengesetzten Schlüssel von `User` zu mappen, setzen Sie die Generierungsstrategie auf *durch die Applikation zugewiesen*, indem Sie die Annotation `@GeneratedValue` auslassen:

```
@Id
@AttributeOverrides({
    @AttributeOverride(name   = "username",
                       column = @Column(name="USERNAME") ),
    @AttributeOverride(name   = "departmentNr",
                       column = @Column(name="DEP_NR") )
})
private UserId userId;
```

So wie Sie das in diesem Buch bereits mit regulären Komponenten-Mappings gemacht haben, können Sie bestimmte Attribut-Mappings der Komponenten-Klasse auf Wunsch überschreiben.

Bei der zweiten Mapping-Strategie für zusammengesetzte Schlüssel ist es nicht nötig, dass Sie die Primärschlüsselklasse `UserId` auszeichnen. Von daher ist kein `@Embeddable` und keine andere Annotation bei dieser Klasse erforderlich. In der besitzenden Entity mappen Sie die zusammengesetzte Identifikator-Eigenschaft mit `@EmbeddedId`, auch hier können die Werte optional überschrieben werden:

```
@EmbeddedId
@AttributeOverrides({
    @AttributeOverride(name   = "username",
```

```
                        column = @Column(name="USERNAME") ),
        @AttributeOverride(name   = "departmentNr",
                        column = @Column(name="DEP_NR") )
    })
    private UserId userId;
```

In einem JPA-XML-Deskriptor sieht dieses Mapping wie folgt aus:

```
<embeddable class="auction.model.UserId" access ="PROPERTY">
    <attributes>
        <basic name="username">
            <column name="UNAME"/>
        </basic>
        <basic name="departmentNr">
            <column name="DEPARTMENT_NR"/>
        </basic>
    </attributes>
</embeddable>

<entity class="auction.model.User" access="FIELD">
    <attributes>
        <embedded-id name="userId">
            <attribute-override name="username">
                <column name="USERNAME"/>
            </attribute-override>
            <attribute-override name="departmentNr">
                <column name="DEP_NR"/>
            </attribute-override>
        </embedded-id>
        ...
    </attributes>
</entity>
```

Die dritte Mapping-Strategie ist ein wenig schwerer verständlich, vor allem für erfahrene Hibernate-Anwender. Zuerst verkapseln Sie alle Identifikator-Attribute in einer separaten Klasse – so wie in der vorigen Strategie, werden bei dieser Klasse keine Extra-Annotationen benötigt. Jetzt duplizieren Sie alle Identifikator-Eigenschaften in der Entity-Klasse:

```
@Entity
@Table(name = "USERS")
@IdClass(UserId.class)
public class User {
    @Id
    private String username;
    @Id
    private String departmentNr;
    // Zugriffsmethoden etc.
    ...
}
```

Hibernate inspiziert die `@IdClass` und sortiert alle doppelten Eigenschaften (durch Vergleichen von Namen und Typ) als Identifikator-Eigenschaften und Teil des Primärschlüssels aus. Alle Primärschlüsseleigenschaften werden mit `@Id` annotiert, und abhängig von der Position dieser Elemente (Feld oder Getter-Methode) läuft der Default-Zugriff auf die Entity über das Feld oder die Eigenschaft.

Beachten Sie, dass diese letzte Strategie auch in Hibernate XML-Mappings zur Verfügung steht, doch es ist in gewisser Weise etwas obskur:

```
<composite-id class="UserId" mapped="true">
    <key-property name="username"
                  column="USERNAME"/>
```

```
        <key-property name="departmentNr"
                      column="DEP_NR"/>
    </composite-id>
```

Sie lassen den Identifikator-Eigenschaftsnamen der Entity aus (weil es keinen gibt), also kümmert sich Hibernate intern um den Identifikator. Durch `mapped="true"` aktivieren Sie die letzte JPA-Mapping-Strategie. Von daher kann man nun alle Schlüsseleigenschaften sowohl in der `User`- als auch der `UserId`-Klasse erwarten.

Diese zusammengesetzte Strategie für das Identifikator-Mapping sieht wie folgt aus, wenn Sie JPA-XML-Deskriptoren verwenden:

```
<entity class="auction.model.User" access="FIELD">
    <id-class class="auction.model.UserId"/>
    <attributes>
        <id name="username"/>
        <id name="departmentNr"/>
    </attributes>
</entity>
```

Weil wir für diese letzte Strategie keinen zwingenden Anwendungsfall in Java Persistence definiert gefunden haben, müssen wir davon ausgehen, dass es aufgrund des Verhaltens von Altsystemen (EJB 2.0 Entity Beans) in die Spezifikation aufgenommen wurde.

Zusammengesetzte Fremdschlüssel sind mit Annotationen auch möglich. Mappen wir zuerst die Assoziation von `Item` zu `User`:

```
@ManyToOne
@JoinColumns({
  @JoinColumn(name="USERNAME", referencedColumnName = "USERNAME"),
  @JoinColumn(name="DEP_NR", referencedColumnName = "DEP_NR")
})
private User seller;
```

Der Hauptunterschied zwischen einem regulären `@ManyToOne` und diesem Mapping ist die Anzahl der beteiligten Spalten – wiederum ist die Reihenfolge wichtig und sollte die gleiche sein wie die der Primärschlüsselspalten. Wenn Sie allerdings den `referencedColumnName` für jede Spalte deklarieren, ist die Reihenfolge nicht wichtig, und sowohl die Quell- als auch die Zieltabellen des Fremdschlüssel-Constraints können unterschiedliche Spaltennamen haben.

Das invertierte Mapping von `User` zu `Item` mit einer Collection ist sogar noch unkomplizierter:

```
@OneToMany(mappedBy = "seller")
private Set<Item> itemsForAuction = new HashSet<Item>();
```

Diese invertierte Seite braucht wie üblich bei bidirektionalen Assoziationen das `mappedBy`-Attribut. Weil dies die invertierte Seite ist, sind keine Spaltendeklarationen nötig.

In Legacy-Schemata referenziert ein Fremdschlüssel oft keinen Primärschlüssel.

Fremdschlüssel, die Nicht-Primärschlüssel referenzieren

Normalerweise referenziert ein Fremdschlüssel-Constraint einen Primärschlüssel. Ein Fremdschlüssel-Constraint ist eine Integritätsregel, die garantiert, dass die referenzierte Tabelle eine Zeile mit einem Schlüsselwert hat, der zu dem der referenzierenden Tabelle und angegebenen Zeile passt. Beachten Sie, dass ein Fremdschlüssel-Constraint selbstreferenzierend sein kann – mit anderen Worten kann eine Spalte mit einem Fremdschlüssel-Constraint die Primärschlüsselspalte der gleichen Tabelle referenzieren. (Die PARENT_CATEGORY_ID in der CATEGORY-Tabelle von CaveatEmptor ist ein Beispiel dafür.)

Legacy-Schemata haben manchmal Fremdschlüssel-Constraints, die nicht der einfachen „Fremdschlüssel referenziert Primärschlüssel"-Regel folgen. Manchmal referenziert ein Fremdschlüssel einen Nicht-Primärschlüssel: eine einfache, eindeutige Spalte, ein natürlicher Nicht-Primärschlüssel. Nehmen wir einmal an, dass Sie in CaveatEmptor mit einer natürlichen Schlüsselspalte namens CUSTOMER_NR in der USERS-Tabelle aus einem Altsystem umgehen müssen:

```
<class name="User" table="USERS">

    <id name="id" column="USER_ID">...</id>
    <property name="customerNr"
              column="CUSTOMER_NR"
              not-null="true"
              unique="true"/>
</class>
```

In diesem Mapping ist für Sie wahrscheinlich nur das Attribut unique neu. Das ist eine der Anpassungsoptionen von SQL in Hibernate. Sie wird nicht zur Laufzeit benutzt (Hibernate führt keine Validierung auf Eindeutigkeit durch), sondern um das Datenbankschema mit hbm2ddl zu exportieren. Wenn Sie ein vorhandenes Schema mit einem natürlichen Schlüssel haben, gehen Sie davon aus, dass er eindeutig (*unique*) ist. Aus Gründen der Vollständigkeit können und sollten Sie solche wichtigen Constraints in Ihren Mapping-Metadaten wiederholen – vielleicht werden Sie es eines Tages brauchen, um ein neues Schema zu exportieren.

Äquivalent zum XML-Mapping können Sie eine Spalte in JPA-Annotationen als eindeutig deklarieren:

```
@Column(name = "CUSTOMER_NR", nullable = false, unique=true)
private int customerNr;
```

Das nächste Problem, das Sie im Legacy-Schema entdecken können, ist eine Fremdschlüsselspalte SELLER_NR in der ITEM-Tabelle. In einer perfekten Welt würden Sie nun erwarten, dass dieser Fremdschlüssel den Primärschlüssel USER_ID der USERS-Tabelle referenziert. Doch in einem Legacy-Schema kann es auch den natürlichen eindeutigen Schlüssel CUSTOMER_NR referenzieren. Sie müssen ihn mit einer Eigenschaftsreferenz mappen:

```
<class name="Item" table="ITEM">

    <id name="id" column="ITEM_ID">...</id>
    <many-to-one name="seller" column="SELLER_NR"
                 property-ref="customerNr"/>
</class>
```

Sie werden in eher exotischeren Hibernate-Mappings auf das property-ref-Attribut treffen. Damit wird Hibernate informiert, dies sei „ein Spiegel der benannten Eigenschaft". Im vorigen Beispiel weiß Hibernate nun das Target der Fremdschlüssel-Referenz. Eine weitere, anzumerkende Sache ist, dass für property-ref die Eindeutigkeit der Target-Eigenschaft erforderlich ist; also ist in diesem Mapping wie früher schon einmal gezeigt unique="true" nötig.

Wenn Sie versuchen, diese Assoziation mit JPA-Annotationen zu mappen, können Sie nach einem Äquivalent zu dem `property-ref`-Attribut suchen. Sie mappen die Assoziation mit einer expliziten Referenz auf die natürliche Schlüsselspalte `CUSTOMER_NR`:

```
@ManyToOne
@JoinColumn(name="SELLER_NR", referencedColumnName = "CUSTOMER_NR")
private User seller;
```

Hibernate weiß jetzt, dass die referenzierte Target-Spalte ein natürlicher Schlüssel ist, und managt die Fremdschlüssel-Beziehung entsprechend.

Um dieses Beispiel zu vervollständigen, machen Sie diese Assoziation zwischen den beiden Klassen durch das Mapping einer `itemsForAuction`-Collection mit der `User`-Klasse bidirektional. Hier ist es zuerst einmal in XML:

```
<class name="User" table="USERS">

    <id name="id" column="USER_ID">...</id>
    <property name="customerNr" column="CUSTOMER_NR" unique="true"/>
    <set name="itemsForAuction" inverse="true">
        <key column="SELLER_NR" property-ref="customerNr"/>
        <one-to-many class="Item"/>
    </set>
</class>
```

Wieder ist die Fremdschlüsselspalte in `ITEM` mit einer Eigenschaftsreferenz zu `customerNr` gemappt. Mit Annotationen ist es deutlich einfacher als invertierte Seite zu mappen:

```
@OneToMany(mappedBy = "seller")
private Set<Item> itemsForAuction = new HashSet<Item>();
```

Zusammengesetzte Fremdschlüssel, die Nicht-Primärschlüssel referenzieren

Manche Altsystem-Schemata sind sogar noch komplizierter als das eben angesprochene: Ein Fremdschlüssel könnte ein zusammengesetzter Schlüssel sein und vom Design her einen zusammengesetzten natürlichen Nicht-Primärschlüssel referenzieren!

Nehmen wir an, dass `USERS` einen natürlichen zusammengesetzten Schlüssel hat, in dem die `FIRSTNAME`-, `LASTNAME`- und `BIRTHDAY`-Spalten enthalten sind. Ein Fremdschlüssel kann diesen natürlichen Schlüssel referenzieren (siehe Abbildung 8.1).

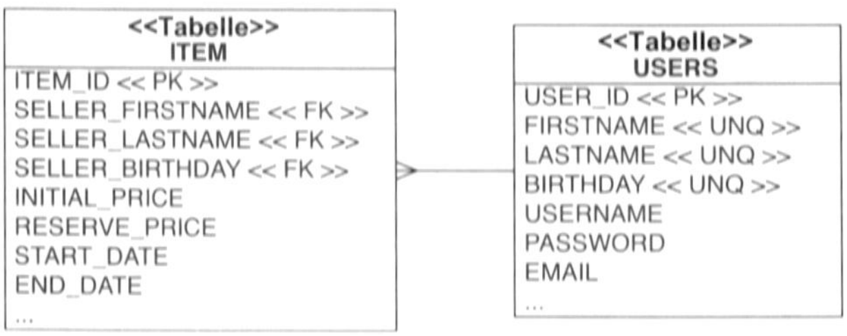

Abbildung 8.1
Ein zusammengesetzter Fremdschlüssel referenziert einen zusammengesetzten eindeutigen Schlüssel.

Um das zu mappen, müssen Sie mehrere Eigenschaften unter dem gleichen Namen gruppieren – anderenfalls können Sie die Zusammensetzung in einer `property-ref` nicht benennen. Gruppieren Sie die Mappings über das `<properties>`-Element:

```
<class name="User" table="USERS">

    <id name="id" column="USER_ID">...</id>
    <properties name="nameAndBirthday" unique="true" update="false">
        <property name="firstname" column="FIRSTNAME"/>
        <property name="lastname" column="LASTNAME"/>
        <property name="birthday" column="BIRTHDAY" type="date"/>
    </properties>
    <set name="itemsForAuction" inverse="true">
        <key property-ref="nameAndBirthday">
            <column name="SELLER_FIRSTNAME"/>
            <column name="SELLER_LASTNAME"/>
            <column name="SELLER_BIRTHDAY"/>
        </key>
        <one-to-many class="Item"/>
    </set>
</class>
```

Wie Sie sehen können, ist das <properties>-Element nicht nur dafür nützlich, den verschiedenen Eigenschaften einen Namen zu geben, sondern auch zum Definieren eines mehrspaltigen unique-Constraints oder um mehrere Eigenschaften unveränderlich zu machen. Für das Mapping der Assoziationen ist wieder die Reihenfolge der Spalten wichtig:

```
<class name="Item" table="ITEM">
    <id name="id" column="ITEM_ID">...</id>
    <many-to-one name="seller" property-ref="nameAndBirthday">
        <column name="SELLER_FIRSTNAME"/>
        <column name="SELLER_LASTNAME"/>
        <column name="SELLER_BIRTHDAY"/>
    </many-to-one>
</class>
```

Zum Glück ist es oft recht unkompliziert, ein solches Schema aufzuräumen, indem man Fremdschlüssel so refakturiert, dass sie Primärschlüssel referenzieren – wenn Sie Änderungen an der Datenbank vornehmen können, die sich nicht negativ auf andere Applikationen auswirken, die mit den gleichen Daten arbeiten.

Damit ist unsere Untersuchung von Problemen beim Mapping eines Legacy-Schemas, die mit natürlichen, zusammengesetzten und mit Fremdschlüsseln zu tun haben, abgeschlossen. Fahren wir mit anderen interessanten und besonderen Mapping-Strategien fort.

Manchmal dürfen Sie keine Änderungen an der Datenbank eines Altsystems vornehmen – nicht einmal Tabellen oder Views erstellen. Hibernate kann Klassen, Eigenschaften und sogar Teile von Assoziationen auf eine einfache SQL-Anweisung oder einen SQL-Ausdruck mappen. Diese Art von Mappings nennen wir Formel-Mappings.

8.1.2 Beliebige Join-Bedingungen mit Formeln

Es ist nicht nur für die Integration eines Legacy-Schemas praktisch, wenn man ein Java-Artefakt mit einem SQL-Ausdruck mappt. Sie haben bereits zwei Formel-Mappings erstellt: Die erste, „Abgeleitete Eigenschaften" in Kapitel 4, Abschnitt 4.4.1, war ein einfaches, abgeleitetes *read-only* Eigenschafts-Mapping. Die zweite Formel hat den Diskriminator in einem Vererbungs-Mapping berechnet – siehe Kapitel 5, Abschnitt 5.1.3 „Tabelle pro Klassenhierarchie".

Sie werden nun Formeln für etwas exotischere Zwecke anwenden. Behalten Sie im Hinterkopf, dass einige der Mappings, die Sie gleich sehen werden, recht komplex sind und dass

Sie für deren Verständnis besser vorbereitet sind, nachdem Sie alle Kapitel im zweiten Buchteil gelesen haben.

Den Use Case verstehen

Sie mappen jetzt eine literale Join-Condition zwischen zwei Entities. Das hört sich komplexer an, als es in der Praxis ist. Schauen Sie sich die beiden Klassen in Abbildung 8.2 an.

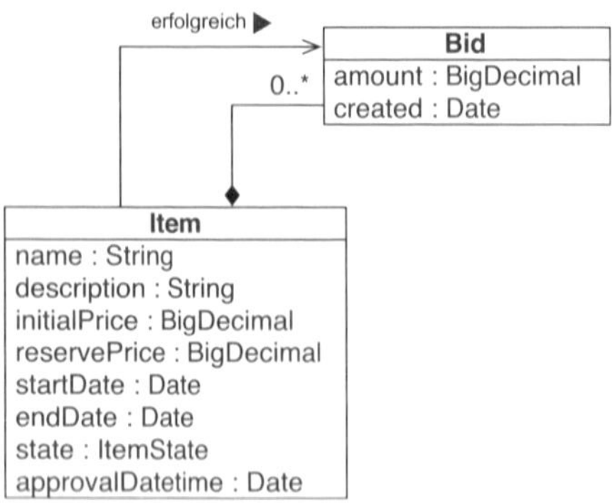

Abbildung 8.2 Eine Single-Assoziation, die eine Instanz in einer Many-Assoziation referenziert

Ein bestimmtes `Item` kann mehrere `Bids` bekommen haben – das ist eine one-to-many-Assoziation. Doch das ist nicht die einzige Assoziation zwischen den beiden Klassen; die andere, eine unidirektionale one-to-one, wird benötigt, um eine bestimmte `Bid`-Instanz als Gewinnergebot zu kennzeichnen. Sie mappen die erste Assoziation, weil Sie die Möglichkeit haben wollen, alle Gebote für ein Auktionselement durch Aufruf von `anItem.getBids()` zu bekommen. Die zweite Assoziation erlaubt es Ihnen, `anItem.getSuccessfulBid()` aufzurufen. Logischerweise ist eines der Elemente in der Collection auch das erfolgreiche Gebotsobjekt, das von `getSuccessfulBid()` referenziert wird.

Die erste Assoziation ist ganz klar eine bidirektionale one-to-many/many-to-one-Assoziation mit einem Fremdschlüssel `ITEM_ID` in der `BID`-Tabelle. (Wenn Sie das noch nicht gemappt haben, schauen Sie sich Kapitel 6, Abschnitt 6.4 „Mapping einer Parent/Children-Beziehung" an.)

Die one-to-one-Assoziation ist schwieriger; Sie können sie auf verschiedene Weisen mappen. Der natürlichste ist ein Fremdschlüssel mit einem eindeutigen Constraint in der `ITEM`-Tabelle, der eine Zeile in der `BID`-Tabelle referenziert – die Gewinnerzeile, beispielsweise die Spalte `SUCCESSFUL_BID_ID`.

Schemata von Altsystemen brauchen oft ein Mapping, das keine einfache Fremdschlüssel-Beziehung ist.

Mapping einer Formel-Join-Bedingung

Stellen Sie sich vor, dass jede Zeile in der `BID`-Tabelle eine Flag-Spalte hat, um das Gewinnergebot auszuzeichnen (siehe Abbildung 8.3). Bei einer `BID`-Zeile ist das Flag auf `true` gesetzt, und alle anderen Zeilen für diesen Auktionsartikel sind natürlich `false`. Es

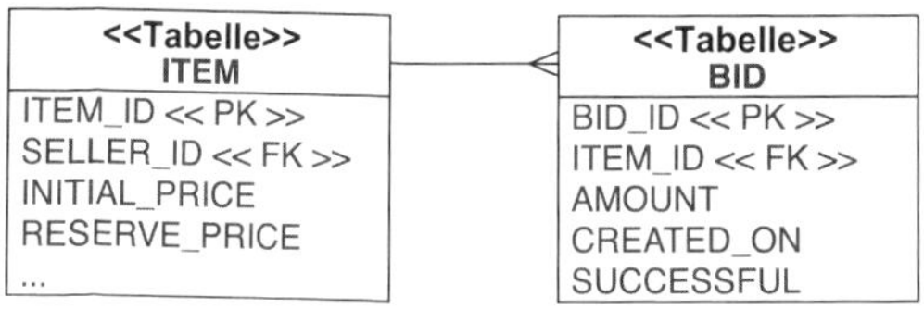

Abbildung 8.3
Das Gewinnergebot ist mit dem Spalten-Flag `SUCCESSFUL` ausgezeichnet.

ist recht wahrscheinlich, dass Sie für diese Beziehung in einem Legacy-Schema weder einen Constraint noch eine Integritätsregel finden werden, doch für diesen Moment ignorieren wir das und konzentrieren uns auf das Mapping von Java-Klassen.

Um dieses Mapping noch interessanter zu gestalten, nehmen wir an, dass das Legacy-Schema nicht den SQL-Datentyp `BOOLEAN` verwendet hat, sondern ein `CHAR(1)`-Feld und die Werte `T` (für *true*) und `F` (für *false*), um den Boole'schen Schalter zu simulieren. Ihr Ziel ist, diese Flag-Spalte mit der Eigenschaft `successfulBid` der Klasse `Item` zu mappen. Um das als Objektreferenz zu mappen, brauchen Sie eine literale Join-Condition, weil es keinen Fremdschlüssel gibt, den Hibernate für einen Join nehmen kann. Anders gesagt müssen Sie für jede `ITEM`-Zeile eine Zeile aus der `BID`-Tabelle joinen, bei der das Flag `SUCCESSFUL` auf `T` gesetzt ist. Wenn es keine solche Zeile gibt, gibt der Aufruf von `anItem.getSuccessfulBid()` den Wert `null` zurück.

Mappen wir also zuerst die Klasse `Bid` und eine Boole'sche Eigenschaft `successful` mit der Datenbankspalte `SUCCESSFUL`:

```
<class name="Bid" table="BID">

    <id name="id" column="BID_ID"...
    <property name="amount"
              ...
    <properties name="successfulReference">
        <property name="successful"
                  column="SUCCESSFUL"
                  type="true_false"/>
                  ...
        <many-to-one name="item"
                     class="Item"
                     column="ITEM_ID"/>
                     ...
    </properties>
    <many-to-one name="bidder"
                 class="User"
                 column="BIDDER_ID"/>
                 ...
</class>
```

Das Attribut `type="true_false"` erstellt ein Mapping zwischen einer `boolean`-Eigenschaft in Java (oder deren Wrapper) und einer einfachen `CHAR(1)`-Spalte mit den literalen `T`/`F`-Werten – es ist ein in Hibernate eingebauter Mapping-Typ. Sie gruppieren wieder mehrere Eigenschaften mit `<properties>` unter einem Namen, auf den Sie in anderen Mappings referenzieren können. Neu ist hier, dass Sie eine `<many-to-one>` gruppieren können, nicht nur einfache Eigenschaften.

Der eigentliche Trick passiert auf der anderen Seite beim Mapping der Eigenschaft `successfulBid` der Klasse `Item`:

```
<class name="Item" table="ITEM">

    <id name="id" column="ITEM_ID"...
    <property name="initialPrice"
        ...
    <one-to-one name="successfulBid"
                property-ref="successfulReference">
        <formula>'T'</formula>
        <formula>ITEM_ID</formula>
    </one-to-one>
    <set name="bids" inverse="true">
        <key column="ITEM_ID"/>
        <one-to-many class="Bid"/>
    </set>
</class>
```

Ignorieren Sie das Assoziations-Mapping `<set>` in diesem Beispiel – das ist die reguläre bidirektionale one-to-many-Assoziation zwischen `Item` und `Bid` bei der Fremdschlüsselspalte `ITEM_ID` in `BID`.

> **Anmerkung**
>
> *Wird* `<one-to-one>` *nicht für Primärschlüssel-Assoziationen benutzt?* Normalerweise ist ein `<one-to-one>`-Mapping eine Primärschlüssel-Beziehung zwischen zwei Entities, wenn Zeilen in beiden Entity-Tabellen den gleichen Primärschlüsselwert gemeinsam haben. Doch Sie können für das Mapping eine `formula` mit einer `property-ref` auf eine Fremdschlüssel-Beziehung anwenden. Bei dem in diesem Abschnitt gezeigten Beispiel können Sie das `<one-to-one>`-Element durch `<many-to-one>` ersetzen, und es würde immer noch funktionieren.

Der interessante Teil ist das `<one-to-one>`-Mapping und wie es auf einer `property-ref` und literalen `formula`-Werten als Join-Condition beruht, wenn Sie mit der Assoziation arbeiten.

Arbeiten mit der Assoziation

Die vollständige SQL-Abfrage für das Auslesen eines Auktionsartikels und dessen erfolgreiches Gebot sieht aus wie folgt:

```
select
    i.ITEM_ID,
    i.INITIAL_PRICE,
    ...
    b.BID_ID,
    b.AMOUNT,
    b.SUCCESSFUL,
    b.BIDDER_ID,
    ...
from
    ITEM i
left outer join
    BID b
        on 'T' = b.SUCCESSFUL
        and i.ITEM_ID = b.ITEM_ID
where
    i.ITEM_ID = ?
```

Wenn Sie ein `Item` laden, joint Hibernate nun eine Zeile aus der `BID`-Tabelle, indem eine Join-Condition angewendet wird, zu der die Spalten der Eigenschaft `successfulReference` gehören. Weil das eine gruppierte Eigenschaft ist, können Sie individuelle Ausdrücke für jede der beteiligten Spalten deklarieren, dabei muss die Reihenfolge richtig sein.

Das erste 'T' ist ein Literal, wie Sie an den Anführungszeichen sehen. Hibernate nimmt nun 'T'=SUCCESSFUL in die Join-Condition auf, wenn es herauszufinden versucht, ob es in der BID-Tabelle eine erfolgreiche Zeile gibt. Der zweite Ausdruck ist kein Literal, sondern ein Spaltenname (keine Anführungszeichen). Dann wird eine weitere Join-Condition angehängt: i.ITEM_ID = b.ITEM_ID. Sie können das erweitern und mehr Join-Conditions einfügen, wenn Sie zusätzliche Einschränkungen brauchen.

Beachten Sie, dass ein Outer Join generiert wird, weil das fragliche Element vielleicht kein erfolgreiches Gebot bekommen hat und darum für jede b.*-Spalte NULL zurückgegeben wird. Sie können nun anItem.getSuccessfulBid() aufrufen, um eine Referenz auf das erfolgreiche Gebot zu bekommen (oder null, wenn es keins gibt).

Egal ob Sie Datenbank-Constraints haben oder nicht, Sie können nicht einfach eine item.setSuccessfulBid()-Methode implementieren, die nur den Wert bei einem privaten Feld in der Instanz Item setzt. Sie müssen eine kleine Prozedur in dieser Setter-Methode implementieren, die sich um diese spezielle Beziehung und die Flag-Eigenschaften bei den Geboten kümmert:

```
public class Item {
    ...

    private Bid successfulBid;
    private Set<Bid> bids = new HashSet<Bid>();
    public Bid getSuccessfulBid() {
        return successfulBid;
    }
    public void setSuccessfulBid(Bid successfulBid) {
        if (successfulBid != null) {
            for (Bid bid : bids)
                bid.setSuccessful(false);
            successfulBid.setSuccessful(true);
            this.successfulBid = successfulBid;
        }
    }
}
```

Wenn setSuccessfulBid() aufgerufen wird, setzen Sie alle Gebote auf *nicht erfolgreich*. Ein solches Vorgehen könnte das Laden der Collection auslösen – diesen Preis müssen Sie also bei dieser Strategie zahlen. Dann wird das neue erfolgreiche Gebot markiert und als Instanzvariable gesetzt. Durch das Setzen des Flags wird die Spalte SUCCESSFUL in der BID-Tabelle aktualisiert, wenn Sie die Objekte speichern. Um das fertigzustellen (und das Legacy-Schema zu reparieren), müssen Ihre Constraints auf Datenbankebene das Gleiche wie diese Methode machen. (Wir werden später in diesem Kapitel auf Constraints zurückkommen.)

Man sollte bei diesen Mappings mit literalen Join-Conditions daran denken, dass sie auch in vielen anderen Situationen angewendet werden können, nicht nur für erfolgreiche oder Default-Beziehungen. Immer wenn Sie irgendeine Join-Condition an Ihre Abfragen anhängen wollen, ist eine Formel die richtige Wahl. Sie können sie beispielsweise in einem <many-to-many>-Mapping verwenden, um eine literale Join-Condition von der Assoziationstabelle zur/zu den Entity-Tabelle(n) zu schaffen.

Leider unterstützt Hibernate Annotations, während wir dies schreiben, keine beliebigen Join-Conditions, die mit Formeln ausgedrückt werden. Das Gruppieren von Eigenschaften unter einem Referenznamen war auch nicht möglich. Wir erwarten, dass diese Features stark dem XML-Mapping ähneln werden, wenn sie erst einmal verfügbar sind.

Ein weiteres Problem, dem Sie bei einem Legacy-Schema begegnen können, ist, dass es sich nicht gut in Ihre Klassengranularität integrieren lässt. Unsere übliche Empfehlung, mehr Klassen als Tabellen zu haben, könnte nicht funktionieren, und Sie müssen vielleicht das Gegenteil machen und beliebige Tabellen in einer Klasse zusammenführen.

8.1.3 Zusammenführen beliebiger Tabellen

Wir haben bereits das Mapping-Element `<join>` in einem Vererbungs-Mapping in Kapitel 5 gezeigt (siehe Abschnitt 5.1.5 „Mischen von Vererbungsstrategien"). Dort haben wir uns so beholfen, Eigenschaften einer bestimmten Subklasse in eine separate Tabelle auszulagern – außerhalb der primären Tabelle der Vererbungshierarchie. Diese generische Funktionalität hat weitere Verwendungszwecke – doch wir müssen Sie warnen, dass `<join>` auch eine schlechte Idee sein kann. Jedes ordentlich designte System sollte mehr Klassen als Tabellen haben. Sie sollten eine einzelne Klasse nur dann in separate Tabellen aufsplitten, wenn Sie mehrere Tabellen in einem Legacy-Schema in einer einzigen Klasse zusammenführen wollen.

Eigenschaften in eine Sekundärtabelle verschieben

Nehmen wir an, dass Sie in CaveatEmptor die Adressinfos eines Anwenders nicht bei den Hauptinformationen in der `USERS`-Tabelle aufbewahren, die als Komponente gemappt ist, sondern in einer separaten Tabelle. Dieser Ansatz wird in Abbildung 8.4 gezeigt. Beachten Sie, dass jede `BILLING_ADDRESS` einen Fremdschlüssel `USER_ID` hat, der wiederum der Primärschlüssel der Tabelle `BILLING_ADDRESS` ist.

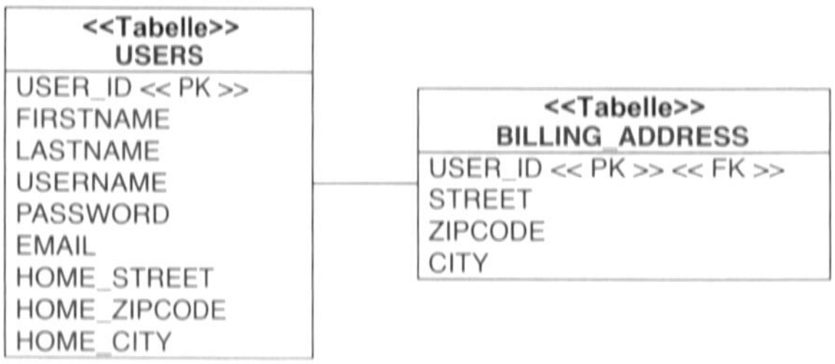

Abbildung 8.4
Die Daten zur Rechnungsadresse in eine sekundäre Tabelle auslagern

Um das in XML zu mappen, müssen Sie die Eigenschaften der `Address` in einem `<join>`-Element gruppieren:

```
<class name="User" table="USERS">
    <id>...

    <join table="BILLING_ADDRESS" optional="true">
        <key column="USER_ID"/>
        <component name="billingAddress" class="Address">
            <property   name="street"
                        type="string"
                        column="STREET"
                        length="255"/>
```

```
            <property   name="zipcode"
                        type="string"
                        column="ZIPCODE"
                        length="16"/>
            <property   name="city"
                        type="string"
                        column="CITY"
                        length="255"/>
        </component>
    </join>
</class>
```

Sie brauchen keine Komponente zu joinen, Sie können genauso gut auch individuelle Eigenschaften oder gar ein `<many-to-one>` joinen (das haben wir im vorigen Kapitel für optionale Entity-Assoziationen gemacht). Durch Setzen von `optional="true"` geben Sie an, dass die Komponenteneigenschaft für einen `User` ohne `billingAddress` auch `null` sein kann, und dass dann keine Zeile in die sekundäre Tabelle eingefügt werden soll. Hibernate führt auch einen Outer Join statt eines Inner Joins aus, um die Zeile aus der Sekundärtabelle auszulesen. Wenn Sie beim `<join>`-Mapping `fetch="select"` deklariert haben, würde zu diesem Zweck ein sekundärer `SELECT` verwendet werden.

Das Konzept einer Sekundärtabelle ist auch in der Spezifikation von Java Persistence enthalten. Zuerst müssen Sie eine sekundäre Tabelle (oder mehrere) für eine bestimmte Entity deklarieren:

```
@Entity
@Table(name = "USERS")
@SecondaryTable(
    name = "BILLING_ADDRESS",
    pkJoinColumns = {
        @PrimaryKeyJoinColumn(name="USER_ID")
    }
)
public class User {
    ...
}
```

Jede Sekundärtabelle braucht einen Namen und eine Join-Condition. In diesem Beispiel referenziert eine Fremdschlüsselspalte die Primärschlüsselspalte der Tabelle `USERS`, genau wie früher im XML-Mapping. (Das ist für die Join-Condition der Default, also können Sie nur den Namen der Sekundärtabelle deklarieren und sonst nichts). Sie erkennen wahrscheinlich, dass die Syntax von Annotationen zu einem Problem zu werden beginnt und der Code schwerer zu lesen ist. Die gute Nachricht ist, dass Sie nicht oft mit Sekundärtabellen arbeiten müssen.

Die eigentliche Komponenteneigenschaft `billingAddress` wird als reguläre `@Embedded`-Klasse wie eine reguläre Komponente gemappt. Allerdings müssen Sie jede Spalte der Komponenteneigenschaften überschreiben und sie der sekundären Tabelle in der Klasse `User` zuweisen:

```
@Embedded
@AttributeOverrides( {
    @AttributeOverride(
        name   = "street",
        column = @Column(name="STREET",
                         table = "BILLING_ADDRESS")
    ),
    @AttributeOverride(
        name   = "zipcode",
```

```
            column = @Column(name="ZIPCODE",
                             table = "BILLING_ADDRESS")
        ),
        @AttributeOverride(
            name   = "city",
            column = @Column(name="CITY",
                             table = "BILLING_ADDRESS")
        )
    })
    private Address billingAddress;
```

Das ist nicht mehr leicht lesbar, ist aber der Preis, den Sie für die Flexibilität beim Mapping mit deklarativen Metadaten in Annotationen zu zahlen haben. Oder Sie können auch einen JPA XML Deskriptor nehmen:

```
<entity class="auction.model.User" access="FIELD">
    <table name="USERS"/>
    <secondary-table name="BILLING_ADDRESS">
        <primary-key-join-column
            referenced-column-name="USER_ID"/>
    </secondary-table>
    <attributes>
        ...
        <embedded name="billingAddress">
            <attribute-override name="street">
                <column name="STREET" table="BILLING_ADDRESS"/>
            </attribute-override>
            <attribute-override name="zipcode">
                <column name="ZIPCODE" table="BILLING_ADDRESS"/>
            </attribute-override>
            <attribute-override name="city">
                <column name="CITY" table="BILLING_ADDRESS"/>
            </attribute-override>
        </embedded>
    </attributes>
</entity>
```

Ein weiterer, noch exotischerer Use Case für das `<join>`-Element sind invertierte zusammengeführte Eigenschaften oder Komponenten.

Invertierte Joined-Eigenschaften

Nehmen wir an, dass Sie in CaveatEmptor eine Legacy-Tabelle namens `DAILY_BILLING` haben. In dieser Tabelle finden sich alle offenen Zahlungen, die jeweils nachts für alle Auktionen ausgeführt werden. Die Tabelle hat eine Fremdschlüsselspalte für `ITEM`, wie Sie in Abbildung 8.5 sehen können.

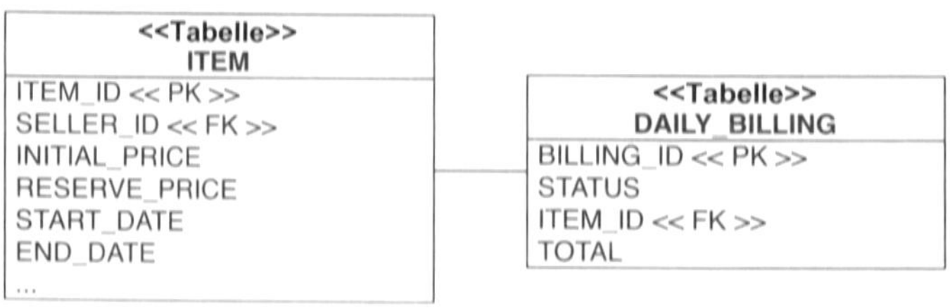

Abbildung 8.5 Die tägliche Rechnungsübersicht referenziert einen Artikel und enthält die Gesamtsumme.

Zu jeder Zahlung gehört eine `TOTAL`-Spalte mit dem Gesamtbetrag, der in Rechnung gestellt wird. In CaveatEmptor wäre es ganz praktisch, wenn Sie auf den Preis einer bestimmten Auktion über den Aufruf von `anItem.getBillingTotal()` zugreifen könnten.

Sie können die Spalte von der Tabelle DAILY_BILLING in die Item-Klasse mappen. Doch von dieser Seite fügen Sie nie etwas ein oder aktualisieren etwas – sie ist *read-only*. Aus diesem Grund mappen Sie es invertiert – ein einfacher Spiegel (vorausgesetzt, Sie mappen es nicht hier) der anderen Seite, der sich um die Pflege des Spaltenwerts kümmert:

```
<class name="Item" table="ITEM">
    <id>...

    <join table="DAILY_BILLING" optional="true" inverse="true">
        <key column="ITEM_ID"/>
        <property   name="billingTotal"
                    type="big_decimal"
                    column="TOTAL"/>
    </join>
</class>
```

Beachten Sie, dass eine alternative Lösung für dieses Problem eine abgeleitete Eigenschaft ist, die einen Formelausdruck und eine entsprechende Unterabfrage einsetzt:

```
<property name="billingTotal"
          type="big_decimal"
          formula="( select db.TOTAL from DAILY_BILLING db
                     where db.ITEM_ID = ITEM_ID )"/>
```

Der Hauptunterschied ist der SQL-SELECT, der zum Laden eines ITEM verwendet wird: Die erste Lösung führt standardmäßig zu einem Outer Join mit einem optionalen zweiten SELECT, wenn Sie `<join fetch="select">` aktivieren. Die abgeleitete Eigenschaft führt zu einem eingebetteten Subselect in der Select-Klausel der originalen Abfrage. Während wir dies schreiben, werden Join-Mappings mit Annotationen nicht unterstützt, doch Sie können eine Hibernate-Annotation für Formeln verwenden.

Wie Sie wahrscheinlich schon aus den Beispielen ahnen können, sind `<join>`-Mappings recht vielseitig einsetzbar. Sie sind sogar noch leistungsfähiger, wenn sie mit Formeln kombiniert werden, doch wir hoffen, dass Sie eine solche Kombination nicht oft gebrauchen müssen.

Ein weiteres Problem, das oft im Kontext der Arbeit mit Legacy-Daten auftaucht, sind Datenbank-Trigger.

8.1.4 Die Arbeit mit Triggern

Es gibt einige Gründe, warum man sogar in einer brandneuen Datenbank mit Triggern arbeitet. Also sind Legacy-Daten nicht das einzige Szenario, in dem sie Probleme verursachen können. Trigger und das Management des Objektzustands mit einer ORM-Software sind fast immer problematisch, weil Trigger zu unpraktischen Zeiten starten könnten oder Daten verändern, die nicht mit dem Zustand des Speichers synchronisiert sind.

Trigger, die auf INSERT reagieren

Nehmen wir an, dass die ITEM-Tabelle eine CREATED-Spalte hat, die mit der Eigenschaft created des Typs Date gemappt ist. Dieser Wert wird durch einen Trigger initialisiert, der beim Einfügen automatisch ausgeführt wird. Das folgende Mapping ist dafür passend:

```
<property name="created"
          type="timestamp"
          column="CREATED"
          insert="false"
          update="false"/>
```

Beachten Sie, dass Sie diese Eigenschaft mit `insert="false" update "false"` mappen, um anzuzeigen, dass es von Hibernate nicht in SQL-`INSERT`s oder -`UPDATE`s eingeschlossen werden soll.

Nach dem Speichern eines neuen `Item` weiß Hibernate nicht um den Wert Bescheid, der dieser Spalte durch den Trigger zugewiesen wurde, weil das nach dem `INSERT` der Element-Zeile geschehen ist. Wenn Sie den generierten Wert in der Applikation brauchen, müssen Sie Hibernate explizit sagen, dass es das Objekt mit einem SQL-`SELECT` erneut laden soll. Zum Beispiel:

```
Item item = new Item();
...
Session session = getSessionFactory().openSession();
Transaction tx = session.beginTransaction();

session.save(item);
session.flush(); // Das INSERT erzwingen
session.refresh(item); // Objekt mit SELECT neu laden
System.out.println( item.getCreated() );
tx.commit();
session.close();
```

Die meisten Probleme mit Triggern können auf diese Weise gelöst werden, indem mit einem expliziten `flush()` die sofortige Ausführung des Triggers erzwungen wird, vielleicht noch gefolgt von einem Aufruf von `refresh()`, um das Ergebnis des Triggers auszulesen.

Bevor Sie `refresh()`-Aufrufe in Ihrer Applikation einfügen, müssen wir Ihnen sagen, dass das Hauptziel des vorigen Abschnitts darin bestand, Ihnen zu zeigen, wann Sie `refresh()` nehmen sollen. Viele Hibernate-Anfänger kennen seinen wahren Zweck nicht und benutzten es oft inkorrekt. Eine formale Definition von `refresh()` ist: „eine im Speicher vorhandene Instanz im Persistenzstatus mit den aktuell in der Datenbank vorhandenen Werten auffrischen".

Für das gezeigte Beispiel (ein Datenbank-Trigger, der einen Spaltenwert nach Einfügung füllt) kann eine deutlich einfachere Technik genutzt werden:

```
<property name="created"
          type="timestamp"
          column="CREATED"
          generated="insert"
          insert="false"
          update="false"/>
```

Mit Annotationen können Sie eine Hibernate Extension nutzen:

```
@Temporal(TemporalType.TIMESTAMP)
@org.hibernate.annotations.Generated(
    org.hibernate.annotations.GenerationTime.INSERT
)
@Column(name = "CREATED", insertable = false, updatable = false)
private Date created;
```

Wir haben das Attribut `generated` bereits detailliert in Kapitel 4, Abschnitt 4.4.1.3 „Generierte und Default-Werte für Eigenschaften", besprochen. Mit `generated="insert"` führt

Hibernate automatisch einen `SELECT` nach Einfügen aus, um den aktualisierten Zustand auszulesen.

Es gibt ein weiteres Problem, das zu beachten ist, wenn Ihre Datenbank Trigger ausführt: die Neu-Assoziierung eines detached Objektgraphen und Trigger, die bei jedem `UPDATE` starten.

Trigger, die auf UPDATE reagieren

Bevor wir das Problem der `ON UPDATE`-Trigger in Kombination mit dem erneuten Anhängen von Objekten (*Reattachment*) besprechen, sollten wir eine weitere Einstellung für das Attribut `generated` vorstellen:

```
<version name="version"
         column="OBJ_VERSION"
         generated="always"/>
...
<timestamp name="lastModified"
           column="LAST_MODIFIED"
           generated="always"/>
...
<property name="lastModified"
          type="timestamp"
          column="LAST_MODIFIED"
          generated="always"
          insert="false"
          update="false"/>
```

Mit Annotationen sind die äquivalenten Mappings wie folgt:

```
@Version
@org.hibernate.annotations.Generated(
    org.hibernate.annotations.GenerationTime.ALWAYS
)
@Column(name = "OBJ_VERSION")
private int version;

@Version
@org.hibernate.annotations.Generated(
    org.hibernate.annotations.GenerationTime.ALWAYS
)
@Column(name = "LAST_MODIFIED")
private Date lastModified;
@Temporal(TemporalType.TIMESTAMP)
@org.hibernate.annotations.Generated(
    org.hibernate.annotations.GenerationTime.ALWAYS
)
@Column(name = "LAST_MODIFIED", insertable = false, updatable = false)
private Date lastModified;
```

Durch `always` aktivieren Sie automatisches Refreshing nicht nur für die Einfügung, sondern auch für die Aktualisierung einer Zeile. Mit anderen Worten: Immer wenn eine Version, ein Zeitstempel oder irgendein Eigenschaftswert von einem Trigger generiert wird, der mit `UPDATE`-SQL-Anweisungen läuft, müssen Sie diese Option aktivieren. Wiederum beziehen wir uns auf unsere frühere Besprechung generierter Eigenschaften in Abschnitt 4.4.1.

Schauen wir uns das zweite Problem an, auf das Sie stoßen könnten, wenn Sie Trigger verwenden, die bei Aktualisierungen ausgelöst werden. Weil kein Snapshot verfügbar ist, wenn ein entkoppeltes Objekt einer neuen `Session` wieder angehängt wird (mit `update()`

oder `saveOrUpdate()`), führt Hibernate möglicherweise unnötige SQL-`UPDATE`-Anweisungen aus, um zu gewährleisten, dass der Datenbankstatus mit dem Status des Persistenzkontexts synchronisiert wird. Das kann dazu führen, dass lästigerweise ein `UPDATE`-Trigger ausgelöst wird. Sie vermeiden dieses Verhalten, indem Sie `select-before-update` im Mapping für die Klasse aktivieren, die für die Tabelle mit dem Trigger persistiert wird. Wenn die Tabelle `ITEM` einen Update-Trigger hat, fügen Sie folgendes Attribut ins Mapping ein:

```
<class name="Item"
       table="ITEM"
       select-before-update="true">
    ...
</class>
```

Diese Einstellung zwingt Hibernate, einen Snapshot des aktuellen Datenbankstatus mit einem SQL-`SELECT` auszulesen. So wird das darauf folgende `UPDATE` vermieden, wenn der Status des `Item` im Speicher der gleiche ist. Sie tauschen das ungewünschte `UPDATE` gegen ein zusätzliches `SELECT` ein.

Diese Hibernate-Annotation aktiviert das gleiche Verhalten:

```
@Entity
@org.hibernate.annotations.Entity(selectBeforeUpdate = true)
public class Item { ... }
```

Bevor Sie versuchen, ein Legacy-Schema zu mappen, sollten Sie beachten, dass das `SELECT` vor einem Update nur den Zustand der fraglichen Entity-Instanz ausliest. Es werden keine Collections oder assoziierten Instanzen mit Eager Fetching geholt, und es ist auch keine Prefetching-Optimierung aktiv. Wenn Sie damit anfangen, `selectBeforeUpdate` für viele Entities in Ihrem System zu aktivieren, werden Sie wahrscheinlich merken, dass die Performanceprobleme, die durch die nicht optimierten Selects entstehen, problematisch sind. Eine bessere Strategie ist, Merging statt Reattachment zu verwenden. Hibernate kann dann einige Optimierungen anwenden (Outer Joins), wenn die Snapshots der Datenbank ausgelesen werden. Wir weiter hinten im Buch näher auf die Unterschiede zwischen Reattachment und Merging eingehen.

Fassen wir unsere Ausführungen der Legacy-Datenmodelle zusammen: Hibernate bietet verschiedene Strategien, um leicht mit (natürlichen) zusammengesetzten Schlüsseln und unpraktischen Spalten umzugehen. Bevor Sie versuchen, ein Legacy-Schema zu mappen, lautet unsere Empfehlung, sorgfältig zu untersuchen, ob eine Schemaänderung möglich ist. Unserer Erfahrung nach verwerfen viele Entwickler sofort Änderungen am Datenbankschema als zu komplex und zeitraubend und suchen nach einer Hibernate-Lösung. Das ist manchmal nicht gerechtfertigt, und Sie sollten die Schemaevolution als natürlichen Bestandteil des Lebenszyklus' Ihres Schemas betrachten. Wenn Tabellen sich ändern, könnten ein Datenexport, bestimmte Transformationen und ein Import das Problem lösen. Ein Tag Arbeit kann auf lange Sicht viele Tage Mehrarbeit einsparen.

Die Schemata von Altsystemen erfordern oft die Anpassung des von Hibernate generierten SQL, sei es zur Datenmanipulation (DML) oder zur Schemadefinition (DDL).

8.2 Anpassung von SQL

SQL ist in den 70er Jahren entstanden, wurde aber erst 1986 (ANSI-) standardisiert. Obwohl jede Aktualisierung des SQL-Standards neue (und viele kontroverse) Features mit sich brachte, hat es jedes Datenbankmanagementprodukt, das mit SQL arbeitet, auf seine eigene, unverwechselbare Weise umgesetzt. Die Last der Portierbarkeit ruht wieder auf den Entwicklern der Datenbankapplikationen. Hier steht ihnen Hibernate zur Seite: Dessen eingebaute Abfragemechanismen, HQL und die `Criteria`-API, produzieren ein SQL, das vom konfigurierten Datenbankdialekt abhängt. Das gesamte andere automatisch generierte SQL (wenn beispielsweise eine Collection *on demand* ausgelesen werden muss) wird auch mithilfe von Dialekten produziert. Mit einem einfachen Wechsel des Dialekts können Sie Ihre Applikation auf einem anderen Datenbankmanagementsystem laufen lassen.

Um diese Portierbarkeit zu unterstützen, muss Hibernate mit drei Arten von Operationen fertig werden:

- Jede Operation zum Auslesen von Daten führt zu ausgeführten `SELECT`-Anweisungen. Viele Varianten sind möglich; beispielsweise können Datenbankprodukte mit einer anderen Syntax für die Join-Operation arbeiten oder auf unterschiedliche Weise ein Resultat auf eine bestimmte Anzahl Zeilen beschränken.
- Jede Datenmodifikation erfordert die Ausführung von DML-Anweisungen (Data Manipulation Language) wie `UPDATE`, `INSERT` und `DELETE`. DML ist oft nicht so komplex wie das Auslesen von Daten, hat aber doch produktspezifische Varianten.
- Ein Datenbankschema muss erstellt oder geändert werden, bevor DML und Datenauslesevorgänge ausgeführt werden können. Sie benutzen die Data Definition Language (DDL), um am Datenbankkatalog zu arbeiten. Dazu gehören Anweisungen wie `CREATE`, `ALTER` und `DROP`. DDL ist fast vollständig herstellerspezifisch, doch die meisten Produkte haben wenigstens eine ähnlich Syntaxstruktur.

Ein weiterer, von uns häufig benutzter Begriff ist CRUD (für Create, Read, Update und Delete). Hibernate generiert all dieses SQL für alle CRUD-Operationen und Schemadefinitionen für Sie. Die Übersetzung basiert auf einer Implementierung von `org.hibernate.dialect.Dialect` – im Hibernate-Bundle sind die Dialekte aller bekannten SQL-Datenbankmanagementsysteme enthalten. Wir raten Ihnen, sich den Quellcode des Dialekts anzuschauen, mit dem Sie arbeiten; er ist nicht schwer zu lesen. Wenn Sie mehr Erfahrung mit Hibernate haben, wollen Sie möglicherweise einen Dialekt erweitern oder einen eigenen schreiben. Um beispielsweise eine selbst erstellte SQL-Funktion zur Verwendung in HQL-Selects zu registrieren, können Sie einen vorhandenen Dialekt mit einer neuen Subklasse erweitern und den Registrierungscode einfügen – schauen Sie wiederum im vorhandenen Quellcode nach, um mehr über die Flexibilität des Dialektsystems herauszufinden.

Andererseits brauchen Sie manchmal mehr Kontrollmöglichkeiten, als die Hibernate APIs (oder HQL) bieten, wenn Sie auf einem niedrigeren Abstraktionsniveau arbeiten. Mit Hibernate können Sie alle CRUD-SQL-Anweisungen, die ausgeführt werden, überschreiben oder komplett ersetzen. Sie können alle DDL-SQL-Anweisungen anpassen und erweitern, die Ihr Schema definieren, wenn Sie sich auf das automatische Tool zum Schemaexport von Hibernate verlassen (das brauchen Sie aber nicht).

Obendrein bekommen Sie durch `session.connection()` jederzeit von Hibernate ein einfaches JDBC-`Connection`-Objekt. Sie sollten dieses Feature als letzten Ausweg nutzen, wenn sonst nichts funktioniert oder alles andere schwieriger würde als einfaches JDBC. Bei den neuesten Hibernate-Versionen kommt das glücklicherweise außergewöhnlich selten vor, weil mehr und mehr Features für typische *stateless* JDBC-Operationen (zum Beispiel Bulk-Updates und -Deletes) eingebaut sind, und bereits viele Extension Points für selbst erstelltes SQL existieren.

Dieses selbst erstellte SQL, sowohl DML als auch DDL, ist Thema dieses Abschnitts. Wir beginnen mit eigenem DML für CRUD-Operationen. Später integrieren wir Stored Procedures, um die gleichen Aufgaben zu übernehmen. Zum Schluss schauen wir uns DDL-Anpassungen für die automatische Generierung eines Datenbankschemas an und wie Sie ein Schema erstellen können, das einen guten Ausgangspunkt für die Optimierungsarbeit eines DBA darstellt.

Beachten Sie bitte, dass diese detaillierte Anpassung von automatisch generiertem SQL in Annotationen nicht verfügbar ist, während wir dieses schreiben. Von daher nutzen wir in den folgenden Beispielen exklusiv XML-Metadaten. Wir gehen davon aus, dass eine zukünftige Version von Hibernate Annotations die Anpassung von SQL besser unterstützt.

8.2.1 Eigene CRUD-Anweisungen schreiben

Das erste eigene SQL, das Sie schreiben, wird zum Laden von Entities und Collections gebraucht. (Die meisten folgenden Code-Beispiele zeigen beinahe das gleiche SQL, das Hibernate standardmäßig ausführt, ohne viele Anpassungen – somit können Sie die Mapping-Techniken besser verstehen.)

Laden von Entities und Collections mit eigenem SQL

Für jede Entity-Klasse, die eine eigene SQL-Operation benötigt, um eine Instanz zu laden, definieren Sie eine `<loader>`-Referenz für eine benannte Abfrage:

```
<class name="User" table="USERS">
    <id name="id" column="USER_ID"...

    <loader query-ref="loadUser"/>
    ...
</class>
```

Die `loadUser`-Abfrage kann nun irgendwo in Ihren Mapping-Metadaten definiert werden, von ihrer Verwendung separat und gekapselt. Dies ist ein Beispiel für eine einfache Abfrage, die Daten für eine `User`-Entity-Instanz ausliest:

```
<sql-query name="loadUser">
    <return alias="u" class="User"/>
    select
        us.USER_ID      as {u.id},
        us.FIRSTNAME    as {u.firstname},
```

```
        us.LASTNAME     as {u.lastname},
        us.USERNAME     as {u.username},
        us."PASSWORD"   as {u.password},
        us.EMAIL        as {u.email},
        us.RANKING      as {u.ranking},
        us.IS_ADMIN     as {u.admin},
        us.CREATED      as {u.created},
        us.HOME_STREET  as {u.homeAddress.street},
        us.HOME_ZIPCODE as {u.homeAddress.zipcode},
        us.HOME_CITY    as {u.homeAddress.city},
        us.DEFAULT_BILLING_DETAILS_ID as {u.defaultBillingDetails}
    from
        USERS us
    where
        us.USER_ID = ?
</sql-query>
```

Wie Sie sehen können, verwendet das Mapping von Spaltennamen mit Entity-Eigenschaften ein einfaches Aliasing. In einer benannten Loader-Abfrage für eine Entity müssen Sie ein `SELECT` für folgende Spalten und Eigenschaften durchführen:

- Die Primärschlüsselspalten und -eigenschaft(en), wenn ein zusammengesetzter Primärschlüssel verwendet wird.
- Alle skalaren Eigenschaften, die von ihren jeweiligen Spalte(n) initialisiert werden müssen.
- Alle zusammengesetzten Eigenschaften, die initialisiert werden müssen. Sie können die individuellen skalaren Elemente mit der folgenden Syntax zum Aliasing adressieren: `{entityalias.componentProperty.scalarProperty}`.
- Alle Fremdschlüsselspalten, die ausgelesen und mit der jeweiligen `<many-to-one>`-Eigenschaft gemappt werden müssen. Schauen Sie sich das Beispiel `DEFAULT_BILLING_DETAILS_ID` im vorigen Snippet an.
- Alle skalaren und zusammengesetzten Eigenschaften und `<many-to-one>`-Entity-Referenzen, die sich in einem `<join>`-Element befinden. Sie nehmen für die sekundäre Tabelle ein Inner Join, wenn alle zusammengeführten (*joined*) Eigenschaften nie `NULL` sind, anderenfalls wäre ein Outer Join angemessen (das wird im Beispiel nicht gezeigt).
- Wenn Sie durch Bytecode-Instrumentierung für skalare Eigenschaften Lazy Loading aktivieren, brauchen Sie die `lazy`-Eigenschaften nicht zu laden (siehe Kapitel 13, Abschnitt 13.1.6 „Lazy Loading mit Interception“).

Die `{propertyName}`-Aliase im vorigen Beispiel sind nicht absolut notwendig. Wenn der Name eine Spalte im Resultat der gleiche ist wie der einer gemappten Spalte, kann Hibernate sie automatisch miteinander verknüpfen.

Sie können eine gemappte Abfrage sogar per Namen in Ihrer Applikation mit `session.getNamedQuery("loadUser")` aufrufen. Mit eigenen SQL-Abfragen ist vieles mehr möglich, doch wir konzentrieren uns in diesem Abschnitt auf die grundlegende SQL-Anpassung für CRUD. Wir kommen auf andere relevante APIs in Kapitel 15, Abschnitt 15.2 „Native SQL-Abfragen“, zurück.

Nehmen wir an, dass Sie auch das SQL anpassen wollen, mit dem eine Collection geladen wird – beispielsweise die `items`, die von einem `User` verkauft wurden. Zuerst deklarieren Sie eine Loader-Referenz im Collection-Mapping:

```
<set name="items" inverse="true">
    <key column="SELLER_ID" not-null="true"/>
    <one-to-many class="Item"/>
    <loader query-ref="loadItemsForUser"/>
</set>
```

Die benannte Abfrage `loadItemsForUser` sieht beinahe aus wie der Entity-Loader:

```
<sql-query name="loadItemsForUser">
    <load-collection alias="i" role="User.items"/>
    select
        {i.*}
    from
        ITEM i
    where
        i.SELLER_ID = :id
</sql-query>
```

Es gibt zwei große Unterschiede: Einer ist das `<load-collection>`-Mapping von einem Alias zu einer Collection-Rolle; das sollte selbsterklärend sein. Neu in dieser Abfrage ist ein automatisches Mapping vom SQL-Tabellen-Alias `ITEM i` zu den Eigenschaften aller Elemente mit `{i.*}`. Sie haben durch das gleiche Alias (das Symbol `i`) eine Verbindung zwischen den beiden hergestellt. Obendrein verwenden Sie jetzt einen benannten Parameter `:id` statt eines einfachen positionalen Parameters mit einem Fragezeichen. Nutzen Sie die Syntax, die Sie bevorzugen.

Manchmal wird das Laden einer Entity-Instanz und einer Collection besser mit einem Outer Join in nur einer Abfrage abgewickelt (die Entity kann eine leere Collection haben, also können Sie keinen Inner Join nehmen). Wenn Sie einen solchen *eager fetch* anwenden wollen, dann deklarieren Sie keine Loader-Referenzen für die Collection. Der Entity-Loader kümmert sich um das Auslesen der Collection:

```
<sql-query name="loadUser">
    <return alias="u" class="User"/>
    <return-join alias="i" property="u.items"/>
    select
        {u.*}, {i.*}
    from
        USERS u
    left outer join ITEM i
        on u.USER_ID = i.SELLER_ID
    where
        u.USER_ID = ?
</sql-query>
```

Beachten Sie, wie Sie das `<return-join>`-Element verwenden, um einen Alias an eine Collection-Eigenschaft der Entity zu binden, womit beide Aliase effektiv miteinander verknüpft werden. Diese Technik funktioniert auch, wenn Sie in der Original-Abfrage gerne Entities mit one-to-one- und many-to-one-Assoziationen mit Eager Fetching holen möchten. In diesem Fall sollten Sie lieber einen Inner Join nehmen, wenn die assoziierte Entity erforderlich ist (der Fremdschlüssel kann nicht `NULL` sein) oder einen Outer Join, wenn das Target optional ist. Viele single-ended Assoziationen können Sie *eager* in einer (einzigen) Abfrage auslesen. Doch wenn Sie in mehr als einer Collection einen (Outer-)Join haben, schaffen Sie ein Kartesisches Produkt und multiplizieren effektiv alle Collection-Zeilen. Das kann riesige Resultate produzieren, die langsamer als zwei Abfragen sind. Sie werden wieder auf diese Einschränkung stoßen, wenn wir Fetching-Strategien in Kapitel 13 besprechen.

Wie bereits erwähnt, werden Sie später in diesem Buch weitere SQL-Optionen für das Laden von Objekten kennenlernen. Nun werden wir die Anpassung der CRUD-Operationen besprechen und die CRUD-Grundlagen abschließen.

Eigenes Insert, Update und Delete

Hibernate produziert beim Starten die gesamten trivialen CRUD-SQL-Anweisungen. Es cacht die SQL-Anweisungen zur späteren Verwendung intern und vermeidet somit die Laufzeitkosten der SQL-Generierung für die meisten üblichen Operationen. Sie haben erfahren, wie man das R von CRUD überschreibt, also geht es nun um CUD.

Für jede Entity oder Collection können Sie eigene CUD-SQL-Anweisungen im `<sql-insert>`-, `<sql-delete>`- bzw. `<sql-update>`-Element definieren:

```
<class name="User" table="USERS">
   <id name="id" column="USER_ID"...
   ...
   <join table="BILLING_ADDRESS" optional="true">
       <key column="USER_ID"/>
       <component name="billingAddress" class="Address">
           <property ...
       </component>
       <sql-insert>
           insert into BILLING_ADDRESS
                           (STREET, ZIPCODE, CITY, USER_ID)
           values (?, ?, ?, ?)
       </sql-insert>
       <sql-update>...</sql-update>
       <sql-delete>...</sql-delete>
   </join>
   <sql-insert>
       insert into USERS (FIRSTNAME, LASTNAME, USERNAME,
                          "PASSWORD", EMAIL, RANKING, IS_ADMIN,
                          CREATED, DEFAULT_BILLING_DETAILS_ID,
                          HOME_STREET, HOME_ZIPCODE, HOME_CITY,
                          USER_ID)
       values (?, ?, ?, ?, ?, ?, ?, ?, ?, ?, ?, ?, ?)
   </sql-insert>
   <sql-update>...</sql-update>
   <sql-delete>...</sql-delete>
</class>
```

Dieses Mapping-Beispiel mag recht kompliziert wirken, ist aber eigentlich ganz einfach. Sie haben zwei Tabellen in nur einem Mapping: die Primärtabelle für die Entity `USERS` und die Sekundärtabelle `BILLING_ADDRESS` aus Ihrem Legacy-Mapping früher in diesem Kapitel. Immer wenn Sie eine Sekundärtabelle für eine Entity haben, müssen Sie sie in jedem eigenen SQL einschließen – von daher die `<sql-insert>`-, `<sql-delete>`- und `<sql-update>`-Elemente sowohl im `<class>`- als auch im `<join>`-Abschnitt des Mappings.

Das nächste Problem ist das Binden der Argumente für die Anweisungen. Bei der Anpassung von CUD SQL werden, während wir dies schreiben, nur positionale Parameter unterstützt. Doch wie ist deren richtige Reihenfolge? Es gibt eine interne Reihenfolge, wie Hibernate Argumente an SQL-Parameter bindet. Um die richtige Ordnung für SQL-Anweisungen und -Parameter herauszufinden, ist es am einfachsten, Hibernate die Generierung zu überlassen. Entfernen Sie das selbst geschriebene SQL aus der Mapping-Datei, aktivieren Sie das `DEBUG`-Logging für das Paket `org.hibernate.persister.entity` und halten Sie im Hibernate-Startup-Log Ausschau nach Zeilen, die so ähnlich wie die folgenden sind (oder suchen Sie explizit danach):

```
AbstractEntityPersister - Insert 0: insert into USERS (FIRSTNAME,
 LASTNAME, USERNAME, "PASSWORD", EMAIL, RANKING, IS_ADMIN,
 CREATED, DEFAULT_BILLING_DETAILS_ID, HOME_STREET, HOME_ZIPCODE,
 HOME_CITY, USER_ID) values (?, ?, ?, ?, ?, ?, ?, ?, ?, ?, ?, ?, ?)
AbstractEntityPersister - Update 0: update USERS set
 FIRSTNAME=?, LASTNAME=?, "PASSWORD"=?, EMAIL=?, RANKING=?,
 IS_ADMIN=?, DEFAULT_BILLING_DETAILS_ID=?, HOME_STREET=?,
 HOME_ZIPCODE=?, HOME_CITY=? where USER_ID=?
...
```

Sie können nun die Anweisungen, die Sie anpassen wollen, in Ihre Mapping-Datei kopieren und die erforderlichen Änderungen vornehmen. Weitere Informationen über das Logging in Hibernate finden Sie in Kapitel 2, Abschn. 2.1.3 „Logging und Statistiken aktivieren".

Sie haben nun CRUD-Operationen mit eigenen SQL-Anweisungen gemappt. Andererseits ist dynamisches SQL nicht der einzige Weg, wie man Daten auslesen und manipulieren kann. Vordefinierte und kompilierte Prozeduren, die in der Datenbank gespeichert sind, können auch für Entities und Collections mit CRUD-Operationen gemappt werden.

8.2.2 Integration von Stored Procedures und Functions

Stored Procedures werden in der Entwicklung von Datenbankapplikationen häufig verwendet. Wenn man den Code dichter an die Daten bringt und ihn innerhalb der Datenbank ausführt, hat das eine Reihe von Vorteilen.

Zum einen brauchen Sie nicht in jedem Programm, das auf die Daten zugreift, die Funktionalität und Logik zu duplizieren. Ein anderer Gesichtspunkt ist, dass vieles von der Business-Logik nicht dupliziert werden sollte, damit es stets anwendbar ist. Dazu gehören Prozeduren, die die Integrität der Daten garantieren: Constraints sind beispielsweise zu komplex, um deklaratorisch implementiert zu werden. Sie finden gewöhnlich auch Trigger in einer Datenbank, die prozedurale Integritätsregeln aufweisen.

Stored Procedures sind für die gesamte Verarbeitung großer Datenmengen wie das Berichtswesen und statistische Analyse von Vorteil. Sie sollten immer vermeiden, große Datensätze auf Ihrem Netzwerk und zwischen Datenbank- und Applikationsservern zu verschieben. Von daher ist eine Stored Procedure die nahe liegende Wahl für Datenoperationen in großem Umfang. Oder Sie können eine komplexe Operation zum Auslesen von Daten implementieren, die mit verschiedenen Abfragen Daten zusammenstellt, bevor das Endresultat dem Applikationsclient übergeben wird.

Andererseits treffen Sie oft auf (Alt-)Systeme, die sogar die grundlegendsten CRUD-Operationen mit einer Stored Procedure implementieren. Als Spielart davon hatten Systeme, die kein direktes SQL DML, sondern nur Aufrufe von Stored Procedures erlaubten, auch ihre Berechtigung (und manchmal haben sie die immer noch).

Sie können mit der Integration vorhandener Stored Procedures für CRUD oder für Datenoperationen in großem Umfang anfangen oder zuerst Ihre eigene Stored Procedure schreiben.

Schreiben einer Prozedur

Programmiersprachen für Stored Procedures sind normalerweise proprietär. Oracle PL/SQL, ein prozeduraler Dialekt von SQL, ist sehr beliebt (und in Varianten auch in anderen Datenbankprodukten vorhanden). Manche Datenbanken unterstützen sogar in Java geschriebene Stored Procedures. Standardisierte Stored Procedures in Java waren Teil des SQLJ-Projekts, dem leider kein Erfolg beschieden war.

In diesem Abschnitt werden Sie mit den häufigsten Systemen für Stored Procedures arbeiten: Oracle-Datenbanken und PL/SQL. Es stellt sich heraus, dass Stored Procedures in Oracle (wie so vieles andere) immer anders sind als man es erwartet – wir weisen Sie darauf hin, wenn etwas besondere Aufmerksamkeit benötigt.

Eine Stored Procedure in PL/SQL muss im Datenbankkatalog als Quellcode erstellt und dann kompiliert werden. Schreiben wir also zuerst eine Stored Procedure, die alle `User`-Entities laden kann, auf die ein bestimmtes Kriterium passt:

```
<database-object>
    <create>
        create or replace procedure SELECT_USERS_BY_RANK
        (
         OUT_RESULT out SYS_REFCURSOR,
         IN_RANK    in  int
        ) as
        begin
         open OUT_RESULT for
         select
             us.USER_ID           as USER_ID,
             us.FIRSTNAME         as FIRSTNAME,
             us.LASTNAME          as LASTNAME,
             us.USERNAME          as USERNAME,
             us."PASSWORD"        as PASSWD,
             us.EMAIL             as EMAIL,
             us.RANKING           as RANKING,
             us.IS_ADMIN          as IS_ADMIN,
             us.CREATED           as CREATED,
             us.HOME_STREET       as HOME_STREET,
             us.HOME_ZIPCODE      as HOME_ZIPCODE,
             us.HOME_CITY         as HOME_CITY,
             ba.STREET            as BILLING_STREET,
             ba.ZIPCODE           as BILLING_ZIPCODE,
             ba.CITY              as BILLING_CITY,
             us.DEFAULT_BILLING_DETAILS_ID
                                  as DEFAULT_BILLING_DETAILS_ID
         from
             USERS us
         left outer join
             BILLING_ADDRESS ba
                 on us.USER_ID = ba.USER_ID
            where
                us.RANKING >= IN_RANK;
        end;
    </create>
    <drop>
        drop procedure SELECT_USERS_BY_RANK
    </drop>
</database-object>
```

Sie betten die DDL für die Stored Procedure zur Erstellung und Entfernung in einem `<database-object>`-Element ein. Auf diese Weise erstellt und löscht Hibernate die Prozedur automatisch, wenn das Datenbankschema über das Tool `hbm2ddl` erstellt und aktualisiert wird. Sie können die DDL bei Ihrem Datenbankkatalog auch per Hand ausführen. Es ist eine gute Wahl, es in Ihren Mapping-Dateien zu behalten (da, wo es passt, zum Beispiel in `MyStoredProcedures.hbm.xml`), wenn Sie mit einem Nicht-Legacy-System ohne vorhandene Stored Procedures arbeiten. Wir kommen später in diesem Kapitel auf andere Optionen für das `<database-object>`-Mapping zurück.

Wie vorher ist der Code für die Stored Procedures des Beispiels unkompliziert: eine Join-Abfrage bei den Basis-Tabellen (primäre und sekundäre Tabellen für die Klasse `User`) und eine Einschränkung duch `RANKING`, einem Input-Argument der Prozedur.

Sie müssen einige wenige Regeln für Stored Procedures, die in Hibernate gemappt sind, beachten. Stored Procedures unterstützen `IN`- und `OUT`-Parameter. Wenn Sie Stored Procedures mit den Oracle-eigenen JDBC-Treibern verwenden, ist für Hibernate erforderlich, dass der erste Parameter der Stored Procedure ein `OUT` ist; und für Stored Procedures, die bei Abfragen benutzt werden sollen, sollte das Abfrageresultat in diesem Parameter zurückgegeben werden. Ab Oracle 9 muss der Typ des `OUT`-Parameters ein `SYS_REFCURSOR` sein. In älteren Versionen von Oracle müssen Sie Ihren eignen Referenz-Cursor-Typ namens `REF CURSOR` zuerst definieren – Beispiele finden Sie in der Produktdokumentation von Oracle. Alle anderen großen Systeme zum Datenbankmanagement (und Treiber für die Oracle-DMBS, die nicht von Oracle sind) sind JDBC-konform, und Sie können ein Resultat direkt in der Stored Procedure zurückgeben, ohne einen `OUT`-Parameter zu benutzen. Eine ähnliche Prozedur für Microsoft SQL Server würde beispielsweise so aussehen:

```
create procedure SELECT_USERS_BY_RANK
  @IN_RANK int
  as
    select
       us.USER_ID         as USER_ID,
       us.FIRSTNAME       as FIRSTNAME,
       us.LASTNAME        as LASTNAME,
       ...
    from
       USERS us
    where us.RANKING >= @IN_RANK
```

Diese Stored Procedure wollen wir in Hibernate auf eine benannte Abfrage mappen.

Abfragen mit einer Prozedur

Eine Stored Procedure für Abfragen wird als regulär benannte Abfrage gemappt, wobei es einige kleinere Unterschiede gibt:

```
<sql-query name="loadUsersByRank" callable="true">
    <return alias="u" class="User">
        <return-property name="id"           column="USER_ID"/>
        <return-property name="firstname"    column="FIRSTNAME"/>
        <return-property name="lastname"     column="LASTNAME"/>
        <return-property name="username"     column="USERNAME"/>
        <return-property name="password"     column="PASSWD"/>
        <return-property name="email"        column="EMAIL"/>
        <return-property name="ranking"      column="RANKING"/>
        <return-property name="admin"        column="IS_ADMIN"/>
        <return-property name="created"      column="CREATED"/>
        <return-property name="homeAddress">
            <return-column name="HOME_STREET"/>
            <return-column name="HOME_ZIPCODE"/>
            <return-column name="HOME_CITY"/>
        </return-property>
```

```
            <return-property name="billingAddress">
                <return-column name="BILLING_STREET"/>
                <return-column name="BILLING_ZIPCODE"/>
                <return-column name="BILLING_CITY"/>
            </return-property>
            <return-property name="defaultBillingDetails"
                             column="DEFAULT_BILLING_DETAILS_ID"/>
        </return>
        { call SELECT_USERS_BY_RANK(?, :rank) }
    </sql-query>
```

Der erste Unterschied, verglichen mit dem Mapping einer regulären SQL-Abfrage, ist das Attribut `callable="true"`. Das aktiviert die Unterstützung für *callable* Anweisungen in Hibernate und das korrekte Handling des Outputs der Stored Procedure. Die folgenden Mappings binden die Spaltennamen, die als Resultat der Prozeduren zurückgegeben wurden, an die Eigenschaften eines `User`-Objekts. Ein Sonderfall erfordert ein paar Extraüberlegungen: Wenn mehrspaltige Eigenschaften einschließlich Komponenten (`homeAddress`) in der Klasse vorhanden sind, müssen Sie deren Spalten in der richtigen Reihenfolge mappen. Die Eigenschaft `homeAddress` ist beispielsweise als `<component>` mit drei Eigenschaften gemappt, jede in ihrer eigenen Spalte. Von daher beinhaltet das Stored-Procedure-Mapping drei Spalten, die an die Eigenschaft `homeAddress` gebunden sind.

Der `call` der Stored Procedure bereitet einen `OUT` (das Fragezeichen) und einen benannten Input-Parameter vor. Wenn Sie keine Oracle-JDBC-Treiber verwenden (also andere Treiber oder ein anderes DBMS), brauchen Sie den ersten `OUT`-Parameter nicht zu reservieren. Das Resultat kann direkt von der Stored Procedure zurückgegeben werden.

Schauen Sie sich das reguläre Klassen-Mapping der `User`-Klasse an. Beachten Sie, dass die Spaltennamen, die von den Prozeduren in diesem Beispiel zurückgegeben werden, die gleichen sind wie die bereits von Ihnen gemappten Spaltennamen. Sie können das Binden jeder Eigenschaft weglassen und Hibernate automatisch das Mapping überlassen:

```
<sql-query name="loadUsersByRank" callable="true">
    <return class="User"/>
    { call SELECT_USERS_BY_RANK(?, :rank) }
</sql-query>
```

Die Verantwortlichkeit für das Zurückgeben der korrekten Spalten, für alle Eigenschaften und Fremdschlüssel-Assoziationen der Klasse mit den gleichen Namen wie in den regulären Mappings wird nun in den Code der Stored Procedure ausgelagert. Weil Sie bereits Aliases in der Stored Procedure haben (`select ... us.FIRSTNAME as FIRSTNAME...`), ist das unkompliziert. Falls einige der im Resultat der Prozedur zurückgegebenen Spalten andere Namen haben als die, die Sie bereits in Ihren Eigenschaften gemappt haben, brauchen Sie nur diese zu deklarieren:

```
<sql-query name="loadUsersByRank" callable="true">
    <return class="User">
        <return-property name="firstname"   column="FNAME"/>
        <return-property name="lastname"    column="LNAME"/>
    </return>
    { call SELECT_USERS_BY_RANK(?, :rank) }
</sql-query>
```

Zum Schluss schauen wir uns noch den `call` der Stored Procedure an. Die hier verwendete Syntax `{ call PROCEDURE() }` ist im SQL-Standard definiert und portierbar. Eine nicht-portierbare Syntax, die für Oracle funktioniert, ist `begin PROCEDURE(); end;`. Sie sollten immer die portierbare Syntax verwenden. Die Prozedur hat zwei Parameter. Wie bereits erklärt ist die erste als Output-Parameter reserviert, also nehmen Sie ein positionales Parameter-Symbol (`?`). Hibernate kümmert sich um diesen Parameter, wenn Sie einen Dialekt für einen Oracle JDBC-Treiber konfiguriert haben. Der zweite ist ein Input-Parameter, den Sie beim Ausführen des Aufrufs angeben müssen. Sie können entweder nur Positionsparameter nehmen oder benannte und Positionsparameter mischen. Aus Gründen der Lesbarkeit bevorzugen wir benannte Parameter.

Die Abfragen mit dieser Stored Procedure in der Applikation sehen aus wie jede andere Ausführung einer benannten Abfrage:

```
Query q = session.getNamedQuery("loadUsersByRank");
q.setParameter("rank", 12);
List result = q.list();
```

Während wir dies schreiben, können gemappte Stored Procedures als benannte Abfragen aktiviert werden, wie Sie das in diesem Abschnitt gemacht haben, oder als Loader für eine Entity, ähnlich wie das `loadUser`-Beispiel, das Sie bereits gemappt haben.

Stored Procedures können Daten nicht nur abfragen und laden, sondern auch manipulieren. Der erste Use Case dafür sind Datenoperationen in großem Umfang, die in der Datenbankschicht ausgeführt werden. Sie sollten diese nicht in Hibernate mappen, sondern mit reinem JDBC ausführen: `session.connection().prepareCallableStatement();` usw. Die Operationen zur Datenmanipulation, die Sie in Hibernate mappen können, sind die Erstellung, Löschung und Aktualisierung eines Entity-Objekts.

CUD mit einer Prozedur mappen

Weiter oben haben Sie mit eigenen SQL-Anweisungen `<sql-insert>`-, `<sql-delete>`- und `<sql-update>`-Elemente für eine Klasse gemappt. Wenn Sie für diese Operationen Stored Procedures nehmen möchten, ändern Sie das Mapping zu aufrufbaren Anweisungen:

```
<class name="User">
    ...

    <sql-update callable="true" check="none">
        { call UPDATE_USER(?, ?, ?, ?, ?, ?, ?, ?, ?, ?, ?, ?, ?) }
    </sql-update>
</class>
```

Mit der aktuellen Version von Hibernate haben Sie das gleiche Problem wie vorher: das Binden von Werten an die positionalen Parameter. Erstens muss die Stored Procedure die gleiche Anzahl an Input-Parameter haben, wie Hibernate es erwartet (aktivieren Sie das SQL-Log, wie bereits gezeigt, um eine generierte Anweisung zu bekommen, die Sie kopieren und einfügen können). Die Parameter müssen wieder in der gleichen Ordnung sein, wie Hibernate es erwartet.

Schauen Sie sich das Attribut `check="none"` an. Für korrektes (und, wenn Sie es aktiviert haben) optimistisches Locking muss Hibernate wissen, ob diese angepasste Update-Operation erfolgreich war. Normalerweise schaut Hibernate sich bei dynamisch generiertem SQL an, wie viele aktualisierte Zeilen aus einer Operation zurückgegeben wurden. Wenn die Operation keine Zeilen aktualisieren konnte oder wollte, entsteht ein Fehler beim optimistischen Locking. Wenn Sie Ihre eigene SQL-Operation schreiben, können Sie dieses Verhalten auch anpassen.

Bei `check="none"` erwartet Hibernate, dass Ihre eigene Prozedur sich intern um fehlgeschlagene Updates kümmert (indem beispielsweise eine Versionsprüfung der Zeile erfolgt, die aktualisiert werden muss) und dass Ihre Prozedur eine Exception wirft, wenn etwas schiefgegangen ist. In Oracle ist eine solche Prozedur wie folgt:

```
<database-object>
    <create>
       create or replace procedure UPDATE_USER
        (IN_FIRSTNAME  in varchar,
         IN_LASTNAME   in varchar,
         IN_PASSWORD   in varchar,
         ...
        )
      as
        rowcount INTEGER;
      begin
         update USERS set
           FIRSTNAME    = IN_FIRSTNAME,
           LASTNAME     = IN_LASTNAME,
           "PASSWORD"   = IN_PASSWORD,
         where
           OBJ_VERSION = ...;
         rowcount := SQL%ROWCOUNT;
         if rowcount != 1 then
             RAISE_APPLICATION_ERROR( -20001, 'Version check failed');
         end if;
      end;
    </create>
    <drop>
       drop procedure UPDATE_USER
    </drop>
</database-object>
```

Der SQL-Fehler wird von Hibernate abgefangen und in eine optimistische Locking-Exception konvertiert, die Sie dann im Applikationscode behandeln können. Andere Optionen für das `check`-Attribut sind wie folgt:

- Wenn Sie `check="count"` aktivieren, prüft Hibernate die Anzahl der veränderten Zeilen mittels der Plain JDBC API. Das ist der Default und wird verwendet, wenn Sie dynamisches SQL ohne Stored Procedures schreiben.
- Wenn Sie `check="param"` aktivieren, reserviert Hibernate einen `OUT`-Parameter, um den Return-Wert des Stored-Procedure-Aufrufs zu bekommen. Sie müssen Ihrem Aufruf ein zusätzliches Fragezeichen hinzufügen und in Ihrer Stored Procedure die Zeilenanzahl Iher DML-Operation bei diesem (ersten) `OUT`-Parameter zurückgeben. Hibernate validiert für Sie dann die Anzahl der veränderten Zeilen.

Die Mappings fürs Einfügen und Löschen sind ähnlich; sie alle müssen deklarieren, wie optimistisches Lock-Checking durchgeführt werden soll. Sie können eine Vorlage aus dem Startup-Log von Hibernate kopieren, um die korrekte Reihenfolge und Anzahl der Parameter zu bekommen.

Schließlich können Sie auch Stored Functions in Hibernate mappen. Sie haben eine etwas andere Semantik und Use Cases.

Mapping von Stored Functions

Eine Stored Function hat nur Input- und keine Output-Parameter. Doch kann sie einen Wert zurückgeben, beispielsweise den Rang eines Anwenders:

```
<database-object>
    <create>
        create or replace function GET_USER_RANK
         (IN_USER_ID int)
        return int is
         RANK int;
        begin
            select
                RANKING
            into
                RANK
            from
                USERS
            where
                USER_ID = IN_USER_ID;

            return RANK;
        end;
    </create>
    <drop>
        drop function GET_USER_RANK
    </drop>
</database-object>
```

Diese Funktion gibt eine skalare Zahl zurück. Der wichtigste Use Case für Stored Functions, die Skalare zurückgeben, ist die Einbettung eines Aufrufs in regulären SQL- oder HQL-Abfragen. Sie können zum Beispiel alle Anwender auslesen, die ranghöher als ein bestimmter Anwender sind:

```
String q = "from User u where u.ranking > get_user_rank(:userId)";
List result = session.createQuery(q)
                .setParameter("userId", 123)
                .list();
```

Diese Abfrage ist in HQL; dank der *pass-through*-Funktionalität für Funktionsaufrufe in der `WHERE`-Klausel (aber in keiner anderen Klausel) können Sie jede Stored Function in Ihrer Datenbank direkt aufrufen. Der Rückgabetyp der Funktion sollte zur Operation passen: in diesem Fall der Größer-als-Vergleich mit der Eigenschaft `ranking`, die auch nummerisch ist.

Wenn Ihre Funktion einen Resultset-Cursor wie in den vorigen Abschnitten zurückgibt, können Sie sie auch als eine benannte Abfrage mappen und Hibernate das Resultset in einen Objektgraphen machen lassen.

Denken Sie schließlich daran, dass Stored Procedures und Functions vor allem in Datenbanken von Altsystemen manchmal nicht in Hibernate gemappt werden können. In solchen Fällen müssen Sie auf reines JDBC zurückgreifen. Manchmal können Sie eine Stored Procedure aus einem Altsystem mit einer anderen Stored Procedure wrappen, die das von Hibernate erwartete Parameter-Interface aufweist. Es gibt zu viele Varianten und Sonderfälle, um sie in einem generischen Mapping-Tool abzudecken. Doch zukünftige Versionen von Hibernate werden die Mapping-Fähigkeiten verbessern – wir erwarten, dass in naher Zukunft ein besseres Handling von Parametern (kein Zählen von Fragezeichen mehr) und Support für beliebige Input- und Output-Parameter verfügbar sind.

Sie haben nun die Anpassung von Laufzeit-SQL-Abfragen und DML abgeschlossen. Wechseln wir das Thema und passen das SQL an, das für die Erstellung und Bearbeitung des Datenbankschemas benutzt wird: die DDL.

8.3 Verbesserung der Schema-DDL

Die Anpassung der DDL in Ihrer Hibernate-Applikation ist etwas, was Sie normalerweise nur in Erwägung ziehen, wenn Sie das Datenbankschema mit dem Toolset von Hibernate generieren. Wenn ein Schema bereits existiert, werden sich solche Anpassungen nicht auf das Laufzeitverhalten von Hibernate auswirken.

Sie können DDL in eine Textdatei exportieren oder sie direkt in Ihrer Datenbank ausführen, wenn Sie Ihre Integrationstests ausführen. Weil die DDL meist herstellerspezifisch ist, hat jede Option, die Sie in Ihre Mapping-Metadaten legen, das Potenzial, die Metadaten an ein bestimmtes Datenbankprodukt zu binden – das sollten Sie im Hinterkopf behalten, wenn Sie die folgenden Features anwenden.

Wir teilen die DDL-Anpassung in zwei Kategorien auf:

- Die Benennung von automatisch generierten Datenbankobjekten wie Tabellen, Spalten und Constraints explizit in den Mapping-Metadaten, anstatt sich auf das automatische Benennen zu verlassen, das aus den Namen der Java-Klassen und Eigenschaften von Hibernate abgeleitet wird. Wir haben bereits den eingebauten Mechanismus und die Optionen für das Quoting und Erweitern von Namen in Kapitel 4, Abschnitt 4.3.5 „Quoting von SQL-Identifikatoren“ besprochen. Wir schauen uns als Nächstes andere Optionen an, die Sie aktivieren können, um Ihre generierten DDL-Skripte zu verschönern.
- Das Handling von zusätzlichen Datenbankobjekten wie Indizes, Constraints und Stored Procedures in Ihren Mapping-Metadaten. In diesem Kapitel haben Sie weiter vorne mit dem `<database-object>`-Element beliebige `CREATE`- und `DROP`-Anweisungen in XML-Mapping-Dateien eingefügt. Sie können auch die Erstellung von Indizes und Constraints mit zusätzlichen Mapping-Elementen in den regulären Klassen- und Eigenschafts-Mappings aktivieren.

8.3.1 Eigene Namen und Datentypen in SQL

Im Listing 8.1 fügen Sie dem Mapping der `Item`-Klasse Attribute und Elemente hinzu.

Listing 8.1 Zusätzliche Elemente im Item-Mapping für `hbm2ddl`

```
<class name="Item" table="ITEMS">

    <id name="id" type="string">
        <column name="ITEM_ID" sql-type="char(32)"/>        ❶
        <generator class="uuid"/>
    </id>
    <property name="initialPrice" type="big_decimal">
```

```
        <column name="INIT_PRICE"       ❷
                not-null="true"
                precision="10"
                scale="2"/>
    </property>
    <property name="description" type="string"
              column="ITM_DESCRIPTION" length="4000"/>      ❸
    <set name="categories" table="CATEGORY_ITEM" cascade="none">
        <key>
            <column name="ITEM_ID" sql-type="char(32)"/>      ❹
        </key>
        <many-to-many class="Category">
            <column name="CATEGORY_ID" sql-type="char(32)"/>
        </many-to-many>
    </set>

    ...
</class>
```

❶ Der hbm2ddl-Exporter generiert eine Spalte des Typs VARCHAR, wenn eine Eigenschaft (sogar die Identifikator-Eigenschaft) vom Mapping-Typ string ist. Sie wissen, dass der Identifikator-Generator uuid immer 32-Zeichen-Strings generiert; darum wechseln Sie zu einem CHAR-SQL-Typ und setzen dessen Größe fest auf 32 Zeichen. Das <column>-Element ist für diese Deklaration erforderlich, weil kein Attribut den SQL-Datentyp beim <id>-Element unterstützt.

❷ Für Dezimaltypen können Sie die Präzision und Skala deklarieren. Dieses Beispiel erstellt die Spalte als INIT_PRICE number (10,2) in einem Oracle-Dialekt; doch für Datenbanken, die keine Typen mit Dezimalpräzision unterstützen, wird ein einfaches INIT_PRICE numeric (das ist in HSQL) produziert.

❸ Für das Beschreibungsfeld fügen Sie DDL-Attribute beim <property>-Element statt eines verschachtelten <column>-Elements hinzu. Die Spalte DESCRIPTION wird als VARCHAR(4000) generiert – eine Begrenzung eines Variablen-Zeichenfelds in einer Oracle-Datenbank (in Oracle wäre das VARCHAR2(4000) in der DDL, doch der Dialekt kümmert sich darum).

❹ Ein <column>-Element kann auch verwendet werden, um die Fremdschlüsselfelder in einem Assoziations-Mapping zu deklarieren. Anderenfalls wären die Spalten Ihrer Assoziationstabelle CATEGORY_ITEM vom Typ VARCHAR(32) statt des angemesseneren CHAR(32).

Die gleiche Anpassung ist auch in Annotationen möglich (siehe Listing 8.2).

Listing 8.2 Zusätzliche Annotationen für die Anpassung des DDL-Exports

```
@Entity
@Table(name = "ITEMS")
public class Item {

    @Id
    @Column(name = "ITEM_ID", columnDefinition = "char(32)")
    @GeneratedValue(generator = "hibernate-uuid.hex")
    @org.hibernate.annotations.GenericGenerator(
            name = "hibernate-uuid.hex",
            strategy = "uuid.hex"
    )
    Private String id;
    @Column(name = "INIT_PRICE", nullable = false,
            precision = 10, scale = 2)
```

```
        BigDecimal initialPrice;
        @Column(name = "ITM_DESCRIPTION", length = 4000)
        Private String description;
        @ManyToMany
        @JoinTable(
            name = "CATEGORY_ITEM",
            joinColumns =
                { @JoinColumn(name = "ITEM_ID",
                              columnDefinition = "char(32)")
                },
            inverseJoinColumns =
                { @JoinColumn(name = "CATEGORY_ID",
                              columnDefinition = "char(32)")
                }
        )
        Private Set<Category> categories = new HashSet<Category>();

        ...
    }
```

Sie müssen eine Hibernate Extension verwenden, um den nicht standardmäßigen Identifikator-Generator zu benennen. Alle anderen Anpassungen der generierten SQL DDL werden mit Annotationen der JPA-Spezifikation durchgeführt. Ein Attribut verdient eine besondere Aufmerksamkeit: Die `columnDefinition` ist nicht die gleiche wie der `sql-type` in einer Hibernate Mapping-Datei. Sie ist flexibler: Der JPA-Persistenzprovider hängt wie in `ITEM_ID char(32)` den ganzen String nach dem Spaltennamen in der Anweisung `CREATE TABLE` an.

Die Anpassung von Namen und Datentyp ist das absolute Minimum dessen, was Sie in Erwägung ziehen sollten. Wir empfehlen, dass Sie immer die Qualität Ihres Datenbankschemas (und letzten Endes die Qualität der Daten, die gespeichert werden) mit den entsprechenden Integritätsregeln verbessern.

8.3.2 Gewährleistung von Datenkonsistenz

Integritätsregeln sind ein wichtiger Bestandteil Ihres Datenbankschemas. Die wichtigste Verantwortung Ihrer Datenbank ist, Ihre Informationen zu schützen und zu garantieren, dass sie sich nie in einem inkonsistenten Zustand befinden. Das nennt man Konsistenz, und es ist Teil der ACID-Kriterien, die allgemein bei transaktionalen Datenbankmanagementsystemen angewendet werden.

Regeln sind Teil Ihrer Business-Logik. Gewöhnlich sind die Business-Regeln sowohl im Applikationscode als auch in der Datenbank implementiert. Ihre Applikation ist so geschrieben, dass jede Verletzung der Datenbankregeln vermieden wird. Doch es ist die Aufgabe des Datenbankmanagementsystems, dass nie irgendwelche falschen Daten (im Sinne der Business-Logik) permanent gespeichert werden dürfen – wenn beispielsweise eine der auf die Datenbank zugreifenden Applikationen Bugs aufweist. Systeme, die eine Integrität nur im Applikationscode gewährleisten, sind für Datenkorruption anfällig und mindern im Laufe der Zeit die Qualität der Datenbank. Denken Sie daran, dass der Hauptzweck der meisten Business-Applikationen die fortlaufende Produktion von wertvollen Business-Daten ist.

Im Kontrast zur Sicherstellung der Datenkonsistenz im prozeduralen (oder objektorientierten) Applikationscode können Sie mit Datenbankmanagementsystemen Integritätsregeln deklaratorisch als Teil Ihres Datenschemas implementieren. Zu den Vorteilen von deklaratorischen Regeln gehört, dass weniger Fehler im Code möglich sind und die Chance für das Datenbankmanagementsystem besteht, den Datenzugriff zu optimieren.

Wir identifizieren vier Regelstufen:

- *Domain-Constraint*: Eine Domain ist (einfach ausgedrückt und in der Welt der Datenbanken) ein Datentyp in einer Datenbank. Von daher definiert ein Domain-Constraint die Bandbreite möglicher Werte, die ein bestimmter Datentyp handhaben kann. Der Datentyp `int` kann beispielsweise für Integerwerte verwendet werden. Der Datentyp `char` kann Zeichen-Strings enthalten: zum Beispiel alle in ASCII definierten Zeichen. Weil wir vor allem Datentypen verwenden, die in das Datenbankmanagementsystem eingebaut sind, verlassen wir uns auf die Domain-Constraints, wie sie vom Hersteller definiert werden. Wenn Sie benutzerdefinierte Datentypen (*user defined datatypes* – UDT) erstellen, müssen Sie deren Constraints definieren. Wenn sie von Ihrer SQL-Datenbank unterstützt werden, können Sie den (begrenzten) Support für angepasste Domains einsetzen, um für bestimmte Datentypen zusätzliche Constraints aufzunehmen.
- *Spalten-Constraint*: Eine Spalte darauf zu beschränken, nur Werte einer bestimmten Domain zu enthalten, ist ein sogenannter Spalten-Constraint. Sie deklarieren beispielsweise in DDL, dass die Spalte `INITIAL_PRICE` Werte der Domain `MONEY` enthält, die intern den Datentyp `number(10,2)` benutzt. Sie arbeiten die meiste Zeit direkt mit dem Datentyp, ohne zuerst eine Domain zu definieren. Ein besonderer Spalten-Constraint in einer SQL-Datenbank ist `NOT NULL`.
- *Tabellen-Constraint*: Eine Integritätsregel, die bei einer oder mehreren Zeilen angewendet wird, ist ein Tabellen-Constraint. Ein typischer deklaratorischer Tabellen-Constraint ist `UNIQUE` (alle Zeilen werden auf doppelte Werte überprüft). Eine Beispielregel, die nur eine Zeile betrifft, wäre: „Enddatum einer Auktion muss später sein als das Startdatum."
- *Datenbank-Constraint*: Wenn eine Regel bei mehr als einer Tabelle angewendet wird, gilt sie datenbankweit. Sie sollten bereits mit dem üblichsten Datenbank-Constraint vertraut sein: dem Fremdschlüssel. Diese Regel garantiert die Integrität der Referenzen der Zeilen untereinander, normalerweise, doch nicht immer in separaten Tabellen (selbstreferenzierende Fremdschlüssel-Constraints sind nicht ungewöhnlich).

Die meisten (wenn nicht gar alle) SQL-Datenbankmanagementsysteme unterstützen die erwähnten Stufen der Constraints und die wichtigsten Optionen darin. Zusätzlich zu einfachen Schlüsselwörtern wie `NOT NULL` und `UNIQUE` können Sie mit dem `CHECK`-Constraint gewöhnlich auch komplexere Regeln deklarieren, die einen beliebigen SQL-Ausdruck anwenden. Doch Integritäts-Constraints sind immer noch einer der Schwachpunkte im SQL-Standard, und die verschiedenen Lösungen der Hersteller unterscheiden sich beträchtlich.

Obendrein sind nicht-deklaratorische und prozedurale Constraints mit Datenbank-Triggern möglich, die datenverändernde Operationen abfangen. Ein Trigger kann dann die Constraint-Prozedur direkt implementieren oder eine vorhandene Stored Procedure aufrufen. Wie bei DDL für Stored Procedures können Sie mit dem `<database-object>`-Element

Trigger-Deklarationen in Ihren Hibernate Mapping-Metadaten einfügen, damit diese in der generierten DDL aufgenommen werden.

Schließlich können Integritäts-Constraints sofort überprüft werden, wenn eine Anweisung zur Datenmodifikation ausgeführt wird, oder die Prüfung kann bis zum Ende einer Transaktion aufgeschoben werden. Die Reaktion auf eine Verletzung ist in SQL-Datenbanken normalerweise eine Ablehnung ohne die Möglichkeit einer Anpassung.

Wir schauen uns nun die Implementierung von Integritäts-Constraints genauer an.

8.3.3 Einfügen von Domain- und Spalten-Constraints

Der SQL-Standard beinhaltet Domains, die leider nicht nur recht beschränkt sind, sondern oft auch noch vom Datenbankmanagementsystem nicht unterstützt werden. Wenn Ihr System SQL-Domains unterstützt, können Sie sie benutzen, um Constraints für Datentypen hinzuzufügen:

```
create domain EMAILADDRESS as varchar
  constraint DOMAIN_EMAILADDRESS
  check ( IS_EMAILADDRESS(value) );
```

Sie können nun diesen Domain-Identifikator als Spaltentyp verwenden, wenn Sie eine Tabelle erstellen:

```
create table USERS (
    ...
    USER_EMAIL EMAILADDRESS(255) not null,
    ...
);
```

Der (relativ kleine) Vorteil von Domains in SQL ist die Abstraktion von üblichen Constraints in einem einzigen Standort. Domain-Constraints werden immer sofort überprüft, wenn Daten eingefügt und modifiziert werden. Um das vorige Beispiel zu vervollständigen, müssen Sie auch die Stored Function `IS_EMAILADDRESS` schreiben (Sie können viele reguläre Ausdrücke, die das machen, im Internet finden). Das Einfügen einer neuen Domain in einem Hibernate-Mapping geschieht einfach mit dem `sql-type`:

```
<property name="email" type="string">
    <column name="USER_EMAIL"
            length="255"
            not-null="true"
            sql-type="EMAILADDRESS"/>
</property>
```

Mit Annotationen deklarieren Sie Ihre eigene `columnDefinition`:

```
@Column(name = "USER_EMAIL", length = 255,
        columnDefinition = "EMAILADDRESS(255) not null")
String email;
```

Wenn Sie die Domain-Deklaration automatisch mit dem Rest Ihres Schemas erstellen und löschen wollen, legen Sie sie in ein `<database-object>`-Mapping.

SQL unterstützt zusätzliche Spalten-Constraints. Diese Business-Regeln erlauben zum Beispiel nur alphanumerische Zeichen in den Login-Namen der Anwender:

```
create table USERS (
    ...
    USERNAME varchar(16) not null
        check(regexp_like(USERNAME,'^[[:alpha:]]+$')),
    ...
);
```

Sie können diesen Ausdruck in Ihrem Datenbankmanagementsystem nur dann verwenden, wenn es reguläre Ausdrücke unterstützt. Check-Constraints einzelner Spalten werden in Hibernate-Mappings über das `<column>`-Mapping-Element deklariert:

```
<property name="username" type="string">
    <column name="USERNAME"
            length="16"
            not-null="true"
            check="regexp_like(USERNAME,'^[[:alpha:]]+$')"/>
</property>
```

Check-Constraints in Annotationen sind nur als Hibernate Extension verfügbar:

```
@Column(name = "USERNAME", length = 16,
        nullable = false, unique = true)
@org.hibernate.annotations.Check(
    constraints = "regexp_like(USERNAME,'^[[:alpha:]]+$')"
)
private String username;
```

Beachten Sie, dass Sie die Wahl haben: Eine Domain erstellen und verwenden hat den gleichen Effekt wie einer Spalte einen Constraint hinzuzufügen. Auf lange Sicht sind Domains gewöhnlich leichter zu pflegen und vermeiden wahrscheinlich eher Duplikationen.

Schauen wir uns die nächste Stufe der Regeln an: Tabellen-Constraints für einzelne und mehrere Zeilen.

8.3.4 Constraints auf Tabellenebene

Nehmen wir an, Sie wollen garantieren, dass eine CaveatEmptor-Auktion nicht enden kann, bevor sie gestartet ist. Sie schreiben den Applikationscode, um zu verhindern, dass Anwender bei einem `Item` die Eigenschaften für `startDate` und `endDate` auf falsche Werte setzen. Sie können das in der Benutzerschnittstelle oder in den Setter-Methoden der Eigenschaften vornehmen. Im Datenbankschema fügen Sie einen Tabellen-Constraint für eine einzelne Zeile ein:

```
create table ITEM (
    ...
    START_DATE timestamp not null,
    END_DATE timestamp not null,
    ...
    check (START_DATE < END_DATE)
);
```

Tabellen-Constraints werden in der `CREATE TABLE`-DDL angehängt und können beliebige SQL-Ausdrücke enthalten. Sie fügen den Constraint-Ausdruck in Ihrer Hibernate Mapping-Datei beim `<class>`-Mapping-Element ein:

```
<class name="Item"
       table="ITEM"
       check="START_DATE &lt; END_DATE">
```

Beachten Sie, dass das Zeichen `<` in XML als `<` maskiert sein muss. Mit Annotationen müssen Sie eine Hibernate Extension Annotation hinzufügen, um Check-Constraints zu deklarieren:

```
@Entity
@org.hibernate.annotations.Check(
    constraints = "START_DATE < END_DATE"
)
public class Item { ... }
```

Mehrzeilige Tabellen-Constraints können mit komplexeren Ausdrücken implementiert werden. Vielleicht brauchen Sie dafür einen Subselect im Ausdruck, der in Ihrem Datenbankmanagementsystem nicht unterstützt wird – vergewissern Sie sich zuerst in der Produktdokumentation. Doch es gibt übliche mehrzeilige Tabellen-Constraints, die Sie direkt als Attribute in Hibernate-Mappings einfügen können. Sie können beispielsweise den Login-Namen eines `User` als im System einmalig identifizieren:

```
<property name="username" type="string">
    <column name="USERNAME"
            length="16"
            not-null="true"
            check="regexp_like(USERNAME,'^[[:alpha:]]+$')"
            unique="true"/>
</property>
```

Eine Constraint-Deklaration auf Eindeutigkeit ist auch in Annotations-Metadaten möglich:

```
@Column(name = "USERNAME", length = 16, nullable = false,
        unique = true)
@org.hibernate.annotations.Check(
    constraints = "regexp_like(USERNAME,'^[[:alpha:]]+$')"
)
private String username;
```

Und natürlich können Sie das mit JPA XML Deskriptoren machen (es gibt jedoch keinen Check-Constraint):

```
<entity class="auction.model.User" access="FIELD">
    <attributes>
        ...
        <basic name="username">
            <column name="USERNAME"
                    length="16"
                    nullable="false"
                    unique="true"/>
        </basic>
    </attributes>
</entity>
```

Die exportierte DDL enthält den `unique`-Constraint:

```
create table USERS (
    ...
    USERNAME varchar(16) not null unique
        check(regexp_like(USERNAME,'^[[:alpha:]]+$')),
    ...
);
```

Ein solcher Constraint kann auch mehrere Spalten umfassen. CaveatEmptor unterstützt beispielsweise einen Baum verschachtelter `Category`-Objekte. Eine der Business-Regeln besagt, dass eine Kategorie nicht den gleichen Namen haben darf wie eine andere auf der gleichen Baum-Ebene. Von daher brauchen Sie einen mehrspaltigen, mehrzeiligen Constraint, der diese Eindeutigkeit garantiert:

```
<class name="Category" table="CATEGORY">
    ...
    <property name="name">
      <column name="CAT_NAME"
              unique-key="unique_siblings"/>
    </property>

    <many-to-one name="parent" class="Category">
      <column name="PARENT_CATEGORY_ID"
              unique-key="unique_siblings"/>
    </many-to-one>
    ...
</class>
```

Sie weisen dem Constraint mit dem `unique-key`-Attribut einen Identifikator zu, damit Sie darauf in einem Klassen-Mapping und Gruppen-Spalten für den gleichen Constraint mehrfach referenzieren können. Doch der Identifikator wird in der DDL nicht benutzt, um den Constraint zu benennen:

```
create table CATEGORY (
    ...
    CAT_NAME varchar(255) not null,
    PARENT_CATEGORY_ID integer,
    ...
    unique (CAT_NAME, PARENT_CATEGORY_ID)
);
```

Wenn Sie einen `unique`-Constraint mit Annotationen erstellen wollen, der mehrere Spalten umfasst, müssen Sie ihn für die Entity und nicht für eine einzelne Spalte deklarieren:

```
@Entity
@Table(name = "CATEGORY",
   uniqueConstraints = {
        @UniqueConstraint(columnNames =
            {"CAT_NAME", "PARENT_CATEGORY_ID"} )
   }
)
public class Category { ... }
```

Mit JPA XML Deskriptoren sehen mehrspaltige Constraints wie folgt aus:

```
<entity class="Category" access="FIELD">
    <table name="CATEGORY">
        <unique-constraint>
            <column-name>CAT_NAME</column-name>
            <column-name>PARENT_CATEGORY_ID</column-name>
        </unique-constraint>
    </table>
...
```

Komplett angepasste Constraints mit einem Identifikator für den Datenbankkatalog können Ihrer DDL über das `<database-object>`-Element hinzugefügt werden:

```
<database-object>
    <create>
        alter table CATEGORY add constraint UNIQUE_SIBLINGS
            unique (CAT_NAME, PARENT_CATEGORY_ID);
    </create>
    <drop>
        drop constraint UNIQUE_SIBLINGS
    </drop>
</database-object>
```

Diese Funktionalität steht in Annotationen nicht zur Verfügung. Beachten Sie, dass Sie in Ihrer auf Annotationen basierenden Applikation eine Hibernate XML Metadaten-Datei mit allen eigenen Datenbank-DDL-Objekten hinzufügen können.

Die letzte Kategorie von Constraints sind die für die ganze Datenbank geltenden Regeln, die mehrere Tabellen umfassen.

8.3.5 Datenbank-Constraints

Mit einem Join in einem Subselect in einem beliebigen `check`-Ausdruck können Sie eine Regel erstellen, die mehrere Tabellen umfasst. Anstatt sich nur auf die Tabelle zu beziehen, bei der der Constraint deklariert wurde, können Sie eine andere Tabelle abfragen (normalerweise auf das Vorhanden- bzw. Nichtvorhandensein einer bestimmten Information).

Eine weitere Technik, um datenbankweite Constraints zu erstellen, arbeitet mit Triggern, die bei Einfügung oder Aktualisierung von Zeilen in bestimmten Tabellen ausgelöst werden. Das ist ein prozeduraler Ansatz mit den bereits erwähnten Nachteilen, der aber inhärent flexibel ist.

Die bei weitem am häufigsten vorkommenden Regeln, die mehrere Tabellen beinhalten, sind die zur referenziellen Integrität. Sie werden allgemein als Fremdschlüssel bezeichnet, die eine Kombination zweier Dinge sind: eine Kopie des Schlüsselwerts einer zugehörigen Zeile und einen Constraint, der garantiert, dass der referenzierte Wert existiert. Hibernate erstellt automatisch Fremdschlüssel-Constraints für alle Fremdschlüsselspalten in Assoziations-Mappings. Wenn Sie die DDL prüfen, die von Hibernate produziert wurde, bemerken Sie wahrscheinlich, dass diese Constraints auch automatisch Datenbank-Identifikatoren generiert haben – Namen, die nicht leicht lesbar sind und das Debugging erschweren:

```
alter table ITEM add constraint FK1FF7F1F09FA3CB90
    foreign key (SELLER_ID) references USERS;
```

Diese DDL deklariert den Fremdschlüssel-Constraint für die Spalte `SELLER_ID` in der Tabelle `ITEM` und referenziert die Primärschlüsselspalte der Tabelle `USERS`. Sie können den Namen des Constraints im `<many-to-one>`-Mapping der Klasse `Item` mit dem Attribut `foreign-key` anpassen:

```
<many-to-one name="seller"
          class="User"
          column="SELLER_ID"
          foreign-key="FK_SELLER_ID"/>
```

Mit Annotationen verwenden Sie eine Hibernate Extension:

```
@ManyToOne
@JoinColumn(name = "SELLER_ID")
@org.hibernate.annotations.ForeignKey(name = "FK_SELLER_ID")
private User seller;
```

Für Fremdschlüssel, die für eine many-to-many-Assoziation erstellt wurden, ist eine besondere Syntax erforderlich:

```
@ManyToMany
@JoinTable(...)
@org.hibernate.annotations.ForeignKey(
```

```
        name = "FK_CATEGORY_ID",
        inverseName = "FK_ITEM_ID"
    )
    private Set<Category> categories...
```

Wenn Sie DDL automatisch generieren wollen, bei der man keinen Unterschied zu von einem menschlichen DBA geschriebenen DDL merkt, passen Sie alle Ihre Fremdschlüssel-Constraints in allen Mapping-Metadaten an. Das ist nicht nur eine gute Übung, sondern hilft auch ganz wesentlich, wenn Sie Exception-Nachrichten lesen müssen. Beachten Sie, dass der `hbm2ddl`-Exporter Constraint-Namen nur für Fremdschlüssel berücksichtigt, die auf der nicht-invertierten Seite eines bidirektionalen Assoziations-Mappings gesetzt wurden.

Fremdschlüssel-Constraints haben auch SQL-Features, die von Ihrem Legacy-Schema vielleicht schon genutzt werden. Statt sofort eine Veränderung der Daten abzuweisen, die einen Fremdschlüssel-Constraint verletzen würden, kann eine SQL-Datenbank mit einem `CASCADE` die Änderung an die referenzierenden Zeilen kaskadieren. Wenn beispielsweise eine Zeile gelöscht wird, die als Parent betrachtet wird, könnten auch alle Child-Zeilen mit einem Fremdschlüssel-Constraint beim Primärschlüssel der Parent-Zeile gelöscht werden. Wenn Sie solche Kaskadierungsoptionen auf Datenbankebene haben oder verwenden wollen, dann aktivieren Sie diese in Ihrem Fremdschlüssel-Mapping:

```
<class name="Item" table="ITEM">
    ...
    <set name="bids" cascade="save-update, delete">
        <key column="ITEM_ID" on-delete="cascade"/>
        <one-to-many class="Bid"/>
    </set>

</class>
```

Hibernate erstellt nun eine `ON CASCADE DELETE`-Option des Fremdschlüssel-Constraints und verlässt sich darauf, statt viele individuelle `DELETE`-Anweisungen auszuführen, wenn eine `Item`-Instanz gelöscht wird und alle Gebote entfernt werden müssen. Seien Sie sich darüber im Klaren, dass dieses Feature die bei Hibernate übliche optimistische Locking-Strategie für versionierte Daten umgeht!

Ganz unabhängig von den Integritätsregeln, die sich aus der Business-Logik ergeben, ist auch die Optimierung der Datenbank-Performance Bestandteil Ihres üblichen Aufwands für die DDL-Anpassung.

8.3.6 Erstellung von Indizes

Indizes sind ein zentrales Feature für die Optimierung der Performance einer Datenbank-Applikation. Der Abfrage-Optimierer in einem Datenbankmanagementsystem kann ausufernde Scans der Datentabellen durch Indizes vermeiden. Weil sie nur in der physischen Implementierung einer Datenbank relevant sind, gehören Indizes nicht zum SQL-Standard, und die DDL und verfügbare Indexierungsoptionen sind für das jeweilige Produkt spezifisch. Doch die häufigste DDL für typische Indizes kann in ein Hibernate-Mapping eingebettet werden (das heißt, ohne das generische `<database-object>`-Element).

Viele Abfragen in CaveatEmptor werden wahrscheinlich die Eigenschaft `endDate` des `Items` einer Auktion beinhalten. Sie können diese Abfragen beschleunigen, indem Sie einen Index für die Spalte dieser Eigenschaft erstellen:

```
<property   name="endDate"
            column="END_DATE"
            type="timestamp"
            index="IDX_END_DATE"/>
```

Die automatisch produzierte DDL enthält nun eine zusätzliche Anweisung:

```
create index IDX_END_DATE on ITEM (END_DATE);
```

Die gleiche Funktionalität steht mit Annotationen als Hibernate Extension zur Verfügung:

```
@Column(name = "END_DATE", nullable = false, updatable = false)
@org.hibernate.annotations.Index(name = "IDX_END_DATE")
private Date endDate;
```

Sie können einen mehrspaltigen Index erstellen, indem Sie den gleichen Identifikator bei mehreren Eigenschafts- (oder Spalten-)Mappings setzen. Jede andere Indexoption wie `UNIQUE INDEX` (die einen weiteren mehrspaltigen Constraint auf Tabellenebene erstellt), die Indexiermethode (üblich sind `btree`, `hash` und `binary`) und alle Speicherklauseln (um beispielsweise den Index in einem separaten Tabellenraum zu erstellen) können nur in komplett selbst erstellter DDL mit `<database-object>` gesetzt werden. Ein mehrspaltiger Index mit Annotationen wird auf Entity-Ebene mit einer selbst erstellten Hibernate Annotation definiert, die beim Tabellen-Mapping zusätzliche Attribute verwendet:

```
@Entity
@Table(name="ITEMS")
@org.hibernate.annotations.Table(
  appliesTo = "ITEMS",  indexes =
    @org.hibernate.annotations.Index(
     name = "IDX_INITIAL_PRICE",
     columnNames = { "INITIAL_PRICE", "INITIAL_PRICE_CURRENCY" }
    )
)
public class Item { ... }
```

Beachten Sie, dass `@org.hibernate.annotations.Table` kein Ersatz für `@javax.persistence.Table` ist. Wenn Sie also den Default-Tabellennamen überschreiben müssen, brauchen Sie immer noch das reguläre `@Table`.

Wir empfehlen, dass Sie sich das ausgezeichnete englische Buch *SQL Tuning* von Dan Tow (O'Reilly, 2004) besorgen, wenn Sie etwas über effiziente Techniken zu Datenbank-Optimierung lernen wollen und vor allem, wie Sie mit Indizes der optimalen Ausführung Ihrer Abfragen näher kommen.

Ein Mapping, das wir in diesem Kapitel einige Male gezeigt haben, ist `<database-object>`. Dazu gehören einige weitere Optionen, die noch nicht angesprochen wurden.

8.3.7 Einfügen zusätzlicher DDL

Hibernate erstellt die grundlegende DDL für Ihre Tabellen und Constraints automatisch; es erstellt sogar Sequenzen, wenn Sie einen bestimmten Identifikator-Generator haben. Doch es gibt einiges an DDL, das Hibernate nicht automatisch erstellen kann. Dazu gehören alle

Arten von besonders herstellerspezifischen Performance-Optionen und alle andere DDL, die nur für die physische Speicherung der Daten relevant sind (zum Beispiel Tablespaces).

Diese Art von DDL hat deswegen keine Mapping-Elemente oder Annotationen, weil es zu viele Variationen und Möglichkeiten gibt – niemand kann oder will mehr als 25 Datenbankdialekte mit allen möglichen Kombinationen von DDL pflegen. Ein zweiter, viel wichtigerer Grund ist, dass Sie immer Ihren DBA darum bitten sollten, Ihr Datenbankschema zu finalisieren. Wussten Sie beispielsweise, dass Indizes bei Fremdschlüsselspalten in manchen Situationen die Performance beeinträchtigen und von daher nicht automatisch von Hibernate generiert werden? Wir empfehlen, dass die DBAs früh hinzugezogen werden und die automatisch von Hibernate generierte DDL verifizieren.

Wenn Sie mit einer neuen Applikation und Datenbank starten, ist es ein ganz üblicher Vorgang, die DDL mit Hibernate automatisch während der Entwicklung zu generieren. Überlegungen zur Datenbank-Performance sollten in dieser Phase keine wichtige Rolle spielen (und tun das gewöhnlich auch nicht). Zur gleichen Zeit (oder später, in einer Testphase) überprüft und optimiert ein professioneller DBA die SQL DDL und erstellt das finale Datenbankschema. Sie können die DDL in eine Textdatei exportieren und Ihrem DBA zukommen lassen.

Oder – und diese Option haben Sie schon einige Male gesehen – Sie können selbst erstellte DDL-Anweisungen in Ihre Mapping-Metadaten einfügen:

```
<database-object>
    <create>
        [CREATE statement]
    </create>
    <drop>
        [DROP statement]
    </drop>
    <dialect-scope name="org.hibernate.dialect.Oracle9Dialect"/>
    <dialect-scope name="org.hibernate.dialect.OracleDialect"/>

</database-object>
```

Die `<dialect-scope>`-Elemente beschränken die eigenen `CREATE`- oder `DROP`-Anweisungen auf einen bestimmten Satz der konfigurierten Datenbankdialekte, was sehr praktisch ist, wenn Sie für verschiedene Systeme deployen und unterschiedliche Anpassungen brauchen.

Wenn Sie eine größere programmatische Kontrolle über die generierte DDL brauchen, implementieren Sie das `AuxiliaryDatabaseObject`- Interface. In Hibernate ist bereits eine Convenience-Implementierung enthalten, von der Sie eine Subklasse erstellen können. Anschließend können Sie die Methoden selektiv überschreiben:

```
package auction.persistence;

import org.hibernate.mapping.*;
import org.hibernate.dialect.Dialect;
import org.hibernate.engine.Mapping;
public class CustomDDLExtension
    extends AbstractAuxiliaryDatabaseObject {
    public CustomDDLExtension() {
        addDialectScope("org.hibernate.dialect.Oracle9Dialect");
    }
    public String sqlCreateString(Dialect dialect,
```

```
                                    Mapping mapping,
                                    String defaultCatalog,
                                    String defaultSchema) {
            return "[CREATE statement]";
        }
        public String sqlDropString(Dialect dialect,
                                    String defaultCatalog,
                                    String defaultSchema) {
            return "[DROP statement]";
        }
    }
```

Sie können Geltungsbereiche der Dialekte programmatisch hinzufügen und sogar auf einige Mapping-Informationen in den Methoden `sqlCreateString()` und `sqlDropString()` zugreifen. So haben Sie in Hinsicht darauf, wie Sie Ihre DDL-Anweisungen erstellen und schreiben können, eine große Flexibilität. Sie müssen diese selbst erstellte Klasse in Ihren Mapping-Metadaten aktivieren:

```
<database-object>
    <definition class="auction.persistence.CustomDDLExtension"/>
    <dialect-scope name="org.hibernate.dialect.OracleDialect"/>
</database-object>
```

Zusätzliche Dialekt-Geltungsbereiche sind kumulativ; die vorigen Beispiele gelten alle für zwei Dialekte.

8.4 Zusammenfassung

In diesem Kapitel haben wir uns die Probleme angeschaut, auf die Sie im Umgang mit Datenbankschemata aus Altsystemen treffen können. Natürliche, zusammengesetzte und Fremdschlüssel sind oft unpraktisch und müssen mit besonderer Sorgfalt gemappt werden. Hibernate bietet auch Formeln, kleine SQL-Ausdrücke in Ihrer Mapping-Datei, die Ihnen beim Umgang mit einem Legacy-Schema helfen können, das Sie nicht ändern können.

Üblicherweise verlassen Sie sich auch auf das von Hibernate automatisch generierte SQL für alle Operationen für das Erstellen, Lesen, Aktualisieren und Löschen von Dateien in Ihrer Applikation. In diesem Kapitel haben Sie gelernt, wie dieses SQL mit eigenen Anweisungen angepasst werden kann und wie Hibernate mit Stored Procedures und Stored Functions integriert wird.

Im letzten Abschnitt haben wir die Generierung von Datenbankschemata untersucht und wie Sie Ihre Mappings anpassen und erweitern können, um alle möglichen Sorten von Constraints, Indizes und verschiedener DDL aufnehmen zu können, die Ihr DBA empfiehlt.

Die Tabelle 8.1 auf der nächsten Seite zeigt eine Zusammenfassung für den Vergleich von nativen Hibernate-Features und Java Persistence.

Tabelle 8.1 Vergleich zwischen Hibernate und JPA für Kapitel 8

Hibernate Core	**Java Persistence und EJB 3.0**
Hibernate unterstützt alle möglichen natürlichen und zusammengesetzten Primärschlüssel einschließlich Fremdschlüssel für natürliche Schlüssel, zusammengesetzte Primärschlüssel und Fremdschlüssel in zusammengesetzten Primärschlüsseln.	Natürliche und zusammengesetzte Schlüssel werden entsprechend wie bei Hibernate unterstützt.
Hibernate unterstützt beliebige Assoziations-Join-Conditions mit Formel-Mappings und Eigenschaften-Referenzen.	Während wir dies schreiben, gibt es keine Standard- oder Annotationunterstützung für gruppierte Eigenschaftsreferenzen.
Hibernate unterstützt einfache Joins von Sekundärtabellen für eine bestimmte Entity-Klasse.	Sekundärtabellen und einfache Joins werden unterstützt.
Hibernate unterstützt die Integration von Triggern und generierten Eigenschaftseinstellungen.	Hibernate Annotations unterstützt generierte Eigenschafts- und Trigger-Integration.
Mit Hibernate können Sie alle SQL-DML-Anweisungen mit Optionen in XML-Mapping-Metadaten anpassen.	Während wir dies schreiben, werden keine SQL-DML-Anpassungen mit Annotationen unterstützt.
Bei Hibernate können Sie die SQL DDL für automatische Schemagenerierung anpassen. Beliebige SQL-DDL-Anweisungen können in die XML-Mapping-Metadaten mit aufgenommen werden.	JPA standardisiert einfache DDL-Deklarationen, doch nicht alle Features der XML-Mapping-Metadaten werden mit Annotationen unterstützt.

Sie wissen nun alles (also zumindest das, was wir in einem einzigen Buch zeigen können), was man über das Mapping von Klassen mit Schemata wissen muss. Im nächsten Teil des Buches werden wir besprechen, wie die APIs der Persistenzmanager eingesetzt werden, um Objekte zu laden und zu speichern, wie Transaktionen und Konversationen implementiert werden und wie man Abfragen schreibt.

Teil 3
Dialogorientierte Objektverarbeitung

In diesem Teil erklären wir die Arbeit mit persistenten Objekten. Kapitel 9 zeigt Ihnen, wie Sie mit den Programmierschnittstellen von Hibernate und Java Persistence Objekte laden und speichern. Die Kontrolle der Transaktionen und des gleichzeitigen Zugriffs sind weitere wichtige Themen, die eingehend in Kapitel 10 ausgeführt werden. Dann implementieren wir in Kapitel 11 Konversationen und zeigen Ihnen, wie dieses Konzept das Design Ihres Systems verbessern kann. Die Kapitel 12 und 13 konzentrieren sich auf die Effizienz und wie Sie sich mit den Features von Hibernate das Leben erleichtern können, wenn Sie große und komplexe Datensätze laden und bearbeiten müssen. Abfragen, Abfragesprachen und APIs sind das Thema der Kapitel 14 und 15. In Kapitel 16 führen wir alles zusammen, indem wir eine mehrschichtige Application mit ORM-Persistenz entwerfen und testen.

Nachdem Sie diesen Teil gelesen haben, wissen Sie, wie Sie mit den Programmierschnittstellen von Hibernate und Java Persistence arbeiten können und wie Objekte effizient geladen, bearbeitet und gespeichert werden. Sie verstehen, wie Transaktionen funktionieren und warum eine dialogorientierte Verarbeitung Ihnen neue Wege für das Applikationsdesign eröffnet. Sie sind dann gut auf jedes Szenario zur Objektbearbeitung vorbereitet, können komplexe Abfragen schreiben und optimale Fetching- und Caching-Strategien anwenden, um die Performance und Skalierbarkeit zu verbessern.

9

9 Die Arbeit mit Objekten

Die Themen dieses Kapitels:

- Lebenszyklen und Zustände von Objekten
- Die Arbeit mit der Hibernate API
- Die Arbeit mit der Java Persistence API

Sie haben nun eine Vorstellung davon, wie Hibernate und ORM die statischen Aspekte des objekt-relationalen Strukturproblems lösen. Mit dem, was Sie bisher wissen, ist es möglich, das strukturelle Problem zu lösen, doch eine effiziente Lösung des Problems erfordert etwas mehr. Sie müssen Strategien für den Datenzugriff zur Laufzeit untersuchen, weil diese für die Performance Ihrer Applikationen unabdingbar sind. Sie müssen im Grunde lernen, wie Sie den Zustand von Objekten steuern können.

Dieses und die folgenden Kapitel konzentrieren sich auf das objekt-relationale Strukturproblem, wie es sich zur Laufzeit verhält. Wir betrachten diese Probleme als mindestens genauso wichtig wie die strukturellen Probleme, die in den vorigen Kapiteln angesprochen wurden. Unserer Erfahrung nach sind sich viele Entwickler nur über die strukturelle Unstimmigkeit im Klaren und zollen den eher dynamischen Aspekten des Verhaltens zur Laufzeit kaum Respekt.

In diesem Kapitel besprechen wir den Lebenszyklus von Objekten – wie ein Objekt persistent wird und wie es aufhört, als persistent betrachtet zu werden – und die Methodenaufrufe sowie andere Aktionen, die diese Übergänge auslösen. Der Hibernate-Persistenzmanager, die `Session`, ist für die Verwaltung des Objektzustands verantwortlich – also werden wir besprechen, wie man diese wichtige API benutzt. Das Haupt-Interface bei Java Persistence in EJB 3.0 heißt `EntityManager`, und dank seiner großen Ähnlichkeit mit Hibernate APIs wird es recht leicht, sich nebenbei mit ihm vertraut zu machen. Natürlich können Sie dieses Material überspringen, wenn Sie nicht mit Java Persistence oder EJB 3.0 arbeiten – doch wir möchten Ihnen anraten, sich über beide Möglichkeiten zu informieren und dann zu entscheiden, was für Ihre Applikation besser ist.

Fangen wir an mit persistenten Objekten, ihrem Lebenszyklus und den Events, die eine Änderung des Persistenzzustands auslösen. Obwohl einiges von diesem Material eher formaler Natur sein mag, ist ein fundiertes Verständnis des Persistenz-Lebenszyklus ganz wesentlich.

9.1 Der Persistenz-Lebenszyklus

Weil Hibernate ein transparenter Persistenzmechanismus ist (die Klassen wissen nichts von ihren eigenen Persistenzfähigkeiten), ist es möglich, eine Applikationslogik zu schreiben, die nichts darüber weiß, ob die Objekte, mit denen sie arbeitet, einen Persistenz- oder einen temporären Status repräsentieren, der nur im Speicher existiert. Die Applikation sollte sich nicht notwendig wissen müssen, ob ein Objekt persistent ist, wenn es seine Methoden aufruft. Sie können beispielsweise die Business-Methode `calculateTotalPrice()` bei einer Instanz der Klasse `Item` aufrufen, ohne die Persistenz überhaupt berücksichtigen zu müssen, beispielsweise in einem Unit-Test.

Jede Applikation mit einem Persistenzstatus muss mit dem Persistenzservice interagieren, wann immer ein Status vom Speicher in die Datenbank übertragen werden muss (oder umgekehrt). Anders gesagt müssen Sie Hibernate- (oder die Java Persistence-)Interfaces aufrufen, um Objekte zu laden und zu speichern.

Wenn sie auf diese Weise mit dem Persistenzmechanismus interagiert, muss die Applikation sich mit dem Zustand und Lebenszyklus eines Objekts im Hinblick auf die Persistenz beschäftigen. Das nennen wir den *Persistenz-Lebenszyklus*: die Zustände eines Objekts, den es während seines Lebens durchläuft. Wir verwenden auch den Begriff *Unit of Work* (Arbeitseinheit): ein Satz Operationen, den Sie als eine (normalerweise atomare) Gruppe betrachten. Ein weiteres Puzzleteil ist der *Persistenzkontext*, der vom Persistenzservice zur Verfügung gestellt wird. Stellen Sie sich den Persistenzkontext als Cache vor, der alle Überarbeitungen und Zustandsänderungen bewahrt, die Sie an Objekten in einem bestimmten Unit of Work machen (das ist etwas vereinfacht ausgedrückt, aber für den Einstieg richtig).

Wir analysieren nun alle diese Begriffe: Objekt- und Entity-Zustände, Persistenzkontexte und Verfügbarkeit der automatischen Objektverwaltung. Sie sind es wahrscheinlich mehr gewohnt, darüber nachzudenken, welche *Anweisungen* Sie brauchen, um alles (über JDBC und SQL) in die Datenbank hinein und wieder heraus zu bekommen. Doch einer der wesentlichen Faktoren, damit Sie mit Hibernate (und Java Persistence) erfolgreich arbeiten können, ist Ihr Wissen über das Zustandsmanagement; also bleiben Sie in diesem Abschnitt mit uns am Ball.

9.1.1 Objekt-Zustände

Die verschiedenen ORM-Lösungen arbeiten mit unterschiedlichen Begrifflichkeiten und definieren verschiedene Zustände und Zustandsübergänge für den Persistenz-Lebenszyklus. Überdies können sich die Objekt-Zustände intern von denjenigen unterscheiden, die der Client-Applikation zugänglich sind. Hibernate definiert nur vier Zustände und versteckt damit die Komplexität seiner internen Implementierung vor dem Client-Code.

Die von Hibernate definierten Objekt-Zustände und deren Übergänge in einen Zustand sehen Sie in Abbildung 9.1. Sie können auch die Methodenaufrufe für die Persistenzmanager-API sehen, die Übergänge auslösen. Diese API ist in Hibernate die `Session`. Wir erläutern dieses Diagramm in diesem Kapitel, und Sie können immer darauf zurückkommen, wenn Sie einen Überblick brauchen.

Wir haben auch die Zustände der Java Persistence Entity-Instanzen in Abbildung 9.1 aufgeführt. Wie Sie sehen können, sind sie beinahe so wie die von Hibernate, und die meisten Methoden der `Session` haben eine Entsprechung in der `EntityManager`-API (in kursiver Schrift angegeben). Wir sagen, dass Hibernate ein *Superset* der Funktionalität ist, die vom in Java Persistence standardisiert *Subset* geboten wird.

Manche Methoden gibt es für beide APIs, beispielsweise hat die `Session` eine `persist()`-Operation mit der gleichen Semantik wie das Gegenstück im `EntityManager`. Andere wie `load()` und `getReference()` teilen die gleiche Semantik mit einem anderen Methodennamen.

In seiner Lebenszeit kann ein Objekt von einem transienten über ein persistentes zu einem detached Objekt werden. Untersuchen wir die Zustände und Übergänge genauer.

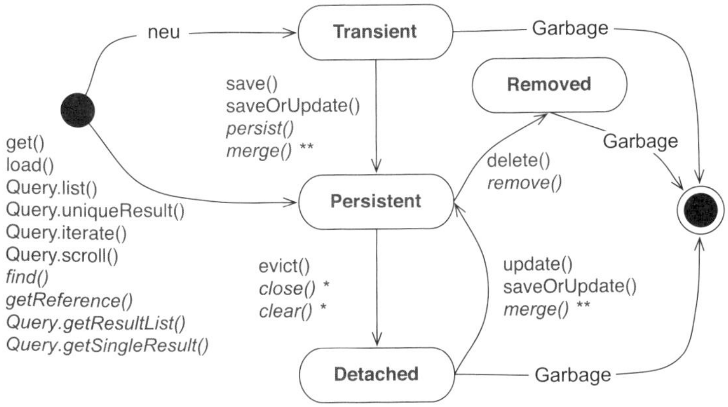

Abbildung 9.1 Objektzustände und ihre Übergänge, wie sie von Operationen des Persistenzmanagers ausgelöst werden.

* Hibernate und JPA. Betrifft alle Instanzen im Persistenzkontext.

** Merging gibt eine Persistenzinstanz zurück, Original verändert seinen Zustand nicht.

Transiente Objekte

Objekte, die über den `new`-Operator instanziiert werden, sind nicht sofort persistent. Ihr Zustand ist *transient* (wörtlich flüchtig, vergänglich), was bedeutet, dass sie sind nicht mit einer Datenbank-Tabellenzeile verknüpft sind. Somit ist ihr Zustand verloren, sobald sie von keinem Objekt mehr referenziert werden. Diese Objekte haben eine Lebensspanne, die effektiv in diesem Moment endet. Man kann also nicht mehr auf sie zugreifen, und sie können durch die Garbage Collection entsorgt werden. Java Persistence beinhaltet keinen Begriff für diesen Zustand; Entity-Objekte, die Sie gerade instanziiert haben, sind *neu*. Wir werden sie weiterhin als *transient* bezeichnen, um das Potenzial dieser Instanzen zu betonen, von einem Persistenzservice gemanagt zu werden.

Hibernate und Java Persistence betrachten alle transienten Instanzen als nicht-transaktional; jede Veränderung an einer transienten Instanzen wird einem Persistenzkontext nicht bekannt. Das bedeutet, dass Hibernate keine Rollback-Funktionalität für transiente Objekte bietet.

Objekte, die nur von anderen transienten Instanzen referenziert werden, sind per Default auch transient. Damit eine Instanz von einem transienten zu einem persistenten Zustand gelangt, um gemanagt werden zu können, ist entweder ein Aufruf des Persistenzmanagers oder die Erstellung einer Referenz von einer bereits persistenten Instanz nötig.

Persistente Objekte

Eine *persistente* Instanz ist eine Entity-Instanz mit einer *Datenbank-Identität*, wie in Kapitel 4, Abschnitt 4.3 „Entities mit Identität mappen“, definiert. Das bedeutet, bei einer persistenten und gemanagten Instanz ist ein Primärschlüsselwert als Datenbank-Identifikator gesetzt. (Es gibt einige Varianten dabei, *wann* dieser Identifikator einer persistenten Instanz zugewiesen wird.)

Persistente Instanzen können Objekte sein, die von der Applikation instanziiert und dann persistent gemacht werden, indem eine der Methoden vom Persistenzmanager aufgerufen wird. Dabei kann es sich auch um Objekte handeln, die persistent wurden, als eine Referenz von einem anderen, bereits gemanagten persistenten Objekt erstellt wurde. Alternativ kann eine persistente Instanz eine solche Instanz sein, die von der Datenbank durch Ausführung einer Abfrage, durch einen Identifikator-Lookup oder, beginnend von einer anderen Persistenzinstanz, durch Navigieren des Objekt-Graphen ausgelesen wurde.

Persistente Instanzen sind immer mit einem *Persistenzkontext* assoziiert. Hibernate cachet sie und kann erkennen, ob sie von der Applikationen verändert worden sind.

Es gibt noch einiges mehr über diesen Zustand zu sagen und wie eine Instanz in einem Persistenzkontext gemanagt wird. Darauf kommen wir später in diesem Kapitel zurück.

Gelöschte Objekte

Sie können eine Entity-Instanz auf verschiedene Weisen löschen: Sie können sie zum Beispiel mit einer expliziten Operation des Persistenzmanagers entfernen. Sie kann auch zum Löschen freigegeben werden, wenn Sie alle Referenzen darauf entfernen – dieses Feature steht nur in Hibernate oder in Java Persistence mit einer Hibernate-Extension-Einstellung zur Verfügung (Löschen verwaister Entities).

Ein Objekt befindet sich im *gelöschten* Zustand, wenn am Ende eines Units of Work für dieses Objekt das Löschen geplant ist, doch es wird immer noch vom Persistenzkontext gemanagt, bis der Unit of Work abgeschlossen ist. Anders gesagt sollte ein gelöschtes Objekt nicht wieder verwendet werden, weil es aus der Datenbank gelöscht wird, sobald der

Unit of Work beendet ist. Sie sollten auch alle Referenzen verwerfen, die Sie in der Applikation darauf enthalten (natürlich nachdem Sie die Arbeit mit diesem Objekt abgeschlossen haben, nachdem also beispielsweise der Bestätigungs-Screen gerendert wurde, den Ihre Anwender zu Gesicht bekommen).

Detached Objekte

Um *detached* (entkoppelte) Objekte zu verstehen, müssen Sie sich einen typischen Übergang einer Instanz überlegen: Zuerst ist es transient, weil es gerade in der Applikation erstellt wurde. Nun machen Sie es persistent, indem Sie eine Operation des Persistenzmanagers aufrufen. All das geschieht in einem einzigen Unit of Work, und der Persistenzkontext für diesen Unit of Work wird an einem bestimmten Punkt mit der Datenbank synchronisiert (wenn ein SQL `INSERT` erfolgt).

Der Unit of Work ist nun komplett, und der Persistenzkontext wird geschlossen. Doch die Applikation hat immer noch einen *Handle*: eine Referenz auf die Instanz, die gespeichert wurde. Solange der Persistenzkontext aktiv ist, ist der Zustand dieser Instanz *persistent*. Am Ende eines Units of Work wird der Persistenzkontext geschlossen. Wie ist der Zustand des Objekts, von dem Sie nun eine Referenz haben, und was können Sie damit anfangen?

Wir nennen diese Objekte *detached* und meinen damit, dass ihr Zustand nicht mehr länger garantiert mit dem Zustand der Datenbank synchronisiert wird. Sie sind nicht mehr an einen Persistenzkontext gekoppelt. Sie enthalten immer noch persistente Daten (die möglicherweise bald verfallen). Sie können weiterhin mit einem detached Objekt arbeiten und es verändern. Doch an irgendeinem Punkt werden Sie wahrscheinlich diese Änderungen persistent machen wollen – anders gesagt, Sie bringen den *detached* Zustand in einen persistenten Zustand.

Hibernate verfügt über zwei Operationen, *Reattachment* und *Merging*, um mit dieser Situation umzugehen. Java Persistence standardisiert nur das Merging (Verschmelzung). Diese Features haben weitreichende Auswirkungen, wie mehrschichtige (*multi-tiered*) Applikationen designt werden. Die Fähigkeit, Objekte aus einem Persistenzkontext an die Persistenzschicht zurückzugeben und sie später in einem neuen Persistenzkontext wiederzuverwenden, ist ein wichtiges Leistungsmerkmal von Hibernate und Java Persistence. Damit können Sie *lange* Units of Work erstellen, die die Denkzeit des Anwenders umfassen. Wir nennen diese Art von lang andauernden Units of Work eine *Konversation*. Wir kommen auf detached Objekte und Konversationen bald noch einmal zurück.

Sie verfügen nun über ein grundlegendes Verständnis der Objektzustände und wie Übergänge geschehen. Unser nächstes Thema ist der Persistenzkontext und das darüber mögliche Objekt-Management.

9.1.2 Der Persistenzkontext

Sie können den Persistenzkontext als Cache von gemanagten Entity-Instanzen betrachten. Der Persistenzkontext ist nicht etwas, was Sie in Ihrer Applikation sehen; es ist keine API, die Sie aufrufen können. In einer Hibernate-Applikation sprechen wir davon, dass eine

`Session` einen internen Persistenzkontext hat. In einer Java Persistence Applikation hat ein `EntityManager` einen Persistenzkontext. Alle Entities, die sich in persistentem Zustand befinden und in einem Unit of Work gemanagt werden, werden in diesem Kontext gecachet. Wir gehen später in diesem Kapitel die `Session`- und `EntityManager`-APIs durch. Nun müssen Sie wissen, was Sie von diesem (internen) Persistenzkontext haben.

Der Persistenzkontext ist aus verschiedenen Gründen nützlich:

- Hibernate kann automatisches Dirty Checking und *transactional write-behind* durchführen.
- Hibernate kann den Persistenzkontext als First-level Cache benutzen.
- Hibernate kann den Geltungsbereich einer Java-Objektidentität garantieren.
- Hibernate kann den Persistenzkontext erweitern, um eine ganze Konversation zu umfassen.

Alle diese Punkte gelten auch für Java Persistence Provider. Schauen wir uns diese Features im Einzelnen an.

Automatisches Dirty Checking

Persistenzinstanzen werden in einem Persistenzkontext gemanagt – ihr Zustand wird am Ende des Units of Work mit der Datenbank synchronisiert. Wenn ein Unit of Work abgeschlossen ist, wird der im Speicher gehaltene Zustand der Datenbank durch Ausführung der SQL-Anweisungen `INSERT`, `UPDATE` und `DELETE` (DML) propagiert. Diese Prozedur kann auch zu anderen Zeiten geschehen. Hibernate kann beispielsweise vor der Ausführung einer Abfrage mit der Datenbank synchronisieren. Damit wird sichergestellt, dass Abfragen von Änderungen erfahren, die früher während des Units of Work durchgeführt wurden.

Hibernate aktualisiert am Ende des Units of Work nicht die Datenbankzeile eines jeden einzelnen persistenten Objekts im Speicher. ORM-Software muss eine Strategie haben, um zu erkennen, welche persistenten Objekte von der Applikation verändert worden sind. Das nennen wir *automatisches Dirty Checking*. Ein Objekt, dessen Veränderungen noch nicht an die Datenbank propagiert worden ist, wird als *dirty* betrachtet. Auch dieser Zustand ist für die Applikation nicht sichtbar. Durch das transparente *transaction-level write-behind* propagiert Hibernate Zustandsänderungen an die Datenbank so spät wie möglich, versteckt aber dieses Detail vor der Applikation. Indem es DML so spät wie möglich ausführt (am Ende der Datenbank-Transaktion), versucht Hibernate, Sperrzeiten (Lock-Times) in der Datenbank so kurz wie möglich zu halten. (DML erstellt normalerweise Locks in der Datenbank, die gehalten werden, bis die Transaktion abgeschlossen ist.)

Hibernate ist auch in der Lage, genau zu erkennen, *welche* Eigenschaften verändert wurden. So können nur die Spalten in der SQL-`UPDATE`-Anweisung eingeschlossen werden, die der Aktualisierung bedürfen. Das kann für Sie einige Performance-Vorteile bringen. Allerdings ist das meist kein großer Unterschied und kann auch – theoretisch – in bestimmten Umgebungen die Performance beeinträchtigen. Defaultmäßig schließt Hibernate alle Spalten einer gemappten Tabelle in die SQL-`UPDATE`-Anweisung ein (von daher kann

Hibernate dieses grundlegende SQL beim Startup generieren und nicht zur Laufzeit). Wenn Sie nur die veränderten Spalten aktualisieren wollen, können Sie dynamische SQL-Generierung aktivieren, indem Sie `dynamic-update="true"` in einem Klassen-Mapping setzen. Der gleiche Mechanismus wird für das Einfügen neuer Einträge implementiert, und Sie können die Laufzeit-Generierung von `INSERT`-Anweisungen mit `dynamic-insert="true"` aktivieren. Wir empfehlen, dass Sie diese Einstellung in Betracht zu ziehen, wenn Sie eine außergewöhnlich große Anzahl von Spalten (also mehr als 50) in einer Tabelle haben; ab einem gewissen Punkt wird der Overhead des Netzwerk-Traffics für unveränderte Felder merklich sein.

In seltenen Fällen sollten Sie auch Ihren eigenen Algorithmus fürs Dirty Checking in Hibernate angeben. Standardmäßig vergleicht Hibernate einen alten Snapshot eines Objekts mit dem Snapshot zur Synchronisierungszeit und erkennt alle Veränderungen, die eine Aktualisierung des Datenbankzustands erfordern. Sie können Ihre eigene Routine implementieren, indem Sie eine eigene `findDirty()`-Methode mit einem `org.hibernate.Interceptor` für eine `Session` angeben. Wir zeigen Ihnen später im Buch die Implementierung eines Interceptors.

Wir werden später in diesem Kapitel auch auf den Synchronisierungsprozess (*Flushing* genannt) zurückkommen und wann er durchgeführt wird.

Der Persistenzkontext-Cache

Ein Persistenzkontext ist ein Cache mit persistenten Entity-Instanzen. Das bedeutet, er merkt sich alle persistenten Entity-Instanzen, die Sie in einem bestimmten Unit of Work abgewickelt haben. Automatisches Dirty Checking ist einer der Vorteile bei diesem Caching. Ein weiterer ist das wiederholbare Lesen (*repeatable read*) für Entities und die Performance-Vorteile eines Caches, der im Bereich des Units of Work arbeitet.

Wenn Hibernate beispielsweise angewiesen wird, ein Objekt über den Primärschlüssel zu laden (ein Lookup per Identifikator), kann es zuerst den Persistenzkontext für diesen aktuellen Unit of Work prüfen. Wenn die Entity dort gefunden wird, passiert kein Datenbankzugriff – das ist ein wiederholbares Lesen für eine Applikation. Das Gleiche gilt, wenn eine Abfrage über eines der Hibernate- (oder Java Persistence-)Interfaces ausgeführt wird. Hibernate liest das Resultset der Abfrage und erstellt die Entity-Objekte, die dann an die Applikation zurückgegeben werden. Während dieses Prozesses interagiert Hibernate mit dem aktuellen Persistenzkontext. Es versucht, jede Entity-Instanz in diesem Cache (über den Identifikator) aufzulösen; nur wenn die Instanz nicht im aktuellen Persistenzkontext gefunden werden kann, liest Hibernate den Rest der Daten aus dem Resultset.

Der Persistenzkontext-Cache bietet signifikante Performance-Vorteile und verbessert die Isolationsgarantien eines Units of Work (Sie bekommen das wiederholbare Lesen für Entity-Instanzen gratis). Weil dieser Cache nur für den Bereich eines Units of Work gilt, hat er keine echten Nachteile, wie Lock Management für den zeitgleichen Zugriff – ein Unit of Work wird jeweils in einem Thread zurzeit verarbeitet.

Der Persistenzkontext-Cache hilft manchmal, unnötigen Datenbank-Traffic zu vermeiden. Doch deutlich wichtiger ist, dass er Folgendes gewährleistet:

- Die Persistenzschicht ist nicht für Stack Overflows im Falle zirkulärer Referenzen in einem Graph von Objekten anfällig.
- Es kann nie miteinander in Konflikt geratene Repräsentationen der gleichen Datenbankzeile am Ende eines Units of Work geben. Im Persistenzkontext repräsentiert höchsten ein einzelnes Objekt irgendeine Datenbankzeile. Alle an diesem Objekt vorgenommen Änderungen können sicher in die Datenbank geschrieben werden.
- Entsprechend sind alle Änderungen in einem bestimmten Persistenzkontext sofort für den gesamten anderen Code sichtbar, der innerhalb dieses Persistenzkontexts und dessen Unit of Work ausgeführt wird (das wird durch das wiederholbare Lesen für Entities garantiert).

Sie brauchen nichts tun, um den Persistenzkontext-Cache zu aktivieren. Er ist immer eingeschaltet und kann aus den angeführten Gründen nicht abgeschaltet werden.

Später werden wir Ihnen in diesem Kapitel zeigen, wie Objekte diesem Cache hinzugefügt werden (im Grunde immer dann, wenn sie persistent werden) und wie Sie diesen Cache verwalten können (indem Sie Objekte manuell aus dem Persistenzkontext abkoppeln oder indem Sie den Persistenzkontext leeren).

Die letzten beiden Punkte auf unserer Liste der Vorteile eines Persistenzkontexts (der garantierte Geltungsbereich der Identität und die Möglichkeit, den Persistenzkontext zu erweitern, um die Konversation zu umfassen) hängen als Konzepte eng miteinander zusammen. Um sie zu verstehen, müssen Sie einen Schritt zurückgehen und sich Objekte im *detached* Zustand aus einer anderen Perspektive anschauen.

9.2 Objektidentität und Objektgleichheit

Eine einfache Hibernate Client/Server-Applikation kann mit serverseitigen Units of Work designt sein, die eine einzelne Client-Anfrage umfassen. Wenn eine Anforderung des Applikationsanwenders einen Datenzugriff erfordert, wird ein neuer Unit of Work gestartet. Dieser endet, wenn die Verarbeitung abgeschlossen und die Antwort für den Anwender fertig ist. Das nennt man auch eine *Session per Request*-Strategie (Sie können das Wort *Session* durch *Persistenzkontext* ersetzen, wenn Sie etwas Ähnliches lesen, doch es geht einem nicht so leicht über die Lippen).

Wir haben bereits erwähnt, dass Hibernate die Implementierung eines möglicherweise lange laufenden Units of Work (einer Konversation) unterstützen kann. Wir führen das Konzept der Konversationen in den folgenden Abschnitten ein und auch die Grundlagen der Objektidentität und wann Objekte als gleich betrachtet werden – was sich darauf auswirken kann, wie Sie über Konversationen denken und sie gestalten.

Was macht das Konzept einer Konversation so praktisch?

9.2.1 Die Konversationen

Bei Web-Applikationen werden Datenbank-Transaktionen während einer User-Interaktion normalerweise nicht gepflegt. Die Anwender brauchen lange, um über Modifikationen nachzudenken, doch aus Gründen der Skalierbarkeit müssen Sie Datenbank-Transaktionen kurz halten und Datenbank-Ressourcen so schnell wie möglich wieder freigeben. Sie bekommen es mit dieser Situation wahrscheinlich zu tun, wenn Sie den Anwender durch mehrere Screens leiten müssen, um einen Unit of Work (aus Sicht des Anwenders) zu vollenden – beispielsweise um ein Formular online auszufüllen. In diesem üblichen Szenario ist es außerordentlich hilfreich, die Unterstützung durch den Persistenzservice zu haben, damit Sie eine solche Konversation mit einem Minimum an Programmieraufwand und optimaler Skalierbarkeit implementieren können.

In einer Hibernate- oder Java Persistence-Applikation können Sie eine Konversation mit zweierlei Strategien implementieren: mit detached Objekten oder indem ein Persistenzkontext erweitert wird. Beide haben ihre Stärken und Schwächen.

Der *detached* Objektstatus und die bereits erwähnte Features des Reattachments oder Mergings sind Möglichkeiten, um eine Konversation zu implementieren. Objekte befinden sich während der Denkzeit des Anwenders im Zustand detached, und alle Veränderungen an diesen Objekten werden durch Reattachment oder Merging manuell persistent gemacht. Diese Strategie wird auch als *Session per Request mit detached Objekten* bezeichnet. Sie sehen eine grafische Darstellung dieses Konversationsmusters in Abbildung 9.2.

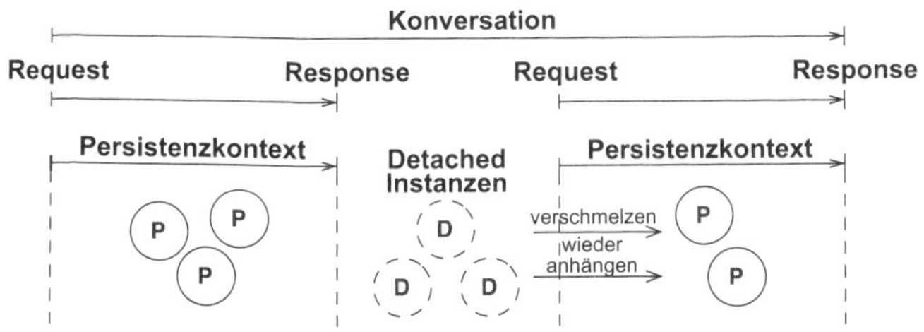

Abbildung 9.2
Implementierung einer Konversation mit dem Objektstatus detached

Ein Persistenzkontext umfasst nur die Verarbeitung einer bestimmten Request, und die Entity-Instanzen werden von der Applikation während der Konversation manuell wieder neu zugeordnet (Reattachment) und verschmolzen (Merging) und manchmal auch entkoppelt.

Der alternative Ansatz erfordert kein manuelles Reattachment oder Merging: Mit dem *Session per conversation*-Muster *erweitern* Sie einen Persistenzkontext, um den gesamten Unit of Work einzuschließen (siehe Abbildung 9.3).

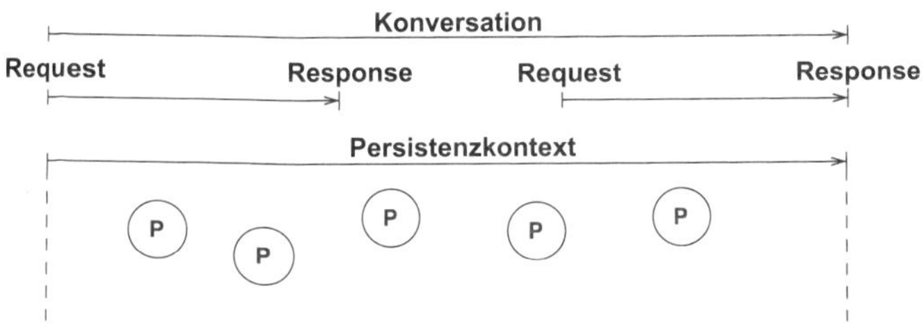

Abbildung 9.3
Implementierung einer Konversation mit einem erweiterten Persistenzkontext

Zuerst schauen wir uns detached Objekte und das Problem der Identität näher an, mit dem Sie es zu tun bekommen, wenn Sie eine Konversation mit dieser Strategie implementieren.

9.2.2 Der Geltungsbereich der Objektidentität

Als Anwendungsentwickler identifizieren wir ein Objekt vermittels der Java-Objektidentität (`a==b`). Wenn ein Objekt seinen Zustand ändert, ist dann auch die Java-Identität im neuen Zustand garantiert die gleiche? In einer mehrschichtigen Applikation ist das womöglich nicht der Fall.

Um das zu untersuchen, ist es außerordentlich wichtig, die Beziehung zwischen der Java-Identität (`a==b`) und der Datenbankidentität `x.getId().equals( y.getId() )` zu verstehen. Manchmal sind sie äquivalent, manchmal nicht. Wir sprechen von den Bedingungen, unter denen Java-Identität mit der Datenbank-Identität äquivalent ist, als dem *scope of object identity* (Geltungsbereich der Objektidentität).

Für diesen Geltungsbereich gibt es drei übliche Auswahlmöglichkeiten:

- Eine primitive Persistenzschicht *ohne Identitätsgeltungsbereich* gibt keine Garantie dafür, dass die gleiche Java-Objektinstanz an die Applikation zurückgegeben wird, wenn zweimal auf eine Zeile zugegriffen wird. Das wird problematisch, wenn die Applikation zwei verschiedene Instanzen verändert, die beide die gleiche Zeile in einem Unit of Work repräsentieren. (Wie sollten wir entscheiden, welcher Zustand an die Datenbank propagiert werden soll?)
- Eine Persistenzschicht mit einer *Objekt-Identitätsgarantie, die an einen Persistenzkontext gebunden ist*, garantiert, dass für den Geltungsbereich dieses Kontexts ein bestimmter Datensatz nur mit einer einzigen Objektinstanz repräsentiert wird. Damit wird das vorige Problem verhindert, und es erlaubt ein Caching auf Kontextebene.
- Eine *Objektidentität, die an den Prozess gebunden ist,* geht einen Schritt weiter und garantiert, dass nur eine Objektinstanz die Zeile im gesamten Prozess garantiert (JVM).

Für eine typische Web- oder Enterprise-Applikation ist die Identität für den Geltungsbereich des Persistenzkontexts vorzuziehen. Wenn die Identität auf den Bereich des Prozesses bezogen ist, bietet das hinsichtlich der Cache-Nutzung und des Programmiermodells einige potenzielle Vorteile für die Wiederverwendung von Instanzen über mehrere Units of Work. Jedoch ist das in einer tiefgreifenden Multithreaded-Applikation ein zu hoher Preis, den man zahlen muss, wenn man immer den gemeinsamen Zugriff auf persistente Objekte in der globalen Identitäts-Map synchronisiert. Es ist einfacher und skalierbarer, jeden Thread in einem klar unterscheidbaren Satz persistenter Instanzen in jedem Persistenzkontext arbeiten zu lassen.

Wir würden sagen, dass Hibernate eine Identität für den Bereich des Persistenzkontexts implementiert. Somit eignet sich Hibernate von seiner Natur her bestens für ein besonders hohes Aufkommen zeitgleicher Datenzugriffe in Multiuser-Applikationen. Doch wir haben bereits einige Probleme erwähnt, denen Sie sich stellen müssen, wenn Objekte nicht mit einem Persistenzkontext assoziiert sind. Das wollen wir anhand eines Beispiels diskutieren.

Der Identitätsbereich von Hibernate ist der Geltungsbereich eines Persistenzkontexts. Schauen wir, wie dies in Code mit Hibernate APIs funktioniert – der Java Persistence Code entspricht bei `EntityManager` dem von `Session`. Auch wenn wir Ihnen noch nicht viel von diesen Interfaces gezeigt haben, sind die folgenden Beispiele einfach, und Sie sollten keine Probleme haben, die Methoden zu verstehen, die wir für die `Session` aufrufen.

Wenn Sie mittels des gleichen Datenbank-Identifikatorwerts in der gleichen `Session` zwei Objekte anfordern, führt das als Resultat zu zwei Referenzen auf die gleiche Instanz im Speicher. Listing 9.1 demonstriert das mit mehreren `get()`-Operationen in zwei `Sessions`.

Listing 9.1 Der garantierte Geltungsbereich der Objektidentität in Hibernate

```
Session session1 = sessionFactory.openSession();
Transaction tx1 = session1.beginTransaction();

// Item mit dem Identifikatorwert "1234" laden
Object a = session1.get(Item.class, new Long(1234) );
Object b = session1.get(Item.class, new Long(1234) );
( a==b ) // True, persistentes a und b sind identisch
tx1.commit();
session1.close();
// Die Referenzen a und b sind nun für ein Objekt im detached Status
Session session2 = sessionFactory.openSession();
Transaction tx2 = session2.beginTransaction();
Object c = session2.get(Item.class, new Long(1234) );
( a==c ) // False, detached a und persistentes c sind nicht identisch
tx2.commit();
session2.close();
```

Die Objektreferenzen `a` und `b` haben nicht nur die gleiche Datenbankidentität, sondern auch die gleiche Java-Identität, weil sie aus der gleichen `Session` stammen. Sie referenzieren die gleiche Persistenzinstanz, die dem Persistenzkontext für diesen Unit of Work bekannt ist. Wenn Sie allerdings außerhalb dieser Grenze sind, garantiert Hibernate keine Java-Identität, also sind `a` und `c` nicht identisch. Natürlich wird ein Test auf Datenbankidentität, `a.getId().equals( c.getId() )`, immer noch `true` zurückgeben.

Wenn Sie mit Objekten im Status detached arbeiten, haben Sie es mit Objekten zu tun, die außerhalb eines garantierten Geltungsbereichs der Objektidentität vorkommen.

9.2.3 Die Identität von detached Objekten

Wenn eine Objektreferenz den Bereich der garantierten Identität verlässt, nennen wir das eine *Referenz auf ein detached Objekt*. In Listing 9.1 sind alle drei Objektreferenzen `a`, `b` und `c` gleich, wenn wir nur die Datenbankidentität betrachten, also ihren Primärschlüsselwert. Doch es sind keine identischen Objektinstanzen im Speicher. Das kann zu Problemen führen, wenn Sie sie als gleich im Zustand detached behandeln. Schauen Sie sich beispielsweise die folgende Erweiterung des Codes an, nachdem `session2` beendet ist:

```
...
session2.close();

Set allObjects = new HashSet();
allObjects.add(a);
allObjects.add(b);
allObjects.add(c);
```

Alle drei Referenzen sind einem `Set` hinzugefügt worden. Alle sind Referenzen auf detached Objekte. Wenn Sie nun die Größe der Collection, also die Anzahl der Elemente prüfen, welches Resultat erwarten Sie da?

Zuerst müssen Sie sich das Merkmal eines Java-`Set` klar machen: In solch einer Collection sind keine doppelten Elemente erlaubt. Duplikate werden vom `Set` erkannt; immer wenn Sie ein Objekt einfügen, wird automatisch dessen `equals()`-Methode aufgerufen. Das eingefügte Objekt wird anhand aller anderen Elemente geprüft, die bereits in der Collection sind. Wenn `equals()` für ein Objekt, das bereits in der Collection ist, `true` zurückgibt, findet die Einfügung nicht statt.

Wenn Sie die Implementierung von `equals()` für die Objekte kennen, können Sie die Anzahl der Elemente herausfinden, die Sie im `Set` erwarten können. Defaultmäßig erben alle Java-Klassen die Methode `equals()` von `java.lang.Object`. Diese Implementierung verwendet einen Vergleich mit doppeltem Gleichheitszeichen (`==`). Sie prüft, ob zwei Referenzen sich auf dem Java Heap auf die gleiche Instanz im Speicher beziehen.

Sie mögen erraten, dass die Anzahl der Elemente in der Collection *zwei* beträgt. Immerhin sind `a` und `b` Referenzen auf die gleiche Instanz im Speicher; sie sind im gleichen Persistenzkontext geladen worden. Die Referenz `c` stammt aus der zweiten `Session`; sie referenziert eine andere Instanz auf dem Heap. Sie haben drei Referenzen auf zwei Instanzen. Doch das wissen Sie nur, weil Sie den Code gesehen haben, der die Objekte geladen hat. In einer echten Applikation wissen Sie vielleicht nicht, dass `a` und `b` in der einen `Session` und `c` in der anderen geladen sind.

Sie könnten auch erwarten, dass die Collection genau ein Element enthält, weil `a`, `b` und `c` die gleiche Datenbankzeile repräsentieren.

Immer wenn Sie mit Objekten im Zustand detached arbeiten und vor allem, wenn Sie sie auf Gleichheit testen (gewöhnlich in hash-basierten Collections), müssen Sie für Ihre Persistenzklassen Ihre eigene Implementierung der Methoden `equals()` und `hashCode()` angeben.

equals() und hashCode()

Bevor wir Ihnen zeigen, wie Sie eine eigene `equals()`-Methode implementieren, müssen wir auf zwei wichtige Dinge aufmerksam machen. Erstens brauchten unserer Erfahrung nach viele Java-Entwickler nie die Methoden `equals()` und `hashCode()` zu überschreiben, bevor sie Hibernate (oder Java Persistence) benutzt haben. Traditionell scheinen sich Java-Entwickler über die komplizierten Details einer solchen Implementierung nicht im Klaren zu sein. Die längsten Diskussions-Threads im öffentlichen Hibernate-Forum haben dieses Gleichheitsproblem zum Thema, und oft bekommt Hibernate die „Schuld" daran. Sie sollten sich des fundamentalen Problems bewusst sein: Jede objektorientierte Programmiersprache mit auf Hashes basierenden Collections erfordern eine angepasste `equals()`-Methode, wenn der Standard nicht die gewünschten Semantik bietet. Der Objektzustand detached in einer Hibernate-Applikation stellt Sie vor dieses Problem – vielleicht zum ersten Mal.

Andererseits müssen Sie vielleicht `equals()` und `hashCode()` nicht überschreiben. Die Garantie über den Geltungsbereich der Identität, die Hibernate bietet, reicht aus, wenn Sie nie detached Instanzen vergleichen, d.h. wenn Sie nie detached Instanzen in das gleiche `Set` legen. Sie können beschließen, eine Applikation zu designen, in der keine detached Objekte vorkommen. Sie können eine erweiterte Persistenzkontext-Strategie für Ihre Konversationsimplementierung anwenden und den detached-Zustand komplett aus Ihrer Applikation eliminieren. Diese Strategie erweitert auch den Geltungsbereich der garantierten Objektidentität, um die gesamte Konversation zu umspannen. (Beachten Sie, dass Sie trotzdem so diszipliniert sein sollten, keine detached Instanzen zu vergleichen, die in zwei Konversationen erhalten wurden!)

Nehmen wir an, dass Sie mit detached Objekten arbeiten wollen und sie mit einer eigenen Routine auf Gleichheit prüfen müssen. Sie können `equals()` und `hashCode()` auf verschiedene Weise implementieren. Behalten Sie im Hinterkopf, dass Sie immer auch `hashCode()` überschreiben müssen, wenn Sie `equals()` überschreiben, damit beide Methoden *konsistent* bleiben. Wenn zwei Objekte gleich sind, müssen sie den gleichen Hashcode haben.

Ein schlauer Ansatz ist, `equals()` zu implementieren, um nur den Wert der Datenbank-Identifikator-Eigenschaft (oft ist das ein Surrogat-Primärschlüssel) zu vergleichen:

```
public class User {
    ...

    public boolean equals(Object other) {
        if (this==other) return true;
        if (id==null) return false;
        if ( !(other instanceof User) ) return false;
        final User that = (User) other;
        return this.id.equals( that.getId() );
    }
    public int hashCode() {
        return id==null ?
            System.identityHashCode(this) :
            id.hashCode();
    }
}
```

Beachten Sie, dass diese `equals()`-Methode für transiente Instanzen, denen noch kein Wert für den Datenbank-Identifikator zugewiesen wurde, auf Java-Identität zurückgreift (falls `id==null` ist). Das ist vernünftig, weil es unmöglich ist, dass sie gleich einer detached Instanz sind, die einen Identifikator-Wert hat.

Leider hat diese Lösung ein Riesenproblem: Identifikator-Werte werden von Hibernate erst dann zugewiesen, wenn ein Objekt persistent wird. Wenn ein transientes Objekt einem `Set` hinzugefügt wird, bevor es gespeichert wird, kann sich im Gegensatz zur Eigenschaft von `java.util.Set` dessen Hash-Wert ändern, während es im `Set` enthalten ist. Insbesondere wird durch dieses Problem das kaskadierende Speichern (wird später im Buch erläutert) für Sets nutzlos. Wir raten von dieser Lösung ganz nachdrücklich ab (*Gleichheit der Datenbank-Identifikatoren*).

Ein besserer Weg ist, alle persistenten Eigenschaften der Persistenzklasse – *außer* irgendeiner Datenbank-Identifikator-Eigenschaft – im `equals()`-Vergleich aufzunehmen. So nehmen die meisten Leute die Bedeutung von `equals()` wahr; wir bezeichnen es als eine *by-value*-Gleichheit .

Wenn wir von *allen Eigenschaften* sprechen, meinen wir nicht, dass Collections eingeschlossen sein sollen. Der Collection-Status ist mit einer anderen Tabelle assoziiert – also ist es scheinbar falsch, ihn mit aufzunehmen. Wichtiger noch ist, dass Sie nicht erzwingen wollen, dass der gesamte Objekt-Graph ausgelesen werden muss, bloß um `equals()` auszuführen. Im Falle von `User` bedeutet dass, dass Sie nicht die Collection `boughtItems` in den Vergleich mit aufnehmen sollten. Sie können eine solche Implementierung schreiben:

```
public class User {
    ...

    public boolean equals(Object other) {
        if (this==other) return true;
        if ( !(other instanceof User) ) return false;
        final User that = (User) other;
        if ( !this.getUsername().equals( that.getUsername() ) )
            return false;
        if ( !this.getPassword().equals( that.getPassword() ) )
            return false;
        return true;
    }
    public int hashCode() {
        int result = 14;
        result = 29 * result + getUsername().hashCode();
        result = 29 * result + getPassword().hashCode();
        return result;
    }
}
```

Allerdings gibt es bei diesem Ansatz wieder zwei Probleme. Erstens sind Instanzen aus verschiedenen `Sessions` nicht länger gleich, wenn eine verändert wurde (wenn beispielsweise der Anwender sein Passwort geändert hat). Zweitens können Instanzen mit unterschiedlicher Datenbank-Identität (Instanzen, die verschiedene Zeilen der Datenbanktabelle repräsentieren) als gleich betrachtet werden, bis eine Kombination von Eigenschaften garantiert eindeutig ist (die Datenbankspalten haben einen `unique`-Constraint). Im Falle von `User` gibt es eine eindeutige Eigenschaft: `username`.

Das führt uns zu der bevorzugten (und semantisch korrekten) Implementierung einer Gleichheitsprüfung: Sie brauchen einen *Business Key*.

Gleichheit durch einen Business Key implementieren

Um zu der von uns empfohlenen Lösung zu kommen, müssen Sie das Konzept eines *Business Keys* verstehen. Ein Business Key ist eine Eigenschaft (oder eine Kombination mehrerer Eigenschaften), die für jede Instanz mit der gleichen Datenbank-Identität eindeutig ist. Im Grunde ist es der natürliche Schlüssel, den Sie nehmen würden, wenn Sie nicht stattdessen mit einem Surrogat-Primärschlüssel arbeiten. Anders als ein natürlicher Primärschlüssel ist es keine absolute Grundbedingung, dass der Business Key unveränderlich ist – es reicht, wenn er sich nur ganz selten ändert.

Wir behaupten, dass im Wesentlichen jede Entity-Klasse wenigstens *irgendeinen* Business Key haben sollte, auch wenn er alle Eigenschaften der Klasse enthält (das wäre für einige unveränderliche Klassen angemessen). Der Business Key ist das, was für den Anwender einen bestimmten Eintrag als absolut eindeutig identifiziert, während der Surrogatschlüssel das ist, was die Applikation und Datenbank verwenden.

Die *Business Key-Gleichheit* bedeutet, dass die Methode `equals()` nur die Eigenschaften vergleicht, aus denen der Business Key gebildet wird. Das ist eine perfekte Lösung, die alle bisher beschriebenen Probleme vermeidet. Die einzige Kehrseite ist, dass man sich im Vorfeld besondere Gedanken machen muss, um den korrekten Business Key zu identifizieren. Diese Mühe wird sowieso erforderlich; es ist wichtig, alle eindeutigen Schlüssel zu identifizieren, wenn Ihre Datenbank über Constraint-Checking die Datenintegrität gewährleisten muss.

Für die Klasse `User` ist `username` ein ausgezeichneter Kandidat für einen Business Key. Er ist nie Null, ist durch einen Datenbank-Constraint eindeutig und ändert sich kaum, wenn überhaupt:

```
public class User {
    ...

    public boolean equals(Object other) {
        if (this==other) return true;
        if ( !(other instanceof User) ) return false;
        final User that = (User) other;
        return this.username.equals( that.getUsername() );
    }
    public int hashCode() {
        return username.hashCode();
    }
}
```

Für einige andere Klassen kann der Business Key komplexer sein und aus einer Kombination von Eigenschaften bestehen. Hier sind einige Tipps, die Ihnen dabei helfen sollen, in Ihren Klassen einen Business Key zu identifizieren:

- Überlegen Sie sich, auf welche Attribute die Anwender Ihrer Applikation sich beziehen werden, wenn sie ein Objekt (in der realen Welt) identifizieren müssen. Wie erkennen die Anwender den Unterschied zwischen zwei Objekten, wenn diese auf dem Bildschirm dargestellt werden? Das ist dann wahrscheinlich der Business Key, den Sie suchen.
- Jedes Attribut, das unveränderlich ist, ist wahrscheinlich ein guter Kandidat für den Business Key. Veränderliche Attribute können gute Kandidaten sein, wenn sie selten aktualisiert werden oder wenn Sie die Situation kontrollieren können, in der sie aktualisiert werden.
- Jedes Attribut, das einen `UNIQUE`-Datenbank-Constraint hat, ist ein guter Kandidat für den Business Key. Denken Sie daran, dass die Präzision des Business Keys gut genug sein muss, um Überlappungen zu vermeiden.
- Jedes auf Datum oder Zeit beruhende Attribut wie der Erstellungszeitpunkt des Eintrags ist normalerweise eine gute Komponente für einen Business Key. Doch die Genauigkeit von `System.currentTimeMillis()` hängt von der virtuellen Maschine und dem Betriebssystem ab. Der von uns empfohlene Sicherheitspuffer beträgt 50 Milli-

sekunden, was vielleicht nicht akkurat genug ist, wenn die auf dem Zeitpunkt basierende Eigenschaft das einzige Attribut eines Business Keys ist.

- Sie können auch Datenbank-Identifikatoren als Teil des Business Keys verwenden. Das scheint im Widerspruch zu unseren früheren Aussagen zu stehen, doch wir reden hier nicht vom Datenbank-Identifikator der gegebenen Klasse. Sie sind vielleicht in der Lage, den Datenbank-Identifikator eines assoziierten Objekts zu verwenden. Beispielsweise wäre der Identifikator des `Item`, für den es gemacht wurde, gemeinsam mit dem Gebotsbetrag ein Kandidat für den Business Key für die `Bid`-Klasse. Sie haben vielleicht sogar einen `unique`-Constraint, der diesen zusammengesetzten Business Key im Datenbankschema repräsentiert. Sie können den Identifikator-Wert des assoziierten `Items` verwenden, weil der sich während des Lebenszyklus eines `Bid` nicht ändert – das Setzen eines bereits persistenten `Items` wird durch den `Bid`-Konstruktor erforderlich.

Wenn Sie unserem Rat folgen, sollten Sie keine Schwierigkeiten haben, für alle Ihre Business-Klassen einen guten Business Key zu finden. Wenn Sie einen schwierigen Fall haben, versuchen Sie, ihn zu lösen, ohne auf Hibernate Rücksicht zu nehmen – immerhin handelt es sich um ein rein objektorientiertes Problem. Beachten Sie, dass es fast *nie* korrekt ist, `equals()` in einer Subklasse zu überschreiben und eine andere Eigenschaft in den Vergleich einzuschließen. Es ist ein wenig knifflig, die Anforderungen unter einen Hut zu bekommen, dass Gleichheit in diesem Fall sowohl symmetrisch als auch transitiv sein soll; und was noch wichtiger ist: der Business Key könnte mit keinem wohldefinierten Kandidaten für einen natürlichen Schlüssel in der Datenbank korrespondieren (Subklassen-Eigenschaften können auf eine andere Tabelle gemappt sein).

Ihnen ist wahrscheinlich auch aufgefallen, dass die Methoden `equals()` und `hashCode()` über die Getter-Methoden immer auf die Eigenschaften des „anderen" Objekts zugreifen. Das ist extrem wichtig, weil die Objekt-Instanz, die als `other` übergeben wurde, vielleicht ein Proxy-Objekt ist und nicht die eigentliche Instanz, die den Persistenzstatus enthält. Um diesen Proxy zu initialisieren, damit Sie den Eigenschaftswert bekommen, müssen Sie darauf mit einer Getter-Methode zugreifen. Das ist ein Punkt, an dem Hibernate nicht *vollständig* transparent ist. Doch ist es sowieso die empfohlene Vorgehensweise, mit Getter-Methoden statt mit direkten Instanzvariablen zu arbeiten.

Ändern wir nun die Perspektive und betrachten eine Implementierungsstrategie für Konversationen, die keine detached Objekte erfordern und Sie vor keine der Probleme der Gleichheit von detached Objekten stellt. Wenn die Probleme mit dem Identitätsgeltungsbereich, mit denen Sie es bei der Arbeit mit detached Objekten zu tun bekommen, eine zu große Last zu sein scheinen, ist wohl die zweite Strategie für die Implementierung von Konversationen das, wonach Sie suchen. Hibernate und Java Persistence unterstützen die Implementierung von Konversationen mit einem *erweiterten* Persistenzkontext: der Strategie *Session per conversation*.

9.2.4 Erweiterung eines Persistenzkontexts

Eine bestimmte Konversation verwendet den gleichen Persistenzkontext für alle Interaktion wieder. Die Verarbeitung aller Requests während einer Konversation wird vom gleichen Persistenzkontext gemanagt. Der Persistenzkontext wird nicht geschlossen, nachdem der Request eines Anwenders verarbeitet worden ist. Er wird von der Datenbank getrennt und während der Denkzeit des Anwenders in diesem Zustand gehalten. Wenn der Anwender in der Konversation fortfährt, wird der Persistenzkontext wieder mit der Datenbank verbunden, und der nächste Request kann verarbeitet werden. Am Ende der Konversation wird der Persistenzkontext mit der Datenbank synchronisiert und geschlossen. Die nächste Konversation beginnt mit einem neuen Persistenzkontext und verwendet keine Entity-Instanzen aus der vorigen Konversation mehr; das Muster wird wiederholt.

Beachten Sie, dass dies den Objektzustand *detached* eliminiert! Alle Instanzen sind entweder transient (einem Persistenzkontext nicht bekannt) oder persistent (an einen bestimmten Persistenzkontext gehängt). Damit wird auch der Bedarf für manuelles Reattachment oder Merging des Objektzustands zwischen Kontexten eliminiert, was einer der Vorteile dieser Strategie ist. (Sie haben vielleicht immer noch detached Objekte *zwischen* den Konversationen, doch das betrachten wir als Sonderfall, den Sie vermeiden sollten.)

In Hibernate-Begriffen ausgedrückt verwendet diese Strategie eine `Session` für die Dauer der Konversation. Java Persistence verfügt über eine eingebaute Unterstützung für erweiterte Persistenzkontexte und kann zwischen Requests sogar automatisch den unverbundenen Kontext speichern (in einer stateful EJB Session Bean).

Wir werden später im Buch noch einmal auf Konversationen zurückkommen und Ihnen alle Details über die beiden Implementierungsstrategien zeigen. Sie brauchen sich jetzt noch nicht für eine zu entscheiden, doch sollten Sie sich der Konsequenzen bewusst sein, die diese Strategien für den Objektzustand und die Objektidentität haben, und Sie sollten für jeden Fall die notwendigen Übergänge verstehen.

Wir werden nun die APIs der Persistenzmanager untersuchen und wie Sie die hinter den Objektzuständen stehende Theorie in der Praxis nutzen können.

9.3 Die Hibernate-Interfaces

Jedes transparente Persistenz-Tool enthält eine *Persistenzmanager*-API. Dieser Persistenzmanager bietet gewöhnlich für Folgendes seine Dienste:

- Grundlegende CRUD-Operationen (Create, Retrieve, Update, Delete)
- Ausführung von Abfragen
- Steuerung von Transaktionen
- Management des Persistenzkontexts

Der Persistenzmanager kann über mehrere verschiedene Interfaces bereitgestellt werden. Im Fall von Hibernate sind das `Session`, `Query`, `Criteria` und `Transaction`. Unter der Haube sind die Implementierungen dieser Interfaces eng miteinander gekoppelt.

Bei Java Persistence ist der `EntityManager` das Haupt-Interface, das Sie nutzen; er hat die gleiche Rolle wie die Hibernate-`Session`. Andere Java Persistence Interfaces sind `Query` und `EntityTransaction` (Sie können sich wahrscheinlich denken, wie deren Gegenstücke im nativen Hibernate lauten).

Wir zeigen Ihnen nun, wie Objekte mit Hibernate und Java Persistence geladen und gespeichert werden. Manchmal haben beide genau die gleiche Semantik und APIs und sogar die Methodennamen lauten gleich. Es ist von daher viel wichtiger, dass Sie die Augen für kleine Unterschiede offenhalten. Um diesen Teil des Buches leichter verständlich zu machen, haben wir beschlossen, eine andere Strategie als sonst zu verwenden und zuerst Hibernate und anschließend Java Persistence zu erklären.

Fangen wir mit Hibernate an – wir gehen davon aus, dass Sie eine Applikation schreiben, die auf der nativen API beruht.

9.3.1 Speichern und Laden von Objekten

In einer Hibernate-Applikation speichern und laden Sie Objekte im Wesentlichen durch Änderung ihres Zustands. Das machen Sie in Units of Work. Ein einfacher Unit of Work ist ein Satz Operationen, der als atomare Gruppe bezeichnet wird. Wenn Sie nun meinen, dass das eng mit Transaktionen zusammenhängt, haben Sie recht. Doch es ist nicht notwendigerweise die gleiche Sache. Wir müssen bei diesem Ansatz schrittweise vorgehen; für den Augenblick betrachten Sie einen Unit of Work als eine bestimmte Sequenz von Zustandsänderungen Ihrer Objekte, die Sie gemeinsam gruppieren.

Zuerst müssen Sie einen Unit of Work starten.

Beginn eines Units of Work

Zu Beginn eines Units of Work bekommt eine Applikation eine `Session`-Instanz von der `SessionFactory` der Applikation:

```
Session session = sessionFactory.openSession();
Transaction tx = session.beginTransaction();
```

Zu diesem Zeitpunkt wird auch ein neuer Persistenzkontext für Sie initialisiert, der alle Objekte managt, mit denen Sie in dieser `Session` arbeiten. Die Applikation kann mehrere `SessionFactorys` haben, wenn sie auf verschiedene Datenbanken zugreift. Wie die `SessionFactory` erstellt wird und wie Sie darauf in Ihrem Applikationscode zugreifen, hängt von Umgebung und Konfiguration Ihres Deployments ab – Ihnen sollte die einfache Startup-Hilfsklasse `HibernateUtil` zur Verfügung stehen, wenn Sie dem Setup in „Umgang mit der `SessionFactory`“ in Kapitel 2, Abschnitt 2.1.3, gefolgt sind.

Sie sollten nie eine neue `SessionFactory` erstellen, einfach bloß um einen bestimmten Request zu bedienen. Die Erstellung einer `SessionFactory` ist außerordentlich kostspielig. Die `Session`-Erstellung ist dagegen extrem *billig*. Die `Session` braucht noch nicht einmal eine JDBC-`Connection`, bis eine Verbindung erforderlich ist.

Die zweite Zeile im obigen Code beginnt mit einer `Transaction` in einem anderen Hibernate-Interface. Alle Operationen, die Sie in einem Unit of Work ausführen, passieren innerhalb einer Transaktion, egal ob Sie Daten lesen oder schreiben. Doch die Hibernate API ist optional, und Sie können eine Transaktion auf beliebige Weise beginnen – wir werden diese Optionen im nächsten Kapitel untersuchen. Wenn Sie mit der Hibernate `Transaction` API arbeiten, funktioniert Ihr Code in allen Umgebungen. Also machen Sie das bei allen Beispielen in den folgenden Abschnitten.

Nach dem Öffnen einer neuen `Session` und eines neuen Persistenzkontexts nutzen Sie das, um Objekte zu laden und zu speichern.

Ein Objekt persistent machen

Mit einer `Session` sollten Sie als Erstes ein neues transientes Objekt mit der `save()`-Methode persistent machen (Listing 9.2).

Listing 9.2 Eine transiente Instanz persistent machen

```
Item item = new Item();    ❶
item.setName("Playstation3 incl. all accessories");
item.setEndDate( ... );

Session session = sessionFactory.openSession();    ❷
Transaction tx = session.beginTransaction();
Serializable itemId = session.save(item);    ❸
tx.commit();    ❹
session.close();    ❺
```

Ein neues transientes Objekt `item` wird wie gewöhnlich instanziiert ❶. Natürlich können Sie es auch nach Öffnen einer `Session` instanziieren; sie stehen noch nicht miteinander in Zusammenhang. Eine neue Session wird mittels der `SessionFactory` geöffnet ❷. Sie beginnen eine neue Transaktion.

Der Aufruf von `save()` ❸ macht die transiente Instanz von `Item` persistent. Sie ist nun mit der aktuellen `Session` und deren Persistenzkontext assoziiert.

Die Änderungen, die bei persistenten Objekten vorgenommen wurden, müssen an einem bestimmten Punkt mit der Datenbank synchronisiert werden. Das passiert, wenn Sie bei der Hibernate `Transaction` ❹ ein `commit()` ausführen. Wir sagen, dass da ein Flush passiert (Sie können einen `flush()` auch manuell ausführen, mehr darüber später). Um den Persistenzkontext zu synchronisieren, bekommt Hibernate eine JDBC-Verbindung und führt eine SQL-`INSERT`-Anweisung aus. Beachten Sie, dass das bei Einfügungen nicht immer gilt: Hibernate garantiert, dass das Objekt `item` einen zugewiesenen Datenbank-Identifikator hat, nachdem es gespeichert wurde. Also könnte abhängig vom Identifikator-Generator, den Sie in Ihrem Mapping aktiviert haben, ein früheres `INSERT` notwendig sein. Die Operation `save()` gibt auch den Datenbank-Identifikator der Persistenzinstanz zurück.

Die `Session` kann schließlich geschlossen werden ❺, und der Persistenzkontext endet. Die `item`-Referenz ist nun eine Referenz zu einem Objekt im Zustand detached.

Sie können den gleichen Unit of Work und wie sich der Zustand des Objekts verändert, in der Abbildung 9.4 sehen.

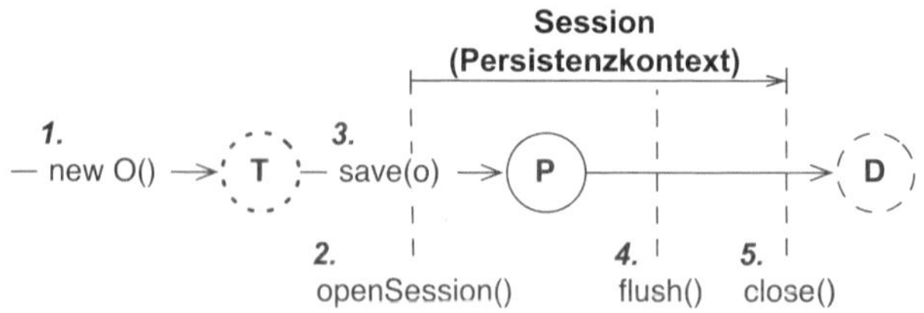

Abbildung 9.4
Ein Objekt in einem Unit of Work persistent machen

Es ist besser (aber nicht erforderlich), die `Item`-Instanz vollständig zu initialisieren, bevor sie von einer `Session` gemanagt wird. Die SQL-Anweisung `INSERT` enthält die Werte, die das Objekt zum Zeitpunkt des Aufrufs von `save()` enthalten hat. Sie können das Objekt nach Aufruf von `save()` verändern, und Ihre Änderungen werden an die Datenbank als ein (zusätzliches) SQL-`UPDATE` weitergegeben.

Alles zwischen `session.beginTransaction()` und `tx.commit()` geschieht in einer Transaktion. Für diesen Augenblick sollten Sie einfach beachten, dass alle Datenbankoperationen im Geltungsbereich der Transaktion entweder komplett erfolgreich sind oder vollständig fehlschlagen. Wenn eine der `UPDATE`- oder `INSERT`-Anweisungen fehlschlägt, die während des Flushing von `tx.commit()` gemacht wurden, werden alle Veränderungen an persistenten Objekten in dieser Transaktion auf Datenbankebene zurückgenommen. Allerdings nimmt Hibernate keine Veränderungen zurück, die im Speicher an persistenten Objekten vorgenommen wurden. Das ist vernünftig, weil man das Versagen einer Transaktion normalerweise nicht wieder ungeschehen machen kann und Sie die fehlgeschlagene `Session` sofort verwerfen müssen. Wir werden Exception Handling später im nächsten Kapitel besprechen.

Persistente Objekte auslesen

Die `Session` wird auch verwendet, um die Datenbank abzufragen und vorhandene persistente Objekte auszulesen. Hibernate ist in diesem Bereich besonders leistungsfähig, wie Sie später im Buch sehen werden. Es gibt zwei spezielle Methoden für die einfachste Abfrageart: das Auslesen über den Identifikator. Die Methoden `get()` und `load()` werden in Listing 9.3 dargestellt.

Listing 9.3 Auslesen eines `Item` über Identifikator

```
Session session = sessionFactory.openSession();
Transaction tx = session.beginTransaction();

Item item = (Item) session.load(Item.class, new Long(1234));
// Item item = (Item) session.get(Item.class, new Long(1234));
tx.commit();
session.close();
```

Sie sehen den gleichen Unit of Work in Abbildung 9.5.

Das ausgelesene Objekt `item` befindet sich im persistenten Zustand und, sobald der Persistenzkontext geschlossen wird, im Zustand detached.

Der einzige Unterschied zwischen `get()` und `load()` liegt darin, wie darauf hingewiesen wird, dass die Instanz nicht gefunden werden konnte. Wenn keine Zeile mit dem angegebe-

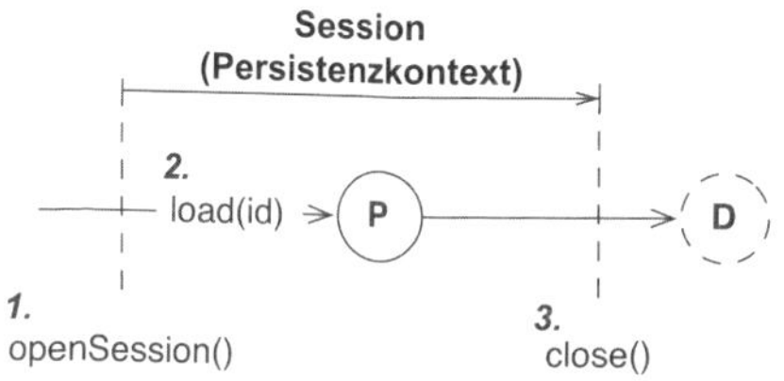

Abbildung 9.5
Auslesen eines persistenten Objekts über den Identifikator

nen Identifikator-Wert in der Datenbank existiert, wird `null` von `get()` zurückgegeben. Die Methode `load()` wirft eine `ObjectNotFoundException`. Sie können entscheiden, welche Fehlerbehandlung Sie bevorzugen.

Wichtiger noch ist, dass die Methode `load()` einen Proxy, einen Platzhalter zurückgeben kann, ohne auf die Datenbank zuzugreifen. Eine Konsequenz davon ist, dass Sie später eine `ObjectNotFoundException` bekommen können, sobald Sie versuchen, auf den zurückgegebenen Platzhalter zuzugreifen und seine Initialisierung zu erzwingen (das nennt man auch Lazy Loading – wir werden in späteren Kapiteln das Optimieren von Ladevorgängen besprechen). Die Methode `load()` versucht immer, einen Proxy zurückzugeben, und gibt eine initialisierte Objektinstanz nur dann zurück, wenn sie bereits vom aktuellen Persistenzkontext gemanagt wird. Im bereits gezeigten Beispiel passiert überhaupt kein Datenbankzugriff! Die `get()`-Methode gibt dagegen nie einen Proxy zurück, sondern greift immer auf die Datenbank zu.

Sie fragen sich vielleicht, warum diese Option nützlich ist – immerhin lesen Sie ein Objekt aus, um darauf zuzugreifen. Es ist üblich, eine persistente Instanz zu bekommen, um sie als Referenz für eine andere Instanz zuzuweisen. Nehmen wir beispielsweise an, dass Sie das `item` nur für einen Zweck benötigen: um eine Assoziation mit `Comment: aComment.setForAuction(item)` zu setzen. Wenn Sie mit dem `item` weiter nichts vorhaben, ist ein Proxy völlig ausreichend; es gibt keinen Grund, auf die Datenbank zuzugreifen. Anders gesagt, wenn der `Comment` gespeichert wird, muss der Wert des Fremdschlüssel für ein `item` in die `COMMENT`-Tabelle eingefügt werden. Der Proxy eines `Item` bietet genau das: ein Identifikator-Wert, der in einen Platzhalter gewrappt ist, der genauso aussieht wie der echte.

Ein persistentes Objekt modifizieren

Jedes persistente Objekt, das von `get()`, `load()` oder einer abgefragten Entity zurückgegeben wird, ist bereits mit der aktuellen `Session` und dem Persistenzkontext assoziiert. Es kann verändert und sein Zustand mit der Datenbank synchronisiert werden (Listing 9.4).

Abbildung 9.6 zeigt diesen Unit of Work und die Objektstatuswechsel.

Listing 9.4 Modifikation einer persistenten Instanz

```
Session session = sessionFactory.openSession();
Transaction tx = session.beginTransaction();

Item item = (Item) session.get(Item.class, new Long(1234));
item.setDescription("This Playstation is as good as new!");
tx.commit();
session.close();
```

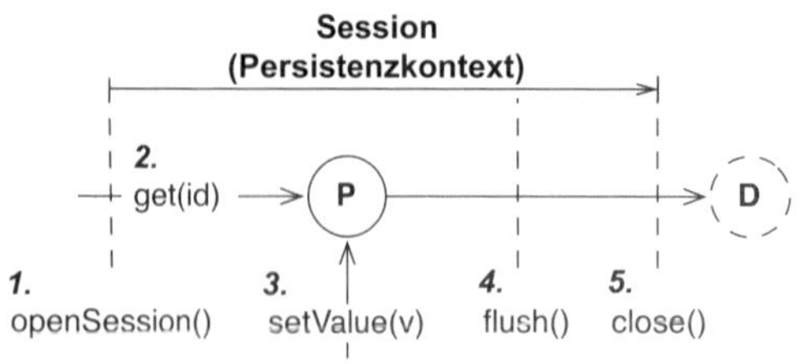

Abbildung 9.6
Modifikation einer persistenten Instanz

Zuerst lesen Sie das Objekt mit dem angegebenen Identifikator aus der Datenbank aus. Sie verändern das Objekt, und diese Modifikationen werden mittels Flush, wenn `tx.commit()` aufgerufen wird, an die Datenbank propagiert. Dieser Mechanismus wird *automatisches Dirty Checking* genannt – das bedeutet, Hibernate überwacht und speichert die Änderungen, die Sie an einem Objekt im Persistenzstatus machen. Sobald Sie die `Session` schließen, wird die Instanz als detached betrachtet.

Ein persistentes Objekt transient machen

Sie können mit der Methode `delete()` ganz leicht ein persistentes Objekt transient machen und seinen persistenten Zustand aus der Datenbank entfernen (siehe Listing 9.5).

Listing 9.5 Mittels `delete()` ein persistentes Objekt transient machen

```
Session session = sessionFactory.openSession();
Transaction tx = session.beginTransaction();

Item item = (Item) session.load(Item.class, new Long(1234));
session.delete(item);
tx.commit();
session.close();
```

Schauen Sie sich Abbildung 9.7 an:

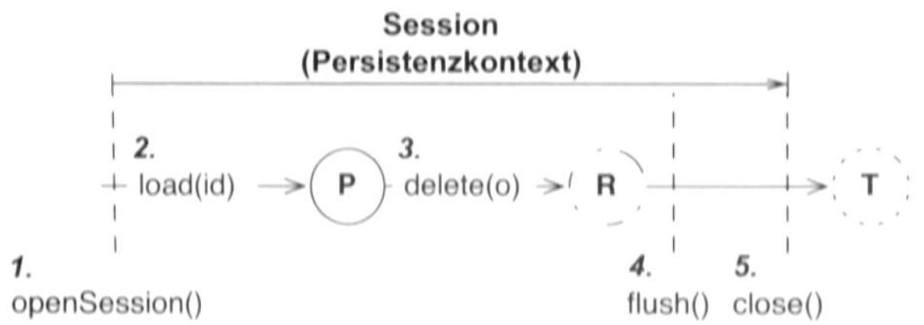

Abbildung 9.7
Ein persistentes Objekt transient machen

Das Objekt `item` ist im Zustand *removed* (gelöscht), nachdem Sie `delete()` aufrufen; Sie sollten nicht mehr damit weiterarbeiten, und in den meisten Fällen sollten Sie auch darauf achten, dass alle Referenzen darauf in Ihrer Applikation gelöscht werden. Das SQL-`DELETE` wird nur ausgeführt, wenn der Persistenzkontext der `Session` mit der Datenbank am Ende des Units of Work synchronisiert wird. Nachdem die `Session` geschlossen ist, wird das Objekt `item` als gewöhnliche transiente Instanz betrachtet. Die transiente Instanz wird vom Garbage Collector zerstört, wenn von keinem anderen Objekt darauf mehr referenziert wird. Sowohl die Objektinstanz im Speicher als auch die persistente Datenbankzeile werden entfernt.

FAQ

Muss ich ein Objekt laden, um es löschen zu können?

Ja, ein Objekt muss in den Persistenzkontext geladen werden; eine Instanz muss im persistenten Zustand sein, um entfernt werden zu können (beachten Sie, dass ein Proxy ausreicht). Der Grund ist einfach: Sie können Hibernate-Interceptoren aktiviert haben, und das Objekt muss durch diese Interceptoren gereicht werden, um seinen Lebenszyklus zu abzuschließen. Wenn Sie in der Datenbank Zeilen direkt löschen, wird der Interceptor nicht starten. Andererseits bietet Hibernate (und Java Persistence) Bulk-Operationen, die zu direkten SQL-`DELETE`-Anweisungen werden. Wir werden diese Operationen in Kapitel 12, Abschnitt 12.2 „Bulk- und Batch-Operationen", besprechen.

Hibernate kann auch den Identifikator aller gelöschten Entities zurücknehmen, wenn Sie die Konfigurationsoption `hibernate.use_identifier_rollback` aktivieren. Im vorigen Beispiel setzt Hibernate die Datenbank-Identifikator-Eigenschaft des gelöschten `items` nach Löschen und Flushing auf `null`, wenn diese Option aktiviert ist. Dann haben Sie eine saubere, transiente Instanz, die Sie in einem zukünftigen Unit of Work wieder verwenden können.

Replikation von Objekten

Die Operationen mit der `Session`, die wir Ihnen bisher gezeigt haben, sind alle allgemein üblich; Sie brauchen sie in jeder Hibernate-Applikation. Doch Hibernate kann Ihnen mit ein paar besonderen Use Cases helfen – wenn Sie beispielsweise Objekte aus der einen Datenbank auslesen und in einer anderen speichern wollen. Das nennt man *Replikation* von Objekten.

Bei einer Replikation werden detached Objekte, die in einer `Session` geladen sind, in einer anderen `Session` persistent gemacht. Diese `Sessions` werden normalerweise von zwei verschiedenen `SessionFactorys` geöffnet, die mit einem Mapping für die gleiche Persistenzklasse konfiguriert sind. Das kann beispielsweise so aussehen:

```
Session session = sessionFactory1.openSession();
Transaction tx = session.beginTransaction();
Item item = (Item) session.get(Item.class, new Long(1234));
tx.commit();
session.close();

Session session2 = sessionFactory2.openSession();
Transaction tx2 = session2.beginTransaction();
session2.replicate(item, ReplicationMode.LATEST_VERSION);
tx2.commit();
session2.close();
```

Der `ReplicationMode` steuert die Details der Replikationsprozedur:

- `ReplicationMode.IGNORE`: Ignoriert das Objekt, wenn eine Datenbankzeile mit dem gleichen Identifikator in der Ziel-Datenbank vorhanden ist.
- `ReplicationMode.OVERWRITE`: Überschreibt jede vorhandene Datenbankzeile mit dem gleichen Identifikator in der Ziel-Datenbank.
- `ReplicationMode.EXCEPTION`: Wirft eine Exception, wenn eine Datenbankzeile mit dem gleichen Identifikator in der Ziel-Datenbank vorhanden ist.

- `ReplicationMode.LATEST_VERSION`: Überschreibt die Zeile in der Ziel-Datenbank, wenn seine Version älter ist als die Version des Objekts, oder ignoriert anderenfalls das Objekt. Die optimistische Kontrolle gleichzeitiger Zugriffe von Hibernate muss aktiviert sein.

Die Replikation kann erforderlich sein, wenn Sie in verschiedenen Datenbanken eingegebene Daten abgleichen, oder wenn Sie Informationen zur Systemkonfiguration während eines Produkt-Upgrades aktualisieren (was oft mit der Migration zu einer neuen Datenbankinstanz einhergeht) oder wenn Sie Änderungen zurücknehmen müssen, die während nicht-ACID-Transaktionen vorgenommen wurden.

Sie kennen jetzt den Persistenzlebenszyklus und die grundlegenden Operationen des Persistenzmanagers. Wenn Sie das zusammen mit den Persistenzklassen-Mappings verwenden, die wir in früheren Kapiteln besprochen haben, können Sie nun Ihre eigene kleine Hibernate-Applikation erstellen. Mappen Sie einige einfache Entity-Klassen und Komponenten, dann laden und speichern Sie Objekte in einer Stand-alone-Applikation. Sie brauchen keinen Web-Container oder Application Server: Schreiben Sie eine `main()`-Methode und rufen Sie die `Session` auf, wie wir es im vorigen Abschnitt ausgeführt haben.

In den nächsten Abschnitten nehmen wir uns den *detached* Objektzustand und die Methoden vor, wie detached Objekte zwischen Persistenzkontexten wieder neu zugeordnet und zusammengefügt werden können. Das ist die Wissensgrundlage, die Sie brauchen, um lange Units of Work (also Konversationen) zu implementieren. Wir gehen davon aus, dass Sie mit dem Geltungsbereich der Objektidentität vertraut sind, wie wir es weiter vorne in diesem Kapitel erklärt haben.

9.3.2 Die Arbeit mit detached Objekten

Wenn das `item` verändert wird, nachdem die `Session` geschlossen wurde, hat das keine Auswirkungen auf seine persistente Repräsentation in der Datenbank. Sobald der Persistenzkontext geschlossen wird, wird `item` zu einer *detached* Instanz.

Wenn Sie Änderungen speichern wollen, die Sie an einem detached Objekt vorgenommen haben, müssen Sie es entweder wieder neu zuordnen (*reattach*) oder zusammenführen (*merge*).

Neu zuordnen einer veränderten detached Instanz

Eine detached Instanz kann einer neuen `Session` wieder zugeordnet (und von diesem neuen Persistenzkontext gemanagt) werden, indem für das detached Objekt `update()` aufgerufen wird. Unserer Erfahrung nach ist es für Sie vielleicht einfacher, den folgenden Code zu verstehen, wenn Sie die `update()`-Methode in Gedanken zu `reattach()` umbenennen – jedoch hat es schon seinen Grund, warum es Update genannt wird.

Die `update()`-Methode erzwingt ein Update für den persistenten Zustand des Objekts in der Datenbank und terminiert ein SQL-`UPDATE`. Schauen Sie sich das Listing 9.6 mit einem Beispiel für das Handling eines detached Objekts an.

Listing 9.6 Update einer detached Instanz

```
item.setDescription(...); // In voriger Session geladen

Session sessionTwo = sessionFactory.openSession();
Transaction tx = sessionTwo.beginTransaction();
sessionTwo.update(item);
item.setEndDate(...);
tx.commit();
sessionTwo.close();
```

Es ist egal, ob das Objekt `item` vor oder nach dem Übergeben an `update()` verändert wurde. Das Wichtige hier ist, dass der Aufruf von `update()` die detached Instanz der neuen `Session` (und dem Persistenzkontext) wieder zuordnet. Hibernate behandelt das Objekt immer als *dirty* und legt ein SQL-`UPDATE` fest, das dann während des Flushs ausgeführt wird. Sie sehen den gleichen Unit of Work in Abbildung 9.8.

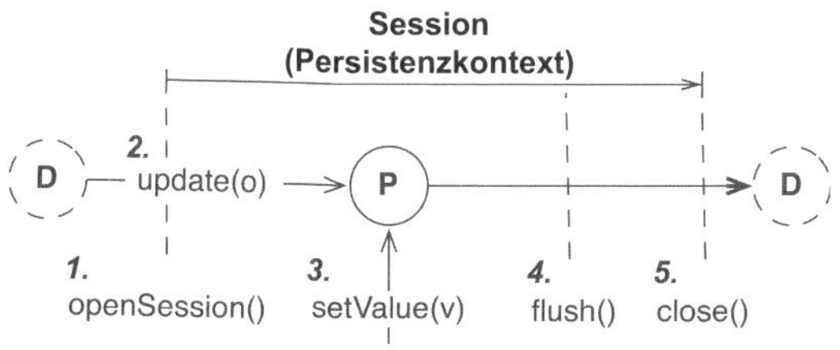

Abbildung 9.8
Neuzuordnung eines detached Objekts

Vielleicht sind Sie überrascht und haben möglicherweise gehofft, dass Hibernate wissen könnte, dass Sie die Beschreibung des detached `item` verändert haben (oder dass Hibernate wissen sollte, dass Sie *gar nichts* verändert haben). Allerdings besitzen die neue `Session` und ihr neuer Persistenzkontext diese Information nicht. Auch das detached Objekt enthält keine interne Liste aller von Ihnen vorgenommenen Änderungen. Hibernate muss davon ausgehen, dass in der Datenbank ein `UPDATE` erforderlich ist. Eine Möglichkeit, diese `UPDATE`-Anweisung zu vermeiden, ist, das Klassen-Mapping von `Item` mit dem Attribut `select-before-update="true"` zu konfigurieren. Hibernate bestimmt dann, ob das Objekt *dirty* ist, indem es eine `SELECT`-Anweisung ausführt und den aktuellen Zustand des Objekts mit dem aktuellen Datenbankzustand vergleicht.

Wenn Sie sicher sind, dass Sie die detached Instanz nicht verändert haben, ziehen Sie vielleicht eine andere Methode des Reattachments vor, bei dem nicht immer ein Update der Datenbank festgelegt wird.

Neu zuordnen einer unveränderten detached Instanz

Ein Aufruf von `lock()` assoziiert das Objekt mit der `Session` und dessen Persistenzkontext, ohne ein Update zu erzwingen (siehe Listing 9.7).

Listing 9.7 Eine detached Instanz mit `lock` neu zuordnen

```
Session sessionTwo = sessionFactory.openSession();
Transaction tx = sessionTwo.beginTransaction();

sessionTwo.lock(item, LockMode.NONE);
item.setDescription(...);
```

```
item.setEndDate(...);
tx.commit();
sessionTwo.close();
```

In diesem Fall ist es schon von Bedeutung, ob die Änderungen vor oder nach der Neuzuordnung des Objekts erfolgt sind. Sind die Änderungen vor dem Aufruf von `lock()` gemacht, wird das der Datenbank nicht propagiert; Sie verwenden das nur, wenn Sie sicher sind, dass die detached Instanz nicht verändert wurde. Diese Methode garantiert nur, dass der Zustand des Objekts von detached zu persistent wechselt und dass Hibernate das persistente Objekt wieder managen wird. Natürlich ist es erforderlich, dass die Datenbank aktualisiert wird, wenn Sie an dem Objekt etwas verändern, während es sich im persistenten Zustand befindet.

Wir nehmen uns im nächsten Kapitel die Lock-Modi von Hibernate vor. Indem hier `LockMode.NONE` angegeben wird, weisen Sie Hibernate an, keine Versionsprüfung durchzuführen oder für Locks auf Datenbankebene zu sorgen, wenn das Objekt mit der `Session` wieder neu assoziiert wird. Wenn Sie `LockMode.READ` oder `LockMode.UPGRADE` angegeben hätten, würde Hibernate eine `SELECT`-Anweisung ausführen, um eine Versionsprüfung durchzuführen (und die Zeile(n) in der Datenbank für die Aktualisierung zu sperren).

Ein detached Objekt transient machen

Schließlich können Sie eine detached Instanz transient machen und seinen persistenten Zustand aus der Datenbank löschen (siehe Listing 9.8).

Listing 9.8 Mittels `delete()` ein detached Objekt transient machen

```
Session session = sessionFactory.openSession();
Transaction tx = session.beginTransaction();

session.delete(item);
tx.commit();
session.close();
```

Das bedeutet, Sie brauchen eine detached Instanz nicht wieder zuzuordnen (mit `update()` oder `lock()`), um sie aus der Datenbank löschen zu können. In diesem Fall vollzieht der Aufruf von `delete()` zweierlei: Er ordnet das Objekt der `Session` neu zu und legt dann das Objekt zur Löschung fest, was durch `tx.commit()` ausgeführt wird. Der Zustand des Objekts nach dem Aufruf von delete() ist *removed* (gelöscht).

Ein Reattachment von detached Objekten ist nur ein möglicher Weg, um Daten zwischen verschiedenen `Sessions` zu transportieren. Sie können eine weitere Option nutzen, um Modifikationen einer detached Instanz mit der Datenbank zu synchronisieren: durch Merging (Zusammenführen) ihres Zustands.

Merging eines detached Objekts

Das Merging eines detached Objekts ist ein alternativer Ansatz. Er kann komplementär zum Reattachment sein oder es ganz ersetzen. Merging wurde bei Hibernate zuerst eingeführt, um mit einem bestimmten Fall umzugehen, bei dem das Reattachment nicht mehr ausreichte (der alte Name der `merge()`-Methode in Hibernate 2.x lautete `saveOrUpdate-`

copy()). Schauen Sie sich den folgenden Code an, der versucht, ein detached Objekt wieder zuzuordnen:

```
item.getId(); // Die Datenbankidentität ist "1234"
item.setDescription(...);

Session session = sessionFactory.openSession();
Transaction tx = session.beginTransaction();
Item item2 = (Item) session.get(Item.class, new Long(1234));
session.update(item); // Wirft Exception!
tx.commit();
session.close();
```

Gegeben ist ein detached `item`-Objekt mit der Datenbankidentität 1234. Nach einer Bearbeitung versuchen Sie, es einer neuen `Session` zuzuordnen. Doch eine andere Instanz, die die gleiche Datenbankzeile repräsentiert, ist bereits in den Persistenzkontext dieser `Session` geladen worden. Offensichtlich kollidiert das Reattachment durch `update()` mit dieser bereits persistenten Instanz, und eine `NonUniqueObjectException` wird geworfen. Die Fehlermeldung der Exception lautet: *A persistent instance with the same database identifier is already associated with the Session! (Eine persistente Instanz mit dem gleichen Datenbank-Identifikator ist bereits mit der Session assoziiert!)* Hibernate kann nicht bestimmen, welches Objekt den aktuellen Zustand repräsentiert.

Sie können diese Situation lösen, indem Sie das `item` zuerst zuordnen; dann ist das Auslesen von `item2` unnötig. Das ist in einem einfachen Codeabschnitt wie dem Beispiel einfach, aber es kann unmöglich sein, das in einer anspruchsvolleren Applikation zu refakturieren. Immerhin hat ein Client das detached Objekt in die Persistenzschicht geschickt, damit es gemanagt wird, und dem Client ist wohl nicht bewusst (und sollte es auch nicht sein), dass im Persistenzkontext bereits Instanzen vorhanden sind.

Sie können Hibernate veranlassen, `item` und `item2` automatisch zusammenzuführen:

```
item.getId() // Die Datenbankidentität ist "1234"
item.setDescription(...);

Session session= sessionFactory.openSession();
Transaction tx = session.beginTransaction();
Item item2 = (Item) session.get(Item.class, new Long(1234)); ‖ ❷
Item item3 = (Item) session.merge(item); ‖ ❸
(item == item2) // False
(item == item3) // False
(item2 == item3) // True
return item3;
tx.commit();
session.close();
```

Schauen Sie sich diesen Unit of Work in Abbildung 9.9 (nächste Seite) an.

Der Aufruf `merge(item)` ❸ führt zu verschiedenen Aktionen. Zuerst prüft Hibernate, ob eine persistente Instanz im Persistenzkontext den gleichen Datenbank-Identifikator hat wie die detached Instanz, die Sie zusammenführen wollen. In diesem Fall trifft das zu: `item` und `item2`, die mit `get()` ❷ geladen wurden, haben den gleichen Primärschlüsselwert.

Wenn es eine gleiche Persistenzinstanz im Persistenzkontext gibt, *kopiert* Hibernate den Zustand der detached Instanz auf die persistente Instanz ❹. Anders gesagt wird die neue Beschreibung, die beim detached `item` vorgenommen wurde, auch beim persistenten `item2` gesetzt.

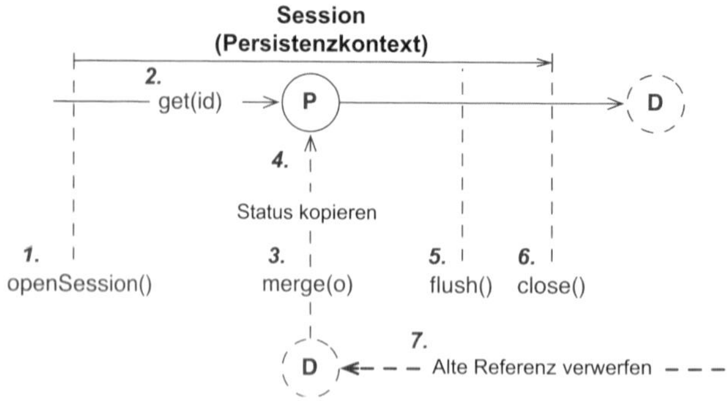

Abbildung 9.9
Merging einer detached Instanz in eine persistente Instanz

Wenn es keine gleiche Persistenzinstanz im Persistenzkontext gibt, lädt Hibernate sie aus der Datenbank (und vollzieht im Grunde den gleichen Auslesevorgang per Identifikator, wie Sie es mit `get()` gemacht haben), und führt dann den detached Zustand mit dem ausgelesenen Zustand des Objekts zusammen. Das wird in Abbildung 9.10 gezeigt.

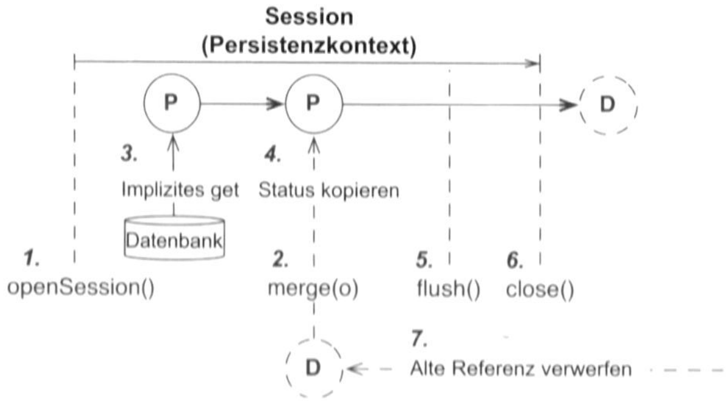

Abbildung 9.10
Merging einer detached Instanz in eine implizit geladene persistente Instanz

Wenn es keine gleiche Persistenzinstanz im Persistenzkontext gibt und ein Lookup in der Datenbank zu keinem Resultat führt, wird eine neue Persistenzinstanz erstellt und der Zustand der zusammengeführten Instanz auf die neue Instanz kopiert. Für dieses neue Objekt wird dann das Einfügen in die Datenbank geplant und von der `merge()`-Operation zurückgegeben.

Eine Einfügung findet auch statt, wenn die Instanz, die Sie an `merge()` übergeben haben, eine transiente Instanz und kein detached Objekt war.

Wahrscheinlich gehen Ihnen die folgenden Fragen im Kopf herum:

- Was wird genau von `item` zu `item2` kopiert? Merging umfasst alle Eigenschaften mit Wert-Typen und alle eingefügten und gelöschten Elemente aller Collections.
- In welchem Zustand befindet sich `item`? Jedes detached Objekt, das Sie mit einer Persistenzinstanz zusammenführen, bleibt detached. Es ändert seinen Zustand nicht, die Merge-Operation wirkt sich nicht aus. Von daher sind `item` und die anderen beiden Referenzen im Identitätsgeltungsbereich von Hibernate nicht das Gleiche (die ersten beiden Identitätsprüfungen im letzten Beispiel). Doch `item2` und `item3` *sind* identische Referenzen auf die gleiche persistente Instanz im Speicher.

- Warum wird `item3` von der `merge()`-Operation zurückgegeben? Die `merge()`-Operation gibt immer einen Handle an die Persistenzinstanz zurück, mit deren Zustand sie zusammengeführt wurde. Das ist für den Client praktisch, der `merge()` aufgerufen hat, weil er nun entweder mit dem detached `item`-Objekt weiterarbeiten und es bei Bedarf wieder zusammenführen kann oder diese Referenz verwirft und mit `item3` weiterarbeitet. Der Unterschied ist signifikant: Wenn vor Ende der `Session` nach dem Merging an `item2` oder `item3` nachfolgende Änderungen gemacht werden, hat der Client diese Modifikationen überhaupt nicht mitbekommen. Der Client hat ein Handle nur für das detached item-Objekt, das nun verfallen wird. Wenn jedoch der Client beschließt, `item` nach dem Merging zu verwerfen und mit dem zurückgegebenen `item3` weiterzumachen, hat er einen neuen Handle im aktuellsten Zustand. Sowohl `item` als auch `item2` sollten nach dem Merging als obsolet betrachtet werden.

Merging des Zustands ist etwas komplexer als Reattachment. Wir betrachten es als eine wesentliche Operation, mit der Sie es wahrscheinlich irgendwann zu tun bekommen, wenn Sie Ihre Applikationslogik mit detached Objekten designen. Sie können diese Strategie als Alternative zum Reattachment nehmen und jedes Mal ein Merging machen statt eines Reattachments. Sie können es auch verwenden, um eine transiente Instanz persistent zu machen. Wie Sie später in diesem Kapitel sehen werden, ist dies das standardisierte Modell von Java Persistence; ein Reattachment wird nicht unterstützt.

Wir haben dem Persistenzkontext und wie er persistente Objekte managt bisher nicht sonderlich viel Aufmerksamkeit geschenkt.

9.3.3 Management des Persistenzkontexts

Der Persistenzkontext kümmert sich für Sie um viele Sachen: automatisches Dirty Checking, garantierter Geltungsbereich der Objektidentität usw. Es ist ebenso wichtig, dass Sie einige Details seines Managements kennen, und dass Sie das Geschehen hinter den Kulissen manchmal beeinflussen.

Steuerung des Persistenzkontext-Caches

Der Persistenzkontext ist ein Cache mit persistenten Objekten. Jedes Objekt im Persistenzzustand ist dem Persistenzkontext bekannt, und ein Duplikat, ein *Snapshot* jeder Persistenzinstanz, wird im Cache vorgehalten. Dieser Snapshot wird intern zum Dirty Checking benutzt, um alle Veränderungen zu erkennen, die Sie an Ihren persistenten Objekten vorgenommen haben.

Viele Hibernate-Anwender, die diese einfache Tatsache ignorieren, bekommen eine `OutOfMemoryException`. Das ist üblicherweise der Fall, wenn Sie Tausende von Objekten in eine `Session` laden, aber diese gar nicht bearbeiten wollen. Hibernate muss immer noch einen Snapshot eines jeden Objekts im Persistenzkontext-Cache machen und eine Referenz auf das gemanagte Objekt bewahren, was zu einem hohen Speicherverbrauch führen kann. (Offensichtlich sollten Sie eine *Bulk Data Operation* ausführen, wenn Sie Tausende Objekte bearbeiten – wir kommen auf diese Art von Unit of Work in Kapitel 12, Abschnitt 12.2 „Bulk- und Batch-Operationen“, zurück.)

Der Persistenzkontext-Cache schrumpft niemals automatisch. Um den Speicher, der in einem bestimmten Unit of Work vom Persistenzkontext verbraucht wird, zu reduzieren oder zurückzugewinnen, müssen Sie Folgendes machen:

- Halten Sie die Größe Ihres Persistenzkontexts auf dem notwendigen Minimum. Oft gibt es in Ihrer `Session` ungewollt viele Persistenzinstanzen – wenn Sie beispielsweise nur ein paar brauchen, aber Abfragen für viele gemacht haben. Machen Sie Objekte nur persistent, wenn Sie sie wirklich in diesem Zustand brauchen; extrem große Graphen können sich ernsthaft auf die Performance auswirken und benötigen viel Speicher für Zustands-Snapshots. Prüfen Sie, ob Ihre Abfragen durch Objekte zurückgeben, die Sie brauchen. Wie Sie später im Buch sehen werden, können Sie auch eine Abfrage in Hibernate ausführen, die Objekte im Zustand read-only zurückgibt, ohne einen Persistenzkontext-Snapshot zu erstellen.
- Sie können `session.evict(object)` aufrufen, um eine Persistenzinstanz manuell vom Persistenzkontext-Cache zu entkoppeln. Sie können mit `session.clear()` *alle* Persistenzinstanzen vom Persistenzkontext entkoppeln. Detached Objekte werden nicht auf den Zustand *dirty* geprüft, sie sind nicht gemanagt.
- Mit `session.setReadOnly(object, true)` können Sie das Dirty Checking für eine bestimmte Instanz deaktivieren. Der Persistenzkontext wird den Snapshot nicht länger pflegen, wenn er read-only ist. Mit `session.setReadOnly(object, false)` können Sie das Dirty Checking für eine Instanz wieder aktivieren und die Neuerstellung eines Snapshots erzwingen. Beachten Sie, dass diese Operationen den Zustand des Objekts nicht verändern.

Am Ende eines Units of Work müssen alle von Ihnen vorgenommenen Änderungen mit der Datenbank über SQL DML-Anweisungen synchronisiert werden. Dieser Prozess heißt *Flushing* des Persistenzkontexts.

Flushing des Persistenzkontexts

Die Hibernate-`Session` implementiert *write-behind*. Änderungen an persistenten Objekten, die im Geltungsbereich eines Persistenzkontexts gemacht wurden, werden nicht sofort der Datenbank propagiert. Somit kann Hibernate viele Änderungen in eine minimale Anzahl von Datenbank-Requests zusammenfließen lassen, was die Auswirkungen der Netzwerklatenz minimiert. Ein weiterer ausgezeichneter Nebeneffekt, DML so spät wie möglich gegen Ende der Transaktion auszuführen, sind kürzere Lock-Zeiten innerhalb der Datenbank.

Wenn die Eigenschaft eines Objekts beispielsweise zweimal innerhalb des gleichen Persistenzkontexts geändert wird, muss Hibernate nur *ein* SQL `UPDATE` ausführen. Ein weiteres Beispiel für den Wert des Write-behind ist, dass Hibernate auch die JDBC-Batch-API nutzen kann, wenn mehrere `UPDATE`-, `INSERT`- oder `DELETE`-Anweisungen ausgeführt werden.

Die Synchronisierung eines Persistenzkontexts mit der Datenbank nennt man *Flushing*. Bei Hibernate findet ein solches Flushing zu den folgenden Zeitpunkten statt:

- Wenn eine `Transaction` bei der Hibernate API committet wird
- Bevor eine Abfrage ausgeführt wird
- Wenn die Applikation explizit `session.flush()` aufruft

Das Flushing des `Session`-Zustands zur Datenbank am Ende eines Units of Work ist erforderlich, um die Änderungen dauerhaft zu machen, und ist der übliche Fall. Beachten Sie, dass das automatische Flushing nach Committen einer Transaktion ein Feature der Hibernate API ist! Wenn eine Transaktion mit der JDBC API committet wird, löst das kein Flushing aus. Hibernate macht nicht vor *jeder* Abfrage ein Flushing. Wenn sich Änderungen im Speicher befinden, die sich auf die Resultate der Abfrage auswirken, synchronisiert Hibernate zuerst standardmäßig.

Sie können dieses Verhalten steuern, indem Sie den `FlushMode` von Hibernate über einen Aufruf von `session.setFlushMode()` explizit setzen. Der Default für den Flush-Modus ist `FlushMode.AUTO`, der das beschriebene Verhalten aktiviert. Wenn Sie `FlushMode.COMMIT` wählen, wird der Persistenzkontext nicht vor Ausführung der Abfrage geflusht (außer Sie rufen `Transaction.commit()` oder `Session.flush()` manuell auf). Durch diese Einstellung bekommen Sie es vielleicht mit verfallenen Daten zu tun: Veränderungen, die Sie nur im Speicher an gemanagten Objekten vorgenommen haben, könnten mit den Resultaten der Abfrage in Konflikt kommen. Durch Wahl von `FlushMode.MANUAL` können Sie festlegen, dass nur explizite Aufrufe von `flush()` zu einer Synchronisierung des gemanagten Zustands mit der Datenbank führen.

Die Steuerung des `FlushMode` eines Persistenzkontexts wird später im Buch noch nötig sein, wenn wir den Kontext so erweitern, dass er eine Konversation umfasst.

Wiederholtes Flushing des Persistenzkontexts ist oft eine Ursache für Performance-Probleme, weil alle *dirty* Objekte im Persistenzkontext zum Zeitpunkt des Flushings erkannt werden müssen. Eine übliche Ursache ist ein bestimmtes Muster für einen Unit of Work, das sehr oft eine Sequenz mit Abfrage, Verändern, Abfrage, Verändern etc. wiederholt. Jede Veränderung führt zu einem Flush und einem Dirty Check aller persistenter Objekte vor jeder Abfrage. Ein `FlushMode.COMMIT` kann in dieser Situation angemessen sein.

Denken Sie immer daran, dass die Performance des Flushing-Prozesses teilweise von der Größe des Persistenzkontexts abhängt, also der Anzahl der dort verwalteten persistenten Objekte. Von daher gilt auch hier der Rat, den wir zum Managen des Persistenzkontexts im vorigen Abschnitt gegeben haben.

Sie haben nun die wichtigsten und einige optionale Strategien kennengelernt, um mit Objekten in einer Hibernate-Applikation zu interagieren, und welche Methoden und Operationen bei einer Hibernate-`Session` zur Verfügung stehen. Wenn Sie vorhaben, nur mit Hibernate APIs zu arbeiten, können Sie den nächsten Abschnitt überspringen und direkt zum nächsten Kapitel gehen und bei Transaktionen weiterlesen. Wenn Sie mit Java Persistence und/oder EJB 3.0 Komponenten arbeiten wollen, lesen Sie weiter.

9.4 Die Java Persistence API

Wir laden und speichern Objekte nun mit der Java Persistence API. Das ist die API, die Sie als herstellerunabhängige Alternative für die nativen Interfaces von Hibernate entweder in einer Java SE Applikation oder bei EJB 3.0 Komponente verwenden.

Sie haben die ersten Abschnitte dieses Kapitels gelesen und kennen die Objektzustände, die von JPA definiert werden und wie Sie mit denen von Hibernate in Zusammenhang stehen. Weil die beiden ähnlich sind, gilt der erste Teil dieses Kapitels, egal welche API Sie wählen. Daraus folgt, dass die Art, wie Sie mit den Objekten interagieren und die Datenbank manipulieren, auch ähnlich ist. Also gehen wir ebenfalls davon aus, dass Sie im vorigen Abschnitt die Hibernate-Interfaces kennengelernt haben. (Sie verpassen auch alle Illustrationen, wenn Sie den vorigen Abschnitt überspringen, da wir sie hier nicht wiederholen.) Das ist aus einem weiteren Grund wichtig: JPA bietet einen *Subset* der Funktionalität des *Supersets* der nativen APIs von Hibernate. Anders gesagt gibt es gute Gründe, bei Bedarf auf native Hibernate-Interfaces zurückzugreifen. Sie können erwarten, dass der Großteil der Funktionalität, die Sie in einer Applikation brauchen, vom Standard abgedeckt ist, und dass dies selten nötig ist.

Wie in Hibernate speichern und laden Sie Objekte mit JPA, indem Sie den aktuellen Zustand eines Objekts manipulieren. Und so wie in Hibernate machen Sie das in einem Unit of Work, also einer Gruppe von Operationen, die als atomar betrachtet werden. (Wir sind in unseren Ausführungen immer noch nicht weit genug, um alles über Transaktionen zu erklären, doch dazu kommen wir bald.)

Um einen Unit of Work in einer Java Persistence Applikation zu beginnen, brauchen Sie einen `EntityManager` (das Äquivalent zu einer Hibernate `Session`). Doch wo Sie in einer Hibernate Applikation eine `Session` aus einer `SessionFactory` öffnen, kann eine Java Persistence Applikation mit *gemanagten* und *nicht gemanagten* Units of Work geschrieben werden. Halten wir das schlicht und einfach und gehen davon aus, dass Sie zuerst eine JPA Applikation schreiben wollen, die nicht von den EJB 3.0 Komponenten in einer gemanagten Umgebung profitiert.

9.4.1 Speichern und Laden von Objekten

Der Begriff *nicht gemanagt* bezieht sich auf die Möglichkeit, eine Persistenzschicht mit Java Persistence zu erstellen, die ohne besondere Laufzeit-Umgebung gestartet werden und arbeiten kann. Sie können JPA ohne einen Application Server außerhalb von Laufzeit-Containern in einer reinen Java SE Applikation verwenden. Das kann eine Servlet-Applikation (der Web-Container bietet nichts, was Sie für die Persistenz brauchen könnten) oder eine einfache `main()`-Methode sein. Ein weiterer üblicher Fall ist eine lokale Persistenz für Desktop-Applikationen oder eine Persistenz für zweischichtige Systeme, wo eine Desktop-Applikation auf eine remote Datenbankschicht zugreift (obwohl es keinen besonderen Grund gibt, warum Sie in einem solchen Szenario nicht einen leichtgewichtigen modularen Application Server mit EJB 3.0 Support nehmen könnten).

Beginn eines Units of Work in Java SE

Auf jeden Fall müssen Sie, weil Sie keinen Container haben, der einen `EntityManager` für Sie enthält, einen manuell erstellen. Das Äquivalent der Hibernate `SessionFactory` ist die JPA `EntityManagerFactory`:

```
EntityManagerFactory emf =
    Persistence.createEntityManagerFactory("caveatemptorDatabase");
EntityManager em = emf.createEntityManager();
EntityTransaction tx = em.getTransaction();
tx.begin();
```

Die erste Programmzeile ist Teil Ihrer Systemkonfiguration. Sie sollten eine `EntityManagerFactory` für jede Persistence Unit erstellen, die Sie in einer Java Persistence Applikation deployen. Wir haben das bereits in Kapitel 2, Abschnitt 2.2.2 „Die Arbeit mit dem Hibernate EntityManager", abgedeckt, also wiederholen wir es hier nicht. Die nächsten drei Zeilen entsprechen dem, wie Sie einen Unit of Work in einer Hibernate Stand-alone-Applikation beginnen würden. Zuerst wird ein `EntityManager` erstellt und dann eine Transaktion gestartet. Um sich mit dem EJB 3.0 Jargon vertraut zu machen, können Sie diesen `EntityManager` als *applikations-gemanagt* bezeichnen. Die hier gestartete Transaktion hat auch eine spezielle Beschreibung: Es ist eine *resource-local* Transaktion. Sie steuern die daran beteiligten Ressourcen (in diesem Fall die Datenbank) direkt in Ihrem Applikationscode; es kümmert sich kein Laufzeit-Container für Sie darum.

Der `EntityManager` bekommt einen neuen Persistenzkontext zugewiesen, wenn er erstellt wird. In diesem Kontext laden und speichern Sie Objekte.

Eine Entity-Instanz persistent machen

Eine Entity-Klasse ist das Gleiche wie eine Ihrer Hibernate-Persistenzklassen. Natürlich würden Sie es normalerweise vorziehen, als ein Ersatz für Ihre Hibernate XML Mapping-Dateien Ihre Entity-Klassen zu mappen. Immerhin ist es der (Haupt-)Grund, warum Sie mit Java Persistence arbeiten, der Vorteil von standardisierten Interfaces und Mappings.

Wir erstellen nun eine neue Instanz einer Entity und bringen sie vom transienten in persistenten Zustand:

```
Item item = new Item();
item.setName("Playstation3 incl. all accessories");
item.setEndDate( ... );

EntityManager em = emf.createEntityManager();
EntityTransaction tx = em.getTransaction();
tx.begin();
em.persist(item);
tx.commit();
em.close();
```

Dieser Code sollte Ihnen vertraut sein, wenn Sie die früheren Abschnitte in diesem Kapitel verfolgt haben. Die transiente `item`-Entity-Instanz wird persistent, sobald Sie `persist()` dafür aufrufen, sie wird nun im Persistenzkontext gemanagt. Beachten Sie, dass `persist()` nicht den Wert des Datenbank-Identifikators der Entity-Instanz zurückgibt (dieser kleine Unterschied im Vergleich zur `save()`-Methode von Hibernate wird dann wieder wichtig, wenn Sie in Kapitel 11, Abschnitt 11.2.3 „Verzögern der Einfügung bis zum Flushing-Zeitpunkt", Konversationen implementieren)

FAQ

Soll ich `persist()` *bei der Session anwenden?*

Das `Session`-Interface von Hibernate hat auch eine `persist()`-Methode. Es hat die gleiche Semantik wie die `persist()`-Operation von JPA. Doch es gibt im Hinblick auf das Flushing einen wichtigen Unterschied zwischen den beiden Operationen. Während der Synchronisierung *kaskadiert* eine Hibernate `Session` die `persist()`-Operation nicht für assoziierte Entities und Collections, auch wenn Sie eine Assoziation mit dieser Option gemappt haben. Es hat nur für Entities *kaskadiert*, die beim Aufruf von `persist()` erreichbar sind! Nur `save()` (und `update()`) werden zum Flush-Zeitpunkt kaskadiert, wenn Sie die `Session`-API verwenden. In einer JPA-Applikation ist es allerdings genau andersherum: Nur `persist()` wird zum Flush-Zeitpunkt kaskadiert.

Gemanagte Entity-Instanzen werden überwacht. Jede Veränderung, die Sie an einer Instanz im Persistenzzustand machen, wird zu bestimmten Zeitpunkten mit der Datenbank synchronisiert (außer Sie brechen den Unit of Work ab). Weil die `EntityTransaction` von der Applikation gemanagt wird, müssen Sie den `commit()` manuell durchführen. Die gleiche Regel gilt für den von der Applikation gesteuerten `EntityManager`: Sie müssen alle Ressourcen freigeben, indem Sie ihn schließen.

Auslesen einer Entity-Instanz

Der `EntityManager` wird auch verwendet, um die Datenbank abzufragen und persistente Entity-Instanzen auszulesen. Java Persistence unterstützt ausgefeilte Abfrage-Features (die später in diesem Buch noch Thema sein werden). Das grundlegendste davon ist immer das *Auslesen über den Identifikator*:

```
EntityManager em = emf.createEntityManager();
EntityTransaction tx = em.getTransaction();
tx.begin();

Item item = em.find(Idstem.class, new Long(1234));
tx.commit();
em.close();
```

Sie brauchen den von der `find()`-Operation zurückgegebenen Wert nicht zu casten; es ist eine generische Methode, und als Nebeneffekt des ersten Parameters wird sein Rückgabewert gesetzt. Das ist ein kleiner, doch ganz praktischer Vorteil der Java Persistence API – die nativen Methoden von Hibernate müssen mit älteren JDKs arbeiten, die keine generischen Methoden unterstützen.

Die ausgelesene Entity-Instanz ist in einem persistenten Zustand und kann nun innerhalb des Units of Work modifiziert oder detached werden, damit sie außerhalb des Persistenzkontexts verwendet werden kann. Wenn keine Persistenzinstanz mit dem angegebenen Identifikator gefunden wird, gibt `find()` ein `null` zurück. Die `find()`-Operation greift immer auf die Datenbank (oder einem herstellerspezifischen transparenten Cache) zu; also wird die Entity-Instanz während des Ladens immer initialisiert. Sie können davon ausgehen, auf alle diese Werte später im detached Zustand zugreifen zu können.

Wenn Sie nicht auf die Datenbank zugreifen wollen, weil Sie nicht sicher sind, ob Sie eine komplett initialisierte Instanz brauchen, können Sie den `EntityManager` anweisen zu versuchen, einen Platzhalter auszulesen:

```
EntityManager em = emf.createEntityManager();
EntityTransaction tx = em.getTransaction();
tx.begin();

Item item = em.getReference(Item.class, new Long(1234));
tx.commit();
em.close();
```

Diese Operation gibt entweder das komplett initialisierte `item` zurück (wenn beispielsweise die Instanz bereits im aktuellen Persistenzkontext verfügbar war) oder einen *Proxy* (einen Platzhalter).

Sobald Sie versuchen, auf irgendeine Eigenschaft des `item` zuzugreifen, die nicht die Datenbank-Identifikator-Eigenschaft ist, wird ein zusätzlicher `SELECT` ausgeführt, um den Platzhalter komplett zu initialisieren. Das bedeutet auch, dass Sie an diesem Punkt eine `EntityNotFoundException` erwarten sollten (oder sogar früher schon, wenn `getReference()` ausgeführt wird). Eine logische Schlussfolgerung ist, dass es keine Garantie gibt, dass die `item`-Referenz komplett initialisiert sein wird, wenn Sie sie abzukoppeln beschließen (außer natürlich, Sie greifen vor der Entkopplung auf eine ihrer Nicht-Identifikator-Eigenschaften zu)

Verändern einer persistenten Entity-Instanz

Eine Entity-Instanz im persistenten Zustand wird vom aktuellen Persistenzkontext gemanagt. Sie können sie modifizieren und erwarten, dass der Persistenzkontext zum Synchronisierungszeitpunkt die erforderliche SQL DML flusht. Das ist das gleiche automatische Dirty Checking, das die Hibernate `Session` bietet:

```
EntityManager em = emf.createEntityManager();
EntityTransaction tx = em.getTransaction();
tx.begin();

Item item = em.find(Item.class, new Long(1234));
item.setDescription(...);

tx.commit();
em.close();
```

Eine persistente Entity-Instanz wird über ihren Identifikatorwert ausgelesen. Dann modifizieren Sie eine ihrer gemappten Eigenschaften (eine Eigenschaft, die nicht mit `@Transient` oder dem Java-Schlüsselwort `transient` annotiert wurde). In diesem Codebeispiel geschieht die nächste Synchronisierung mit der Datenbank, wenn die resource-local Transaktion committet wird. Die Java Persistence Engine führt die notwendige DML aus, in diesem Fall ein `UPDATE`.

Eine persistente Entity-Instanz transient machen

Wenn Sie den Zustand einer Entity-Instanz aus der Datenbank entfernen wollen, müssen Sie sie transient machen. Nehmen Sie dafür die Methode `remove()` Ihres `EntityManagers`:

```
EntityManager em = emf.createEntityManager();
EntityTransaction tx = em.getTransaction();
tx.begin();

Item item = em.find(Item.class, new Long(1234));
em.remove(item);
tx.commit();
em.close();
```

Die Semantik der Java Persistence Methode `remove()` ist die gleiche wie die der `delete()`-Methode bei der Hibernate `Session`. Das vorher persistente Objekt ist nun im Zustand *removed (gelöscht)*, und Sie sollten alle Referenzen verwerfen, die Sie darauf in der Applikation haben. Ein SQL `DELETE` wird während der nächsten Synchronisation des Persistenzkontexts ausgeführt. Der JVM Garbage Collector erkennt, dass auf das `item` nicht mehr referenziert wird, und löscht schließlich die letzte Spur des Objekts. Beachten Sie allerdings, dass Sie bei einer Entity-Instanz im detached Zustand nicht `remove()` aufrufen können, oder es wird eine Exception geworfen. Sie müssen die detached Instanz zuerst mergen und das gemergte Objekt dann entfernen (oder alternativ eine Referenz mit dem gleichen Identifikator holen und diese dann entfernen).

Flushing des Persistenzkontexts

Alle Modifikationen, die an persistenten Entity-Instanzen vorgenommen wurden, werden mit der Datenbank synchronisiert (diesen Vorgang nennt man *Flushing*). Dieses *write-behind*-Verhalten ist das Gleiche wie bei Hibernate und garantiert die optimale Skalierbarkeit, indem SQL DML so spät wie möglich ausgeführt wird.

Der Persistenzkontext eines `EntityManagers` wird immer dann geflusht, wenn auf einer `EntityTransaction` ein `commit()` aufgerufen wird. Alle bereits aufgeführten Code-Beispiele in diesem Abschnitt des Kapitels arbeiten mit dieser Strategie. Doch JPA-Implementierungen dürfen den Persistenzkontext auch zu anderen Zeitpunkten synchronisieren, wenn sie das wünschen.

Als JPA-Implementierung synchronisiert Hibernate zu den folgenden Zeitpunkten:

- Wenn eine `EntityTransaction` committet wird
- Bevor eine Abfrage ausgeführt wird
- Wenn die Applikation `em.flush()` explizit aufruft

Das sind die gleichen Regeln, die wir für natives Hibernate im vorigen Abschnitt erklärt haben. Und wie bei nativem Hibernate können Sie dieses Verhalten mit einem JPA-Interface, dem `FlushModeType`, steuern:

```
EntityManager em = emf.createEntityManager();
em.setFlushMode(FlushModeType.COMMIT);
EntityTransaction tx = em.getTransaction();
tx.begin();

Item item = em.find(Item.class, new Long(1234));
item.setDescription(...);
List result = em.createQuery(...).getResultList();
tx.commit();
em.close();
```

Wenn man den `FlushModeType` für einen `EntityManager` auf `COMMIT` umstellt, wird dadurch die automatische Synchronisation vor Abfragen deaktiviert; sie geschieht nur, wenn die Transaktion committet wird oder Sie manuell flushen. Der Default für `FlushModeType` ist `AUTO`.

So wie beim nativen Hibernate wird die Steuerung des Synchronisationsverhaltens eines Persistenzkontexts eine wichtige Funktionalität für die Implementierung von Konversationen, die wir uns für später vornehmen.

Sie kennen die grundlegenden Operationen von Java Persistence und können nun mit dem Speichern und Laden einiger Entity-Instanzen in Ihrer Applikation weitermachen. Richten Sie Ihr System so wie in Kapitel 2, Abschnitt 2.2 „Ein neues Projekt mit Java Persistence", beschrieben ein und mappen Sie einige Klassen mit Ihrem Datenbankschema mit Annotationen. Schreiben Sie eine `main()`-Methode, die einen `EntityManager` und eine `EntityTransaction` verwendet; wir glauben, dass Sie bald schon merken werden, wie leicht es ist, Java Persistence zu benutzen, auch ohne die von EJB 3.0 gemanagten Komponenten oder einen Application Server.

Schauen wir uns an, wie Sie mit detached Entity-Instanzen arbeiten können.

9.4.2 Die Arbeit mit detached Entity-Instanzen

Wir nehmen an, dass Sie bereits wissen, wie ein detached Objekt definiert wird (wenn nicht, lesen Sie noch einmal den ersten Abschnitt dieses Kapitels). Sie müssen nicht unbedingt wissen, wie man in Hibernate mit detached Objekten arbeitet, doch wir werden Sie auf frühere Abschnitte verweisen, wenn eine Strategie mit Java Persistence einer im nativen Hibernate gleicht.

Schauen wir uns nun erst einmal an, wie Entity-Instanzen in einer Java Persistence Applikation detached werden.

Der Geltungsbereich des JPA-Persistenzkontexts

Sie haben Java Persistence in einer Java SE Umgebung mit über die Applikation gemanagten Persistenzkontexten und Transaktionen benutzt. Jede persistente und gemanagte Entity-Instanz wird detached, wenn der Persistenzkontext geschlossen wird. Aber Moment mal – wir haben Ihnen nicht gesagt, wann der Persistenzkontext geschlossen wird.

Wenn Sie mit nativem Hibernate vertraut sind, kennen Sie bereits die Antwort: Der Persistenzkontext endet, wenn die `Session` geschlossen wird. Der `EntityManager` ist das Äquivalent in JPA; und wenn Sie den `EntityManager` selbst erstellt haben, dann hat der Persistenzkontext defaultmäßig den Geltungsbereich des Lebenszyklus dieser `EntityManager`-Instanz.

Schauen Sie sich diesen Code an:

```
EntityManager em = emf.createEntityManager();
EntityTransaction tx = em.getTransaction();

tx.begin();
```

```
Item item = em.find(Item.class, new Long(1234));
tx.commit();
item.setDescription(...);

tx.begin();
User user = em.find(User.class, new Long(3456));
user.setPassword("secret");
tx.commit();
em.close();
```

In der ersten Transaktion lesen Sie ein `Item`-Objekt aus. Die Transaktion wird dann abgeschlossen, doch das `item` ist immer noch im persistenten Zustand. Von daher laden Sie in der zweiten Transaktion nicht nur ein `User`-Objekt, sondern aktualisieren auch das modifizierte persistente `item`, wenn die zweite Transaktion committet wird (gemeinsam mit einem Update für die *dirty* `user`-Instanz).

So wie in nativem Hibernate mit einer `Session` beginnt der Persistenzkontext mit `createEntityManager()` und endet mit `close()`.

Das Schließen eines Persistenzkontexts ist nicht die einzige Möglichkeit, eine Entity-Instanz zu entkoppeln.

Manuelles Entkoppeln von Entity-Instanzen

Eine Entity-Instanz wird detached (entkoppelt), wenn sie den Persistenzkontext verlässt. Eine Methode des `EntityManagers` erlaubt es Ihnen, den Persistenzkontext zu leeren und alle Persistenzinstanzen zu entkoppeln:

```
EntityManager em = emf.createEntityManager();
EntityTransaction tx = em.getTransaction();

tx.begin();
Item item = em.find(Item.class, new Long(1234));
em.clear();
item.setDescription(...); // Detached Entity-Instanz!
tx.commit();
em.close();
```

Nachdem das `item` ausgelesen wurde, leeren Sie den Persistenzkontext des `EntityManagers`. Alle Entity-Instanzen, die von diesem Persistenzkontext gemanagt wurden, sind nun detached. Die Modifikation einer detached Instanz wird nicht während des Commits mit der Datenbank synchronisiert.

FAQ

Wo findet die Räumung individueller Instanzen statt?

Die Hibernate `Session` API enthält die Methode `evict(object)`. Java Persistence hat dieses Feature nicht. Der Grund ist wahrscheinlich nur einigen Mitgliedern der Expertengruppe bekannt – wir können ihn nicht erklären. (Beachten Sie, dass das ein netter Weg ist zu sagen, dass die Experten sich nicht auf die Semantik der Operation einigen können. Sie können den Persistenzkontext nur komplett clearen und alle persistenten Objekte entkoppeln. Sie müssen auf die `Session`-API zurückgreifen, wie es in Kapitel 2, Abschnitt 2.2.4 „Wechsel zu Hibernate-Interfaces“, beschrieben ist, wenn Sie individuelle Instanzen aus dem Persistenzkontext ausräumen wollen.

Offensichtlich wollen Sie auch alle Bearbeitungen speichern, die Sie an einem bestimmten Punkt an einer detached Entity-Instanz vorgenommen haben.

Merging von detached Entity-Instanzen

Während Hibernate zwei Strategien (Reattachment und Merging) anbietet, um alle Änderungen an detached Objekten mit der Datenbank zu synchronisieren, besitzt Java Persistence nur die Letztere. Nehmen wir an, dass Sie eine `item`-Entity-Instanz in einem früheren Persistenzkontext ausgelesen haben und sie nun abändern und anschließend speichern wollen.

```
EntityManager em = emf.createEntityManager();
EntityTransaction tx = em.getTransaction();
tx.begin();

Item item = em.find(Item.class, new Long(1234));
tx.commit();
em.close();
item.setDescription(...); // Detached Entity-Instanz!
EntityManager em2 = emf.createEntityManager();
EntityTransaction tx2 = em2.getTransaction();
tx2.begin();
Item mergedItem = (Item) em2.merge(item);
tx2.commit();
em2.close();
```

Das `item` wird im ersten Persistenzkontext ausgelesen und nach seiner Modifikation im detached Zustand mit einem neuen Persistenzkontext zusammengeführt. Die `merge()`-Operation macht verschiedene Dinge:

Zuerst prüft die Java Persistence Engine, ob eine persistente Instanz im Persistenzkontext den gleichen Datenbank-Identifikator hat wie die detached Instanz, die Sie zusammenführen wollen. Weil es in unseren Code-Beispielen keine gleiche persistente Instanz im zweiten Persistenzkontext gibt, wird eine über Lookup per Identifikator aus der Datenbank ausgelesen. Dann wird die detached Entity-Instanz auf die Persistenzinstanz *kopiert*. Mit anderen Worten: Die neue Beschreibung, die bei dem detached `item` gesetzt wurde, wird auch beim persistenten `mergedItem` gesetzt, das aus der `merge()`-Operation zurückgegeben wurde.

Wenn es keine gleiche Persistenzinstanz im Persistenzkontext gibt und ein Lookup per Identifikator in der Datenbank negativ ausfällt, wird die zusammengeführte Instanz in eine neue Persistenzinstanz kopiert, die anschließend in die Datenbank eingefügt wird, wenn der zweite Persistenzkontext mit der Datenbank synchronisiert wird.

Das Merging des Zustands ist eine Alternative zum Reattachment (wie es vom nativen Hibernate geboten wird). Schauen Sie sich noch einmal unsere Ausführungen zum Merging bei Hibernate in Abschnitt 9.3.2, „Merging eines detached Objekts", an; beide APIs bieten die gleiche Semantik, und die Anmerkungen dort gelten mit den notwenigen Änderungen auch für JPA.

Sie sind nun soweit, dass Sie Ihre Java SE Applikation erweitern und mit dem Persistenzkontext und detached Objekten in Java Persistence experimentieren können. Statt Entity-Instanzen in nur einem Unit of Work zu speichern und zu laden, versuchen Sie, mehrere einzusetzen und dann die Modifikationen an detached Objekten zu mergen. Vergessen Sie nicht Ihr SQL-Log, um zu beobachten, was hinter den Kulissen vor sich geht.

Wenn Sie die grundlegenden Java Persistence Operationen mit Java SE gemeistert haben, werden Sie wahrscheinlich das Gleiche in einer gemanagten Umgebung machen wollen. Die Vorteile, die Sie von JPA in einem vollständigen EJB 3.0 Container haben, sind ganz grundlegend. Sie brauchen den `EntityManager` und die `EntityTransaction` nicht mehr länger selbst zu managen. Sie können sich darauf konzentrieren, was Sie eigentlich machen sollten: Objekte laden und speichern.

9.5 Java Persistence in EBJ-Komponenten

Eine gemanagte Laufzeit-Umgebung impliziert irgendeine Art von Container. Die Komponenten Ihrer Applikation befinden sich in diesem Container. Die meisten Container werden heutzutage über eine Interception-Technik implementiert: Methoden-Aufrufe für Objekte werden abgefangen, und jeder Code, der vor (oder nach) der Methode ausgeführt werden muss, wird angewendet. Das ist perfekt für *Crosscutting Concerns*: Öffnen und Schließen eines `EntityManagers`, weil Sie ihn *innerhalb* der aufgerufenen Methode brauchen, gehört sicherlich dazu. Ihre Business-Logik muss sich mit diesem Aspekt nicht belasten. Transaktionsdemarkation ist ein weiterer Funktionsbereich, um den sich ein Container für Sie kümmern kann. (Sie finden in jeder Applikation wahrscheinlich eine Menge anderer Aspekte.)

Anders als alte Application Server aus der EJB 2.x-Ära sind Container, die EJB 3.0 und andere Java EE 5.0 Dienste unterstützen, leicht zu installieren und zu verwenden – schauen Sie sich unsere Ausführungen in Kapitel 2, Abschnitt 2.2.3 „Die Komponenten von EJB", an, um Ihr System für den folgenden Abschnitt vorzubereiten. Obendrein basiert das Programmiermodell von EJB 3.0 auf reinen Java-Klassen. Sie sollten sich nicht wundern, wenn Sie sehen, wie wir in diesem Buch viele EJBs schreiben. Meistens unterscheiden die sich von einer reinen JavaBean nur durch eine einfache Annotation, eine Deklaration, dass Sie einen von der Umgebung, in der die Komponente läuft, gebotenen Service nutzen möchten. Wenn Sie den Quellcode nicht verändern und eine Annotation hinzufügen können, können Sie eine Klasse mit einem XML Deployment Deskriptor in ein EJB verwandeln. Von daher kann (beinahe) jede Klasse eine in EJB 3.0 gemanagte Komponente sein, was es für Sie deutlich erleichtert, von Java EE 5.0 Diensten zu profitieren.

Die bisher von Ihnen erstellten Entity-Klassen reichen nicht aus, um eine Applikation zu schreiben. Sie brauchen auch stateless oder stateful Session-Beans – Komponenten, mit denen Sie Ihre Applikationslogik kapseln können. Innerhalb dieser Komponenten benötigen Sie die Dienste des Containers: Sie wollen zum Beispiel normalerweise, dass der Container einen `EntityManager` *injiziert*, damit Sie Entity-Instanzen laden und speichern können.

9.5.1 EntityManager injizieren

Wissen Sie noch, wie man eine Instanz eines `EntityManager` in Java SE erstellt? Sie müssen ihn aus einer `EntityManagerFactory` öffnen und manuell schließen. Sie müssen eine resource-local Transaktion auch mit dem `EntityTransaction`-Interface anfangen und beenden.

In einem EJB 3.0 Server steht ein vom Container gemanagter `EntityManager` über die *Dependency Injection* (Abhängigkeitsinjektion) zur Verfügung. Schauen Sie sich die folgende EJB-Session-Bean an, die eine bestimmte Aktion in der CaveatEmptor-Applikation implementiert:

```
@Stateless
public class ManageAuctionBean implements ManageAuction {

    // Feld-Injektion verwenden:
    @PersistenceContext
    private EntityManager em;
    // oder Setter-Injektion:
    //
    // @PersistenceContext
    // public void setEntityManager(EntityManager em) {
    //     this.em = em;
    // }
    @TransactionAttribute(TransactionAttributeType.REQUIRED)
    public Item findAuctionByName(String name) {
        return (Item) em.createQuery()...
        ...
    }
}
```

Das ist eine stateless Aktion, die das Interface `ManageAuction` implementiert. Diesen Details von stateless EJBs gilt momentan nicht unser Hauptaugenmerk, interessant dagegen ist, dass Sie auf den `EntityManager` in der Methode `findAuctionByName()` der Aktion zugreifen können. Der Container `injiziert` automatisch eine Instanz eines `EntityManagers` in das `em`-Feld der Bean, bevor die Aktionsmethode ausgeführt wird. Für den Container ist die Sichtbarkeit des Feldes nicht wichtig, doch Sie müssen die `@PersistenceContext`-Annotation anwenden, um darauf hinzuweisen, dass Sie die Dienste des Containers haben wollen. Sie könnten auch eine öffentliche Setter-Methode für dieses Feld erstellen und die Annotation bei dieser Methode anwenden. Das ist das empfohlene Vorgehen, wenn Sie auch vorhaben, den `EntityManager` manuell zu setzen – beispielsweise während eines Integrations- oder Funktionstests.

Der injizierte `EntityManager` wird vom Container gepflegt. Sie brauchen ihn weder zu flushen oder zu schließen noch müssen Sie eine Transaktion starten und beenden – im vorigen Beispiel weisen Sie den Container darauf hin, dass die Methode `findAuctionByName()` der Session-Bean eine *Transaktion* benötigt. (Das ist für alle Methoden der EJB Session Beans der Default.) Eine Transaktion muss aktiv sein, wenn die Methode von einem Client aufgerufen wird (oder eine neue Transaktion wird automatisch gestartet). Wenn die Methode zurückkommt, wird die Transaktion entweder fortgesetzt oder committet, abhängig davon, ob sie für diese Methode gestartet wurde.

Der Persistenzkontext des injizierten, vom Container gemanagten `EntityManagers` ist an den Geltungsbereich der Transaktion gebunden. Von daher wird er automatisch geflusht und geschlossen, wenn die Transaktion beendet ist. Das ist ein wichtiger Unterschied, wenn Sie es mit früheren Beispielen vergleichen, die JPA in Java SE gezeigt haben! Der dortige Persistenzkontext hatte nicht den Geltungsbereich der Transaktion, sondern den der `EntityManager`-Instanz, die Sie explizit geschlossen haben. Der Persistenzkontext mit dem Geltungsbereich für die Transaktion ist der natürliche Default für eine stateless Bean, wie Sie sehen werden, wenn Sie sich in den folgenden Kapiteln mit Konversationsimplementierung und Transaktionen beschäftigen.

Ein schöner Trick, der offenbar nur mit JBoss EJB 3.0 funktioniert, ist die automatische Injektion bei einem `Session`-Objekt statt einem `EntityManager`:

```
@Stateless
public class ManageAuctionBean implements ManageAuction {

    @PersistenceContext
    private Session session;
    ...
}
```

Das ist meistens dann hilfreich, wenn Sie eine gemanagte Komponente haben, die auf die Hibernate API aufbaut.

Hier ist eine Variante, die mit zwei Datenbanken funktioniert – das heißt, mit zwei Persistence Units:

```
@Stateless
public class ManageAuctionBean implements ManageAuction {

    @PersistenceContext(unitName = "auctionDB")
    private EntityManager auctionEM;
    @PersistenceContext(unitName = "auditDB")
    private EntityManager auditEM;
    @TransactionAttribute(TransactionAttributeType.REQUIRED)
    public void createAuction(String name, BigDecimal price) {
        Item newItem = new Item(name, price);
        auctionEM.persist(newItem);
        auditEM.persist( new CreateAuctionEvent(newItem) );
        ...
    }
}
```

Der `unitName` bezieht sich auf die konfigurierte und deployte Persistence Unit. Wenn Sie mit einer Datenbank arbeiten (eine `EntityManagerFactory` oder eine `SessionFactory`), brauchen Sie den Namen der Persistence Unit zur Injektion nicht deklarieren. Beachten Sie, dass `EntityManager`-Instanzen aus zwei unterschiedlichen Persistence Units nicht den gleichen Persistenzkontext teilen. Naturgemäß sind beide unabhängige Caches gemanagte Entity-Objekte, doch heißt das nicht, dass sie nicht an der gleichen Systemtransaktion teilhaben könnten.

Wenn Sie EJBs mit Java Persistence schreiben, steht die Wahl schon fest: Der `EntityManager` mit dem richtigen Persistenzkontext soll vom Container in Ihre gemanagten Komponenten injiziert werden. Eine Alternative, die Sie selten verwenden werden, ist der *Lookup* eines vom Container gemanagten `EntityManagers`.

9.5.2 Lookup eines EntityManagers

Anstatt den Container einen `EntityManager` in Ihre Feld- oder Setter-Methode injizieren zu lassen, können Sie von JNDI aus nachschlagen, wenn Sie ihn brauchen:

```
@Stateless
@PersistenceContext(name = "em/auction", unitName = "auctionDB")
public class ManageAuctionBean implements ManageAuction {

    @Resource
    SessionContext ctx;
    @TransactionAttribute(TransactionAttributeType.REQUIRED)
    public Item findAuctionByName(String name) {
        EntityManager em = (EntityManager) ctx.lookup("em/auction");
        return (Item) em.createQuery()...
    }
}
```

In diesem Code-Snippet passieren verschiedene Dinge: Zuerst deklarieren Sie, dass Sie die Komponentenumgebung der Bean mit einem `EntityManager` füllen wollen und dass der Name der gebundenen Referenz `em/auction` lauten soll. Der vollständige Name in JNDI lautet `java:comp/env/em/auction` – der Teil `java:comp/env` ist der sogenannte *bean naming context*. Alles in diesem Subkontext von JNDI ist von der Bean abhängig. Mit anderen Worten: Der EJB-Container liest diese Annotation und weiß, dass er einen `EntityManager` nur für diese Bean binden muss, und zwar zur Laufzeit, wenn die Bean ausgeführt wird, unter dem Namensraum in JNDI, der für diese Bean reserviert ist.

Sie schlagen den `EntityManager` in Ihrer Bean-Implementierung mit Hilfe des `SessionContext` nach. Der Vorteil dieses Kontexts ist, dass er automatisch dem Namen, nach dem Sie suchen, das Präfix `java:comp/env/` gibt; von daher versucht er, die Referenz im Namenskontext der Bean zu finden und nicht im globalen JNDI-Namensraum. Die Annotation `@Resource` instruiert den EBJ-Container, den `SessionContext` für Sie zu injizieren.

Vom Container wird ein Persistenzkontext erstellt, wenn die erste Methode beim `EntityManager` aufgerufen wird, und er wird geflusht und geschlossen, wenn die Transaktion beendet ist, wenn also die Methode zurückgegeben wird.

Injektion und Lookup stehen auch zur Verfügung, wenn Sie eine `EntityManagerFactory` brauchen.

9.5.3 Zugriff auf eine EntityManagerFactory

Durch einen EJB-Container können Sie für eine Persistence Unit auch direkt auf eine `EntityManagerFactory` zugreifen. Ohne eine gemanagte Umgebung müssen Sie die `EntityManagerFactory` mit Hilfe der `Persistence`-Bootstrap-Klasse erstellen. In einem Container können Sie wiederum die automatische Dependency Injection nutzen, um eine `EntityManagerFactory` zu bekommen:

```
@Stateless
public class ManageAuctionBean implements ManageAuction {
    @PersistenceUnit(unitName = "auctionDB")
    EntityManagerFactory auctionDB;
    @TransactionAttribute(TransactionAttributeType.REQUIRED)
    public Item findAuctionByName(String name) {
```

```
        EntityManager em = auctionDB.createEntityManager();
        ...
        Item item = (Item) em.createQuery()...
        ...
        em.flush();
        em.close();
        return item;
    }
}
```

Das Attribut `unitName` ist optional und nur dann erforderlich, wenn Sie mehr als eine konfigurierte Persistence Unit (mehrere Datenbanken) haben. Der von Ihnen aus der injizierten Factory erstellte `EntityManager` wird wiederum von der Applikation gemanagt – der Container wird diesen Persistenzkontext weder flushen noch schließen. Es kommt selten vor, dass Sie von Containern gemanagte Factorys mit durch Applikationen gemanagte `EntityManager`-Instanzen mischen, doch wenn Sie das so machen, bekommen Sie mehr Steuerungsmöglichkeiten über den Lebenszyklus eines `EntityManagers` in einer EJB-Komponente.

Sie können einen `EntityManager` *außerhalb* der JTA-Transaktionsgrenzen erstellen, beispielsweise in einer EJB-Methode, die keinen Transaktionskontext erfordert. Dann liegt es in Ihrer Verantwortung, den `EntityManager` darauf hinzuweisen, dass eine JTA-Transaktion aktiv ist, bei Bedarf mit der `joinTransaction()`-Methode. Beachten Sie, dass diese Operation den Persistenzkontext weder an die JTA-Transaktion bindet noch auf deren Geltungsbereich festlegt; es ist nur ein Hinweis, durch den der `EntityManager` intern auf transaktionales Verhalten wechselt.

Der obige Quellcode ist nicht vollständig: Wenn Sie den `EntityManager` mit `close()` schließen, wird der Persistenzkontext nicht sofort geschlossen, wenn dieser Persistenzkontext mit einer Transaktion assoziiert worden ist. Der Persistenzkontext wird nach Ende der Transaktion geschlossen. Doch wirft ein Aufruf des geschlossenen `EntityManagers` eine Exception (außer für die `getTransaction()`-Methode in Java SE und die `isOpen()`-Methode). Sie können dieses Verhalten mit der Konfigurationseinstellung `hibernate.ejb.discard_pc_on_close` umschalten. Wenn Sie den `EntityManager` nie außerhalb von Transaktionsgrenzen aufrufen, brauchen Sie sich darüber keine Gedanken zu machen.

Ein weiterer Grund für den Zugriff auf Ihre `EntityManagerFactory` könnte sein, dass Sie auf eine bestimmte Hersteller-Erweiterung für dieses Interface zugreifen wollen, wie wir es in Kapitel 2, Abschnitt 2.2.4 „Wechsel zu Hibernate-Interfaces“ besprochen haben.

Sie können eine `EntityManagerFactory` auch nachschlagen, indem Sie sie zuerst an den Namenskontext von EJB binden:

```
@Stateless
@PersistenceUnit(name= "emf/auction", unitName = "auctionDB")
public class ManageAuctionBean implements ManageAuction {

    @Resource
    SessionContext ctx;
    @TransactionAttribute(TransactionAttributeType.REQUIRED)
    public Item findAuctionByName(String name) {
        EntityManagerFactory auctionDB =
            (EntityManagerFactory) ctx.lookup("emf/auction");
        EntityManager em = auctionDB.createEntityManager();
```

```
        ...
        Item item = (Item) em.createQuery()...
        ...
        em.flush();
        em.close();
        return item;
    }
}
```

Wieder gibt es keinen besonderen Vorteil, wenn Sie die Lookup-Technik mit der automatischen Injektion vergleichen.

9.6 Zusammenfassung

Wir haben in diesem Kapitel eine Vielzahl von Themen angesprochen. Sie wissen nun, dass die grundlegenden Interfaces in Java Persistence sich nicht großartig von denen in Hibernate unterscheiden. Laden und Speichern von Objekten ist fast gleich. Der Geltungsbereich des Persistenzkontexts ist allerdings ein wenig anders; bei Hibernate ist es defaultmäßig der gleiche wie der der `Session`. In Java Persistence variiert der Geltungsbereich des Persistenzkontexts, abhängig davon, ob Sie selbst einen `EntityManager` erstellen oder den Container ihn managen und an den Geltungsbereich der aktuellen Transaktion in einer EJB-Komponente binden lassen.

Die Tabelle 9.1 zeigt eine Zusammenfassung zum Vergleich von nativen Hibernate-Features und Java Persistence.

Tabelle 9.1 Vergleich zwischen Hibernate und JPA für Kapitel 9

Hibernate Core	**Java Persistence und EJB 3.0**
Hibernate definiert vier Objektzustände, auf die es angewiesen ist: transient, persistent, removed und detached.	Äquivalente Objektzustände werden in EJB 3.0 standardisiert und definiert.
Detached Objekte können mit einem neuen Persistenzkontext über Reattachment verbunden oder mit Merging in Persistenzinstanzen gebracht werden.	Bei den Management-Interfaces von Java Persistence wird nur Merging unterstützt.
Zum Flushing-Zeitpunkt können die Operationen `save()` und `update()` für alle assoziierten und erreichbaren Instanzen kaskadiert werden. Die `persist()`-Operation kann nur bei zur Zeit des Aufrufs erreichbaren Instanzen kaskadiert werden.	Zum Flushing-Zeitpunkt kann die `persist()`-Operation für alle assoziierten und erreichbaren Instanzen kaskadiert werden. Wenn Sie auf die `Session`-API zurückgreifen, werden `save()` und `update()` nur für alle zur Zeit des Aufrufs erreichbaren Instanzen kaskadiert.
Ein `get()` greift auf die Datenbank zu; ein `load()` kann einen Proxy zurückgeben.	Ein `find()` greift auf die Datenbank zu; ein `getReference()` kann einen Proxy zurückgeben.
Die Abhängigkeitsinjektion einer `Session` in einem EJB funktioniert nur in JBoss Application Server.	Die Abhängigkeitsinjektion eines `EntityManagers` funktioniert in allen EJB 3.0-Komponenten.

Wir haben bereits über Konversationen in einer Applikation gesprochen und wie Sie diese mit detached Objekten oder mit einem erweiterten Persistenzkontext designen können. Obwohl wir noch keine Zeit hatten, jedes Detail zu besprechen, können Sie wahrscheinlich schon sehen, dass für die Arbeit mit detached Objekten Disziplin (außerhalb des garantierten Geltungsbereichs der Objektidentität) und auch manuelles Reattachment oder Merging erforderlich ist. In der Praxis und aus unserer jahrelangen Erfahrung empfehlen wir, dass Sie detached Objekte als sekundäre Option betrachten und sich zuerst nach einer Implementierung der Konversationen mit einem erweiterten Persistenzkontext Ausschau halten.

Leider haben wir immer noch nicht alle Bestandteile, um eine wirklich anspruchsvolle Applikation mit Konversationen zu schreiben. Insbesondere könnten Ihnen noch die Informationen über Transaktionen fehlen. Im nächsten Kapitel wird es um Transaktionskonzepte und Interfaces gehen.

10

10 Transaktionen und gleichzeitiger Datenzugriff

Die Themen dieses Kapitels:

- Datenbanktransaktionen
- Transaktionen mit Hibernate und Java Persistence
- Nicht-transaktionaler Datenzugriff

In diesem Kapitel werden wir endlich über *Transaktionen* sprechen und wie Sie in einer Applikation Units of Work erstellen und steuern können. Wir zeigen Ihnen, wie Transaktionen auf der niedrigsten Ebene (der Datenbank) funktionieren und wie Sie mit Transaktionen in einer Applikation arbeiten, die auf nativem Hibernate, auf Java Persistence und mit oder ohne Enterprise JavaBeans basiert.

Durch Transaktionen können Sie die Grenzen eines Units of Work setzen: eine atomare Einheit von Operationen. Sie helfen Ihnen auch, in einer Multiuser-Applikation die Units of Work voneinander zu isolieren. Wir sprechen über *Concurrency* (den gleichzeitigen Zugriff) und wie Sie gleichzeitigen Datenzugriff in Ihrer Applikation mit pessimistischen und optimistischen Strategien steuern können.

Schließlich schauen wir uns den nicht-transaktionalen Datenzugriff an und wann Sie mit Ihrer Datenbank im Autocommit-Modus arbeiten sollten.

10.1 Einführung in Transaktionen

Fangen wir mit ein paar Hintergrundinformationen an. Die Funktionalität einer Applikation erfordert, dass verschiedene Dinge gleichzeitig gemacht werden. Wenn beispielsweise eine Auktion beendet ist, müssen von CaveatEmptor drei Dinge durchgeführt werden:

1. Das Gewinnergebot (jenes mit dem höchsten Betrag) auszeichnen.
2. Dem Verkäufer die Kosten der Auktion berechnen.
3. Den Verkäufer und den erfolgreichen Bieter informieren.

Was passiert, wenn Sie aufgrund einer Fehlfunktion im externen Kreditkartensystem die Kosten der Auktion nicht in Rechnung stellen können? Die Business-Anforderungen könnten besagen, dass entweder alle aufgeführten Aktionen erfolgreich sein müssen oder keine. Wenn das so ist, nennen Sie diese Schritte kollektiv eine *Transaktion* oder einen *Unit of Work*. Wenn nur ein Unit fehlschlägt, muss der gesamte Unit of Work scheitern. Das nennt man *Atomarität* – das Konzept, dass alle Operationen als eine atomare Einheit ausgeführt werden.

Obendrein können durch Transaktionen mehrere Anwender gleichzeitig mit den gleichen Daten arbeiten, ohne die Integrität und Korrektheit der Daten zu beeinträchtigen; eine bestimmte Transaktion sollte für andere gleichzeitig ablaufende Transaktionen nicht sichtbar sein. Es sind verschiedene Strategien wichtig, um dieses *Isolations*verhalten umfassend zu verstehen, und wir werden sie in diesem Kapitel untersuchen.

Transaktionen haben andere wichtige Attribute wie *Konsistenz* und *Dauer*. Konsistenz bedeutet, dass eine Transaktion mit einem konsistenten Datensatz arbeitet: Dieser konsistente Datensatz wird vor anderen gleichzeitig ablaufenden Transaktionen verborgen und befindet sich nach Vollendung der Transaktionen in einem sauberen und konsistenten Zustand. Die Integritätsregeln Ihrer Datenbank garantieren Konsistenz. Sie brauchen ebenfalls die *Fehlerfreiheit* der Transaktion. Die Business-Regeln diktieren beispielsweise, dass der Verkäufer nur einmal eine Rechnung bekommt und nicht zweimal. Das ist eine vernünftige Annahme, doch Sie sind vielleicht nicht in der Lage, das mit Datenbank-Constraints auszudrücken. Von daher liegt die Korrektheit einer Tabelle in der Verantwortung der Applikation, während für die Konsistenz die Datenbank verantwortlich ist. Mit *Dauer* ist gemeint, dass wenn eine Transaktion abgeschlossen ist, dann werden alle in dieser Transaktion vorgenommenen Änderungen persistent und sind nicht verloren, auch wenn das System im Anschluss daran versagt.

Zusammengenommen nennt man diese vier Transaktionsattribute die ACID-Kriterien (für *atomicity*, *consistency*, *isolation*, *durability*).

Datenbank-Transaktionen müssen kurz sein. Zu einer einzelnen Transaktion gehört normalerweise nur ein Batch mit Datenbank-Operationen. In der Praxis brauchen Sie auch ein Konzept, mit dem Sie lang andauernde Konversationen *(Conversations)* haben können, wo eine atomare Einheit von Datenbank-Operationen nicht nur in einem, sondern in mehreren Batches stattfinden kann. Durch Konversationen haben die Anwender Ihrer Applikation Zeit zum Nachdenken (*think time*), und sie garantieren gleichzeitig ein atomares, isoliertes und konsistentes Verhalten.

Nachdem wir nun die Begriffe definiert haben, können wir über die *Transaktionsdemarkation* sprechen und wie Sie die Grenzen eines Units of Work definieren können.

10.1.1 Datenbank und Systemtransaktionen

Datenbanken implementieren das Konzept eines Units of Work als eine *Datenbank-Transaktion*. Eine Datenbank-Transaktion gruppiert Operationen des Datenzugriffs, also SQL-Operationen. Alle SQL-Anweisungen werden innerhalb einer Transaktion ausgeführt; es gibt keine Möglichkeit, eine SQL-Anweisung an eine Datenbank außerhalb einer Datenbank-Transaktion zu senden. Eine Transaktion wird garantiert auf eine von zwei Möglichkeiten beendet: Sie wird entweder vollständig *committet* (bestätigt) oder vollständig *rückgängig gemacht* (*rolled back*). Von daher sprechen wir davon, dass Datenbank-Transaktionen *atomar* sind. In Abbildung 10.1 sehen Sie dazu eine grafische Darstellung.

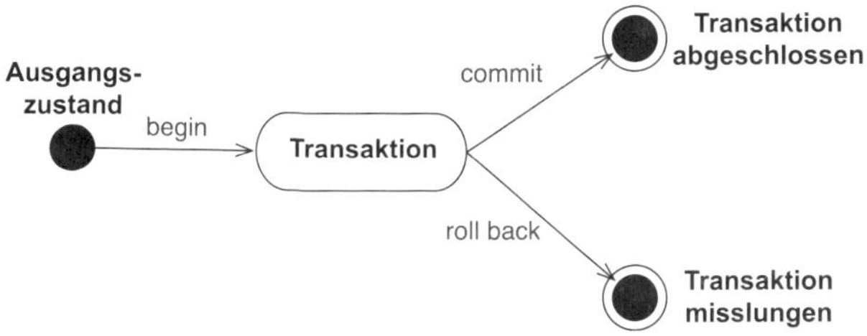

Abbildung 10.1
Lebenszyklus eines atomaren Units of Work: Eine Transaktion

Um alle Datenbanken-Operationen innerhalb einer Transaktion auszuführen, müssen Sie die Grenzen dieses Units of Work markieren. Sie müssen die Transaktion beginnen und an einem bestimmten Punkt die Änderungen committen. Wenn ein Fehler passiert (entweder beim Ausführen von Operationen oder beim Committen der Transaktion), müssen Sie die Transaktion zurücknehmen, um die Daten in einem konsistenten Zustand zu belassen. Das nennt man eine *Transaktionsdemarkation*, zu der – abhängig von der von Ihnen verwendeten Technik – mehr oder weniger manuelle Interventionen gehören.

Im Allgemeinen können Transaktionsgrenzen, die eine Transaktion beginnen und beenden, entweder über das Programm im Applikationscode oder deklaratorisch gesetzt werden.

Transaktionsdemarkation im Programmcode

In einer nicht-gemanagten Umgebung wird die JDBC API verwendet, um Transaktionsgrenzen zu setzen. Sie beginnen eine Transaktion, indem Sie `setAutoCommit(false)` bei einer JDBC `Connection` setzen und sie durch Aufrufen von `commit()` beenden. Sie können jederzeit ein sofortiges Rollback durch Aufrufen von `rollback()` erzwingen.

Bei einem System, das Daten in verschiedenen Datenbanken manipuliert, gehört zu einem Unit of Work der Zugriff auf mehr als eine Ressource. In diesem Fall bekommen Sie nur mit JDBC allein keine Atomarität. Sie brauchen einen *Transaktionsmanager*, der mehrere Ressourcen in einer *Systemtransaktion* bewältigen kann. Solche transaktionsverarbeitenden Systeme stellt dem Entwickler die *Java Transaction API* (JTA) zur Interaktion zur Verfügung. Die wichtigste API in JTA ist das `UserTransaction`-Interface mit Methoden, um eine Systemtransaktion zu beginnen (`begin()`) und zu committen (`commit()`).

Obendrein wird dem Applikationsentwickler das Management einer programmatischen Transaktion in einer Hibernate-Applikation über das Hibernate-Interface `Transaction` bereitgestellt. Sie *müssen* diese API nicht verwenden – bei Hibernate können Sie JDBC-Transaktionen auch direkt beginnen und beenden, doch davon wird abgeraten, weil es Ihren Code direkt an JDBC bindet. In einer Java EE Umgebung (oder wenn Sie ihn gemeinsam mit Ihrer Java SE Applikation installiert haben) steht ein JTA-kompatibler Transaktionsmanager zur Verfügung. Also sollten Sie das JTA `UserTransaction`-Interface aufrufen, um eine Transaktion programmatisch zu starten und zu beenden. Allerdings kann das Hibernate `Transaction`-Interface – wie Sie sich vielleicht schon gedacht haben – auch auf JTA aufsetzen. Wir zeigen Ihnen alle diese Optionen und gehen detailliert darauf ein, was Sie für die Portierbarkeit beachten müssen.

Programmatische Transaktionsdemarkation mit Java Persistence muss ebenfalls sowohl *im* als auch *außerhalb* eines Java EE Application Servers funktionieren. Außerhalb eines Application Servers mit reinem Java SE haben Sie es mit resource-local Transaktionen zu tun. Dafür ist das `EntityTransaction`-Interface gut – Sie haben es in den vorigen Kapiteln kennengelernt. Innerhalb eines Applikationsservers rufen Sie das JTA `UserTransaction`-Interface auf, um eine Transaktion zu starten und zu beenden.

Fassen wir diese Interfaces und wann sie benutzt werden einmal zusammen:

- `java.sql.Connection`: Reine JDBC-Transaktionsdemarkation mit `setAutoCommit(false)`, `commit()` und `rollback()`. Es kann in einer Hibernate-Applikation benutzt werden, sollte aber nicht, weil es Ihre Applikation an eine normale JDBC-Umgebung bindet.
- `org.hibernate.Transaction`: Vereinheitlichte Transaktionsdemarkation in Hibernate-Applikationen. Es funktioniert in einer nicht gemanagten reinen JDBC-Umgebung und auch in einem Application Server mit JTA als zugrunde liegendem Transaktionsdienst. Der Hauptvorteil ist jedoch die enge Verzahnung mit dem Persistenzkontext-Management – beispielsweise wird eine `Session` automatisch geflusht, wenn Sie committen. Ein Persistenzkontext kann auch den Geltungsbereich dieser Transaktion haben (nützlich für Konversationen – siehe nächstes Kapitel). Nehmen Sie diese API in Java SE, wenn Sie nicht mit einem JTA-kompatiblen Transaktionsdienst arbeiten können.
- `javax.transaction.UserTransaction`: Standardisiertes Interface für programmatische Transaktionssteuerung in Java; Bestandteil von JTA. Das sollte Ihre erste Wahl sein, sobald Sie einen JTA-kompatiblen Transaktionsdienst haben und die Transaktionen über das Programm steuern wollen.
- `javax.persistence.EntityTransaction`: Standardisiertes Interface für programmatische Transaktionssteuerung in Java SE Applikationen, die mit Java Persistence arbeiten.

Deklaratorische Transaktionsdemarkation erfordert andererseits kein zusätzliches Coding und löst seiner Definition nach das Problem der Portierbarkeit.

Deklaratorische Transaktionsdemarkation

Bei Ihrer Applikation deklarieren Sie es (beispielsweise mit Annotationen für Methoden), wenn Sie innerhalb einer Transaktion arbeiten wollen. Dann liegt es in der Verantwortung des Applikationsentwicklers und der Laufzeitumgebung, sich um dieses Thema zu kümmern. Der Standard-Container, der die deklaratorischen Transaktionsdienste in Java bietet, ist ein EJB-Container, und der Dienst wird auch als CMT (*container-managed transactions*) bezeichnet. Wir werden wieder EJB-Session-Beans schreiben, um zu zeigen, wie sowohl Hibernate als auch Java Persistence von diesem Dienst profitieren können.

Bevor Sie sich für eine bestimmte API oder für deklaratorische Transaktionsdemarkation entscheiden, wollen wir diese Optionen Schritt für Schritt untersuchen. Zuerst nehmen wir an, dass Sie mit nativem Hibernate in einer reinen Java SE Applikation arbeiten werden (eine Client/Server-Applikation, eine Desktop-Applikation oder irgendein Zweischichten-System). Anschließend werden Sie den Code refakturieren, damit er in einer gemanagten Java EE Umgebung läuft (und sich anschauen, wie Sie dieses Refakturieren von vornherein vermeiden können). Wir werden in diesem Zusammenhang auch Java Persistence besprechen.

10.1.2 Transaktionen in einer Hibernate-Applikation

Stellen Sie sich vor, dass Sie eine Hibernate-Applikation schreiben, die in reinem Java laufen soll; es stehen weder Container noch gemanagte Datenbank-Ressourcen zur Verfügung.

Programmatische Transaktionen in Java SE

Sie konfigurieren Hibernate, um einen JDBC-Verbindungspool für Sie zu erstellen, wie Sie das in Kapitel 2, Abschnitt 2.1.3 „Der Datenbank-Verbindungspool" gemacht haben. Wenn Sie eine Java SE Hibernate Applikation mit der `Transaction`-API schreiben, sind neben dem Verbindungspool keine weiteren Konfigurationseinstellungen notwendig:

- Die Option `hibernate.transaction.factory_class` hat als Default `org.hibernate.transaction.JDBCTransactionFactory`, und das ist die korrekte Factory für die `Transaction`-API in Java SE und für direktes JDBC.
- Sie können das `Transaction`-Interface erweitern und mit einer eigenen Implementierung einer `TransactionFactory` anpassen. Das ist selten nötig, hat aber ein paar interessante Anwendungsfälle. Wenn Sie beispielsweise ein Audit-Log schreiben müssen, wenn eine Transaktion beginnt, können Sie dieses Logging in einer eigenen `Transaction`-Implementierung einfügen.

Hibernate bekommt für jede `Session`, mit der Sie arbeiten werden, eine JDBC-Verbindung:

```
Session session = null;
Transaction tx = null;
try {
    session = sessionFactory.openSession();
    tx = session.beginTransaction();
    concludeAuction(session);
    tx.commit();
} catch (RuntimeException ex) {
    tx.rollback();
} finally {
    session.close();
}
```

Eine Hibernate-`Session` ist lazy. Das ist gut – es bedeutet, sie verbraucht keine Ressourcen, außer wenn es absolut notwendig ist. Eine JDBC-Connection kommt nur aus dem Verbindungspool, wenn die Datenbank-Transaktion beginnt. Der Aufruf `beginTransaction()` wird für die neue JDBC-`Connection` in `setAutoCommit(false)` übersetzt. Die `Session` ist nun an diese Datenbankverbindung gebunden, und alle SQL-Anweisungen (in diesem Fall das gesamte, für das Vollenden der Auktion erforderliche SQL) werden an diese Verbindung gesendet. Alle Datenbank-Anweisungen werden innerhalb der gleichen Datenbank-Transaktion ausgeführt. (Wir gehen davon aus, dass die Methode `concludeAuction()` die angegebene `Session` aufruft, um auf die Datenbank zuzugreifen.)

Wir haben bereits über das *write-behind*-Verhalten gesprochen. Also wissen Sie, dass der Großteil der SQL-Anweisungen so spät wie möglich ausgeführt wird, dann wenn der Persistenzkontext der `Session` geflusht wird. Das geschieht defaultmäßig, wenn Sie für die `Transaction` das `commit()` aufrufen. Nachdem Sie die Transaktion committet (oder zurückgenommen) haben, wird die Datenbankverbindung freigegeben und aus der `Session` genommen. Für den Beginn einer neuen Transaktion mit der gleichen `Session` wird eine weitere Verbindung aus dem Pool angefordert.

Das Schließen der Session gibt alle anderen Ressourcen frei (beispielsweise den Persistenzkontext); alle gemanagten Persistenzinstanzen werden nun als *detached* betrachtet.

FAQ

Geht es schneller, read-only Transaktionen zurückzunehmen?

Wenn Code in einer Transaktion Daten liest, sie aber nicht modifiziert, sollten Sie dann ein Rollback der Transaktion durchführen, anstatt sie zu committen? Wäre das schneller? Augenscheinlich finden einige Entwickler dies unter bestimmten Umständen schneller, und diese Überzeugung hat sich innerhalb der Community verbreitet. Wir haben das mit den am häufigsten eingesetzten Datenbanksystemen getestet und keinen Unterschied gefunden. Wir haben auch in Zahlen keinen Unterschied in der Performance herausfinden können. Es gibt ebenfalls keinen Grund, warum ein Datenbanksystem eine suboptimale Implementierung haben sollte – warum es also intern nicht mit dem schnellsten Algorithmus zum Säubern von Transaktionen arbeiten sollte. Committen Sie Ihre Transaktion immer und machen Sie ein Rollback, wenn das Commit fehlschlägt. Nebenbei bemerkt gibt es im SQL-Standard eine `SET TRANSACTION READ ONLY`-Anweisung. Hibernate unterstützt keine API, die diese Einstellung aktiviert, obwohl Sie Ihre eigene `Transaction` und `TransactionFactory` implementieren können, um diese Operation mit aufzunehmen. Wir empfehlen, dass Sie vorher genau untersuchen, ob das von Ihrer Datenbank unterstützt wird und welche möglichen Performance-Vorteile Sie – wenn überhaupt – daraus ziehen können.

Wir müssen den Umgang mit Exceptions an diesem Punkt näher ausführen.

Umgang mit Exceptions

Wenn `concludeAuction()` wie im letzten Beispiel gezeigt (oder das Flushing des Persistenzkontexts während des Commits) eine Exception wirft, müssen Sie das Rollback der Transaktion durch Aufruf von `tx.rollback()` erzwingen. Damit wird die Transaktion sofort zurückgenommen und keine SQL-Operation, die Sie an die Datenbank gesendet haben, hat irgendeinen permanenten Effekt.

Das erscheint recht unkompliziert, obwohl Sie wahrscheinlich schon sehen können, dass das Abfangen einer `RuntimeException`, wenn Sie auf die Datenbank zugreifen wollen, zu keinem schönen Code führen wird.

Anmerkung

Eine Geschichte voller Exceptions: Exceptions und wie mit ihnen umgegangen werden sollte, enden unter Java-Entwicklern immer in hitzigen Debatten. Es ist von daher nicht verwunderlich, dass es auch bei Hibernate zu diesem Thema eine beachtenswerte Geschichte gibt.

Bis Hibernate 3.x waren alle von Hibernate geworfenen Exceptions *checked* Exceptions. Also zwang jede Hibernate API den Entwickler, Exceptions abzufangen und zu behandeln. Diese Strategie wurde von JDBC beeinflusst, das auch nur checked Exceptions wirft. Doch es wurde bald deutlich, dass das nicht sinnvoll ist, weil alle von Hibernate geworfenen Exceptions fatal sind. In vielen Fällen ist das Beste, was ein Entwickler in dieser Situation machen kann, aufzuräumen, eine Fehlermeldung auszugeben und die Applikation zu beenden. Von daher sind seit Hibernate 3.x alle Exceptions, die von Hibernate geworfen werden, Subtypen der ungeprüften `RuntimeException`, die in einer Applikation normalerweise an nur einer Stelle behandelt wird. Das macht auch alle Hibernate-Templates oder Wrapper-APIs obsolet.

Zuerst, obwohl wir zugeben, dass Sie Ihren Applikationscode nicht mit Dutzenden (oder Hunderten) von `try/catch`-Blocks schreiben würden, ist das gezeigte Beispiel nicht vollständig. Dies ist ein Beispiel des Standard-Idioms für einen Hibernate Unit of Work mit einer Datenbank-Transaktion, die ein echtes Exception-Handling enthält:

```
Session session = null;
Transaction tx = null;

try {
    session = sessionFactory.openSession();
    tx = session.beginTransaction();
    tx.setTimeout(5);
    concludeAuction(session);
    tx.commit();
} catch (RuntimeException ex) {
    try {
        tx.rollback();
    } catch (RuntimeException rbEx) {
        log.error("Couldn't roll back transaction", rbEx);
    }
    throw ex;
} finally {
    session.close();
}
```

Jede Hibernate-Operation einschließlich des Flushings des Persistenzkontexts kann eine `RuntimeException` werfen. Sogar der Rollback einer Transaktion kann eine Exception werfen! Sie sollten diese Exception abfangen und loggen; anderenfalls würde die ursprüngliche Exception, die zum Rollback geführt hat, untergehen.

Ein optionaler Methodenaufruf in diesem Beispiel ist `setTimeout()`, in der die Anzahl der Sekunden eingestellt wird, die eine Transaktion laufen darf. Allerdings gibt es in einer Java SE-Umgebung keine echten überwachten Transaktionen. Das Beste, was Hibernate machen kann, wenn Sie diesen Code außerhalb eines Applikationsservers starten (das heißt, ohne einen Transaktionsmanager), ist, die Anzahl der Sekunden einzustellen, die der Treiber auf ein `PreparedStatement` zum Ausführen wartet (Hibernate verwendet exklusiv Prepared Statements). Wenn das Limit überschritten wird, wird eine `SQLException` geworfen.

Sie sollten dieses Beispiel nicht als Template in Ihrer eigenen Applikation verwenden, weil Sie den Umgang mit Exceptions mit generischem Infrastrukturcode verstecken sollten. Sie können zum Beispiel einen Error Handler für `RuntimeException` werfen, der weiß, wann und wie ein Rollback für eine Transaktion ausgeführt werden soll. Das Gleiche gilt für das Öffnen und Schließen einer `Session`. Wir werden das im nächsten Kapitel mit realistischeren Beispielen ausführen und dann wieder in Kapitel 16, Abschnitt 16.1.3 „Das Muster Open Session in View".

Hibernate wirft *typisierte* Exceptions, alles Untertypen von `RuntimeException`, die Ihnen helfen, Fehler zu erkennen:

- Die häufigste `HibernateException` ist ein generischer Fehler. Sie müssen entweder die Exception-Nachricht überprüfen oder mehr über den Grund herausfinden, indem Sie für die Exception `getCause()` aufrufen.
- Eine `JDBCException` ist jede Exception, die von Hibernates interner JDBC-Schicht geworfen wird. Diese Art Exception wird immer durch eine bestimmte SQL-Anweisung verursacht, und Sie bekommen die anstößige Anweisung mit `getSQL()`. Die interne Exception, die von der JDBC-Connection geworfen wird (eigentlich dem JDBC-Treiber), bekommen Sie mit `getSQLException()` oder `getCause()` und den datenbank- und herstellerspezifische Fehlercode mit `getErrorCode()`.
- Hibernate enthält Subtypen von `JDBCException` und einen internen Konverter, der versucht, den herstellerspezifischen Fehlercode, der vom Datenbanktreiber geworfen wurde, in etwas Aussagekräftiges umzuwandeln. Der eingebaute Konverter kann für die wichtigsten Datenbankdialekte, die von Hibernate unterstützt werden, `JDBCConnectionException`, `SQLGrammarException`, `LockAquisitionException`, `DataException` und `ConstraintViolationException` produzieren. Sie können den Dialekt für Ihre Datenbank entweder manipulieren oder erweitern oder eine `SQLExceptionConverterFactory` einbauen, um diese Konvertierung anzupassen.
- Andere `RuntimeExceptions`, die von Hibernate geworfen werden, sollten eine Transaktion auch abbrechen. Sie sollten immer darauf achten, dass Sie eine `RuntimeException` abfangen, egal was Sie mit einer feiner granulierten Strategie zum Umgang mit Exceptions planen.

Sie wissen nun, welche Exceptions Sie abfangen sollten und wann Sie sie erwarten können. Allerdings treibt Sie wahrscheinlich noch eine Frage um: Was sollen Sie machen, *nachdem* Sie eine Exception abgefangen haben?

Alle von Hibernate geworfenen Exceptions sind fatal. Das bedeutet, Sie müssen die Datenbank-Transaktion zurücknehmen und die aktuelle `Session` schließen. Sie dürfen mit keiner `Session` weiterarbeiten, die eine Exception geworfen hat.

Normalerweise müssen Sie auch die Applikation beenden, nachdem Sie die `Session` nach einer Exception geschlossen haben, obwohl es dazu einige Ausnahmen gibt (beispielsweise `StaleObjectStateException`), die naturgemäß zu einem neuen Versuch (möglicherweise nach einer neuerlichen Interaktion mit dem Anwender der Applikation) in einer neuen `Session` führen). Weil diese in engen Zusammenhang mit Konversationen und der Steuerung des zeitgleichen Zugriffs stehen (der *Concurrency Control*), nehmen wir uns das etwas später vor.

FAQ

Kann ich für die Validierung Exceptions nutzen?

Manche Entwickler finden es ungemein spannend, wenn sie sehen, wie viele feingranulierte Exception-Typen Hibernate werfen kann. Das kann Sie auf die falsche Fährte locken. Sie könnten beispielsweise versucht sein, die `ConstraintViolationException` zu Validierungszwecken abzufangen. Wenn eine bestimmte Operation diese Exception wirft, warum sollte man dann dem Anwender der Applikation nicht eine (abhängig vom Fehlercode und Text angepasste) Fehlermeldung ausgeben und ihn den Fehler korrigieren lassen? Diese Strategie hat zwei signifikante Nachteile. Erstens ist es bei einer skalierbaren Applikation nicht die richtige Vorgehensweise, ungeprüfte Werte auf eine Datenbank loszulassen, um zu probieren, was funktioniert. Sie sollten zumindest eine bestimmte Validierung der Datenintegrität auf der Applikationsschicht implementieren. Zweitens sind alle Exceptions für Ihren aktuellen Unit of Work fatal. Doch so werden die Applikationsanwender einen Validierungsfehler nicht interpretieren – sie werden davon ausgehen, sich immer noch innerhalb eines Units of Work zu befinden. Es ist sehr lästig, um dieses Missverständnis herumzuprogrammieren. Unsere Empfehlung lautet, dass Sie die feingranulierten Exception-Typen nutzen, um besser aussehende (fatale) Fehlermeldungen auszugeben. Das hilft Ihnen bei der Entwicklung (bei der Produktion sollten idealerweise keine fatalen Exceptions vorkommen) und hilft auch den Ingenieuren aus der Kundenbetreuung, die schnell entscheiden müssen, ob es sich um einen Applikationsfehler handelt (Constraint verletzt, falsches SQL ausgeführt) oder ob das Datenbanksystem unter Last ist (Locks konnten nicht gewonnen werden).

Eine programmatische Transaktionsdemarkation in Java SE mit dem Hibernate-Interface `Transaction` hält Ihren Code portierbar. Sie kann auch innerhalb einer gemanagten Umgebung laufen, wenn ein Transaktionsmanager die Datenbank-Ressourcen behandelt.

Programmatische Transaktionen mit JTA

Eine gemanagte Laufzeitumgebung, die mit Java EE kompatibel ist, kann Ressourcen für Sie managen. In den meisten Fällen handelt es sich bei den zu managenden Ressourcen um Datenbankverbindungen, doch jede Ressource, die einen Adapter hat, kann in einem Java EE-System integriert werden (zum Beispiel Messaging- oder Legacy-Systeme). Eine programmatische Transaktionsdemarkation für solche Ressourcen, wenn sie transaktional sind, wird durch JTA vereinheitlicht und dem Entwickler zur Verfügung gestellt; `javax.transaction.UserTransaction` ist das wichtigste Interface, um Transaktionen zu starten und zu beenden.

Die übliche Laufzeitumgebung ist ein Java EE Application Server. Natürlich bieten Applikationsserver noch viel mehr Dienste und nicht nur das Management von Ressourcen. Viele Java EE-Dienste sind modular – daran kommt man nicht nur über die Installation eines Applikationsservers. Sie können sich einen *Stand-Alone* JTA-Provider nehmen, wenn Sie nur gemanagte Ressourcen brauchen. Zu den Open Source Stand-Alone JTA Providern gehören *JBoss Transactions* (http://www.jboss.com/products/transactions), *ObjectWeb*

JOTM (http://jotm.objectweb.org) und andere. Sie können einen solchen JTA-Service gemeinsam mit Ihrer Hibernate-Applikation installieren (zum Beispiel im Tomcat). Er wird einen Pool mit Datenbankverbindungen für Sie managen, JTA-Interfaces zur Transaktionsdemarkation bereitstellen und auch gemanagte Datenbankverbindungen über eine JNDI-Registry.

Zu den Vorteilen der gemanagten Ressourcen mit JTA und warum Sie diesen Java EE Service nutzen sollten, gehört Folgendes:

- Ein Transaktionsmanagement-Service kann alle Ressourcen egal welchen Typs vereinheitlichen und Ihnen die Transaktionsteuerung mit einer einzigen standardisierten API ermöglichen. Das bedeutet, Sie können die Hibernate-`Transaction`-API ersetzen und JTA überall direkt verwenden. Es liegt dann in der Verantwortung des Applikations-Deployers, die Applikation in (oder mit) einer JTA-kompatiblen Laufzeitumgebung zu installieren. Diese Strategie verlagert Abwägungen zur Portierbarkeit dorthin, wohin sie gehören; die Applikation beruht auf standardisierten Java EE-Interfaces und die Laufzeitumgebung muss eine Implementierung bieten.
- Ein Java EE Transaktionsmanager kann in einer einzigen Transaktion mehrere Ressourcen heranziehen. Wenn Sie mit mehreren Datenbanken arbeiten (oder mit mehr als einer Ressource), wollen Sie wahrscheinlich ein *zweiphasiges Commit*-Protokoll haben, um die Atomarität einer Transaktion über Ressourcengrenzen hinaus zu garantieren. In einem solchen Szenario wird Hibernate mit mehreren `SessionFactory`s konfiguriert, eine für jede Datenbank, und ihre `Sessions` holen sich gemanagte Datenbankverbindungen, die alle an der gleichen Systemtransaktion teilhaben.
- Die Qualität der JTA-Implementierungen ist verglichen mit einfachen JDBC-Verbindungspools gewöhnlich höher. Applikationsserver und Stand-Alone JTA-Provider, die Module von Applikationsservern sind, haben gewöhnlich mehr Testläufe in Highend-Systemen mit einem großen Transaktionsvolumen gehabt.
- JTA-Provider fügen zur Laufzeit gewöhnlich keinen unnötigen Overhead ein (ein häufiges Missverständnis). Der einfache Fall (eine einzige JDBC-Datenbank) wird genauso effizient wie mit reinen JDBC-Transaktionen gehandlet. Der Verbindungspool, der hinter einem JTA-Service gemanagt wird, ist wahrscheinlich eine deutlich bessere Software als eine beliebige Library für das Pooling von Verbindungen, die Sie mit reinem JDBC verwenden würden.

Nehmen wir an, dass Sie von JTA nicht sonderlich begeistert sind und weiterhin mit der Hibernate-`Transaction`-API arbeiten wollen, damit Ihr Code ohne Abänderungen in Java SE und mit gemanagten Java EE Diensten lauffähig bleibt. Um die vorigen Codebeispiele, die alle die Hibernate-`Transaction`-API aufrufen, auf einem Java EE Applikationsserver zu deployen, müssen Sie die Hibernate-Konfiguration auf JTA abändern:

- Die Option `hibernate.transaction.factory_class` muss für `org.hibernate.transaction.JTATransactionFactory` gesetzt sein.
- Hibernate muss aus zwei Gründen die JTA-Implementierung kennen, für die Sie deployen: Erstens können verschiedene Implementierungen die JTA-`UserTransaction`,

die Hibernate nun intern aufrufen muss, unter unterschiedlichen Namen bereitstellen. Zweitens muss sich Hibernate in den Synchronisierungsprozess des JTA-Transaktionsmanagers einklinken, um seine Caches zu handlen. Sie müssen die Option `hibernate.transaction.manager_lookup_class` setzen, um beides zu konfigurieren: zum Beispiel auf `org.hibernate.transaction.JbossTransactionManagerLookup`. Im Hibernate-Paket sind Lookup-Klassen für die meisten üblichen JTA-Implementierungen und Applikationsserver enthalten (und können bei Bedarf angepasst werden). Schauen Sie in Javadoc nach diesem Paket.

- Hibernate ist nicht mehr länger für das Managen eines JDBC-Verbindungspools verantwortlich; es bekommt gemanagte Datenbankverbindungen vom Laufzeit-Container. Diese Verbindungen werden vom JTA-Provider über JNDI, einer globalen Registry, zur Verfügung gestellt. Sie müssen Hibernate für JNDI mit dem richtigen Namen für Ihre Datenbankressourcen konfigurieren, wie Sie das in Kapitel 2, Abschnitt 2.4.1 „Integration mit JTA“, gemacht haben.

Nun wird der gleiche Code, den Sie früher direkt für Java SE geschrieben haben und der direkt auf JDBC aufsetzte, in einer JTA-Umgebung mit gemanagten Datenquellen funktionieren:

```
Session session = null;
Transaction tx = null;

try {
    session = sessionFactory.openSession();
    tx = session.beginTransaction();
    tx.setTimeout(5);
    concludeAuction(session);
    tx.commit();
} catch (RuntimeException ex) {
    try {
        tx.rollback();
    } catch (RuntimeException rbEx) {
        log.error("Couldn't roll back transaction", rbEx);
    }
    throw ex;
} finally {
    session.close();
}
```

Allerdings ist das Handling der Datenbankverbindungen etwas anders. Hibernate besorgt für jede `Session`, die Sie verwenden, eine gemanagte Datenbankverbindung, und versucht wieder, so *lazy* wie möglich zu sein. Ohne JTA würde Hibernate an einer bestimmten Datenbankverbindung von Beginn bis zum Ende der Transaktion festhalten. Mit einer JTA-Konfiguration ist Hibernate sogar noch aggressiver: Eine Verbindung wird hergestellt und nur für eine einzige SQL-Anweisung verwendet und dann wieder in den gemanagten Verbindungspool zurückgegeben. Der Applikationsserver garantiert, dass er die gleiche Verbindung während der gleichen Transaktion ausgibt, wenn sie für eine weitere SQL-Anweisung gebraucht wird. Dieser aggressive Verbindungsfreigabemodus ist das interne Verhalten von Hibernate und wirkt sich nicht auf Ihre Applikation aus oder wie Sie Code schreiben (von daher ist der Code komplett der Gleiche wie der obige).

Ein JTA-System unterstützt globale Transaktions-Timeouts und kann Transaktionen überwachen. Also wird das globale JTA-Timeout-Setting nun von `setTimeout()` gesteuert – das ist gleichbedeutend mit dem Aufruf von `UserTransaction.setTransactionTimeout()`.

Die Hibernate-`Transaction`-API garantiert die Portierbarkeit mit einer einfachen Änderung der Hibernate-Konfiguration. Wenn Sie diese Verantwortlichkeit auf den Applikations-Deployer auslagern wollen, sollten Sie stattdessen Ihren Code auf Basis des standardisierten JTA-Interfaces schreiben. Um das folgende Beispiel ein wenig interessanter zu gestalten, werden Sie auch mit zwei Datenbanken (zwei `SessionFactorys`) in der gleichen System-Transaktion arbeiten:

```
UserTransaction utx = (UserTransaction) new InitialContext()
                        .lookup("java:comp/UserTransaction");
Session session1 = null;
Session session2 = null;
try {
    utx.begin();
    session1 = auctionDatabase.openSession();
    session2 = billingDatabase.openSession();
    concludeAuction(session1);
    billAuction(session2);
    session1.flush();
    session2.flush();
    utx.commit();
} catch (RuntimeException ex) {
    try {
        utx.rollback();
    } catch (RuntimeException rbEx) {
        log.error("Couldn't roll back transaction", rbEx);
    }
    throw ex;
} finally {
    session1.close();
    session2.close();
}
```

(Beachten Sie, dass dieses Code-Snippet andere checked Exceptions wie eine `NamingException` aus dem JNDI-Lookup werfen kann. Sie müssen das entsprechend behandeln.)

Zuerst muss ein Handle für eine JTA-`UserTransaction` aus der JNDI-Registry besorgt werden. Dann starten und beenden Sie eine Transaktion, und die (über den Container) von allen Hibernate-`Sessions` verwendeten Datenbankverbindungen werden in dieser Transaktion automatisch herangezogen. Auch wenn Sie die `Transaction`-API nicht benutzen, sollten Sie doch die `hibernate.transaction.factory_class` und die `hibernate.transaction.manager_lookup_class` für JTA und Ihre Umgebung konfigurieren, damit Hibernate mit dem Transaktionssystem intern interagieren kann.

Bei Default-Einstellungen liegt es auch in Ihrer Verantwortung, für jede `Session` manuell einen `flush()` zu machen, um sie mit der Datenbank zu synchronisieren (um alle SQL DML auszuführen). Die Hibernate-`Transaction`-API hat das automatisch für Sie gemacht. Sie müssen alle `Sessions` manuell schließen. Andererseits können Sie die Konfigurationsoptionen `hibernate.transaction.flush_before_completion` und/und die `hibernate.transaction.auto_close_session` aktivieren, damit Hibernate sich wieder für Sie darum kümmert – Flushen und Schließen ist dann Teil der internen Synchronisierungsprozedur des Transaktionsmanagers und geschieht, bevor (bzw. nachdem) die JTA-

Transaktion endet. Wenn diese beiden Einstellungen aktiviert sind, kann der Code auf Folgendes vereinfacht werden:

```
UserTransaction utx = (UserTransaction) new InitialContext()
                        .lookup("java:comp/UserTransaction");
Session session1 = null;
Session session2 = null;
try {
    utx.begin();
    session1 = auctionDatabase.openSession();
    session2 = billingDatabase.openSession();
    concludeAuction(session1);
    billAuction(session2);
    utx.commit();
} catch (RuntimeException ex) {
    try {
        utx.rollback();
    } catch (RuntimeException rbEx) {
        log.error("Couldn't roll back transaction", rbEx);
    }
    throw ex;
}
```

Der Persistenzkontext `session1` und `session2` wird nun automatisch beim Commit der `UserTransaction` geflusht, und beide werden geschlossen, nachdem die Transaktion abgeschlossen ist.

Unser Ratschlag lautet, wenn möglich die JTA direkt zu benutzen. Sie sollten immer versuchen, die Verantwortung für die Portierbarkeit aus der Applikation auszulagern, und wenn Sie können, das Deployment in einer Umgebung vorzunehmen, die JTA bietet.

Programmatische Transaktionsdemarkation erfordert einen Applikationscode, der in Hinsicht auf ein Transaktionsdemarkations-Interface geschrieben wurde. Ein viel schönerer Ansatz, der verhindert, dass nicht-portierbarer Code über Ihre Applikation verstreut wird, ist die *deklaratorische* Transaktionsdemarkation.

Vom Container gemanagte Transaktionen

Eine deklaratorische Transaktionsdemarkation impliziert, dass sich ein Container für Sie um diesen Funktionsbereich kümmert. Sie *deklarieren*, ob und wie Sie Ihren Code in einer Transaktion partizipieren lassen wollen. Die Verantwortung, einen Container zu bieten, der eine deklaratorische Transaktionsdemarkation unterstützt, ist wieder dort, wohin sie gehört: beim Deployer der Applikation.

CMT ist ein Standardfeature von Java EE und insbesondere von EJB. Der Code, den wir Ihnen als Nächstes zeigen werden, basiert auf EJB 3.0 Session Beans (nur Java EE); Sie definieren die Transaktionsgrenzen mit Annotationen. Beachten Sie, dass der eigentliche Datenzugriffscode sich nicht ändert, wenn Sie die älteren EJB 2.1 Session Beans nehmen müssen; allerdings müssen Sie einen EJB Deployment Deskriptor in XML schreiben, um Ihre Transaktionszusammenstellung (*assembly*) zu erstellen – das ist in EJB 3.0 optional.

(Eine Stand-alone-JTA-Implementierung bietet keine über Container gemanagte und deklaratorische Transaktionen. Allerdings ist der JBoss Application Server als modularer Server mit einem minimalen Footprint verfügbar, und er kann bei Bedarf nur JTA und einen EJB 3.0 Container bieten.)

Nehmen wir an, dass eine EJB 3.0 Session Bean eine Aktion implementiert, die eine Auktion beendet. Der Code, den Sie vorher mit programmatischer JTA-Transaktionsdemarkation geschrieben haben, wird in eine stateless Session Bean ausgelagert:

```
@Stateless
public class ManageAuctionBean implements ManageAuction {

    @TransactionAttribute(TransactionAttributeType.REQUIRED)
    public void endAuction(Item item) {
        Session session1 = auctionDatabase.openSession();
        Session session2 = billingDatabase.openSession();
        concludeAuction(session1, item);
        billAuction(session2, item);
    }
    ...
}
```

Der Container bemerkt Ihre Deklaration eines `TransactionAttribute` und wendet sie auf die Methode `endAuction()` an. Wenn keine Systemtransaktion läuft, wenn die Methode aufgerufen wird, wird eine neue Transaktion gestartet (das ist dann `REQUIRED`). Sobald die Methode beendet ist und wenn die Transaktion beim Aufruf der Methode (und nicht von irgendwem anders) gestartet wurde, wird die Transaktion committet. Die Systemtransaktion wird automatisch zurückgenommen, wenn der Code in der Methode eine `RuntimeException` wirft.

Wir zeigen als Beispiel wieder zwei `SessionFactorys` für zwei Datenbanken. Sie könnten mit einem JNDI-Lookup zugewiesen werden (Hibernate kann sie dort beim Startup binden) oder aus einer erweiterten Version von `HibernateUtil`. Beide bekommen Datenbankverbindungen, die mit der gleichen containergemanagten Transaktion aufgebaut wurden. Und wenn das Transaktionssystem des Containers und die Ressourcen es unterstützen, bekommen Sie wieder ein Commit-Protokoll in zwei Phasen, das die datenbankübergreifende Atomarität der Transaktion gewährleistet.

Sie müssen einige Konfigurationsoptionen setzen, um CMT mit Hibernate zu aktivieren:

- Die Option `hibernate.transaction.factory_class` muss für `org.hibernate.transaction.CMTTransactionFactory` gesetzt sein.
- Sie müssen `hibernate.transaction.manager_lookup_class` auf die richtige Lookup-Klasse Ihres Applikationsservers setzen.

Beachten Sie auch, dass alle EJB Session Beans standardmäßig CMTs sind. Wenn Sie also CMT deaktivieren wollen und die JTA-`UserTransaction` direkt in einer Session-Bean-Methode aufrufen wollen, annotieren Sie die EJB-Klasse mit `@TransactionManagement(TransactionManagementType.Bean)`. Dann arbeiten Sie mit *bean-managed transactions* (BMT). Auch wenn es in den meisten Applikationsservern funktioniert, ist der Java EE-Spezifikation zufolge das Mischen von CMT und BMT in einer Bean nicht erlaubt.

Der CMT-Code sieht bereits viel schöner aus als die programmatische Transaktionsdemarkation. Wenn Sie Hibernate so konfigurieren, dass es CMT benutzt, weiß es, dass es eine `Session` automatisch flushen und schließen soll, die an einer Systemtransaktion teilnimmt. Überdies werden Sie diesen Code bald verbessern und auch die beiden Zeilen entfernen, die eine Hibernate-`Session` öffnen.

Schauen wir uns das Transaktions-Handling einer Java Persistence-Applikation an.

10.1.3 Transaktionen mit Java Persistence

Bei Java Persistence müssen Sie auch die Designentscheidung treffen zwischen einer programmatischen Transaktionsdemarkation im Applikationscode oder der deklaratorischen Transaktionsdemarkation, die automatisch vom Laufzeit-Container gehandlet wird. Wir untersuchen die erste Option mit reinem Java SE und wiederholen die Beispiele dann mit JTA- und EJB-Komponenten.

Die Beschreibung *resource-local* Transaktion gilt für alle Transaktionen, die von der Applikation gesteuert werden (programmatisch) und die nicht in an einer globalen Systemtransaktion teilnehmen. Sie werden direkt in das native Transaktionssystem der Ressource übersetzt, mit der Sie umgehen. Weil Sie mit JDBC-Datenbanken arbeiten, heißt das, eine resource-local Transaktion wird in eine JDBC-Datenbank-Transaktion übersetzt.

Resource-local Transaktionen in JPA werden mit der `EntityTransaction`-API gesteuert. Dieses Interface existiert nicht aus Gründen der Portierbarkeit, sondern um bestimmte Features von Java Persistence zu aktivieren – beispielsweise das Flushing des zugrunde liegenden Persistenzkontexts, wenn Sie eine Transaktion committen.

Sie haben das Standard-Idiom von Java Persistence in Java SE bereits viele Male schon gesehen. Hier ist es noch einmal mit Exception-Handling:

```
EntityManager em = null;
EntityTransaction tx = null;

try {
    em = emf.createEntityManager();
    tx = em.getTransaction();
    tx.begin();
    concludeAuction(em);
    tx.commit();
} catch (RuntimeException ex) {
    try {
        tx.rollback();
    } catch (RuntimeException rbEx) {
        log.error("Couldn't roll back transaction", rbEx);
    }
    throw ex;
} finally {
    em.close();
}
```

Dieses Muster kommt dem Äquivalent von Hibernate recht nahe und hat die gleichen Auswirkungen: Sie müssen eine Datenbank-Transaktion manuell starten und beenden und garantieren, dass der über die Applikation gemanagte `EntityManager` in einem `finally`-Block geschlossen wird. (Obwohl wir oft Codebeispiele zeigen, die keine Exceptions behandeln oder in einen `try/catch`-Block gewrappt sind, ist dies hier nicht optional.)

Exceptions, die von JPA geworfen werden, sind Subtypen von `RuntimeException`. Durch eine Exception wird der aktuelle Persistenzkontext ungültig gemacht, und Sie dürfen nicht mit dem `EntityManager` weiterarbeiten, nachdem eine Exception erst einmal geworfen wurde. Von daher gelten alle Strategien, die wir für den Umgang von Hibernate mit Exceptions diskutiert haben, auch für das Exception-Handling von Java Persistence. Darüber hinaus gelten noch folgende Regeln:

- Jede Exception, die von irgendeiner Methode der `EntityManager`-Interfaces geworfen wird, löst einen automatischen Rollback der aktuellen Transaktion aus.
- Jede Exception, die von einer Methode des `javax.persistence.Query`-Interface geworfen wird, löst einen automatischen Rollback der aktuellen Transaktion aus, außer für `NoResultException` und `NonUniqueResultException`. Also führt das vorige Codebeispiel, das alle Exceptions abfängt, auch einen Rollback für diese Exceptions aus.

Beachten Sie, dass JPA keine feingranulierten SQL-Exception-Typen enthält. Die häufigste Exception ist `javax.persistence.PersistenceException`. Alle anderen geworfenen Exceptions sind Subtypen von `PersistenceException`, und Sie sollten sie alle als fatal betrachten, außer `NoResultException` und `NonUniqueResultException`. Allerdings können Sie `getCause()` für jede Exception aufrufen, die von JPA geworfen wird, und finden vielleicht eine native Hibernate-Exception einschließlich der feingranulierten SQL-Exception-Typen.

Wenn Sie Java Persistence innerhalb eines Applikationsservers verwenden oder in einer Umgebung, die zumindest JTA bietet (schauen Sie sich unsere früheren Ausführungen zu Hibernate an), können Sie die JTA-Interfaces für die programmatische Transaktionsdemarkation aufrufen. Das `EntityTransaction`-Interface steht nur für resource-local Transaktionen zur Verfügung.

JTA-Transaktionen mit Java Persistence

Wenn Ihr Java Persistence-Code in einer Umgebung deployt wird, in der JTA verfügbar ist, und Sie mit JTA-Systemtransaktionen arbeiten wollen, müssen Sie das JTA-`UserTransaction`-Interface aufrufen, um die Transaktionsgrenzen über das Programm zu steuern:

```
UserTransaction utx = (UserTransaction) new InitialContext()
                        .lookup("java:comp/UserTransaction");
EntityManager em = null;
try {
    utx.begin();
    em = emf.createEntityManager();
    concludeAuction(em);
    utx.commit();
} catch (RuntimeException ex) {
    try {
        utx.rollback();
    } catch (RuntimeException rbEx) {
        log.error("Couldn't roll back transaction", rbEx);
    }
    throw ex;
} finally {
    em.close();
}
```

Der Persistenzkontext des `EntityManagers` hat den Geltungsbereich der JTA-Transaktion. Alle SQL-Anweisungen, die von diesem `EntityManager` geflusht werden, werden innerhalb der JTA-Transaktion für eine Datenbankverbindung ausgeführt, die für die Transaktion herangezogen wurde. Der Persistenzkontext wird automatisch geflusht und geschlossen, wenn die JTA-Transaktion committet. Sie können mehrere `EntityManager` nehmen, um auf mehrere Datenbanken in der gleichen Systemtransaktion zugreifen zu können, so wie Sie mehrere `Sessions` in einer nativen Hibernate-Applikation verwenden würden.

Beachten Sie, dass der Geltungsbereich des Persistenzkontexts sich geändert hat! Er gilt nun für die JTA-Transaktion, und alle Objekte, die während der Transaktion im persistenten Zustand waren, werden nun als detached betrachtet, nachdem die Transaktion committet wurde.

Die Regeln für das Exception-Handling gleichen denen für die resource-local Transaktionen. Wenn Sie mit JTA in EJBs arbeiten, sollten Sie nicht vergessen, `@TransactionManagement(TransactionManagementType.BEAN)` für die Klasse zu setzen, um BMT zu aktivieren.

Sie werden Java Persistence nicht oft zusammen mit JTA einsetzen und nicht auch einen EJB-Container zur Verfügung haben. Wenn Sie keine Stand-alone-JTA-Implementierung deployen, wird ein Java EE 5.0 Application Server beides bieten. Anstatt einer programmatischen Transaktionsdemarkation werden Sie wahrscheinlich die deklaratorischen Features von EJBs einsetzen.

Java Persistence und CMT

Wir wollen die `ManageAuction`-EJB-Session-Bean aus den früheren reinen Hibernate-Beispielen auf Java Persistence-Interfaces refakturieren. Sie lassen den Container auch einen `EntityManager` injizieren:

```
@Stateless
public class ManageAuctionBean implements ManageAuction {

    @PersistenceContext(unitName = "auctionDB")
    private EntityManager auctionEM;
    @PersistenceContext(unitName = "billingDB")
    private EntityManager billingEM;
    @TransactionAttribute(TransactionAttributeType.REQUIRED)
    public void endAuction(Item item)
                    throws AuctionNotValidException {
        concludeAuction(auctionEM, item);
        billAuction(billingEM, item);
    }
    ...
}
```

Wieder ist für dieses Beispiel nicht relevant, was innerhalb der Methoden `concludeAuction()` und `billAuction()` passiert; nehmen wir an, dass sie die `EntityManager` brauchen, um auf die Datenbank zugreifen zu können. Das `TransactionAttribute` für die Methode `endAuction()` erfordert, dass jeder Datenbankzugriff innerhalb einer Transaktion geschieht. Wenn keine Systemtransaktion läuft, wenn `endAuction()` aufgerufen wird, wird für diese Methode eine neue Transaktion gestartet. Wenn die Methode beendet ist und die Transaktion für diese Methode gestartet wurde, wird sie committet. Jeder `EntityManager` hat einen Persistenzkontext, der den Geltungsbereich der Transaktion umspannt und automatisch geflusht wird, wenn die Transaktion committet wird. Der Persistenzkontext hat den gleichen Geltungsbereich wie die Methode `endAuction()`, wenn keine Transaktion aktiv ist, wenn die Methode aufgerufen wird.

Beide Persistence Units sind so konfiguriert, dass sie auf JTA deployt werden. Also werden zwei gemanagte Datenbankverbindungen (eine für jede Datenbank) innerhalb der gleichen Transaktion herangezogen, und die Atomarität wird vom Transaktionsmanager des Applikationsservers garantiert.

Sie deklarieren, dass die `endAuction()`-Methode eine `AuctionNotValidException` werfen kann. Das ist eine angepasste Exception, die Sie schreiben; vor dem Beenden der Auktion prüfen Sie, ob alles korrekt ist (die Endzeit der Auktion ist erreicht, es gibt ein Gebot usw.). Das ist eine checked Exception, die ein Subtyp von `java.lang.Exception` ist. Ein EJB-Container behandelt dies als eine *Applikations-Exception* und löst keine Aktion aus, wenn die EJB-Methode diese Exception wirft. Doch erkennt der Container *System-Exceptions*, bei denen es sich defaultmäßig um unchecked `RuntimeExceptions` handelt, die von einer EJB-Methode geworfen werden können. Eine System-Exception, die von einer EJB-Methode geworfen wurde, erzwingt einen automatischen Rollback der System-Transaktion.

Mit anderen Worten brauchen Sie von Ihren Java Persistence-Operationen keine System-Exception abfangen und neu werfen – lassen Sie den Container sich darum kümmern. Ihnen stehen zwei Möglichkeiten zur Wahl, wie Sie eine Transaktion zurücknehmen können, wenn eine Applikations-Exception geworfen wird: Entweder Sie fangen sie ab und rufen die JTA-`UserTransaction` manuell auf und setzen sie auf Rollback. Oder Sie können der Klasse `AuctionNotValidException` eine `@ApplicationException(rollback = true)`-Annotation hinzufügen – der Container wird dann erkennen, dass Sie einen automatischen Rollback wünschen, wenn eine EJB-Methode diese Applikations-Exception wirft.

Sie sind nun soweit, Java Persistence und Hibernate innerhalb und außerhalb eines Applikationsservers mit oder ohne JTA und in Kombination mit EJBs und über Container gemanagte Transaktionen zu verwenden. Wir haben über (beinahe) alle Aspekte der Transaktions-Atomarität gesprochen. Naheliegenderweise haben Sie wahrscheinlich immer noch Fragen über die *Isolation* von zeitgleich ablaufenden Transaktionen.

10.2 Steuerung des zeitgleichen Zugriffs

Datenbanken (und andere transaktionale Systeme) streben eine *Transaktionsisolation* an. Das bedeutet, dass es aus der Perspektive einer jeden zeitgleich ablaufenden Transaktion so erscheint, als liefe sonst keine andere Transaktion ab. Traditionell wurde das mit *Locking* (Sperrung) implementiert. Eine Transaktion hat bei einem bestimmten Datenelement der Datenbank einen Lock gesetzt und damit zeitweilig den Zugriff anderer Transaktionen auf dieses Element verhindert. Manche moderne Datenbanken wie Oracle und PostgreSQL implementieren eine Transaktionsisolation mit *Multiversion Concurrency Control* (MVCC), die im Allgemeinen als leichter skalierbar betrachtet wird. Wir werden die Isolation anhand eines Locking-Modells besprechen. Die meisten unserer Beobachtungen sind allerdings auch auf eine Multiversion Concurrency anwendbar.

Wie Datenbanken die Steuerung des zeitgleichen Zugriffs implementieren, ist in Ihrer Hibernate- oder Java Persistence-Applikation von allerhöchster Wichtigkeit. Applikationen *erben* die Isolationsgarantien, die vom Datenbankmanagementsystem zur Verfügung gestellt werden. Hibernate sperrt beispielsweise nie etwas im Speicher. Wenn Sie die jahrelange Erfahrung berücksichtigen, die Datenbankhersteller mit der Implementierung des zeitgleichen Zugriffs (*Concurrency*) haben, werden Sie den Vorteil dieses Ansatzes sehen. Andererseits können einige Features in Hibernate und Java Persistence die Isolationsgarantie über das hinaus verbessern, was von der Datenbank geboten wird (entweder weil Sie diese Features aktiv einsetzen oder über Ihr Design).

Wir werden die Steuerung des zeitgleichen Zugriffs in mehreren Schritten besprechen. Wir untersuchen die unterste Schicht und nehmen die Garantien zur Transaktionsisolation auseinander, die von der Datenbank vorgehalten werden. Dann schauen wir uns die Features in Hibernate und Java Persistence für die pessimistische und optimistische Steuerung des zeitgleichen Zugriffs auf Applikationslevel an und welche Isolationsgarantien Hibernate zur Verfügung stellen kann.

10.2.1 Zeitgleicher Zugriff auf Datenbanklevel

Ihr Job als Hibernate-Applikationsentwickler ist, die Fähigkeiten Ihrer Datenbank zu verstehen und wie Sie bei Bedarf das Isolationsverhalten der Datenbank in Ihrem jeweiligen Szenario (und entsprechend Ihrer Auflagen zum Thema Datenintegrität) verändern können. Gehen wir einen Schritt zurück: Wenn wir über Isolation sprechen, nehmen Sie vielleicht an, dass zwei Dinge entweder isoliert sind oder eben nicht; in der realen Welt gibt es dafür keine Grauzone. Wenn wir über Datenbank-Transaktionen sprechen, fordert eine vollständige Isolation allerdings einen hohen Preis. Dabei sind mehrere *Isolationslevel* möglich, die naturgemäß die vollständige Isolation schwächen, aber die Performance und Skalierbarkeit des Systems steigern.

Probleme der Transaktionsisolation

Zuerst wollen wir uns verschiedene Phänomene anschauen, die vorkommen können, wenn Sie die vollständige Transaktionsisolation abschwächen. Der ANSI-SQL-Standard definiert die standardmäßigen Stufen der Transaktionsisolation in Bezug darauf, welche dieser Phänomene in einem Datenbankmanagementsystem zulässig sind:

Ein *Lost Update* passiert, wenn zwei Transaktionen eine Zeile aktualisieren und die zweite Transaktion dann abbricht, was zum Verlust beider Änderungen führt. Das passiert in Systemen, die kein Locking implementieren. Die zeitgleich verlaufenden Transaktionen sind nicht isoliert. Das sehen Sie in Abbildung 10.2 auf der nächsten Seite.

Ein *Dirty Read* findet dann statt, wenn eine Transaktion Änderungen liest, die von einer anderen Transaktion, die noch nicht committet wurde, vorgenommen wurde. Das ist gefährlich, weil die von der anderen Transaktion gemachten Änderungen später vielleicht zurückgenommen werden, und von der ersten Transaktion werden dann vielleicht invalide Daten geschrieben (siehe Abbildung 10.3, nächste Seite).

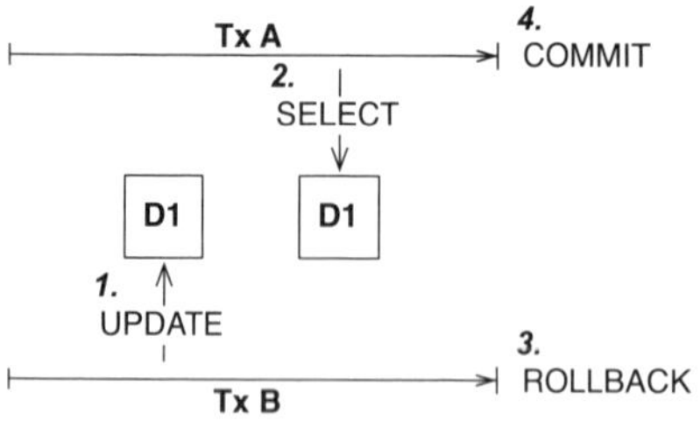

Abbildung 10.2
Lost Update: Zwei Transaktionen ohne Locking aktualisieren die gleichen Daten.

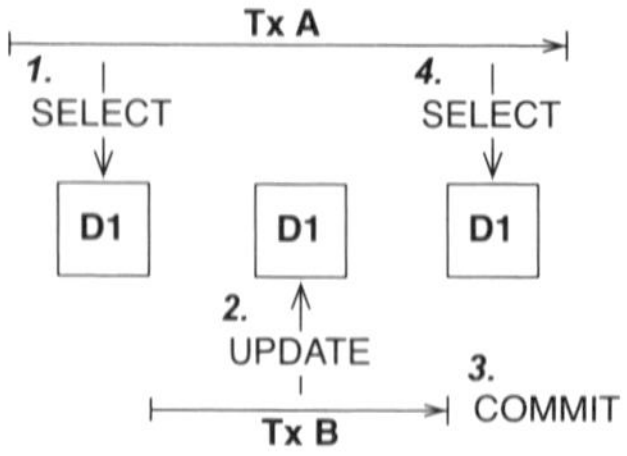

Abbildung 10.3
Dirty Read: Transaktion A liest Daten, die noch nicht committet wurden.

Ein *Unrepeatable Read* ist, wenn eine Transaktion eine Zeile zweimal liest und dabei jedes Mal unterschiedliche Zustände liest. Zwischen zwei Lesevorgängen könnte beispielsweise eine andere Transaktion in die Zeile geschrieben und das committet haben (siehe Abbildung 10.4).

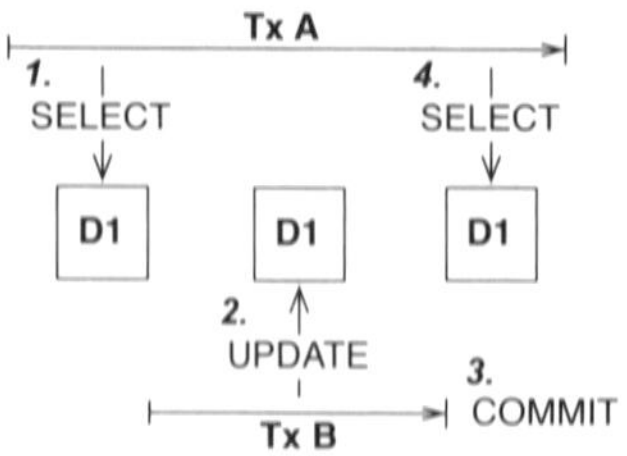

Abbildung 10.4
Unrepeatable Read: Transaktion A führt zwei nicht wiederholbare Lesevorgänge aus.

Ein Sonderfall des Unrepeatable Reads ist das *zweite Lost-Updates-Problem*. Stellen Sie sich vor, dass zwei zeitgleiche Transaktionen eine Zeile lesen: Eine schreibt in die Zeile und committet, und dann schreibt die andere und committet auch. Die Änderungen aus dem ersten Schreibvorgang sind nun verloren. Dieses Problem ist vor allem dann relevant, wenn Sie an Applikations-Konversationen denken, die zur Vervollständigung mehrere Datenbank-Transaktionen brauchen. Wir werden diesen Fall später eingehender untersuchen.

Ein *Phantom Read* geschieht dann, wenn eine Transaktion eine Abfrage zweimal ausführt und das zweite Resultset Zeilen enthält, die nicht im ersten Resultset enthalten waren, oder Zeilen enthält, die gelöscht wurden. (Es muss sich nicht um *exakt* die gleiche Abfrage handeln.) Diese Situation wird von einer anderen Transaktion verursacht, die Zeilen zwischen der Ausführung der beiden Abfragen einfügt oder löscht (siehe Abbildung 10.5).

Da Sie nun wissen, was alles an bösen Sachen geschehen kann, können wir die *Level der Transaktionsisolation* definieren und schauen, welche Probleme sie verhindern können.

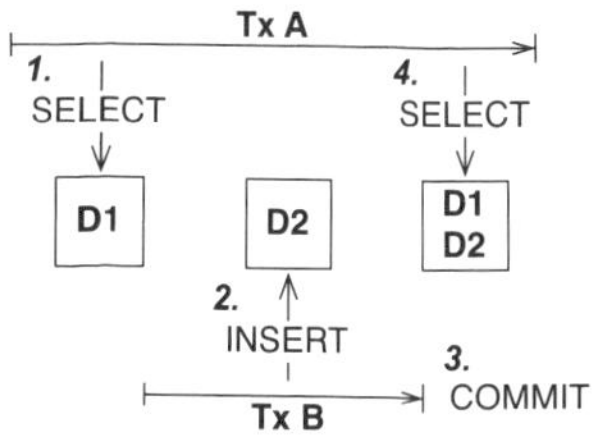

Abbildung 10.5
Phantom Read: Transaktion A liest im zweiten Select neue Daten.

Die Level der Transaktionsisolation nach ANSI

Die Standard-Isolationslevel werden vom ANSI SQL-Standard definiert, doch sie sind nicht nur den SQL-Datenbanken eigen. JTA definiert genau die gleichen Isolationslevel, und Sie werden diese Level später benutzen, wenn Sie Ihre gewünschte Transaktionsisolation deklarieren. Höhere Isolationslevel bringen höhere Kosten und eine ernsthafte Minderung der Performance und Skalierbarkeit ins Spiel:

- Von einem System, das Dirty Reads, aber keine Lost Updates erlaubt, sagt man, es operiere in *Read-Uncommitted*-Isolation. Eine Transaktion könnte nicht in eine Zeile schreiben, wenn eine andere, nicht committete Transaktion dort bereits geschrieben hat. Allerdings kann jede Transaktion jede Zeile lesen. Dieser Isolationslevel kann im Datenbankmanagementsystem mit exklusiven Schreibsperren implementiert werden.
- Ein System, das Unrepeatable Reads, aber keine Dirty Reads erlaubt, implementiert eine *Read-Committed*-Transaktionsisolation. Das kann durch die Verwendung von gemeinsamen Lesesperren und exklusiven Schreibsperren erzielt werden. Lese-Transaktionen blockieren nicht den Zugriff anderer Transaktionen auf eine Zeile. Doch eine nicht committete Schreibtransaktion blockiert alle anderen Transaktionen vom Zugriff auf die Zeile.
- Ein System, das im Isolationsmodus *Repeatable Read* operiert, erlaubt weder Unrepeatable noch Dirty Reads. Phantom Reads können vorkommen. Lese-Transaktionen blockieren Schreib-Transaktionen (aber keine anderen Lese-Transaktionen), und Schreib-Transaktionen blockieren sämtliche Transaktionen.
- *Serializable* bietet die strengste Transaktionsisolation. Dieser Isolationslevel emuliert eine serielle Transaktionsausführung, als würden Transaktionen eine nach der anderen ausgeführt, also seriell statt zeitgleich. Die Serialisierbarkeit kann nicht nur mit Locks auf Zeilenlevel implementiert werden. Es muss stattdessen einen anderen Mechanismus geben, der verhindert, dass eine neu eingefügte Zeile für eine Transaktion sichtbar wird, die bereits eine Abfrage ausgeführt hat, die die Zeile zurückgeben würde.

Wie das Locking-System in einem DBMS implementiert wird, unterscheidet sich signifikant; jeder Hersteller fährt seine eigene Strategie. Sie sollten die Dokumentation Ihres Datenbankmanagementsystems studieren, um mehr über das Locking-System herauszufinden und wie Locks auf höhere Ebenen eskalieren (also zum Beispiel von der Ebene der Zeilen über Seiten bis zu ganzen Tabellen), und welche Auswirkungen jedes Isolationslevel auf die Performance und Skalierbarkeit Ihres Systems hat.

Es ist schön zu wissen, wie alle diese technischen Begriffe definiert werden, aber hilft Ihnen das bei der Wahl eines Isolationslevels für Ihre Applikation?

Wahl eines Isolationslevels

Entwickler (und auch wir) sind oft unsicher, welchen Level einer Transaktionsisolation sie in einer produktiven Applikation verwenden sollen. Ein zu hoher Grad der Isolation beeinträchtigt mit einer Vielzahl von zeitgleich ablaufenden Transaktionen die Skalierbarkeit einer Applikation. Unzureichende Isolation kann zu subtilen, nicht reproduzierbaren Bugs in einer Applikation führen, die Sie nie entdecken, bis das System unter hoher Last arbeitet.

Beachten Sie, dass wir uns in der folgenden Erklärung auf optimistisches Locking (mit Versionierung) beziehen; dieses Konzept wird später in diesem Kapitel erklärt. Sie können diesen Abschnitt auch überspringen und ihn später lesen, wenn es notwendig wird, sich in Ihrer Applikation für einen Isolationslevel zu entscheiden. Die Wahl des korrekten Isolationslevels hängt schließlich in hohem Maße von Ihrem jeweiligen Szenario ab. Lesen die folgenden Ausführungen als Empfehlungen und nicht als in Stein gemeißelt.

Hibernate versucht, bezogen auf die transaktionale Semantik der Datenbank so umfassend transparent wie möglich zu sein. Nichtsdestotrotz wirkt sich Caching und optimistisches Locking auf diese Semantik aus. Welchen Level der Datenbankisolation sollte man für eine Hibernate-Applikation vernünftigerweise wählen?

Zum einen eliminieren Sie das Read-Uncommitted-Isolationslevel. Es ist extrem gefährlich, die nicht committeten Änderungen einer Transaktion in einer anderen zu verwenden. Der Rollback oder das Fehlschlagen einer Transaktion wird sich auf andere zeitgleiche Transaktionen auswirken. Ein Rollback der ersten Transaktion kann andere Transaktionen nach sich ziehen oder vielleicht sogar dazu führen, dass die Datenbank sich nicht in einem korrekten Zustand befindet. Es ist sogar möglich, dass die von einer Transaktion gemachten Änderungen, die letzten Endes zurückgenommen werden, doch wieder committet werden, weil sie gelesen und dann von einer weiteren Transaktion, die erfolgreich *ist*, propagiert werden könnten!

Zum anderen brauchen die meisten Applikationen keine *Serializable*-Operation (Phantom Reads sind normalerweise nicht problematisch), und dieser Isolationslevel ist eher schlecht skalierbar. Nur wenige Applikationen arbeiten in der Produktion mit einer serialisierbaren Isolation, sondern mehr mit pessimistischen Locks (siehe die nächsten Abschnitte), die unter bestimmten Umständen effektiv eine serialisierte Ausführung von Operationen erzwingen.

Damit bleibt Ihnen die Wahl zwischen *Read Committed* und *Repeatable Read*. Nehmen wir uns zuerst das Repeatable Read vor. Dieser Isolationslevel eliminiert die Möglichkeit, dass eine Transaktion Änderungen überschreiben kann, die von einer anderen zeitgleichen Transaktion gemacht worden sind (das zweite Lost-Updates-Problem), wenn jeglicher Datenzugriff in einer atomaren Datenbank-Transaktion ausgeführt wird. Ein Read Lock, der von einer Transaktion gehalten wird, verhindert jeden Write Lock, den eine zeitgleiche

Transaktion erreichen möchte. Das ist ein wichtiges Thema, doch die Aktivierung von Repeatable Read ist nicht der einzige Lösungsweg.

Nehmen wir an, dass Sie mit versionierten Daten arbeiten – das kann Hibernate für Sie automatisch machen. Die Kombination des (verbindlichen) Persistenzkontext-Caches und die Versionierung geben Ihnen bereits die meisten der schönen Features der Repeatable-Read-Isolation. Insbesondere die Versionierung verhindert das zweite Lost-Updates-Problem, und der Persistenzkontext-Cache gewährleistet überdies, dass der Zustand der Persistenzinstanzen, die von einer Transaktion geladen werden, gegen Änderungen isoliert ist, die von anderen Transaktionen vorgenommenen wurden. Also ist die Read-Committed-Isolation für alle Datenbank-Transaktion akzeptabel, wenn Sie mit versionierten Daten arbeiten.

Repeatable Read bietet eine größere Reproduzierbarkeit für die Ergebnissätze der Abfragen (nur für die Dauer der Datenbank-Transaktion); aber weil Phantom Reads immer noch möglich sind, hat das scheinbar keinen großen Wert. Sie bekommen bei Hibernate explizit eine Repeatable-Read-Garantie für eine bestimmte Transaktion und bestimmte Daten (mit einem pessimistischen Lock).

Das Einstellen des Levels der Transaktionsisolation erlaubt es Ihnen, einen guten Default für Ihre Locking-Strategie für alle Datenbank-Transaktionen zu finden. Wie setzen Sie nun den Isolationslevel?

Setzen eines Isolationslevels

Jede JDBC-Verbindung mit einer Datenbank befindet sich im Default-Isolationslevel des Datenbankmanagementsystems – normalerweise Read Committed oder Repeatable Read. Sie können diesen Default in der DBMS-Konfiguration ändern. Sie können mit einer Hibernate-Konfigurationsoption auch applikationsseitig die Transaktionsisolation für JDBC-Verbindungen setzen:

```
hibernate.connection.isolation = 4
```

Hibernate setzt diesen Isolationslevel bei jeder JDBC-Verbindung, die aus einem Verbindungspool stammt, bevor eine Transaktion gestartet wird. Die vernünftigen Werte für diese Option lauten wie folgt (Sie finden Sie auch als Konstanten in `java.sql.Connection`):

- `1`: Read-Uncommitted-Isolation
- `2`: Read-Committed-Isolation
- `4`: Repeatable-Read-Isolation
- `8`: Serialisierbare Isolation

Beachten Sie, dass Hibernate das Isolationslevel von Verbindungen, die aus einer Datenbankverbindung mit einem Applikationsserver in einer gemanagten Umgebung stammen, nicht ändert! Sie können die Default-Isolation über die Konfiguration Ihres Applikationsservers verändern (das Gleiche gilt, wenn Sie mit einer Stand-alone-JTA-Implementierung arbeiten).

Wie Sie sehen können, ist das Setzen des Isolationslevels eine globale Option, die sich auf alle Verbindungen und Transaktionen auswirkt. Von Zeit zu Zeit ist es hilfreich, für eine bestimmte Transaktion einen restriktiveren Lock anzugeben. Hibernate und Java Persistence basieren auf einer optimistischen Steuerung des zeitgleichen Zugriffs, und beide erlauben zusätzliche Locking-Garantien mit Versionsprüfung und pessimistischem Locking.

10.2.2 Optimistische Steuerung des zeitgleichen Zugriffs

Ein optimistischer Ansatz geht immer davon aus, dass alles in Ordnung ist und dass miteinander in Konflikt stehende Datenänderungen selten vorkommen. Optimistische Concurrency Control gibt einen Fehler nur am Ende eines Units of Work aus, wenn Daten geschrieben werden. Multiuser-Applikationen haben normalerweise eine optimistische Concurrency Control und als Default Datenbankverbindungen mit einem Read-Committed-Isolationslevel. Weitere Isolationsgarantien werden nur in Kraft gesetzt, wenn es angemessen ist, also beispielsweise ein Repeatable Read erforderlich ist. Dieser Ansatz garantiert die beste Performance und Skalierbarkeit.

Die optimistische Strategie

Um die optimistische Concurrency Control zu verstehen, stellen Sie sich vor, dass zwei Transaktionen ein bestimmtes Objekt aus der Datenbank lesen und beide es modifizieren. Dank des Read-Committed-Isolationslevels der Datenbankverbindung wird keine der Transaktionen auf Dirty Reads treffen. Allerdings sind Lesevorgänge immer noch unwiederholbar, und auch Updates können fehlschlagen. Das ist ein Problem, mit dem Sie es zu tun bekommen, wenn Sie an Konversationen denken, die aus Sicht Ihrer Anwender atomare Transaktionen sind. Schauen Sie sich Abbildung 10.6 an.

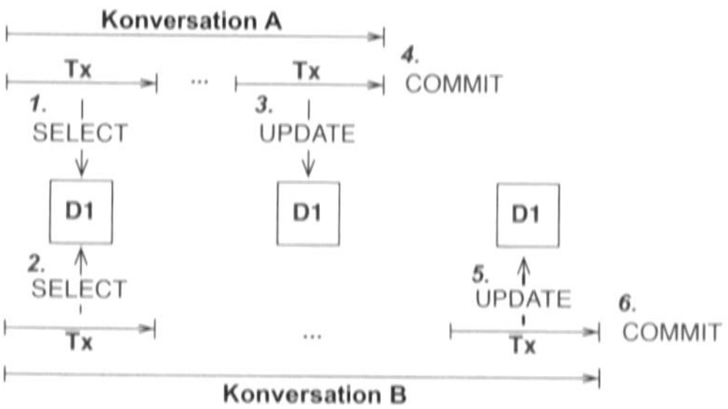

Abbildung 10.6
Konversation B überschreibt Änderungen, die von Konversation A vorgenommen wurden.

Nehmen wir einmal an, dass zwei Anwender gleichzeitig auf die gleichen Daten zugreifen wollen. Der Anwender in Konversation A übermittelt seine Änderungen zuerst, und die Konversation endet mit einem erfolgreichen Commit der zweiten Transaktion. Irgendwann (vielleicht nur eine Sekunde später) übermittelt der Anwender in Konversation B seine Änderungen. Diese zweite Transaktion wird auch erfolgreich committet. Die in Konversation A gemachten Änderungen sind verloren, und (was möglicherweise noch schlimmer ist) die Modifikation der Daten, die in Konversation B committet wurden, könnten auf veralteten Informationen beruhen.

Sie haben drei Möglichkeiten, wie Sie mit Lost Updates in diesen zweiten Transaktionen der Konversationen umgehen können:

- Das letzte Commit gewinnt: Beide Transaktionen werden erfolgreich committet, und der zweite Commit überschreibt die Änderungen des ersten. Es wird keine Fehlermeldung ausgegeben.
- *Das erste Commit gewinnt*: Die Transaktion der Konversation A wird committet, und der Anwender, der die Transaktion in Konversation B committet, bekommt eine Fehlermeldung. Der Anwender muss die Konversation neu starten, indem er neue Daten ausliest und alle Schritte der Konversation mit aktuellen Daten erneut durchgeht.
- *Miteinander in Konflikt stehende Updates werden zusammengeführt*: Die erste Modifikation wird committet, und die Transaktion in Konversation B bricht mit einer Fehlermeldung ab, wenn sie committet wird. Der Anwender der fehlgeschlagenen Konversation B kann jedoch Änderungen selektiv anwenden, anstatt sich die Arbeit mit der Konversation erneut machen zu müssen.

Wenn Sie keine optimistische Concurrency Control aktivieren (und der Default ist deaktiviert), läuft Ihre Applikation mit der Strategie *Letzter Commit gewinnt*. In der Praxis ist das Thema der verlorenen Updates für die Benutzer der Applikation frustrierend, weil möglicherweise die ganze Arbeit umsonst ist, ohne dass sie eine Fehlermeldung sehen.

Offensichtlich ist *Erstes Commit gewinnt* deutlich attraktiver. Wenn der Anwender in der Konversation B committet, bekommt er eine Fehlermeldung: *An den von Ihnen zu übermittelnden Daten wurden bereits Modifikationen vorgenommen. Sie arbeiten mit ungültigen Daten. Bitte starten Sie den Vorgang mit neuen Daten erneut.* Es liegt in Ihrer Verantwortung, die Applikation so zu designen und zu schreiben, dass diese Fehlermeldung produziert und der Anwender an den Beginn der Konversation geleitet wird. Hibernate und Java Persistence helfen Ihnen beim optimistischen Locking, damit Sie eine Fehlermeldung bekommen, wenn eine Transaktion versucht, ein Objekt zu committen, dessen Zustand in der Datenbank in einem Konflikt steht.

Das *Zusammenführen (Merging) der in Konflikt stehenden Änderungen* ist eine Variante von *Erstes Commit gewinnt*. Statt eine Fehlermeldung auszugeben, die den Anwender dazu zwingt, komplett von vorne anzufangen, bieten Sie einen Dialog an, der es dem Anwender erlaubt, die in Konflikt stehenden Änderungen manuell zusammenzuführen. Das ist die beste Strategie, weil keine Arbeit verloren ist und die Anwender der Applikation weniger von optimistischen Concurrency-Fehlern frustriert werden. Doch ein solcher Dialog, in dem die Änderungen zusammengeführt werden, ist für Sie als Entwickler ein viel zeitaufwändiger Vorgang, als einfach eine Fehlermeldung zu zeigen und den Anwender zu zwingen, sich von vorne an die Arbeit zu machen. Wir überlassen es Ihnen, für welche Strategie Sie sich entscheiden.

Die optimistische Steuerung des zeitgleichen Zugriffs kann auf vielerlei Weise implementiert werden. Hibernate arbeitet mit der automatischen Versionierung.

Aktivierung der Versionierung in Hibernate

Hibernate bietet Ihnen automatische Versionierung. Jede Entity-Instanz hat eine Version, die eine Zahl oder ein Zeitstempel sein kann. Hibernate inkrementiert bei Veränderungen die Version eines Objekts, vergleicht Versionen automatisch und wirft eine Exception, wenn ein Konflikt erkannt wird. Konsequenterweise fügen Sie diese Versionseigenschaft allen persistenten Entity-Klassen hinzu, um das optimistische Locking zu aktivieren:

```
public class Item {
    ...
    private int version;
    ...
}
```

Sie können auch eine Getter-Methode einfügen; allerdings dürfen die Versionsnummern nicht von der Applikation verändert werden. Das `<version>`-Eigenschafts-Mapping in XML muss direkt nach dem Mapping der Identifikator-Eigenschaft platziert werden:

```
<class name="Item" table="ITEM">
    <id .../>

    <version name="version" access="field" column="OBJ_VERSION"/>
    ...
</class>
```

Die Versionsnummer ist nur ein Zählerwert – sie hat keinen nützlichen semantischen Wert. Die zusätzliche Spalte in der Entity-Transaktion wird von Ihrer Hibernate-Applikation verwendet. Denken Sie immer daran, dass alle anderen Applikationen, die auf die gleiche Datenbank zugreifen, auch eine optimistische Versionierung implementieren und die gleiche Versionsspalte einsetzen können (und wahrscheinlich auch sollten). Manchmal zieht man auch einen Zeitstempel vor (oder es existiert ein solcher):

```
public class Item {
    ...
    private Date lastUpdated;
    ...
}

<class name="Item" table="ITEM">
    <id .../>

   <timestamp name="lastUpdated"
              access="field"
              column="LAST_UPDATED"/>
...
</class>
```

Theoretisch ist ein Zeitstempel weniger sicher, weil die beiden zeitgleich ablaufenden Transaktionen vielleicht gerade in der gleichen Millisekunde das gleiche Element laden und aktualisieren. In der Praxis wird das nicht geschehen, weil eine JVM normalerweise nicht auf die Millisekunde genau läuft (Sie sollten in der Dokumentation für Ihre JVM und das Betriebssystem überprüfen, welche Präzision garantiert wird).

Obendrein ist in einer geclusterten Umgebung, wo die Nodes vielleicht nicht zeitsynchronisiert sind, das Auslesen der aktuellen Zeit von der JVM nicht notwendigerweise sicher. Sie können mit dem Attribut `source="db"` für das `<timestamp>`-Mapping auf das Auslesen der aktuellen Zeit vom Rechner der Datenbank wechseln. Nicht alle Hibernate-SQL-Dialekte unterstützen dies (überprüfen Sie den Quellcode Ihres konfigurierten Dialekts), und es gibt immer den Overhead, für jede Inkrementierung auf die Datenbank zuzugreifen.

Wir empfehlen, dass neue Projekte auf der Versionierung mit Versionszahlen und nicht auf die Verwendung von Zeitstempeln bauen.

Sobald Sie im Mapping einer persistenten Klasse eine <version>- oder <timestamp>-Eigenschaft hinzufügen, ist das optimistische Locking mit Versionierung aktiviert. Es gibt keinen anderen Schalter.

Wie verwendet Hibernate die Version, um einen Konflikt zu entdecken?

Automatisches Versionsmanagement

Jede DML-Operation, zu der die jetzt versionierten `Item`-Objekte gehören, enthält eine Versionsprüfung. Nehmen wir beispielsweise an, dass Sie in einem Unit of Work ein `Item` der Version `1` aus der Datenbank laden. Dann modifizieren Sie eine Eigenschaft mit einem Wert, zum Beispiel den Preis des `Item`. Wenn der Persistenzkontext geflusht wird, erkennt Hibernate diese Modifikation und inkrementiert die Version des `Item` auf `2`. Dann führt Hibernate das SQL-`UPDATE` aus, um diese Bearbeitung in der Datenbank permanent zu machen:

```
update ITEM set INITIAL_PRICE='12.99', OBJ_VERSION=2
    where ITEM_ID=123 and OBJ_VERSION=1
```

Falls ein zeitgleicher Unit of Work die gleiche Zeile aktualisiert und committet, enthält die Spalten `OBJ_VERSION` nicht länger den Wert `1`, und die Zeile wird nicht aktualisiert. Hibernate prüft die Zeilenanzahl für diese Anweisung, wie sie vom JDBC-Treiber zurückgegeben wird, die in diesem Fall die Anzahl der aktualisierten Zeile ist, also Null – und wirft eine `StaleObjectStateException`. Der Zustand, der bestand, als Sie das `Item` geladen hatten, ist zum Flush-Zeitpunkt nicht mehr länger in der Datenbank präsent; von daher arbeiten Sie mit veralteten Daten und müssen den Anwender der Applikation darüber informieren. Sie können diese Exception abfangen und eine Fehlermeldung ausgeben oder einen Dialog, der dem Anwender beim Neustart einer Konversation in der Applikation hilft.

Welche Veränderungen lösen die Inkrementierung der Version einer Entity aus? Hibernate inkrementiert die Versionsnummer (oder den Zeitstempel), sobald eine Entity-Instanz *dirty* ist. Dazu gehören alle *dirty* Eigenschaften der Entity mit Werten, egal ob sie nur einen Wert haben oder Komponenten oder Collections sind. Denken Sie an die Beziehung zwischen `User` und `BillingDetails`, eine one-to-many-Entity-Assoziation: Wenn eine `CreditCard` modifiziert wird, wird die Version des zugehörigen `Users` nicht inkrementiert. Wenn Sie eine `CreditCard` (oder einen `BankAccount`) aus der Collection der Abrechnungsdetails entfernen, wird die Version des `Users` inkrementiert.

Wenn Sie die automatische Inkrementierung für eine bestimmte Wert-Eigenschaft oder Collection inkrementieren wollen, dann mappen Sie sie mit dem Attribut `optimistic-lock="false"`. Das `inverse`-Attribut macht hier keinen Unterschied. Sogar die Version des Eigentümers einer invertierten Collection wird aktualisiert, wenn aus dieser Collection ein Element hinzugefügt oder entfernt wird.

Wie Sie sehen, erleichtert Hibernate das Versionsmanagement für die optimistische Concurrency Control deutlich. Wenn Sie mit einem Legacy-Datenbankschema oder vorhandenen Java-Klassen arbeiten, ist es möglicherweise unmöglich, eine Versions- oder Zeitstempelspalte bzw. -eigenschaft einzuführen. Dafür bietet sich in Hibernate eine alternative Strategie an.

Versionierung ohne Versionsnummern oder Zeitstempel

Auch wenn Sie keine Versions- oder Zeitstempelspalten haben, kann Hibernate doch die automatische Versionierung ausführen, doch nur für Objekte, die im gleichen Persistenzkontext (also der gleichen `Session`) ausgelesen und modifiziert werden. Wenn Sie das optimistische Locking für Konversationen mit detached Objekten brauchen, *müssen* Sie eine Versionsnummer oder einen Zeitstempel verwenden, der mit dem detached Objekt transportiert wird.

Diese alternative Implementierung der Versionierung gleicht den aktuellen Zustand der Datenbank mit den nicht modifizierten Werten der Persistenzeigenschaften zum Zeitpunkt des Auslesens des Objekts (oder dem letzten Flushing-Zeitpunkts des Persistenzkontexts) ab. Sie aktivieren diese Funktionalität, indem Sie das Attribut `optimistic-lock` beim Mapping der Klasse setzen:

```
<class name="Item" table="ITEM" optimistic-lock="all">
    <id .../>
    ...
</class>
```

Das folgende SQL wird nun ausgeführt, um eine Modifikation einer `Item`-Instanz zu flushen:

```
update ITEM set ITEM_PRICE='12.99'
where ITEM_ID=123
  and ITEM_PRICE='9.99'
  and ITEM_DESCRIPTION="An Item"
  and ...
  and SELLER_ID=45
```

Hibernate listet alle Spalten und die letzten bekannten Werte, die nicht überaltert waren, in der `WHERE`-Klausel der SQL-Anweisung auf. Wenn irgendeine zeitgleich ablaufende Transaktion einen dieser Werte modifiziert oder gar die Zeile gelöscht hat, wird diese Anweisung wieder mit Null aktualisierten Zeilen zurückgegeben. Hibernate wirft dann eine `StaleObjectStateException`.

Alternativ schließt Hibernate nur die modifizierten Eigenschaften in der Restriktion ein (in diesem Beispiel nur `ITEM_PRICE`), wenn Sie `optimistic-lock="dirty"` setzen. Das bedeutet, zwei Units of Work können zeitgleich das gleiche Objekt modifizieren, und ein Konflikt wird nur erkannt, wenn sie beide die gleiche Wert-Eigenschaft (oder einen Fremdschlüsselwert) modifizieren. In den meisten Fällen ist das keine gute Strategie für Business-Entities. Stellen Sie sich vor, dass zwei Personen zeitgleich den Artikel einer Auktion verändern: Einer verändert den Preis, der andere die Beschreibung. Auch wenn diese Modifikationen auf dem niedrigsten Level (der Datenbankzeile) nicht in Konflikt geraten, kann das hinsichtlich der Business-Logik konfliktträchtig sein. Ist es in Ordnung, den Preis eines Artikels zu ändern, wenn sich die Beschreibung komplett verändert hat?

Sie müssen beim Klassen-Mapping der Entity auch `dynamic-update="true"` aktivieren, wenn Sie mit dieser Strategie arbeiten wollen. Hibernate kann das SQL für diese dynamischen `UPDATE`-Anweisungen nicht beim Startup generieren.

Wir können in einer neuen Applikation von einer Versionierung ohne Versions- oder Zeitstempel-Spalte nur abraten; es ist etwas langsamer, ein wenig komplexer und funktioniert nicht, wenn Sie mit detached Objekten arbeiten.

Die optimistische Concurrency Control ist in einer Java Persistence-Applikation praktisch genauso wie in Hibernate.

Versionierung mit Java Persistence

Die Java Persistence-Spezifikation setzt voraus, dass der zeitgleiche Datenzugriff optimistisch mit Versionierung gehandhabt wird. Um für eine bestimmte Entity die automatische Versionierung zu aktivieren, müssen Sie für die Version eine Eigenschaft oder ein Feld einfügen:

```
@Entity
public class Item {
    ...
    @Version
    @Column(name = "OBJ_VERSION")
    private int version;
    ...
}
```

Sie können wieder eine Getter-Methode zur Verfügung stellen, doch die Änderung des Versionswerts durch die Applikation dürfen Sie nicht erlauben. In Hibernate kann eine Versionseigenschaft einer Entity ein beliebiger numerischer Typ einschließlich der Primitiven oder vom Typ `Date` oder `Calendar` sein. Die JPA-Spezifikation betrachtet nur `int`, `Integer`, `short`, `Short`, `long`, `Long` und `java.sql.Timestamp` als portierbare Versionstypen.

Weil der JPA-Standard eine optimistische Versionierung ohne ein Versionsattribut nicht abdeckt, ist eine Hibernate-Extension erforderlich, um eine Versionierung durch den Vergleich des neuen und des alten Zustands zu aktivieren:

```
@Entity
@org.hibernate.annotations.Entity(
  optimisticLock = org.hibernate.annotations.OptimisticLockType.ALL
)
public class Item {
    ...
}
```

Sie können auch auf `OptimisticLockType.DIRTY` wechseln, wenn Sie beim Versions-Check nur modifizierte Eigenschaften vergleichen wollen. Dann müssen Sie auch das Attribut `dynamicUpdate` auf `true` setzen.

Java Persistence standardisiert nicht, welche Modifikationen an Entity-Instanzen eine Inkrementierung der Version auslösen soll. Wenn Sie Hibernate als JPA-Provider verwenden, sind die Defaults die gleichen – jede Modifikation einer Werte-Typ-Eigenschaft einschließlich Einfügen und Entfernen von Collection-Elementen löst eine Versionsinkrementierung aus. Während wir dies schreiben, steht keine Hibernate-Annotation zur Deaktivierung von Versionsinkrementierungen bei bestimmten Eigenschaften und Collections zur Verfügung, aber es gibt einen Feature-Request für `@OptimisticLock(excluded=true)`. Ihre Version von Hibernate Annotations enthält diese Option wahrscheinlich schon.

Der EntityManager von Hibernate wirft wie jeder andere Java Persistence Provider eine `javax.persistence.OptimisticLockException`, wenn eine konfliktträchtige Version erkannt wird. Das ist das Äquivalent der nativen `StaleObjectStateException` in Hibernate und sollte entsprechend behandelt werden.

Wir haben nun die grundlegenden Isolationslevel einer Datenbankverbindung besprochen und kommen zu dem Schluss, dass Sie sich fast immer auf Read-Committed-Garantien Ihrer Datenbank verlassen sollten. Die automatische Versionierung in Hibernate und Java Persistence verhindert verlorene Updates, wenn zwei zeitgleiche Transaktionen versuchen, Modifikationen bei den gleichen Daten zu committen. Um mit Nonrepeatable Reads umzugehen, brauchen Sie zusätzliche Isolationsgarantien.

10.2.3 Zusätzliche Isolationsgarantien

Es gibt mehrere Wege, um nicht wiederholbare Lesevorgänge zu verhindern und einen höheren Grad der Isolation zu erreichen.

Explizites pessimistisches Locking

Wir haben bereits besprochen, wie man alle Datenbankverbindungen auf ein höheres Isolationslevel als *read committed* bringt, doch unsere Schlussfolgerung war, dass dies ein schlechter Default ist, wenn es bei einer Applikation auf die Skalierbarkeit ankommt. Sie brauchen nur für einen bestimmten Unit of Work bessere Isolationsgarantien. Denken Sie auch daran, dass der Persistenzkontext-Cache Repeatable Reads für Entity-Instanzen im persistenten Zustand bietet. Allerdings reicht das nicht immer aus.

Sie brauchen beispielsweise vielleicht für skalare Abfragen wiederholbare Lesevorgänge:

```
Session session = sessionFactory.openSession();
Transaction tx = session.beginTransaction();

Item i = (Item) session.get(Item.class, 123);
String description = (String)
        session.createQuery("select i.description from Item i" +
                            " where i.id = :itemid")
                .setParameter("itemid", i.getId() )
                .uniqueResult();
tx.commit();
session.close();
```

Dieser Unit of Work führt zwei Lesevorgänge aus. Der erste liest eine Entity-Instanz über den Identifikator aus. Der zweite ist eine skalare Abfrage, die die Beschreibung der bereits geladenen `Item`-Instanz erneut lädt. Es gibt in diesem Unit of Work ein kleines Zeitfenster, in der eine zeitgleich ablaufende Transaktion zwischen den beiden Lesevorgängen eine aktualisierte Artikelbeschreibung committen könnte. Der zweite Lesevorgang gibt dann diese committeten Daten zurück, und die Variable `description` hat einen anderen Wert als die Eigenschaft `i.getDescription()`.

Dies ist ein vereinfachtes Beispiel, reicht aber aus, um zu illustrieren, wie ein Unit of Work, der Entity- und skalare Lesevorgänge vermischt, für nicht wiederholbare Lesevorgänge anfällig ist, wenn das Isolationslevel der Datenbank-Transaktionen *read committed* ist.

Anstatt alle Datenbank-Transaktionen auf einen höheren und nicht-skalierbaren Isolationslevel zu setzen, bekommen Sie mit der `lock()`-Methode bei der Hibernate-`Session` stärkere Isolationsgarantien, falls nötig:

```
Session session = sessionFactory.openSession();
Transaction tx = session.beginTransaction();

Item i = (Item) session.get(Item.class, 123);
session.lock(i, LockMode.UPGRADE);
String description = (String)
        session.createQuery("select i.description from Item i" +
                            " where i.id = :itemid")
                .setParameter("itemid", i.getId() )
                .uniqueResult();
tx.commit();
session.close();
```

Die Verwendung von `LockMode.UPGRADE` führt dazu, dass für die Zeile(n), die die `Item`-Instanz repräsentieren, ein pessimistischer Lock bei der Datenbank eingerichtet wird. Nun kann keine zeitgleiche Transaktion bei den gleichen Daten an einen Lock kommen – so kann keine zeitgleiche Transaktion die Daten zwischen Ihren beiden Lesevorgängen modifizieren. Das wird wie folgt abgekürzt:

```
Session session = sessionFactory.openSession();
Transaction tx = session.beginTransaction();

Item i = (Item) session.get(Item.class, 123, LockMode.UPGRADE);
...
```

Ein `LockMode.UPGRADE` führt abhängig vom Datenbank-Dialekt zu einem SQL `SELECT ... FOR UPDATE` oder etwas Ähnlichem. Eine Variante `LockMode.UPGRADE_NOWAIT` fügt eine Klausel ein, die einen sofortigen Fehlschlag der Abfrage erlaubt. Ohne diese Klausel wartet die Datenbank gewöhnlich, wenn sie keinen Lock bekommen kann (weil vielleicht eine zeitgleiche Transaktion bereits einen Lock hält). Die Dauer der Wartezeit hängt so wie die eigentliche SQL-Klausel von der Datenbank ab.

FAQ

Kann ich lange pessimistische Locks verwenden?

Ein pessimistischer Lock in Hibernate hat die Dauer einer Datenbank-Transaktion. Das bedeutet, Sie können keinen exklusiven Lock verwenden, um den zeitgleichen Zugriff für einen längeren Zeitraum als für nur eine Datenbank-Transaktion zu blockieren. Das betrachten wir als gute Sache, weil die einzige Lösung ein extrem teurer Lock wäre, der im Speicher gehalten wird (eine sogenannte *Lock Table* in der Datenbank) für die Dauer beispielsweise einer ganzen Konversation. Diese Art von Locks wird manchmal auch *offline* Lock genannt. Das ist beinahe immer ein Flaschenhals für die Performance; bei jedem Datenzugriff sind zusätzliche Lock Checks bei einem synchronisierten Lock Manager erforderlich. Optimistisches Locking ist allerdings die perfekte Strategie für eine Concurrency Control und weist in lang andauernden Konversationen eine gute Performance auf. Abhängig von Ihren Optionen für die Konfliktlösung (das heißt, ob Sie genug Zeit hatten, *Merge Changes* zu implementieren), werden die Anwender Ihrer Applikation damit genauso zufrieden sein wie mit einem blockierten zeitgleichen Zugriff. Sie werden es auch begrüßen, nicht von bestimmten Screens ausgesperrt zu sein, während andere sich die gleichen Daten anschauen.

Java Persistence definiert `LockModeType.READ` aus den gleichen Gründen, und der `EntityManager` besitzt ebenfalls eine `lock()`-Methode. Die Spezifikation erfordert nicht, dass dieser Lock-Modus bei nicht versionierten Entities unterstützt wird; allerdings unterstützt Hibernate ihn bei allen Entities, weil es standardmäßig einen pessimistischen Lock in der Datenbank hat.

Die Lock-Modi von Hibernate

Hibernate unterstützt die folgenden zusätzlichen `LockModes`:

- `LockMode.NONE`: Nicht auf die Datenbank zugreifen, wenn das Objekt nicht irgendwo gecachet ist.
- `LockMode.READ`: Alle Caches umgehen und eine Versionsprüfung durchführen, um zu verifizieren, dass das Objekt im Speicher die gleiche Version ist, die aktuell in der Datenbank existiert.
- `LockMode.UPGRADE`: Alle Caches umgehen, eine Versionsprüfung (falls machbar) durchführen und einen pessimistischen Upgrade-Lock auf Datenbanklevel besorgen, wenn das unterstützt wird. Äquivalent zum `LockModeType.READ` in Java Persistence. Falls der SQL-Dialekt der Datenbank keine Option `SELECT ... FOR UPDATE` unterstützt, wird statt diesem Modus der `LockMode.READ`-Modus verwendet.
- `LockMode.UPGRADE_NOWAIT`: So wie `UPGRADE`, aber falls es unterstützt wird, wird ein `SELECT ... FOR UPDATE NOWAIT` verwendet. Damit wird das Warten auf zeitgleiche Lock-Releases deaktiviert und sofort eine Locking-Exception geworfen, wenn kein Lock möglich ist. Dieser Modus greift transparent auf `LockMode.UPGRADE` zurück, wenn der SQL-Dialekt der Datenbank die Option `NOWAIT` nicht unterstützt.
- `LockMode.FORCE`: Ein Inkrement der Objektversion wird in der Datenbank erzwungen, um darauf hinzuweisen, dass sie von der aktuellen Transaktion modifiziert worden ist. Äquivalent zum `LockModeType.WRITE` in Java Persistence.
- `LockMode.WRITE`: Geschieht automatisch, wenn Hibernate in der aktuellen Transaktion in eine Zeile geschrieben hat. (Das ist ein interner Modus; Sie brauchen ihn in Ihrer Applikation nicht zu spezifizieren.)

Defaultmäßig arbeiten `load()` und `get()` mit `LockMode.NONE`. Ein `LockMode.READ` ist mit `session.lock()` und einem detached Objekt am nützlichsten. Das kann beispielsweise so aussehen:

```
Item item = ... ;
Bid bid = new Bid();
item.addBid(bid);
...
Transaction tx = session.beginTransaction();
session.lock(item, LockMode.READ);
tx.commit();
```

Dieser Code führt bei der detached `Item`-Instanz eine Versionsprüfung durch, um zu verifizieren, dass die Datenbankzeile seit dem Auslesen nicht von einer anderen Transaktion aktualisiert worden ist, bevor das neue `Bid` kaskadierend gespeichert wird (unter der Voraussetzung, dass bei der Assoziation von `Item` zu `Bid` die Kaskadierung aktiviert ist).

(Beachten Sie, dass `EntityManager.lock()` die gegebene Entity-Instanz nicht wieder anhängt – das funktioniert nur bei Instanzen, die bereits im gemanagten persistenten Zustand sind.)

`LockMode.FORCE` in Hibernate und `LockModeType.WRITE` in Java Persistence haben einen anderen Zweck. Sie benutzen sie, um ein Versionsupdate zu erzwingen, wenn standardmäßig keine Version inkrementiert würde.

Erzwingen einer Versionsinkrementierung

Wenn durch die Versionierung das optimistische Locking aktiviert ist, inkrementiert Hibernate die Version einer modifizierten Entity-Instanz automatisch. Doch manchmal soll die Version einer Entity-Instanz manuell inkrementiert werden, weil Hibernate Ihre Änderungen nicht als Modifikation betrachtet, die eine Versionsinkrementierung auslösen sollen.

Nehmen wir an, dass Sie den Namen des Eigentümers einer `CreditCard` ändern wollen:

```
Session session = getSessionFactory().openSession();
Transaction tx = session.beginTransaction();

User u = (User) session.get(User.class, 123);
u.getDefaultBillingDetails().setOwner("John Doe");
tx.commit();
session.close();
```

Wenn diese Session geflusht wird, wird die modifizierte Version der Instanz von `BillingDetails` (gehen wir einmal davon aus, dass es eine Kreditkarte ist) automatisch von Hibernate inkrementiert. Das ist möglicherweise unerwünscht – Sie wollen vielleicht auch die Version des Eigentümers (die Instanz `User`) inkrementieren.

Rufen Sie `lock()` mit `LockMode.FORCE` auf, um die Version einer Entity-Instanz zu inkrementieren:

```
Session session = getSessionFactory().openSession();
Transaction tx = session.beginTransaction();

User u = (User) session.get(User.class, 123);
session.lock(u, LockMode.FORCE);
u.getDefaultBillingDetails().setOwner("John Doe");
tx.commit();
session.close();
```

Jeder zeitgleiche Unit of Work, der nun mit der gleichen `User`-Zeile arbeitet, weiß, dass diese Daten modifiziert worden sind, auch wenn nur einer der Werte, die Sie als Teil des ganzen Gebildes betrachten, verändert wurde. Diese Technik ist in vielen Situationen hilfreich, wo Sie ein Objekt verändern und wollen, dass die Version eines Root-Objekts eines Aggregats inkrementiert werden soll. Ein weiteres Beispiel ist die Bearbeitung eines Gebotsbetrags für einen Auktionsartikel (wenn diese Beträge nicht unveränderlich sind): Mit einer expliziten Versionsinkrementierung können Sie kenntlich machen, dass der Artikel verändert wurde, auch wenn sich keine der Wert-Typ-Eigenschaften oder Collections geändert haben. Der äquivalente Aufruf ist bei Java Persistence `em.lock(o, LockModeType.WRITE)`.

Sie haben nun alles Nötige beisammen, um anspruchsvollere Units of Work zu schreiben und Konversationen zu erstellen. Wir müssen allerdings noch einen letzten Aspekt der Transaktionen aufführen, weil das in komplexeren Konversationen mit JPA ganz wesentlich wird. Sie müssen verstehen, wie Autocommit funktioniert und was ein nicht-transaktionaler Datenzugriff in der Praxis bedeutet.

10.3 Nicht-transaktionaler Datenzugriff

Viele Datenbankmanagementsysteme aktivieren defaultmäßig bei jeder neuen Datenbankverbindung den sogenannten *Autocommit-Modus*. Dieser Autocommit-Modus ist für die Ad-hoc-Ausführung von SQL nützlich.

Nehmen wir an, dass Sie Ihre Datenbank mit einer SQL-Konsole verbinden wollen und ein paar Abfragen vornehmen und vielleicht auch Zeilen aktualisieren oder löschen. Dieser interaktive Datenzugriff ist ad hoc; die meiste Zeit haben Sie keinen Plan oder keine Sequenz von Anweisungen, die Sie als Unit of Work betrachten. Der Autocommit-Modus als Default bei der Datenbankverbindung ist für diese Art Datenzugriff ganz perfekt – schließlich wollen Sie nicht für jede SQL-Anweisung, die Sie schreiben und ausführen, `begin a transaction` und `end a transaction` eintippen müssen. Im Autocommit-Modus wird eine (kurze) Datenbank-Transaktion für jede SQL-Anweisung, die Sie an die Datenbank senden, gestartet und beendet. Sie arbeiten effektiv *nicht-transaktional*, weil es mit der SQL-Konsole keine Atomarität oder Isolationsgarantien für Ihre Session gibt. (Die einzige Garantie ist, dass eine SQL-Anweisung atomar ist.)

Eine Applikation führt per Definition immer eine geplante Sequenz von Anweisungen aus. Es scheint vernünftig, dass Sie von daher immer Transaktionsgrenzen erstellen, um Ihre Anweisungen in atomare Einheiten zu gruppieren. Von daher hat der Autocommit-Modus in einer Applikation keinen Platz.

10.3.1 Entlarvte Mythen über Autocommit

Viele Entwickler arbeiten immer noch gerne im Autocommit-Modus, oft aus Gründen, die vage und nicht wirklich definiert sind. Wir wollen zuerst einmal ein paar dieser Gründe aufklären, bevor wir Ihnen zeigen, wie man auf Wunsch (oder weil es erforderlich ist) nicht-transaktional auf Daten zugreifen kann:

- Viele Applikationsentwickler glauben, sie könnten mit einer Datenbank außerhalb einer Transaktion sprechen. Das ist offensichtlich nicht möglich; außerhalb einer Datenbank-Transaktion kann an eine Datenbank keine SQL-Anweisung gesendet werden. Der Begriff *nicht-transaktionaler* Datenzugriff bedeutet, dass es keine expliziten Transaktionsgrenzen und keine Systemtransaktionen gibt und dass der Datenzugriff im Autocommit-Modus verläuft. Es bedeutet nicht, dass keine physischen Datenbank-Transaktionen ablaufen.

- Wenn es Ihr Ziel ist, die Performance Ihrer Applikation durch den Autocommit-Modus zu verbessern, sollten Sie sich noch einmal überlegen, welche Folgen viele kleine Transaktionen haben. Es wird einen signifikanten Overhead geben, wenn eine Datenbank-Transaktion für jede SQL-Anweisung gestartet und beendet wird, und das kann die Performance Ihrer Applikation mindern.
- Wenn Sie sich die Skalierbarkeit Ihrer Applikation durch den Autocommit-Modus als Ziel gesetzt haben, sollten Sie sich das noch einmal überlegen: Wenn Sie statt vieler kleiner Transaktionen für jede SQL-Anweisung eine länger laufende Datenbank-Transaktion nehmen, könnte diese längere Datenbank-Locks enthalten und womöglich nicht so gut skalierbar sein. Doch dank des Hibernate-Persistenzkontexts und des Write-behind der DML werden alle Write-Locks in der Datenbank nur für kurze Zeit gehalten. Abhängig vom Isolationslevel, den Sie aktiviert haben, sind die Kosten von Read-Locks wahrscheinlich zu vernachlässigen. Oder Sie nehmen ein DBMS mit einer Multiversion Concurrency, das keine Read-Locks erfordert (Oracle, PostgreSQL, Informix, Firebird), weil der Lesezugriff defaultmäßig nie blockiert wird.
- Weil Sie nicht-transaktional arbeiten, geben Sie nicht nur jede transaktionale Atomarität einer Gruppe von SQL-Anweisungen auf, sondern haben auch schwächere Isolationsgarantien, wenn Daten zeitgleich modifiziert werden. Repeatable Reads, die auf Read-Locks basieren, sind ohne Autocommit-Modus unmöglich (naturgemäß ist der Persistenzkontext-Cache hier hilfreich).

Eine Vielzahl anderer Themen muss berücksichtigt werden, wenn Sie einen nicht-transaktionalen Datenzugriff in Ihrer Applikation einführen. Wir haben bereits angemerkt, dass die Einführung einer neuen Art der Transaktion, nämlich *read-only-Transaktionen*, jegliche zukünftige Modifikation Ihrer Applikation signifikant verkomplizieren kann. Das Gleiche gilt, wenn Sie nicht-transaktionale Operationen einführen.

Sie hätten dann drei verschiedene Arten des Datenzugriffs in Ihrer Applikation: Datenzugriff mit regulären Transaktionen, mit read-only-Transaktionen und nun auch nicht-transaktional ohne Garantien. Nehmen wir an, dass Sie eine Operation einführen müssen, die Daten in einen Unit of Work schreibt, der eigentlich nur Daten lesen soll. Nehmen wir an, dass Sie nicht-transaktionale Operationen neu organisieren müssen, um sie transaktional zu machen.

Unsere Empfehlung lautet, in einer Applikation nicht den Autocommit-Modus zu verwenden und read-only-Transaktionen nur dann anzuwenden, wenn es einen offensichtlichen Performance-Vorteil gibt oder wenn Code-Änderungen in der Zukunft höchst unwahrscheinlich sind. Nehmen Sie immer lieber ACID-Transaktionen, um die Operationen für den Datenzugriff zu gruppieren, egal ob Sie Daten lesen oder schreiben.

Nachdem das nun gesagt ist, erlauben Hibernate und Java Persistence einen nicht-transaktionalen Datenzugriff. Tatsächlich zwingt Sie die EJB 3.0-Spezifikation dazu, auf

Daten nicht-transaktional zuzugreifen, wenn Sie atomare, lang laufende Konversationen implementieren wollen. Um dieses Thema kümmern wir uns im nächsten Kapitel. Nun wollen wir noch ein wenig mehr auf die Konsequenzen des Autocommit-Modus in einer reinen Hibernate-Applikation eingehen. (Beachten Sie, dass es trotz unserer negativen Anmerkungen ein paar gute Anwendungsfälle für den Autocommit-Modus gibt. Unserer Erfahrung nach wird Autocommit oft aus den falschen Gründen aktiviert, und wir wollten zuerst einmal reinen Tisch machen.)

10.3.2 Die nicht-transaktionale Arbeit mit Hibernate

Schauen Sie sich den folgenden Code an, der ohne Transaktionsgrenzen auf die Datenbank zugreift:

```
Session session = sessionFactory.openSession();

session.get(Item.class, 123l);
session.close();
```

Defaultmäßig passiert in einer Java SE Umgebung mit einer JDBC-Konfiguration Folgendes, wenn Sie dieses Snippet ausführen:

1. Eine neue `Session` wird geöffnet. Zu diesem Zeitpunkt erhält sie noch keine Datenbankverbindung.
2. Der Aufruf von `get()` löst einen SQL-`SELECT` aus. Die `Session` erhält nun eine JDBC-`Connection` aus dem Verbindungspool. Hibernate schaltet bei dieser Verbindung sofort standardmäßig den Autocommit-Modus durch `setAutoCommit(false)` ab. Damit wird de facto eine JDBC-Transaktion gestartet!
3. Der `SELECT` wird innerhalb dieser JDBC-Transaktion ausgeführt. Die `Session` wird geschlossen, und Hibernate gibt die Verbindung an den Pool zurück und wieder frei – Hibernate ruft `close()` für die JDBC-`Connection` auf. Was passiert mit der Transaktion, die nicht committet wurde?

Die Antwort auf diese Frage lautet: „Es hängt davon ab!" Die JDBC-Spezifikation sagt nichts über Transaktionen im Schwebezustand aus, wenn bei einer Verbindung `close()` aufgerufen wird. Was geschieht, hängt davon ab, wie die Hersteller die Spezifikation implementieren. Bei Oracle JDBC-Treibern wird beispielsweise durch den Aufruf von `close()` die Transaktion committet! Die meisten anderen JDBC-Hersteller gehen den vernünftigen Weg und nehmen alle anhängigen Transaktionen zurück, wenn das JDBC-`Connection`-Objekt geschlossen und die Ressource an den Pool zurückgegeben wird.

Offensichtlich wird das für das `SELECT`, das Sie eben ausgeführt haben, kein Problem sein, doch schauen Sie sich diese Variante an:

```
Session session = getSessionFactory().openSession();

Long generatedId = session.save(item);

session.close();
```

Dieser Code führt zur einer `INSERT`-Anweisung, die innerhalb einer Transaktion ausgeführt wird, die nie committet oder zurückgenommen wird. Bei Oracle werden durch diesen

Code-Abschnitt Daten permanent eingefügt, bei anderen Datenbanken vielleicht nicht. (Diese Situation ist ein wenig komplizierter: Das `INSERT` wird nur ausgeführt, wenn der Identifikator-Generator es erfordert. Einen Identifikator-Wert kann man zum Beispiel ohne einen `INSERT` aus einer `sequence` bekommen. Die persistente Entity kommt dann bis zum Einfügen zur Flush-Zeit in eine Queue – was in diesem Code niemals geschieht. Eine `identity`-Strategie erfordert einen sofortigen `INSERT` für den zu generierenden Wert.)

Wir haben den Autocommit-Modus noch nicht einmal angerührt, sondern nur ein Problem hervorgehoben, das auftreten kann, wenn Sie arbeiten, ohne explizite Transaktionsgrenzen gesetzt zu haben. Nehmen wir an, dass Sie immer noch glauben, es sei eine gute Idee, ohne Transaktionsdemarkation zu arbeiten, und dass Sie ein reguläres Autocommit-Verhalten wollen. Zuerst müssen Sie Hibernate sagen, dass es in der Hibernate-Konfiguration JDBC-Verbindungen mit Autocommit erlauben soll:

```
<property name="connection.autocommit">true</property>
```

Mit dieser Einstellung schaltet Hibernate den Autocommit nicht mehr aus, wenn eine JDBC-Verbindung aus dem Verbindungspool geholt wird – es *aktiviert* Autocommit, wenn die Verbindung noch nicht in diesem Modus ist. Die vorigen Code-Beispiele funktionieren nun vorhersagbar, und der JDBC-Treiber packt alle SQL-Anweisungen in eine kleine Transaktion, die an die Datenbank geschickt wird – mit den bereits aufgeführten Folgen.

In welchen Szenarien würden Sie den Autocommit-Modus in Hibernate aktivieren, damit Sie eine `Session` verwenden können, ohne eine Transaktion manuell zu starten und zu beenden? Systeme, die vom Autocommit-Modus profitieren, sind solche, die in einer bestimmten `Session` und einem bestimmten Persistenzkontext ein on-demand (lazy)-Laden der Daten erfordern, bei denen es aber schwierig ist, Transaktionsgrenzen um jeden Code zu legen, der ein Datenauslesen on-demand auslösen könnte. Das ist normalerweise in Web-Applikationen nicht der Fall, die die in Kapitel 16 besprochenen Entwurfsmuster befolgen. Andererseits ist bei Desktop-Applikationen, die über Hibernate auf die Datenbankschicht zugreifen, oft ein Laden on-demand ohne explizite Transaktionsgrenzen erforderlich. Wenn Sie beispielsweise auf einen Node in einer Java Swing Baumansicht doppelklicken, müssen alle untergeordneten Nodes aus der Datenbank geladen werden. Sie müssten um dieses Geschehen manuell eine Transaktion legen; da ist der Autocommit-Modus eine praktischere Lösung (beachten Sie, dass wir nicht vorschlagen, Sessions on-demand zu öffnen und zu schließen!).

10.3.3 Optionale Transaktionen mit JTA

Die vorige Besprechung hat sich auf den Autocommit-Modus und den nicht-transaktionalen Datenzugriff in einer Applikation konzentriert, die nicht gemanagte JDBC-Verbindungen einsetzt und bei der Hibernate den Verbindungspool managt. Nehmen Sie nun einmal an, dass Sie Hibernate in einer Java EE Umgebung mit JTA und möglicherweise auch CMT nutzen wollen. Die Konfigurationsoption `connection.autocommit` wirkt sich in dieser Umgebung nicht aus. Ob Autocommit verwendet wird, hängt von der Transaktionszusammenstellung ab.

Nehmen wir an, dass Sie eine EJB-Session haben, die eine bestimmte Methode als nicht-transaktional auszeichnet:

```
@Stateless
public class ItemFinder {

    @TransactionAttribute(TransactionAttributeType.NOT_SUPPORTED)
    public Item findItemById(Long id) {
        Session s = getSessionFactory().openSession();
        Item item = (Item) s.get(Item.class, id);
        s.close();
        return item;
    }
}
```

Die Methode `findItemById()` produziert einen sofortigen SQL-`SELECT`, der die `Item`-Instanz zurückgibt. Weil diese Methode so gekennzeichnet ist, dass sie keinen Persistenzkontext unterstützt, wird für diese Operation keine Transaktion gestartet, und jeder vorhandene Persistenzkontext wird für die Dauer dieser Methode ausgesetzt. Der `SELECT` wird tatsächlich im Autocommit-Modus ausgeführt. (Intern wird der JDBC-Verbindung ein Autocommit zugewiesen, das es in dieser Session verwenden soll).

Zum Schluss müssen Sie noch wissen, dass der Default-`FlushMode` einer `Session` sich ändert, wenn keine Transaktion im Gange ist. Das Default-Verhalten `FlushMode.AUTO` führt vor jeder HQL-, SQL- oder `Criteria`-Abfrage zu einer Synchronisierung. Das ist natürlich schlecht, weil die DML-Operationen `UPDATE`, `INSERT` und `DELETE` zusätzlich zu einem `SELECT` der Abfrage ausgeführt werden. Weil Sie im Autocommit-Modus arbeiten, sind diese Modifikationen permanent. Hibernate verhindert das, indem das automatische Flushing deaktiviert wird, wenn Sie eine `Session` außerhalb der Transaktionsgrenzen nutzen. Sie müssen dann davon ausgehen, dass Abfragen vielleicht nicht-aktuelle Daten zurückgeben oder Daten, die mit dem Zustand der Daten in Ihrer aktuellen `Session` in Konflikt stehen – das ist effektiv das gleiche Problem, mit dem Sie umgehen mussten, wenn `FlushMode.MANUAL` ausgewählt ist.

Wir kommen im nächsten Kapitel auf den nicht-transaktionalen Datenzugriff zurück, wenn es um Konversationen geht. Sie sollten Autocommit-Verhalten als ein Feature betrachten, das Sie wahrscheinlich in Konversationen mit Java Persistence oder EJBs verwenden, und wenn es schwierig wäre, programmatische Transaktionsgrenzen um alle Vorgänge mit Datenzugriff zu legen (zum Beispiel bei einer Desktop-Applikation). In den meisten anderen Fällen führt Autocommit zu Systemen, die schwer zu pflegen sind, und keine Vorteile hinsichtlich der Performance oder Skalierbarkeit haben. (Unseres Erachtens sollten RDMBS Autocommit nicht defaultmäßig aktivieren. SQL-Abfrage-Konsolen und -Tools sollten den Autocommit-Modus bei einer Verbindung aktivieren, wo es erforderlich ist.)

10.4 Zusammenfassung

In diesem Kapitel haben Sie sich mit Transaktionen, Concurrency, Isolation und Locking beschäftigt. Sie wissen jetzt, dass Hibernate auf dem Steuerungsmechanismus der Datenbank Concurrency Control beruht, aber dank der automatischen Versionierung und des Persistenzkontext-Caches in einer Transaktion bessere Isolationsgarantien bietet. Sie haben erfahren, wie mit den Interfaces der Hibernate API, der JTA `UserTransaction` und der JPA `EntityTransaction` die Transaktionsgrenzen programmatisch gesetzt werden können. Wir haben uns auch eine Transaktionszusammenstellung mit EJB 3.0-Komponente angeschaut und wie Sie nicht-transaktional im Autocommit-Modus arbeiten können.

Die Tabelle 10.1 zeigt eine Zusammenfassung zum Vergleich von nativen Hibernate-Features und Java Persistence.

Tabelle 10.1 Vergleich zwischen Hibernate und JPA für Kapitel 10

Hibernate Core	**Java Persistence und EJB 3.0**
Die `Transaction`-API kann für JDBC und JTA konfiguriert werden.	Die `EntityTransaction`-API ist nur für resource-local Transaktionen nützlich.
Hibernate kann so konfiguriert werden, dass es sich bei JTA und von Containern gemanagten Transaktionen in EJBs integriert.	Bei Java Persistence ändert sich abgesehen vom Namen der Datenbankverbindung nichts zwischen Java SE und Java EE.
Hibernate hat zur optimalen Skalierbarkeit eine optimistische Concurrency Control mit automatischer Versionierung als Default.	Java Persistence verwendet als Standard die optimistische Concurrency Control mit automatischer Versionierung.

Wir haben nun unsere Besprechung und Untersuchung der Grundlagen für das Speichern und Laden von Objekten auf transaktionale Weise abgeschlossen. Als Nächstes führen wir alle Teile zusammen, indem wir realistischere Konversationen zwischen dem Anwender und der Applikation schaffen.

11

11 Konversationen implementieren

Die Themen dieses Kapitels:

- Implementierung von Konversationen mit Hibernate
- Implementierung von Konversationen mit JPA
- Konversationen mit EJB 3.0 Komponenten

Sie haben die Beispiele in den vorigen Kapiteln ausprobiert und Objekte innerhalb von Transaktionen geladen und gespeichert. Sie haben höchstwahrscheinlich bemerkt, dass Code-Beispiele mit fünf Zeilen Ihnen hervorragend beim Verständnis eines bestimmten Aspekts helfen und dass Sie darüber auch eine API kennenlernen können und erfahren, wie Objekte ihren Zustand ändern. Wenn Sie einen Schritt weitergehen und in Ihrer eigenen Applikation anwenden, was Sie gelernt haben, werden Sie wahrscheinlich bald feststellen, dass Ihnen zwei wichtige Konzepte fehlen.

Das erste – die *Kontextpropagation* – stellen wir Ihnen in diesem Kapitel vor. Das ist praktisch, wenn Sie mehrere Klassen, die alle Datenbankzugriff benötigen, aufrufen müssen, um in Ihrer Applikation eine bestimmte Aktion abzuschließen. Bisher hatten wir nur eine Methode, die einen Persistenzkontext (eine `Session` oder einen `EntityManager`) intern geöffnet und geschlossen hat. Anstatt den Kontext zwischen Klassen und Methoden manuell zu übergeben, zeigen wir Ihnen die Mechanismen in Hibernate und Java Persistence, die sich automatisch um die Propagation kümmern können. Hibernate kann Ihnen dabei helfen, komplexere Units of Work zu erstellen.

Das nächste Designproblem, auf das Sie stoßen werden, ist das des Applikationsflusses, wenn der Anwender Ihrer Applikation durch mehrere Fenster geleitet werden muss, um einen Unit of Work abzuschließen. Sie müssen Code erstellen, der die Navigation von einer Bildschirmausgabe zur nächsten steuert – allerdings liegt das außerhalb des Themas Persistenz und wird in diesem Kapitel nicht viel Raum einnehmen. Was allerdings teilweise in der Verantwortung des Persistenzmechanismus liegt, ist die Atomarität und Isolation des Datenzugriffs für einen Unit of Work, der möglicherweise die Denkzeit eines Anwenders umspannt. Wir bezeichnen einen Unit of Work, der mehrere Zyklen von Client/Server-Requests und -Responses beinhaltet, als *Konversation*. Hibernate und Java Persistence bieten verschiedene Strategien für die Implementierung von Konversationen, und in diesem Kapitel zeigen wir Ihnen in realistischen Beispielen, wie die Teile zusammenpassen.

Wir beginnen mit Hibernate und nehmen uns dann im zweiten Teil des Kapitels JPA vor. Wir werden zuerst ein paar komplexere Beispiele für den Datenzugriff erstellen, um zu erfahren, wie verschiedene Klassen durch automatische Propagation den gleichen Kontext wieder verwenden können.

11.1 Propagation der Hibernate-Session

Denken Sie noch einmal an den Use Case, den wir im vorigen Kapitel vorgestellt haben. Ein Ereignis, das das Ende einer Auktion auslöst, muss verarbeitet werden (Kapitel 10, Abschnitt 10.1 „Einführung in Transaktionen"). Bei den folgenden Beispielen ist es nicht wichtig, wer das Ereignis ausgelöst hat; wahrscheinlich beendet ein automatischer Timer die Auktionen, wenn der Endzeitpunkt erreicht ist. Auch ein menschlicher Operator könnte das Ereignis auslösen.

Um das Ereignis zu verarbeiten, müssen Sie eine Reihe von Operationen ausführen: das Gewinngebot für die Auktion überprüfen, die Kosten der Auktion berechnen, den Verkäufer und den Gewinner benachrichtigen etc. Sie können eine Klasse schreiben, die nur eine große Prozedur enthält. Ein besseres Design wäre, die Verantwortung für jeden dieser Schritte in kleinere, wiederverwendbare Komponenten auszulagern und sie nach Funktionsbereichen zu trennen. Darauf werden wir ausführlich in Kapitel 16 eingehen. Doch momentan gehen wir davon aus, dass Sie unserem Rat gefolgt sind und dass mehrere Klassen innerhalb des gleichen Units of Work aufgerufen werden müssen, um das Beenden einer Auktion zu verarbeiten.

11.1.1 Der Anwendungsfall für die Session-Propagation

Schauen Sie sich das Code-Beispiel in Listing 11.1 an, in dem die Verarbeitung des Ereignisses gesteuert wird.

Listing 11.1 Steuerungscode, der eine Auktion schließt und beendet

```
public class ManageAuction {

    ItemDAO      itemDAO = new ItemDAO();
    PaymentDAO   paymentDAO = new PaymentDAO();
    public void endAuction(Item item) {
        // Item neu anhängen
        itemDAO.makePersistent(item);
        // Gewinnergebot setzen
        Bid winningBid = itemDAO.getMaxBid( item.getId() );
        item.setSuccessfulBid(winningBid);
        item.setBuyer( winningBid.getBidder() );
        // Für Verkäufer Rechnung stellen
        Payment payment = new Payment(item);
```

```
            paymentDAO.makePersistent(payment);
            // Verkäufer und Gewinner benachrichtigen
            ...
        }
        ...
    }
```

Die Klasse `ManageAuction` nennt man einen *Controller*. Deren Verantwortlichkeit ist es, alle erforderlichen Schritte zu koordinieren, um ein bestimmtes Ereignis zu verarbeiten. Die Methode `endAuction()` wird vom Timer (oder dem User Interface) aufgerufen, wenn das Ereignis ausgelöst wurde. Der Controller enthält nicht den gesamten Code, der für das Beenden und Abschließen einer Auktion erforderlich ist; er delegiert so viel wie möglich an andere Klassen. Zuerst braucht er zwei stateless Serviceobjekte, die man *Data Access Objects* (DAO) nennt, um seine Arbeit abzuschließen – sie werden direkt für jede Instanz des Controllers instanziiert. Die Methode `endAuction()` benutzt die DAOs, wenn sie auf die Datenbank zugreifen muss. Das `ItemDAO` wird beispielsweise benutzt, um das detached `item` wieder anzuhängen und die Datenbank nach dem höchsten Gebot abzufragen. Das `PaymentDAO` wird verwendet, um einen transienten neuen Zahlungsvorgang persistent zu machen. Sie brauchen nicht einmal zu sehen, wie der Verkäufer und der Gewinner der Auktion benachrichtigt werden – Sie haben genug Code, um zu demonstrieren, dass die Kontextpropagation erforderlich ist.

Der Code in Listing 11.1 funktioniert nicht. Erstens gibt es dort keine Transaktionsdemarkation. Der gesamte Code in `endAuction()` muss als atomarer Unit of Work betrachtet werden. Entweder wird er komplett fehlschlagen oder völlig erfolgreich sein. Also müssen Sie um all diese Operationen eine Transaktion legen. Das machen Sie als Nächstes mit verschiedenen APIs.

Ein größeres Problem stellt der Persistenzkontext dar. Nehmen wir an, dass `ItemDAO` und `PaymentDAO` in jeder Methode einen anderen Kontext verwenden (sie sind stateless). Mit anderen Worten öffnen, flushen und schließen `itemDAO.getMaxBid()` und `paymentDAO.makePersistent()` ihren eigenen Kontext (eine `Session` oder einen `EntityManager`). Das ist ein Anti-Muster, das auf jeden Fall stets vermieden werden sollte! In der Welt von Hibernate nennt man das *Session per operation*, und darum sollte sich ein guter Hibernate-Entwickler als Erstes kümmern, wenn er das Design einer Applikation auf Performance-Engpässe hin untersucht. Ein Persistenzkontext sollte nicht zum Verarbeiten einer bestimmten Operation benutzt werden, sondern für das gesamte Ereignis (zu dem naturgemäß mehrere Operationen gehören können). Der Kontextgeltungsbereich ist oft der

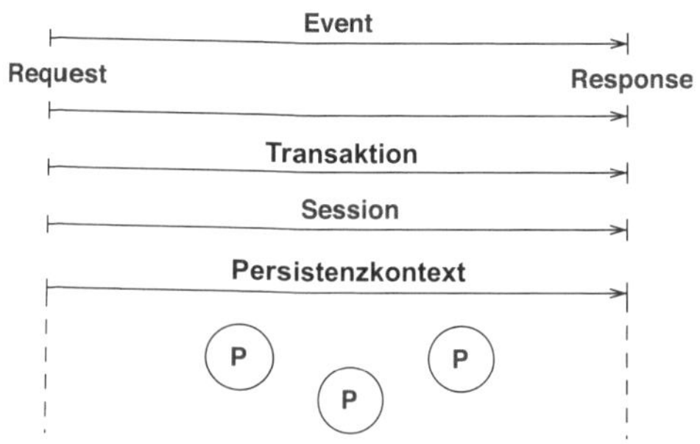

Abbildung 11.1
Ein bestimmtes Ereignis wird von einem Persistenzkontext bedient.

gleiche wie der der Datenbank-Transaktion. Das nennt man auch *Session per request* (siehe Abbildung 11.1).

Fügen wir nun die Transaktionsdemarkation in den `ManageAuction`-Controller ein und propagieren den Persistenzkontext zwischen den Datenzugriffsklassen.

11.1.2 Thread-local-Propagation

Hibernate bietet eine automatische Kontextpropagation für Stand-alone-Java-Applikationen mit reinem Java SE und für jede Applikation, die JTA mit oder ohne EJBs verwendet. Wir möchten Ihnen dringend dazu raten, dieses Feature in Ihrer eigenen Applikation zu verwenden, weil alle Alternativen weniger ausgefeilt sind.

In Hibernate können Sie auf die aktuelle `Session` zugreifen, um auf die Datenbank zuzugreifen. Nehmen wir beispielsweise die Implementierung von `ItemDAO` mit Hibernate:

```
public class ItemDAO {

    public Bid getMaxBid(Long itemId) {
        Session s = getSessionFactory().getCurrentSession();
        return (Bid) s.createQuery("...").uniqueResult();
    }
    ...
}
```

Die Methode `getSessionFactory()` gibt die globale `SessionFactory` zurück. Wie das geschieht, hängt nur von Ihnen ab und wie Sie Ihre Applikation konfigurieren und deployen – das kann zum Beispiel von einer statischen Variable (`HibernateUtil`) kommen, in der JNDI-Registry nachgeschlagen oder manuell injiziert werden, wenn das `ItemDAO` instanziiert wird. Diese Art des Managements von Abhängigkeiten ist trivial, die `SessionFactory` ist ein thread-sicheres Objekt.

Die Methode `getCurrentSession()` für die `SessionFactory` werden wir hier nun besprechen (die `PaymentDAO`-Implementierung verwendet gleichfalls die aktuelle `Session` in allen Methoden). Welches ist die aktuelle `Session`, worauf bezieht sich *aktuell*? Geben wir dem Controller eine Transaktionsdemarkation, die `ItemDAO` und `PaymentDAO` aufruft (siehe Listing 11.2).

Listing 11.2 Einfügen einer Transaktionsdemarkation beim Controller

```
public class ManageAuction {

    ItemDAO     itemDAO = new ItemDAO();
    PaymentDAO  paymentDAO = new PaymentDAO();
    public void endAuction(Item item) {
        try {
            // Beginn des Units of Work
            sf.getCurrentSession().beginTransaction();
            // Item neu anhängen
            itemDAO.makePersistent(item);
            // Gewinnergebot setzen
            Bid winningBid = itemDAO.getMaxBid( item.getId() );
            item.setWinningBid(winningBid);
            item.setBuyer( winningBid.getBidder() );
            // Für Verkäufer Rechnung stellen
            Payment payment = new Payment(item);
            paymentDAO.makePersistent(payment);
```

```
                // Verkäufer und Gewinner benachrichtigen
                ...
                // Ende des Units of Work
                sf.getCurrentSession().getTransaction().commit();
            } catch (RuntimeException ex) {
                try {
                    sf.getCurrentSession().getTransaction().rollback();
                } catch (RuntimeException rbEx) {
                    log.error("Couldn't roll back transaction," rbEx);
                }
                throw ex;
            }
        }
        ...
    }
```

Der Unit of Work beginnt, wenn die Methode `endAuction()` aufgerufen wird. Wenn `sessionFactory.getCurrentSession()` im aktuellen Java-Thread zum ersten Mal aufgerufen wird, wird eine neue `Session` geöffnet und zurückgegeben – Sie bekommen einen neuen Persistenzkontext. Mit dem Hibernate `Transaction`-Interface (in einer Java SE Applikation erhalten Sie JDBC-Transaktionen) starten Sie in dieser neuen `Session` sofort eine Datenbank-Transaktion.

Der gesamte Datenzugriffs-Code, der `getCurrentSession()` für die globale gemeinsame `SessionFactory` aufruft, bekommt Zugriff auf die gleiche aktuelle `Session` – wenn er im gleichen Thread aufgerufen wird. Der Unit of Work wird abgeschlossen, wenn die `Transaction` committet (oder zurückgenommen) wird. Hibernate flusht und schließt ebenfalls die aktuelle `Session`, wenn Sie die Transaktion committen oder zurücknehmen. Die Implikation hier ist, dass ein Aufruf von `getCurrentSession()` nach Commit oder Rollback eine neue `Session` und einen neuen Kontext produziert.

Sie wenden im Grunde den gleichen Geltungsbereich auf Datenbank-Transaktion und Persistenzkontext an. Normalerweise sollten Sie diesen Code verbessern, indem Sie die Transaktion und das Exception-Handling aus der Implementierung der Methode auslagern. Eine nahe liegende Lösung ist ein *Transaktions-Interceptor*, und den werden Sie in Kapitel 16 schreiben.

Intern bindet Hibernate die aktuelle `Session` an den aktuell laufenden Java-Thread. (In der Hibernate-Community wird das auch als *ThreadLocal Session Pattern* bezeichnet.) Sie müssen dieses Binding in Ihrer Hibernate-Konfiguration aktivieren, indem Sie die Eigenschaft `hibernate.current_session_context_class` für den `thread` setzen.

Wenn Sie Ihre Applikation mit JTA deployen, können Sie eine etwas andere Strategie aktiveren, bei dem sowohl der Geltungsbereich als auch das Binding direkt an die Systemtransaktion gekoppelt sind.

11.1.3 Propagation mit JTA

In den vorigen Abschnitten haben wir immer empfohlen, dass die JTA-Dienste sich um die Transaktionen kümmern sollten, und diese Empfehlung wiederholen wir nun. JTA bietet neben vielen anderen Dingen ein standardisiertes Interface für Transaktionsdemarkation, das verhindert, dass der Code durch Hibernate-Interfaces zugemüllt wird. In Listing 11.3 sehen Sie, wie der `ManageAuction`-Controller mit JTA refakturiert wird.

Listing 11.3 Transaktionsdemarkation mit JTA im Controller

```
public class ManageAuction {

    UserTransaction utx = null;

    ItemDAO      itemDAO = new ItemDAO();
    PaymentDAO   paymentDAO = new PaymentDAO();

    public ManageAuction() throws NamingException {
        utx = (UserTransaction) new InitialContext()
                .lookup("UserTransaction");
    }

    public void endAuction(Item item) throws Exception {
        try {
            // Beginn des Units of Work
            utx.begin();

            // Item neu anhängen
            itemDAO.makePersistent(item);

            // Gewinnergebot setzen
            Bid winningBid = itemDAO.getMaxBid( item.getId() );
            item.setWinningBid(winningBid);
            item.setBuyer( winningBid.getBidder() );

            // Für Verkäufer Rechnung schreiben
            Payment payment = new Payment(item);
            paymentDAO.makePersistent(payment);

            // Verkäufer und Gewinner benachrichtigen
            ...

            // Ende des Units of Work
            utx.commit();

        } catch (Exception ex) {
            try {
                utx.rollback();
            } catch (Exception rbEx) {
                log.error("Couldn't roll back transaction," rbEx);
            }
            throw ex;
        }
    }
    ...
}
```

Dieser Code ist frei von Hibernate-Importen. Und noch wichtiger: Die `ItemDAO`- und `PaymentDAO`-Klassen, die intern mit `getCurrentSession()` arbeiten, bleiben unverändert. Ein neuer Persistenzkontext beginnt, wenn `getCurrentSession()` zum ersten Mal in einer der DAO-Klassen aufgerufen wird. Die aktuelle `Session` wird automatisch an die aktuelle JTA-Systemtransaktion gebunden. Wenn die Transaktion entweder durch Commit oder Rollback beendet ist, wird der Kontext geflusht und die intern gebundene aktuelle `Session` geschlossen.

Das Exception-Handling in diesem Code unterscheidet sich etwas von dem im vorigen Beispiel ohne JTA, weil die `UserTransaction`-API checked Exceptions werfen könnte (und der JNDI-Lookup im Konstruktor könnte auch fehlschlagen).

Sie brauchen diesen JTA-gebundenen Persistenzkontext nicht zu aktivieren, wenn Sie Ihre Hibernate-Applikation für JTA konfigurieren; `getCurrentSession()` gibt immer eine `Session` zurück, die für die aktuelle JTA-Systemtransaktion gilt und daran gebunden ist.

(Beachten Sie, dass Sie das Hibernate `Transaction`-Interface nicht zusammen mit dem `getCurrentSession()`-Feature und JTA verwenden können. Sie brauchen eine `Session`, um `beginTransaction()` aufzurufen, doch eine `Session` muss an die aktuelle JTA-Transaktion gebunden sein – das ist wie mit der Henne und dem Ei. Das ist ein erneuter Hinweis darauf, dass Sie – wenn irgend möglich – immer JTA verwenden sollten und Hibernate `Transaction` nur, wenn Sie JTA nicht nehmen können.)

11.1.4 Propagation mit EJBs

Wenn Sie Ihren Controller als EJB schreiben und über Container gemanagte Transaktionen anwenden, wird der Code (in Listing 11.4) sogar noch sauberer.

Listing 11.4 Transaktionsdemarkation mit CMT im Controller

```
@Stateless
public class ManageAuctionBean implements ManageAuction {

    ItemDAO     itemDAO = new ItemDAO();
    PaymentDAO  paymentDAO = new PaymentDAO();
    @TransactionAttribute(TransactionAttributeType.REQUIRED)
    public void endAuction(Item item) {
        // Item neu anhängen
        itemDAO.makePersistent(item);
        // Gewinnergebot setzen
        Bid winningBid = itemDAO.getMaxBid( item.getId() );
        item.setWinningBid(winningBid);
        item.setBuyer( winningBid.getBidder() );
        // Für Verkäufer Rechnung schreiben
        Payment payment = new Payment(item);
        paymentDAO.makePersistent(payment);
        // Verkäufer und Gewinner benachrichtigen
        ...
    }
    ...
}
```

Die aktuelle `Session` ist an die Transaktion gebunden, die für die Methode `endAuction()` gestartet wurde, und sie wird geflusht und geschlossen, wenn diese Methode zurückkehrt. Der gesamte Code, der innerhalb dieser Methode läuft und `sessionFactory.getCurrentSession()` aufruft, bekommt den gleichen Persistenzkontext.

Wenn Sie dieses Beispiel mit dem ersten nicht funktionierenden Beispiel (aus Listing 11.1) vergleichen, werden Sie sehen, dass Sie nur ein paar Annotationen einbauen mussten, um es zum Laufen zu bringen. Das `@TransactionAttribute` ist sogar optional – dessen Default ist `REQUIRED`. Darum bietet EJB 3.0 ein *vereinfachtes Programmiermodell*. Beachten Sie, dass Sie bisher noch kein JPA-Interface verwendet haben; die Klassen für den Datenzugriff bauen immer noch auf die aktuelle Hibernate-`Session` auf. Sie können das später einfach refakturieren – die Funktionsbereiche sind sauber voneinander getrennt.

Sie wissen nun, wie der Geltungsbereich des Persistenzkontexts auf Transaktionen bezogen wird, um ein bestimmte Ereignis zu bedienen, und wie Sie komplexere Operationen für den Datenzugriff erstellen können, für die eine Propagation und ein gemeinsamer Kontext für mehrere Objekte erforderlich ist. Hibernate verwendet intern den aktuellen Thread oder die aktuelle JTA-Systemtransaktion, um die aktuelle `Session` und den Persistenzkontext zu binden. Der Geltungsbereich der `Session` und des Kontexts ist der gleiche wie der für die Hibernate `Transaction` oder die JTA-Systemtransaktion.

Wir konzentrieren uns jetzt auf das zweite Designkonzept, mit dem Sie Design und Erstellung Ihrer Datenbankapplikationen wesentlich verbessern können. Wir werden lang laufende Konversationen (also eine Folge von Interaktionen mit dem Anwender der Applikation, die dessen Denkzeit überspannen) implementieren.

11.2 Konversationen mit Hibernate

Sie haben in den vorigen Kapiteln schon mehrfach vom Konzept der Konversation gehört. Beim ersten Mal haben wir gesagt, dass Konversationen Units of Work sind, die die Denkzeit eines Anwenders umspannen. Dann haben wir die grundlegenden Bausteine untersucht, die Sie zusammensetzen müssen, um Applikationen mit Konversationen zu erstellen: detached Objekte, Reattachment, Merging und die alternative Strategie mit einem erweiterten Persistenzkontext.

Jetzt wird es Zeit, sich all diese Optionen in Aktion anzusehen. Wir bauen auf dem vorigen Beispiel, dem Schließen und Vollenden einer Auktion, auf und verwandeln es in eine Konversation.

11.2.1 Die Garantien einer Konversation

Sie haben bereits eine Konversation implementiert, sie war bloß noch nicht sonderlich lang. Sie haben die kürzestmögliche Konversation implementiert: eine, die einen Request vom Anwender der Applikation umspannt hat. Der Anwender (gehen wir einmal davon aus, dass es sich um einen menschlichen Operator handelt) klickt auf den Button *Complete Auction* (Auktion beenden) im Administrations-Interface von CaveatEmptor. Dieses angeforderte Ereignis wird dann verarbeitet, und der Operator bekommt eine Antwort, aus der er entnehmen kann, dass die Aktion erfolgreich war.

In der Praxis sind kurze Konversationen üblich. Beinahe alle Applikationen haben komplexere Konversationen, also anspruchsvollere Sequenzen von Aktionen, die als eine Einheit gruppiert werden müssen. Wenn beispielsweise der menschliche Operator auf den Button *Complete Auction* klickt, macht er das, weil er der Überzeugung ist, dass diese Auktion abgeschlossen werden soll. Er trifft diese Entscheidung anhand der auf dem Bildschirm dargestellten Daten – doch wie ist diese Information dorthin gekommen? Ein früherer Request wurde an die Applikation geschickt und löste das Laden einer Auktion zur Darstellung auf dem Bildschirm aus. Vom Standpunkt des Anwenders der Applikation aus ist dieses Laden der Daten Teil des gleichen Units of Work. Es scheint nachvollziehbar, dass die Applikation auch wissen sollte, dass beide Ereignisse – Laden eines Auktionsartikels zur Ausgabe auf dem Bildschirm und Abschließen einer Auktion – sich im gleichen Unit of Work befinden sollte. Wir erweitern unser Konzept eines Units of Work und nehmen den Standpunkt des Anwenders an. Sie gruppieren beide Ereignisse in der gleichen Konversation.

Der Anwender erwartet einige Garantien, während er mit der Applikation durch diese Konversation geht:

- Die Auktion, die der Anwender schließen will, wird nicht modifiziert, solange er sie betrachtet. Der Abschluss der Auktion erfordert, dass die Daten, auf denen diese Entscheidung beruht, immer noch unverändert sind, wenn dieser Abschluss geschieht. Anderenfalls arbeitet der Operator mit veralteten Daten und wird möglicherweise eine falsche Entscheidung treffen.
- Die Konversation ist atomar: Der Anwender kann die Konversation jederzeit abbrechen, und alle von ihm gemachten Veränderungen werden zurückgenommen. Das ist in unserem aktuellen Szenario kein großes Problem, weil nur das letzte Ereignis zu permanenten Änderungen führt; der erste Request lädt nur Daten zur Darstellung. Allerdings sind auch komplexere Konversationen möglich und üblich.

Sie als Applikationsentwickler wollen diese Garantien mit so wenig Aufwand wie möglich implementieren.

Wir zeigen Ihnen jetzt, wie man lange Konversationen (mit und ohne EJBs) mit Hibernate implementiert. Die erste Wahl, die Sie – in jeder Umgebung – zu treffen haben, bezieht sich darauf, ob Sie mit einer Strategie arbeiten, die *detached Objekte* verwendet, oder mit einer, die den *Persistenzkontext erweitert.*

11.2.2 Konversationen mit detached Objekten

Erstellen wir also nun die Konversation mit nativen Hibernate-Interfaces und einer Strategie mit detached Objekten. Die Konversation hat zwei Schritte: Der erste lädt ein Objekt, und durch den zweiten werden Änderungen am geladenen Objekt persistent. Diese beiden Schritte können Sie in Abbildung 11.2 sehen.

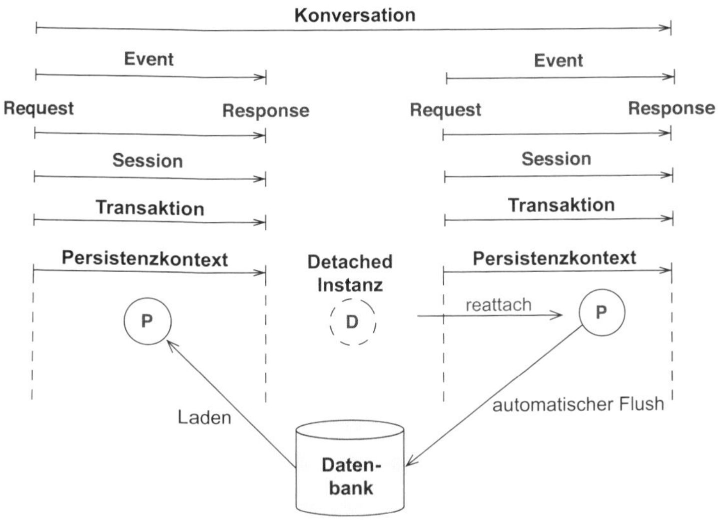

Abbildung 11.2 Eine Konversation mit zwei Schritten, die mit detached Objekten implementiert wird

Für den ersten Schritt muss eine Hibernate-`Session` eine Instanz über deren Identifikator auslesen (davon ausgehend, dass es sich um einen gegebenen Parameter handelt). Sie schreiben einen weiteren `ManageAuction`-Controller, der sich um dieses Ereignis kümmert:

```
public class ManageAuction {

    public Item getAuction(Long itemId) {
        Session s = sf.getCurrentSession();
        s.beginTransaction();
        Item item = (Item) s.get(Item.class, itemId);
        s.getTransaction().commit();
        return item;
    }
    ...
}
```

Wir haben den Code ein wenig vereinfacht, um zu verhindern, dass das Beispiel unübersichtlich wird – Sie wissen, dass das Exception-Handling nicht wirklich optional ist. Beachten Sie, dass es sich hierbei um eine viel einfachere Version handelt als das, was wir vorher gezeigt haben; wir wollen Ihnen das Minimum an Code zeigen, das Sie zum Verständnis von Konversationen brauchen. Sie können diesen Controller auf Wunsch auch mit DAOs schreiben.

Eine neue `Session` und Datenbank-Transaktion sowie ein neuer Kontext starten beim Aufruf der Methode `getAuction()`. Ein Objekt wird aus den Datenbanken geladen, die Transaktion committet, und der Persistenzkontext wird geschlossen. Das `item`-Objekt befindet sich nun im detached Zustand und wird an den Client zurückgegeben, der diese Methode aufgerufen hat. Der Client arbeitet mit dem detached Objekt, zeigt es an und erlaubt möglicherweise sogar, dass der Anwender es verändern kann.

Der zweite Schritt in der Konversation ist die Vollendung der Auktion. Dafür haben wir eine andere Methode des `ManageAuction`-Controllers. Verglichen mit früheren Beispielen vereinfachen Sie wieder die `endAuction()`-Methode, um unnötige Komplikationen zu vermeiden:

```
public class ManageAuction {

    public Item getAuction(Long itemId) ...
    ...
    public void endAuction(Item item) {
        Session s = sf.getCurrentSession();
        s.beginTransaction();
        // Item neu anhängen
        s.update(item);
        // Gewinnergebot setzen
        // Für Verkäufer Rechnung schreiben
        // Verkäufer und Gewinner benachrichtigen
        ...
        s.getTransaction().commit();
    }
}
```

Der Client ruft die Methode `endAuction()` auf und übergibt die detached `item`-Instanz zurück – das ist die gleiche Instanz, die im ersten Schritt zurückgegeben wurde. Die `update()`-Operation mit der `Session` hängt das detached Objekt wieder an den Persistenzkontext und legt ein SQL-`UPDATE` fest. Hibernate muss davon ausgehen, dass der Client das Objekt verändert hat, während es detached war (wenn Sie anderenfalls sicher sind, dass es nicht modifiziert wurde, wäre ein `lock()` ausreichend). Der Persistenzkontext wird automatisch geflusht, wenn die zweite Transaktion in der Konversation committet wird, und alle Veränderungen an dem vormals detached und nun persistenten Objekt werden mit der Datenbank synchronisiert.

Die Methode `saveOrUpdate()` ist in der Praxis nützlicher als `update()`, `save()` oder `lock()`: In komplexen Konversationen wissen Sie nicht, ob sich das `item` im detached Zustand befindet oder ob es neu und transient ist und gespeichert werden muss. Die automatische Zustandserkennung, die durch `saveOrUpdate()` möglich ist, ist sogar noch hilfreicher, wenn Sie nicht nur mit einzelnen Instanzen arbeiten, sondern auch ein Netzwerk von Objekten neu anhängen (reattach) oder persistieren und mit Kaskadierungsoptionen arbeiten wollen. Lesen Sie sich auch noch einmal die Definition der `merge()`-Operation in Kapitel 9, Abschnitt 9.3.2 „Merging eines detached Objekts", durch und wann man Merging statt Reattachment nehmen sollte.

Bisher haben Sie nur eines der Implementierungsprobleme von Konversationen gelöst: Es war nur wenig Code erforderlich, um die Konversation zu implementieren. Allerdings erwartet der Anwender, dass der Unit of Work nicht nur von zeitgleich ablaufenden Modifikationen isoliert, sondern auch atomar ist.

Sie isolieren zeitgleiche (*concurrent*) Konversationen durch optimistisches Locking. Sie sollten sich als Regel nehmen, keine pessimistische Strategie zur zeitgleichen Steuerung anzuwenden, die eine lang dauernde Konversation umspannt – das führt zu einem kostspieligen und nicht-skalierbaren Locking. Anders gesagt verhindern Sie nicht, dass zwei Operatoren den gleichen Auktionsartikel sehen. Sie hoffen, dass das selten passiert, sind also optimistisch. Doch wenn das geschieht, haben Sie eine Lösungsstrategie zur Hand. Sie müssen die automatische Versionierung von Hibernate für die Persistenzklasse `Item` aktivieren, wie Sie es in Kapitel 10, Abschnitt 10.2.2 „Aktivierung der Versionierung in Hibernate" gemacht haben. Dann beinhaltet jedes SQL-`UPDATE` oder -`DELETE` jederzeit während der Konversation eine Versionsprüfung mit dem in der Datenbank vorhandenen Zustand. Sie bekommen eine `StaleObjectStateException`, wenn dieser Check fehlschlägt, und müssen dann die entsprechenden Aktionen vornehmen. In diesem Fall präsentieren Sie dem Anwender eine Fehlermeldung („Leider wurde die gleiche Auktion von einem anderen Anwender verändert!") und erzwingen einen Neustart der Konversation ab Schritt eins.

Wie können Sie die Konversation atomar machen? Die Konversation umspannt mehrere Persistenzkontexte und Datenbank-Transaktionen. Doch das ist vom Standpunkt des Anwenders aus gesehen nicht der Geltungsbereich eines Units of Work; er betrachtet die Konversation als atomare Gruppe von Operationen, die entweder alle fehlschlagen oder alle erfolgreich sind. In der aktuellen Konversation ist das kein Problem, weil Sie Daten nur im letzten (zweiten) Schritt modifizieren und persistieren. Jede Konversation, die nur Daten liest und alle Reattachments modifizierter Objekte bis zum letzten Schritt verzögert, ist automatisch atomar und kann jederzeit abgebrochen werden. Wenn eine Konversation neu angehängt wird und in einem Zwischenschritt die Veränderungen an die Datenbank committet, ist sie nicht mehr länger atomar.

Eine Lösung wäre, den Persistenzkontext beim Commit nicht zu flushen – das heißt einen `FlushMode.MANUAL` bei einer `Session` zu setzen, die keine Modifizierungen persistieren soll (natürlich nicht für den letzten Schritt der Konversation). Eine andere Option ist, mit *Kompensationsaktionen* zu arbeiten, die alle Schritte *rückgängig* machen, die permanente Änderungen ausgelöst haben, und die entsprechenden Kompensationsaktionen aufzurufen, wenn der Anwender die Konversation abbricht. Wir werden uns hier nicht weiter auf das Schreiben von Kompensationsaktionen eingehen; sie hängen von Ihrer implementierten Konversation ab.

Als Nächstes implementieren Sie die gleiche Konversation mit einer anderen Strategie und eliminieren den detached Objektzustand. Sie erweitern den Persistenzkontext, um eine ganze Konversation zu überspannen.

11.2.3 Erweitern einer Session für eine Konversation

Die Hibernate-`Session` hat einen internen Persistenzkontext. Sie können eine Konversation implementieren, an der keine detached Objekte beteiligt sind, indem Sie den Persistenzkontext *erweitern*, damit er die gesamte Konversation umspannt. Diese Strategie nennt man *Session per conversation* (siehe Abbildung 11.3).

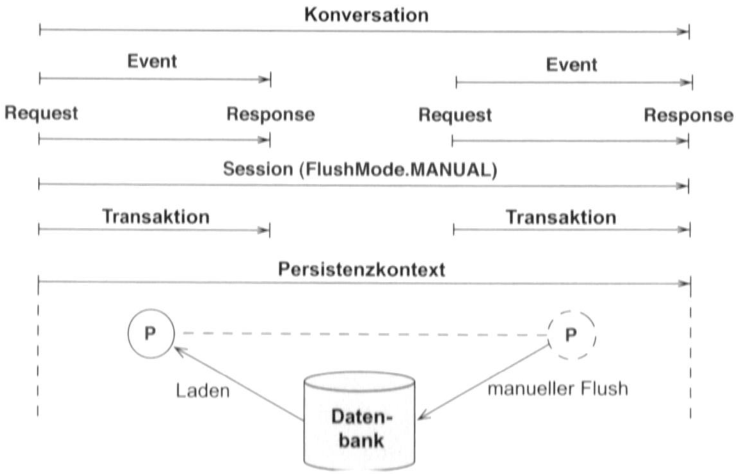

Abbildung 11.3 Ein getrennter Persistenzkontext wird erweitert, damit er eine Konversation umspannt.

Eine neue `Session` und ein neuer Persistenzkontext werden zu Beginn einer Konversation geöffnet. Der erste Schritt, das Laden des `Item`-Objekts, wird in der ersten Datenbank-Transaktion implementiert. Die `Session` wird automatisch von der zugrunde liegenden JDBC-`Connection` getrennt, sobald Sie die Datenbank-Transaktion committen. Sie können nun während der Denkzeit des Anwenders an dieser getrennten `Session` und ihrem internen Persistenzkontext festhalten. Sobald der Anwender mit der Konversation fortfährt und den nächsten Schritt ausführt, stellen Sie die Verbindung der `Session` mit einer neuen JDBC-`Connection` wieder her, indem Sie eine zweite Datenbank-Transaktion beginnen. Jedes Objekt, das in dieser Konversation geladen ist, befindet sich im persistenten Zustand:

Es ist nie detached. Von daher werden alle Modifikationen, die Sie bei einem persistenten Objekt gemacht haben, zur Datenbank geflusht, sobald Sie für diese `Session` `flush()` aufrufen. Sie müssen das automatische Flushing der Session deaktivieren, indem Sie einen `FlushMode.MANUAL` setzen – das sollten Sie machen, wenn die Konversation beginnt und die `Session` gestartet wird.

Änderungen, die in zeitgleich ablaufenden Konversationen vorgenommen wurden, werden dank des optimistischen Lockings und des automatischen Versions-Checks während des Flushings isoliert. Die Atomarität der Konversation ist garantiert, wenn Sie die `Session` erst beim letzten Schritt, also dem Ende der Konversation flushen – wenn Sie die nicht geflushte `Session` schließen, brechen Sie eigentlich die Konversation ab.

Wir müssen eine Ausnahme bei diesem Verhalten näher erläutern: der Zeitpunkt, an dem neue Entity-Instanzen eingefügt werden. Beachten Sie, dass das in diesem Beispiel kein Problem ist, sondern nur in komplexeren Konversationen.

Verzögern der Einfügung bis zum Flushing-Zeitpunkt

Um das Problem zu verstehen, denken Sie über die Art nach, wie Objekte gespeichert werden und wie ihr Identifikatorwert zugewiesen wird. Weil Sie in der Konversation *Complete Auction* keine neuen Objekte speichern, sind Sie nicht auf dieses Problem gestoßen. Doch eine Konversation, in der Sie Objekte in einem Zwischenschritt speichern, könnte nicht atomar sein.

Die Methode `save()` bei der `Session` erfordert, dass der neue Datenbank-Identifikator der gespeicherten Instanz zurückgegeben werden muss. Von daher muss der Identifikatorwert generiert werden, wenn die `save()`-Methode aufgerufen wird. Das ist bei den meisten Strategien für Identifikator-Generatoren kein Problem; Hibernate kann beispielsweise eine `sequence` aufrufen, im Speicher ein `increment` ausführen oder den `hilo`-Generator nach einem neuen Wert fragen. Hibernate muss kein SQL-`INSERT` ausführen, um den Identifikatorwert für `save()` zurückzugeben und ihn der nun persistenten Instanz zuzuweisen.

Die Ausnahmen sind Strategien zur Generierung von Identifikatoren, die ausgelöst werden, nachdem der `INSERT` geschehen ist. Eine davon ist `identity`, die andere ist `select`; bei beiden ist es erforderlich, dass zuerst eine Zeile eingefügt wird. Wenn Sie eine Persistenzklasse mit diesen Identifikator-Generatoren mappen, wird sofort ein `INSERT` ausgeführt, wenn Sie `save()` aufrufen! Weil Sie während der Konversation Datenbank-Transaktionen committet haben, könnte dieses Einfügen permanente Auswirkungen haben.

Schauen Sie sich den folgenden, etwas anderen Konversations-Code an, der diesen Effekt demonstriert:

```
Session session = getSessionFactory().openSession();
session.setFlushMode(FlushMode.MANUAL);

// Erster Schritt der Konversation
session.beginTransaction();
Item item = (Item) session.get(Item.class, new Long(123) );
session.getTransaction().commit();
// Zweiter Schritt der Konversation
session.beginTransaction();
Item newItem = new Item();
```

```
Long newId = (Long) session.save(newItem); // Löst INSERT aus!
session.getTransaction().commit();
// Rollback der Konversation!
session.close();
```

Sie könnten erwarten, dass die gesamte Konversation (die beiden Schritte) durch Schließen des nicht geflushten Persistenzkontexts zurückgenommen werden kann. Das Einfügen von `newItem` sollte solange verzögert werden, bis Sie `flush()` für die `Session` aufrufen, was in diesem Code nie passiert. Das ist nur der Fall, wenn Sie als Ihren Identifikator-Generator nicht `identity` oder `select` auswählen. Mit diesen Generatoren muss ein `INSERT` im zweiten Schritt der Konversation ausgeführt werden, und der `INSERT` wird an die Datenbank committet.

Eine Lösung arbeitet mit Kompensierungsaktionen, die Sie neben dem Schließen des nicht geflushten Persistenzkontexts ausführen, um etwaige Einfügungen rückgängig zu machen, die während einer abgebrochenen Konversation gemacht wurden. Sie müssten dann die eingefügte Zeile manuell löschen. Eine andere Lösung ist ein anderer Identifikator-Generator wie eine `sequence`, die die Generierung von neuen Identifikatorwerten ohne Einfügen unterstützt.

Die Operation `persist()` stellt Sie vor das gleiche Problem. Allerdings bietet sie auch eine alternative (und bessere) Lösung. Sie kann Einfügungen verzögern, sogar mit einer Identifikator-Generierung nach einer Einfügung, wenn Sie sie außerhalb einer Transaktion aufrufen:

```
Session session = getSessionFactory().openSession();
session.setFlushMode(FlushMode.MANUAL);

// Erster Schritt in der Konversation
session.beginTransaction();
Item item = (Item) session.get(Item.class, new Long(1));
session.getTransaction().commit();
// Zweiter Schritt in der Konversation
Item newItem = new Item();
session.persist(newItem);
// Rollback der Konversation!
session.close();
```

Die Methode `persist()` kann Einfügungen verzögern, weil sie keinen Identifikatorwert zurückgeben muss. Beachten Sie, dass die `newItem`-Entity sich im persistenten Zustand befindet, nachdem Sie `persist()` aufgerufen haben, aber ihr kein Identifikatorwert zugewiesen ist, wenn Sie die Persistenzklasse mit einer `identity`- oder `select`-Generator-Strategie mappen. Der Identifikatorwert wird der Instanz zugewiesen, wenn der `INSERT` geschieht: zum Flush-Zeitpunkt. Wenn Sie `persist()` außerhalb einer Transaktion aufrufen, wird keine SQL-Anweisung ausgeführt. Das `newItem`-Objekt wird nur zum Einfügen vorgemerkt.

Behalten Sie im Hinterkopf, dass das hier angesprochene Problem von der gewählten Identifikator-Generator-Strategie abhängt – vielleicht stoßen Sie gar nicht darauf oder Sie können es vermeiden. Das nicht-transaktionale Verhalten von `persist()` wird später in diesem Kapitel noch einmal relevant, wenn Sie Konversationen nicht mit Hibernate-, sondern mit JPA-Interfaces schreiben.

Wir wollen nun zuerst die Implementierung einer Konversation mit einer erweiterten `Session` abschließen. Mit der Strategie *Session per conversation* brauchen Sie Objekte in Ihrem Code nicht mehr länger manuell abzukoppeln und neu anzuhängen (oder zusammenzuführen). Sie müssen den Infrastruktur-Code implementieren, der die gleiche `Session` für eine ganze Konversation wiederverwenden kann.

Management der aktuellen Session

Die Unterstützung der aktuellen `Session`, die wir bereit besprochen haben, ist ein umschaltbarer Mechanismus. Sie haben bereits zwei mögliche interne Strategien gesehen: Eine war an den Thread gebunden und die andere hat die aktuelle `Session` an die JTA-Transaktion gebunden. Doch beide haben die `Session` am Ende der Transaktion geschlossen. Sie brauchen einen anderen Geltungsbereich für die `Session` für das Muster *Session per conversation*, wollen aber in Ihrem Applikationscode immer noch auf die aktuelle `Session` zugreifen können.

Eine dritte eingebaute Option macht genau das, was Sie für die Strategie *Session per conversation* brauchen. Sie müssen sie aktivieren, indem Sie die Konfigurationsoption `hibernate.current_session_context_class` auf `managed` setzen. Die anderen eingebauten Optionen, die wir besprochen haben, sind `thread` und `jta`, wobei Letztere implizit aktiviert wird, wenn Sie Hibernate für das JTA-Deployment konfigurieren. Beachten Sie, dass alle diese eingebauten Optionen Implementierungen des Interfaces `org.hibernate.context.CurrentSessionContext` sind; Sie können Ihre eigene Implementierung schreiben und die Klasse in der Konfiguration benennen. Das ist normalerweise nicht nötig, weil die eingebauten Optionen die meisten Fälle abdecken.

Die bei Hibernate eingebaute Implementierung, die Sie gerade aktiviert haben, nennt man *managed*, weil sie die Verantwortung für das Management des Geltungsbereichs (Beginn und Ende der aktuellen `Session`) an Sie delegiert. Sie managen den Geltungsbereich der Session mit drei statischen Methoden:

```
public class ManagedSessionContext implements CurrentSessionContext {
    public static Session bind(Session session) { ... }
    public static Session unbind(SessionFactory factory) { ... }
    public static boolean hasBind(SessionFactory factory) { ... }
}
```

Sie können wahrscheinlich schon erraten, was die Implementierung einer Strategie *Session per conversation* machen muss:

- Wenn eine Konversation beginnt, muss eine neue `Session` geöffnet und mit `ManagedSessionContext.bind()` gebunden werden, um den ersten Request in der Konversation bedienen zu können. Sie müssen für diese neue `Session` auch `FlushMode.MANUAL` setzen, weil hinter Ihrem Rücken keine Persistenzkontext-Synchronisierung passieren soll.
- Der gesamte Datenzugriffs-Code, der nun `sessionFactory.getCurrentSession()` aufruft, erhält nun die `Session`, die Sie gebunden haben.
- Wenn in der Konversation ein Request abgeschlossen ist, müssen Sie `ManagedSessionContext.unbind()` aufrufen und die nun getrennte `Session` irgendwo speichern, bis

der nächste Request in der Konversation gemacht wird. Oder wenn dies der letzte Request in der Konversation war, müssen Sie die `Session` flushen und schließen.

All diese Schritte können mit einem *Interceptor* implementiert werden.

Erstellen eines Interceptors für eine Konversation

Sie brauchen einen Interceptor, der automatisch für jedes Request-Ereignis in einer Konversation ausgelöst wird. Wenn Sie mit EJBs arbeiten (das kommt gleich), bekommen Sie ohne einen zusätzlichen Handschlag viel von diesem Infrastruktur-Code frei Haus. Wenn Sie eine Applikation nicht in Java EE schreiben, müssen Sie Ihren eigenen Interceptor schreiben. Es gibt viele Wege, wie Sie das machen können; wir zeigen Ihnen hier einen abstrakten Interceptor, der nur das Konzept demonstriert. Sie finden funktionierende und getestete Interceptor-Implementierungen für Web-Applikationen im CaveatEmptor-Download im Paket `org.hibernate.ce.auction.web.filter`.

Nehmen wir an, dass der Interceptor startet, immer wenn ein Ereignis in einer Konversation verarbeitet werden muss. Wir gehen auch davon aus, dass jedes Ereignis einen Controller und dessen `execute()`-Methode passiert – das ist das einfachste Szenario. Sie können diese Methode nun mit einen Interceptor wrappen; das heißt, Sie schreiben einen Interceptor, der aufgerufen wird, bevor und nachdem diese Methode ausgeführt wird. Das sehen Sie in Abbildung 11.4; lesen Sie die nummerierten Elemente von links nach rechts.

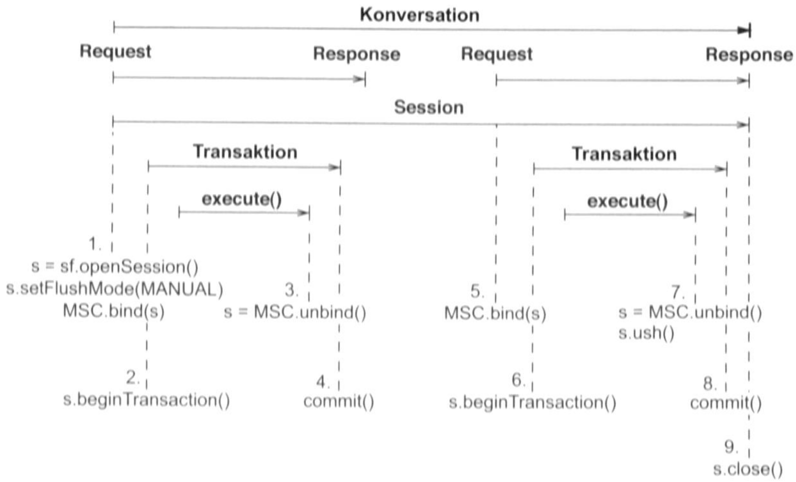

Abbildung 11.4 Ein Interceptor managt die Ereignisse im Lebenszyklus einer `Session`.

Wenn der erste Request in einer Konversation auf den Server zugreift, startet der Interceptor und öffnet eine neue `Session` ❶; das automatische Flushing dieser `Session` wird sofort deaktiviert. Diese `Session` wird dann an den `ManagedSessionContext` von Hibernate gebunden. Eine Transaktion wird gestartet ❷, bevor der Interceptor den Controller das Ereignis bearbeiten lässt. Der gesamte Code, der in diesem Controller (oder einem DAO, das vom Controller aufgerufen wird) läuft, kann nun `sessionFactory.getCur-`

rentSession() aufrufen und mit der Session arbeiten. Wenn der Controller seine Arbeit abgeschlossen hat, läuft der Interceptor erneut und gibt die aktuelle Session wieder frei ❸. Nachdem die Transaktion committet ist ❹, wird die Session automatisch getrennt und kann während der Denkzeit des Anwenders gespeichert werden.

Nun wartet der Server auf den zweiten Request in der Konversation.

Sobald der zweite Request beim Server ankommt, startet der Interceptor und erkennt, dass eine getrennte und gespeicherte Session vorhanden ist. Er bindet sie an den ManagedSessionContext ❺. Der Controller handlet das Ereignis, nachdem vom Interceptor eine Transaktion gestartet wurde ❻. Wenn der Controller seine Arbeit beendet, läuft der Interceptor wieder und gibt die aktuelle Session von Hibernate frei. Anstatt sie jedoch zu trennen und zu speichern, erkennt der Interceptor nun, dass dies das Ende der Konversation ist und dass die Session geflusht werden muss ❼, bevor die Transaktion committet wird ❽. Zum Schluss ist die Konversation vollständig, und der Interceptor schließt die Session ❾.

Das hört sich komplexer an, als es im Code ist. Im Listing 11.5 finden Sie eine Pseudo-Implementierung eines solchen Interceptors:

Listing 11.5 Ein Interceptor implementiert die Strategie *Session per conversation.*

```
public class ConversationInterceptor {

    public Object invoke(Method method) {
        // Welche Session soll benutzt werden?
        Session currentSession = null;
        if (disconnectedSession == null) {
            // Start einer neuen Konversation
            currentSession = sessionFactory.openSession();
            currentSession.setFlushMode(FlushMode.MANUAL);
        } else {
            // In der Mitte einer Konversation
            currentSession = disconnectedSession;
        }
        // Binden vor dem verarbeitenden Ereignis
        ManagedSessionContext.bind(currentSession);
        // Beginn einer Datenbank-Transaktion, Session neu verbinden
        currentSession.beginTransaction();
        // Ereignis verarbeiten durch Aufruf des gewrappten execute()
        Object returnValue = method.invoke();
        // Unbind nach Verarbeiten des Ereignisses
        currentSession =
            ManagedSessionContext.unbind(sessionFactory);
        // Entscheiden, ob es das letzte Ereignis in der Konversation war
        if ( returnValue.containsEndOfConversationToken() ) {
            // Das Ereignis war das letzte: flush, commit, close
            currentSession.flush();
            currentSession.getTransaction().commit();
            currentSession.close();
            disconnectedSession = null; // Clean up
        } else {
            // Ereignis war nicht das letzte, Konversation fortführen
            currentSession.getTransaction().commit(); // Disconnects
            disconnectedSession = currentSession;
        }
        return returnValue;
    }
}
```

Der invoke(Method)-Interceptor wrappt die execute()-Operation des Controllers. Dieser Interceptor-Code läuft jedes Mal, wenn ein Request des Anwenders verarbeitet werden muss. Wenn er zurückgegeben wird, prüfen Sie, ob der Return-Wert einen besonderen Token oder Marker enthält. Dieses Token zeigt an, dass es sich um das letzte Ereignis handelt, das in einer bestimmten Konversation verarbeitet werden muss. Sie flushen jetzt die `Session`, committen alle Änderungen und schließen sie. Wenn es nicht das letzte Ereignis der Konversation war, committen Sie die Datenbank-Transaktion, speichern die getrennte `Session` und warten auf das nächste Ereignis in der Konversation.

Dieser Interceptor ist für jeden Client-Code transparent, der `execute()` aufruft. Er ist auch für jeden Code transparent, der innerhalb von `execute()` abläuft: Alle Datenzugriffsoperationen verwenden die aktuelle `Session`; die Funktionsbereiche sind sauber voneinander getrennt. Wir brauchen Ihnen nicht einmal den Datenzugriffs-Code zu zeigen, weil er frei von irgendeiner Transaktionsdemarkation oder einem `Session`-Handling ist. Laden und speichern Sie die Objekte einfach mit `getCurrentSession()`.

Wahrscheinlich gehen Ihnen die folgenden Fragen im Kopf herum:

- *Wo wird die* `disconnectedSession` *gespeichert, wenn die Applikation darauf wartet, dass der Anwender den nächsten Request in einer Konversation sendet?* Sie kann in der `HttpSession` oder sogar in einer stateful EJB gespeichert werden. Wenn Sie nicht mit EJBs arbeiten, wird diese Verantwortung an Ihren Applikations-Code delegiert. Wenn Sie EJB 3.0 und JPA nutzen, können Sie den Geltungsbereich des Persistenzkontexts (das Äquivalent einer `Session`) an eine stateful EJB binden – ein weiterer Vorteil des vereinfachten Programmierungsmodells.
- *Woher kommt das spezielle Token, das das Ende der Konversation markiert?* In unserem abstrakten Beispiel ist das Token im Return-Wert der Methode `execute()` enthalten. Es gibt viele Wege, um ein solches spezielles Signal für den Interceptor zu implementieren, solange Sie einen Weg finden, um es dorthin zu transportieren. Ganz pragmatisch können Sie das Signal in das Resultat des Ereignisses legen.

Damit sind unsere Ausführungen über die Kontextpropagation und die Implementierung von Konversationen mit Hibernate abgeschlossen. Wir haben in den zurückliegenden Abschnitten eine ganze Menge Beispiele verkürzt und vereinfacht, damit Sie die Konzepte besser verstehen können. Wenn Sie weitermachen und mit Hibernate anspruchsvollere Units of Work implementieren wollen, schlagen wir vor, dass Sie zuerst noch Kapitel 16 lesen.

Wenn Sie jedoch keine Hibernate-APIs verwenden, aber mit Java Persistence- und EJB 3.0-Komponenten arbeiten wollen, lesen Sie einfach weiter.

11.3 Konversationen mit JPA

Wir schauen uns nun die Kontextpropagation und Implementierung von Konversationen mit JPA und EJB 3.0 an. So wie mit nativem Hibernate müssen Sie drei Aspekte berücksichtigen, wenn Sie Konversationen mit Java Persistence implementieren wollen.

- Sie sollten den Persistenzkontext propagieren, damit für den gesamten Datenzugriff in einem bestimmten Request nur ein Kontext verwendet wird. In Hibernate ist diese

Funktionalität mit dem Feature `getCurrentSession()` eingebaut. JPA hat dieses Feature nicht, wenn es Stand-alone in Java SE deployt ist. Andererseits ist JPA in Kombination mit EJBs deutlich leistungsfähiger als Hibernate – dank des EJB 3.0-Programmierungsmodells und des gut definierten Geltungsbereichs und Lebenszyklus von Transaktionen und gemanagten Komponenten.

- Wenn Sie sich als Strategie für die Implementierung Ihrer Konversationen für ein Vorgehen mit detached Objekten entscheiden, müssen Sie Änderungen vornehmen, um detached Objekte persistent zu machen. Hibernate bietet Reattachment und Merging, JPA unterstützt nur Merging. Wir haben die Unterschiede im vorigen Kapitel detailliert untersucht, wollen aber mit realistischeren Konversationen-Beispielen kurz dorthin zurückkehren.
- Wenn Sie sich für *Session per conversation* entscheiden, müssen Sie den Persistenzkontext erweitern, um eine ganze Konversation zu umspannen. Wir schauen uns die Kontextgeltungsbereiche in JPA an und untersuchen, wie Sie erweiterte Persistenzkontexte mit JPA in Java SE und mit EJB-Komponenten implementieren können.

Beachten Sie, dass wir es wieder mit JPA in zwei unterschiedlichen Umgebungen zu tun haben: in reinem Java SE und mit EJBs in einer Java EE-Umgebung. Möglicherweise interessiert Sie eine der beiden mehr als die andere, wenn Sie diesen Abschnitt lesen. Wir sind das Thema der Konversationen mit Hibernate bereits angegangen, als wir zuerst über die Kontextpropagation und dann über die langen Konversationen gesprochen haben. Mit JPA und EJB 3.0 werden wir beides gleichzeitig untersuchen, doch in getrennten Abschnitten für Java SE und Java EE.

Wir implementieren Konversationen zuerst mit JPA in einer Java SE-Applikation ohne irgendwelche gemanagten Komponenten oder Container. Wir werden uns öfter auf die Unterschiede zwischen nativen Hibernate-Konversationen beziehen, also sollten Sie sicher sein, dass Sie die vorigen Abschnitte dieses Kapitels verstanden haben. Wir wollen nun die drei Probleme besprechen, die wir bereits identifiziert haben: Kontextpropagation, Merging von detached Instanzen und erweiterter Persistenzkontext.

11.3.1 Kontextpropagation in Java SE

Betrachten Sie noch einmal den Controller aus Listing 11.1. Dieser Code beruht auf DAOs, die die Persistenzoperationen ausführen. Hier ist noch einmal die Implementierung eines solchen Datenzugriffsobjekts mit Hibernate-APIs:

```
public class ItemDAO {

    public Bid getMaxBid(Long itemId) {
        Session s = getSessionFactory().getCurrentSession();
        return (Bid) s.createQuery("...").uniqueResult();
    }
    ...
}
```

Wenn Sie versuchen, das mit JPA zu refakturieren, scheinen Sie nur die Wahl wie folgt zu haben:

```
public class ItemDAO {

    public Bid getMaxBid(Long itemId) {
        Bid maxBid;
        EntityManager em = null;
        EntityTransaction tx = null;
        try {
            em  = getEntityManagerFactory().createEntityManager();
            tx = em.getTransaction();
            tx.begin();
            maxBid = (Bid) em.createQuery("...")
                                  .getSingleResult();
            tx.commit();
        } finally {
            em.close();
        }
        return maxBid;
    }
    ...
}
```

In JPA ist keine Kontextpropagation definiert, wenn die Applikation den `EntityManager` in Java SE selbst handlet. Es gibt kein Äquivalent zur `getCurrentSession()`-Methode für die Hibernate-`SessionFactory`.

Der einzige Weg, um einen `EntityManager` in Java SE zu bekommen, ist durch die Instanziierung der Methode `createEntityManager()` für die Factory. Anders gesagt verwenden alle Ihre Methoden für den Datenzugriff ihre eigene `EntityManager`-Instanz – dies ist das Anti-Muster *Session per operation*, das wir schon identifiziert haben! Schlimmer noch: Es gibt keinen vernünftigen Standort für die Transaktionsdemarkation, die mehrere Datenzugriffsoperationen umspannt.

Es gibt drei mögliche Lösungen für dieses Problem:

- Sie können einen `EntityManager` für das gesamte DAO instanziieren, wenn das DAO erstellt wird. Damit bekommen Sie nicht den Geltungsbereich *Persistenzkontext pro Request*, doch es ist ein wenig besser als ein Persistenzkontext per operation. Allerdings ist die Transaktionsdemarkation mit dieser Strategie immer noch problematisch; alle DAO-Operationen mit allen DAOs können immer noch nicht als atomarer und isolierter Unit of Work gruppiert werden.
- Sie können einen `EntityManager` in Ihrem Controller instanziieren und ihn an alle DAOs übergeben, wenn Sie die DAOs erstellen (Konstruktor-Injektion). Damit ist das Problem gelöst. Der Code, der für einen `EntityManager` zuständig ist, kann mit dem Code für die Transaktionsdemarkation an einem Standort – dem Controller – kombiniert werden.
- Sie können einen `EntityManager` in einen Interceptor instanziieren und ihn an eine `ThreadLocal`-Variable in einer Hilfsklasse binden. Die DAOs lesen den aktuellen `EntityManager` aus `ThreadLocal`. Diese Strategie simuliert die `getCurrentSession()`-Funktionalität in Hibernate. Der Interceptor kann auch Transaktionsdemarkationen enthalten, und Sie können ihn um Ihre Controller-Methoden legen. Statt diese Infrastruktur selbst zu schreiben, sollten Sie sich zuerst die EJBs überlegen.

Wir überlassen es Ihnen, welche Strategie Ihnen für die Kontextpropagation in Java SE lieber ist. Unsere Empfehlung lautet, dass Sie die Java EE-Komponenten, EJBs und die leistungsfähige Kontextpropagation berücksichtigen, die Ihnen dann zur Verfügung steht. Sie können einfach einen leichtgewichtigen EJB-Container mit Ihrer Applikation deployen, wie Sie das schon in Kapitel 2, Abschnitt 2.2.3 „Die Komponenten von EJB“, gemacht haben.

Kommen wir nun zum zweiten Punkt auf der Liste: die Modifikation von detached Instanzen in langen Konversationen.

11.3.2 Merging von detached Objekten in Konversationen

Wir haben das Konzept von detached Objekten bereits ausgeführt und wie Sie modifizierte Instanzen an einen neuen Persistenzkontext anhängen oder alternativ mit diesem Kontext zusammenführen können. Weil JPA nur Persistenzoperationen für Merging bietet, gehen Sie die Beispiele und Anmerkungen über Merging mit nativem Hibernate-Code (in „Merging eines detached Objekts“ in Kapitel 9, Abschnitt 9.3.2.4) und die Ausführungen über detached Objekte in JPA (Kapitel 9, Abschnitt 9.4.2 „Die Arbeit mit detached Entity-Instanzen“) noch einmal durch.

Hier wollen wir uns auf eine Frage konzentrieren, die wir schon einmal aufgeworfen haben, und sie aus einer anderen Perspektive betrachten. Die Frage lautet: „Warum wird eine Persistenzinstanz aus der `merge()`-Operation zurückgegeben?“

Die lange Konversation, die Sie mit Hibernate schon einmal implementiert haben, hat zwei Schritte (zwei Ereignisse). Im ersten Ereignis wird ein Auktionsartikel zur Darstellung auf dem Bildschirm ausgelesen. Im zweiten Ereignis wird der (wahrscheinlich modifizierte) Artikel wieder neu an einen neuen Persistenzkontext angehängt und die Auktion geschlossen.

In Listing 11.6 sehen Sie den gleichen Controller, der beide Ereignisse bedienen kann, mit JPA und Merging:

Listing 11.6 Ein Controller, der JPA zum Merging eines detached Objekts benutzt

```
public class ManageAuction {

    public Item getAuction(Long itemId) {
        EntityManager em = emf.createEntityManager();
        EntityTransaction tx = em.getTransaction();
        tx.begin();
        Item item = em.find(Item.class, itemId);
        tx.commit();
        em.close();
        return item;
    }
    public Item endAuction(Item item) {
        EntityManager em = emf.createEntityManager();
        EntityTransaction tx = em.getTransaction();
        tx.begin();
        // Merging des Artikels
        Item mergedItem = em.merge(item);
        // Gewinnergebot setzen
        // Für Verkäufer Rechnung stellen
        // Verkäufer und Gewinner benachrichtigen
        // ... dieser Code arbeitet mit mergedItem!
        tx.commit();
        em.close();
        return mergedItem;
    }
}
```

Dieser Code sollte Ihnen bekannt vorkommen – Sie haben all diese Operationen schon häufig gesehen. Schauen Sie sich den Client an, der diesen Controller aufruft und normalerweise irgendeine Art von Präsentationscode ist. Zuerst wird die Methode `getAuction()` aufgerufen, um eine `Item`-Instanz zur Darstellung auszulesen. Einige Zeit später wird das zweite Ereignis ausgelöst und die Methode `endAuction()` aufgerufen. Die detached `Item`-Instanz wird dieser Methode übergeben; allerdings gibt die Methode auch eine `Item`-Instanz zurück. Das zurückgegebene `Item`, `mergedItem`, ist eine andere Instanz! Der Client hat nun zwei `Item`-Objekte: das alte und das neue.

Wie wir in „Merging eines detached Objekts" in Abschnitt 9.3.2.4 ausgeführt haben, sollte die Referenz auf die alte Instanz vom Client als obsolet betrachtet werden. Sie repräsentiert nicht den letzten Zustand. Nur das `mergedItem` ist eine Referenz auf den aktuellen Zustand. Mit Merging anstatt Reattachment liegt es in der Verantwortung des Clients, die obsoleten Referenzen auf veraltete Objekte zu verwerfen. Das ist normalerweise kein Problem, wenn Sie den folgenden Client-Code betrachten:

```
ManageAuction controller = new ManageAuction();

// Erstes Ereignis
Item item = controller.getAuction( 12341 );
// Artikel wird auf dem Bildschirm angezeigt und verändert ...
item.setDescription("[SOLD] An item for sale");
// Zweites Ereignis
item = controller.endAuction(item);
```

Die letzte Programmzeile setzt das zusammengeführte Resultat als den `item`-Variablenwert, damit Sie diese Variable mit einer neuen Referenz tatsächlich aktualisieren. Behalten Sie im Hinterkopf, dass diese Zeile nur diese Variable aktualisiert. Jeder andere Code in der Präsentationsschicht, der immer noch eine Referenz auf die alte Instanz hat, muss auch die Variablen auffrischen – seien Sie vorsichtig! Das bedeutet letzten Endes, dass Ihr Präsentationscode sich über die Unterschiede zwischen der Reattachment- und der Merging-Strategie im Klaren sein muss.

Wir haben beobachtet, dass Applikationen, die mit der Strategie eines *erweiterten Persistenzkontexts* konstruiert worden sind, oft leichter verständlich sind als solche, die vor allem auf detached Objekten beruhen.

11.3.3 Erweiterung des Persistenzkontexts in Java SE

Wir haben bereits in Kapitel 10, Abschnitt 10.1.3 „Transaktionen mit Java Persistence", den Geltungsbereich eines Persistenzkontexts mit JPA in Java SE besprochen. Nun gehen wir näher auf diese Grundlagen ein und konzentrieren uns auf Beispiele, die einen erweiterten Persistenzkontext mit der Implementierung einer Konversation zeigen.

Der Default-Geltungsbereich für einen Persistenzkontext

In JPA ohne EJBs ist der Persistenzkontext an den Lebenszyklus und Geltungsbereich einer `EntityManager`-Instanz gebunden. Um für alle Ereignisse in einer Konversation den gleichen Kontext wiederzuverwenden, brauchen Sie nur den gleichen `EntityManager` zu nehmen, um alle Ereignisse zu verarbeiten.

Ein unbedarftes Vorgehen delegiert diese Verantwortung an den Client des Konversations-Controllers:

```
public static class ManageAuctionExtended {

    EntityManager em;
    public ManageAuctionExtended(EntityManager em) {
        this.em = em;
    }
    public Item getAuction(Long itemId) {
        EntityTransaction tx = em.getTransaction();
        tx.begin();
        Item item = em.find(Item.class, itemId);
        tx.commit();
        return item;
    }
    public Item endAuction(Item item) {
        EntityTransaction tx = em.getTransaction();
        tx.begin();
        // Merging des Artikels
        Item mergedItem = em.merge(item);
        // Gewinnergebot setzen
        // Für Verkäufer Rechnung stellen
        // Verkäufer und Gewinner benachrichtigen
        // ... dieser Code arbeitet mit mergedItem!
        tx.commit();
        return mergedItem;
    }
}
```

Der Controller erwartet, dass der Persistenzkontext für die gesamte Konversation in seinem Konstruktor gesetzt wird. Der Client erstellt nun den `EntityManager` und schließt ihn:

```
// Start Persistenzkontext und Konversation
EntityManager em = emf.createEntityManager();
ManageAuctionExtended controller = new ManageAuctionExtended(em);
// Erstes Ereignis
Item item = controller.getAuction( 12341 );
// Item wird auf dem Bildschirm angezeigt und verändert...
item.setDescription("[SOLD] An item for sale");
// Zweites Ereignis
controller.endAuction(item);
// Ende Persistenzkontext und Konversation
em.close();
```

Natürlich kann ein Interceptor praktischer sein, der die Methoden `getAuction()` und `endAuction()` wrappt und die korrekte `EntityManager`-Instanz angibt. Damit wird auch vermieden, dass der Funktionsbereich in der Präsentationsschicht nach oben hin verschwimmt. Sie bekommen diesen Interceptor ohne weiteres Zutun, wenn Sie Ihren Controller als stateful EJB Session Bean geschrieben haben.

Wenn Sie versuchen, diese Strategie mit einem erweiterten Persistenzkontext anzuwenden, der die ganze Konversation umspannt, werden Sie wahrscheinlich auf ein Problem stoßen, das die Atomarität der Konversation zerstören kann: das automatische Flushing.

Verhindern des automatischen Flushings

Schauen Sie sich die folgende Konversation an, die ein Ereignis als Zwischenschritt hinzufügt:

```
// Start Persistenzkontext und Konversation
EntityManager em = emf.createEntityManager();

ManageAuctionExtended controller = new ManageAuctionExtended(em);
// Erstes Ereignis
Item item = controller.getAuction( 1234l );
// Item wird auf dem Bildschirm angezeigt und verändert...
item.setDescription("[SOLD] An item for sale");
// Zweites Ereignis
if ( !controller.sellerHasEnoughMoney(seller) )
    throw new RuntimeException("Seller can't afford it!");
// Drittes Ereignis
controller.endAuction(item);
// Ende Persistenzkontext und Konversation
em.close();
```

Schauen Sie sich diesen neuen Code für einen Konversation-Client an: Wann wird Ihrer Meinung nach die aktualisierte Artikelbeschreibung in der Datenbank gespeichert? Das hängt vom Flushing des Persistenzkontexts ab. Sie wissen, dass der Default für `FlushMode` in JPA `AUTO` lautet; damit wird die Synchronisierung vor Ausführung einer Abfrage und vor dem Committen einer Transaktion aktiviert. Die Atomarität der Konversation hängt von der Implementierung der Methode `sellerHasEnoughMoney()` ab und ob sie eine Abfrage ausführt oder eine Transaktion committet.

Nehmen wir an, dass Sie die Operationen, die innerhalb dieser Methode ausgeführt werden, mit einem regulären Transaktionsblock wrappen:

```
public class ManageAuctionExtended {
    ...

    public boolean sellerHasEnoughMoney(User seller) {
        EntityTransaction tx = em.getTransaction();
        tx.begin();
        boolean sellerCanAffordIt = (Boolean)
            em.createQuery("select...").getSingleResult();
        tx.commit();
        return sellerCanAffordIt;
    }
    ...
}
```

Das Code-Snippet enthält sogar zwei Aufrufe, die das Flushing des Persistenzkontexts des `EntityManagers` auslösen. Erstens bedeutet `FlushMode.AUTO`, dass die Ausführung der Abfrage einen Flush auslöst. Zweitens löst das Commit der Transaktion einen weiteren Flush aus. Das ist offensichtlich unerwünscht – Sie sollten die ganze Konversation atomar machen und verhindern, dass geflusht wird, bevor das letzte Ereignis abgeschlossen ist.

Hibernate verfügt über `org.hibernate.FlushMode.MANUAL`, das die Transaktionsdemarkation von der Synchronisierung entkoppelt. Leider verfügt `javax.persistence.FlushMode` aufgrund von Meinungsverschiedenheiten innerhalb der JSR-220-Expertengruppe nur über `AUTO` und `COMMIT`. Bevor wir Ihnen die „offizielle" Lösung zeigen, geht es hier darum, wie Sie `FlushMode.MANUAL` bekommen, indem Sie auf eine Hibernate-API zurückgreifen:

```
// Hibernate-spezifische Parameter für EntityManager vorbereiten
Map params = new HashMap();
params.put("org.hibernate.flushMode," "MANUAL");

// Persistenzkontext mit eigenen Parametern starten
```

```
EntityManager em = emf.createEntityManager(params);
// Alternative: Fallback und automatisches Flushing
((org.hibernate.Session)em.getDelegate())
    .setFlushMode(org.hibernate.FlushMode.MANUAL);
// Konversation starten
ManageAuction controller = new ManageAuction(em);
// Erstes Ereignis
Item item = controller.getAuction( 12341 );
// Item wird auf dem Bildschirm angezeigt und verändert...
item.setDescription("[SOLD] An item for sale");
// Zweites Ereignis
if ( !controller.sellerHasEnoughMoney(seller) )
    throw new RuntimeException("Seller can't afford it!");
// Drittes Ereignis
controller.endAuction(item);
// Persistenzkontext und Konversation beenden
em.close();
```

Vergessen Sie nicht, dass `em.flush()` in der letzten Transaktion im dritten Ereignis manuell aufgerufen werden muss, da sonst keine Modifikationen persistent gemacht werden:

```
public static class ManageAuctionExtended {
    ...
    public Item endAuction(Item item) {
        EntityTransaction tx = em.getTransaction();

        tx.begin();
        // Merging des Artikels
        ...
        // Gewinnergebot setzen
        ...
        em.flush(); // Die Konversation committen
        tx.commit();
        return mergedItem;
    }
}
```

Die offizielle Architektur der Lösung stützt sich auf nicht-transaktionales Verhalten. Anstatt eines einfachen `FlushMode`-Settings müssen Sie Ihre Operationen für den Datenzugriff ohne Transaktionsgrenzen programmieren. Einer der Gründe, der von Mitgliedern der Expertengruppe über das Fehlen des `FlushMode` angegeben wurde, ist, dass „das Commit einer Transaktion alle Modifikationen permanent machen" sollte. So können Sie Flushing nur für den zweiten Schritt in der Konversation deaktivieren, indem Sie die Transaktionsdemarkation entfernen:

```
public class ManageAuction {
    ...

    public boolean sellerHasEnoughMoney(User seller) {
        boolean sellerCanAffordIt = (Boolean)
            em.createQuery("select ...").getSingleResult();
        return sellerCanAffordIt;
    }
    ...
}
```

Dieser Code löst keinen Flush des Persistenzkontexts aus, weil der `EntityManager` sich außerhalb der Transaktionsgrenzen befindet. Der `EntityManager`, der diese Abfrage ausführt, arbeitet jetzt im Autocommit-Modus – mit allen interessanten Konsequenzen, die wir bereits in Abschnitt 10.3, „Nicht-transaktionaler Datenzugriff", besprochen haben. Schlimmer noch ist, dass Sie die Möglichkeit für Repeatable Reads verlieren: Wenn die gleiche Abfrage zweimal ausgeführt wird, arbeiten die beiden Abfragen im Autocommit-

Modus jeweils in ihrer eigenen Datenbankverbindung. Sie können unterschiedliche Resultate zurückgeben, also haben die Isolationslevel der Datenbank-Transaktion *Repeatable Read* und *Serializable* keine Auswirkungen. Anders gesagt bekommen Sie mit der offiziellen Lösung keine Transaktionsisolation für die Datenbank mit Repeatable Read und deaktivieren gleichzeitig das automatische Flushing. Der Persistenzkontext-Cache kann Repeatable Read nur für Entity-Abfragen, nicht für skalare Abfragen zur Verfügung stellen.

Wir raten Ihnen dringend, dass Sie das Hibernate-Setting `FlushMode.MANUAL` in Betracht ziehen, wenn Sie Konversationen mit JPA implementieren. Wir erwarten auch, dass dieses Problem in einem zukünftigen Release der Spezifikation behoben sein wird; (beinahe) alle JPA-Hersteller haben bereits eine proprietäre Flushmodus-Einstellung mit dem gleichen Effekt wie `org.hibernate.FlushMode.MANUAL` eingebaut.

Sie wissen jetzt, wie Sie JPA-Konversationen mit detached Entity-Instanzen und erweiterten Persistenzkontexten schreiben. Wir haben die Grundlage für den nächsten Schritt in den vorigen Abschnitten gelegt: die Implementierung von Konversationen mit JPA *und* EJBs. Wenn Sie jetzt den Eindruck haben, dass JPA umständlicher ist als Hibernate, werden Sie vielleicht überrascht sein, wie leicht Konversationen implementiert werden können, wenn Sie erst einmal EJBs eingeführt haben.

11.4 Konversationen mit EJB 3.0

Wir müssen unsere Liste noch einmal durchgehen: Kontextpropagation, Handling von detached Objekten und erweiterte Persistenzkontexte, die die gesamte Konversation umspannen. Dieses Mal geben Sie der Mixtur noch EJBs hinzu.

Über detached Entity-Instanzen und wie Sie die Modifikationen zwischen Persistenzkontexten in einer Konversation zusammenführen können, haben wir nicht viel mehr zu sagen – das Konzept und das zu verwendende API sind genau die gleichen wie in Java SE und mit EJBs.

Die Kontextpropagation und das Management des erweiterten Persistenzkontexts mit JPA werden jedoch deutlich einfacher, wenn Sie EJBs einführen und dann auf die Standardregeln zur Kontextpropagation und die Integration von JPA mit dem EJB 3.0-Programmiermodell aufbauen.

Zuerst konzentrieren wir uns auf die Kontextpropagation in EJB-Aufrufen.

11.4.1 Kontextpropagation mit EJBs

JPA und EJB 3.0 definieren, wie der Persistenzkontext in einer Applikation abgewickelt wird, und die Regeln, die anzuwenden sind, wenn mehrere Klassen (oder EJB-Komponenten) einen `EntityManager` verwenden. Der üblichste Fall in einer Applikation mit EJBs ist ein vom Container gemanagter und injizierter `EntityManager`. Sie verwandeln mit einer Annotation die `ItemDAO`-Klasse in eine gemanagte stateless EJB-Komponente und schreiben den Code neu, um den `EntityManager` zu verwenden:

```
@Stateless
public class ItemDAOBean implements ItemDAO {

    @PersistenceContext
    private EntityManager em;
    @TransactionAttribute(TransactionAttributeType.REQUIRED)
    public Bid getMaxBid(Long itemId) {
        return (Bid) em.createQuery("...").getSingleResult();
    }
    ...
}
```

Der EJB-Container injiziert einen `EntityManager`, wenn ein Client dieser Bean `getMaxBid()` aufruft. Der Persistenzkontext für diesen `EntityManager` ist der aktuelle Kontext (darüber gleich mehr). Wenn keine Transaktion läuft, wenn `getMaxBid()` aufgerufen wird, wird eine neue Transaktion begonnen und committet, wenn `getMaxBid()` zurückgegeben wird.

Anmerkung

Viele Entwickler haben für DAO-Klassen mit EJB 2.1 keine EJB Session Beans verwendet. In EJB 3.0 sind alle Komponenten reine Java-Objekte, und es gibt keinen Grund, warum Sie nicht mit ein paar einfachen Annotationen (oder einem XML Deployment Deskriptor, wenn Sie nicht gerne Annotationen verwenden) die Dienste des Containers in Anspruch nehmen sollten.

Verbinden der EJB-Komponenten

Nun, da `ItemDAO` eine EJB-Komponente ist (vergessen Sie nicht, auch `PaymentDAO` zu refakturieren, wenn Sie den Beispielen aus früheren Konversationsimplementierungen mit Hibernate folgen), können Sie es durch Abhängigkeitsinjektion mit der ebenfalls refakturierten Komponente `ManageAuction` verbinden und die ganze Operation in eine einzige Transaktion wrappen:

```
@Stateless
public class ManageAuctionBean implements ManageAuction {

    @EJB
    ItemDAO itemDAO;
    @EJB
    PaymentDAO paymentDAO;
    @TransactionAttribute(TransactionAttributeType.REQUIRED)
    public Item endAuction(Item item) {
        // Merging des Artikels
        itemDAO.makePersistent(item);
        // Gewinnergebot setzen
        Bid winningBid = itemDAO.getMaxBid( item.getId() );
        item.setWinningBid(winningBid);
        item.setBuyer( winningBid.getBidder() );
        // Für Verkäufer Rechnung stellen
        Payment payment = new Payment(item);
        paymentDAO.makePersistent(payment);
        // Verkäufer und Gewinner benachrichtigen
        ...
        return item;
    }
    ...
}
```

Der EJB-Container injiziert die gewünschten Komponenten basierend auf Ihrer Deklaration der Felder mit `@EJB` – die Interface-Namen `ItemDAO` und `PaymentDAO` sind für den Container ausreichend informativ, um die benötigten Komponenten zu finden.

Konzentrieren wir uns nun auf die Regeln für die Transaktion und die Kontextpropagation, die für diese Komponentenzusammenstellung gelten.

Propagationsregeln

Zuerst wird eine Systemtransaktion gebraucht, die gestartet wird, wenn ein Client `ManageAuction.endAuction()` aufruft. Die Transaktion wird also vom Container committet, wenn diese Methode zurückkehrt. Das ist der Geltungsbereich der Systemtransaktion. Jede andere stateless Komponentenmethode, die aufgerufen wird und entweder Transaktionen benötigt oder unterstützt (wie die anderen DAO-Methoden), erbt den gleichen Transaktionskontext. Wenn Sie in einer dieser stateless Komponenten einen `EntityManager` verwenden, ist der Persistenzkontext, mit dem Sie arbeiten, automatisch der gleiche und gilt für die Systemtransaktion. Beachten Sie, dass dies nicht der Fall ist, wenn Sie JPA in einer Java SE-Applikation verwenden: Die `EntityManager`-Instanz definiert den Geltungsbereich des Kontexts (das haben wir bereits ausgeführt).

Wenn `ItemDAO` und `PaymentDAO` (beides stateless Komponenten) innerhalb der Systemtransaktion aufgerufen werden, erben beide den für die Transaktion gültigen Kontext. Der Container injiziert hinter den Kulissen eine `EntityManager`-Instanz in `itemDAO` und `paymentDAO` mit dem aktuellen Kontext.

(Intern passiert folgendes: Wenn ein Client einen `ManageAuction`-Controller bekommt, holt sich der Container eine idle `ManageAuctionBean`-Instanz aus dem Pool der stateless Beans, injiziert eine idle stateless `ItemDAOBean` und `PaymentDAOBean`, setzt den Persistenzkontext für alle Komponenten, die ihn brauchen, und gibt den `ManageAuctionBean` Handle an den Client für den Aufruf zurück. Das ist natürlich recht vereinfacht dargestellt.)

Dies sind die formalen Regeln für den Geltungsbereich und die Kontextpropagation:

- Wenn ein `EntityManager`, der über den Container entweder durch Injektion oder durch Lookup zur Verfügung gestellt wird, zum ersten Mal aufgerufen wird, startet ein Persistenzkontext. Als Default gilt dieser für die Transaktion und wird beim Commit oder Rollback der Systemtransaktion geschlossen. Er wird automatisch geflusht, wenn die Transaktion committet wird.
- Wenn ein `EntityManager`, der über den Container entweder durch Injektion oder durch Lookup zur Verfügung gestellt wird, zum ersten Mal aufgerufen wird, beginnt ein Persistenzkontext. Wenn zu dieser Zeit keine Systemtransaktion aktiv ist, ist der Kontext kurz und bedient nur diesen einen Methodenaufruf. Alles SQL, das durch irgendeinen solchen Methodenaufruf ausgelöst wird, arbeitet im Autocommit-Modus mit einer Datenbankverbindung. Alle Entity-Instanzen die (vielleicht) in diesem `EntityManager`-Aufruf ausgelesen wurden, werden sofort detached.

- Wenn eine stateless Komponente (so wie `ItemDAO`) aufgerufen wird und der Aufrufer eine aktive Transaktion hat *und* die Transaktion in die aufgerufene Komponente propagiert wird (weil die `ItemDAO`-Methode Transaktionen benötigt oder unterstützt), wird jeder Kontext, der an die JTA-Transaktion gebunden ist, mit der Transaktion propagiert.
- Wenn eine stateless Komponente (wie `ItemDAO`) aufgerufen wird und der Aufrufer keine aktive Transaktion hat (wenn beispielsweise `ManageAuction.endAuction()` keine Transaktion startet) oder die Transaktion nicht an die aufgerufene Komponente propagiert wird (weil `ItemDAO`-Methoden keine Transaktion benötigen oder unterstützen), wird ein neuer Persistenzkontext erstellt, wenn der `EntityManager` in der stateless Komponente aufgerufen wird. Anders gesagt geschieht keine Kontextpropagierung, wenn keine Transaktion propagiert wird.

Diese Regeln wirken komplex, wenn Sie nur die formale Definition lesen; allerdings lassen sie sich in der Praxis in ein natürliches Verhalten übersetzen. Der Persistenzkontext gilt automatisch für die JTA-Systemtransaktion und ist an sie gebunden, wenn eine vorhanden ist – Sie brauchen nur die Regeln für die Transaktion-Propagation zu lesen, um zu wissen, wie der Kontext propagiert wird. Wenn es keine JTA-Systemtransaktion gibt, bedient der Persistenzkontext einen einzigen `EntityManager`-Aufruf.

Sie haben in beinahe allen Beispielen bisher `TransactionAttributeType.REQUIRED` verwendet. Das ist das am häufigsten in Transaktionszusammenstellungen verwendete Attribut; immerhin ist EJB ein Programmiermodell für transaktionale Verarbeitung. Wir haben nur einmal `TransactionAttributeType.NOT_SUPPORTED` vorgestellt, als wir den nicht-transaktionalen Datenzugriff mit einer Hibernate Session in Kapitel 10, Abschnitt 10.3.3 „Optionale Transaktionen mit JTA“, besprochen haben.

Denken Sie auch daran, dass Sie den nicht-transaktionalen Datenzugriff in JPA brauchen, um den Kontext automatisch in einer langen Konversation zu flushen – da ist wieder das Problem des fehlenden `FlushMode.MANUAL`.

Wir schauen uns nun die Attribut-Typen der Transaktion genauer an und wie Sie eine Konversation mit EJBs und dem manuellen Flushing eines erweiterten Persistenzkontexts implementieren können.

11.4.2 Erweiterter Persistenzkontext mit EJBs

Im vorigen Abschnitt haben Sie nur mit Kontexten gearbeitet, die für die JTA-Systemtransaktion galten. Der Container hat automatisch einen `EntityManager` injiziert und transparent den Persistenzkontext geflusht und geschlossen.

Wenn Sie eine Konversation mit EJBs und einem *erweiterten* Kontext implementieren wollen, stehen Ihnen zwei Möglichkeiten zur Wahl:

- Sie können eine stateful Session Bean als Konversation-Controller schreiben. Der Kontext kann automatisch für den Lebenszyklus der stateful Bean gelten, was ein ganz praktischer Ansatz ist. Der Persistenzkontext wird automatisch geschlossen, wenn die stateful EJB entfernt wird.

- Sie können mit der `EntityManagerFactory` selbst einen `EntityManager` erstellen. Der Kontext dieses `EntityManagers` wird von der Applikation gemanagt – Sie müssen ihn manuell flushen und schließen. Sie müssen den `EntityManager` auch über die `joinTransaction()`-Operation benachrichtigen, wenn Sie ihn innerhalb der JTA-Transaktionsgrenzen aufrufen. Sie werden beinahe immer die erste Strategie mit stateful Session Beans bevorzugen.

Sie implementieren die gleiche Konversation wie vorher in Java SE. Drei Schritte müssen als atomarer Unit of Work abgeschlossen werden: Auslesen eines Auktionsartikels zur Darstellung und Bearbeitung, eine Liquiditätsprüfung des Verkäuferkontos und schließlich das Schließen der Auktion.

Sie müssen wieder entscheiden, wie Sie das automatische Flushing des erweiterten Persistenzkontexts während der Konversation deaktivieren wollen, um die Atomarität zu bewahren. Sie können zwischen der Herstellererweiterung von Hibernate mit `FlushMode.MANUAL` und dem offiziellen Vorgehen mit nicht-transaktionalen Operationen wählen.

Deaktivieren des Flushings mit einer Hibernate-Extension

Wir schreiben zuerst eine stateful EJB, den Controller der Konversation, mit der einfacheren Hibernate-Extension:

```
@Stateful
@TransactionAttribute(TransactionAttributeType.REQUIRED)
public class ManageAuctionBean implements ManageAuction {

    @PersistenceContext(
      type = PersistenceContextType.EXTENDED,
      properties = @PersistenceProperty(
                     name="org.hibernate.flushMode",
                     value="MANUAL")
    )
    EntityManager em;
    public Item getAuction(Long itemId) {
        return em.find(Item.class, itemId);
    }
    public boolean sellerHasEnoughMoney(User seller) {
        boolean sellerCanAffordIt = (Boolean)
            em.createQuery("select...").getSingleResult();
        return sellerCanAffordIt;
    }
    @Remove
    public void endAuction(Item item, User buyer) {
        // Gewinnergebot setzen
        // Für Verkäufer Rechnung stellen
        // Verkäufer und Gewinner benachrichtigen
        item.setBuyer(...);
        em.flush();
    }
}
```

Diese Bean implementiert die drei Methoden des `ManageAuction`-Interfaces (wir brauchen Ihnen dieses Interface nicht zu zeigen). Erstens ist es eine stateful EJB; der Container erstellt und reserviert eine Instanz für einen bestimmten Client. Wenn ein Client zum ersten Mal einen Handle für diese EJB bekommt, wird eine neue Instanz erstellt und ein neuer erweiterter Persistenzkontext durch den Container injiziert. Der Kontext ist nun an den Lebenszyklus der EJB-Instanz gebunden und wird geschlossen, wenn die mit `@Remove` gekennzeichnete Methode zurückkehrt. Beachten Sie, dass Sie die Methoden der EJB wie einen Ablauf Ihrer Konversation lesen können – einen Schritt nach dem anderen. Sie können mehrere Methoden mit `@Remove` annotieren; Sie können zum Beispiel eine `cancel()`-Methode einfügen, um alle Konversationsschritte rückgängig zu machen. Das ist ein starkes und praktisches Programmiermodell für Konversationen, gratis und gleich eingebaut bei EJB 3.0.

Als Nächstes haben wir das Problem des automatischen Flushings. Alle Methoden der `ManageAuctionBean` erfordern eine Transaktion, das deklarieren Sie auf dem Klassenlevel. Die Methode `sellerHasEnoughMoney()` – Schritt zwei in der Konversation – flusht den Persistenzkontext, bevor die Abfrage ausgeführt wird, und noch einmal, wenn die Transaktion dieser Methode zurückkehrt. Um das zu verhindern, deklarieren Sie, dass der injizierte Kontext in `FlushMode.MANUAL` – einer Hibernate-Extension – sein soll. Es liegt nun in Ihrer Verantwortung, den Kontext zu flushen, wann immer Sie wollen, um das SQL DML aus der Queue in die Datenbank zu schreiben – das machen Sie nur einmal am Ende der Konversation.

Ihre Transaktionszusammenstellung ist nun vom Flush-Verhalten der Persistenz-Engine entkoppelt.

Deaktivieren des Flushings durch Deaktivieren der Transaktionen

Die offizielle Lösung vermischt nach der EJB 3.0-Spezifikation diese beiden Funktionsbereiche. Sie verhindern das automatische Flushing, indem Sie alle Schritte der Konversation (außer dem letzten) nicht-transaktional machen:

```
@Stateful
@TransactionAttribute(TransactionAttributeType.NOT_SUPPORTED)
public class ManageAuctionBean implements ManageAuction {

    @PersistenceContext(type = PersistenceContextType.EXTENDED)
    EntityManager em;
    public Item getAuction(Long itemId) {
        return em.find(Item.class, itemId);
    }
    public boolean sellerHasEnoughMoney(User seller) {
        boolean sellerCanAffordIt = (Boolean)
            em.createQuery("select...").getSingleResult();
        return sellerCanAffordIt;
    }
    @Remove
    @TransactionAttribute(TransactionAttributeType.REQUIRED)
    public void endAuction(Item item, User buyer) {
        // Gewinnergebot setzen
        // Für Verkäufer Rechnung stellen
        // Verkäufer und Gewinner benachrichtigen
        item.setBuyer(...);
    }
}
```

In dieser Implementierung wechseln Sie für alle Methoden auf einen anderen Default (`TransactionAttributeType.NOT_SUPPORTED`) und machen eine Transaktion nur für die `endAuction()`-Methode zur Bedingung. Diese letzte Transaktion flusht auch den Kontext zum Commit-Zeitpunkt.

Alle Methoden, die nun den `EntityManager` ohne Transaktionen aufrufen, laufen nunmehr im Autocommit-Modus, den wir im vorigen Kapitel besprochen haben.

Komplexe Transaktionszusammenstellungen

Sie haben nun ein paar verschiedene `TransactionAttributeType`-Annotationen verwendet – die vollständige Liste der verfügbaren Optionen sehen Sie in Tabelle 11.1.

Tabelle 11.1 Deklaratorische Transaktionsattributtypen von EJB 3.0

Name des Attributs	Beschreibung
`REQUIRED`	Eine Methode muss mit einem Transaktionskontext aufgerufen werden. Wenn der Client keinen Transaktionskontext hat, startet der Container eine Transaktion und listet alle Ressourcen (Datenquellen usw.) auf, die bei dieser Transaktion verwendet werden. Wenn diese Methode andere Transaktionskomponenten aufruft, wird die Transaktion propagiert. Der Container committet die Transaktion, wenn die Methode zurückkehrt, bevor das Resultat an den Client übermittelt wird.
`NOT_SUPPORTED`	Wenn eine Methode innerhalb des Transaktionskontexts, der vom Client propagiert wurde, aufgerufen wird, wird die Transaktion des Aufrufers ausgesetzt und reaktiviert, wenn die Methode zurückkehrt. Wenn der Aufrufer keinen Transaktionskontext hat, wird für diese Methode keine Transaktion gestartet. Die verwendeten Ressourcen werden mit einer Transaktion nicht aufgelistet (hier Autocommit).
`SUPPORTS`	Wenn eine Methode innerhalb des Transaktionskontexts, der vom Client propagiert wird, aufgerufen wird, wird sie mit diesem Transaktionskontext mit dem gleichen Resultat wie `REQUIRED` zusammengeführt. Wenn der Aufrufer keinen Transaktionskontext hat, wird keine Transaktion gestartet, mit dem gleichen Resultat wie `NOT_SUPPORTED`. Dieser Transaktionsattributtyp sollte nur für Methoden verwendet werden, die beide Fälle korrekt abwickeln können.
`REQUIRES_NEW`	Eine Methode wird immer innerhalb eines neuen Transaktionskontexts ausgeführt – mit den gleichen Konsequenzen und Verhalten wie `REQUIRED`. Jede propagierte Client-Transaktion wird ausgesetzt und fortgesetzt, wenn die Methode zurückkehrt und die neue Transaktion abgeschlossen wird.
`MANDATORY`	Eine Methode muss mit einem aktiven Transaktionskontext aufgerufen werden. Dann wird sie in diesem Transaktionskontext aufgenommen und propagiert ihn bei Bedarf weiter. Wenn zum Zeitpunkt des Aufrufs kein Transaktionskontext vorhanden ist, wird eine Exception geworfen.
`NEVER`	Das ist das Gegenteil von `MANDATORY`. Eine Exception wird geworfen, wenn eine Methode mit einem aktiven Transaktionskontext aufgerufen wird.

Der am häufigsten verwendete Transaktionsattributtyp ist `REQUIRED`; er ist Default für alle stateless und stateful EJB-Methoden. Um das automatisches Flushing des erweiterten Persistenzkontexts für eine Methode in einer stateful Session Bean zu deaktivieren, wechseln Sie zu `NOT_SUPPORTED` oder gar `NEVER`.

Sie müssen die Regeln der Transaktions- und Kontextpropagation berücksichtigen, wenn Sie Ihre Konversationen mit stateful EJBs designen oder stateless mit stateful Komponenten vermischen:

- Wenn eine stateful Session Bean mit einem erweiterten Persistenzkontext eine andere stateful Session Bean aufruft (im Grunde also instanziiert), die auch einen Kontext hat, erbt die zweite stateful Session Bean den Kontext des Aufrufers. Der Lebenszyklus des Kontexts ist an die erste stateful Session Bean gebunden; er wird geschlossen, wenn beide Session Beans entfernt werden. Dieses Verhalten ist rekursiv, wenn mehr stateful Session Beans beteiligt sind. Es ist auch unabhängig von Transaktionsregeln und -propagation.
- Wenn ein `EntityManager` in einer Methode mit einer stateful Session Bean verwendet wird, die einen gebundenen erweiterten Kontext hat, und diese Methode die JTA-Transaktion des Clients benötigt/unterstützt, wird eine Exception geworfen, wenn der Aufrufer der Methode mit seiner Transaktion auch einen *anderen* Persistenzkontext propagiert. (Das ist ein seltenes Designproblem.)

Ein Haken ist in diesen Regeln versteckt: Nehmen wir an, dass der stateful `ManageAuction`-Controller den `EntityManager` nicht direkt aufruft, sondern ihn an andere Komponenten (zum Beispiel Datenzugriffsobjekte) delegiert. Er hat immer noch den erweiterten Persistenzkontext und ist verantwortlich dafür, obwohl der `EntityManager` nie direkt verwendet wird. Dieser Kontext muss an alle anderen Komponenten propagiert werden, die aufgerufen werden: also an `ItemDAO` und `PaymentDAO`.

Wenn Sie Ihre DAOs als stateless Session Beans implementieren, wie Sie das schon gemacht haben, werden diese den Persistenzkontext nicht erben, wenn sie von einer nicht-transaktionalen Methode in einem stateful Controller aufgerufen werden. Hier folgt noch einmal der stateful Controller, der ein DAO aufruft:

```
@Stateful
@TransactionAttribute(TransactionAttributeType.NOT_SUPPORTED)
public class ManageAuctionBean implements ManageAuction {

    @PersistenceContext(type = PersistenceContextType.EXTENDED)
    EntityManager em;
    @EJB
    PaymentDAO paymentDAO;
    public boolean sellerHasEnoughMoney(User seller) {
        return paymentDAO.checkLiquidity(seller);
    }
    ...
}
```

Die Methode `sellerHasEnoughMoney()` startet keine Transaktion, um ein automatisches Flushing des Kontexts beim Commit in der Mitte der Konversation zu vermeiden. Das Problem ist der Aufruf des DAO, das ein stateless EJB ist. Damit der Kontext in den stateless EJB-Aufruf propagiert wird, müssen Sie einen Transaktionskontext propagieren. Wenn `paymentDAO.checkLiquidity()` einen `EntityManager` verwendet, bekommt es einen neuen Persistenzkontext!

Das zweite Problem liegt in der stateless Session Bean `PaymentDAO`:

```
@Stateless
public class PaymentDAO {

    @PersistenceContext
    EntityManager em;
    public boolean checkLiquidity(User u) {
        boolean hasMoney = (Boolean)
            em.createQuery("select...").getSingleResult();
        return hasMoney;
    }
    ...
}
```

Weil für die Methode `checkLiquidity()` beim Aufruf kein Persistenzkontext propagiert wird, wird ein neuer erstellt, um diese Operation zu bedienen. Das ist das Anti-Muster *Session per operation*! Schlimmer noch, Sie haben jetzt zwei (oder mehr) Persistenzkontexte in einem Request und in der Konversation und werden auf Probleme mit „Data-Aliasing“ stoßen (keine Garantie des Identitätsgeltungsbereichs).

Wenn Sie Ihre DAOs als stateful Session Beans implementieren, erben Sie den Kontext des aufrufenden stateful Session-Bean-Controllers. In diesem Fall wird der Persistenzkontext durch Instanziierung und nicht durch die Transaktion propagiert.

Schreiben Sie Ihre DAOs als stateful EJBs, wenn Sie Ihren Controller als stateful Session Bean schreiben. Dieses Problem ist ein weiterer unschöner Nebeneffekt des fehlenden `FlushMode.MANUAL`, der sich ernstlich auf das Design und die Schichten Ihrer Applikationen auswirken kann. Wir empfehlen, dass Sie mit der Hibernate-Extension arbeiten, bis die EJB 3.0- (oder 3.1) Spezifikation ausgebessert ist. Mit `FlushMode.MANUAL` brauchen Ihre Controller nicht mit `TransactionAttributeType.NOT_SUPPORTED` zu arbeiten, und der Persistenzkontext wird immer gemeinsam mit Ihrer Transaktion propagiert (und Sie können ganz einfach stateless und stateful EJB-Aufrufe vermischen).

Wir werden auf dieses Problem in Kapitel 16 wieder zurückkommen, wenn wir komplexeren Applikationscode und DAOs schreiben.

11.5 Zusammenfassung

In diesem Kapitel haben Sie Konversationen mit Hibernate-, JPA- und EJB 3.0-Komponenten implementiert. Sie haben gelernt, wie die aktuelle Hibernate-`Session` und der Persistenzkontext propagiert werden, um komplexere mehrschichtige Applikationen zu erstellen, ohne dass es zu einem Verschwimmen der Funktionsbereiche kommt. Sie haben auch erfahren, dass die Propagation des Kontexts ein tief integriertes Feature von EJB 3.0 ist und dass ein Kontext leicht an den Transaktionsgeltungsbereich der JTA (oder CMT) gebunden werden kann. Sie wissen nun, wie das Hibernate-Feature `FlushMode.MANUAL` ein Flushing Ihres Persistenzkontexts unabhängig von Ihrer Transaktionszusammenstellung deaktivieren kann.

Die Tabelle 11.2 zeigt eine Zusammenfassung für den Vergleich von nativen Hibernate-Features und Java Persistence.

Tabelle 11.2 Vergleich zwischen Hibernate und JPA für Kapitel 11

Hibernate Core	Java Persistence und EJB 3.0
Eine Propagation des Persistenzkontexts mit Thread- oder JTA-Transaktionsbindung ist in Java SE und Java EE verfügbar. Die Kontexte gelten entweder für die Transaktion oder werden von der Applikation gemanagt.	Java Persistence standardisiert nur für Java EE ein Kontextpropagationsmodell, das tief in EJB 3.0-Komponenten integriert ist. Der Geltungsbereich des Kontexts – für Transaktionen oder stateful Session Beans – ist wohldefiniert.
Hibernate unterstützt die Implementierung von Konversationen mit detached Objekten; diese Objekte können während einer Konversation neu angehängt oder zusammengeführt werden (Reattachment oder Merging).	Java Persistence standardisiert das Merging von detached Objekten, unterstützt aber kein Reattachment.
Hibernate unterstützt die Deaktivierung des automatischen Flushings des Persistenzkontexts für lange Konversationen mit der Option `FlushMode.MANUAL`.	Für die Deaktivierung des automatischen Flushings eines erweiterten Persistenzkontexts ist eine nicht-transaktionale Ereignisverarbeitung (mit tief greifenden Beschränkungen bei Design und Schichten der Applikation) oder ein Rückgriff auf `FlushMode.MANUAL` erforderlich.

Im nächsten Kapitel schauen wir uns verschiedene Optionen an, mit denen Sie arbeiten sollten, wenn Sie sich mit komplexeren und größeren Datensätzen befassen wollen. Sie erfahren, wie die transitive Persistenz mit dem Kaskadierungsmodell von Hibernate funktioniert, wie Batch- und Bulk-Operationen effektiv ausgeführt werden, und wie man sich in das Standardverhalten von Hibernate einklinkt und es manipuliert, wenn Objekte geladen und gespeichert werden.

12

12 Effiziente Bearbeitung von Objekten

Die Themen dieses Kapitels:

- Transitive Zustandsänderungen
- Batch- und Bulk-Verarbeitung
- Interception des Persistenz-Lebenszyklus

In diesem Kapitel erfahren Sie mehr über die effiziente Manipulation von Daten. Wir optimieren und reduzieren den für das Speichern von Objekten notwendigen Code und besprechen die effektivsten Verarbeitungsoptionen. Sie sollten mit den grundlegenden Objektzuständen und Persistenz-Interfaces vertraut sein; die bisherigen Kapitel sind für das Verständnis dieses Kapitels erforderlich.

Zuerst zeigen wir Ihnen, wie transitive Persistenz Ihre Arbeit mit komplexen Objektnetzwerken vereinfachen kann. Die Kaskadierungsoptionen, die Sie in Hibernate- und Java Persistence-Applikationen aktivieren können, reduzieren den Code beträchtlich, der ansonsten für das Einfügen, Aktualisieren oder Löschen mehrerer Objekte gleichzeitig erforderlich wäre.

Wir werden dann erläutern, wie man am besten mit großen Datenmengen umgeht: mit Batch-Operationen in der Applikation oder mit Bulk-Operationen, die direkt in der Datenbank ausgeführt werden.

Zum Schluss stellen wir Ihnen Datenfilterung und Interception vor – zwei Möglichkeiten, sich transparent in den Lade- und Speicherprozess der Hibernate-Engine einzuklinken. Durch diese Features können Sie den Lebenszyklus Ihrer Objekte beeinflussen oder daran teilhaben, ohne komplexen Applikationscode zu schreiben und ohne Ihr Domain-Modell an den Persistenzmechanismus zu binden.

Fangen wir mit der transitiven Persistenz an und speichern mehr als ein Objekt auf einmal.

12.1 Transitive Persistenz

Reale, nicht-triviale Applikationen arbeiten nicht nur mit einzelnen Objekten, sondern vielmehr mit ganzen Netzwerken von Objekten. Wenn die Applikation ein Netzwerk persistenter Objekte manipuliert, kann das Resultat ein Objektgraph sein, der aus persistenten, detached und transienten Instanzen besteht. *Transitive Persistenz* ist eine Technik, mit der Sie Persistenz automatisch an transiente und detached Subgraphen propagieren können.

Wenn Sie zum Beispiel in die bereits persistente Hierarchie von Kategorien eine neu instanziierte `Category` einfügen, sollte sie automatisch persistent werden, ohne dass `save()` oder `persist()` aufgerufen werden muss. Wir haben ein etwas anderes Beispiel in Kapitel 6, Abschnitt 6.4 „Mapping einer Parent/Children-Beziehung", vorgestellt, in dem Sie eine Parent/Child-Beziehung zwischen `Bid` und `Item` gemappt haben. In diesem Fall wurden Gebote nicht nur automatisch persistent gemacht, wenn sie bei einem Artikel hinzugefügt wurden, sondern auch automatisch gelöscht, wenn der besitzende Artikel gelöscht wurde. Sie haben `Bid` im Grunde zu einer Entity gemacht, die vollständig von der anderen Entity `Item` abhängig war (die Entity `Bid` ist kein Wert-Typ, sie unterstützt immer noch gemeinsame Referenzen).

Es gibt mehr als ein Modell für transitive Persistenz. Am bekanntesten ist die *Persistence by Reachability* (Persistenz durch Erreichbarkeit), die wir als Erstes besprechen werden. Obwohl einige Grundprinzipien sich gleichen, arbeitet Hibernate mit einem eigenen, leistungsfähigeren Modell, wie Sie später noch sehen werden. Das Gleiche gilt für Java Persistence, dem ebenfalls das Konzept einer transitiven Persistenz zugrunde liegt und fast alle der Optionen aufweist, die Hibernate nativ bietet.

12.1.1 Persistence by Reachability

Von einer Objektpersistenzschicht sagt man, sie implementiere eine *Persistence by Reachability*, wenn eine Instanz persistent wird, sobald die Applikation von einer bereits existierenden Instanz eine Objektreferenz darauf erstellt. Dieses Verhalten illustriert das Objektdiagramm in Abbildung 12.1 (beachten Sie, dass es sich nicht um ein Klassendiagramm handelt).

In diesem Beispiel ist Computer ein persistentes Objekt. Die Objekte Desktop PCs und Monitors sind ebenfalls persistent: Sie sind von der `Category`-Instanz Computer erreichbar

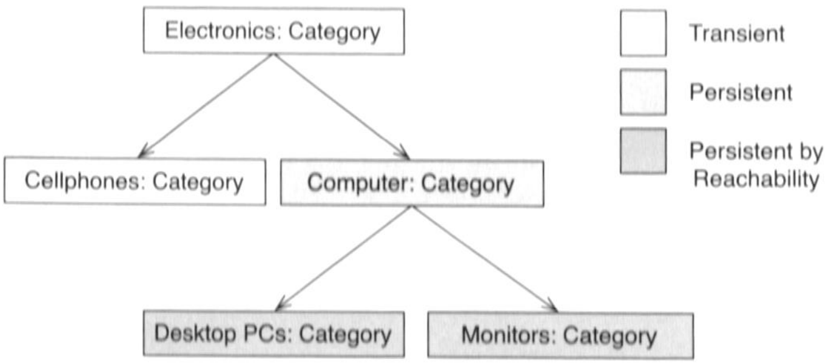

Abbildung 12.1
Persistence by Reachability mit einem Root-Persistenzobjekt

bar. Electronics und Cellphones sind transient. Beachten Sie, dass wir davon ausgehen, dass eine Navigation nur für Child- und nicht für Parent-Kategorien möglich ist – Sie können beispielsweise `computer.getChildCategories()` aufrufen. Persistence by Reachability ist ein rekursiver Algorithmus. Alle Objekte, die von einer Persistenzinstanz erreichbar sind, werden entweder persistent, wenn die Originalinstanz persistent gemacht wird, oder kurz bevor der In-Memory-Zustand mit dem Datenspeicher synchronisiert wird.

Persistence by Reachability garantiert eine referenzielle Integrität; jeder Objektgraph kann durch Laden des persistenten Root-Objekts komplett neu erstellt werden. Eine Applikation kann das Objektnetzwerk von einer Assoziation zur nächsten durchgehen, ohne sich jemals um den Persistenzzustand der Instanzen kümmern zu müssen. (SQL-Datenbanken haben bei der referenziellen Integrität einen anderen Ansatz und verlassen sich auf deklaratorische und prozedurale Constraints, um eine Applikation zu erkennen, die sich falsch verhält.)

In der reinsten Form von Persistence by Reachability hat die Datenbank ein Top-Level- oder Root-Objekt, von dem aus alle persistenten Objekte erreichbar sind. Idealerweise sollte eine Instanz transient und aus der Datenbank gelöscht werden, wenn sie nicht vom Root-Persistenzobjekt über Referenzen erreichbar ist.

Weder Hibernate noch andere ORM-Lösungen implementieren dies – tatsächlich gibt es keine Entsprechung zum Root-Persistenzobjekt in einer SQL-Datenbank und keinen persistenten Garbage Collector, der nicht referenzierte Instanzen erkennen kann. Objektorientierte Datenspeicher können einen Algorithmus zur Garbage Collection implementieren, ähnlich wie der, der von der JVM für Objekte im Speicher implementiert wird. Doch diese Option steht in der ORM-Welt nicht zur Verfügung; wenn man alle Tabellen auf nicht-referenzierte Zeilen scannen würde, wäre die Performance nicht akzeptabel.

Von daher ist Persistence by Reachability bestenfalls eine halbwegs annehmbare Lösung. Sie hilft Ihnen, transiente Objekte persistent zu machen und ihren Zustand an die Datenbank zu propagieren, ohne den Persistenzmanager oft aufzurufen. Allerdings ist sie zumindest im Kontext von SQL-Datenbanken und ORM keine vollständige Lösung für das Problem, persistente Objekte transient zu machen (und ihren Zustand aus der Datenbank zu entfernen). Dies stellt sich als ein deutlich schwierigeres Problem dar. Sie können nicht alle erreichbaren Instanzen entfernen, wenn Sie ein Objekt entfernen – andere persistente Instanzen könnten immer noch Referenzen darauf enthalten (denken Sie daran, dass Entities gemeinsam genutzt werden können). Sie können nicht einmal Instanzen sicher entfernen, die keine Referenz von anderen persistenten Objekten im Speicher besitzen; die Instanzen im Speicher sind nur eine kleine Untermenge aller Objekte, die in der Datenbank repräsentiert werden.

Schauen wir uns das flexiblere transitive Persistenzmodell von Hibernate an.

12.1.2 Kaskadierung auf Assoziationen anwenden

Das transitive Persistenzmodell von Hibernate arbeitet mit dem gleichen Grundkonzept wie Persistence by Reachability: Objektassoziationen werden untersucht, um den transitiven Zustand zu bestimmen. Obendrein erlaubt Hibernate noch, dass Sie einen *Kaskadie-*

rungsstil für jedes Assoziationsmapping festlegen, was deutlich größere Flexibilität und feingranulierte Steuerungsmöglichkeiten für jeden Statuswechsel eines Zustands ermöglicht. Hibernate liest den deklarierten Stil und kaskadiert Operationen an assoziierte Objekte automatisch.

Standardmäßig navigiert Hibernate keine Assoziation, wenn es nach transienten oder detached Objekten sucht. Von daher hat das Speichern, Löschen, Reattachment, Merging usw. einer `Category` keine Auswirkungen auf eine Child-Kategorie, die von der `childCategories`-Collection der Parent-Kategorie referenziert wird. Das ist das Gegenteil des Standardverhaltens von Persistence by Reachability. Wenn Sie für eine bestimmte Assoziation eine transitive Persistenz aktivieren wollen, müssen Sie diesen Default in den Mapping-Metadaten überschreiben.

Diese Einstellungen nennt man *Kaskadierungsoptionen*. Sie stehen für jedes Entity-Assoziations-Mapping (one-to-one, one-to-many, many-to-many) in XML und der Annotationssyntax zur Verfügung. Tabelle 12.1 gibt Ihnen eine Übersicht aller Einstellungen und eine Beschreibung jeder Option.

Tabelle 12.1 Kaskadierungsoptionen für die Hibernate- und Java Persistence-Entity-Assoziation

XML-Attribut	Annotation Beschreibung
Ohne	(Default) Hibernate ignoriert die Assoziation.
`save-update`	`org.hibernate.annotations.CascadeType.SAVE_UPDATE` Hibernate navigiert die Assoziation, wenn die `Session` geflusht und ein Objekt an `save()` oder `update()` übergeben wird, speichert neu instanziierte transiente Instanzen und persistiert Änderungen an detached Instanzen.
`persist`	`javax.persistence.CascadeType.PERSIST` Hibernate macht jede assoziierte transiente Instanz persistent, wenn ein Objekt an `persist()` übergeben wird. Wenn Sie mit nativem Hibernate arbeiten, wird nur zum Zeitpunkt des Aufrufs kaskadiert. Wenn Sie das `EntityManager`-Modul verwenden, wird diese Operation kaskadiert, wenn der Persistenzkontext geflusht wird.
`merge`	`javax.persistence.CascadeType.MERGE` Hibernate navigiert die Assoziation und führt die assoziierten detached Instanzen mit entsprechenden Persistenzinstanzen zusammen, wenn ein Objekt an `merge()` übergeben wird. Erreichbare transiente Instanzen werden persistent gemacht.
`delete`	`org.hibernate.annotations.CascadeType.DELETE` Hibernate navigiert die Assoziation und löscht assoziierte Persistenzinstanzen, wenn ein Objekt an `delete()` oder `remove()` übergeben wird.
`remove`	`javax.persistence.CascadeType.REMOVE` Diese Option aktiviert die kaskadierende Löschung für assoziierte Persistenzinstanzen, wenn ein Objekt an `delete()` oder `remove()` übergeben wird.

XML-Attribut	Annotation Beschreibung
lock	org.hibernate.annotations.CascadeType.LOCK Diese Option kaskadiert die lock()-Operation für assoziierte Instanzen und hängt sie wieder an den Persistenzkontext an, wenn die Objekte detached sind. Beachten Sie, dass der LockMode nicht kaskadiert wird; Hibernate geht davon aus, dass Sie keine pessimistischen Locks für assoziierte Objekte wollen – wenn beispielsweise ein pessimistisches Lock für das Root-Objekt ausreicht, um eine zeitgleiche Modifikation zu vermeiden.
replicate	org.hibernate.annotations.CascadeType.REPLICATE Hibernate navigiert die Assoziation und kaskadiert die replicate()-Operation für assoziierte Objekte.
evict	org.hibernate.annotations.CascadeType.EVICT Hibernate entfernt assoziierte Objekte aus dem Persistenzkontext, wenn bei der Hibernate-Session ein Objekt an evict() übergeben wird.
refresh	javax.persistence.CascadeType.REFRESH Hibernate liest den Zustand von assoziierten Objekten aus der Datenbank erneut ein, wenn ein Objekt an refresh() übergeben wird.
all	javax.persistence.CascadeType.ALL In dieser Einstellung sind alle bisher aufgeführten Kaskadierungsoptionen enthalten, die damit auch aktiviert werden.
delete-orphan	org.hibernate.annotations.CascadeType.DELETE_ORPHAN Diese Extra- und Spezialeinstellung aktiviert die Löschung assoziierter Objekte, wenn sie aus der Assoziation – also aus einer Collection – entfernt werden. Wenn Sie diese Einstellung bei einer Entity-Collection aktivieren, weisen Sie Hibernate darauf hin, dass die assoziierten Objekte keine gemeinsamen Referenzen enthalten und sicher gelöscht werden können, wenn eine Referenz aus der Collection entfernt wird.

In XML-Mapping-Metadaten geben Sie dem `<one-to-one>`- oder `<many-to-one>`-Mapping-Element das Attribut `cascade="..."`, um die transitiven Zustandsänderungen zu aktivieren. Alle Collection-Mappings (`<set>`, `<bag>`, `<list>` und `<map>`) unterstützen das `cascade`-Attribut. Die Einstellung `delete-orphan` kann allerdings nur bei Collections angewendet werden. Offensichtlich brauchen Sie niemals eine transitive Persistenz für eine Collection zu aktivieren, die Klassen mit Wert-Typen referenziert – hier ist der Lebenszyklus der assoziierten Objekte abhängig und implizit. Feingranulierte Steuerung des abhängigen Lebenszyklus ist nur für Assoziationen zwischen Entities relevant und verfügbar.

FAQ

Wie ist die Beziehung zwischen `cascade` *und* `inverse`*?* Es gibt keine Beziehung; beides sind unterschiedliche Begriffe. Das nicht-inverse Ende einer Assoziation wird verwendet, um die SQL-Anweisungen zu generieren, die die Assoziationen in der Datenbank verwalten (Einfügen und Aktualisieren der Fremdschlüsselspalte(n)). Die Kaskadierung ermöglicht transitive Objektzustandsänderungen zwischen Entity-Klassen-Assoziationen.

Nun folgen einige Beispiele von Kaskadierungsoptionen in XML-Mapping-Dateien. Beachten Sie, dass dieser Code nicht aus einem Entity-Mapping oder einer Klasse stammt, sondern nur der Veranschaulichung dient:

```
<many-to-one name="parent"
             column="PARENT_CATEGORY_ID"
             class="Category"
             cascade="save-update, persist, merge"/>
...
<one-to-one name="shippingAddress"
            class="Address"
            cascade="save-update, lock"/>
...
<set name="bids" cascade="all, delete-orphan"
     inverse="true">
    <key column ="ITEM_ID"/>
    <one-to-many class="Bid"/>
</set>
```

Wie Sie sehen, können mehrere Kaskadierungsoptionen kombiniert und auf eine bestimmte Assoziation als durch Kommata getrennte Liste angewendet werden. Beachten Sie weiterhin, dass `delete-orphan` nicht in `all` enthalten ist.

Kaskadierungsoptionen können auf zweierlei Weise mit Annotationen deklariert werden. Erstens unterstützen alle Assoziations-Mapping-Annotationen (`@ManyToOne`, `@OneToOne`, `@OneToMany` und `@ManyToMany`) ein `cascade`-Attribut. Der Wert dieses Attributs ist ein einzelner Wert oder eine Liste von `javax.persistence.CascadeType`-Werten. Das Anschauungsbeispiel für ein XML-Mapping mit Annotationen sieht dann so aus:

```
@ManyToOne(cascade = { CascadeType.PERSIST, CascadeType.MERGE })
@JoinColumn(name = "PARENT_CATEGORY_ID", nullable = true)
private Category parent;

...
@OneToMany(cascade = CascadeType.ALL)
private Set<Bid> bids = new HashSet<Bid>();
```

Offensichtlich sind nicht alle Kaskadierungstypen im Standard-`javax.persistence`-Paket verfügbar. Nur Kaskadierungsoptionen, die für `EntityManager`-Operationen relevant sind (wie `persist()` und `merge()`), sind standardisiert. Sie müssen eine Hibernate-Extension-Annotation verwenden, um reine Hibernate-Kaskadierungsoptionen zu verwenden:

```
@ManyToOne(cascade = { CascadeType.PERSIST, CascadeType.MERGE })
@org.hibernate.annotations.Cascade(
    org.hibernate.annotations.CascadeType.SAVE_UPDATE
)
@JoinColumn(name = "PARENT_CATEGORY_ID", nullable = true)
private Category parent;
...
@OneToOne
@org.hibernate.annotations.Cascade({
    org.hibernate.annotations.CascadeType.SAVE_UPDATE,
    org.hibernate.annotations.CascadeType.LOCK
})
@PrimaryKeyJoinColumn
private Address shippingAddress;
...
@OneToMany(cascade = CascadeType.ALL)
@org.hibernate.annotations.Cascade(
    org.hibernate.annotations.CascadeType.DELETE_ORPHAN
)
private Set<Bid> bids = new HashSet<Bid>();
```

Eine Hibernate-Extension-Kaskadierungsoption kann entweder als Ergänzung zu den Optionen, die bereits in der Assoziationsannotation eingestellt sind, verwendet werden (erstes und letztes Beispiel) oder als Stand-alone-Einstellung, wenn keine standardisierte Option angewendet werden kann (zweites Beispiel).

Das Modell für den Kaskadierungsstil von Hibernate auf Assoziationslevel ist sowohl reichhaltiger als auch weniger sicher als die Persistence by Reachability. Hibernate gibt nicht die gleichen starken Garantien einer referenziellen Integrität wie die Persistence by Reachability. Stattdessen delegiert Hibernate diese Funktionsbereiche der referenziellen Integrität an die Fremdschlüssel-Constraints der zugrunde liegenden SQL-Datenbank.

Es gibt einen guten Grund für diese Designentscheidung: Damit kann Hibernate *detached* Objekte effizient nutzen, weil Sie das Reattachment und Merging eines detached Objektgraphen auf Assoziationslevel steuern können. Doch Kaskadierungsoptionen sind nicht nur deswegen verfügbar, um unnötiges Reattachment und Merging zu vermeiden: Sie sind immer dann sehr praktisch, wenn Sie mehr als ein Objekt auf einmal behandeln müssen.

Schauen wir uns das Konzept eines transitiven Zustands mit ein paar beispielhaften Assoziations-Mappings an. Wir empfehlen, dass Sie den nächsten Abschnitt in einem „Rutsch" lesen, weil jedes Beispiel auf dem vorhergehenden aufbaut.

12.1.3 Die Arbeit mit dem transitiven Zustand

CaveatEmptor-Administratoren können neue Kategorien erstellen, umbenennen und Unterkategorien in der Hierarchie verschieben. Diese Struktur sehen Sie in Abbildung 12.2.

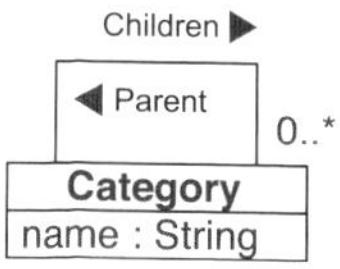

Abbildung 12.2
`Category`-Klasse mit Assoziationen auf sich selbst

Nun mappen Sie diese Klasse und die Assoziation mit XML:

```
<class name="Category" table="CATEGORY">
    ...
    <property name="name" column="CATEGORY_NAME"/>

    <many-to-one name="parentCategory"
                 class="Category"
                 column="PARENT_CATEGORY_ID"
                 cascade="none"/>
    <set name="childCategories"
         table="CATEGORY"
         cascade="save-update"
         inverse="true">
        <key column="PARENT_CATEGORY_ID"/>
        <one-to-many class="Category"/>
    </set>
    ...
</class>
```

Dies ist eine rekursive bidirektionale one-to-many-Assoziation. Das einwertige Ende ist auf das `<many-to-one>`-Element gemappt und die Wert-Eigenschaft `Set` mit `<set>`. Beide beziehen sich auf die gleiche Fremdschlüsselspalte `PARENT_CATEGORY_ID`. Alle Spalten sind in der gleichen Tabelle `CATEGORY`.

Erstellen einer neuen Kategorie

Nehmen wir an, Sie erstellen eine neue `Category` als Child von Computer (siehe Abbildung 12.3).

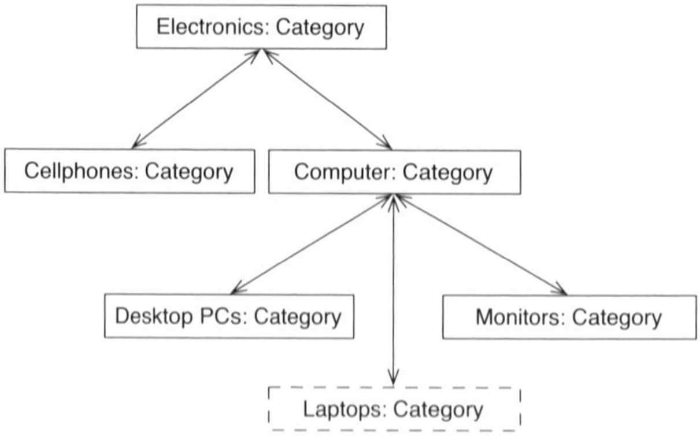

Abbildung 12.3
Einfügen einer neuen `Category` in den Objektgraphen

Ihnen stehen mehrere Möglichkeiten zur Verfügung, um dieses neue Laptops-Objekt zu erstellen und in der Datenbank zu speichern. Sie können zur Datenbank zurückgehen und die Computer-Kategorie auslesen, zu der die neue Laptops-Kategorie gehören wird, die neue Kategorie einfügen und die Transaktion committen:

```
Session session = sessionFactory.openSession();
Transaction tx = session.beginTransaction();

Category computer =
           (Category) session.load(Category.class, computerId);
Category laptops = new Category("Laptops");
computer.getChildCategories().add(laptops);
laptops.setParentCategory(computer);
tx.commit();
session.close();
```

Die Instanz `computer` ist persistent (beachten Sie, wie Sie `load()` verwenden, damit es mit einem Proxy zusammenarbeitet und Sie den Datenbankzugriff vermeiden), und bei der `childCategories`-Assoziation ist das kaskadierende Speichern aktiviert. Von daher führt dieser Code dazu, dass die neue `laptops`-Kategorie durch Aufruf von `tx.commit()` persistent wird, weil Hibernate den persistenten Zustand an die `childCategories`-Collection-Elemente von `computer` kaskadiert. Hibernate untersucht den Zustand der Objekte und ihre Beziehungen, wenn der Persistenzkontext geflusht und eine `INSERT`-Anweisung in die Queue gestellt wird.

Erstellen einer neuen Kategorie in der detached Version

Machen wir das Gleiche noch einmal, doch diesmal erstellen wir den Link zwischen Computer und Laptops außerhalb des Geltungsbereichs des Persistenzkontexts:

```
Category computer =
            (Category) session.get() // In früherer Session geladen

Category laptops = new Category("Laptops");
computer.getChildCategories().add(laptops);
laptops.setParentCategory(computer);
```

Sie besitzen nun das detached und (ohne Proxy) voll initialisierte `computer`-Objekt, das in einer früheren `Session` geladen wurde und mit dem neuen transienten `laptops`-Objekt assoziiert ist (und umgekehrt). Sie machen diese Änderung an den Objekten persistent, indem Sie das neue Objekt in einer zweiten Hibernate-`Session` – einem neuen Persistenzkontext – laden:

```
Session session = sessionFactory.openSession();
Transaction tx = session.beginTransaction();
// Eine neue Kategorie und den Link mit dessen Parent-Kategorie
persistieren
session.save(laptops);
tx.commit();
session.close();
```

Hibernate inspiziert die Datenbank-Identifikator-Eigenschaft des `laptops.parentCategory`-Objekts und erstellt die Referenz auf die Computer-Kategorie in der Datenbank korrekt. Hibernate fügt den Identifikator-Wert des Parent in das Fremdschlüsselfeld der neuen Laptops-Zeile in `CATEGORY` ein.

Sie können in diesem Beispiel keinen detached Proxy für `computer` bekommen, weil `computer.getChildCategories()` eine Initialisierung des Proxy auslösen würde, und Sie bekämen eine `LazyInitializationException`: Die `Session` ist bereits geschlossen. Sie können sich im Objektgraph im detached Zustand nicht über nicht-initialisierte Grenzen hinwegbewegen.

Weil Sie `cascade="none"` in der `parentCategory`-Assoziation definiert haben, ignoriert Hibernate Änderungen an den anderen Kategorien der Hierarchie (Computer, Electronics)! Hibernate kaskadiert den Aufruf von `save()` für Entities, auf die sich durch diese Assoziation bezogen wird, nicht. Wenn Sie `cascade="save-update"` beim `<many-to-one>`-Mapping von `parentCategory` aktiviert hätten, würde Hibernate durch den gesamten Objektgraphen im Speicher navigieren und alle Instanzen mit der Datenbank synchronisieren. Das ist ein ganz eindeutiger Overhead, den Sie vermeiden sollten.

In diesem Fall brauchen oder wollen Sie keine transitive Persistenz für die `parentCategory`-Assoziation.

Speichern mehrerer neuer Instanzen mit transitiver Persistenz

Wofür haben wir Kaskadierungsoperationen? Sie können das `laptops`-Objekt wie im vorigen Beispiel gezeigt speichern, ohne irgendein kaskadierendes Mapping zu benutzen. Nun, schauen Sie sich einmal folgenden Fall an:

```
Category computer = ... // In einer früheren Session geladen

Category laptops = new Category("Laptops");
Category laptopUltraPortable = new Category("Ultra-Portable");
Category laptopTabletPCs = new Category("Tablet PCs");
laptops.addChildCategory(laptopUltraPortable);
```

```
laptops.addChildCategory(laptopTabletPCs);
computer.addChildCategory(laptops);
```

(Beachten Sie, dass die Convenience-Methode `addChildCategory()` beide Enden des Assoziationslinks in einem Aufruf setzt, wie wir es schon in diesem Buch beschrieben haben.)

Es wäre unerwünscht, alle drei neuen Kategorien einzeln in einer neuen `Session` speichern zu müssen. Zum Glück brauchen Sie das auch nicht, weil Sie die `childCategories`-Assoziation (die Collection) mit `cascade="save-update"` gemappt haben. Der gleiche, bereits gezeigte Code, der die eine Laptops-Kategorie gespeichert hat, wird alle drei neuen Kategorien in einer neuen `Session` speichern:

```
Session session = sessionFactory.openSession();
Transaction tx = session.beginTransaction();

// Alle drei neuen Category-Instanzen persistieren
session.save(laptops);
tx.commit();
session.close();
```

Sie fragen sich wahrscheinlich, warum man den Kaskadierungsstil `cascade="save-update"` statt einfach `cascade="save"` nennt. Nachdem Sie gerade bereits alle drei Kategorien persistent gemacht haben, nehmen wir an, dass Sie die folgenden Änderungen an der Kategorienhierarchie in einem nachfolgenden Event außerhalb einer `Session` vorgenommen haben (Sie arbeiten wieder mit detached Objekten):

```
laptops.setName("Laptop Computers");                      // Modifizieren
laptopUltraPortable.setName("Ultra-Portable Notebooks"); // Modifizieren
laptopTabletPCs.setName("Tablet Computers");              // Modifizieren
Category laptopBags = new Category("Laptop Bags");
laptops.addChildCategory(laptopBags);                     // Hinzufügen
```

Sie fügen eine neue Kategorie (`laptopBags`) als Child der Laptops-Kategorie hinzu und verändern alle drei vorhandenen Kategorien. Der folgende Code propagiert all diese Änderungen an die Datenbank:

```
Session session = sessionFactory.openSession();
Transaction tx = session.beginTransaction();

// Drei alte Category-Instanzen aktualisieren und die neue einfügen
session.saveOrUpdate(laptops);
tx.commit();
session.close();
```

Weil Sie bei der `childCategories`-Collection `cascade="save-update"` angeben, bestimmt Hibernate, was nötig ist, um die Objekte in der Datenbank zu persistieren. In diesem Fall befinden sich drei SQL-`UPDATE`-Anweisungen (für `laptops`, `laptopUltraPortable`, `laptopTablePCs`) und ein `INSERT` (für `laptopBags`) in der Warteschlange. Die Methode `saveOrUpdate()` weist Hibernate an, den Zustand einer Instanz an die Datenbank zu propagieren, indem eine neue Datenbankzeile erstellt wird, wenn die Instanz eine neue transiente Instanz ist, oder die vorhandene Zeile zu aktualisieren, wenn es sich bei der Instanz um eine detached Instanz handelt.

Erfahrenere Hibernate-Anwender arbeiten ausschließlich mit `saveOrUpdate()`; es ist viel einfacher, Hibernate entscheiden zu lassen, was alt und was neu ist, vor allem in einem komplexeren Netzwerk, bei dem Objekte in verschiedenen Zuständen sich vermengen. Der einzige (nicht wirklich ernsthafte) Nachteil eines exklusiven `saveOrUpdate()` ist, dass dieses manchmal nicht herausfinden kann, ob eine Instanz alt oder neu ist, ohne ein `SELECT` auf die Datenbank loszulassen – wenn eine Klasse beispielsweise auf einen natürlichen zusammengesetzten Schlüssel gemappt ist und keine Versions- oder Zeitstempeleigenschaft enthält.

Wie erkennt Hibernate, welche Instanzen neu und welche alt sind? Dafür gibt es eine Reihe von Möglichkeiten. Hibernate geht davon aus, dass eine Instanz eine nicht gespeicherte, transiente Instanz ist, wenn:

- die Identifikator-Eigenschaft `null` ist.
- die Versions- oder Zeitstempel-Eigenschaft (falls vorhanden) `null` ist.
- eine neue Instanz der gleichen Persistenzklasse, die intern von Hibernate erstellt wurde, den gleichen Datenbank-Identifikatorwert hat wie die gegebene Instanz.
- Sie ein `unsaved-value` im Mapping-Dokument für die Klasse angeben und der Wert der Identifikator-Eigenschaft dazu passt. Das Attribut `unsaved-value` ist auch für Versions- und Zeitstempel-Mapping-Elemente verfügbar.
- keine Entity-Daten mit dem gleichen Identifikatorwert im Second-Level-Cache vorhanden sind.
- Sie eine Implementierung von `org.hibernate.Interceptor` angeben und `Boolean.TRUE` von `Interceptor.isUnsaved()` nach Prüfen der Instanz in Ihrem eigenen Code zurückgeben.

Im CaveatEmptor-Domain-Modell arbeiten Sie überall mit dem (auf null setzbaren) Typ `java.lang.Long` als Identifikator-Eigenschaftswert. Weil Sie generierte, synthetische Identifikatoren verwenden, wird damit das Problem gelöst. Neue Instanzen haben den Identifikator-Eigenschaftswert `null`, also behandelt Hibernate sie als transient. Detached Instanzen haben einen Identifikatorwert ungleich null, also behandelt Hibernate sie entsprechend.

Es ist selten erforderlich, die automatischen, in Hibernate eingebauten Erkennungsmechanismen anzupassen. Die Methode `saveOrUpdate()` weiß immer, was mit dem gegebenen Objekt (oder jedem erreichbaren Objekt, wenn die Kaskadierung von `save-update` für eine Assoziation aktiviert ist) zu machen ist. Wenn Sie allerdings einen natürlichen zusammengesetzten Schlüssel verwenden und es bei Ihrer Entity keine Versions- oder Zeitstempeleigenschaft gibt, muss Hibernate mit einem `SELECT` auf die Datenbank zugreifen, um herauszufinden, ob bereits eine Zeile mit dem gleichen zusammengesetzten Identifikator existiert. Anders gesagt empfehlen wir, dass Sie beinahe immer `saveOrUpdate()` statt der individuellen `save()`- oder `update()`-Methoden verwenden. Hibernate ist schlau genug, das Richtige zu machen, und damit wird ein „Alles soll hier im persistenten Zustand sein, egal ob es alt oder neu ist“ deutlich leichter zu handhaben.

Wir haben nun die grundlegenden transitiven Persistenzoptionen in Hibernate besprochen, durch die neue Instanzen mit möglichst wenigen Programmzeilen gespeichert und detached Instanzen wieder angehängt werden können. Die meisten der anderen Kaskadierungsoptionen sind ähnlich leicht verständlich: `persist`, `lock`, `replicate` und `evict` machen das, was Sie erwarten würden – sie machen eine bestimmte Session-Operation transitiv. Die Kaskadierungsoption `merge` hat effektiv die gleichen Konsequenzen wie `save-update`.

Es stellt sich heraus, dass das Löschen von Objekten deutlich schwerer zu verstehen ist; die Einstellung `delete-orphan` stellt insbesondere für neue Hibernate-Anwender eine harte Nuss dar. Das liegt nicht daran, dass sie komplex ist, sondern weil viele Java-Entwickler dazu neigen zu vergessen, dass sie mit einem Netzwerk von Pointern arbeiten.

Das transitive Löschen

Nehmen wir an, dass Sie ein `Category`-Objekt löschen wollen. Sie müssen dieses Objekt in einer `Session` an die `delete()`-Methode übergeben; es befindet sich nun im Zustand *removed* und wird aus der Datenbank verschwinden, wenn der Persistenzkontext geflusht und committet wird. Sie bekommen jedoch eine *foreign key constraint violation* (Verletzung des Fremdschlüssel-Constraints), wenn zu diesem Zeitpunkt eine andere `Category` eine Referenz auf die gelöschte Zeile enthält (vielleicht wurde darauf immer noch als Parent für andere Objekte referenziert).

Es liegt an Ihnen, vor dem Löschen einer `Category`-Instanz alle Links darauf zu löschen. Das ist ein normales Verhalten von Entities, die gemeinsame Referenzen unterstützen. Jede Eigenschaft (oder Komponente) mit einem Wert-Typ einer Entity-Instanz wird automatisch gelöscht, wenn die besitzende Entity-Instanz gelöscht wird. Collection-Elemente mit Wert-Typen (beispielsweise die Collection von `Image`-Objekten für ein `Item`) werden gelöscht, wenn Sie die Referenzen aus der besitzenden Collection entfernen.

In bestimmten Situationen möchten Sie eine Entity-Instanz löschen, indem Sie die Referenz aus einer Collection entfernen. Anders gesagt, Sie können garantieren, dass keine weitere Referenz existiert, wenn Sie die Referenz auf diese Entity aus der Collection entfernen. Von daher kann Hibernate die Entity sicher löschen, nachdem Sie diese letzte Referenz entfernt haben. Hibernate geht davon aus, dass eine verwaiste Entity ohne Referenzen gelöscht werden sollte. Im Domain-Modell des Beispiels aktivieren Sie diesen speziellen Kaskadierungsstil für die Collection (diesen gibt es nur für Collections) von `bids` im Mapping von `Item`:

```
<set name="bids"
     cascade="all, delete-orphan"
     inverse="true">
    <key column="ITEM_ID"/>
    <one-to-many class="Bid"/>
</set>
```

Sie können nun `Bid`-Objekte löschen, indem Sie sie aus dieser Collection entfernen – zum Beispiel im detached Zustand:

```
Item anItem = ... // In früherer Session geladen

anItem.getBids().remove(aBid);
anItem.getBids().remove(anotherBid);
Session session = sessionFactory.openSession();
Transaction tx = session.beginTransaction();
session.saveOrUpdate(anItem);
tx.commit();
session.close();
```

Wenn Sie die Option `delete-orphan` nicht aktivieren, müssen Sie die `Bid`-Instanzen explizit löschen, nachdem die letzte Referenz darauf aus der Collection entfernt wurde:

```
Item anItem = ... // In früherer Session geladen
anItem.getBids().remove(aBid);
anItem.getBids().remove(anotherBid);
Session session = sessionFactory.openSession();
Transaction tx = session.beginTransaction();
session.delete(aBid);
session.delete(anotherBid);
session.saveOrUpdate(anItem);
tx.commit();
session.close();
```

Durch automatisches Löschen von verwaisten Objekten sparen Sie zwei Codezeilen ein – zwei Zeilen, die unpraktisch sind. Ohne das Löschen verwaister Objekte müssen Sie sich alle `Bid`-Objekte merken, die Sie löschen wollen – der Code, der ein Element aus der Collection entfernt, befindet sich oft in einer anderen Schicht als der, der die Operation `delete()` ausführt. Bei aktiviertem Löschen verwaister Objekte können Sie diese aus der Collection entfernen, und Hibernate wird annehmen, dass darauf von keiner anderen Entity mehr referenziert wird. Beachten Sie wiederum, dass dieses Löschen implizit ist, wenn Sie eine Collection mit Komponenten mappen; die Zusatzoption ist nur relevant für eine Collection mit Entity-Referenzen (fast immer ein `<one-to-many>`).

Java Persistence und EJB 3.0 unterstützen ebenfalls transitive Zustandsänderungen der Entity-Assoziationen untereinander. Die standardisierten Kaskadierungsoptionen entsprechen denen von Hibernate, also werden Sie keine Schwierigkeiten damit haben.

12.1.4 Transitive Assoziationen mit JPA

Die Spezifikation von Java Persistence unterstützt Annotationen für Entity-Assoziationen, die die kaskadierende Objektmanipulation aktivieren. So wie im nativen Hibernate hat jede `EntityManager`-Operation einen entsprechenden Kaskadierungsstil. Schauen Sie sich beispielsweise einmal den `Category`-Baum (Parent- und Children-Assoziationen) an, der mit Annotationen gemappt ist:

```
@Entity
public class Category {

    private String name;
    @ManyToOne
    public Category parentCategory;
    @OneToMany(mappedBy = "parentCategory",
               cascade = { CascadeType.PERSIST,
                           CascadeType.MERGE }
               )
    public Set<Category> childCategories = new HashSet<Category>();
    ...
}
```

Sie aktivieren Standard-Kaskadierungsoptionen für die `persist()`- und `merge()`-Operationen. Sie können jetzt `Category`-Instanzen im persistenten oder detached Zustand erstellen und bearbeiten, so wie Sie das vorher mit nativem Hibernate gemacht haben:

```
Category computer = ... // In einem früheren Persistenzkontext geladen
Category laptops = new Category("Laptops");
Category laptopUltraPortable = new Category("Ultra-Portable");
Category laptopTabletPCs = new Category("Tablet PCs");
laptops.addChildCategory(laptopUltraPortable);
laptops.addChildCategory(laptopTabletPCs);
computer.setName("Desktops and Laptops");
computer.addChildCategory(laptops);
EntityManager em = emf.createEntityManager();
EntityTransaction tx = em.getTransaction();
tx.begin();
computer = em.merge(computer);
tx.commit();
em.close();
```

Ein einziger Aufruf von `merge()` macht jede Modifizierung und Einfügung persistent. Denken Sie daran, dass `merge()` nicht das Gleiche ist wie ein Reattachment: Damit wird ein neuer Wert zurückgegeben, den Sie als Handle für den aktuellen Zustand nach dem Merging an die aktuelle Variable binden sollten.

Manche Kaskadierungsoptionen sind nicht standardisiert, sondern typisch für Hibernate. Sie mappen diese Annotationen (sie befinden sich alle im Paket `org.hibernate.annotations`), wenn Sie mit der `Session`-API arbeiten oder wenn Sie für `EntityManager` eine besondere Einstellung brauchen (beispielsweise `org.hibernate.annotations.CascadeType.DELETE_ORPHAN`). Seien Sie aber vorsichtig: angepasste Kaskadierungsoptionen in einer ansonsten reinen JPA-Applikation führen zu impliziten Änderungen des Objektzustands, die man möglicherweise schwer an jemanden kommunizieren kann, der sie nicht erwartet.

In den vorigen Abschnitten haben wir die Kaskadierungsoptionen für die Entity-Assoziation mit Hibernate XML-Mapping-Dateien und Java Persistence Annotationen untersucht. Bei transitiven Zustandsänderungen sparen Sie Programmzeilen ein, indem Sie Hibernate die Modifikationen von assoziierten Objekten navigieren und kaskadieren lassen. Wir empfehlen, dass Sie sich überlegen, welche Assoziationen in Ihrem Domain-Modell Kandidaten für transitive Zustandsänderungen sind, und diese implementieren Sie dann mit Kaskadierungsoptionen. In der Praxis ist es außerordentlich hilfreich, wenn Sie sich die Kaskadierungsoptionen im UML-Diagramm Ihres Domain-Modells (mit Stereotypen) oder irgendeiner anderen passenden, unter Entwicklern üblichen Dokumentation aufschreiben. Somit verbessern Sie die Kommunikation in Ihrem Entwicklungsteam, weil jeder weiß, welche Operationen und Assoziationen kaskadierende Zustandsänderungen implizieren.

Transitive Persistenz ist nicht der einzige Weg, wie Sie viele Objekte mit nur einer Operation manipulieren können. Viele Applikationen müssen große Objektmengen bearbeiten: Stellen Sie sich einmal vor, dass Sie bei 50.000 `Item`-Objekten ein Flag setzen müssen. Das ist eine Bulk-Operation, die am besten direkt in der Datenbank ausgeführt wird.

12.2 Bulk- und Batch-Operationen

Sie verwenden das objekt-relationale Mapping, um Daten in die Applikationsschicht auszulagern, damit Sie eine objektorientierte Programmiersprache zur Verarbeitung dieser Daten nutzen können. Das ist eine gute Strategie, wenn Sie eine Applikation implementieren, bei der viele Anwender online Transaktionen durchführen und wo an jedem Unit of Work Datensätze in kleiner und mittlerer Größe beteiligt sind.

Operationen, die besonders große Datenmengen erfordern, werden jedoch am besten *nicht* in der Applikationsschicht ausgeführt. Sie sollten die Operation dichter an den Standort der *Daten* bringen, anstatt es anders herum zu machen. In einem SQL-System werden die DML-Anweisungen `UPDATE` und `DELETE` direkt in der Datenbank ausgeführt. Sie reichen oft aus, wenn Sie eine Operation implementieren müssen, die Tausende Zeilen betrifft. Komplexere Operationen könnten komplexere Prozeduren erfordern, die in der Datenbank ausgeführt werden; von daher sollten Sie an *Stored Procedures* als eine mögliche Strategie denken.

Sie können in Hibernate- oder Java Persistence-Applikationen jederzeit auf JDBC und SQL zurückgreifen. In diesem Abschnitt zeigen wir Ihnen, wie Sie das vermeiden und Bulk- sowie Batch-Operationen mit Hibernate und JPA ausführen.

12.2.1 Bulk-Anweisungen mit HQL und JPA QL

Die Hibernate Query Language (HQL) entspricht SQL. Der Hauptunterschied besteht darin, dass HQL Klassen- statt Tabellennamen und Eigenschafts- statt Spaltennamen verwendet. HQL kommt auch mit Vererbung klar, d.h. ob Sie die Abfrage mit einer Superklasse oder einem Interface machen.

Die JPA Query Language, wie sie von JPA und EJB 3.0 definiert wird, ist ein *Subset* von HQL. Von daher sind alle in JPA QL validen Abfragen und Anweisungen auch in HQL valide. Die Anweisungen, die wir Ihnen jetzt für Bulk-Operationen zeigen, die direkt in der Datenbank ausgeführt werden, gibt es in JPA QL und HQL. (Hibernate hat die standardisierten Bulk-Operationen von JPA übernommen.)

Die verfügbaren Anweisungen unterstützen das Aktualisieren und Löschen von Objekten direkt in der Datenbank, ohne dass die Objekte in den Speicher eingelesen werden müssen. Es gibt auch eine Anweisung, die Daten auswählen und sie als neue Entity-Objekte einfügen kann.

Update der Objekte direkt in der Datenbank

In den vorigen Kapiteln haben wir mehrfach wiederholt, dass Sie über das *Zustandsmanagement* von Objekten nachdenken sollten und nicht, wie SQL-Anweisungen gemanagt werden. Diese Strategie geht davon aus, dass die Objekte, auf die Sie sich beziehen, im Speicher verfügbar sind. Wenn Sie eine SQL-Anweisung ausführen, die direkt auf den Zeilen in der Datenbank arbeitet, wirken sich Ihre Änderungen nicht auf die Objekte im Speicher aus (egal in welchem Zustand sie sich befinden). Anders gesagt umgeht jede direkte DML-Anweisung den Persistenzkontext (und alle Caches) von Hibernate.

Eine pragmatische Lösung, die dieses Problem vermeidet, ist eine einfache Konvention: Führen Sie alle direkten DML-Operationen zuerst in einem komplett neuen Persistenzkontext aus. Dann nehmen Sie die Hibernate `Session` oder den `EntityManager`, um Objekte zu laden und zu speichern. Diese Konvention garantiert, dass sich keine vorher ausgeführten Anweisungen auf den Persistenzkontext auswirken. Alternativ können Sie selektiv die `refresh()`-Operation nutzen, um den Zustand eines persistenten Objekts aus der Datenbank zu laden, wenn Sie wissen, dass es ohne Wissen des Persistenzkontexts verändert worden ist.

Hibernate und JPA bieten DML-Operationen, die ein wenig leistungsfähiger sind als reines SQL. Schauen wir uns die erste Operation in HQL und JPA QL an – ein `UPDATE`:

```
Query q =
    session.createQuery("update Item i set i.isActive = :isActive");
q.setBoolean("isActive", true);
int updatedItems = q.executeUpdate();
```

Diese HQL-Anweisung (oder JPA QL-Anweisung, falls mit dem `EntityManager` ausgeführt) sieht wie eine SQL-Anweisung aus. Doch sie verwendet einen Entity-Namen (Klassennamen) und einen Eigenschaftsnamen. Sie ist ebenfalls in die API zum Parameter-Binden von Hibernate integriert. Die Anzahl der aktualisierten Entity-Objekte wird zurückgegeben – nicht die Anzahl der aktualisierten Zeilen. Ein weiterer Vorteil ist, dass die HQL- (JPA QL)`UPDATE`-Anweisung auch für Vererbungshierarchien funktioniert:

```
Query q = session.createQuery(
     "update CreditCard set stolenOn <= :now where type = 'Visa'"
);
q.setTimestamp("now", new Date() );
int updatedCreditCards = q.executeUpdate();
```

Die Persistenz-Engine weiß, wie dieses Update ausgeführt werden muss, auch wenn mehrere SQL-Anweisungen generiert werden müssen; sie aktualisiert mehrere Basis- Tabellen (weil `CreditCard` auf mehrere Superklassen und Subklassen gemappt ist). Dieses Beispiel enthält auch keinen Alias für die Entity-Klasse – der ist optional. Wenn Sie jedoch einen Alias verwenden muss dieser allen Eigenschaften vorangestellt werden. Beachten Sie auch, dass HQL- (und JPA QL-)`UPDATE`-Anweisungen nur eine Entity-Klasse referenzieren können; Sie können zum Beispiel keine Anweisung schreiben, um `Item`- und `CreditCard`-Objekte simultan zu aktualisieren. Unterabfragen sind in der `WHERE`-Klausel erlaubt; alle Joins sind nur in diesen Unterabfragen zulässig.

Direkte DML-Operationen wirken sich als Default nicht auf Versions- oder Zeitstempelwerte der betroffenen Entities aus (das ist in Java Persistence standardisiert). Mit HQL können Sie allerdings die Versionsnummer von direkt modifizierten Entity-Instanzen inkrementieren:

```
Query q =
   session.createQuery(
         "update versioned Item i set i.isActive = :isActive"
   );
q.setBoolean("isActive", true);
int updatedItems = q.executeUpdate();
```

Das Schlüsselwort `versioned` ist unzulässig, wenn Ihre Versions- oder Zeitstempeleigenschaft auf einem angepassten `org.hibernate.usertype.UserVersionType` beruht).

Die zweite HQL-(JPA QL-)Bulk-Operation, die wir vorstellen wollen, ist `DELETE`:

```
Query q = session.createQuery(
    "delete CreditCard c where c.stolenOn is not null"
);
int updatedCreditCards = q.executeUpdate();
```

Hier gelten die gleichen Regeln wie für `UPDATE`-Anweisungen: keine Joins, nur einzelne Entity-Klassen, optionale Aliases, Unterabfragen in der `WHERE`-Klausel möglich.

So wie SQL-Bulk-Operationen wirken sich HQL- (und JPA QL-)Bulk-Operationen nicht auf den Persistenzkontext aus, sie umgehen jeden Cache. Kreditkarten oder Artikel im Speicher werden nicht aktualisiert, wenn Sie eines dieser Beispiele ausführen.

Die letzte HQL-Bulk-Operation kann Objekte direkt in der Datenbank erstellen.

Erstellung neuer Objekte direkt in der Datenbank

Nehmen wir an, dass alle Visa-Karten Ihrer Kunden gestohlen wurden. Sie schreiben zwei Bulk-Operationen, um den Tag des Diebstahls zu kennzeichnen (also eigentlich den Tag, an dem Sie den Diebstahl entdeckt haben) und um die kompromittierten Kreditkartendaten aus Ihren Unterlagen zu entfernen. Weil Sie für eine verantwortungsbewusste Firma arbeiten, haben Sie den Behörden und den betroffenen Kunden den Diebstahl der Kreditkarten gemeldet. Bevor Sie also die Einträge löschen, extrahieren Sie alles, was gestohlen wurde, und erstellen ein paar Hundert (oder Tausend) `StolenCreditCard`-Objekte. Diese neue Klasse schreiben Sie nur zu diesem Zweck:

```
public class StolenCreditCard {

    private Long id;
    private String type;
    private String number;
    private String expMonth;
    private String expYear;
    private String ownerFirstname;
    private String ownerLastname;
    private String ownerLogin;
    private String ownerEmailAddress;
    private Address ownerHomeAddress;
    ... // Konstruktoren, Getter- und Setter-Methoden
}
```

Sie mappen diese Klasse nun auf ihre eigene `STOLEN_CREDIT_CARD`-Tabelle, entweder mit einer XML-Datei oder mit JPA-Annotationen (das sollten Sie problemlos alleine machen können). Als Nächstes brauchen Sie eine Anweisung, die direkt in der Datenbank ausgeführt wird, alle kompromittierten Kreditkarten ausliest und neue `StolenCreditCard`-Objekte erstellt:

```
Query q = session.createQuery(
    "insert into StolenCreditCard
            (type, number, expMonth, expYear,
             ownerFirstname, onwerLastname, ownerLogin,
             ownerEmailAddress, ownerHomeAddress)
     select
```

```
                c.type, c.number, c.expMonth, c.expYear,
                u.firstname, u.lastname, u.username,
                u.email, u.homeAddress
            from CreditCard c join c.user u
            where c.stolenOn is not null"
    );
    int createdObjects = q.executeUpdate();
```

Diese Operation macht zwei Dinge: Zuerst werden die Details der `CreditCard`-Einträge und des jeweiligen Besitzers (ein `User`) gelesen. Das Resultat wird dann direkt in die Tabelle eingefügt, auf die die Klasse `StolenCreditCard` gemappt ist.

Beachten Sie Folgendes:

- Die Eigenschaften, die Ziel eines `INSERT ... SELECT` sind (in diesem Fall die `StolenCreditCard`-Eigenschaften, die Sie auflisten), müssen für eine bestimmte Subklasse und nicht für eine (abstrakte) Superklasse sein. Weil `StolenCreditCard` nicht zu einer Vererbungshierarchie gehört, ist das kein Problem.
- Die vom `SELECT` zurückgegebenen Typen müssen auf die für das `INSERT` erforderlichen Typen passen – in diesem Fall viele `string`-Typen und eine Komponente (die gleiche Art Komponente für Selektion und Einfügung).
- Der Datenbank-Identifikator für jedes `StolenCreditCard`-Objekt wird automatisch von dem Identifikator-Generator generiert, auf den Sie ihn gemappt haben. Alternativ können Sie die Identifikator-Eigenschaft der Liste der eingefügten Eigenschaften hinzufügen und durch Selektion einen Wert angeben. Beachten Sie, dass die automatische Generierung von Identifikatorwerten nur für Identifikator-Generatoren funktioniert, die direkt innerhalb der Datenbank operieren, zum Beispiel Sequenzen oder Identitätsfelder.
- Wenn die generierten Objekte zu einer versionierten Klasse gehören (mit einer `version`- oder `timestamp`-Eigenschaft) wird auch eine neue Version (Null oder Zeitstempel von heute) generiert. Alternativ können Sie einen Versions- (oder Zeitstempel-)Wert auswählen und die Versions- (oder Zeitstempel-)Eigenschaft der Liste der eingefügten Eigenschaften hinzufügen.

Schließlich sollten Sie beachten, dass `INSERT ... SELECT` nur mit HQL möglich ist; die Anweisung gehört nicht zum JPA QL-Standard – von daher könnte Ihre Anweisung nicht portierbar sein.

HQL- und JPA QL-Bulk-Operationen decken viele Situationen ab, in denen Sie normalerweise auf reines SQL zurückgreifen würden. Andererseits können Sie manchmal die Applikationsschicht in einer Massendatenoperation nicht ausblenden.

12.2.2 Batch-Verarbeitung

Nehmen wir an, dass Sie alle `Item`-Objekte manipulieren müssen und dass die Änderungen, die Sie machen müssen, nicht so trivial sind wie das Setzen eines Flag (was Sie vorher mit einer einzigen Anweisung gemacht haben). Gehen wir außerdem davon aus, dass Sie aus bestimmten Gründen keine SQL Stored Procedure erstellen können (weil Ihre Applikation vielleicht auf einem DBMS arbeiten muss, das keine Stored Procedures unterstützt).

Ihre einzige Möglichkeit ist, die Prozedur in Java zu schreiben, und große Datenmengen in den Speicher einzulesen, um sie dann mit der Prozedur zu verarbeiten.

Sie sollten diese Prozedur dann mit einer *Batch-Verarbeitung* ausführen. Das bedeutet, Sie erstellen viele kleinere Datensätze statt eines einzelnen, der vielleicht gar nicht mehr in den Speicher passt.

Eine Prozedur mit Batch-Updates schreiben

Der folgende Code lädt zur Verarbeitung 100 `Item`-Objekte auf einmal:

```
Session session = sessionFactory.openSession();
Transaction tx = session.beginTransaction();

ScrollableResults itemCursor =
    session.createQuery("from Item").scroll();
int count=0;
while ( itemCursor.next() ) {
    Item item = (Item) itemCursor.get(0);
    modifyItem(item);
    if ( ++count % 100 == 0 ) {
        session.flush();
        session.clear();
    }
}
tx.commit();
session.close();
```

Sie benutzen eine (einfache) HQL-Abfrage, um alle `Item`-Objekte aus der Datenbank zu laden. Doch anstatt das Ergebnis der Abfrage komplett in den Speicher einzulesen, öffnen Sie einen Online-*Cursor*. Ein Cursor ist ein Zeiger auf ein Resultset, das in der Datenbank bleibt. Sie können den Cursor mit dem Objekt `ScrollableResults` steuern und ihn durch das Resultat bewegen. Der Aufruf `get(int i)` liest ein Objekt in den Speicher – das Objekt, auf das der Cursor aktuell zeigt. Jeder Aufruf von `next()` leitet den Cursor zum nächsten Objekt. Um zu vermeiden, dass der Speicher zur Neige geht, flushen Sie den Persistenzkontext mit `flush()` und leeren ihn mit `clear()`, bevor die nächsten 100 Objekte geladen werden.

Ein Flush des Persistenzkontexts schreibt die Änderungen, die Sie an den 100 letzten `Item`-Objekten vorgenommen haben, in die Datenbank. Für die beste Performance sollten Sie die Größe der Hibernate- (und JDBC-)Konfigurationseigenschaft `hibernate.jdbc.batch_size` auf die gleiche Größe wie Ihren Prozedur-Batch setzen: auf 100. Alle `UPDATE`-Anweisungen, die während des Flushings ausgeführt werden, werden dann auf JDBC-Level stapelweise abgearbeitet.

(Beachten Sie, dass Sie den Second-Level-Cache für alle Batch-Operationen deaktivieren sollten; anderenfalls müssen alle während des Batch-Vorgangs gemachten Änderungen an Objekten an den Second-Level-Cache dieser Persistenzklasse propagiert werden. Das ist ein unnötiger Overhead. Sie erfahren im nächsten Kapitel, wie Sie den Second-Level-Cache steuern können.)

Die Java Persistence API unterstützt leider keine auf Cursorn basierenden Abfrageresultate. Sie müssen `org.hibernate.Session` und `org.hibernate.Query` aufrufen, um auf dieses Feature zugreifen zu können.

Mit der gleichen Technik kann man eine große Anzahl von Objekten erstellen und persistieren.

Einfügen von vielen Objekten in Batch-Durchläufen

Wenn Sie in einem Unit of Work ein paar Hundert oder Tausend Objekte erstellen müssen, könnte es zu einer Überlastung des Speichers kommen. Jedes Objekt, das an `insert()` oder `persist()` übergeben wird, wird dem Cache des Persistenzkontexts hinzugefügt.

Eine gradlinige Lösung ist, den Persistenzkontext nach einer bestimmten Objektanzahl zu flushen und zu leeren. Die Einfügungen nehmen Sie dann über einen Batch vor:

```
Session session = sessionFactory.openSession();
Transaction tx = session.beginTransaction();

for ( int i=0; i<100000; i++ ) {
    Item item = new Item(...);
    session.save(item);
    if ( i % 100 == 0 ) {
        session.flush();
        session.clear();
    }
}
tx.commit();
session.close();
```

Hier erstellen und persistieren Sie 100.000 Objekte, jeweils 100 auf einmal. Noch einmal: Denken Sie daran, die Konfigurationseigenschaft `hibernate.jdbc.batch_size` auf einen entsprechenden Wert zu setzen und den Second-Level-Cache für die Persistenzklasse zu deaktivieren. Doch Achtung: Hibernate deaktiviert still und heimlich JDBC-Batch-Inserts, wenn Ihre Entity auf einen `identity`-Identifikator-Generator gemappt ist; viele JDBC-Treiber unterstützen in diesem Fall kein Batching.

Eine weitere Option, die einen Speicherverbrauch des Persistenzkontexts vollständig vermeidet (indem er im Grunde deaktiviert wird), ist das `StatelessSession`-Interface.

12.2.3 Die Arbeit mit einer stateless Session

Der Persistenzkontext ist ein wesentliches Feature der Hibernate- und Java Persistence-Engine. Ohne diesen Kontext wären Sie nicht in der Lage, den Objektzustand zu manipulieren und Hibernate die Änderungen automatisch erkennen zu lassen. Viele andere Dinge wären ebenfalls nicht möglich.

Allerdings bietet Hibernate Ihnen ein alternatives Interface, wenn Sie lieber durch Ausführen von Anweisungen mit Ihrer Datenbank arbeiten. Das anweisungsorientierte Interface `org.hibernate.StatelessSession` wirkt und funktioniert genauso wie reines JDBC, außer dass Sie den Vorteil haben, mit gemappten Persistenzklassen und der Datenbank-Portierbarkeit von Hibernate arbeiten zu können.

Nehmen wir an, dass Sie mit diesem Interface die gleiche „Aktualisiere alle Artikel-Objekte"-Prozedur ausführen wollen, die Sie in einem früheren Beispiel geschrieben haben:

```
Session session = sessionFactory.openStatelessSession();
Transaction tx = session.beginTransaction();

ScrollableResults itemCursor =
    session.createQuery("from Item").scroll();
while ( itemCursor.next() ) {
    Item item = (Item) itemCursor.get(0);
    modifyItem(item);
    session.update(item);
}
tx.commit();
session.close();
```

Die Stapelverarbeitung fehlt in diesem Beispiel – Sie öffnen eine `StatelessSession`. Sie arbeiten nicht mehr länger mit Objekten im persistenten Zustand; alles, was aus der Datenbank zurückgegeben wird, befindet sich im Zustand detached. Von daher müssen Sie nach dem Modifizieren eines `Item`-Objekts `update()` aufrufen, um Ihre Änderungen permanent zu machen. Beachten Sie, dass dieser Aufruf das detached und bearbeitete `item` nicht mehr länger neu anhängt. Es führt ein sofortiges SQL-`UPDATE` aus; das `item` ist nach dem Befehl wieder im detached Zustand.

Die Deaktivierung des Persistenzkontexts und die Arbeit mit dem `StatelessSession`-Interface hat einige weitere ernsthafte Konsequenzen und konzeptuelle Einschränkungen (zumindest, wenn Sie das mit einer regulären `Session` vergleichen):

- Eine `StatelessSession` hat keinen Persistenzkontext-Cache und interagiert nicht mit einem anderen Query- oder Second-Level-Cache. Alles, was Sie machen, führt sofort zu SQL-Operationen.
- Veränderungen an Objekten werden nicht sofort erkannt (kein Dirty Checking), und SQL-Operationen werden nicht so spät wie möglich ausgeführt (kein Write-behind).
- Modifikationen eines Objekts und aufgerufene Operationen werden nicht an assoziierte Instanzen kaskadiert. Sie arbeiten mit Instanzen einer einzelnen Entity-Klasse.
- Alle Modifikationen an einer Collection, die als Entity-Assoziation gemappt ist (one-to-many, many-to-many), werden ignoriert. Nur Collections mit Wert-Typen werden berücksichtigt. Sie sollten von daher Entity-Assoziationen nicht auf Collections mappen, sondern nur die nicht-invertierte Seite mit Fremdschlüssel auf many-to-one; bearbeiten Sie die Beziehung nur von einer Seite her. Schreiben Sie eine Abfrage, um Daten auszulesen, die Sie ansonsten über das Iterieren durch eine gemappte Collection auslesen würden.
- Die `StatelessSession` umgeht jeden aktivierten `org.hibernate.Interceptor` und ein Event-System kann sich nicht einklinken (beide Features werden später in diesem Kapitel noch besprochen).
- Sie haben keinen garantierten Geltungsbereich der Objektidentität (*scope of object identity*). Die gleiche Abfrage produziert zwei verschiedene detached Instanzen im Speicher. Das kann zu Data-Aliasing-Effekten führen, wenn Sie die `equals()`-Methode Ihrer Persistenzklassen nicht sorgfältig implementieren.

Gute Use Cases für eine `StatelessSession` sind selten; Sie könnten darauf zurückgreifen, wenn das manuelle Batching mit einer regulären `Session` umständlich wäre. Denken

Sie daran, dass die Operationen `insert()`, `update()` und `delete()` natürlich mit einer anderen Semantik arbeiten als die Äquivalente `save()`, `update()` und `delete()` bei einer regulären `Session`. (Sie sollten wahrscheinlich besser auch andere Namen tragen; die `StatelessSession`-API wurde zu Hibernate ad hoc ohne viel Planung hinzugefügt. Das Hibernate-Entwicklerteam hat diskutiert, dieses Interface in einer zukünftigen Version umzubenennen; in der von Ihnen verwendeten Hibernate-Version hat es womöglich einen anderen Namen.)

Bisher haben wir Ihnen in diesem Kapitel gezeigt, wie Sie durch Kaskadierungs-, Bulk- und Batch-Operationen viele Objekte mit einer optimalen Strategie speichern und manipulieren können. Wir werden uns nun mit Interception und Datenfilterung beschäftigen und wie Sie sich auf transparente Weise in die Verarbeitung von Hibernate einklinken können.

12.3 Datenfilterung und Interception

Nehmen wir an, dass Sie nicht alle Daten in Ihrer Datenbank sehen wollen. Der aktuell eingeloggte Anwender der Applikation könnte beispielsweise nicht die Rechte haben, sich alles anzusehen. Normalerweise fügen Sie Ihren Abfragen eine Bedingung hinzu und beschränken das Resultat dynamisch. Das wird schwierig, wenn Sie mit einer Aufgabe wie Sicherheit oder zeitlich beschränkten Daten umgehen müssen (zum Beispiel „Zeige mir nur die Daten der letzten Woche“). Noch schwieriger ist eine Restriktion bei Collections; wenn Sie durch die `Item`-Objekte in einer `Category` iterieren, werden Sie alle sehen.

Eine mögliche Lösung für dieses Problem sind Datenbank-Views. SQL standardisiert keine dynamischen Views – also Ansichten, die zur Laufzeit mit bestimmten Parametern beschränkt und verschoben werden können (der aktuell eingeloggte Anwender, ein Zeitraum usw.). Nur wenige Datenbanken bieten mehr flexiblere View-Optionen, und wenn so etwas darin enthalten ist, sind diese Datenbanken ganz schön teuer und/oder komplex (Oracle enthält beispielsweise die Ergänzung Virtual Private Database).

Hibernate bietet eine Alternative zu dynamischen Datenbank-Views: *Datenfilter* mit einer dynamischen Laufzeit-Parametrisierung. Wir schauen uns die Einsatzgebiete und die Anwendung von Datenfiltern in den folgenden Abschnitten an.

Ein weiteres Problem in Datenbank-Applikationen sind Crosscutting Concerns, die Kenntnisse über die gespeicherten oder geladenen Daten erfordern. Nehmen wir beispielsweise an, dass Sie ein Audit Log für alle Datenbearbeitungen in Ihrer Applikation schreiben wollen. Hibernate enthält das Interface `org.hibernate.Interceptor`, mit dem Sie sich in die internen Prozesse von Hibernate einklinken und Nebeneffekte wie Audit Logging ausführen können. Sie können mit Interception deutlich mehr machen, und wir zeigen Ihnen ein paar Tricks, nachdem wir unsere Ausführungen über Datenfilter abgeschlossen haben.

Der Hibernate Core basiert auf einem Event/Listener-Modell, das Ergebnis der letzten Refakturierung der internen Strukturen. Wenn zum Beispiel ein Objekt geladen werden muss, wird ein `LoadEvent` ausgelöst. Der Hibernate Core wird als Default-Listener für solche Events implementiert, und dieses System besitzt öffentliche Interfaces, über die Sie auf

Wunsch eigene Listener einklinken können. Mit dem Event-System können Sie jede nur vorstellbare Operation in Hibernate umfassend anpassen, und dieses System sollte als eine leistungsfähigere Alternative zur Interception betrachtet werden – wir zeigen Ihnen, wie Sie einen eigenen Listener schreiben und die Events selbst abwickeln können.

Zuerst wollen wir die dynamische Datenfilterung in einem Unit of Work anwenden.

12.3.1 Dynamische Datenfilter

Das erste Einsatzgebiet der dynamischen Datenfilterung hängt mit der Datensicherheit zusammen. Ein `User` in CaveatEmptor hat eine `ranking`-Eigenschaft. Nehmen wir nun an, dass Anwender nur auf Artikel bieten können, die von anderen Anwendern mit gleichem oder niedrigerem Rang angeboten werden können. In Business-Begriffen heißt das, Sie haben mehrere Gruppen von Anwendern, die durch einen beliebigen Rang definiert werden (eine Zahl), und Anwender können nur innerhalb ihrer Gruppe Handel treiben.

Sie können dies mit komplexen Abfragen implementieren. Nehmen wir beispielsweise an, dass Sie alle `Item`-Objekte in einer `Category` zeigen wollen, aber nur solche Artikel, die von Anwendern in der gleichen Gruppe verkauft wurden (mit dem gleichen oder einem niedrigeren Rang als der eingeloggte Anwender). Dazu schreiben Sie eine HQL- oder `Criteria`-Abfrage, um diese Artikel auszulesen. Wenn Sie jedoch `aCategory.getItems()` benutzen und durch diese Objekte navigieren, wären alle `Item`-Instanzen sichtbar.

Dieses Problem lösen Sie mit einem dynamischen Filter.

Definieren eines Datenfilters

Ein dynamischer Datenfilter wird in Mapping-Metadaten mit einem globalen eindeutigen Namen definiert. Sie können diese globale Filterdefinition in jeder beliebigen XML-Mapping-Datei einfügen, solange es sich in einem `<hibernate-mapping>`-Element befindet:

```
<filter-def name="limitItemsByUserRank">
    <filter-param name="currentUserRank" type="int"/>
</filter-def>
```

Der Filter heißt `limitItemsByUserRank` und akzeptiert ein Laufzeitargument des Typs `int`. Sie können jeder beliebigen Klasse (oder den Paket-Metadaten) die äquivalente Annotation `@org.hibernate.annotations.FilterDef` beifügen; sie wirkt sich nicht auf das Verhalten dieser Klasse aus:

```
@org.hibernate.annotations.FilterDef(
    name="limitItemsByUserRank",
    parameters = {
        @org.hibernate.annotations.ParamDef(
            name = "currentUserRank", type = "int"
        )
    }
)
```

Der Filter ist noch inaktiv; nichts (außer vielleicht der Name) weist darauf hin, dass es auf `Item`-Objekte angewendet werden soll. Sie müssen den Filter bei den Klassen oder Collections, die Sie filtern wollen, anwenden und implementieren.

Den Filter anwenden und implementieren

Sie wollen den definierten Filter so bei der `Item`-Klasse anwenden, dass keine Artikel für den eingeloggten Anwender sichtbar sind, wenn er nicht den dafür notwendigen Rang besitzt:

```
<class name="Item" table="ITEM">
    ...
    <filter name="limitItemsByUserRank"
            condition=":currentUserRank >=
                       (select u.RANK from USER u
                        where u.USER_ID = SELLER_ID)"/>
</class>
```

Das `<filter>`-Element kann für ein Klassen-Mapping gesetzt werden. Es wendet einen benannten Filter auf Instanzen dieser Klasse an. Die `condition` ist ein SQL-Ausdruck, der direkt an das Datenbanksystem durchgereicht wird, damit Sie alle SQL-Operatoren oder -Funktionen verwenden können. Sie muss *true* ergeben, wenn ein Eintrag durch den Filter kommen soll. In diesem Beispiel arbeiten Sie mit einer Subquery, um den Rang des Verkäufers dieses Artikels zu bekommen. Nicht-qualifizierte Spalten wie `SELLER_ID` beziehen sich auf die Tabelle, auf die die Entity-Klasse gemappt ist. Wenn der Rang des aktuell eingeloggten Anwenders nicht größer oder gleich dem von der Subquery zurückgegebenen Rangs ist, wird die Item-Instanz herausgefiltert.

Hier ist das Gleiche mit Annotationen für die `Item`-Entity:

```
@Entity
@Table(name = "ITEM")
@org.hibernate.annotations.Filter(
    name = "limitItemsByUserRank",
    condition=":currentUserRank >= " +
              "(select u.RANK from USER u" +
              " where u.USER_ID = SELLER_ID)"
)
public class Item implements { ... }
```

Sie können mehrere Filter anwenden, indem Sie sie in eine `@org.hibernate.annotations.Filters`-Annotation gruppieren. Ein definierter und angewendeter Filter filtert jede Item-Instanz aus, die diese Bedingung nicht besteht, wenn er für einen bestimmten Unit of Work aktiviert wird. Das machen wir jetzt.

Filter aktivieren

Sie haben einen Datenfilter definiert und ihn auf eine Persistenzklasse angewandt. Er filtert immer noch nichts; er muss in der Applikation für eine bestimmte `Session` aktiviert und parametrisiert werden (der `EntityManager` unterstützt diese API nicht, darum müssen Sie für diese Funktionalität auf Hibernate-Interfaces zurückgreifen).

```
Filter filter = session.enableFilter("limitItemsByUserRank");
filter.setParameter("currentUserRank", loggedInUser.getRanking());
```

Sie aktivieren den Filter über den Namen; diese Methode gibt eine `Filter`-Instanz zurück. Dieses Objekt akzeptiert die Laufzeitargumente. Sie müssen die von Ihnen definierten Parameter setzen. Andere praktische Methoden des Filters sind `getFilterDefinition()`

(mit dem Sie durch die Parameternamen und -typen iterieren können) und `validate()` (die eine `HibernateException` wirft, wenn Sie vergessen, einen Parameter zu setzen). Sie können auch eine Liste mit Argumenten über `setParameterList()` setzen. Am nützlichsten ist das, wenn Ihre SQL-Bedingung einen Ausdruck mit einem Quantifizierungsoperator (zum Beispiel dem `IN`-Operator) enthält.

Nun beschränkt jede HQL- oder `Criteria`-Abfrage, die für die gefilterte `Session` ausgeführt wird, die zurückgegebenen `Item`-Instanzen:

```
List<Item> filteredItems =
            session.createQuery("from Item").list();
List<Item> filteredItems =
            session.createCriteria(Item.class).list();
```

Zwei Methoden zum Auslesen von Objekten werden *nicht* gefiltert: das Auslesen über den Identifikator und der Zugriff auf `Item`-Instanzen durch Navigation (so wie von einer `Category` mit `aCategory.getItems()`).

Das Auslesen über den Identifikator kann nicht mit einem dynamischen Datenfilter eingeschränkt werden. Es ist auch vom Konzept her verkehrt: Wenn Sie den Identifikator eines `Items` kennen, warum sollten Sie ihn dann nicht auch sehen dürfen? Die Lösung ist, die Identifikatoren zu filtern, das heißt erst gar keine Identifikatoren anzuzeigen, die eingeschränkt sind. Die gleiche Argumentation gilt für das Filtern von many-to-one- und one-to-one-Assoziationen. Wenn eine many-to-one-Assoziation gefiltert würde (indem zum Beispiel `null` beim Aufruf von `anItem.getSeller()` zurückgegeben wird), würde sich die Kardinalität der Assoziation ändern! Das ist ebenfalls vom Konzept her falsch und nicht der Zweck von Filtern.

Sie können das zweite Problem (den Navigationszugriff) lösen, indem Sie den gleichen Filter bei einer Collection anwenden.

Filtern von Collections

Bisher hat der Aufruf von `aCategory.getItems()` alle `Item`-Instanzen zurückgegeben, die von dieser `Category` referenziert wurden. Das kann mit einem auf die Collection angewendeten Filter beschränkt werden:

```
<class name="Category" table="CATEGORY">

    ...
    <set name="items" table="CATEGORY_ITEM">
        <key column="CATEGORY_ID"/>
        <many-to-many class="Item" column="ITEM_ID">
           <filter name="limitItemsByUserRank"
                   condition=":currentUserRank >=
                              (select u.RANK from USERS u where
⇨ u.USER_ID = SELLER_ID)"/>
        </many-to-many>
    </set>
</class>
```

In diesem Beispiel wenden Sie den Filter nicht auf das Collection-Element an, sondern auf `<many-to-many>`. Nun referenziert die nicht-qualifizierte Spalte `SELLER_ID` in der Subquery das Ziel der Assoziation, die `ITEM`-Tabelle, und nicht die Join-Tabelle `CATEGO-`

RY_ITEM der Assoziation. Mit Annotationen können Sie einen Filter bei einer many-to-many-Assoziation mit @org.hibernate.annotations.FilterJoinTable(s) auf dem @ManyToMany-Feld- oder der Getter-Methode anwenden.

Wenn die Assoziation zwischen Category und Item one-to-many wäre, dann würden Sie das folgende Mapping erstellen:

```
<class name="Category" table="CATEGORY">
    ...
    <set name="items">
        <key column="CATEGORY_ID"/>
        <one-to-many class="Item"/>
        <filter name="limitItemsByUserRank"
                condition=":currentUserRank >=
                           (select u.RANK from USERS u
⇨ where u.USER_ID = SELLER_ID)"/>
    </set>
</class>
```

Mit Annotationen platzieren Sie die @org.hibernate.annotations.Filter(s) bei der richtigen Feld- oder Getter-Methode neben der @OneToMany- oder @ManyToMany-Annotation.

Wenn Sie nun den Filter in einer Session aktivieren, werden alle Iterationen durch eine Collection von items einer Category gefiltert.

Wenn Sie eine Default-Filterbedingung haben, die auf viele Entities angewendet wird, deklarieren Sie sie mit Ihrer Filterdefinition:

```
<filter-def name="limitByRegion"
            condition="REGION >= :showRegion">
    <filter-param name="showRegion" type="int"/>
</filter-def>
```

Wenn er auf eine Entity oder Collection mit oder ohne zusätzliche Bedingungen und in einer Session aktiviert angewendet würde, vergleicht der Filter immer die REGION-Spalte der Entity-Tabelle mit dem Laufzeit-showRegion-Argument.

Es gibt viele andere ausgezeichnete Einsatzmöglichkeiten für dynamische Datenfilter.

Use Cases für dynamische Datenfilter

Die dynamischen Filter von Hibernate können Sie in vielen Situationen anwenden. Dabei werden Sie nur von Ihrer Fantasie und Ihrem Geschick bei SQL-Ausdrücken beschränkt. Übliche Use Cases sind wie folgt:

- *Sicherheitsgrenzen:* Ein übliches Problem ist die Beschränkung des Datenzugriffs unter einer bestimmten, auf die Sicherheit bezogenen Bedingung. Das kann der Rang eines Anwenders sein, eine bestimmte Gruppe, zu der der Anwender gehören muss, oder eine Rolle, die ihm zugewiesen sein muss.
- *Regionale Daten:* Oft sind Daten mit einem regionalen Code gespeichert (beispielsweise alle Firmenkontakte eines Vertreterteams). Jeder Vertreter arbeitet nur mit dem Datensatz, der für seine Region gilt.
- *Zeitlich beschränkte Daten:* Viele Enterprise-Applikationen müssen zeitabhängige Views von Daten darstellen können (zum Beispiel, wie ein Datensatz in der letzten

Woche aussah). Die Datenfilter von Hibernate ermöglichen einfache zeitliche Beschränkungen, mit denen Sie diese Art Funktionalität implementieren können.

Ein anderes praktisches Konzept ist das Abfangen (Interception) von internen Hibernate-Abläufen, um orthogonale Funktionen zu implementieren.

12.3.2 Abfangen von Events in Hibernate

Nehmen wir an, dass Sie einen Audit Log aller Objektmodifikationen schreiben wollen. Dieser Audit Log wird in einer Datenbanktabelle geführt, in dem Informationen über Änderungen enthalten sind, die an anderen Daten vorgenommen wurden – insbesondere über den *Event*, der zu der Änderung geführt hat. Sie könnten beispielsweise Informationen über die Erstellungs- und Aktualisierungs-Events für Auktions-`Items` festhalten. Zu diesen aufgezeichneten Informationen gehören normalerweise der Anwender, Datum und Zeitpunkt des Events, welche Art von Event passiert ist und welcher Artikel verändert wurde.

Audit Logs werden oft anhand von Datenbank-Triggern geführt. Es kann aber manchmal besser sein, dass die Applikation die Verantwortung dafür hat, vor allem, wenn die Portierbarkeit zwischen verschiedenen Datenbanken erforderlich ist.

Sie brauchen verschiedene Elemente, um das Audit Logging zu implementieren. Zuerst müssen Sie die Persistenzklassen markieren, bei denen Sie das Audit Logging aktivieren wollen. Dann definieren Sie, *welche* Informationen geloggt werden sollen, zum Beispiel Anwender, Datum, Zeitpunkt und Art der Modifikation. Schließlich führen Sie alles mit einem `org.hibernate.Interceptor` zusammen, der automatisch den Audit Trail erstellt.

Erstellen des Marker-Interface

Zuerst erstellen Sie das Marker-Interface `Auditable`. Mit diesem Interface zeichnen Sie alle Persistenzklassen aus, für die es ein automatisches Audit geben soll:

```
package auction.model;
public interface Auditable {
    public Long getId();
}
```

Dieses Interface erfordert, dass eine persistente Entity-Klasse seinen Identifikator mit einer Getter-Methode zur Verfügung stellt; Sie brauchen diese Eigenschaft, um den Audit Trail zu loggen. Dann ist die Aktivierung des Audit Logging für eine bestimmte Persistenzklasse trivial. Sie fügen sie der Klassendeklaration hinzu, zum Beispiel für `Item`:

```
public class Item implements Auditable { ... }
```

Wenn die Klasse `Item` keine öffentliche `getId()`-Methode zur Verfügung stellt, brauchen Sie sie natürlich auch nicht hinzuzufügen.

Log-Einträge erstellen und mappen

Nun erstellen Sie die neue Persistenzklasse `AuditLogRecord`. Diese Klasse repräsentiert die Information, die Sie in Ihrer Audit-Datenbanktabelle loggen wollen:

```
public class AuditLogRecord {

    public String message;
    public Long entityId;
    public Class entityClass;
    public Long userId;
    public Date created;
    AuditLogRecord() {}
    public AuditLogRecord(String message,
                          Long entityId,
                          Class entityClass,
                          Long userId) {
        this.message = message;
        this.entityId = entityId;
        this.entityClass = entityClass;
        this.userId = userId;
        this.created = new Date();
    }
}
```

Sie sollten diese Klasse nicht als Teil Ihres Domain-Modells betrachten! Von daher stellen Sie alle Attribute öffentlich zur Verfügung; es ist unwahrscheinlich, dass Sie diesen Teil der Applikation refakturieren müssen. Der `AuditLogRecord` ist Teil Ihrer Persistenzschicht und nutzt wahrscheinlich das gleiche Paket mit anderen persistenzbezogenen Klassen wie `HibernateUtil` oder Ihre angepassten `UserType`-Erweiterungen.

Als Nächstes mappen Sie diese Klasse auf die `AUDIT_LOG`-Datenbanktabelle:

```
<hibernate-mapping default-access="field">
<class name="persistence.audit.AuditLogRecord"
       table="AUDIT_LOG" mutable="false">
    <id type="long" column="AUDIT_LOG_ID">
        <generator class="native"/>
    </id>
    <property   name="message"
                type="string"
                column="MESSAGE"
                length="255"
                not-null="true"/>
    <property   name="entityId"
                type="long"
                column="ENTITY_ID"
                not-null="true"/>
    <property   name="entityClass"
                type="class"
                column="ENTITY_CLASS"
                not-null="true"/>
    <property   name="userId"
                type="long"
                column="USER_ID"
                not-null="true"/>
    <property   name="created"
                column="CREATED"
                type="java.util.Date"
                update="false"
                not-null="true"/>
</class>
</hibernate-mapping>
```

Sie mappen den Default-Zugriff auf eine `field`-Strategie (keine Getter-Methoden in der Klasse), und weil `AuditLogRecord`-Objekte nie aktualisiert werden, mappen Sie die Klasse als `mutable="false"`. Beachten Sie, dass Sie keinen Identifikator-Eigenschaftsnamen deklarieren (die Klasse hat keine solche Eigenschaft); Hibernate verwaltet darum den Surrogatschlüssel eines `AuditLogRecords` intern. Sie haben nicht vor, den `AuditLogRecord` detached zu benutzen, also braucht er keine Identifikator-Eigenschaft zu enthalten. Wenn Sie diese Klasse allerdings mit einer Annotation als eine Java Persistence Entity mappen würden, wäre eine Identifikator-Eigenschaft erforderlich. Wir glauben, dass Sie kein Problem damit haben werden, dieses Entity-Mapping allein zu erstellen.

Audit Logging ist in gewisser Weise entgegengesetzt zur Business-Logik, die den logbaren Event verursacht. Es ist möglich, die Logik für Audit Logging mit der Business-Logik zu vermischen, doch in vielen Applikationen sollte das Audit Logging vorzugsweise in einem zentralen Teil des Programms bearbeitet werden und für die Business-Logik (und vor allem, wenn Sie sich auf Kaskadierungsoptionen verlassen) transparent sein. Das Erstellen eines neuen `AuditLogRecords` und das Speichern, sobald ein `Item` verändert wird, ist sicher nichts, was Sie gerne per Hand machen möchten. Hibernate stellt dafür ein erweitertes `Interceptor`-Interface zur Verfügung.

Einen Interceptor schreiben

Eine `logEvent()`-Methode sollte automatisch aufgerufen werden, wenn Sie `save()` ausführen. Der beste Weg, um das mit Hibernate zu machen, verläuft über die Implementierung des `Interceptor`-Interfaces. In Listing 12.1 sehen Sie einen Interceptor für das Audit Logging.

Listing 12.1 Implementierung eines Interceptors fürs Audit Logging

```
public class AuditLogInterceptor extends EmptyInterceptor {

    private Session session;
    private Long userId;
    private Set inserts = new HashSet();
    private Set updates = new HashSet();
    public void setSession(Session session) {
        this.session=session;
    }
    public void setUserId(Long userId) {
        this.userId=userId;
    }
    public boolean onSave(Object entity,
                          Serializable id,
                          Object[] state,
                          String[] propertyNames,
                          Type[] types)
            throws CallbackException {
        if (entity instanceof Auditable)
            inserts.add(entity);
        return false;
    }
    public boolean onFlushDirty(Object entity,
                                Serializable id,
                                Object[] currentState,
                                Object[] previousState,
                                String[] propertyNames,
                                Type[] types)
            throws CallbackException {
        if (entity instanceof Auditable)
            updates.add(entity);
        return false;
    }
    public void postFlush(Iterator iterator)
                    throws CallbackException {
```

```
            try {
                for (Iterator it = inserts.iterator(); it.hasNext();) {
                    Auditable entity = (Auditable) it.next();
                    AuditLog.logEvent("create",
                                      entity,
                                      userId,
                                      session.connection());
                }
                for (Iterator it = updates.iterator(); it.hasNext();) {
                    Auditable entity = (Auditable) it.next();
                    AuditLog.logEvent("update",
                                      entity,
                                      userId,
                                      session.connection());
                }
            } finally {
                inserts.clear();
                updates.clear();
            }
        }
    }
```

Die Hibernate-`Interceptor`-API enthält viel mehr Methoden, als in diesem Beispiel gezeigt. Weil Sie den `EmptyInterceptor` erweitern statt das Interface direkt zu implementieren, können Sie auf die Default-Semantik aller Methoden aufbauen, die Sie nicht überschreiben. Der Interceptor hat zwei interessante Aspekte.

Dieser Interceptor braucht die `session`- und `userId`-Attribute, um seine Arbeit zu verrichten; ein Client, der diesen Interceptor benutzt, muss beide Eigenschaften setzen. Der andere interessante Aspekt ist die Audit-Log-Routine in `onSave()` und `onFlushDirty()`: Sie fügt neue und aktualisierte Entities in die `inserts`- und `updates`-Collections ein. Die `onSave()`-Interceptor-Methode wird aufgerufen, sobald eine Entity von Hibernate gespeichert wird, und die Methode `onFlushDirty()`, wenn Hibernate ein *dirty* Objekt erkennt.

Das eigentliche Logging des Audit Trails wird in der `postFlush()`-Methode gemacht, die Hibernate nach Ausführen des SQL aufruft, die den Persistenzkontext mit der Datenbank synchronisiert. Sie loggen das Event über den statischen Aufruf von `AuditLog.logEvent()` (eine Klasse und Methode, die wir als Nächstes besprechen werden). Beachten Sie, dass Sie in `onSave()` keine Events loggen können, weil der Identifikatorwert einer transienten Entity zu diesem Zeitpunkt vielleicht noch nicht bekannt ist. Hibernate garantiert, Entity-Identifikatoren während des Flushs zu setzen, also ist `postFlush()` der korrekte Platz, um diese Information zu loggen.

Beachten Sie auch, wie Sie die `session` verwenden: Sie übergeben die JDBC-Verbindung einer bestimmten `Session` an den statischen Aufruf von `AuditLog.logEvent()`. Dafür gibt es einen guten Grund, und den erläutern wir gleich im Detail.

Zuerst fügen wir nun alles zusammen und schauen, wie Sie den neuen Interceptor aktivieren.

Aktivieren des Interceptors

Beim ersten Öffnen der Session müssen Sie den `Interceptor` einer Hibernate-`Session` zuweisen:

```
AuditLogInterceptor interceptor = new AuditLogInterceptor();
Session session = getSessionFactory().openSession(interceptor);
Transaction tx = session.beginTransaction();

interceptor.setSession(session);
interceptor.setUserId( currentUser.getId() );
session.save(newItem); // Löst onSave() beim Interceptor aus
tx.commit();
session.close();
```

Der Interceptor ist für die `Session` aktiv, mit der Sie ihn öffnen.

Wenn Sie mit `sessionFactory.getCurrentSession()` arbeiten, kontrollieren Sie nicht das Öffnen einer `Session`; das wird transparent von einer der bei Hibernate eingebauten Implementierungen von `CurrentSessionContext` abgewickelt. Sie können Ihre eigene Implementierung von `CurrentSessionContext` schreiben (oder eine vorhandene erweitern), Ihre eigene Routine für das Öffnen der aktuellen `Session` angeben und dort einen Interceptor zuweisen.

Sie können einen Interceptor auch aktivieren, indem Sie ihn vor dem Build der `SessionFactory` mit `setInterceptor()` global für die `Configuration` setzen. Allerdings muss jeder Interceptor, der für eine `Configuration` gesetzt und für alle `Sessions` aktiv ist, thread-sicher implementiert werden! Die `Interceptor`-Instanz wird von zeitgleich ablaufenden `Sessions` gemeinsam genutzt. Die `AuditLogInterceptor`-Implementierung ist nicht thread-sicher: Sie verwendet Member-Variablen (die `inserts`- und `updates`-Queues).

Mit der folgenden Konfigurationsoption können Sie in `persistence.xml` ebenfalls einen gemeinsam genutzten, thread-sicheren Interceptor setzen, der den Default-Konstruktor für alle EntityManager-Instanzen in JPA hat:

```
<persistence-unit name="...">
  <properties>
      <property name="hibernate.ejb.interceptor"
                value="my.ThreadSafeInterceptorImpl"/>
      ...
  </properties>
</persistence-unit>
```

Kommen wir auf diesen interessanten Code für die `Session` im Interceptor zurück und finden heraus, warum Sie die `connection()` der aktuellen `Session` an `AuditLog.logEvent()` übergeben.

Die Arbeit mit einer temporären Session

Es sollte klar sein, warum eine `Session` im `AuditLogInterceptor` erforderlich ist: Der Interceptor muss `AuditLogRecord`-Objekte erstellen und persistieren; also könnte die folgende Routine ein erster Versuch für die `onSave()`-Methode sein:

```
if (entity instanceof Auditable) {

    AuditLogRecord logRecord = new AuditLogRecord(...);
    // Log-Information setzen
    session.save(logRecord);
}
```

Das scheint unkompliziert zu sein: mit der aktuell laufenden `Session` eine neue `AuditLogRecord`-Instanz erstellen und speichern – funktioniert aber nicht.

Es ist unzulässig, die ursprüngliche Hibernate-`Session` von einem `Interceptor`-Callback aufzurufen. Die `Session` ist während der Interceptor-Aufrufe in einem fragilen Zustand. Sie können ein neues Objekt nicht mit `save()` speichern, während andere Objekte gespeichert werden! Ein guter Trick, um dieses Problem zu vermeiden, ist das Öffnen einer neuen `Session`, nur um ein einzelnes `AuditLogRecord`-Objekt zu speichern. Sie nutzen wieder die JDBC-Verbindung aus der originalen `Session`.

Dieses *temporäre* `Session`-Handling wird in der `AuditLog`-Klasse gekapselt (siehe Listing 12.2).

Listing 12.2 Die Hilfsklasse `AuditLog` arbeitet mit einer temporären `Session`.

```
public class AuditLog {

    public static void logEvent(
        String message,
        Auditable entity,
        Long userId,
        Connection connection) {
        Session tempSession =
                getSessionFactory().openSession(connection);
        try {
            AuditLogRecord record =
                new AuditLogRecord(message,
                                   entity.getId(),
                                   entity.getClass(),
                                   userId );
            tempSession.save(record);
            tempSession.flush();
        } finally {
            tempSession.close();
        }
    }
}
```

Die `logEvent()`-Methode verwendet eine neue `Session` für die gleiche JDBC-Verbindung, startet oder committet aber keine Datenbank-Transaktion. Sie führt während des Flushings nur eine einzige SQL-Anweisung aus.

Dieser Trick mit einer temporären `Session` für manche Operationen mit der gleichen JDBC-Verbindung und -Transaktion ist manchmal auch für andere Situationen praktisch. Sie brauchen sich nur daran zu erinnern, dass eine `Session` nichts anders ist als ein Cache mit persistenten Objekten (der Persistenzkontext) und eine Queue mit SQL-Operationen, die diesen Cache mit der Datenbank synchronisieren.

Wir möchten Sie dazu ermutigen, mit verschiedenen Interceptor-Entwurfsmustern zu experimentieren. Sie könnten beispielsweise den Auditing-Mechanismus neu designen, um nicht nur `Auditable`, sondern jede Entity zu loggen. Auf der Website von Hibernate finden Sie auch Beispiele für verschachtelte Interceptoren oder sogar für das Loggen einer kompletten Historie (einschließlich aktualisierter Eigenschafts- und Collection-Informationen) einer Entity.

Das `org.hibernate.Interceptor`-Interface enthält noch viel mehr Methoden, mit denen Sie sich in die Arbeitsabläufe von Hibernate einklinken können. Wir glauben, dass Interception fast immer ausreicht, um alle möglichen Anliegen zu implementieren.

Bei Hibernate können Sie sich also mit dem erweiterbaren Event-System, auf dem es basiert, tiefer in den Core einklinken.

12.3.3 Das Core-Event-System

Hibernate 3.x war verglichen mit Hibernate 2.x ein grundlegendes Redesign der Implementierung der Core-Persistenz-Engine. Die neue Core-Engine basiert auf einem Modell von Events und Listeners. Wenn Hibernate beispielsweise ein Objekt speichern muss, wird ein Event getriggert. Wer auch immer auf diese Art Event lauscht, kann ihn abfangen und das Speichern des Objekts erledigen. Alle Core-Funktionalitäten von Hibernate sind von daher als Satz von Default-Listeners implementiert, die alle Hibernate-Events behandeln können.

Das ist als offenes System designt: Sie können Ihre eigenen Listener für Hibernate-Events schreiben und aktivieren. Sie können entweder die vorhandenen Default-Listener ersetzen oder sie erweitern und einen Nebeneffekt oder eine zusätzliche Prozedur ausführen. Es kommt selten vor, dass die Event-Listener ersetzt werden; ein solches Vorgehen impliziert, dass Ihre eigene Listener-Implementierung sich um einen Bestandteil der Core-Funktionalität von Hibernate kümmern kann.

Im Wesentlichen beziehen sich alle Methoden des `Session`-Interfaces auf einen Event. Die `load()`-Methode löst einen `LoadEvent` aus, und als Default wird dieser Event mit dem `DefaultLoadEventListener` verarbeitet.

Ein angepasster Listener sollte das passende Interface für den Event implementieren, den es verarbeiten will, und/oder die in Hibernate vorhandenen praktischen Basisklassen oder einen der Default-Event-Listener erweitern. Hier folgt ein Beispiel eines angepassten Load-Event-Listeners:

```
public class SecurityLoadListener extends DefaultLoadEventListener {

    public void onLoad(LoadEvent event,
                       LoadEventListener.LoadType loadType)
            throws HibernateException {
        if ( !MySecurity.isAuthorized(
                event.getEntityClassName(), event.getEntityId()
                )
           ) {
            throw MySecurityException("Unauthorized access");
        }
        super.onLoad(event, loadType);
    }
}
```

Dieser Listener ruft die statische Methode `isAuthorized()` mit dem Entity-Namen der Instanz, die geladen werden soll, und den Datenbank-Identifikator dieser Instanz auf. Es wird eine angepasste Laufzeit-Exception geworfen, wenn der Zugriff auf diese Instanz verwehrt wird. Wenn keine Exception geworfen wird, wird die Verarbeitung an die Default-Implementierung in der Superklasse weitergegeben.

Listener sollten im Grunde als Singletons betrachtet werden, das heißt, sie werden von Requests gemeinsam genutzt und sollten von daher keine mit Transaktionen zusammenhängenden Zustände als Instanzvariablen speichern. Eine Liste aller Event- und Listener-Interfaces in nativem Hibernate finden Sie in der API Javadoc des `org.hibernate.event`-Pakets. Eine Listener-Implementierung kann auch mehrere Event-Listener-Interfaces implementieren.

Angepasste Listener können entweder über das Programm durch ein Hibernate-`Configuration`-Objekt registriert oder im Konfigurations-XML von Hibernate spezifiziert werden (eine deklaratorische Konfiguration über die Properties-Datei wird nicht unterstützt). Sie brauchen auch einen Konfigurationseintrag, dem Hibernate entnehmen kann, dass dieser Listener zusätzlich zum Default-Listener verwendet werden soll:

```
<session-factory>
  ...
  <event type="load">
    <listener class="auction.persistence.MyLoadListener"/>
  </event>

</session-factory>
```

Listener werden in der gleichen Reihenfolge registriert, wie sie in Ihrer Konfigurationsdatei aufgeführt werden. Sie können einen Stack mit Listeners erstellen. In diesem Beispiel gibt es nur einen, denn Sie erweitern den eingebauten `DefaultLoadEventListener`. Wenn Sie den nicht erweitert hätten, müssten Sie den eingebauten `DefaultLoadEventListener` als ersten Listener in Ihrem Stack benennen – anderenfalls hätten Sie das Laden in Hibernate deaktiviert!

Alternativ können Sie Ihren Listener-Stack programmatisch registrieren:

```
Configuration cfg = new Configuration();

LoadEventListener[] listenerStack =
    { new MyLoadListener(), … };
cfg.getEventListeners().setLoadEventListeners(listenerStack);
```

Deklaratorisch registrierte Listener können Instanzen nicht gemeinsam nutzen. Wenn der gleiche Klassenname in mehreren `<listener/>`-Elementen verwendet wird, führt jede Referenz zu einer separaten Instanz dieser Klasse. Wenn Sie Listener-Instanzen für Listener-Typen gemeinsam nutzen wollen, müssen Sie das mit der programmatischen Registrierung machen.

Hibernate `EntityManager` unterstützt auch die Anpassung von Listenern. Sie können gemeinsam genutzte Event-Listener wie folgt in Ihrer `persistence.xml` konfigurieren:

```
<persistence-unit name="...">
  <properties>
      <property name="hibernate.ejb.event.load"
                value="auction.persistence.MyLoadListener, …"/>
      ...
  </properties>
</persistence-unit>
```

Der Eigenschaftsname der Konfigurationsoption ist bei jeden Event-Typ, auf den Sie lauschen wollen, anders (im vorigen Beispiel ist es `load`).

Wenn Sie die eingebauten Listener ersetzen (wie das `MyLoadListener` macht), müssen Sie die korrekten Default-Listener erweitern. Während wir dies schreiben, ist in Hibernate `EntityManager` kein eigener `LoadEventListener` enthalten, und somit funktioniert der Listener immer noch ganz prima, der `org.hibernate.event.DefaultLoadEventListener` erweitert. Sie finden eine vollständige und aktuelle Liste der Default-Listener von Hibernate `EntityManager` in der Referenzdokumentation und dem Javadoc des `org.hibernate.ejb.event`-Pakets. Erweitern Sie irgendeinen dieser Listener, wenn Sie das grundlegende Verhalten der `EntityManager`-Engine von Hibernate bewahren wollen.

Sie müssen das Event-System von Hibernate Core selten mit eigener Funktionalität erweitern. Fast immer ist ein `org.hibernate.Interceptor` flexibel genug. Mit diesem haben Sie mehr Optionen und können modular jeden beliebigen Bestandteil der Hibernate Core Engine ersetzen.

Zum EJB 3.0 Standard gehören mehrere Interception-Optionen für Session Beans und Entities. Sie können jeden angepassten Interceptor um den Methodenaufruf einer Session Bean wrappen, jede Modifikation einer Entity-Instanz abfangen oder den Java Persistence-Dienst bei bestimmten Lebenszyklus-Events Methoden für Ihre Bean aufrufen lassen.

12.3.4 Entity-Listener und Callbacks

EJB 3.0 Entity-Listener sind Klassen, die Entity-Callback-Events wie das Laden und Speichern einer Entity-Instanz abfangen. Das entspricht den nativen Hibernate-Interceptoren. Sie können eigene Listener schreiben und sie über Annotationen oder Binding in Ihrem XML-Deployment-Deskriptor an Entities anhängen.

Schauen Sie sich den folgenden trivialen Entity-Listener an:

```
import javax.persistence.*;

public class MailNotifyListener {
    @PostPersist
    @PostLoad
    public void notifyAdmin(Object entity) {
        mail.send("Somebody saved or loaded: " + entity);
    }
}
```

Ein Entity-Listener implementiert kein bestimmtes Interface; er braucht einen Konstruktor ohne Argumente (im vorigen Beispiel ist das der Default-Konstruktor). Sie wenden Callback-Annotationen bei allen Methoden an, die von einem bestimmten Event unterrichtet werden sollen; in einer einzigen Methode können Sie mehrere Callbacks kombinieren. Sie dürfen den gleichen Callback nicht bei mehreren Methoden duplizieren.

Die Listener-Klasse ist über eine Annotation an eine bestimmte Entity-Klasse gebunden:

```
import javax.persistence.*;
@Entity
@EntityListeners(MailNotifyListener.class)
public class Item {
    ...
    @PreRemove
    private void cleanup() {
        ...
    }
}
```

Die `@EntityListener`-Annotation akzeptiert ein Array von Klassen, wenn Sie mehrere Listener binden müssen. Sie können auch Callback-Annotationen bei der Entity-Klasse selbst platzieren, doch es sei noch einmal betont, dass Sie in einer Klasse keine Callbacks für Methoden duplizieren können. Aber Sie können den gleichen Callback in verschiedenen Listener-Klassen oder in der Listener- und der Entity-Klasse implementieren.

Sie können bei der gesamten Hierarchie auch Listener für Superklassen anwenden und in Ihrer `persistence.xml`-Mapping-Datei Default-Listener definieren. Schließlich können Sie Superklassen- oder Default-Listener für eine bestimmte Entity mit den Annotationen `@ExcludeSuperclassListeners` und `@ExcludeDefaultListeners` ausschließen.

Alle Callback-Methoden können eine beliebige Sichtbarkeit haben, müssen `void` zurückgeben und dürfen keine checked Exceptions werfen. Wenn eine unchecked Exception geworfen wird und gerade eine JTA-Transaktion abläuft, wird diese Transaktion zurückgenommen.

In Tabelle 12.2 finden Sie eine Liste der verfügbaren JPA-Callbacks.

Tabelle 12.2 Event-Callbacks und Annotationen in JPA

Callback-Annotation	Beschreibung
`@PostLoad`	Wird ausgelöst, nachdem eine Entity-Instanz mit `find()` oder `getReference()` geladen wurde oder wenn eine Java Persistence-Abfrage ausgeführt wird. Wird auch nach Aufruf der `refresh()`-Methode aufgerufen.
`@PrePersist`, `@PostPersist`	Geschieht sofort, wenn `persist()` für eine Entity aufgerufen wird, und nach dem Einfügen in der Datenbank.
`@PreUpdate`, `@PostUpdate`	Wird vor und nach dem Synchronisieren des Persistenzkontexts mit der Datenbank ausgeführt, das heißt vor und nach dem Flushing. Wird nur ausgelöst, wenn der Zustand der Entity eine Synchronisierung erfordert (wenn es beispielsweise als *dirty* betrachtet wird).
`@PreRemove`, `@PostRemove`	Wird bei Aufruf von `remove()` ausgelöst oder wenn die Entity-Instanz durch Kaskadierung gelöscht wird und nach dem Löschen in der Datenbank.

Anders als die Interceptoren in Hibernate sind die Entity-Listener stateless Klassen. Sie können von daher die vorigen Beispiele für das Audit Logging in Hibernate nicht mit Entity-Listenern neu schreiben, weil Sie den Zustand der veränderten Objekte in lokalen Queues bewahren müssten. Ein weiteres Problem ist, dass eine Entity-Listener-Klasse nicht den `EntityManager` benutzen darf. Bei bestimmten JPA-Implementierungen wie Hibernate können Sie wieder den Trick mit einem temporären zweiten Persistenzkontext anwenden, doch Sie sollten sich die EJB 3.0-Interceptoren auf Session Beans hin anschauen und möglicherweise dieses Audit Logging auf einer höheren Schicht in Ihrem Applikations-Stack programmieren.

12.4 Zusammenfassung

In diesem Kapitel haben Sie erfahren, wie Sie effizient mit großen und komplexen Datenmengen arbeiten können. Wir haben uns zuerst die Kaskadierungsoptionen von Hibernate angeschaut und wie transitive Persistenz mit Java Persistence und Annotationen aktiviert werden kann. Dann haben wir die Bulk-Operationen in HQL und JPA QL besprochen und wie Sie Batch-Prozeduren schreiben können, die mit einem Daten-Subset arbeiten, um eine Speicherknappheit zu vermeiden.

Im letzten Abschnitt haben Sie erfahren, wie man bei Hibernate Datenfilter aktiviert und dynamische Data Views auf Applikationslevel erstellt. Zum Schluss haben wir als `Interceptor`-Erweiterungspunkt das Event-System im Hibernate Core und den Standard Entity-Callback-Mechanismus von Java Persistence vorgestellt.

Die Tabelle 12.3 zeigt eine Zusammenfassung zum Vergleich von nativen Hibernate-Features und Java Persistence.

Tabelle 12.3 Vergleich zwischen Hibernate und JPA für Kapitel 12

Hibernate Core	**Java Persistence und EJB 3.0**
Hibernate unterstützt transitive Persistenz mit Kaskadierungsoptionen für alle Operationen.	Transitives Persistenzmodell mit Kaskadierungsoptionen, die denen von Hibernate entsprechen. Verwenden Sie Hibernate-Annotationen für Sonderfälle
Hibernate unterstützt Bulk-Operationen für `UPDATE`, `DELETE` und `INSERT ... SELECT` in polymorphem HQL, die direkt in der Datenbank ausgeführt werden.	JPA QL unterstützt direktes Bulk-`UPDATE` und -`DELETE`.
Hibernate unterstützt Query-Result-Cursors für Batch-Updates.	Java Persistence standardisiert keine Abfragen mit Cursors; greifen Sie auf die Hibernate API zurück.
Für die Erstellung dynamischer Daten-Views können Sie leistungsfähige Datenfilter verwenden.	Nehmen Sie Annotationen von Hibernate-Erweiterungen für das Mapping von Datenfiltern.
Ihnen stehen Erweiterungspunkte für Interception und Event-Listener zur Verfügung.	Bietet standardisierte Callback-Handler für Entity-Lebenszyklen.

Im nächsten Kapitel wechseln wir die Perspektive und besprechen, wie Sie mit optimalen Fetching- und Caching-Strategien Objekte aus der Datenbank auslesen.

13 Fetching und Caching optimieren

Die Themen dieses Kapitels:

- Globale Fetching-Strategien
- Caching in der Theorie
- Caching in der Praxis

In diesem Kapitel zeigen wir Ihnen, wie Sie Objekte aus der Datenbank auslesen und das Laden von Objektnetzwerken optimieren können, wenn Sie in Ihrer Applikation von einem Objekt zum anderen navigieren.

Anschließend aktivieren Sie das Caching. Sie erfahren, wie das Auslesen der Daten in lokalen und verteilten Applikationen beschleunigt werden kann.

13.1 Definition des globalen Fetch-Plans

Das Auslesen persistenter Objekte aus der Datenbank ist bei der Arbeit mit Hibernate einer der interessantesten Teile.

13.1.1 Optionen für das Auslesen der Objekte

Hibernate stellt Ihnen folgende Möglichkeiten zur Verfügung, um an Objekte aus der Datenbank zu kommen:

- Navigieren des Objektgraphen: beginnend von einem bereits geladenen Objekt, durch Zugriff auf die assoziierten Objekte über Eigenschaftszugriffsmethoden wie `aUser.getAddress().getCity()` usw. Hibernate lädt (und das auch schon vorab) Knoten des Graphs, während Sie Zugriffsmethoden aufrufen, falls der Persistenzkontext immer noch offen ist.

- Auslesen über Identifikator: die praktischste Methode, wenn der eindeutige Identifikator-Wert eines Objekts bekannt ist.
- Hibernate Query Language (HQL) als vollständige objektorientierte Abfragesprache. Die Java Persistence Query Language (JPA QL) ist eine standardisierte Untermenge der Hibernate Query Language.
- Das Hibernate `Criteria`-Interface, über das Abfragen typsicher und objektorientiert ausgeführt werden können, ohne dass String-Manipulationen erforderlich werden. Zu dieser Möglichkeit gehören Abfragen, die auf Beispielobjekten beruhen.
- Native SQL-Abfragen einschließlich der Aufrufe von Stored Procedures, bei denen sich Hibernate immer noch um das Mapping des JDBC-Resultsets auf Graphen persistenter Objekte kümmert.

In Ihrer Hibernate- oder JPA-Applikation arbeiten Sie mit einer Kombination dieser Techniken.

Wir werden nicht jede Auslesemethode in diesem Kapitel detailliert aufführen. Uns interessiert mehr der sogenannte Default *Fetch-Plan* und die *Fetching-Strategien*. Der Default Fetch-Plan und die Fetching-Strategie gelten für eine bestimmte Entity-Assoziation oder Collection. Damit wird mit anderen Worten definiert, *ob* und *wie* ein assoziiertes Objekt oder eine Collection geladen werden soll, wenn das besitzende Entity-Objekt geladen wird und wenn Sie auf ein assoziiertes Objekt oder eine Collection zugreifen. Jede Lese-Methode kann andere Pläne und Strategien nutzen – das heißt, einen Plan, der definiert, welcher Teil des persistenten Objektnetzwerks ausgelesen werden soll und wie das ablaufen soll. Ihr Ziel besteht darin, für jeden Use Case in Ihrer Applikation die beste Auslesemethode und Fetching-Strategie zu finden; gleichzeitig sollten Sie für die Optimierung der Performance auch die Zahl der SQL-Abfragen minimieren.

Bevor wir uns die Optionen für den Fetch-Plan und Fetching-Strategien anschauen, folgt nun ein Überblick über die Auslesemethoden. (Gelegentlich werden wir auch auf das Caching-System von Hibernate eingehen, doch das erklären wir in diesem Kapitel erst später genau.)

Sie haben im vorigen Kapitel erfahren, wie Objekte über den Identifikator ausgelesen werden, also werden wir das hier nicht wiederholen. Kommen wir gleich zu den flexibleren Abfrageoptionen HQL (das Äquivalent zu JPA QL) und `Criteria`. Mit beiden können Sie beliebige Abfragen erstellen.

Die Hibernate Query Language und JPA QL

Die Hibernate Query Language (HQL) ist ein objektorientierter Dialekt der bekannten Datenbankabfragesprache SQL. HQL hat einige Ähnlichkeit mit ODMG OQL, doch anders als OQL ist es zur Verwendung mit SQL-Datenbanken adaptiert und (dank seiner großen Ähnlichkeit mit SQL) leichter zu erlernen und vollständig implementiert (wir kennen hingegen keine vollständige OQL-Implementierung).

Der EJB 3.0-Standard definiert die Java Persistence Query Language (JPA QL). Diese neue JPA QL und HQL sind aufeinander abgestimmt, und somit ist JPA QL eine *Unter-*

menge von HQL. Eine valide JPA QL-Abfrage ist immer auch als HQL-Abfrage valide; HQL hat mehr Optionen, die als Herstellererweiterungen des standardisierten Subsets betrachtet werden sollten.

HQL wird allgemein für das Auslesen von Objekten verwendet und nicht für das Aktualisieren, Einfügen oder Löschen von Daten. Die Synchronisation des Objektzustands ist die Aufgabe des Persistenzmanagers, nicht des Entwicklers. Doch wie wir bereits im vorigen Kapitel gezeigt haben, unterstützen HQL und JPA QL direkte Bulk-Operationen für das Aktualisieren, Löschen und Einfügen, wenn es vom Use Case her erforderlich ist (Massenoperationen mit Daten).

Meistens müssen Sie nur Objekte einer bestimmten Klasse auslesen, die von den Eigenschaften dieser Klasse beschränkt werden. Die folgende Abfrage liest beispielsweise einen Anwender über den Vornamen aus:

```
Query q = session.createQuery(
    "from User as u where u.firstname = :fname"
);
q.setString("fname", "John");
List result = q.list();
```

Nachdem Sie die Query `q` vorbereitet haben, binden Sie einen Wert an den benannten Parameter `:fname`. Das Resultat wird als `List` von `User`-Objekten zurückgegeben.

HQL ist sehr leistungsfähig, und auch wenn Sie vielleicht nicht dauernd die anspruchsvolleren Features benutzen, können sie doch für kniffligere Probleme eingesetzt werden. HQL unterstützt zum Beispiel folgende Möglichkeiten:

- Beschränkungen können auf die Eigenschaften von durch Referenz assoziierten Objekten oder solchen, die sich in Collections befinden (um den Objektgraph anhand der Abfragesprache zu navigieren), angewendet werden.
- Ohne den Overhead, die Entity selbst in den Persistenzkontext zu laden, können nur Eigenschaften einer oder mehrerer Entities ausgelesen werden. Das wird auch als *Report Query* bezeichnet, müsste aber korrekterweise *Projektion* heißen.
- Resultate der Abfrage können sortiert werden.
- Die Resultate können seitenweise zurückgegeben werden.
- Sie können mit `group by`, `having` und Gruppierungsfunktionen wie `sum`, `min` und `max/min` gruppieren.
- Einsatz von Outer Joins, wenn mehrere Objekte pro Zeile ausgelesen werden.
- Aufruf von Standard- und benutzerdefinierten SQL-Funktionen.
- Subqueries (verschachtelte Abfragen).

Diese Features werden wir alle zusammen mit den optionalen nativen SQL-Abfragemechanismen in den Kapiteln 14 und 15 besprechen.

Abfrage mit einem Kriterium

Mit der Hibernate-API *query by criteria* (QBC) können Sie eine Abfrage anhand der Manipulation von `Criteria`-Objekten zur Laufzeit erstellen. So können Sie Constraints dynamisch und ohne direkte String-Manipulationen angeben, verlieren aber nicht viel von der Flexibilität oder Leistungsfähigkeit von HQL. Andererseits sind Abfragen, die als `Criteria` ausgedrückt werden, oft schlechter lesbar als in HQL formulierte Abfragen.

Mit einem `Criteria`-Objekt können Sie ganz einfach einen Anwender anhand des Vornamens auslesen:

```
Criteria criteria = session.createCriteria(User.class);
criteria.add( Restrictions.like("firstname", "John") );
List result = criteria.list();
```

Eine `Criteria` ist ein Baum von `Criterion`-Instanzen. Die Klasse `Restrictions` bietet statische Factory-Methoden, die `Criterion`-Instanzen zurückgeben. Wenn der gewünschte Kriterienbaum erstellt ist, wird er auf der Datenbank ausgeführt.

Viele Entwickler ziehen eine *query by criteria* vor und betrachten dies als eher objektorientierten Ansatz. Ihnen gefällt auch die Tatsache, dass die Abfragesyntax beim Kompilieren geparst und validiert werden kann, während HQL-Ausdrücke erst zur Laufzeit (oder beim Startup, wenn ausgelagerte benannte Abfragen verwendet werden) geparst werden.

Das Schöne an der Hibernate-`Criteria`-API ist das `Criterion`-Framework. Mit diesem Framework können die Anwender Erweiterungen erstellen, was im Fall einer Abfragesprache wie HQL schwieriger ist.

Beachten Sie, dass die `Criteria`-API für Hibernate nativ ist, sie gehört nicht zum Java Persistence-Standard. In der Praxis wird `Criteria` die häufigste Hibernate-Erweiterung sein, die Sie in Ihrer JPA-Applikation verwenden. Wir erwarten, dass eine zukünftige Version des JPA- oder EJB-Standards ein ähnliches programmatisches Abfrage-Interface enthalten wird.

Abfrage mit einem Beispiel

Als Teil des `Criteria`-Mechanismus unterstützt Hibernate eine *query by example* (QBE). Hinter dieser Abfrage steht die Idee, dass die Applikation eine Instanz der abgefragten Klasse liefert, bei der bestimmte Eigenschaftswerte schon gesetzt sind (auf nicht-standardmäßige Werte). Die Abfrage gibt alle Persistenzinstanzen zurück, auf die die Eigenschaftswerte passen. *Query by example* ist kein sonderlich leistungsfähiger Ansatz. Er kann aber für bestimmte Applikationen ganz praktisch sein, vor allem, wenn er in Kombination mit `Criteria` benutzt wird:

```
Criteria criteria = session.createCriteria(User.class);

User exampleUser = new User();
exampleUser.setFirstname("John");
criteria.add( Example.create(exampleUser) );
criteria.add( Restrictions.isNotNull("homeAddress.city") );
List result = criteria.list();
```

Dieses Beispiel erstellt zuerst eine neue `Criteria`, die Abfragen nach `User`-Objekten durchführt. Dann fügen Sie ein `Example`-Objekt ein, eine `User`-Instanz, bei der nur die Eigenschaft `firstname` gesetzt ist. Schließlich wird vor Ausführung der Abfrage ein `Restriction`-Kriterium ergänzt.

Ein typischer Use Case für *Query by example* ist ein Suchformular, in dem Anwender eine Reihe von verschiedenen Eigenschaftswerten angeben können, zu denen das ausgegebene Resultset passen soll. Diese Art Funktionalität könnte man schwerlich sauber in einer Abfragesprache ausdrücken; String-Manipulationen setzen voraus, dass ein dynamischer Set von Constraints angegeben wird.

Die `Criteria`-API und der *Example-Query*-Mechanismus werden ausführlicher in Kapitel 15 erläutert.

Sie kennen nun die grundlegenden Optionen zum Auslesen in Hibernate. Für den Rest dieses Abschnitts konzentrieren wir uns auf die Objekt-Fetching-Pläne und -Strategien.

Fangen wir mit der Definition dessen an, *was* in den Speicher geladen werden soll.

13.1.2 Der Fetch-Plan: Default und Lazy

Hibernate arbeitet als Default für alle Entities und Collections mit einer *lazy* Fetching-Strategie. Das bedeutet, dass Hibernate standardmäßig nur diejenigen Objekte lädt, nach denen Sie eine Abfrage gestartet haben. Das wollen wir mit einigen Beispielen untersuchen.

Wenn Sie eine Abfrage nach einem `Item`-Objekt durchführen (setzen wir einmal voraus, dass Sie es über dessen Identifikator geladen haben), wird genau dieses `Item` in den Speicher geladen und sonst nichts:

```
Item item = (Item) session.load(Item.class, new Long(123));
```

Dieses Auslesen über den Identifikator führt zu einer einzigen SQL-Anweisung (oder vielleicht auch mehreren, wenn Vererbung oder Sekundärtabellen gemappt sind), die eine `Item`-Instanz ausliest. Im Persistenzkontext – im Speicher – steht Ihnen nun dieses `item`-Objekt im persistenten Zustand zur Verfügung (siehe Abbildung 13.1).

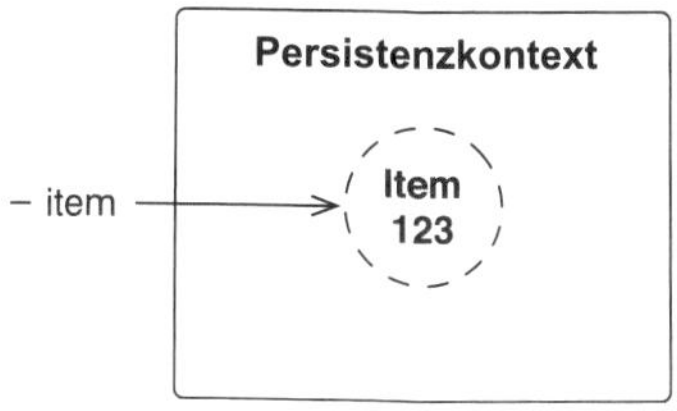

Abbildung 13.1
Ein nicht-initialisierter Platzhalter für eine `Item`-Instanz

Wir haben Sie angeschwindelt. Im Speicher steht nach der `load()`-Operation kein persistentes `item`-Objekt zur Verfügung. Sogar das SQL, das ein `Item` lädt, wird nicht ausgeführt. Hibernate hat einen Proxy erstellt, der völlig echt wirkt.

13.1.3 Die Arbeit mit Proxies

Proxies sind zur Laufzeit generierte Platzhalter. Sobald Hibernate die Instanz einer Entity-Klasse zurückgibt, prüft es, ob stattdessen ein Proxy zurückgegeben und somit ein Datenbankzugriff vermieden werden kann. Ein Proxy ist ein Platzhalter, der das Laden des echten Objekts auslöst, wenn darauf zum ersten Mal zugegriffen wird:

```
Item item = (Item) session.load(Item.class, new Long(123));
item.getId();
item.getDescription(); // Proxy initialisieren
```

Die dritte Zeile dieses Beispiels löst die Ausführung des SQL aus, das ein `Item` in den Speicher einliest. Solange Sie nur auf die Eigenschaft des Datenbank-Identifikators zugreifen, ist keine Initialisierung des Proxys erforderlich. (Beachten Sie, dass das nicht gilt, wenn Sie die Identifikator-Eigenschaft auf direkten Feldzugriff mappen; Hibernate weiß dann nicht einmal, dass die Methode `getId()` existiert. Wenn Sie sie aufrufen, muss der Proxy initialisiert werden.)

Ein Proxy ist praktisch, wenn Sie das `Item` nur brauchen, um beispielsweise eine Referenz zu erstellen:

```
Item item = (Item) session.load(Item.class, new Long(123));
User user = (User) session.load(User.class, new Long(1234));

Bid newBid = new Bid("99.99");
newBid.setItem(item);
newBid.setBidder(user);

session.save(newBid);
```

Sie laden zuerst zwei Objekte: ein `Item` und einen `User`. Dafür greift Hibernate nicht auf die Datenbank zu: Es gibt zwei Proxies zurück. Mehr brauchen Sie nicht, weil Sie nur das `Item` und den `User` benötigen, um ein neues `Bid` zu erstellen. Der Aufruf `save(newBid)` führt eine `INSERT`-Anweisung aus, um die Zeile in der `BID`-Tabelle mit dem Fremdschlüsselwert eines `Item` und eines `Users` zuspeichern – das ist alles, was die Proxies bieten können und sollen. Das obige Code-Snippet führt gar keinen `SELECT` aus!

Wenn Sie `get()` statt `load()` aufrufen, lösen Sie einen Datenbankzugriff aus, und es wird kein Proxy zurückgegeben. Die `get()`-Operation greift immer auf die Datenbank zu (wenn die Instanz sich nicht bereits im Persistenzkontext befindet und wenn kein transparenter Second-level Cache aktiv ist) und gibt `null` zurück, wenn das Objekt nicht gefunden wurde.

Ein JPA-Provider kann mit Proxies ein Lazy Loading implementieren. Die Methodennamen der Operationen, die bei der `EntityManager`-API `load()` und `get()` entsprechen, sind `find()` und `getReference()`:

```
Item item = em.find(Item.class, new Long(123));

Item itemRef = em.getReference(Item.class, new Long(1234));
```

Der erste Aufruf, `find()`, muss auf die Datenbank zugreifen, um eine `Item`-Instanz zu initialisieren. Proxies sind nicht erlaubt – das ist das Äquivalent zur `get()`-Operation von Hibernate. Der zweite Aufruf, `getReference()`, kann dagegen einen Proxy zurückgeben, muss aber nicht – was dem `load()` in Hibernate entspricht.

Weil Hibernate-Proxies Instanzen von zur Laufzeit generierten Subklassen Ihrer Entity-Klasse sind, können Sie die Klasse eines Objekts nicht mit den gewöhnlichen Operatoren bekommen. Hier kommt die Hilfsmethode `HibernateProxyHelper.getClassWithoutInitializingProxy(o)` gerade richtig.

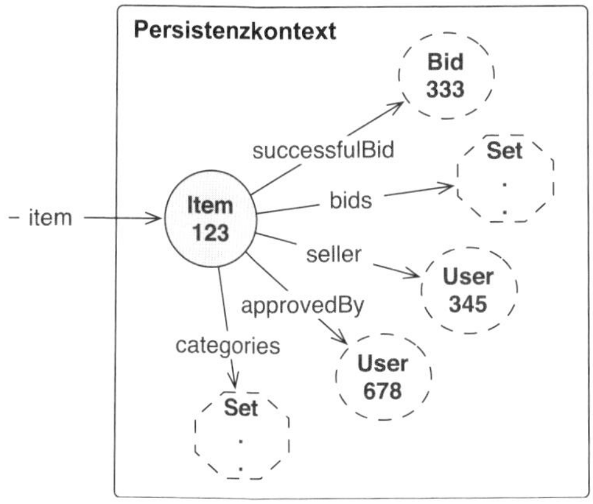

Abbildung 13.2
Proxies und Collection Wrapper repräsentieren die Grenzen des geladenen Graphen.

Nehmen wir an, dass Sie im Speicher eine `Item`-Instanz haben, entweder weil Sie sie explizit geholt oder eine ihrer Eigenschaften aufgerufen und somit die Initialisierung eines Proxys erzwungen haben. Ihr Persistenzkontext enthält nun ein vollständig geladenes Objekt (siehe Abbildung 13.2).

Wieder sehen Sie Proxies im Bild. Dieses Mal handelt es sich um Proxies, die für alle **-to-one*-Assoziationen generiert worden sind. Assoziierte Entity-Objekte werden *nicht* sofort geladen; die Proxies enthalten nur die Identifikator-Werte. Aus einer anderen Perspektive: Die Identifikator-Werte sind alle Fremdschlüsselspalten in der Zeile des `items`. Collections werden ebenfalls nicht direkt geladen, doch wir beschreiben mit dem Begriff *Collection Wrapper* diese Art von Platzhalter. Intern hat Hibernate einen Satz von mitdenkenden Collections, die sich bei Bedarf selbst initialisieren können. Hibernate ersetzt damit Ihre Collections; darum sollten Sie Collection-Interfaces nur in Ihrem Domain-Modell verwenden. Defaultmäßig erstellt Hibernate Platzhalter für alle Assoziationen und Collections und liest nur Eigenschaften mit Wert-Typen und Komponenten direkt aus. (Das ist leider nicht der Default-Fetch-Plan, der von Java Persistence standardisiert ist; auf diese Unterschiede kommen wir später noch einmal zurück.)

FAQ

Funktioniert ein Lazy Loading von one-to-one-Assoziationen? Für neue Hibernate-Anwender ist ein Lazy Loading von one-to-one-Assoziationen manchmal etwas verwirrend. Wenn Sie sich one-to-one-Assoziationen anschauen, die auf gemeinsam genutzten Primärschlüsseln beruhen (Kapitel 7, Abschnitt 7.1.1 „Gemeinsame Primärschlüssel-Assoziationen“), kann eine Assoziation nur einen Proxy bekommen, wenn `constrained="true"` gesetzt ist. Eine `Address` hat beispielsweise immer eine Referenz auf einen `User`. Wenn diese Assoziation `null` und optional sein kann, müsste Hibernate zuerst auf die Datenbank zugreifen, um herauszufinden, ob ein Proxy oder eine `null` angewendet werden sollte – der Zweck des Lazy Loading ist, *gar nicht* auf die Datenbank zugreifen zu müssen. Sie können das Lazy Loading über die Bytecode-Instrumentierung und Interception aktivieren – das besprechen wir später.

Ein Proxy wird initialisiert, wenn Sie eine Methode aufrufen, die nicht die Identifikator-Getter-Methode ist, und eine Collection wird initialisiert, wenn Sie durch deren Elemente iterieren oder eine der Collection-Management-Operationen wie `size()` oder `contains()`

aufrufen. Hibernate bietet eine weitere Einstellung, die hauptsächlich bei großen Collections hilfreich ist; sie können als *extra lazy* gemappt werden. Schauen Sie sich zum Beispiel die Collection von `bids` eines `Items` an:

```
<class name="Item" table="ITEM">
    ...

    <set name="bids"
         lazy="extra"
         inverse="true">
        <key column="ITEM_ID"/>
        <one-to-many class="Bid"/>
    </set>
</class>
```

Der Collection-Wrapper ist nun schlauer als vorher. Die Collection wird nicht mehr initialisiert, wenn Sie `size()`, `contains()` oder `isEmpty()` aufrufen – die Datenbank wird abgefragt, um die erforderlichen Informationen auszulesen. Wenn es eine `Map` oder eine `List` ist, fragen die Operationen `containsKey()` und `get()` die Datenbank ebenfalls direkt ab. Eine Hibernate-Extension-Annotation aktiviert die gleiche Optimierung:

```
@OneToMany
@org.hibernate.annotations.LazyCollection(
    org.hibernate.annotations.LazyCollectionOption.EXTRA
)
private Set<Bid> bids = new HashSet<Bid>();
```

Nun wollen wir einen Fetch-Plan definieren, der nicht vollständig *lazy* ist. Zuerst können Sie die Proxy-Generierung für Entity-Klassen deaktivieren.

13.1.4 Deaktivieren der Proxy-Generierung

Proxies sind eine feine Sache: Damit können Sie nur die Daten laden, die wirklich gebraucht werden. Mit ihnen können Sie sogar Assoziationen zwischen Objekten erstellen, ohne unnötig auf die Datenbank zuzugreifen. Manchmal brauchen Sie einen anderen Plan – wenn Sie zum Beispiel ausdrücken wollen, dass ein `User`-Objekt *immer* in den Speicher geladen und kein Platzhalter stattdessen zurückgegeben werden soll.

Sie können die Proxy-Generierung für eine bestimmte Entity-Klasse mit dem Attribut `lazy="false"` in den XML Mapping-Metadaten deaktivieren:

```
<class name="User"
       table="USERS"
       lazy="false">
       ...
</class>
```

Der JPA-Standard setzt keine Implementierung mit Proxies voraus; das Wort Proxy kommt in der Spezifikation gar nicht erst vor. Hibernate ist nun ein JPA-Provider, der defaultmäßig mit Proxies arbeitet, und somit steht der Schalter, der die Hibernate-Proxies deaktiviert, als Herstellererweiterung zur Verfügung:

```
@Entity
@Table(name = "USERS")
@org.hibernate.annotations.Proxy(lazy = false)
public class User { ... }
```

Es zieht ernsthafte Konsequenzen nach sich, wenn die Proxy-Generierung für eine Entity deaktiviert wird. Alle diese Operationen erfordern einen Datenbankzugriff:

```
User user = (User) session.load(User.class, new Long(123));
User user = em.getReference(User.class, new Long(123));
```

Das `load()` eines `User`-Objekts kann keinen Proxy zurückgeben. Die JPA-Operation `getReference()` kann nicht mehr länger eine Proxy-Referenz zurückgeben. Das könnten Sie nun auch gewollt haben. Allerdings hat die Deaktivierung von Proxies auch Konsequenzen für alle Assoziationen, die die Entity referenzieren. Die Entity `Item` hat beispielsweise eine `seller`-Assoziation mit einem `User`. Schauen Sie sich die folgenden Operationen an, die ein `Item` auslesen:

```
Item item = (Item) session.get(Item.class, new Long(123));
Item item = em.find(Item.class, new Long(123));
```

Neben dem Auslesen der `Item`-Instanz lädt die Operation `get()` nun auch den verknüpften `seller` des `Items`; für diese Assoziation wird kein `User`-Proxy zurückgegeben. Das Gleiche gilt für JPA: Das mit `find()` geladene `Item` referenziert keinen `seller`-Proxy. Der `User`, der das `Item` verkauft, muss sofort geladen werden. (Wir werden die Frage später beantworten, *wie* das gefetcht wird.)

Das Deaktivieren der Proxy-Generierung auf einem globalen Level ist oft zu grob. Normalerweise sollten Sie das Lazy-Loading-Verhalten einer bestimmten Entity-Assoziation oder Collection nur deaktivieren, um einen feingranulierten Fetch-Plan zu definieren. Doch Sie wollen das Gegenteil: ein *eager Loading* einer bestimmten Assoziation oder Collection.

13.1.5 Eager Loading von Assoziationen und Collections

Sie haben gesehen, dass bei Hibernate *lazy* der Default ist. Keine assoziierten Entities und Collections werden initialisiert, wenn Sie ein Entity-Objekt laden. Natürlich wollen Sie oft das Gegenteil: also festlegen, dass eine bestimmte Entity-Assoziation oder Collection *immer* geladen werden soll. Sie wollen die Garantie, dass diese Daten ohne weitere Datenbankzugriffe im Speicher verfügbar sind. Wichtiger noch, Sie wollen garantiert beispielsweise auf den `seller` eines `Items` zugreifen können, wenn sich die `Item`-Instanz im detached Zustand befindet. Sie müssen diesen Fetch-Plan – den Teil Ihres Objektnetzwerks, den Sie immer in den Speicher geladen haben wollen – definieren.

Nehmen wir an, dass Sie immer den `seller` eines `Items` haben wollen. In den XML Mapping-Metadaten von Hibernate mappen Sie die Assoziation von `Item` auf `User` mit `lazy="false"`:

```
<class name="Item" table="ITEM">
    ...
    <many-to-one name="seller"
                 class="User"
                 column="SELLER_ID"
                 update="false"
                 not-null="true"
                 lazy="false"/>
    ...
</class>
```

Die gleiche „Immer laden"-Garantie kann auf Collections angewendet werden, zum Beispiel für alle `bids` eines `Items`:

```
<class name="Item" table="ITEM">
    ...

    <many-to-one name="seller" lazy="false" .../>
    <set name="bids"
         lazy="false"
         inverse="true">
        <key column="ITEM_ID"/>
        <one-to-many class="Bid"/>
    </set>
    ...
</class>
```

Wenn Sie jetzt mit `get()` ein `Item` holen (oder die Initialisierung eines `Items` über Proxy erzwingen), werden sowohl das `seller`-Objekt als auch alle `bids` als persistente Instanzen in Ihren Persistenzkontext geladen:

```
Item item = (Item) session.get(Item.class, new Long(123));
```

Den Persistenzkontext nach diesem Aufruf sehen Sie in Abbildung 13.3.

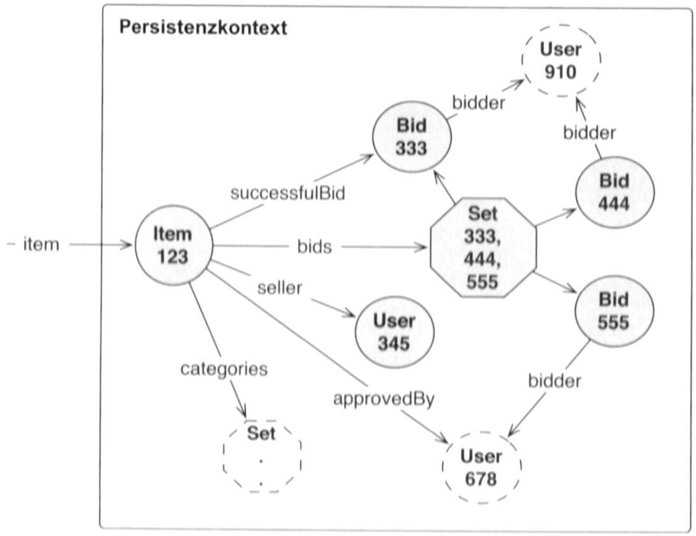

Abbildung 13.3
Ein größerer Graph, der durch die Deaktivierung von *lazy* Assoziationen und Collections *eager* gefetcht wurde

Andere *lazy* gemappte Assoziationen und Collections (zum Beispiel der `bidder` jeder `Bid`-Instanz) sind wiederum nicht-initialisiert und werden in dem Moment geladen, wenn Sie darauf zugreifen. Nehmen wir an, dass Sie den Persistenzkontext nach Laden eines `Items` schließen. Sie können nun im detached Zustand zum `seller` des `Items` navigieren und durch alle `bids` für dieses `Item` iterieren. Wenn Sie zu den `categories` navigieren, die diesem `Item` zugewiesen sind, bekommen Sie eine `LazyInitializationException`! Offensichtlich war diese Collection nicht Teil Ihres Fetch-Plans und ist nicht vor dem Schließen des Persistenzkontexts initialisiert worden. Das passiert auch, wenn Sie auf einen Proxy zuzugreifen versuchen – zum Beispiel auf den `User`, der den Artikel freigegeben hat. (Beachten Sie, dass Sie auf zweierlei Weise auf diesen Proxy zugreifen können: über die `approvedBy`- und `bidder`-Referenzen.)

Mit Annotationen wechseln Sie den `FetchType` einer Entity-Assoziation oder einer Collection, um zum gleichen Resultat zu kommen:

```
@Entity
public class Item {
    ...
    @ManyToOne(fetch = FetchType.EAGER)
    private User seller;
    @OneToMany(fetch = FetchType.EAGER)
    private Set<Bid> bids = new HashSet<Bid>();
    ...
}
```

Der `FetchType.EAGER` bietet die gleichen Garantien wie `lazy="false"` in Hibernate: Die assoziierte Entity-Instanz muss *eager* und darf nicht *lazy* gefetcht werden. Wir haben bereits erwähnt, dass Java Persistence mit einem anderen Default-Fetch-Plan arbeitet als Hibernate. Obwohl alle Assoziationen in Hibernate vollständig *lazy* sind, haben alle `@ManyToOne`- und `@OneToOne`-Assoziationen als Default den `FetchType.EAGER`! Dieser Default wurde standardisiert, damit Implementierungen von Java Persistence-Providern ohne Lazy Loading möglich sind (in der Praxis wäre ein solcher Persistenzprovider nicht sonderlich nützlich). Wir empfehlen, dass Sie als Default den Lazy Loading Fetch-Plan von Hibernate nehmen, indem Sie in Ihren to-one-Assoziations-Mappings `FetchType.LAZY` einstellen und das nur überschreiben, wenn es notwendig ist:

```
@Entity
public class Item {
    ...
    @ManyToOne(fetch = FetchType.LAZY)
    private User seller;
    ...
}
```

Sie wissen jetzt, wie man einen Fetch-Plan erstellt, wie man also definiert, welcher Teil des persistenten Objektnetzwerks in den Speicher eingelesen werden soll. Bevor wir Ihnen zeigen, wie man das Laden dieser Objekte genau definiert und wie Sie das SQL optimieren, das ausgeführt wird, möchten wir gerne eine alternative Strategie für das Lazy Loading demonstrieren, die nicht mit Proxies arbeitet.

13.1.6 Lazy Loading mit Interception

Eine Proxy-Generierung zur Laufzeit wie bei Hibernate ist eine ausgezeichnete Wahl für transparentes Lazy Loading. Eine solche Implementierung setzt nur voraus, dass es ein Paket oder einen öffentlich sichtbaren Konstruktor ohne Argumente in Klassen gibt, für die Proxies vorhanden sind, sowie nicht-finale-Methoden und Klassendeklarationen. Zur Laufzeit generiert Hibernate eine Subklasse, die als Proxy-Klasse agiert; das ist mit einem privaten Konstruktor oder einer finalen Entity-Klasse nicht möglich.

Andererseits verwenden viele andere Persistenz-Tools keine Laufzeit-Proxies, sondern *Interception*. Wir kennen kaum gute Gründe, warum man in Hibernate Interception statt

Proxy-Generierung zur Laufzeit nehmen sollte. Die Voraussetzung eines nicht-privaten Konstruktors ist sicher keine große Sache. Allerdings gibt es zwei Fälle, in denen man nicht mit Proxies arbeiten sollte:

- Der einzige Fall, bei dem Laufzeit-Proxies nicht komplett transparent sind, sind polymorphe Assoziationen, die mit `instanceof` geprüft werden. Oder Sie wollen bei einem Objekt den Typ umwandeln, können das aber nicht, weil der Proxy eine Instanz einer zur Laufzeit generierten Subklasse ist. In Kapitel 7, Abschnitt 7.3.1 „Polymorphe many-to-one-Assoziationen", zeigen wir, wie Sie dieses Problem vermeiden können und einen Workaround dazu. Diese Probleme verschwinden auch, wenn Sie Interception statt Proxies nehmen.
- Proxies und Collection-Wrapper können nur benutzt werden, um Entity-Assoziationen und Collections *lazy* zu laden. Sie können keine individuellen skalaren Eigenschaften oder Komponenten *lazy* laden. Wir betrachten diese Art Optimierung als nur selten nützlich. Sie sollten zum Beispiel den `initialPrice` eines `Items` normalerweise nicht *lazy* laden. Es ist unnötig, auf dem Level von individuellen Spalten zu optimieren, die in SQL angewählt werden, wenn Sie nicht (a) mit einer signifikante Zahl optionaler Spalten arbeiten, oder (b) mit optionalen Spalten, die große Werte enthalten, die bei Bedarf ausgelesen werden müssen. Große Werte werden am besten mit *Locator Objects* (LOBs) repräsentiert; sie bieten definitionsgemäß Lazy Loading ohne die Notwendigkeit der Interception. Allerdings kann die Interception (normalerweise als Ergänzung von Proxies) Ihnen dabei helfen, Lesevorgänge für Spalten zu optimieren.

Wir wollen die Interception für Lazy Loading anhand einiger Beispiele besprechen.

Nehmen wir an, dass Sie keinen Proxy für die Entity-Klasse `User` einsetzen möchten, aber doch den Vorteil haben wollen, dass Sie eine Assoziation mit einem `User` lazy laden können, zum Beispiel als `seller` eines `Items`. Sie mappen die Assoziation mit `no-proxy`:

```
<class name="Item" table="ITEM">
    ...

    <many-to-one name="seller"
                 class="User"
                 column="SELLER_ID"
                 update="false"
                 not-null="true"
                 lazy="no-proxy"/>
    ...
</class>
```

Das Attribut `lazy` hat `proxy` als Default. Indem Sie `no-proxy` setzen, weisen Sie Hibernate an, für diese Assoziation eine Interception anzuwenden:

```
Item item = (Item) session.get(Item.class, new Long(123));
User seller = item.getSeller();
```

Die erste Zeile liest ein `Item`-Objekt in den Persistenzzustand ein. Die zweite Zeile greift auf den `seller` dieses `Items` zu. Dieser Aufruf von `getSeller()` wird von Hibernate abgefangen und löst das Laden des zugehörigen `Users` aus. Beachten Sie, dass Proxies mehr *lazy* sind als eine Interception: Sie können `item.getSeller().getId()` aufrufen, ohne eine Initialisierung des Proxys zu erzwingen. Damit ist Interception weniger nützlich, wenn Sie nur Referenzen setzen wollen, wie wir es bereits besprochen haben.

Sie können auch Eigenschaften *lazy* laden, die mit `<property>` oder `<component>` gemappt sind; hier ist `lazy="true"` das Attribut, das die Interception in Hibernate XML-Mappings aktiviert. Mit einer Annotation ist `@Basic(fetch = FetchType.LAZY)` der Hinweis für Hibernate, dass eine Eigenschaft oder Komponente mittels Interception *lazy* geladen werden soll.

Um Proxies zu deaktivieren und Interception für Assoziationen mit Annotationen zu aktivieren, müssen Sie eine Hibernate-Extension zu Hilfe nehmen:

```
@ManyToOne
@JoinColumn(name="SELLER_ID", nullable = false, updatable = false)
@org.hibernate.annotations.LazyToOne(
    org.hibernate.annotations.LazyToOneOption.NO_PROXY

)
private User seller;
```

Um die Interception zu aktivieren, muss der Bytecode Ihrer Klassen nach Kompilierung und vor Laufzeit instrumentiert werden. Zu diesem Zweck stellt Hibernate eine Ant-Task zur Verfügung:

```
<target name="instrument" depends="compile">
    <taskdef name="instrument"
             classname=
 "org.hibernate.tool.instrument.cglib.InstrumentTask"
             classpathref="project.classpath"/>
    <instrument verbose="true">
        <fileset dir="${build.dir}/my/entity/package/">
            <include name="*.class"/>
        </fileset>
    </instrument>
</target>
```

Wir überlassen es Ihnen, ob Sie für Lazy Loading die Interception nutzen wollen – unserer Erfahrung nach sind gute Use Cases selten.

Natürlich wollen Sie nicht nur definieren, *welcher* Teil Ihres persistenten Objektnetzwerks geladen werden muss, sondern auch, *wie* dessen Objekte ausgelesen werden sollen. Neben dem Erstellen eines Fetch-Plans müssen Sie ihn auch mit der richtigen Fetching-Strategie optimieren.

13.2 Wahl einer Fetching-Strategie

Hibernate führt SQL-SELECT-Anweisungen aus, um Objekte in den Speicher zu laden. Wenn Sie ein Objekt laden, werden abhängig von der Anzahl der daran beteiligten Tabellen und der von Ihnen eingesetzten *Fetching-Strategie* ein oder mehrere SELECTs ausgeführt.

Ihr Ziel ist, die Anzahl der SQL-Anweisungen zu minimieren und diese zu vereinfachen, damit der Abfragevorgang so effizient wie möglich wird. Das machen Sie, indem Sie die beste Fetching-Strategie für jede Collection oder Assoziation anwenden. Gehen wir die verschiedenen Optionen schrittweise durch.

Defaultmäßig holt Hibernate assoziierte Objekte und Collections *lazy*, wenn Sie darauf zugreifen (wir setzen voraus, dass Sie alle to-one-Assoziationen als `FetchType.LAZY` mappen, wenn Sie mit Java Persistence arbeiten). Schauen Sie sich das folgende, triviale Code-Beispiel an:

```
Item item = (Item) session.get(Item.class, new Long(123));
```

Sie haben keine Assoziation oder Collection so konfiguriert, dass sie nicht *lazy* ist, und dass Proxies für alle Assoziationen generiert werden können. Von daher führt diese Operation zum folgenden SQL-`SELECT`:

```
select item.* from ITEM item where item.ITEM_ID = ?
```

(Beachten Sie, dass das echte, von Hibernate produzierte SQL automatisch generierte Aliase enthält; diese haben wir aus Gründen der besseren Lesbarkeit aus allen folgenden Beispielen entfernt.) Sie können sehen, dass der `SELECT` nur die `ITEM`-Tabelle abfragt und eine bestimmte Zeile ausliest. Es werden keine Entity-Assoziationen und Collections ausgelesen. Wenn Sie auf eine Assoziation mit Proxy oder eine nicht-initialisierte Collection zugreifen, wird ein zweites `SELECT` ausgeführt, um die Daten on-demand auszulesen.

Ihr erster Schritt bei der Optimierung ist, die Anzahl der zusätzlichen on-demand `SELECTs` zu reduzieren, die Sie notwendigerweise mit dem Default-Verhalten *lazy* sehen, zum Beispiel beim Prefetching der Daten.

13.2.1 Prefetching von Daten in Batches

Wenn jede Entity-Assoziation und Collection nur on-demand gefetcht wird, könnten viele zusätzliche SQL-`SELECT`-Anweisungen notwendig sein, um eine bestimmte Prozedur abzuschließen. Schauen Sie sich zum Beispiel die folgende Abfrage an, die alle `Item`-Objekte ausliest und auf die Daten des `sellers` eines jeden Artikels zugreift:

```
List allItems = session.createQuery("from Item").list();

processSeller( (Item)allItems.get(0) );
processSeller( (Item)allItems.get(1) );
processSeller( (Item)allItems.get(2) );
```

Natürlich nehmen Sie hier eine Schleife und iterieren durch die Resultate, doch das Problem bleibt das gleiche, vor das uns dieser Code stellt: Sie sehen einen SQL-`SELECT`, der alle `Item`-Objekte ausliest, und einen zusätzlichen `SELECT` für jeden `seller` eines `Items`, sobald Sie ihn ausführen. Alle assoziierten `User`-Objekte sind Proxies. Das ist eines der Worst-Case-Szenarien, die wir später eingehender beschreiben werden: das *n+1 selects-Problem*. So sieht das SQL aus:

```
select items...

select u.* from USERS u where u.USER_ID = ?
select u.* from USERS u where u.USER_ID = ?
select u.* from USERS u where u.USER_ID = ?
...
```

Hibernate bietet einige Algorithmen, mit denen man `User`-Objekte prefetchen kann. Die erste Optimierung, die wir nun erläutern, nennt sich *Batch-Fetching* und funktioniert wie folgt: Wenn ein Proxy eines `Users` initialisiert werden muss, werden gleich mehrere im gleichen `SELECT` initialisiert. Wenn Sie mit anderen Worten bereits wissen, dass es drei `Item`-Instanzen im Persistenzkontext gibt und bei ihnen allen ein Proxy für ihre `seller`-Assoziation angewendet wird, können Sie auch gleich alle statt nur einen Proxy initialisieren.

Batch-Fetching wird oft auch *Blind-guess Optimization* (Optimierung aufs Geratewohl) genannt, weil Sie nicht wissen, wie viele nicht-initialisierte `User`-Proxies sich in einem bestimmten Persistenzkontext befinden. Im vorigen Beispiel hängt diese Zahl von der Anzahl der zurückgegebenen `Item`-Objekte ab. Sie schätzen diese ab und nehmen bei Ihrem `User`-Klassen-Mapping eine Fetching-Strategie mit *batch-size*:

```
<class name="User"
       table="USERS"
       batch-size="10">
...
</class>
```

Sie weisen Hibernate an, bis zu 10 nicht-initialisierte Proxies in einem SQL-`SELECT` zu prefetchen, wenn ein Proxy initialisiert werden muss. Das resultierende SQL für die frühere Abfrage und Prozedur sollte nun etwa so aussehen:

```
select items...

select u.* from USERS u where u.USER_ID in (?, ?, ?)
```

Die erste Anweisung, die alle `Item`-Objekte ausliest, wird ausgeführt, wenn Sie die Abfrage mit `list()` ausgeben. Die nächste Anweisung, die die drei `User`-Objekte ausliest, wird ausgelöst, sobald Sie den ersten Proxy initialisieren, der von `allItems.get(0).getSeller()` zurückgegeben wird. Diese Query lädt alle drei Verkäufer auf einmal – weil das die Anzahl der Artikel ist, die die ursprüngliche Abfrage zurückgegeben hat und wie viele Proxies im aktuellen Persistenzkontext nicht-initialisiert sind. Sie haben als Batch-Size „bis zu zehn" angegeben. Wenn mehr als zehn Artikel zurückgegeben werden, sehen Sie, wie die zweite Abfrage zehn Verkäufer in einem Batch ausliest. Wenn die Applikation auf einen weiteren Proxy trifft, der nicht initialisiert wurde, wird ein Batch mit weiteren zehn ausgelesen – das geht solange, bis sich keine nicht-initialisierten Proxies mehr im Persistenzkontext befinden oder die Applikation damit aufhört, auf Objekte zuzugreifen, die einen Proxy haben.

FAQ

Was ist der echte Batch-Fetching-Algorithmus? Sie können sich das Batch-Fetching so vorstellen, wie bereits erklärt, doch wenn Sie damit in der Praxis experimentieren, könnten Sie einen etwas anderen Algorithmus sehen. Es liegt an Ihnen, ob Sie diesen Algorithmus kennen und verstehen wollen, oder ob Sie Hibernate vertrauen, es richtig zu machen. Als Beispiel stellen Sie sich eine Batch-Size von 20 vor und eine Gesamtzahl von 119 nicht-initialisierten Proxies, die in Batches geladen werden müssen. Beim Startup liest Hibernate die Mapping-Metadaten und erstellt intern elf Batch-Loader. Jeder Loader weiß, wie viele Proxies er initialisieren kann: 20, 10, 9, 8, 7, 6, 5, 4, 3, 2, 1. Das Ziel ist, den Speicherverbrauch für die Erstellung der Loader zu minimieren und genug Loader zu erstellen, dass jedes mögliche Batch-

Fetch produziert werden kann. Ein weiteres Ziel ist natürlich, die Anzahl der SQL-SELECTs zu minimieren. Um 119 Proxies zu initialisieren, führt Hibernate sieben Batches aus (Sie haben wahrscheinlich sechs erwartet, weil 6 x 20 > 119). Die Batch-Loader, die eingesetzt werden, sind fünfmal 20, einmal 10 und einmal 9; diese werden automatisch von Hibernate ausgewählt.

Batch-Fetching gibt es auch für Collections:

```
<class name="Item" table="ITEM">
    ...
    <set name="bids"
         inverse="true"
         batch-size="10">
        <key column="ITEM_ID"/>
        <one-to-many class="Bid"/>
    </set>

</class>
```

Wenn Sie nun die Initialisierung einer `bids`-Collection erzwingen, werden bis zu zehn weitere Collections des gleichen Typs sofort geladen, wenn sie im aktuellen Persistenzkontext nicht-initialisiert sind:

```
select items...

select b.* from BID b where b.ITEM_ID in (?, ?, ?)
```

In diesem Fall haben Sie wieder drei `Item`-Objekte im persistenten Zustand, und rühren eine der nicht geladenen `bids`-Collections an. Nun werden bei allen drei `Item`-Objekten die `bids` in einem `SELECT` geladen.

Die Einstellungen für die Batch-Size für Entity-Proxies und Collections können auch über Annotationen vorgenommen werden, doch nur als Hibernate-Erweiterungen:

```
@Entity
@Table(name = "USERS")
@org.hibernate.annotations.BatchSize(size = 10)
public class User { ... }
@Entity
public class Item {
    ...
    @OneToMany
    @org.hibernate.annotations.BatchSize(size = 10)
    private Set<Bid> bids = new HashSet<Bid>();
    ...
}
```

Mit einer Batch-Strategie ein Prefetching von Proxies und Collections zu machen, ist wirklich ein Ratespiel. Es ist eine kluge Optimierung, um die Zahl der SQL-Anweisungen signifikant zu reduzieren, die anderenfalls für das Initialisieren aller Objekte nötig wären, mit denen Sie arbeiten. Die einzige Kehrseite des Prefetchings ist natürlich, dass Sie Daten prefetchen, die Sie am Ende vielleicht nicht brauchen. Im Gegenzug haben Sie möglicherweise einen höheren Speicherverbrauch mit weniger SQL-Anweisungen. Letzteres ist oft viel wichtiger: Speicher ist billig, doch das Skalieren von Datenbank-Servern nicht.

Ein weiterer Prefetching-Algorithmus ohne bloßes Raten verwendet *Subselects*, um viele Collections mit einer Anweisung zu initialisieren.

13.2.2 Collections mit Subselects prefetchen

Nehmen wir uns das letzte Beispiel noch einmal vor und wenden eine (wahrscheinlich) bessere Prefetching-Optimierung an:

```
List allItems = session.createQuery("from Item").list();

processBids( (Item)allItems.get(0) );
processBids( (Item)allItems.get(1) );
processBids( (Item)allItems.get(2) );
```

Sie bekommen einen ursprünglichen SQL-`SELECT`, um alle `Item`-Objekte auszulesen, und ein zusätzliches `SELECT` für jede `bids`-Collection, wenn darauf zugegriffen wird. Eine Möglichkeit, um das zu verbessern, wäre Batch-Fetching; doch Sie müssen eine optimale Batch-Size allerdings durch Probieren herausfinden. Eine deutlich bessere Optimierung ist das *Subselect-Fetching* für dieses Collection-Mapping:

```
<class name="Item" table="ITEM">
    ...
    <set name="bids"
         inverse="true"
         fetch="subselect">
        <key column="ITEM_ID"/>
        <one-to-many class="Bid"/>
    </set>

</class>
```

Hibernate initialisiert nun alle `bids`-Collections für alle geladenen `Item`-Objekte, sobald Sie die Initialisierung einer `bids`-Collection erzwingen. Das macht es, indem die erste ursprüngliche Abfrage (etwas modifiziert) in einem Subselect erneut gestartet wird:

```
select i.* from ITEM i

select b.* from BID b
    where b.ITEM_ID in (select i.ITEM_ID from ITEM i)
```

Mit Annotationen müssen Sie wieder eine Hibernate-Erweiterung nehmen, um diese Optimierung zu aktivieren:

```
@OneToMany
@org.hibernate.annotations.Fetch(
    org.hibernate.annotations.FetchMode.SUBSELECT
)
private Set<Bid> bids = new HashSet<Bid>();}
```

Das Prefetching mit einem Subselect ist eine leistungsfähige Optimierung; dazu zeigen wir Ihnen gleich noch ein paar Details, wenn wir ein typisches Szenario durchgehen. Subselect-Fetching steht, während wir dies schreiben, nur für Collections und nicht für Entity-Proxies zur Verfügung. Beachten Sie auch, dass Hibernate sich die ursprüngliche Abfrage, die als Subselect neu gestartet wird, nur für eine bestimmte `Session` merkt. Wenn Sie eine `Item`-Instanz ohne Initialisierung der `bids`-Collection entkoppeln und sie dann wieder anhängen und anschließend durch die Collection iterieren, gibt es kein Prefetching anderer Collections.

All die bisher vorgestellten Fetching-Strategien sind hilfreich, wenn Sie versuchen, die Zahl der zusätzlichen `SELECT`s zu reduzieren, die normalerweise vorkommen, wenn Sie mit Lazy Loading arbeiten und on-demand Objekte und Collections auslesen. Die letzte Fetching-Strategie ist das Gegenteil des Auslesens on-demand. Oft wollen Sie assoziierte Objekte oder Collections mit dem gleichen `SELECT` mit einem `JOIN` auslesen.

13.2.3 Eager Fetching mit Joins

Lazy Loading ist eine ausgezeichnete Default-Strategie. Andererseits könnten Sie Ihr Domain- und Datenmodell auch betrachten und dann erkennen: „Immer wenn ich ein `Item` benötige, brauche ich auch den `seller` dieses `Items`.“ Wenn diese Aussage für Sie zutrifft, sollten Sie sich Ihre Mapping-Metadaten vornehmen, für die `seller`-Assoziation *eager Fetching* aktivieren und SQL-Joins verwenden:

```
<class name="Item" table="ITEM">
    ...
    <many-to-one name="seller"
                 class="User"
                 column="SELLER_ID"
                 update="false"
                 fetch="join"/>
</class>
```

Hibernate lädt nun in einer SQL-Anweisung sowohl das `Item` als auch den `seller`. Das wäre zum Beispiel:

```
Item item = (Item) session.get(Item.class, new Long(123));
```

Diese Operation löst den folgenden SQL-`SELECT` aus:

```
select i.*, u.*
from ITEM i
    left outer join USERS u on i.SELLER_ID = u.USER_ID
where i.ITEM_ID = ?
```

Offensichtlich wird der `seller` nicht mehr on-demand *lazy* geladen, sondern sofort. Von daher deaktiviert ein `fetch="join"` das Lazy Loading. Wenn Sie *eager* Fetching nur mit `lazy="false"` aktivieren, sehen Sie sofort einen zweiten `SELECT`. Mit `fetch="join"` wird der Verkäufer bei diesem `SELECT` gleich mitgeladen. Schauen Sie sich das Resultset dieser Abfrage in Abbildung 13.4 an.

Hibernate liest diese Zeile und erstellt zwei Objekte aus dem Ergebnis. Dann verbindet es diese mit einer Referenz von `Item` zu `User`, der `seller`-Assoziation. Wenn ein `Item` keinen Verkäufer hat, werden alle `u.*`-Spalten mit `NULL` gefüllt. Darum verwendet Hibernate einen *Outer* Join, damit es nicht nur `Item`-, sondern alle Objekte zusammen mit Verkäufern auslesen kann. Aber Sie wissen, dass in CaveatEmptor ein `Item` einen `seller` haben muss. Wenn Sie `<many-to-one not-null="true"/>` aktivieren, führt Hibernate einen Inner Join statt eines Outer Joins durch.

select i.*, u.* from ITEM i
left outer join USERS u on i.SELLER_ID = u.USER_ID
where i.ITEM_ID = ?

ITEM_ID	DESCRIPTION	SELLER_ID	...	USER_ID	USERNAME	...
1	Item Nr. One	2	...	2	johndoe	...

Abbildung 13.4 Zwei Tabellen werden zusammengeführt, um assoziierte Zeilen *eager* zu fetchen.

Sie können die *eager* Join Fetching-Strategie auch für eine Collection angeben:

```
<class name="Item" table="ITEM">
    ...
    <set name="bids"
         inverse="true"
         fetch="join">
        <key column="ITEM_ID"/>
        <one-to-many class="Bid"/>
    </set>

</class>
```

Wenn Sie nun viele `Item`-Objekte laden, zum Beispiel mit `createCriteria(Item.class).list()`, sieht die resultierende SQL-Anweisung wie folgt aus:

```
select i.*, b.*
from ITEM i
    left outer join BID b on i.ITEM_ID = b.ITEM_ID
```

Das Resultset enthält nun *viele* Zeilen mit doppelten Daten für jedes `Item`, das viele `bids` hat, und mit `NULL` gefüllt für alle `Item`-Objekte ohne `bids`. Schauen Sie sich das Resultset in Abbildung 13.5 an.

select i.*, b.* from ITEM i
left outer join BID b on i.ITEM_ID = b.ITEM_ID

ITEM_ID	DESCRIPTION	...	BID_ID	ITEM_ID	AMOUNT
1	Item Nr. One	...	1	1	99.00
1	Item Nr. One	...	2	1	100.00
1	Item Nr. One	...	3	1	101.00
2	Item Nr. Two	...	4	2	4.99
3	Item Nr. Three	...	NULL	NULL	NULL

Abbildung 13.5
Outer-Join-Fetching von assoziierten Collection-Elementen

Hibernate erstellt drei persistente `Item`-Instanzen sowie vier `Bid`-Instanzen und verknüpft sie alle mit dem Persistenzkontext, damit Sie durch diesen Graph navigieren und durch die Collections iterieren können – auch wenn der Persistenzkontext geschlossen ist und alle Objekte detached sind.

Eager-Fetching von Collections mit *Inner* Joins sind vom Konzept her möglich, und das machen wir später auch in HQL-Abfragen. Allerdings wäre es nicht sinnvoll, alle `Item`-Objekte ohne `bids` in einer globalen Fetching-Strategie in Mapping-Metadaten abzuschneiden; von daher gibt es keine Option für ein *eager* Fetching von Collections mit einem globalen Inner Join.

Mit Java Persistence Annotationen aktivieren Sie *eager* Fetching mit dem Annotationsattribut `FetchType`:

```
@Entity
public class Item {
    ...
    @ManyToOne(fetch = FetchType.EAGER)
    private User seller;
    @OneToMany(fetch = FetchType.EAGER)
    private Set<Bid> bids = new HashSet<Bid>();
    ...
}
```

Dieses Mapping-Beispiel sollte Ihnen bekannt vorkommen: Sie haben es bereits benutzt, um das Lazy Loading einer Assoziation und einer Collection zu deaktivieren. Hibernate interpretiert dies standardmäßig als einen *eager* Fetch, der nicht mit einem sofortigen zweiten `SELECT` ausgeführt werden sollte, sondern mit einem `JOIN` in der ursprünglichen Abfrage.

Sie können die Java Persistence Annotation `FetchType.EAGER` behalten, aber wechseln von Join Fetching zu einem sofortigen zweiten `SELECT`, indem Sie explizit eine Hibernate Extension Annotation hinzufügen:

```
@Entity
public class Item {

    ...
    @ManyToOne(fetch = FetchType.EAGER)
    @org.hibernate.annotations.Fetch(
        org.hibernate.annotations.FetchMode.SELECT
    )
    private User seller;
}
```

Wenn eine `Item`-Instanz geladen wird, wird Hibernate den Verkäufer dieses Artikels mit einem sofortigen zweiten `SELECT` *eager* laden.

Schließlich müssen wir eine globale Konfigurationseinstellung für Hibernate vorstellen, die Sie zur Steuerung der maximalen Anzahl von joined Entity-Assoziationen (nicht Collections) verwenden können. Schauen Sie sich alle `many-to-one`- und `one-to-one`-Assoziations-Mappings an, die Sie in Ihren Mapping-Metadaten für `fetch="join"` (oder `FetchType.EAGER`) gesetzt haben. Nehmen wir an, dass `Item` eine `successfulBid`-Assoziation, `Bid` einen `bidder` und `User` eine `shippingAddress` hat. Wenn alle diese Assoziationen mit `fetch="join"` gemappt werden, wie viele Tabellen werden dann verknüpft und wie viele Daten werden ausgelesen, wenn Sie ein `Item` laden?

Die Anzahl der Tabellen, die in diesem Fall verknüpft werden, hängt von der globalen Konfigurationseigenschaft `hibernate.max_fetch_depth` ab. Als Default wird kein Limit gesetzt, also werden beim Laden eines `Items` auch ein `Bid`, ein `User` und eine `Address` in einem einzigen `SELECT` ausgewählt. Sinnvolle Einstellungen sind klein, normalerweise zwischen 1 und 5. Sie können sogar Join Fetching für `many-to-one`- und `one-to-one`-Assoziationen *deaktivieren*, indem Sie die Eigenschaft auf 0 setzen! (Beachten Sie, dass bei manchen Datenbankdialekten diese Eigenschaft voreingestellt ist: `MySQLDialect` setzt sie beispielsweise auf 2.)

SQL-Abfragen werden auch komplexer, wenn Vererbung oder joined Mappings beteiligt sind. Sie müssen sich ein paar zusätzliche Optimierungsoptionen überlegen, sobald Sekundärtabellen auf eine bestimmte Entity-Klasse gemappt werden.

13.2.4 Optimieren des Fetchings für Sekundärtabellen

Wenn Sie Objekte abfragen, die von einer Klasse sind, die zu einer Vererbungshierarchie gehört, werden die SQL-Anweisungen komplexer:

```
List result = session.createQuery("from BillingDetails").list();
```

Diese Operation liest alle `BillingDetails`-Instanzen aus. Das SQL-`SELECT` hängt nun von der Mapping-Strategie für die Vererbung ab, die Sie für `BillingDetails` und dessen Subklassen `CreditCard` und `BankAccount` gewählt haben. Wenn wir davon ausgehen, dass Sie alle auf eine Tabelle gemappt haben (eine *Tabelle-pro-Hierarchie*), unterscheidet sich die Abfrage nicht von derjenigen, die wir im vorigen Abschnitt gezeigt haben. Wenn Sie sie allerdings mit implizitem Polymorphismus gemappt haben, kann diese HQL-Operation zu *mehreren* SQL-`SELECT`s mit jeder Tabelle einer jeden Subklasse führen.

Outer Joins für eine Tabelle-pro-Subklasse-Hierarchie

Wenn Sie die Hierarchie auf normalisierte Weise mappen (siehe die Tabellen und das Mapping in Kapitel 5, Abschnitt 5.1.4 „Tabelle pro Subklasse"), werden alle Subklassen-Tabellen in der ursprünglichen Anweisung mit einem `OUTER JOIN` verknüpft:

```
select
    b1.BILLING_DETAILS_ID,
    b1.OWNER,
    b1.USER_ID,
    b2.NUMBER,
    b2.EXP_MONTH,
    b2.EXP_YEAR,
    b3.ACCOUNT,
    b3.BANKNAME,
    b3.SWIFT,
    case
        when b2.CREDIT_CARD_ID is not null then 1
        when b3.BANK_ACCOUNT_ID is not null then 2
        when b1.BILLING_DETAILS_ID is not null then 0
    end as clazz
from
        BILLING_DETAILS b1
    left outer join
        CREDIT_CARD b2
            on b1.BILLING_DETAILS_ID = b2.CREDIT_CARD_ID
    left outer join
        BANK_ACCOUNT b3
            on b1.BILLING_DETAILS_ID = b3.BANK_ACCOUNT_ID
```

Das ist bereits eine interessante Abfrage. Hier werden drei Tabellen verknüpft und mit einem `CASE ... WHEN ... END`-Ausdruck die `clazz`-Spalte mit einer Zahl zwischen `0` und `2` gefüllt. Hibernate kann dann das Resultset auslesen und anhand dieser Zahl entscheiden, welche Klasse eine jede zurückgegebene Zeile als Instanz repräsentiert.

Viele DBMS begrenzen die maximale Anzahl der Tabellen, die mit einem `OUTER JOIN` kombiniert werden können. Sie werden wahrscheinlich auf diese Grenze stoßen, wenn Sie eine breite und tiefe Hierarchie haben, die mit einer normalisierten Strategie gemappt ist (wir sprechen hier von Vererbungshierarchien, die noch einmal überdacht werden sollten, um der Tatsache gerecht zu werden, dass Sie es hier immerhin mit einer SQL-Datenbank zu tun haben).

Wechsel auf zusätzliche Selects

In den Mapping-Metadaten können Sie Hibernate anweisen, auf eine andere Fetching-Strategie zu wechseln. Manche Teile Ihrer Vererbungshierarchie sollen mit sofortigen zusätzlichen SELECT-Anweisungen gefetcht werden und nicht mit einem OUTER JOIN in der ursprünglichen Abfrage.

Um diese Fetching-Strategie zu aktivieren, bleibt Ihnen nur, das Mapping mit <join> ein wenig zu refakturieren – als Mischung einer *Tabelle-pro-Hierarchie* (mit einer Diskriminatorspalte) und einer *Tabelle-pro-Subklasse*:

```
<class name="BillingDetails"
       table="BILLING_DETAILS"
       abstract="true">

    <id name="id"
        column="BILLING_DETAILS_ID"
        .../>

    <discriminator
        column="BILLING_DETAILS_TYPE"
          type="string"/>
    ...
    <subclass name="CreditCard" discriminator-value="CC">
        <join table="CREDIT_CARD" fetch="select">
            <key column="CREDIT_CARD_ID"/>
            ...
        </join>
    </subclass>
    <subclass name="BankAccount" discriminator-value="BA">
        <join table="BANK_ACCOUNT" fetch="join">
            <key column="BANK_ACCOUNT_ID"/>
            ...
            </join>
    </subclass>
</class>
```

Dieses Mapping gibt den CreditCard- und BankAccount-Klassen jeweils eine eigene Tabelle, bewahrt aber die Diskriminatorspalte in der Superklassentabelle. Die Fetching-Strategie für CreditCard-Objekte ist select, während die Strategie für BankAccount der Default ist, also join. Wenn Sie nun alle BillingDetails abfragen, wird das folgende SQL produziert:

```
select
    b1.BILLING_DETAILS_ID,
    b1.OWNER,
    b1.USER_ID,
    b2.ACCOUNT,
    b2.BANKNAME,
    b2.SWIFT,
    b1.BILLING_DETAILS_TYPE as clazz
from
    BILLING_DETAILS b1
    left outer join
        BANK_ACCOUNT b2
            on b1.BILLING_DETAILS_ID = b2.BANK_ACCOUNT_ID

select cc.NUMBER, cc.EXP_MONTH, cc.EXP_YEAR
from CREDIT_CARD cc where cc.CREDIT_CARD_ID = ?
select cc.NUMBER, cc.EXP_MONTH, cc.EXP_YEAR
from CREDIT_CARD cc where cc.CREDIT_CARD_ID = ?
```

Das erste SQL-SELECT liest alle Zeilen aus der Superklassentabelle und alle Zeilen aus der BANK_ACCOUNT-Tabelle aus. Es gibt auch als clazz-Spalte Diskriminatorwerte für jede Zeile zurück. Hibernate führt nun einen weiteren Select mit der CREDIT_CARD-Tabelle für jede Zeile des ersten Resultats aus, die den richtigen Diskriminator für eine CreditCard hatte. Anders gesagt bedeuten zwei Abfragen, dass zwei Zeilen in der Superklassentabelle `BILLING_DETAILS` (teilweise) ein `CreditCard`-Objekt repräsentieren.

Diese Art Optimierung ist selten nötig, doch Sie wissen nun auch, dass Sie von einer Default-`join`-Fetching-Strategie zu einem zusätzlichen sofortigen `select` wechseln können, sobald Sie es mit einem `<join>`-Mapping zu tun bekommen.

Wir haben nun unsere Tour durch alle Optionen abgeschlossen, die Sie in Mapping-Metadaten einstellen können, um den Default-Fetch-Plan und die Fetching-Strategie zu beeinflussen. Sie haben gelernt, dass man durch Manipulieren des Attributs `lazy` definiert, *was* geladen, und durch Setzen des Attributs `fetch`, *wie* es geladen werden soll. In Annotationen verwenden Sie `FetchType.LAZY` und `FetchType.EAGER` und nehmen Hibernate Extensions für eine feiner granulierte Steuerung von Fetch-Plan und Fetching-Strategie.

Das Wissen über alle verfügbaren Optionen ist nur ein Schritt in Richtung einer optimierten und effizienten Hibernate- oder Java Persistence-Applikation. Sie müssen auch wissen, wann man eine bestimmte Strategie anwendet und wann nicht.

13.2.5 Leitfaden zur Optimierung

Standardmäßig lädt Hibernate niemals Daten, nach denen Sie nicht gefragt haben, was den Speicherverbrauch Ihres Persistenzkontexts reduziert. Allerdings stellt es Sie auch vor das sogenannte *n+1 selects*-Problem. Wenn jede Assoziation und Collection nur on-demand initialisiert wird und Sie keine andere Strategie konfiguriert haben, kann eine bestimmte Prozedur Dutzende oder gar Hunderte von Abfragen durchführen, um alle von Ihnen benötigten Daten zu bekommen. Sie brauchen die richtige Strategie, um die Ausführung von zu vielen SQL-Anweisungen zu vermeiden.

Wenn Sie von der Default-Strategie zu Abfragen wechseln, die Daten *eager* mit Joins fetchen, könnten Sie auf ein anderes Problem stoßen: das *Kartesische Produkt.* Anstatt zu viele SQL-Anweisungen auszuführen, könnten Sie (oft als Nebenprodukt) nun Anweisungen erstellen, die zu viele Daten auslesen.

Sie müssen den Mittelweg zwischen den beiden Extremen finden: die richtige Fetching-Strategie für jede Prozedur und jeden Use Case in Ihrer Applikation. Sie müssen sich im Klaren sein, welchen globalen Fetch-Plan und welche Strategie Sie in Ihren Mapping-Metadaten einsetzen müssen und welche Fetching-Strategie Sie für eine bestimmte Abfrage anwenden sollten (mit HQL oder `Criteria`).

Wir stellen nun die grundlegenden Probleme zu vieler `SELECT`s und des Kartesischen Produkts vor und gehen dann schrittweise die Optimierung durch.

Das n+1 selects-Problem

Das n+1 selects-Problem ist anhand eines Beispielcodes leicht zu verstehen. Nehmen wir an, dass Sie in Ihren Mapping-Metadaten keinen Fetch-Plan bzw. keine Fetching-Strategie konfiguriert haben: Alles ist *lazy* und wird on-demand geladen. Der folgende Beispielcode versucht, die höchsten `Bids` für alle `Items` zu finden (natürlich gibt es viele Wege, das viel einfacher durchzuführen):

```
List<Item> allItems = session.createQuery("from Item").list();
// List<Item> allItems = session.createCriteria(Item.class).list();

Map<Item, Bid> highestBids = new HashMap<Item, Bid>();
for (Item item : allItems) {
    Bid highestBid = null;
    for (Bid bid : item.getBids() ) { // Initialize the collection
         if (highestBid == null)
             highestBid = bid;
         if (bid.getAmount() > highestBid.getAmount())
             highestBid = bid;
    }
    highestBids.put(item, highestBid);
}
```

Zuerst lesen Sie alle Item-Instanzen aus; es gibt keinen Unterschied zwischen HQL- und `Criteria`-Abfragen. Diese Abfrage löst einen SQL-`SELECT` aus, der alle Zeilen der `ITEM`-Tabelle ausliest und *n* persistente Objekte zurückgibt. Als Nächstes iterieren Sie durch dieses Resultat und greifen auf jedes `Item`-Objekt zu.

Sie greifen auf die `bids`-Collection eines jeden `Items` zu. Diese Collection ist bisher noch nicht initialisiert, die `Bid`-Objekte für jeden Artikel müssen mit einer zusätzlichen Abfrage geladen werden. Dieses ganze Code-Snippet produziert somit n+1 selects.

Sie sollten n+1 selects auf jeden Fall vermeiden.

Eine erste Lösung könnte sein, Ihre globalen Mapping-Metadaten für die Collection zu ändern und das Prefetching in Batches zu aktivieren:

```
<set name="bids"
     inverse="true"
     batch-size="10">
    <key column="ITEM_ID"/>
    <one-to-many class="Bid"/>
</set>
```

Anstatt von n+1 selects sehen Sie nun n/10+1 selects, um die erforderlichen Collections in den Speicher einzulesen. Diese Optimierung erscheint für eine Auktionsapplikation vernünftig: „Lade die Gebote für einen Artikel nur, wenn sie benötigt werden, also on-demand. Doch wenn eine Collection mit Geboten für einen bestimmten Artikel geladen werden muss, gehe davon aus, dass bei anderen `Item`-Objekten im Persistenzkontext ebenfalls die Gebote-Collections initialisiert werden müssen. Erledige das in Batches, weil es recht wahrscheinlich ist, dass nicht *alle* Artikelobjekte ihre Gebote brauchen."

Mit einem Prefetch, der auf einem Subselect basiert, können Sie die Anzahl der `SELECTs` auf genau zwei reduzieren:

```
<set name="bids"
     inverse="true"
     fetch="subselect">
    <key column="ITEM_ID"/>
    <one-to-many class="Bid"/>
</set>
```

Die erste Abfrage in der Prozedur führt nun ein SQL-`SELECT` aus, um alle `Item`-Instanzen auszulesen. Hibernate merkt sich diese Anweisung und wendet sie erneut an, wenn Sie auf die erste nicht initialisierte Collection treffen. Alle Collections werden mit der zweiten Abfrage initialisiert. Die Begründung für diese Optimierung ist etwas anders: „Lade die Gebote für einen Artikel nur, wenn sie benötigt werden, also on-demand. Doch wenn eine

Collection mit Geboten für einen bestimmten Artikel geladen werden müssen, gehe davon aus, dass bei *allen* anderen `Item`-Objekten im Persistenzkontext ebenfalls die Gebote-Collections initialisiert werden müssen."

Schließlich können Sie das Lazy Loading in der `bids`-Collection komplett abschalten und zu einer Eager-Fetching-Strategie wechseln, die zu nur einem SQL-`SELECT` führt:

```
<set name="bids"
     inverse="true"
     fetch="join">
    <key column="ITEM_ID"/>
    <one-to-many class="Bid"/>
</set>
```

Das scheint eine Optimierung zu sein, die Sie nicht machen sollten. Können Sie wirklich sagen, dass „immer wenn ein Artikel gebraucht wird, werden auch all seine Gebote benötigt"? Fetching-Strategien in Mapping-Metadaten arbeiten auf einem globalen Level. Wir betrachten `fetch="join"` nicht als allgemeine Optimierung für Collection-Mappings; Sie brauchen wohl kaum *dauernd* eine komplett initialisierte Collection. Neben einem höheren Speicherverbrauch rückt jede Collection mit einem `OUTER JOIN` einen Schritt näher an das ernsthaftere Problem mit einem Kartesischen Produkt, was wir gleich noch näher untersuchen wollen.

In der Praxis aktivieren Sie für die `bids`-Collection wahrscheinlich eine Batch- oder Subselect-Strategie in Ihren Mapping-Metadaten. Wenn eine bestimmte Prozedur so wie diese es erfordert, dass sich alle `bids` für jedes `Item` im Speicher befinden, modifizieren Sie die ursprüngliche HQL- oder `Criteria`-Abfrage und wenden eine dynamische Fetching-Strategie an:

```
List<Item> allItems =
    session.createQuery("from Item i left join fetch i.bids")
           .list();

List<Item> allItems =
    session.createCriteria(Item.class)
        .setFetchMode("bids", FetchMode.JOIN)
        .list();
// Durch die Collections iterieren ...
```

Beide Abfragen führen zu einem `SELECT`, der die `bids` für alle `Item`-Instanzen mit einem `OUTER JOIN` ausliest (so wäre es auch, wenn Sie die Collection mit `fetch="join"` gemappt hätten).

Sie sehen wahrscheinlich hier zum ersten Mal, wie eine Fetching-Strategie definiert wird, die nicht global ist. Die globalen Einstellungen für Fetch-Plan und Fetching-Strategie, die Sie in Ihren Mapping-Metadaten ablegen, sind genau das: globale Defaults, die immer gelten. Jeder Optimierungsprozess braucht auch feinstufigere Regeln, Fetching-Strategien und Fetch-Pläne, die nur für eine bestimmte Prozedur oder einen bestimmten Use Case angewendet werden sollen. Im nächsten Kapitel werden wir uns noch deutlich eingehender mit Fetching über HQL und `Criteria` beschäftigen. Für den Moment müssen Sie nur wissen, dass es diese Optionen gibt.

Das n+1 selects-Problem taucht in mehr als nur solchen Situationen auf, in denen Sie mit *lazy* Collections arbeiten. Nicht-initialisierte Proxies zeigen das gleiche Verhalten: Möglicherweise brauchen Sie viele SELECTs, um alle Objekte zu initialisieren, mit denen Sie in einer bestimmten Prozedur arbeiten. Die Optimierungsrichtlinien, die wir hier gezeigt haben, sind die gleichen – bis auf eine Ausnahme: Die Einstellung fetch="join" bei <many-to-one>- oder <one-to-one>-Assoziationen ist eine übliche Optimierung, so wie eine @ManyToOne(fetch = FetchType.EAGER)-Annotation (die in Java Persistence Default ist). Eager Join-Fetching von Assoziationen mit einem Ende führen anders als eager Outer Join-Fetchings von Collections nicht zu einem Problem mit dem Kartesischen Produkt.

Das Problem des Kartesischen Produkts

Das Gegenteil des n+1 selects-Problems sind SELECT-Anweisungen, die *zu viele* Daten auslesen. Das Problem des Kartesischen Produkts tritt immer dann auf, wenn Sie versuchen, mehrere „parallele" Collections zu fetchen.

Nehmen wir an, dass Sie sich dafür entschieden haben, eine globale fetch="join"-Einstellung bei der bids-Collection eines Items anzuwenden (trotz unserer Empfehlung, nur wenn nötig mit einem globalen Prefetching und einer dynamischen Join-Fetching-Strategie zu arbeiten). Die Item-Klasse hat weitere Collections: zum Beispiel die images. Gehen wir obendrein davon aus, dass Sie immer alle Bilder für jeden Artikel laden wollen, und zwar *eager* mit einer fetch="join"-Strategie:

```
<class name="Item">
    ...

    <set name="bids"
         inverse="true"
         fetch="join">
        <key column="ITEM_ID"/>
        <one-to-many class="Bid"/>
    </set>
    <set name="images"
         fetch="join">
        <key column="ITEM_ID"/>
        <composite-element class="Image">...
    </set>
</class>
```

Wenn Sie zwei parallele Collections mit einer *eager* Outer-Join-Fetching-Strategie mappen (deren besitzende Entity ist die gleiche) und alle Item-Objekte laden, führt Hibernate ein SQL-SELECT aus, das ein Produkt der beiden Collections erstellt:

```
select item.*, bid.*, image.*
  from ITEM item
    left outer join BID bid on item.ITEM_ID = bid.ITEM_ID
    left outer join ITEM_IMAGE image on item.ITEM_ID = image.ITEM_ID
```

Schauen Sie sich das Resultset dieser Abfrage in Abbildung 13.6 an.

Dieses Resultset enthält eine Menge redundanter Daten. Artikel 1 hat drei Gebote und zwei Bilder, Artikel 2 hat ein Gebot und ein Bild und Artikel 3 weder Gebote noch Bilder. Die Größe des Produkts hängt von der Größe der Collections ab, die Sie auslesen: dreimal zwei, einmal eins plus 1 – das sind insgesamt acht Resultatzeilen. Nun stellen Sie sich vor, dass Sie 1.000 Artikel in der Datenbank haben, und jeder davon hat 20 Gebote und 5 Bilder – Sie erhalten womöglich einen Resultset mit 100.000 Zeilen! Das Resultat kann mög-

select item.*, bid.*, image.* from ITEM item
left outer join BID bid on item.ITEM_ID = bid.ITEM_ID
left outer join ITEM_IMAGE image on item.ITEM_ID = image.ITEM_ID

ITEM_ID	DESCRIPTION	...	BID_ID	ITEM_ID	AMOUNT	...	IMAGE_NAME
1	Item Nr. One	...	1	1	99.00	...	foo.jpg
1	Item Nr. One	...	1	1	99.00	...	bar.jpg
1	Item Nr. One	...	2	1	100.00	...	foo.jpg
1	Item Nr. One	...	2	1	100.00	...	bar.jpg
1	Item Nr. One	...	3	1	101.00	...	foo.jpg
1	Item Nr. One	...	3	1	101.00	...	bar.jpg
2	Item Nr. Two	...	4	2	4.99	...	baz.jpg
3	Item Nr. Three	...	NULL	NULL	NULL	...	NULL

Abbildung 13.6 Ein Produkt ist das Resultat zweier Outer Joins mit vielen Zeilen.

licherweise mehrere Megabytes groß sein. Um dieses Resultset zu erstellen, sind beträchtliche Prozessorzeiten und Speichermengen auf dem Datenbankserver erforderlich. Alle Daten müssen über das Netzwerk transferiert werden. Hibernate entfernt sofort alle Duplikate, wenn es das Resultset zu persistenten Objekte und Collections macht – redundante Informationen werden übersprungen. Drei Abfragen sind sicherlich schneller!

Sie bekommen drei Abfragen, wenn Sie die parallelen Collections mit `fetch="subselect"` mappen; das ist die empfohlene Optimierung für parallele Collections. Allerdings gibt es für jede Regel eine Ausnahme. Solange die Collections klein sind, kann ein Produkt eine akzeptable Fetching-Strategie sein. Beachten Sie, dass parallele, einwertige Assoziationen, die mit Outer Join `SELECT`s *eager* gefetcht werden, naturgemäß kein Produkt ergeben.

Schließlich wirft Hibernate eine Exception, wenn Sie versuchen, `fetch="join"` bei parallelen `<bag>`-Collections zu aktivieren, obwohl Sie mit `fetch="join"` Kartesische Produkte für zwei (oder auch mehr) parallele Collections erstellen können. Das Resultset eines Produkts kann nicht in Bag-, also Multimengen-Collections konvertiert werden, weil Hibernate nicht wissen kann, welche Zeilen Duplikate enthalten, die valide sind (bei Bags sind Duplikate erlaubt), und welche nicht. Wenn Sie Bag-Collections verwenden (in Java Persistence sind sie die Default-`@OneToMany`-Collection), aktivieren Sie keine Fetching-Strategie, die zu Produkten führt. Nehmen Sie Subselects oder ein sofortiges Sekundär-Select-Fetching für paralleles *eager* Fetching von Bag-Collections.

Mit globalen und dynamischen Fetching-Strategien können Sie die Probleme des n+1-selects und des Kartesischen Produkts lösen. Hibernate bietet eine weitere Option, um einen Proxy oder eine Collection zu initialisieren, die manchmal ganz nützlich ist.

Die Proxy- und Collection-Initialisierung erzwingen

Ein Proxy- oder Collection-Wrapper wird automatisch initialisiert, sobald eine seiner Methoden aufgerufen wird (außer beim Getter der Identifikator-Eigenschaft, der den Identifikator-Wert zurückgeben kann, ohne das zugrunde liegende persistente Objekt zu fetchen).

Prefetching und *eager* Join-Fetching sind mögliche Lösungen, um alle Daten auszulesen, die Sie brauchen.

Manchmal wollen Sie mit einem Objektnetzwerk im detached Zustand arbeiten. Sie lesen alle Objekte und Collections aus, die detached sein sollen, und schließen dann den Persistenzkontext.

In diesem Szenario ist es manchmal hilfreich, ein Objekt explizit zu initialisieren, bevor man den Persistenzkontext schließt, ohne Zuflucht zu einer Änderung der globalen Fetching-Strategie oder einer anderen Query zu nehmen (was wir als diejenige Lösung betrachten, die Sie stets vorziehen sollten).

Sie können die statische Methode `Hibernate.initialize()` für die manuelle Initialisierung eines Proxys nehmen:

```
Session session = sessionFactory.openSession();
Transaction tx = session.beginTransaction();

Item item = (Item) session.get(Item.class, new Long(1234));
Hibernate.initialize( item.getSeller() );
tx.commit();
session.close();
processDetached( item.getSeller() );
...
```

`Hibernate.initialize()` kann ein Collection-Wrapper oder ein Proxy übergeben werden. Beachten Sie, dass ein Collection-Wrapper, der an `initialize()` übergeben wird, nicht die Ziel-Entity-Objekte initialisiert, die von dieser Collection referenziert werden. Im vorigen Beispiel würde `Hibernate.initialize( item.getBids() )` nicht alle `Bid`-Objekte aus dieser Collection laden. Es initialisiert die Collection mit Proxies von `Bid`-Objekten!

Explizite Initialisierung ist mit dieser statischen Hilfsmethode selten erforderlich; Sie sollten immer einen dynamischen Fetch mit HQL oder `Criteria` vorziehen.

Nun kennen Sie alle Optionen, Probleme und Möglichkeiten, also können wir jetzt Stück für Stück eine typische Optimierungsprozedur für eine Applikation durchgehen.

Schrittweise Optimierung

Zuerst aktivieren Sie das SQL-Log von Hibernate. Sie sollten sich darauf einstellen, SQL-Abfragen und die Leistungsmerkmale ihrer Performance für Ihr jeweiliges Datenbankschema lesen, verstehen und auswerten zu können: Ist eine Outer-Join-Operation schneller als zwei Selects? Werden alle Indizes korrekt genutzt, und was ist der Cache Hit Ratio der Datenbank? Holen Sie sich Ihren DBA zu Hilfe, wenn es um die Beurteilung der Performance geht; nur er hat genug Wissen, um zu entscheiden, welcher Plan zur SQL-Ausführung am besten ist. (Wenn Sie in diesem Bereich Experte werden wollen, empfehlen wir das englische Buch *SQL Tuning* von Dan Tow (O'Reilly, 2004)).

Die beiden Konfigurationseigenschaften `hibernate.format_sql` und `hibernate.use_sql_comments` machen es deutlich einfacher, in Ihren Log-Files SQL-Anweisungen zu lesen und zu kategorisieren. Aktivieren Sie beide, wenn Sie an der Optimierung arbeiten.

Als Nächstes führen Sie einen Use Case Ihrer Applikation nach dem anderen aus und beobachten, wie viele und welche SQL-Anweisungen von Hibernate ausgeführt werden. Bei einem Use Case kann es sich bloß um eine Seite in Ihrer Web-Applikation handeln oder um eine Folge von Anwenderdialogen. Zu diesem Schritt gehört es auch, die Methoden zum Objektauslesen zu zusammenzustellen, die Sie für jeden Use Case nutzen: anhand der Objekt-Verknüpfungen, Auslesen über den Identifikator, HQL- und `Criteria`-Abfragen. Ihr Ziel ist es, die Anzahl (und Komplexität) der SQL-Anweisungen für jeden Use Case zu senken, indem Sie den Default Fetch-Plan und die Fetching-Strategie in Metadaten tunen.

Nun wird es Zeit, Ihren Fetch-Plan zu definieren. Als Default wird alles *lazy* geladen. Überlegen Sie, ob Sie bei many-to-one-, one-to-one- und (manchmal) Collection-Mappings auf `lazy="false"` (oder `FetchType.EAGER`) wechseln sollten. Der globale Fetch-Plan definiert die Objekte, die immer *eager* geladen werden sollen. Optimieren Sie Ihre Abfragen und aktivieren Sie *eager* Fetching, wenn Sie *eager* geladene Objekte nicht global, sondern nur in einer bestimmten Prozedur benötigen – also nur in einem Use Case.

Wenn der Fetch-Plan definiert und die Datenmenge, die bei einem bestimmten Use Case anfällt, bekannt ist, können Sie optimieren, *wie* diese Daten ausgelesen werden. Sie könnten auf zwei häufige Probleme stoßen:

- *Die SQL-Anweisungen arbeiten mit Join-Operationen, die zu komplex und zu langsam sind.* Zuerst optimieren Sie gemeinsam mit dem DBA den Ausführungsplan für SQL. Wenn das Problem damit nicht gelöst ist, entfernen Sie `fetch="join"` bei Collection-Mappings (oder setzen es gar nicht erst). Optimieren Sie alle many-to-one- und one-to-one-Assoziationen, indem Sie abschätzen, ob diese wirklich eine `fetch="join"`-Strategie brauchen, oder ob das assoziierte Objekt mit einem sekundären Select geladen werden sollte. Versuchen Sie auch, mit der globalen Konfigurationsoption `hibernate.max_fetch_depth` zu tunen, doch behalten Sie im Hinterkopf, dass hier am besten ein Wert zwischen 1 und 5 eingestellt bleiben sollte.
- *Es werden zu viele SQL-Anweisungen ausgeführt.* Setzen Sie bei many-to-one- und one-to-one-Assoziations-Mappings `fetch="join"`. In seltenen Fällen, wenn Sie absolut sicher sind, aktivieren Sie `fetch="join"`, um für bestimmte Collections das Lazy Loading zu deaktivieren. Denken Sie daran, dass mehr als eine *eager* gefetchte Collection pro persistenter Klasse ein Produkt erstellt. Schätzen Sie ab, ob Ihr Use Case von einem Prefetching der Collections mit Batches oder Subselects profitieren könnte. Nehmen Sie Batch-Sizes zwischen 3 und 15.

Nachdem Sie eine neue Fetching-Strategie eingestellt haben, starten Sie den Use Case erneut und prüfen das generierte SQL noch einmal. Achten Sie auf die SQL-Anweisungen und fahren Sie mit dem nächsten Use Case fort. Nach der Optimierung aller Use Cases prüfen Sie jeden noch einmal, um zu schauen, ob eine der globalen Optimierungen sich auch auf andere auswirken. Mit einiger Erfahrung werden Sie leicht in der Lage sein, negative Effekte zu vermeiden, und es gleich beim ersten Mal richtig zu machen.

Diese Optimierungstechnik ist nicht nur für die Default-Fetching-Strategien praktikabel; Sie können damit auch HQL- und `Criteria`-Abfragen tunen, die den Fetch-Plan und die Fetching-Strategie dynamisch definieren können. Sie können oft eine globale Fetch-

Einstellung mit einer neuen dynamischen Abfrage oder der Änderungen bei einer vorhandenen Abfrage ersetzen – im nächsten Kapitel werden wir uns über diese Optionen noch eingehender auslassen.

Im nächsten Abschnitt stellen wir das Caching-System von Hibernate vor. Das Caching von Daten auf der Applikationsschicht ist eine komplementäre Optimierung, die Sie in jeder ausgefeilten Multiuser-Applikation anwenden können.

13.3 Grundlagen des Caching

Wir stellen die These auf, dass Applikationen, die mit einer objekt-relationalen Persistenzschicht arbeiten, im Vergleich zu Applikationen, die mit direktem JDBC erstellt wurden, eine deutlich bessere Performance haben werden. Das liegt vor allem am Potenzial für das Caching. Wir treten zwar leidenschaftlich dafür ein, dass die meisten Applikationen so designt werden sollten, dass eine akzeptable Performance auch ohne Nutzung eines Caches möglich ist. Aber es gibt zweifellos manche Applikationen (vor allem solche hauptsächlich mit Lesevorgängen oder solche, die signifikante Metadaten in der Datenbank haben), die hinsichtlich ihrer Performance von einem Caching außerordentlich profitieren. Obendrein ist Caching normalerweise dann erforderlich, wenn es um das Skalieren einer Applikation mit einem besonders hohen Aufkommen von zeitgleichen Zugriffen bei Tausenden von Online-Transaktionen geht, um die Last für den/die Datenbank-Server zu reduzieren.

Wir beginnen unsere Untersuchung des Caching mit einigen Hintergrundinformationen. Dazu gehören Erklärungen über die unterschiedlichen Caching- und Identitätsgeltungsbereiche und die Auswirkungen des Cachings auf die Transaktionsisolation. Diese Informationen und diese Regeln können auf das Caching im Allgemeinen angewendet werden und gelten nicht nur für Hibernate-Applikationen. In dieser Diskussion bekommen Sie das Hintergrundwissen, um zu verstehen, warum das Caching-System von Hibernate genau so ist, wie es ist. Wir stellen Ihnen dieses Caching-System dann vor und zeigen, wie Sie den First- und Second-level-Cache von Hibernate aktivieren, tunen und managen. Wir empfehlen, dass Sie die in diesem Abschnitt ausgeführten Grundlagen sorgfältig studieren, bevor Sie mit dem Cache zu arbeiten beginnen. Ohne diese Grundlagen könnten Sie bald auf schwer zu debuggende Concurrency-Probleme stoßen und die Integrität Ihrer Daten riskieren.

Beim Caching geht es um die Optimierung der Performance, und somit gehört Caching nicht in die Spezifikation von Java Persistence oder EJB 3.0. Jeder Hersteller arbeitet mit anderen Lösungen für die Optimierung, vor allem beim Second-level Caching. Alle Strategien und Optionen, die wir in diesem Abschnitt präsentieren, funktionieren für eine native Hibernate-Applikation oder eine solche, die auf Java Persistence Interfaces aufbaut und Hibernate als Persistenzprovider nutzt.

Ein Cache führt eine Repräsentation des aktuellen Zustands der Datenbank nahe an der Applikation, entweder im Speicher oder auf der Festplatte des Applikationsservers. Der Cache ist eine lokale Kopie der Daten. Er sitzt zwischen Ihrer Applikation und der Datenbank. Mit dem Cache kann ein Datenbankzugriff vermieden werden, wenn

- die Applikation einen Lookup anhand des Identifikators (Primärschlüssel) durchführt.
- die Persistenzschicht eine Assoziation oder Collection *lazy* auflöst.

Es ist auch möglich, die Resultate von Abfragen zu cachen. Wie Sie in Kapitel 15 sehen, ist der Performance-Vorteil des Cachings von Abfrageresultaten in vielen Fällen nur gering. Von daher wird diese Funktionalität deutlich seltener genutzt.

Bevor wir uns näher mit der Funktionsweise des Hibernate-Caches beschäftigen, gehen wir die verschiedenen Caching-Optionen durch und untersuchen, wie sie mit Identität und dem zeitgleichen Zugriff (Concurrency) zusammenhängen.

13.3.1 Geltungsbereiche und Strategien für das Caching

Caching ist ein solch grundlegendes Konzept in der objekt-relationalen Persistenz, dass Sie die Performance, Skalierbarkeit oder transaktionale Semantik einer ORM-Implementierung nicht verstehen können, wenn Sie nicht wissen, mit welcher Caching-Strategie sie arbeitet. Es gibt drei Haupttypen des Caches:

- *Transaction Scope Cache (Transaktionsbereich-Cache):* Hängt mit dem aktuellen Unit of Work zusammen, wobei es sich um eine Datenbank-Transaktion oder gar eine Konversation handeln kann. Er ist nur solange valide und in Benutzung, wie der Unit of Work läuft. Jeder Unit of Work hat einen eigenen Cache. Auf Daten in diesem Cache wird nicht zeitgleich zugegriffen.
- *Process Scope Cache (Prozessbereich-Cache):* Wird von vielen (möglicherweise zeitgleichen) Units of Work oder Transaktionen benutzt. Das bedeutet, dass auf Daten im Cache mit diesem Geltungsbereich durch zeitgleich ablaufende Threads zugegriffen wird, was sich offensichtlich auf die Transaktionsisolation auswirkt.
- *Cluster Scope Cache (Clusterbereich-Cache):* Wird von mehreren Prozessen auf dem gleichen Rechner oder zwischen mehreren Rechnern in einem Cluster geteilt. Hier ist die Netzwerkkommunikation ein wichtiger Punkt, der berücksichtigt werden sollte.

Ein Process Scope Cache kann die Persistenzinstanzen selbst im Cache speichern oder nur ihren persistenten Zustand im deassemblierten Format. Jeder Unit of Work, der auf den gemeinsamen Cache zugreift, stellt aus den gecacheten Daten dann wieder eine Persistenzinstanz zusammen.

Ein Cluster Scope Cache erfordert irgendeine Form der *remote Prozesskommunikation*, um die Konsistenz zu erhalten. Die Caching-Information muss für alle Nodes im Cluster repliziert werden. Für viele (aber nicht alle) Applikationen hat ein Cluster Scope Cache nur einen zweifelhaften Wert, weil das Lesen und Aktualisieren des Caches nur marginal schneller ist, als sich direkt an die Datenbank zu wenden.

Persistenzschichten können mehrere Caching-Level bieten. Ein *Cache Miss* (ein Cache-Lookup für ein Element, das nicht im Cache enthalten ist) beim Transaction Scope kann beispielsweise einen Lookup beim Process Scope nach sich ziehen. Ein Datenbank-Request ist hier die letzte Zuflucht.

Der Cache-Typ, der von einer Persistenzschicht verwendet wird, wirkt sich auf den Geltungsbereich der Objektidentität aus (die Beziehung zwischen der Java-Objektidentität und der Datenbankidentität).

Caching und Objektidentität

Betrachten Sie einen Transaction Scope Cache: Es scheint naheliegend, diesen Cache auch für den Geltungsbereich der Identität von Objekten zu nehmen. Das bedeutet, der Cache implementiert das Handling der Identität: Zwei Lookups für Objekte, die den gleichen Datenbank-Identifikator verwenden, geben die gleiche Java-Instanz zurück. Ein Transaction Scope Cache ist von daher ideal, wenn ein Persistenzmechanismus auch eine Objektidentität bietet, die auf den Geltungsbereich eines Unit of Work bezogen ist.

Persistenzmechanismen mit einem Process Scope Cache können die Implementierung einer Process Scope Identity nehmen. In diesem Fall entspricht die Objektidentität für den gesamten Prozess der Datenbankidentität. Zwei Lookups die den gleichen Datenbank-Identifikator in zwei zeitgleich ablaufenden Units of Work verwenden, führen zu der gleichen Java-Instanz. Alternativ können Objekte, die aus dem Process Scope Cache ausgelesen werden, *by-value* zurückgegeben werden. In diesem Fall liest jeder Unit of Work seine eigene Kopie des Zustands aus, und resultierende Persistenzinstanzen sind nicht identisch. Der Geltungsbereich des Caches und jener der Objektidentität sind nicht mehr länger gleich.

Ein Cluster Scope Cache braucht immer eine remote Kommunikation, und im Falle einer POJO-orientierten Persistenzlösung wie Hibernate werden Objekte immer remote *by-value* (über den Wert) übergeben. Ein Cluster Scope Cache kann von daher nicht clusterübergreifend die Identität garantieren.

Für typische Architekturen von Web- oder Enterprise-Applikationen ist es sehr praktisch, dass der Geltungsbereich der Objektidentität auf einen Unit of Work beschränkt ist. Anders gesagt ist es weder notwendig noch wünschenswert, identische Objekte in zwei zeitgleich ablaufenden Threads zu haben. In anderen Arten von Applikationen (einschließlich mancher Desktop- oder Fat-Client-Architekturen) kann es angemessen sein, eine auf den Geltungsbereich des Prozesses bezogene Objektidentität zu verwenden. Das trifft besonders dann zu, wenn der Speicher äußerst knapp bemessen ist – der Speicherverbrauch eines Caches, der für einen Unit of Work gilt, ist proportional zur Anzahl der zeitgleich ablaufenden Threads.

Allerdings liegt bei einer Identität, die für den Prozess gilt, die wahre Kehrseite in der Anforderung, den Zugriff auf Persistenzinstanzen im Cache zu synchronisieren, was Deadlocks und eine reduzierte Skalierbarkeit aufgrund von Lock Contentions sehr wahrscheinlich macht.

Caching und zeitgleicher Zugriff

Jede ORM-Implementierung, die es zulässt, dass mehrere Units of Work die gleichen Persistenzinstanzen gemeinsam nutzen, muss irgendeine Form des Lockings auf Objektebene bieten, um eine Synchronisierung des zeitgleichen Zugriffs zu gewährleisten. Gewöhnlich wird über Read- und Write-Locks (im Speicher) implementiert, zusammen mit einer Deadlock-Erkennung. Implementierungen wie Hibernate, die einen bestimmten Satz Instanzen für jeden Unit of Work pflegen (eine auf den Unit of Work bezogene Identität), vermeiden diese Probleme weitgehend.

Unserer Ansicht nach sollten im Speicher gehaltene Locks vermieden werden, zumindest für Web- und Enterprise-Applikationen, bei denen eine Multiuser-Skalierbarkeit ein vorrangiges Anliegen ist. In diesen Applikationen ist es normalerweise nicht erforderlich, die Objektidentität zwischen *zeitgleich* ablaufenden Units of Work zu vergleichen; jeder Anwender sollte vollständig von den anderen Anwendern isoliert sein.

Diese Ansicht gilt vor allem dann, wenn die zugrunde liegende relationale Datenbank ein Multiversion-Concurrency-Modell implementiert (zum Beispiel Oracle oder PostgreSQL). Es ist für den objekt-relationalen Persistenz-Cache weniger wünschenswert, das transaktionale Semantik- oder Concurrency-Modell der zugrunde liegenden Datenbank neu zu definieren.

Schauen wir uns die Optionen noch einmal an. Ein Cache, der bezogen auf die Transaktion oder den Unit of Work gilt, ist vorzuziehen, wenn Sie ebenfalls eine auf den Unit of Work bezogene Objektidentität verwenden, und wenn es die beste Strategie für Multiuser-Systeme mit einem hohen zeitgleichen Zugriff ist. Dieser First-level Cache ist eine Grundvoraussetzung, weil damit auch identische Objekte garantiert sind. Doch es ist nicht der einzige Cache, den Sie verwenden können. Für einige Daten kann ein Second-level Cache ganz nützlich sein, der auf den Prozess (oder Cluster) bezogen ist, der Daten über den Wert (by-value) zurückgibt. Dieses Szenario hat von daher zwei Cache-Schichten; Sie werden später noch sehen, dass Hibernate mit diesem Ansatz arbeitet.

Wir wollen uns nun anschauen, welche Daten von einem Second-level Caching profitieren – anders gesagt, wann man neben dem unverzichtbaren First-level Transaction Scope Cache auch den Process (oder Cluster) Scope Second-level Cache einschalten sollte.

Caching und Transaktionsisolation

Ein Process oder Cluster Scope Cache macht Daten, die aus der Datenbank in einem Unit of Work ausgelesen werden, für einen anderen Unit of Work sichtbar. Das kann ein paar ärgerliche Nebenwirkungen für die Transaktionsisolation haben.

Erstens sollte ein Process Scope Caching nicht eingesetzt werden, wenn eine Applikation keinen exklusiven Zugriff auf die Datenbank hat, außer für Daten, die selten geändert werden und sicher über eine Cache Expiry aufgefrischt werden können. Dieser Datentyp kommt häufig in Content Management-ähnlichen Applikationen vor, aber selten in EIS- oder finanziellen Applikationen.

Es gibt zwei Hauptszenarien für einen nicht-exklusiven Zugriff, bei denen man aufpassen muss:

- Geclusterte Applikationen
- Gemeinsam genutzte Legacy-Daten (Altdaten)

Jede Applikation, die mit Blick auf die Skalierbarkeit designt wurde, muss geclusterte Operationen unterstützen. Ein Process Scope Cache pflegt keine Konsistenz zwischen den unterschiedlichen Caches von verschiedenen Rechnern im Cluster. In diesem Fall sollte statt eines Process Scope Caches ein Cluster Scope (verteilter) Second-level Cache verwendet werden.

Viele Java-Applikationen greifen gemeinsam mit anderen Applikationen auf ihre Datenbank zu. In diesem Fall sollten Sie gar keinen Cache außer einem für den Unit of Work geltenden First-level Cache benutzen. Es gibt keine Möglichkeit, wie ein Cache-System wissen kann, wann eine Legacy-Applikation die gemeinsam genutzten Daten aktualisiert hat. Tatsächlich ist es *möglich*, eine Funktionalität auf Applikationslevel zu implementieren, um den Process (oder Cluster) Scope Cache ungültig zu machen, wenn an der Datenbank Änderungen vorgenommen wurden. Doch wir kennen keinen Standard oder optimalen Weg, um das zu tun. Sicherlich wird das nie als Feature in Hibernate aufgenommen. Wenn Sie eine solche Lösung implementieren, machen Sie das wahrscheinlich auf eigene Faust, weil es speziell für die jeweilige Umgebung und die verwendeten Produkte gilt.

Nach der Überlegung, ob mit nicht-exklusivem Datenzugriff gearbeitet werden soll, sollten Sie festlegen, welcher Isolationslevel für die Applikationsdaten erforderlich ist. Nicht jede Cache-Implementierung beachtet alle Transaktionsisolationslevel, und Sie müssen sich eingehend damit beschäftigen, alles Erforderliche darüber herauszufinden. Schauen wir uns diejenigen Daten an, die am meisten von einem Process (bzw. Cluster) Scope Cache profitieren. Wenn wir eine solche Evaluation machen, ist es für uns in der Praxis hilfreich, mit einem Datenmodelldiagramm (oder Klassendiagramm) zu arbeiten. Notieren Sie anhand dieses Diagramms, ob eine bestimmte Entity (oder Klasse) ein guter oder schlechter Kandidat für das Second-level Caching ist.

Bei einer vollständigen ORM-Lösung können Sie das Second-level Caching für jede Klasse separat konfigurieren. Gute Kandidatenklassen für ein Caching sind solche, die Folgendes repräsentieren:

- Daten, die selten geändert werden
- Unkritische Daten (zum Beispiel Daten für das Content Management)
- Daten, die für die Applikation lokal sind und nicht gemeinsam genutzt werden.

Schlechte Kandidaten für ein Second-level Caching sind

- häufig aktualisierte Daten
- Finanzdaten
- Daten, die gemeinsam mit einer Legacy-Applikation genutzt werden.

Das sind nicht die einzigen Regeln, die wir gewöhnlich anwenden. Viele Applikationen haben eine Reihe von Klassen mit den folgenden Eigenschaften:

- eine kleine Anzahl von Instanzen
- Jede Instanz wird von vielen Instanzen einer anderen Klasse oder Klassen referenziert
- selten (oder nie) aktualisierte Instanzen

Diese Art Daten wird manchmal auch *Referenzdaten* genannt. Beispiele für Referenzdaten sind Postleitzahlen, Referenzadressen, Bürostandorte, statische Textnachrichten usw. Referenzdaten sind ein ausgezeichneter Kandidat für ein Process oder Cluster Scope Caching, und jede Applikation, die Referenzdaten intensiv nutzt, wird in hohem Maße davon profitieren, wenn diese Daten gecachet werden. Sie erlauben, dass die Daten aktualisiert werden, wenn die Timeout-Periode für den Cache verfällt.

Wir haben in den vorigen Abschnitten das Bild eines zweischichtigen Caching-Systems gezeichnet, das einen First-level Cache für den Unit of Work hat und einen optionalen Second-level Process oder Cluster Scope Cache. Das kommt dem Caching-System von Hibernate schon recht nahe.

13.3.2 Die Cache-Architektur von Hibernate

Wie bereits angedeutet hat Hibernate eine zweischichtige Cache-Architektur. Die verschiedenen Elemente dieses Systems können Sie in Abbildung 13.7 (nächste Seite) sehen:

- Der First-level Cache ist der Persistenzkontext-Cache. Die Lebensspanne einer Hibernate-`Session` korrespondiert entweder mit einem Request (normalerweise implementiert über eine Datenbank-Transaktion) oder einer Konversation. Das ist ein obligatorischer First-level Cache, der auch den Geltungsbereich der Objekt- und Datenbankintegrität garantiert (dabei ist die `StatelessSession` die Ausnahme, die keinen Persistenzkontext aufweist).
- Der Second-level Cache ist bei Hibernate zuschaltbar und kann für den Prozess oder das Cluster gelten. Das ist ein Cache des Zustands (der per Wert zurückgegeben wird), nicht von tatsächlichen Persistenzinstanzen. Eine Cache-Strategie für den zeitgleichen Zugriff definiert die Details der Transaktionsisolation für bestimmte Daten, während der Cache-Provider die physikalische Cache-Implementierung repräsentiert. Die Nutzung des Second-level Caches ist optional und kann jeweils pro Klasse oder pro Collection konfiguriert werden – jeder solche Cache nutzt seinen eigenen physikalischen Cache-Bereich.
- Hibernate implementiert auch einen Cache für Abfrage-Resultsets, die dicht beim Second-level-Cache integriert sind. Das ist ein optionales Feature; es erfordert zwei zusätzliche physikalische Cache-Bereiche, die die gecacheten Abfrageresultate und die Zeitstempel enthalten, wann eine Tabelle das letzte Mal aktualisiert worden ist. Wir werden auf den Query-Cache in den nächsten Kapiteln näher eingehen, weil seine Verwendung eng mit der Abfrage verknüpft ist, die ausgeführt wird.

Wir haben bereits den First-level Cache, also den Persistenzkontext, im Detail erörtert. Machen wir nun gleich mit dem optionalen Second-level-Cache weiter.

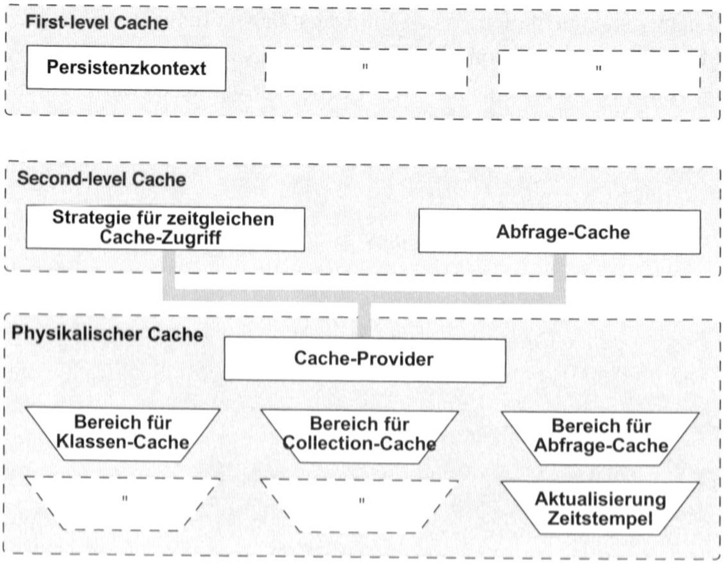

Abbildung 13.7 Die zweischichtige Cache-Architektur von Hibernate

Der Second-level Cache von Hibernate

Der Second-level Cache von Hibernate gilt bezogen auf den Prozess oder das Cluster: Alle Persistenzkontexte, die von einer bestimmten `SessionFactory` aus gestartet wurden (oder mit den `EntityManager`n einer bestimmten Persistence Unit assoziiert sind), teilen den gleichen Second-level Cache.

Persistenzinstanzen werden im Second-level Cache in einer deassemblierten Form gespeichert. Stellen Sie sich die Deassemblierung als Prozess ein wenig wie eine Serialisierung vor (der Algorithmus ist allerdings weitaus schneller als der der Java-Serialisierung).

Die interne Implementierung dieses Process/Cluster Scope Caches ist nicht von großem Interesse. Wichtiger ist die korrekte Verwendung der *Cache-Richtlinien*: Caching-Strategien und physikalische Cache-Provider.

Verschiedene Datenarten erfordern unterschiedliche Cache-Richtlinien: Das Verhältnis von Lese- und Schreibvorgängen variiert, ebenso die Größe der Datenbanktabellen, und manche Tabellen werden gemeinsam mit anderen externen Applikationen genutzt. Der Second-level Cache ist anhand der Granularität einer individuellen Klasse oder Collection-Rolle konfigurierbar. Damit können Sie beispielsweise den Second-level Cache für Referenzdatenklassen aktivieren und ihn für Klassen deaktivieren, die Finanzinformationen enthalten. Zur Cache-Richtlinie gehören unter anderem folgende Einstellungen:

- Die Aktivierung des Second-level Cache
- Die Concurrency-Strategie von Hibernate
- Die Richtlinien für den Verfall des Caches (wie Timeout, LRU und *memory-sensitive*).
- Das physikalische Format des Cache (Speicher, indexierte Dateien, cluster-repliziert)

Nicht alle Klassen profitieren vom Caching. Von daher ist es wichtig, den Second-level Cache deaktivieren zu können. Noch einmal: Der Cache nützt normalerweise nur bei Klassen, bei denen häufig Lesevorgänge anfallen. Wenn Sie Daten haben, die öfter aktualisiert als gelesen werden, aktivieren Sie den Second-level Cache nicht, auch wenn alle anderen Voraussetzungen für das Caching zutreffen! Der Preis für die Pflege des Caches während der Updates kann möglicherweise die Performance-Vorteile von schnelleren Lesevorgängen zunichte machen. Obendrein kann der Second-level Cache in Systemen gefährlich sein, die die Datenbank mit anderen schreibenden Applikationen gemeinsam nutzen. Wie bereits in früheren Abschnitten erläutert, müssen Sie hier für jede Klasse und Collection, für die Sie das Caching aktivieren wollen, umsichtig urteilen.

Der Hibernate Second-level Cache wird in zwei Schritten eingerichtet. Zuerst müssen Sie sich dafür entscheiden, mit welcher *Concurrency-Strategie* (für den zeitgleichen Zugriff) Sie arbeiten wollen. Anschließend konfigurieren Sie die Attribute für den Ablauf des Caches und seine physischen Attribute anhand des *Cache-Providers*.

Eingebaute Concurrency-Strategien

Eine Concurrency-Strategie ist ein Vermittler: Sie ist verantwortlich für das Speichern und Auslesen von Daten im Cache. Das ist eine wichtige Rolle, weil sie auch die Semantik für die Transaktionsisolation für dieses spezielle Item definiert. Sie müssen für jede Persistenzklasse und Collection entscheiden, welche Cache-Concurrency-Strategie Sie verwenden wollen, wenn Sie den Second-level Cache aktivieren.

Die vier eingebauten Concurrency-Strategien repräsentieren die abfallenden Stufen der Striktheit bezogen auf die Transaktionsisolation:

- *Transactional:* Steht nur in einer gemanagten Umgebung zur Verfügung, garantiert (falls erforderlich) vollständige Transaktionsisolation bis zum *Repeatable Read*. Setzen Sie diese Strategie bei Daten ein, bei denen vor allem gelesen wird und wo es ganz wesentlich ist zu verhindern, dass verfallene Daten in zeitgleich ablaufenden Transaktionen vorkommen, wenn dann doch ein (seltenes) Update erforderlich ist.
- *Read-write:* Diese Strategie arbeitet mit einer read-committed-Isolation, verwendet einen Zeitstempel-Mechanismus und steht nur in nicht-geclusterten Umgebungen zur Verfügung. Noch einmal: Setzen Sie diese Strategie nur bei Daten ein, bei denen vor allem gelesen wird, und wo es ganz wesentlich ist zu verhindern, dass verfallene Daten in zeitgleich ablaufenden Transaktionen vorkommen, wenn dann doch ein (seltenes) Update erforderlich ist.
- *Nonstrict-read-write:* Übernimmt keine Garantie für die Konsistenz zwischen dem Cache und der Datenbank. Wenn es die Möglichkeit eines zeitgleichen Zugriffs auf die gleiche Entity gibt, sollten Sie einen ausreichend kurzen Verfallszeitraum konfigurieren. Anderenfalls könnten Sie verfallene Daten aus dem Cache lesen. Nehmen Sie diese Strategie, wenn Daten sich kaum ändern (viele Stunden, Tage oder gar eine Woche lang nicht) und eine geringe Wahrscheinlichkeit für verfallene Daten kein wesentliches Anliegen ist.
- *Read-only:* Eine angemessene Concurrency-Strategie für Daten, die sich nie ändern. Nehmen Sie sie nur für Referenzdaten.

Beachten Sie, dass Sie mit abfallender Striktheit eine bessere Performance bekommen. Sie müssen die Performance eines geclusterten Caches mit vollständiger Transaktionsisolation sorgfältig evaluieren, bevor Sie ihn in der Produktion einsetzen. In vielen Fällen kommen Sie besser dabei weg, wenn Sie den Second-level Cache für eine bestimmte Klasse deaktivieren, wenn es verfallene Daten zu vermeiden gilt. Führen Sie zuerst einen Benchmark Ihrer Applikation mit deaktiviertem Second-level Cache durch. Aktivieren Sie ihn dann wieder für Klassen, die gute Kandidaten sind, eine nach der anderen, während Sie dauernd die Skalierbarkeit Ihres Systems prüfen und die Concurrency-Strategien evaluieren.

Sie können Ihre eigene Concurrency-Strategie definieren, indem Sie `org.hibernate.cache.CacheConcurrencyStrategy` implementieren, doch das ist eine relativ schwierige Aufgabe und nur in seltenen Fällen der Optimierung angemessen.

Wenn Sie sich die Concurrency-Strategien für Ihre Cache-Kandidatenklassen überlegt haben, besteht Ihr nächster Schritt in der Wahl eines *Cache-Providers*. Der Provider ist ein Plug-in, die physikalische Implementierung eines Cache-Systems.

Wahl eines Cache-Providers

Momentan zwingt Hibernate Sie dazu, einen Cache-Provider für die gesamte Applikation auszuwählen. Hibernate hat Provider für die folgenden Open-Source-Produkte bereits eingebaut:

- *EHCache* ist ein Cache-Provider, der als einfacher Process Scope Cache in einer JVM gedacht ist. Er kann im Speicher oder auf der Festplatte cachen und unterstützt den optionalen Hibernate-Query-Result-Cache. (Die neueste Version von EHCache unterstützt nun geclustertes Caching, doch das haben wir noch nicht getestet.)
- *OpenSymphony OSCache* ist ein Dienst, der Caching im Speicher und auf Festplatte in einer JVM unterstützt und über einen umfangreichen Satz an Verfallsrichtlinien und Query Cache Support verfügt.
- *SwarmCache* ist ein Cluster-Cache, der auf JGroups basiert. Er arbeitet mit einer *Invalidierung* im Cluster, unterstützt aber den Hibernate Query Cache nicht.
- *JBoss Cache* ist ein vollständig transaktionaler, replizierter und geclusterter Cache, der auch auf der JGroups Multicast Library aufbaut. Er unterstützt Replikation oder *Invalidierung*, synchrone oder asynchrone Kommunikation sowie optimistisches und pessimistisches Locking. Der Query Cache von Hibernate wird unter der Voraussetzung unterstützt, dass die Clocks im Cluster synchronisiert sind.

Man kann für andere Produkte leicht einen Adapter schreiben, indem man `org.hibernate.cache.CacheProvider` implementiert. Viele kommerzielle Caching-Systeme können über dieses Interface mit Hibernate verbunden werden.

Nicht jeder Cache-Provider ist zu allen Concurrency-Strategien kompatibel! Die Kompatibilitätsmatrix in Tabelle 13.1 hilft Ihnen, die passende Kombination zu finden.

Tabelle 13.1 Support für die Cache-Concurrency-Strategie

Cache-Provider für Concurrency-Strategie	Read-only	Nonstrict-read-write	Read-write	Transactional
EHCache	X	X	X	
OSCache	X	X	X	
SwarmCache	X	X		
JBoss Cache	X			X

Zum Einrichten des Cachings gehören zwei Schritte: Zuerst schauen Sie sich die Mapping-Metadaten für Ihre Persistenzklassen und Collections an und beschließen, mit welcher Cache-Concurrency-Strategie Sie für jede Klasse und Collection arbeiten wollen. Im zweiten Schritt aktivieren Sie in der globalen Hibernate-Konfiguration den Cache-Provider, für den Sie sich entschieden haben, und passen die für den Provider spezifischen Einstellungen und physischen Cache-Bereiche an. Wenn Sie beispielsweise OSCache nehmen, editieren Sie `oscache.properties` oder für EHCache `ehcache.xml` in Ihrem Klassenpfad.

Wir aktivieren nun das Caching für die CaveatEmptor-Klassen `Category`, `Item` und `Bid`.

13.4 Caching in der Praxis

Zuerst untersuchen wir jede Entity-Klasse und Collection und finden heraus, welche Concurrency-Strategie für den Cache angemessen ist. Nachdem wir einen Cache-Provider für das lokale und geclusterte Caching gewählt haben, schreiben wir deren Konfigurationsdatei(en).

13.4.1 Wahl einer Strategie für die Concurrency-Steuerung

Die `Category` hat eine kleine Anzahl von Instanzen und wird selten aktualisiert, und die Instanzen werden von vielen Anwendern gemeinsam genutzt. Von daher ist sie ein guter Kandidat für den Second-level Cache.

Beginnen Sie, indem Sie das Mapping-Element hinzufügen, das Hibernate anweist, `Category`-Instanzen zu cachen:

```
<class name="auction.model.Category"
       table="CATEGORY">

    <cache usage="read-write"/>
    <id ...
</class>
```

Das Attribut `usage="read-write"` weist Hibernate an, eine `read-write`-Concurrency-Strategie für den Cache von `auction.model.Category` zu verwenden. Hibernate greift nun auf den Second-level Cache zu, sobald Sie zu einer `Category` navigieren oder wenn Sie eine `Category` über den Identifikator laden.

Wenn Sie mit Annotationen arbeiten, brauchen Sie eine Hibernate-Erweiterung:

```
@Entity
@Table(name = "CATEGORY")
@org.hibernate.annotations.Cache(usage =
    org.hibernate.annotations.CacheConcurrencyStrategy.READ_WRITE
)
public class Category { ... }
```

Sie verwenden `read-write` statt `nonstrict-read-write`, weil `Category` eine Klasse mit hohem zeitgleichen Zugriff ist, die von vielen zeitgleich ablaufenden Transaktionen genutzt wird. (Es ist klar, dass read-committed als Isolationslevel gut genug ist.) Ein `nonstrict-read-write` würde sich nur auf den Ablauf des Caches (Timeout) verlassen, doch Sie wollen, dass Änderungen an den Kategorien sofort sichtbar sind.

Die Klassen-Caches werden immer für eine ganze Hierarchie von Persistenzklassen aktiviert. Sie können nicht nur Instanzen einer bestimmten Subklasse cachen.

Dieses Mapping reicht aus, damit Hibernate weiß, es soll alle einfachen `Category`-Eigenschaftswerte cachen, aber nicht den Zustand von assoziierten Entities oder Collections. Collections erfordern ihren eigenen `<cache>`-Bereich. Für die `items`-Collection nehmen Sie eine `read-write`-Concurrency-Strategie:

```
<class name="auction.model.Category"
       table="CATEGORY">
    <cache usage="read-write"/>
    <id ...
    <set name="items">
        <cache usage="read-write"/>
        <key ...
    </set>
</class>
```

Der Bereichsname des Collection-Caches ist der vollqualifizierte Klassenname plus Eigenschaftsname der Collection `auction.model.Category.items`. Die Annotation `@org.hibernate.annotations.Cache` kann auch für ein Collection-Feld oder eine Getter-Methode deklariert werden.

Diese Cache-Einstellung wird wirksam, wenn Sie `aCategory.getItems()` aufrufen – anders ausgedrückt ist ein Collection-Cache ein Bereich, der enthält, „welche Artikel sich in welcher Kategorie befinden". Es ist ein reiner Identifikator-Cache; es gibt keine wirklichen `Category`- oder `Item`-Daten in diesem Bereich.

Wenn die `Item`-Instanzen selbst gecachet werden sollen, müssen Sie das Caching der `Item`-Klasse aktivieren. Eine `read-write`-Strategie ist besonders angemessen. Ihre Anwender wollen keine Entscheidungen treffen (zum Beispiel ein Gebot abgeben), die auf möglicherweise verfallenen `Item`-Daten beruhen. Gehen wir einen Schritt weiter und untersuchen die Collection von `bids`: Ein bestimmtes `Bid` in der `bids`-Collection ist unveränderlich, doch die *Collection* von `bids` ist veränderlich, und zeitgleich ablaufende Units of Work müssen ohne Verzug erkennen können, ob ein Collection-Element ergänzt oder entfernt wurde:

```
<class name="Item"
       table="ITEM">

    <cache usage="read-write"/>
```

```
        <id ...
        <set name="bids">
            <cache usage="read-write"/>
            <key ...
        </set>
    </class>
```

Sie wenden eine *read-only*-Strategie für die `Bid`-Klasse an:

```
    <class name="Bid"
          table="BID" mutable="false">
        <cache usage="read-only"/>
        <id ...
    </class>
```

`Bid`-Daten werden von daher im Cache nie verfallen, weil sie nur erstellt und nie aktualisiert werden. (Gebote können natürlich über den Cache-Provider ablaufen, wenn beispielsweise die maximale Anzahl von Objekten im Cache erreicht ist.) Hibernate entfernt ebenfalls die Daten aus dem Cache, wenn eine `Bid`-Instanz gelöscht wird, bietet allerdings keine transaktionalen Garantien für dieses Verhalten.

`User` ist ein Beispiel für eine Klasse, die mit der *nonstrict-read-write*-Strategie gecachet werden kann, doch wir sind nicht sicher, ob das für die `User` sinnvoll ist.

Wir legen nun den Cache-Provider, seine Verfallsrichtlinien und die physikalischen Bereiche Ihres Caches fest. Sie nutzen *Cache-Bereiche*, um Klassen- und Collection-Caching individuell zu konfigurieren.

13.4.2 Die Arbeit mit Cache-Bereichen

Hibernate speichert verschiedenen Klassen bzw. Collections in unterschiedlichen *Cache-Bereichen* zwischen. Ein Bereich ist ein benannter Cache: ein Handle, über den Sie Klassen und Collections in der Konfiguration des Cache-Providers referenzieren und die Verfallsrichtlinien, die für diesen Bereich gelten, einstellen können. Eine anschaulichere Beschreibung ist, dass Bereiche so etwas wie Datenbehälter sind, von denen es zwei Arten gibt: Ein Typ enthält die deassemblierten Daten der Entity-Instanzen, und der andere nur die Identifikatoren von Entities, die über eine Collection miteinander verknüpft sind.

Der Name des Bereichs ist im Fall eines Klassen-Caches der Klassenname oder im Fall eines Collection-Caches der Klassenname zusammen mit dem Eigenschaftsnamen. `Category`-Instanzen werden in einem Bereich namens `auction.model.Category` gecachet, während der für die `items`-Collection `auction.model.Category.items` heißt.

Die Konfigurationseigenschaft namens `hibernate.cache.region_prefix` von Hibernate kann verwendet werden, um einen Präfix für den Bereichsnamen für eine bestimmte `SessionFactory` oder Persistence Unit anzugeben. Wenn das Präfix beispielsweise auf `db1` gesetzt ist, wird `Category` in einem Bereich namens `db1.auction.model.Category` gecachet. Diese Einstellung ist erforderlich, wenn Ihre Applikation mit mehreren `SessionFactory`-Instanzen oder Persistence Units arbeitet. Ohne sie können die Bereichsnamen für Caches von verschiedenen Persistence Units miteinander in Konflikt geraten.

Nachdem Sie sich nun mit Cache-Bereichen auskennen, können Sie die physikalischen Eigenschaften des `auction.model.Category`-Caches konfigurieren. Zuerst wählen Sie einen Cache-Provider. Nehmen wir an, dass Sie Ihre Auktions-Applikation in einer JVM laufen haben; also brauchen Sie keinen cluster-fähigen Provider.

13.4.3 Einrichten eines lokalen Cache-Providers

Sie müssen die Konfigurationseigenschaft einstellen, die den Cache-Provider wählt:

```
hibernate.cache.provider_class = org.hibernate.cache.EhCacheProvider
```

Sie entscheiden sich in diesem Fall für EHCache als Second-level Cache.

Nun müssen Sie die Eigenschaften der Cache-Bereiche angeben. EHCache hat seine eigene Konfigurationsdatei `ehcache.xml` im Klassenpfad der Applikation. Die Hibernate-Distribution wird mit Beispiel-Konfigurationsdateien für alle im Bundle enthaltenen Cache-Provider geliefert. Also möchten wir Ihnen nahelegen, die Anwendungskommentare in diesen Dateien zu lesen, um sich ausführlich über Konfiguration zu informieren, und bei allen Optionen, die wir nicht explizit erwähnen, die Defaults zu nehmen.

Eine Cache-Konfiguration in `ehcache.xml` für die Klasse `Category` kann so aussehen:

```
<cache name="auction.model.Category"
       maxElementsInMemory="500"
       eternal="true"
       timeToIdleSeconds="0"
       timeToLiveSeconds="0"
       overflowToDisk="false"
/>
```

Es gibt nur wenige `Category`-Instanzen. Sie deaktivieren von daher die Räumung, indem Sie als Grenze für die Cache-Größe einen Wert nehmen, der größer ist als die Anzahl der Kategorien im System, und `eternal="true"` einstellen, womit die Räumung über Timeout deaktiviert ist. Es ist nicht notwendig, gecachete Daten über Timeout verfallen zu lassen, weil die Concurrency-Strategie für den `Category`-Cache *read-write* ist und es keine anderen Applikationen gibt, die die Kategoriedaten direkt in der Datenbank ändern. Sie deaktivieren auch einen auf Festplatte basierenden Cache-Overflow, weil Sie wissen, dass es nur ein paar Instanzen von `Category` gibt und der Speicherverbrauch von daher kein Problem darstellt.

`Bids` hingegen sind klein und unveränderlich, doch es gibt viele davon, und somit müssen Sie EHCache so konfigurieren, dass der Speicherverbrauch des Caches umsichtig verwaltet wird. Sie nehmen sowohl einen Verfalls-Timeout als auch eine maximale Größe für den Cache:

```
<cache name="auction.model.Bid"
       maxElementsInMemory="50000"
       eternal="false"
       timeToIdleSeconds="1800"
       timeToLiveSeconds="100000"
       overflowToDisk="false"
/>
```

Das Attribut `timetoIdleSeconds` definiert die Verfallszeit in Sekunden, seit zuletzt auf ein Element im Cache zugegriffen worden ist. Sie müssen hier einen vernünftigen Wert wählen, weil ungenutzte Gebote nicht unnötig Speicher verbrauchen sollen. Das Attribut `timeToLiveSeconds` definiert die maximale Verfallszeit in Sekunden, seit das Element dem Cache hinzugefügt wurde. Weil Gebote unveränderlich sind, brauchen Sie sie nicht aus dem Cache zu entfernen, wenn regelmäßig darauf zugegriffen wird. Von daher wird `timeToLiveSeconds` auf einen hohen Wert gesetzt.

Das führt dazu, dass gecachete Gebote aus dem Cache entfernt werden, wenn sie nicht in den letzten 30 Minuten gebraucht wurden, oder zu Artikel gehören, bei denen die Zugriffszeit am längsten her ist, falls die Gesamtgröße des Caches seine Maximalgrenze von 50.000 Elementen erreicht hat.

Sie deaktivieren den festplattenbasierten Cache in diesem Beispiel, weil Sie absehen können, dass der Application Server auf dem gleichen Rechner wie die Datenbank deployt wird. Wenn die erwartete Architektur anders wäre, könnten Sie den festplattenbasierten Cache aktivieren, um den Netzwerktraffic zu reduzieren. Sie greifen auf Daten auf der lokalen Festplatte schneller zu als über das Netzwerk auf die Datenbank.

Optimale Richtlinien zur Räumung des Caches sind, wie man sich denken kann, jeweils spezifisch für die Daten und die Applikation. Sie müssen viele externe Faktoren berücksichtigen, unter anderem den zur Verfügung stehenden Speicher auf dem Rechner des Application Servers, die erwartete Last auf dem Datenbankrechner, die Netzwerklatenz, das Vorhandensein von Legacy-Applikationen etc. Einige dieser Faktoren sind zur Entwicklungszeit noch nicht bekannt, also müssen Sie des Öfteren die Auswirkungen auf die Performance mit verschiedenen Einstellungen in der Produktsumgebung oder einer Simulation iterativ testen. Unserer Ansicht nach sollten Sie die Optimierung mit dem Second-level Cache nicht während der Entwicklung machen, weil Testläufe ohne echte Datensätze und Concurrency nicht die letztendliche Performance und Skalierbarkeit des Systems zeigen. Das gilt vor allem in einem komplexeren Szenario mit einem replizierten Cache in einem Rechner-Cluster.

13.4.4 Einrichten eines replizierten Caches

EHCache ist ein ausgezeichneter Cache-Provider, wenn Ihre Applikation auf nur einer virtuellen Maschine deployt wird. Jedoch können Enterprise-Applikationen, die Tausende von zeitgleichen Anwendern unterstützen, höhere Rechnerleistung erfordern, und die Skalierbarkeit Ihrer Applikation kann ganz entscheidend für den Erfolg Ihres Projekts beitragen. Hibernate-Applikationen sind natürlich skalierbar: Kein Aspekt von Hibernate beschränkt die Nodes, für die Ihre Applikation deployt wird. Mit ein paar Änderungen an Ihrem Cache-Setup können Sie sogar ein geclustertes Caching-System nutzen.

Wir empfehlen JBoss Cache, ein cluster-sicheres Caching-System, das auf TreeCache und der JGroups Multicast Library beruht. JBoss Cache ist außerordentlich gut skalierbar, und die Cluster-Kommunikation kann auf jede nur erdenkliche Weise getuned werden.

Wir gehen nun Schritt für Schritt ein Setup durch, und zwar von JBoss Cache für CaveatEmptor für einen kleinen Cluster mit zwei Nodes namens *A* und *B*. Allerdings kratzen wir dieses Thema nur oberflächlich an; Cluster-Konfigurationen sind von Natur aus komplex, und viele Settings hängen vom jeweiligen Szenario ab.

Zuerst müssen Sie prüfen, ob alle Mapping-Dateien *read-only* oder *transactional* als Cache-Concurrency-Strategie verwenden. Das sind die einzigen Strategien, die der Provider von JBoss Cache unterstützt. Es gibt einen schönen Trick, mit dem Sie dieses Suchen-und-Ersetzen-Problem zukünftig vermeiden können: Anstatt die `<cache>`-Elemente in Ihren Mapping-Dateien zu platzieren, können Sie die Cache-Konfiguration in Ihrer `hibernate.cfg.xml` zentralisieren:

```
<hibernate-configuration>
<session-factory>

    <property .../>
    <mapping .../>
    <class-cache
            class="org.hibernate.auction.model.Item"
            usage="transactional"/>
    <collection-cache
            collection="org.hibernate.auction.model.Item.bids"
            usage="transactional"/>
</session-factory>
</hibernate-configuration>
```

Sie haben in diesem Beispiel das transaktionale Caching für `Item` und die `bids`-Collection aktiviert. Allerdings gibt es da etwas sehr Wichtiges zu beachten: Hibernate gerät in einen Konflikt, wenn Sie auch `<cache>`-Elemente in der Mapping-Datei für `Item` haben (das ist so, während wir dieses Buch schreiben). Sie können von daher die globale Konfiguration nicht benutzen, um die Einstellungen der Mapping-Datei zu überschreiben. Wir empfehlen, dass Sie die zentralisierte Cache-Konfiguration gleich von Anfang an benutzen, vor allem, wenn Sie nicht sicher sind, wie Ihre Applikation deployt wird. Es ist auch einfacher, Cache-Settings an nur einer Stelle zu konfigurieren.

Der nächste Schritt im Cluster-Setup ist die Konfiguration des JBoss Cache Providers. Als Erstes aktivieren Sie ihn in der Hibernate-Konfiguration – wenn Sie nicht mit Eigenschaften arbeiten, zum Beispiel in `hibernate.cfg.xml`:

```
<property name="cache.provider_class">
    org.hibernate.cache.TreeCacheProvider
</property>
```

JBoss Cache hat eine eigene Konfigurationsdatei `treecache.xml`, die sich im Klassenpfad Ihrer Applikation befinden muss. In einigen Szenarien brauchen Sie eine jeweils andere Konfiguration für jeden Node in Ihrem Cluster und müssen darauf achten, dass beim Deployen die richtige Datei in den Klassenpfad kopiert wird. Schauen wir uns eine typische Konfigurationsdatei an. In dem Cluster mit zwei Nodes (mit Namen `MyCluster`) wird diese Datei bei Node A verwendet:

```
<server>

  <classpath codebase="./lib"
             archives="jboss-cache.jar, jgroups.jar"/>

  <mbean code="org.jboss.cache.TreeCache"
      name="jboss.cache:service=TreeCache">

    <depends>jboss:service=Naming</depends>
    <depends>jboss:service=TransactionManager</depends>
```

```
        <attribute name="TransactionManagerLookupClass">
            org.jboss.cache.GenericTransactionManagerLookup
        </attribute>

        <attribute name="ClusterName">MyCluster</attribute>

        <attribute name="NodeLockingScheme">PESSIMISTIC</attribute>
        <attribute name="CacheMode">REPL_SYNC</attribute>
        <attribute name="IsolationLevel">REPEATABLE_READ</attribute>

        <attribute name="FetchInMemoryState">false</attribute>
        <attribute name="InitialStateRetrievalTimeout">20000</attribute>
        <attribute name="SyncReplTimeout">20000</attribute>
        <attribute name="LockAcquisitionTimeout">15000</attribute>

        <attribute name="ClusterConfig">
            <config>
              <UDP loopback="false"/>

              <PING timeout="2000"
                    num_initial_members="3"
                    up_thread="false"
                    down_thread="false"/>

              <FD_SOCK/>

              <pbcast.NAKACK gc_lag="50"
                             retransmit_timeout="600,1200,2400,4800"
                             max_xmit_size="8192"
                             up_thread="false" down_thread="false"/>

                <UNICAST timeout="600,1200,2400"
                         window_size="100"
                         min_threshold="10"
                         down_thread="false"/>

                <pbcast.STABLE desired_avg_gossip="20000"
                               up_thread="false"
                               down_thread="false"/>

                <FRAG frag_size="8192"
                      down_thread="false"
                      up_thread="false"/>

                <pbcast.GMS join_timeout="5000"
                            join_retry_timeout="2000"
                            shun="true" print_local_addr="true"/>

                <pbcast.STATE_TRANSFER up_thread="true"
                                       down_thread="true"/>

            </config>
        </attribute>

    </mbean>
</server>
```

Zugegeben, diese Konfigurationsdatei sieht zuerst ein wenig Furcht einflößend aus, aber sie ist leicht zu verstehen. Sie müssen wissen, dass es sich dabei nicht nur um eine Konfigurationsdatei für JBoss Cache handelt, sondern noch mehr beinhaltet: eine JMX Service Konfiguration für JBoss AS Deployment, eine Konfigurationsdatei für TreeCache und eine feingranulierte Konfiguration von JGroups, die Kommunikationsbibliothek.

Ignorieren Sie die auf das JBoss-Deployment bezogenen ersten Zeilen und schauen Sie sich das erste Attribut `TransactionManagerLookupClass` an. Das `GenericTransactionManagerLookup` versucht, den Transaktionsmanager in den am weitesten verbreiteten Application Servern zu finden, doch es funktioniert auch in einer Stand-alone Umgebung ohne JTA (geclustertes Caching ohne einen Transaktionsmanager ist ein seltenes Szenario). Wenn JBoss Cache beim Start eine Exception wirft und Sie informiert, dass es den Transaktionsmanager nicht findet, müssen Sie eine solche Lookup-Klasse für Ihren JTA-Provider/Application Server selbst erstellen.

Als Nächstes kommen die Konfigurationsattribute für einen replizierten Cache, der mit einer *synchronisierten* Kommunikation arbeitet. Das bedeutet, dass ein Node, der eine Synchronisierungsnachricht sendet, solange wartet, bis alle Nodes in der Gruppe die Nachricht bestätigt haben. Das ist eine gute Wahl für einen echten replizierten Cache; eine asynchrone, nicht blockierende Kommunikation wäre angemessener, wenn der Node B ein *Hot Standby* (ein Node, der sofort übernimmt, wenn Node A versagt) statt eines Live-Partners wäre. Das ist eine Abwägungsfrage zwischen Failover und Rechnerleistung – beides gute Gründe, um einen Cluster einzurichten. Die meisten der Konfigurationsattribute sollten selbsterklärend sein, zum Beispiel Timeouts und das Fetching des Zustands, wenn ein Node in einen Cluster aufgenommen wird.

JBoss Cache kann auch Elemente ausräumen, um eine Verknappung des Speichers zu verhindern. In diesem Beispiel richten Sie keine Räumungsrichtlinie ein, von daher beginnt der Cache, langsam den gesamten verfügbaren Speicher zu füllen. Sie müssen die Dokumentation von JBoss Cache für die Konfiguration der Räumungsrichtlinien zu Rate ziehen; die Verwendung von Bereichsnamen und Räumungseinstellung entspricht bei Hibernate denen von EHCache.

JBoss Cache unterstützt auch eine *Invalidierung* statt einer Replizierung der modifizierten Daten in einem Cluster, eine Wahl mit möglicherweise besserer Performance. Der Hibernate Query Cache setzt allerdings eine Replikation voraus. Sie können statt eines pessimistischen auch zu einem `OPTIMISTIC`-Locking wechseln, was wieder zu einer deutlichen Verbesserung der Skalierbarkeit des geclusterten Caches führt. Das erfordert ein anderes Plug-in für einen Cache-Provider von Hibernate: `org.hibernate.cache.OptimisticTreeCacheProvider` .

Zum Schluss schauen wir uns die Konfiguration der JGroups Cluster-Kommunikation an. Die Reihenfolge der Kommunikationsprotokolle ist außerordentlich wichtig – also sollten Sie Zeilen nicht aufs Geratewohl ändern oder einfügen. Am interessantesten ist das erste Protokoll `<UDP>`. Das `loopback`-Attribut muss auf *true* gesetzt werden, wenn es sich bei Node *A* um einen Microsoft Windows-Rechner handelt (was er in diesem Fall nicht ist).

Die anderen Attribute von JGroups sind komplexer, Sie finden sie in der Dokumentation von JGroups. Sie kümmern sich um die Erkennungsalgorithmen, mit denen neue Nodes in einer Gruppe erkannt werden, außerdem um die Fehlererkennung und im Allgemeinen um die Verwaltung der Gruppenkommunikation.

Nach einem Wechsel der Cache-Concurrency-Strategie Ihrer Persistenzklassen auf *transactional* (oder *read-only*) und der Erstellung einer `treecache.xml`-Datei für Node *A* können Sie Ihre Applikation starten und sich den Log-Output anschauen. Wir empfehlen, dass Sie das `DEBUG`-Logging für das `org.jboss.cache`-Paket aktivieren; dann können Sie sehen, wie JBoss Cache die Konfiguration liest und Node *A* als den ersten Node im Cluster meldet. Um Node *B* zu deployen, deployen Sie die Applikation für diesen Node; es muss keine Konfigurationsdatei geändert werden (wenn der zweite Node ebenfalls kein Microsoft Windows-Rechner ist). Wenn Sie diesen zweiten Node starten, sollten Sie Join-Nachrichten für beide Nodes sehen. Ihre Hibernate-Applikation arbeitet nun mit einem vollständig transaktionalen Caching in einem Cluster.

Es gibt noch eine letzte optionale Einstellung zu betrachten. Für Cluster-Cache-Provider könnte es besser sein, die Konfigurationsoption `hibernate.cache.use_minimal_puts` von Hibernate auf `true` zu setzen. Wenn diese Einstellung aktiviert ist, fügt Hibernate ein Element nur nach einer Prüfung, ob das Element nicht bereits gecachet ist, in den Cache ein. Diese Strategie hat eine bessere Performance, wenn Cache-Schreibvorgänge (*puts*) kostspieliger sind als Cache-Lesevorgänge (*gets*). Das ist bei einem replizierten Cache in einem Cluster der Fall, aber nicht bei einem lokalen Cache oder einem Cache-Provider, der sich auf *Invalidierung* statt auf Replikation verlässt.

Egal ob Sie einen Cluster- oder einen lokalen Cache verwenden, manchmal müssen Sie ihn programmatisch steuern, sei es für Test- oder Tuning-Zwecke.

13.4.5 Steuerung des Second-level-Caches

Hibernate bietet einige praktische Methoden, mit denen Sie Ihren Cache testen und tunen können. Schauen Sie sich den globalen Konfigurationsschalter `hibernate.cache.use_second_level_cache` für den Second-level Cache an. Defaultmäßig löst jedes `<cache>`-Element in Ihren Mapping-Dateien (oder in `hibernate.cfg.xml` oder einer Annotation) den Second-level Cache aus und lädt beim Start den Cache-Provider. Wenn Sie den Second-level Cache global deaktivieren wollen, ohne die Cache-Mapping-Elemente oder -Annotationen zu entfernen, setzen Sie diese Konfigurationseigenschaft auf `false`.

Genau wie die `Session` und der `EntityManager` programmatisch Methoden zur Steuerung des First-level Caches des Persistenzkontexts bieten, macht das die `SessionFactory` auch für den Second-level Cache. In einer JPA-Applikation müssen Sie Zugang zur zugrunde liegenden internen `SessionFactory` haben, wie es in Kapitel 2, Abschnitt 2.2.4 „Wechsel zu Hibernate-Interfaces“, beschrieben wird.

Sie können `evict()` aufrufen, um ein Element aus dem Second-level Cache zu entfernen, indem Sie die Klasse und den Wert des Objekt-Identifikators angeben:

```
SessionFactory.evict( Category.class, new Long(123) );
```

Sie können auch alle Elemente einer bestimmte Klasse entfernen oder nur eine bestimmte Collection-Rolle, indem Sie einen Bereichsnamen angeben:

```
SessionFactory.evict("auction.model.Category");
```

Diese Steuerungsmechanismen werden Sie eher selten gebrauchen. Beachten Sie auch, dass die Räumung des Second-level Caches nicht-transaktional ist, d.h. der Cache-Bereich wird während der Räumung nicht gesperrt.

Hibernate bietet ebenfalls Optionen für den `CacheMode`, die für eine bestimmte `Session` aktiviert werden können. Nehmen wir an, dass Sie viele Objekte in die Datenbank in einer `Session` einfügen wollen. Das müssen Sie über Batches machen, um eine Speicherverknappung zu vermeiden – jedes Objekt wird in den First-level Cache eingefügt. Aber es wird auch in den Second-level Cache eingefügt, wenn das für die Entity-Klasse aktiviert ist. Der `CacheMode` steuert die Interaktion zwischen Hibernate und dem Second-level Cache:

```
Session session = sessionFactory.openSession();
Transaction tx = session.beginTransaction();

session.setCacheMode(CacheMode.IGNORE);

for ( int i=0; i<100000; i++ ) {
    Item item = new Item(...);
    session.save(item);
    if ( i % 100 == 0 ) {
        session.flush();
        session.clear();
    }
}
tx.commit();
session.close();
```

Wenn `CacheMode.IGNORE` gesetzt ist, weiß Hibernate, dass es in dieser speziellen `Session` nicht mit dem Second-level Cache interagieren soll. Die verfügbaren Optionen sind:

- `CacheMode.NORMAL`: Das Default-Verhalten.
- `CacheMode.IGNORE`: Hibernate führt keine Interaktion mit dem Second-level Cache aus, außer um die gecacheten Elemente bei einem Update für nicht valide zu erklären.
- `CacheMode.GET`: Hibernate kann Elemente aus dem Second-level Cache lesen, wird aber keine hinzufügen, außer um Elemente bei einem Update für nicht valide zu erklären.
- `CacheMode.PUT`: Hibernate liest keine Elemente aus dem Second-level Cache, fügt aber Elemente in den Cache ein, wenn es sie aus der Datenbank liest.
- `CacheMode.REFRESH`: Hibernate liest keine Artikel aus dem Second-level Cache, fügt aber Elemente in den Cache ein, wenn es sie aus der Datenbank liest. In diesem Modus wird der Effekt von `hibernate.cache.use_minimal_puts` umgangen, um eine Auffrischung des Caches in einem replizierten Cluster-Cache zu *erzwingen*.

Es gibt nur selten gute Use Cases für alle anderen Cache-Modi außer `NORMAL` und `IGNORE`.

Damit ist unsere Besprechung des First- und Second-level Caches in einer Hibernate-Applikation abgeschlossen. Wir möchten gerne noch eine Bemerkung wiederholen, die wir zu Beginn dieses Abschnitts gemacht haben: Ihre Applikation sollte auch ohne den Second-level Cache eine zufrieden stellende Performance haben. Sie haben nur die Symptome kuriert, nicht das eigentliche Problem, wenn eine bestimmte Prozedur aktiviertem

Second-level Cache in Ihrer Applikation nur 2 statt 50 Sekunden läuft. Die Anpassung des Fetch-Plans und der Fetching-Strategie ist immer Ihr erster Schritt bei der Optimierung; dann nehmen Sie den Second-level Cache, um die Applikation aufzupeppen, und um sie für die zeitgleich ablaufende Transaktionslast zu skalieren, mit der sie in Produktion fertig werden muss.

13.5 Zusammenfassung

In diesem Kapitel haben Sie einen globalen Fetch-Plan erstellt und definiert, welche Objekte und Collections zu jeder Zeit in den Speicher geladen werden sollen. Sie haben anhand Ihrer Use Cases den Fetch-Plan definiert und wie Sie auf assoziierte Entities zugreifen und durch die Collections in Ihrer Applikation iterieren wollen.

Anschließend haben Sie sich für die richtige Fetching-Strategie für Ihren Fetch-Plan entschieden. Ihr Ziel ist, die Anzahl und die Komplexität aller auszuführenden SQL-Anweisungen zu minimieren. Vor allem wollen Sie alle Probleme mit n+1 selects und dem Kartesischen Produkt vermeiden, die wir im Detail mit verschiedenen Optimierungsstrategien untersucht haben.

Die zweite Hälfte dieses Kapitels hat Sie in das Caching und die zugrunde liegende Theorie eingeführt. Dort haben wir eine Checkliste vorgestellt, über die Sie herausfinden können, welche Klassen und Collections gute Kandidaten für den in Hibernate optionalen Second-level Cache sind. Dann haben Sie mit dem lokalen EHCache-Provider und einem cluster-aktivierten JBoss Cache das Second-level Caching für ein paar Klassen und Collections konfiguriert und aktiviert.

Die Tabelle 13.2 zeigt eine Zusammenfassung zum Vergleich von nativen Hibernate-Features und Java Persistence.

Das nächste Kapitel beschäftigt sich exklusiv mit Abfragen und wie man mit allen Hibernate- und Java Persistence-Interfaces in HQL, JPA QL, SQL und `Criteria` Abfragen schreibt und ausführt.

Tabelle 13.3 Vergleich zwischen Hibernate und JPA für Kapitel 13

Hibernate Core	Java Persistence und EJB 3.0
Hibernate unterstützt eine Fetch-Plan-Definition mit Lazy Loading über Proxies oder basierend auf Interception.	Hibernate implementiert einen Java Persistence Provider mit auf Proxy oder Interception basierendem Lazy Loading.
Hibernate erlaubt eine feingranulierte Steuerung über den Fetch-Plan und die Fetching-Strategien.	Java Persistence standardisiert Annotationen für die Deklaration des Fetch-Plans, Hibernate-Erweiterungen werden für die Optimierung der feingranulierten Fetching-Strategie benutzt.
Hibernate verfügt über einen optionalen Second-level-Klassen- und Collection-Daten-Cache, der in einer Konfigurationsdatei oder XML-Mapping-Dateien konfiguriert wird.	Nehmen Sie Hibernate-Annotationen zur Deklaration der Cache-Concurrency-Strategie für Entities und Collections.

14

14 Abfragen mit HQL und JPA QL

Die Themen dieses Kapitels:

- Die verschiedenen Abfrageoptionen
- HQL- und JPA QL-Abfragen schreiben
- Joins, Reporting-Abfragen, Subselects

Beim Schreiben von gutem Code für den Datenzugriff sind Abfragen (*Queries*) der interessanteste Teil. Bei einer komplexen Abfrage kann es lange dauern, bis man sie richtig hinbekommt, und ihre Auswirkung auf die Performance der Applikation kann immens sein. Andererseits wird es mit zunehmender Erfahrung immer einfacher, Abfragen zu schreiben, und was anfangs knifflig erscheint, geht bald ganz leicht von der Hand, wenn man nur einige der fortgeschritteneren Features kennt.

Wenn Sie schon ein paar Jahre mit handgeschriebenem SQL arbeiten, machen Sie sich vielleicht Sorgen darüber, dass durch ORM etwas von der Ausdrucksfähigkeit und Flexibilität, die Sie gewöhnt sind, unter den Tisch fallen könnte. Das ist mit Hibernate und Java Persistence nicht der Fall.

Mit den leistungsfähigen Abfragemöglichkeiten von Hibernate können Sie beinahe alles ausdrücken, was Sie im Allgemeinen (und auch im Speziellen) in SQL ausdrücken wollen, nur eben mit objektorientierten Begriffen – unter Verwendung von Klassen und Eigenschaften von Klassen.

Wir zeigen Ihnen die Unterschiede zwischen nativen Hibernate-Abfragen und dem standardisierten Subset in Java Persistence. Sie können dieses Kapitel auch als Referenz benutzen; von daher sind einige Abschnitte nicht ganz so ausführlich formuliert, zeigen aber viele kleine Code-Beispiele für verschiedene Use Cases. Gelegentlich überspringen wir auch Optimierungen in der CaveatEmptor-Applikation aus Gründen der besseren Lesbarkeit. Anstatt uns beispielsweise auf den Wert-Typ `MonetaryAmount` zu beziehen, verwenden wir in Vergleichen einen `BigDecimal`-Betrag.

Zuerst zeigen wir Ihnen, wie Abfragen ausgeführt werden.

14.1 Erstellen und Starten und Abfragen

Beginnen wir mit einigen Beispielen, um die grundlegende Verwendung zu erläutern. In früheren Kapiteln haben wir erwähnt, dass es drei Möglichkeiten gibt, Abfragen in Hibernate zu formulieren:

- die Hibernate Query Language (HQL) und den Subset, der als JPA QL standardisiert ist:

```
session.createQuery("from Category c where c.name like 'Laptop%'");
entityManager.createQuery(
    "select c from Category c where c.name like 'Laptop%'"
);
```

- die `Criteria`-API für *Query by criteria* (QBC) und *Query by example* (QBE)

```
session.createCriteria(Category.class)
        .add( Restrictions.like("name", "Laptop%") );
```

- das direkte SQL mit oder ohne automatisches Mapping von Resultsets auf Objekte:

```
session.createSQLQuery(
          "select {c.*} from CATEGORY {c} where NAME like 'Laptop%'"
).addEntity("c", Category.class);
```

Eine Abfrage muss vor der Ausführung im Applikationscode vorbereitet werden. Von daher müssen Sie bei einer Abfrage mehrere klar unterscheidbare Schritte einhalten:

1. Erstellen Sie die Abfrage mit jeder gewünschten Einschränkung oder Projektion von Daten, die Sie auslesen wollen.
2. Binden Sie Laufzeit-Argumente an Abfrage-Parameter; die Abfrage kann dann mit geänderten Einstellungen erneut verwendet werden.
3. Führen Sie bei der Datenbank die vorbereitete Abfrage durch und lesen Sie damit die Daten aus. Sie können steuern, wie die Abfrage ausgeführt wird und wie Daten in den Speicher eingelesen werden (zum Beispiel alles auf einmal oder stückweise).

Hibernate und Java Persistence bieten für diese Interfaces Abfrage-Interfaces und -Methoden, um beliebige Operationen für das Auslesen von Daten vorzubereiten und auszuführen.

14.1.1 Vorbereiten einer Abfrage

Die Interfaces `org.hibernate.Query` und `org.hibernate.Criteria` definieren beide mehrere Methoden, um die Ausführung einer Abfrage zu steuern. Zudem können Sie über die Methoden von `Query` konkrete Werte an Abfrage-Parameter binden. Um in Ihrer Applikation eine Abfrage auszuführen, müssen Sie sich über die `Session` eine Instanz einer dieser Interfaces holen.

Java Persistence spezifiziert das Interface `javax.persistence.Query`. Das standardisierte Interface ist nicht so reichhaltig wie die native API von Hibernate, bietet aber alle erforderlichen Methoden, um eine Abfrage auf unterschiedliche Weise auszuführen und Argumente an Abfrage-Parameter zu binden. Leider gibt es für die nützliche Hibernate-`Criteria`-

API kein Äquivalent bei Java Persistence, obwohl es sehr wahrscheinlich ist, dass ein ähnliches Query-Interface in einer zukünftigen Version des Standards ergänzt wird.

Ein Abfrageobjekt erstellen

Um eine neue Hibernate-`Query`-Instanz zu erstellen, rufen Sie mit einer `Session` entweder `createQuery()` oder `createSQLQuery()` auf. Die Methode `createQuery()` ruft eine HQL-Abfrage auf:

```
Query hqlQuery = session.createQuery("from User");
```

`createSQLQuery()` wird verwendet, um eine SQL-Abfrage mittels der nativen Syntax der zugrunde liegenden Datenbank zu erstellen:

```
Query sqlQuery =
        session.createSQLQuery(
            "select {user.*} from USERS {user}"
        ).addEntity("user", User.class);
```

In beiden Fällen gibt Hibernate ein neu instanziiertes `Query`-Objekt zurück, mit dem genau angegeben werden kann, wie eine bestimmte Abfrage ausgeführt werden soll, und mit dem sie anschließend ausgeführt wird. Bisher ist noch kein SQL an die Datenbank geschickt worden.

Um eine `Criteria`-Instanz zu bekommen, rufen Sie `createCriteria()` auf und übergeben die Klasse der Objekte, die die Abfrage zurückgeben soll. Das wird auch als *Root-Entity* der `Criteria`-Query bezeichnet, in diesem Beispiel der `User`:

```
Criteria crit = session.createCriteria(User.class);
```

Die `Criteria`-Instanz kann so wie ein `Query`-Objekt verwendet werden, doch sie wird auch zur Konstruktion der objektorientierten Repräsentation der Abfrage benutzt, indem `Criterion`-Instanzen hinzugefügt und Assoziationen zu neuen `Criterias` navigiert werden.

Bei der Java Persistence API ist der `EntityManager` Ihr Ausgangspunkt für Abfragen. Um eine `javax.persistence.Query`-Instanz für JPA QL zu erstellen, rufen Sie `createQuery()` auf:

```
Query ejbQuery = em.createQuery("select u from User u");
```

Um eine native SQL-Abfrage zu erstellen, rufen Sie `createNativeQuery()` auf:

```
Query sqlQuery =
        em.createNativeQuery(
         "select u.USER_ID, u.FIRSTNAME, u.LASTNAME from USERS u",
         User.class
        );
```

Wie Sie die zurückgegebenen Objekte aus einer nativen Abfrage definieren, ist etwas anders als bei Hibernate (es gibt in der Abfrage hier keine Platzhalter).

Nachdem Sie die Abfrage erstellt haben, bereiten Sie sie durch Setzen verschiedener Optionen auf die Ausführung vor.

Pagination des Resultats

Eine häufig verwendete Technik ist die *Pagination*. Die Anwender können sich das Resultat ihrer Suchanfrage (beispielsweise nach speziellen `Items`) als Seite anzeigen lassen. Diese Seite zeigt einen begrenzten Subset (zum Beispiel 10 `Items`) auf einmal, und die Anwender können manuell zur nächsten bzw. den vorigen Seiten blättern. Bei Hibernate unterstützen `Query`- und `Criteria`-Interfaces diese Pagination des Abfrageergebnisses:

```
Query query =
        session.createQuery("from User u order by u.name asc");
query.setMaxResults(10);
```

Der Aufruf von `setMaxResults(10)` begrenzt das Abfrage-Resultset auf die ersten zehn Objekte (Zeilen), die von der Datenbank zurückgegeben werden. In dieser `Criteria`-Abfrage beginnt die angeforderte Seite in der Mitte des Resultsets:

```
Criteria crit = session.createCriteria(User.class);
crit.addOrder( Order.asc("name") );
crit.setFirstResult(40);
crit.setMaxResults(20);
```

Beginnend beim vierzigsten Objekt lesen Sie die nächsten 20 Objekte aus. Beachten Sie, dass es keinen Standardweg gibt, um in SQL eine Pagination auszudrücken – Hibernate kennt die Tricks, um dies bei Ihrer jeweiligen Datenbank effizient zu machen. Sie können diese flexible Paginationsoption sogar in einer SQL-Abfrage einfügen. Hibernate wird das SQL für die Pagination umschreiben:

```
Query sqlQuery =
        session.createSQLQuery("select {u.*} from USERS {u}")
                .addEntity("u", User.class);
sqlQuery.setFirstResult(40);
sqlQuery.setMaxResults(20);
```

Sie können im Coding-Stil der Methodenverkettung (die Methoden geben statt `void` das empfangende Objekt zurück) mit den `Query`- und `Criteria`-Interfaces arbeiten. Dann schreiben Sie die beiden vorigen Beispiele wie folgt um:

```
Query query =
        session.createQuery("from User u order by u.name asc")
                .setMaxResults(10);
Criteria crit =
        session.createCriteria(User.class)
                .addOrder( Order.asc("name") )
                .setFirstResult(40)
                .setMaxResults(20);
```

Eine Verkettung von Methodenaufrufen ist weniger wortreich (*verbose*) und wird von vielen Hibernate-APIs unterstützt. Die `Query`-Interfaces von Java Persistence unterstützen ebenfalls die Pagination und Methodenverkettung für JPA QL und native SQL-Abfragen mit dem Interface `javax.persistence.Query`:

```
Query query =
        em.createQuery("select u from User u order by u.name asc")
            .setFirstResult(40)
            .setMaxResults(20);
```

Bei der Vorbereitung Ihrer Abfrage kommt nun das Einstellen der Laufzeit-Parameter.

Das Binden der Parameter

Ohne das Binden von Parametern zur Laufzeit müssten Sie schlechten Code schreiben:

```
String queryString =
        "from Item i where i.description like '" + search + "'";
List result = session.createQuery(queryString).list();
```

Sie sollten einen solchen Code niemals schreiben, weil ein böswilliger Anwender nach der folgenden Artikelbeschreibung suchen könnte, indem er also den Wert von `search` im Eingabefeld eines Suchen-Dialogs eintippen könnte:

```
foo' and callSomeStoredProcedure() and 'bar' = 'bar
```

Wie Sie sehen, ist der originale `queryString` nicht mehr nur eine einfache Suche nach einem String, sondern führt in der Datenbank auch eine Stored Procedure aus! Die Anführungszeichen sind nicht maskiert; von daher ist der Aufruf der Stored Procedure ein weiterer valider Ausdruck in der Abfrage. Wenn Sie eine solche Abfrage schreiben, reißen Sie ein Riesenloch in die Sicherheit Ihrer Applikation, weil Sie die Ausführung von beliebigem Code in Ihrer Datenbank erlauben. Dieses Sicherheitsproblem nennt man *SQL Injection*. Übergeben Sie niemals Werte aus Anwendereingaben ungeprüft in die Datenbank! Zum Glück verhindert ein einfacher Mechanismus diesen Fehler.

Der JDBC-Treiber enthält eine Funktionalität, um Werte sicher an SQL-Parameter zu binden. Er weiß genau, welche Zeichen im Parameterwert maskiert werden müssen, so dass die vorige Schwachstelle nicht mehr vorkommt. Die Anführungszeichen im angegebenen `search`-String werden beispielsweise maskiert und somit nicht mehr länger als Steuerungszeichen behandelt, sondern als Teil des Suchstringwerts. Obendrein kann die Datenbank effizient vorkompilierte Prepared Statements cachen, was die Performance signifikant verbessert, wenn Sie mit Parametern arbeiten.

Es gibt für das *Binden von Parametern* zwei Ansätze: positionale oder benannte Parameter. Hibernate und Java Persistence unterstützen beide Optionen, doch Sie können nicht beide gleichzeitig in einer Abfrage benutzen.

Mit benannten Parametern können Sie die Abfrage wie folgt schreiben:

```
String queryString =
    "from Item item where item.description like :search";
```

Der Doppelpunkt, dem ein Parametername folgt, verweist auf einen benannten Parameter. Dann binden Sie einen Wert an den `search`-Parameter:

```
Query q = session.createQuery(queryString)
                 .setString("search", searchString);
```

Weil `searchString` eine vom Anwender angegebene String-Variable ist, können Sie die Methode `setString()` des `Query`-Interfaces aufrufen, um ihn an den benannten Parameter zu binden (`:search`). Dieser Code ist sauberer, deutlich sicherer und hat eine bessere Performance, weil eine kompilierte SQL-Anweisung wiederverwendet werden kann, wenn sich nur die Bind-Parameter geändert haben.

Oft brauchen Sie mehrere Parameter:

```
String queryString = "from Item item"
                   + " where item.description like :search"
                   + " and item.date > :minDate";

Query q = session.createQuery(queryString)
                 .setString("search", searchString)
                 .setDate("minDate", mDate);
```

Die gleiche Abfrage und ihr Code sehen in Java Persistence etwas anders aus:

```
Query q = em.createQuery(queryString)
            .setParameter("search", searchString)
            .setParameter("minDate", mDate, TemporalType.DATE);
```

Die Methode `setParameter()` ist eine generische Operation, die alle Arten von Argumenten binden kann; sie braucht nur bei zeitbezogenen Typen ein wenig Hilfe (die Engine muss wissen, ob Sie nur das Datum, die Zeit oder einen vollständigen Zeitstempel binden wollen). Java Persistence unterstützt nur diese Methode für das Binden von Parametern (bei Hibernate gibt es die übrigens auch).

Hibernate bietet andererseits viele anderen Methoden, manche aus Gründen der Vollständigkeit, andere zur Bequemlichkeit, mit denen Sie Argumente an Abfrageparameter binden können.

Binden der Parameter bei Hibernate

Sie haben `setString()` und `setDate()` aufgerufen, um Argumente an Abfrageparameter zu binden. Das native `Query`-Interface von Hibernate bietet ähnliche Convenience-Methoden für das Binden von Argumenten der meisten bei Hibernate eingebauten Typen: alles von `setInteger()` über `setTimestamp()` bis zu `setLocale()`. Die meisten sind optional; Sie können sich auf die `setParameter()`-Methode verlassen, um den richtigen Typ automatisch herauszufinden (außer bei zeitbezogenen Typen).

Eine besonders hilfreiche Methode ist `setEntity()`, über die Sie eine persistente Entity binden können (beachten Sie, dass `setParameter()` schlau genug ist, sogar das automatisch zu verstehen):

```
session.createQuery("from Item item where item.seller = :seller")
       .setEntity("seller", theSeller);
```

Doch es gibt auch eine generische Methode, mit der Sie das Argument eines Hibernate-Typs binden können:

```
String queryString = "from Item item"
                   + " where item.seller = :seller and"
                   + " item.description like :desc";

session.createQuery(queryString)
       .setParameter( "seller",
                      theSeller,
                      Hibernate.entity(User.class) )
       .setParameter( "desc", description, Hibernate.STRING );
```

Das funktioniert sogar für selbst erstellte benutzerdefinierte Typen wie `MonetaryAmount`:

```
Query q = session.createQuery("from Bid where amount > :amount");
q.setParameter( "amount", givenAmount,
                Hibernate.custom(MonetaryAmountUserType.class) );
```

Wenn Sie eine JavaBean mit `seller`- und `description`-Eigenschaften haben, können Sie die Abfrageparameter über den Aufruf der Methode `setProperties()` binden. Sie können beispielsweise die Abfrageparameter in einer Instanz der `Item`-Klasse selbst übergeben:

```
Item item = new Item();
item.setSeller(seller);
item.setDescription(description);
String queryString = "from Item item"
                   + " where item.seller = :seller and"
                   + " item.description like :desccription";
session.createQuery(queryString).setProperties(item);
```

Das `setProperties()`-Binding ordnet Namen von JavaBean-Eigenschaften den benannten Parametern im Abfrage-String zu, indem es intern `setParameter()` aufruft, um den Hibernate-Typ herauszufinden und den Wert zu binden. In der Praxis stellt sich das als weniger nützlich heraus, als es klingt, weil manche häufig vorkommenden Hibernate-Typen nicht zu erraten sind (zeitbezogene Typen zum Beispiel).

Die Methoden zum Binden der Parameter von `Query` können auch mit `null`-Werten umgehen. Also ist folgender Code legal:

```
session.createQuery("from User as u where u.username = :name")
       .setString("name", null);
```

Allerdings ist das Resultat dieses Codes höchstwahrscheinlich nicht das, was Sie beabsichtigt hatten! Das resultierende SQL wird einen Vergleich wie `USERNAME = null` enthalten, was bei der ternären Logik von SQL *immer* Null ergibt. Stattdessen müssen Sie den `null`-Operator nehmen:

```
session.createQuery("from User as u where u.username is null");
```

Die Arbeit mit positionalen Parametern

Wenn Sie möchten, können Sie stattdessen in Hibernate und Java Persistence mit positionalen Parametern arbeiten:

```
String queryString = "from Item item"
                   + " where item.description like ?"
                   + " and item.date > ?";

Query q = session.createQuery(queryString)
                 .setString(0, searchString)
                 .setDate(1, minDate);
```

Java Persistence unterstützt auch positionale Parameter:

```
String queryString = "from Item item"
                   + " where item.description like ?1"
                   + " and item.date > ?2";
Query q = em.createQuery(queryString)
            .setParameter(1, searchString)
            .setParameter(2, minDate, TemporalType.DATE);
```

Dieser Code ist nicht nur deutlich weniger selbst-dokumentierend als die Alternative mit benannten Parametern, sondern auch viel fehleranfälliger, wenn Sie den Abfrage-String leicht abändern:

```
String queryString = "from Item item"
                   + " where item.date > ?"
                   + " and item.description like ?";
```

Jede Änderung der Position der Bind-Parameter erfordert eine Änderung des Codes zum Binden der Parameter. Das führt zu einem fragilen und wartungsintensiven Code. Unsere Empfehlung lautet, positionale Parameter zu vermeiden. Diese können praktischer sein, wenn Sie programmatisch komplexere Abfragen erstellen, doch die `Criteria`-API ist für diesen Zweck eine viel bessere Alternative.

Wenn Sie mit positionalen Parametern arbeiten müssen, denken Sie daran, dass Hibernate mit dem Zählen bei 0 anfängt, Java Persistence hingegen bei 1, und dass Sie in einem JPA QL Abfrage-String bei jedem Fragezeichen eine Zahl hinzufügen müssen. Sie haben unterschiedliche Herkunft: Hibernate in JDBC, Java Persistence in älteren Versionen von EJB QL.

Neben dem Binden von Parametern möchten Sie gerne andere *Hints* (Hinweise für die Ausführung) anwenden, um die Ausführung einer Abfrage zu beeinflussen.

Hints für Abfragen

Nehmen wir an, dass Sie persistente Objekte verändern, bevor Sie eine Abfrage ausführen. Diese Modifikationen sind nur im Speicher vorhanden, also *flusht* Hibernate (und Java Persistence-Provider) den Persistenzkontext und alle Änderungen an die Datenbank, bevor die Abfrage ausgeführt wird. Damit wird garantiert, dass die Abfrage mit aktuellen Daten läuft und dass es keinen Konflikt zwischen dem Abfrageergebnis und den Objekten im Speicher gibt.

Das ist manchmal unpraktisch: zum Beispiel dann, wenn Sie eine Sequenz ausführen, bei der sich die Abfragen und Änderungen häufig und schnell wiederholen, und jede Abfrage liest einen anderen Datensatz aus als die davor. Anders gesagt müssen Sie Ihre Modifikationen nicht an die Datenbank flushen, bevor Sie eine Abfrage ausführen, weil konfliktträchtige Resultate kein Problem darstellen. Beachten Sie, dass der Persistenzkontext Repeatable Reads für Entity-Objekte ermöglicht, von daher sind nur skalare Resultate einer Abfrage problematisch.

Sie können mit `setFlushMode()` das Flushing des Persistenzkontexts für eine `Session` oder einen `EntityManager` deaktivieren. Wenn Sie das Flushing nur vor einer bestimmten Abfrage deaktivieren wollen, können Sie für das `Query`-(Hibernate und JPA)Objekt einen `FlushMode` einstellen:

```
Query q = session.createQuery(queryString)
                 .setFlushMode(FlushMode.COMMIT);

Criteria criteria = session.createCriteria(Item.class)
                           .setFlushMode(FlushMode.COMMIT);
Query q = em.createQuery(queryString)
            .setFlushMode(FlushModeType.COMMIT);
```

Hibernate wird den Persistenzkontext erst flushen, wenn diese Abfragen ausgeführt wurden.

Eine weitere Optimierung ist ein feingranulierter `org.hibernate.CacheMode` für ein bestimmtes Abfrageresultat. Sie haben mit einem Cache-Modus gearbeitet, um zu steuern, wie Hibernate mit dem Second-level Cache interagiert (siehe Kapitel 13, Abschnitt 13.4.5,

„Steuerung des Second-level Caches“). Wenn Hibernate ein Objekt über den Identifikator ausliest, sucht es im First-level Cache des Persistenzkontexts danach und dann – wenn er aktiviert ist – im Bereich des Second-level Caches für diese Entity. Das Gleiche geschieht, wenn Sie eine Abfrage ausführen, die Entity-Instanzen zurückgibt: Beim Marshalling des Abfrageresultats versucht Hibernate, alle Entity-Instanzen aufzulösen, indem es sie zuerst im Cache des Persistenzkontexts sucht – Hibernate ignoriert die Entity-Daten des Abfrageresultats, wenn sich die Entity-Instanzen im Cache des Persistenzkontexts befinden. Und wenn die ausgelesene Entity-Instanz in keinem Cache war, wird sie von Hibernate nach Abschluss der Abfrage dort hineingelegt. Sie können dieses Verhalten mit einem `CacheMode` für eine Abfrage steuern:

```
Query q = session.createQuery("from Item")
                 .setCacheMode(CacheMode.IGNORE);

Criteria criteria = session.createCriteria(Item.class)
                           .setCacheMode(CacheMode.IGNORE);
Query q = em.createQuery(queryString)
            .setHint("org.hibernate.cacheMode",
                     org.hibernate.CacheMode.IGNORE);
```

Ein `CacheMode.IGNORE` weist beispielsweise Hibernate an, bei keiner Entity, die von dieser Abfrage zurückgegeben wird, mit dem Second-level Cache zu interagieren. Anders gesagt wird kein `Item`, das von dieser Abfrage ausgelesen wird, in den Second-level Cache gelegt. Das Setzen dieses Cache-Modus ist nützlich, wenn Sie eine Abfrage ausführen, die den Second-level Cache nicht aktualisieren soll, weil die ausgelesenen Daten vielleicht nur für eine bestimmte Situation relevant sind und nicht den verfügbaren Platz im Cache-Bereich beanspruchen sollen.

In Kapitel 9, Abschnitt 9.3.3.1 „Steuerung des Persistenzkontext-Caches“, haben wir über die Steuerung des Persistenzkontexts gesprochen und wie Sie den Speicherverbrauch reduzieren und lange Zyklen beim Dirty Checking verhindern können. Eine Möglichkeit, das Dirty Checking für ein bestimmtes persistentes Objekt zu deaktivieren, ist die Einstellung `session.setReadOnly(object, true)` (der `EntityManager` unterstützt diese API nicht).

Sie können Hibernate sagen, dass alle Entity-Objekte, die von einer Abfrage zurückgegeben wurden, als read-only (allerdings nicht detached) betrachtet werden sollen:

```
Query q = session.createQuery("from Item")
                 .setReadOnly(true);

Query q = em.createQuery("select i from Item i")
            .setHint("org.hibernate.readOnly", true);
```

Alle `Item`-Objekte, die von dieser Abfrage zurückgegeben werden, befinden sich im persistenten Zustand, doch im Persistenzkontext ist kein Snapshot für das automatische Dirty Checking aktiviert. Hibernate persistiert Modifikationen nicht automatisch, wenn Sie den read-only-Modus mit `session.setReadOnly(object, false)` nicht deaktivieren.

Sie können festlegen, wie lange eine Abfrage laufen darf, indem Sie einen *Timeout* setzen:

```
Query q = session.createQuery("from Item")
                 .setTimeout(60); // 1 Minute
```

```
Criteria criteria = session.createCriteria(Item.class)
                            .setTimeout(60);
Query q = em.createQuery("select i from Item i")
            .setHint("org.hibernate.timeout", 60);
```

Diese Methode hat die gleiche Semantik und die gleichen Konsequenzen wie `setQueryTimeout()` bei einem JDBC-`Statement`. Auch die *Fetch Size* hängt mit dem zugrunde liegenden JDBC zusammen:

```
Query q = session.createQuery("from Item")
                 .setFetchSize(50);

Criteria criteria = session.createCriteria(Item.class)
                            .setFetchSize(50);
Query q = em.createQuery("select i from Item i")
            .setHint("org.hibernate.fetchSize", 50);
```

Die JDBC-Fetch-Größe ist ein Optimierungshinweis für den Datenbanktreiber; nur wenn der Treiber diese Funktionalität implementiert, kann es eine Performance-Steigerung geben. Ist das der Fall, kann die Kommunikation zwischen JDBC-Client und Datenbank verbessert werden, indem viele Zeilen in einem Batch ausgelesen werden, wenn der Client mit einem Abfrageresultat operiert (also mit einem `ResultSet`). Weil Hibernate hinter den Kulissen mit dem `ResultSet` arbeitet, kann dieser Hinweis das Auslesen von Daten verbessern, wenn Sie eine Abfrage mit `list()` ausführen – und das machen Sie gleich.

Wenn Sie eine Applikation optimieren, müssen Sie oft komplexe SQL-Logs lesen. Wir empfehlen dringend, dass Sie `hibernate.use_sql_comments` aktivieren; Hibernate wird dann jeder SQL-Anweisung, die es in die Logs schreibt, einen Kommentar hinzufügen. Sie können einen eigenen Kommentar mit `setComment()` für eine bestimmte Abfrage setzen:

```
Query q = session.createQuery("from Item")
                 .setComment("My Comment...");

Criteria criteria = session.createCriteria(Item.class)
                            .setComment("My Comment...");
Query q = em.createQuery("select i from Item i")
            .setHint("org.hibernate.comment", "My Comment...");
```

Die Hints, die Sie bisher angegeben haben, beziehen sich alle auf Hibernate oder das JDBC-Handling. Viele Entwickler (und DBAs) betrachten einen Abfragehinweis (*query hint*) als etwas vollständig anderes. Bei SQL ist ein Abfragehinweis ein Kommentar in der SQL-Anweisung, in der eine Instruktion für den SQL-Optimierer des DBMS enthalten ist. Wenn also beispielsweise Entwickler oder DBA finden, dass der vom Datenbankoptimierer für eine bestimmte SQL-Anweisung gewählte Ausführungsplan nicht der schnellste ist, verwenden sie einen Hint, um eine andere Art der Ausführung zu erzwingen. Hibernate und Java Persistence unterstützen keine beliebigen SQL-Hints mit einer API; Sie müssen auf natives SQL zurückgreifen und eigene SQL-Anweisungen schreiben, aber natürlich können Sie auch diese Anweisung mit den verfügbaren APIs ausführen.

(Bei manchen DBMS können Sie mit einem SQL-Kommentar zu Beginn einer SQL-Anweisung den Optimierer steuern; in einem solchen Fall nehmen Sie `Query.setComment()`, um den Hinweis einzufügen. In anderen Szenarien können Sie einen `org.hibernate.Interceptor` schreiben und manipulieren eine SQL-Anweisung in der Methode `onPrepareStatement(sql)`, bevor sie an die Datenbank geschickt wird.)

Schließlich können Sie steuern, ob eine Abfrage einen pessimistischen Lock im DBMS erzwingen soll – einen Lock, der bis zum Ende der Datenbank-Transaktion aufrechterhalten wird:

```
Query q = session.createQuery("from Item item")
                 .setLockMode("item", LockMode.UPGRADE);

Criteria criteria = session.createCriteria(Item.class)
                           .setLockMode(LockMode.UPGRADE);
```

Beide Abfragen, wenn sie denn von Ihrem Datenbankdialekt unterstützt werden, führen zu einer SQL-Anweisung, in der eine `... FOR UPDATE`-Operation enthalten ist (oder das Äquivalent, falls vom Datenbanksystem und -dialekt unterstützt). Aktuell steht ein pessimistisches Locking im Query-Interface von Java Persistence nicht zur Verfügung (ist aber als Hint in einer Hibernate-Erweiterung geplant).

Wir gehen nun davon aus, dass die Abfragen vorbereitet sind. Also können Sie die Abfragen jetzt starten.

14.1.2 Ausführen einer Abfrage

Wenn Sie ein `Query`- oder `Criteria`-Objekt erstellt und vorbereitet haben, können Sie es ausführen und das Resultat in den Speicher einlesen. Üblicherweise wird bei Ausführung der Abfrage das gesamte Resultat auf einen Rutsch in den Speicher eingelesen, was als *Listing* bezeichnet wird. Einige weitere Optionen wie Iteration und Scrolling sind möglich, die wir als Nächstes besprechen. Scrolling ist genauso nützlich wie die Iteration: Sie brauchen diese beiden Optionen eher selten. Wir würden schätzen, dass mehr als 90 Prozent aller Abfrageausführungen in einer regulären Applikation auf den Methoden `list()` und `getResultList()` beruhen.

Als Erstes folgt nun der häufigste Fall.

Alle Resultate zurückgeben

Bei Hibernate führt die `list()`-Methode die Abfrage aus und gibt die Resultate als `java.util.List` zurück:

```
List result = myQuery.list();
```

Das `Criteria`-Interface unterstützt diese Operation ebenfalls:

```
List result = myCriteria.list();
```

In beiden Fällen werden abhängig von Ihrem Fetch-Plan ein oder mehrere `SELECT`-Anweisungen sofort ausgeführt. Wenn Sie Assoziationen oder Collections als nicht-*lazy* mappen, müssen sie zusätzlich zu den Daten, die Sie mit Ihrer Abfrage auslesen wollen, gefetcht werden. Alle diese Objekte werden in den Speicher geladen, und alle Entity-Objekte, die ausgelesen werden, befinden sich im persistenten Zustand und werden dem Persistenzkontext hinzugefügt.

Java Persistence enthält eine Methode mit der gleichen Semantik, aber einem anderen Namen:

```
List result = myJPAQuery.getResultList();
```

Bei manchen Abfragen wissen Sie, dass das Resultat nur *eine* Instanz sein wird – wenn Sie beispielsweise nur das höchste Gebot haben wollen. In diesem Fall können Sie es aus der Resultatliste über den Index `result.get(0)` auslesen. Oder Sie können die Anzahl der zurückgegebenen Zeilen mit `setMaxResult(1)` begrenzen. Dann können Sie die Abfrage mit der Methode `uniqueResult()` ausführen, weil Sie wissen, dass nur ein Objekt zurückgegeben wird:

```
Bid maxBid =
    (Bid) session.createQuery("from Bid b order by b.amount desc")
                 .setMaxResults(1)
                 .uniqueResult();
Bid bid = (Bid) session.createCriteria(Bid.class)
                       .add( Restrictions.eq("id", id) )
                       .uniqueResult();
```

Wenn die Abfrage mehr als ein Objekt zurückgibt, wird eine Exception geworfen. Wenn das Abfrageresultat leer ist, wird `null` zurückgegeben. Das funktioniert auch bei Java Persistence, wiederum mit einem anderen Namen für die Methode (und leider wird auch eine Exception geworfen, wenn das Resultat leer ist):

```
Bid maxBid = (Bid) em.createQuery(
                        "select b from Bid b order by b.amount desc"
                      ).setMaxResults(1)
                      .getSingleResult();
```

Alle Resultate in den Speicher einzulesen, ist der üblichste Weg, eine Abfrage auszuführen. Hibernate unterstützt auch einige andere Methoden, die für Sie interessant sein können, wenn Sie den Speicherverbrauch und das Ausführungsverhalten einer Abfrage optimieren wollen.

Durch die Resultate iterieren

Beim Hibernate-`Query`-Interface gibt es auch die Methode `iterate()`, um eine Abfrage auszuführen. Sie gibt die gleichen Daten als `list()` zurück, verwendet aber zum Auslesen der Resultate eine andere Strategie.

Wenn Sie eine Abfrage mit `iterate()` aufrufen, liest Hibernate nur die Primärschlüssel-(Identifikator-)Werte von Entity-Objekten in einem ersten SQL-`SELECT` aus und versucht dann, die restlichen Zustände der Objekte im Persistenzkontext-Cache und (falls aktiviert) dem Second-level Cache zu finden.

Schauen Sie sich den folgenden Code an:

```
Query categoryByName =
    session.createQuery("from Category c where c.name like :name");
categoryByName.setString("name", categoryNamePattern);
List categories = categoryByName.list();
```

Diese Abfrage resultiert in der Ausführung mindestens eines SQL-`SELECT`s, wobei alle Spalten der `Category`-Tabelle in der `SELECT`-Klausel enthalten sind:

```
select CATEGORY_ID, NAME, PARENT_ID from CATEGORY where NAME like ?
```

Wenn Sie davon ausgehen, dass Kategorien bereits im Persistenzkontext oder im Second-level Cache gecachet sind, brauchen Sie nur den Identifikator-Wert (den Schlüssel zum

Cache). Damit wird dann die Datenmenge reduziert, die aus der Datenbank gefetcht wird. Das folgende SQL ist etwas effizienter:

```
select CATEGORY_ID from CATEGORY where NAME like ?
```

Sie können dafür die `iterate()`-Methode nehmen:

```
Query categoryByName =
    session.createQuery("from Category c where c.name like :name");
categoryByName.setString("name", categoryNamePattern);
Iterator categories = categoryByName.iterate();
```

Die ursprüngliche Abfrage liest nur `Category`-Primärschlüsselwerte aus. Dann iterieren Sie durch das Resultat; Hibernate sucht nach jedem `Category`-Objekt im aktuellen Persistenzkontext und – falls aktiviert – im Second-level Cache. Wenn ein Cache Miss vorkommt, führt Hibernate ein weiteres `SELECT` für jeden Durchgang aus und liest das vollständige `Category`-Objekt anhand seines Primärschlüssels aus der Datenbank aus.

In den meisten Fällen ist das nur eine geringfügige Optimierung. Es ist normalerweise viel wichtiger, die Reads für die *Zeilen* zu minimieren als diejenigen für die *Spalten*. Doch wenn Ihr Objekt große String-Felder hat, kann diese Technik immer noch hilfreich sein, um Datenpakete im Netzwerk und somit auch die Latenz zu minimieren. Es sollte klar sein, dass es nur wirklich effektiv ist, wenn der Bereich für den Second-level Cache für die iterierte Entity aktiviert ist. Anderenfalls würden n+1 selects produziert!

Hibernate hält den Iterator offen, bis Sie die Iteration durch alle Resultate beendet haben oder die `Session` geschlossen wird. Sie können sie auch explizit mit `org.hibernate.Hibernate.close(iterator)` schließen.

Beachten Sie auch, dass Hibernate `Criteria` und Java Persistence, während wir dies schreiben, eine solche Optimierung nicht unterstützen.

Ein weiterer optimierter Weg, um eine Abfrage auszuführen, ist das *Scrollen* durch das Resultat.

Scrolling mit Datenbank-Cursor

Reines JDBC enthält ein Feature namens *scrollbare Resultsets*. Bei dieser Technik wird ein Cursor für das DBMS eingesetzt. Der Cursor zeigt auf eine bestimmte Zeile im Resultset einer Abfrage, und die Applikation kann den Cursor vor und zurück bewegen. Sie können mit dem Cursor sogar eine bestimmte Zeile anspringen.

Bei einer der Situationen, wo Sie durch die Resultate einer Abfrage scrollen sollten, statt sie alle in den Speicher zu laden, geht es um solche Resultsets, die zu groß sind, um in den Speicher zu passen. Normalerweise versuchen Sie, das Resultat weiter einzuschränken, indem Sie die Bedingungen in der Abfrage enger fassen. Manchmal geht das nicht, weil Sie vielleicht alle Daten brauchen, sie aber in mehreren Schritten auslesen wollen.

Sie haben das Scrolling bereits in Kapitel 12, Abschnitt 12.2.2 „Eine Prozedur mit Batch-Updates schreiben", gesehen. Dort haben Sie auch erfahren, wie Prozeduren implementiert werden, die mit Daten-Batches arbeiten, denn dafür sind sie am praktischsten. Das folgende Beispiel zeigt einen Überblick über andere interessante Optionen für das Interface `ScrollableResults`:

```
ScrollableResults itemCursor =
    session.createQuery("from Item").scroll();

itemCursor.first();
itemCursor.last();
itemCursor.get();
itemCursor.next();
itemCursor.scroll(3);
itemCursor.getRowNumber();
itemCursor.setRowNumber(5);
itemCursor.previous();
itemCursor.scroll(-3);
itemCursor.close();
```

Dieser Code ist nicht sonderlich sinnvoll; er zeigt die interessantesten Methoden für das Interface `ScrollableResults`. Sie können den Cursor auf das erste und letzte `Item`-Objekt im Resultat setzen oder das `Item`, auf den der Cursor aktuell zeigt, mit `get()` holen. Sie können zu einem bestimmten `Item` gehen, indem Sie mit `setRowNumber()` auf eine Position springen oder mit `next()` und `previous()` vor und zurück scrollen. Eine weitere Option ist das Vor- und Zurückscrollen über einen Offset mit `scroll()`.

Hibernate-`Criteria`-Abfragen können auch mit Scrolling anstatt mit `list()` ausgeführt werden; der zurückgegebene `ScrollableResults`-Cursor funktioniert genauso. Beachten Sie, dass Sie unbedingt auf jeden Fall den Cursor schließen müssen, wenn Sie nicht mehr damit arbeiten, bevor Sie die Datenbank-Transaktion beenden. Hier kommt ein `Criteria`-Beispiel, das das Öffnen eines Cursors zeigt:

```
ScrollableResults itemCursor =
    session.createCriteria(Item.class)
           .scroll(ScrollMode.FORWARD_ONLY);

... // Nur vorwärts scrollen
itemCursor.close()
```

Die `ScrollMode`-Konstanten der Hibernate API gleichen denen in reinem JDBC. In diesem Fall gewährleistet die Konstante, dass Ihr Cursor sich nur vorwärts bewegen kann. Das könnte als Vorsichtsmaßnahme erforderlich sein; manche JDBC-Treiber unterstützen kein Rückwärtsscrollen. Andere zur Verfügung stehende Modi sind `ScrollMode.SCROLL_INSENSITIVE` und `ScrollMode.SCROLL_SENSITIVE`. Ein im Bezug auf das Scrollen insensitiver Cursor wird Ihnen keine modifizierten Daten anzeigen, während der Cursor offen ist (was letztendlich garantiert, dass sich keine Dirty Reads, Unrepeatable Reads oder Phantom Reads in Ihren Resultset schmuggeln können). Andererseits zeigt Ihnen ein sensitiver Cursor neu committete Daten und Modifikationen an, während Sie an Ihrem Resultset arbeiten. Beachten Sie, dass der Hibernate-Persistenzkontext-Cache immer noch Repeatable Reads für Entity-Instanzen ermöglicht; also sind nur modifizierte skalare Werte, die Sie in den Resultset projizieren, von dieser Einstellung betroffen.

Bisher enthalten alle bisher gezeigten Code-Beispiele Query-String-Literale direkt im Java-Code. Das ist für einfache Abfragen nicht unvernünftig, aber wenn Sie sich erst einmal mit komplexen Abfragen beschäftigen, die auf mehrere Zeilen verteilt werden müssen, wird es etwas unhandlich.

14.1.3 Die Arbeit mit benannten Abfragen

Uns gefällt es nicht, wenn überall im Java-Code HQL- oder JPA QL-String-Literale verteilt sind, falls das nicht unbedingt erforderlich ist. Bei Hibernate können Sie Abfrage-Strings extern in die Mapping-Metadaten auslagern, und diese Technik wird als *benannte Abfragen* bezeichnet. Damit können Sie alle Abfragen, die mit einer bestimmten Persistenzklasse (oder einem Satz Klassen) zu tun haben, gekapselt mit den anderen Metadaten dieser Klasse in einer XML-Mapping-Datei speichern. Oder wenn Sie Annotationen verwenden, können Sie benannte Abfragen als Metadaten einer bestimmten Entity-Klasse erstellen oder sie in einen XML-Deployment-Deskriptor legen. Der Name der Abfrage wird benutzt, um ihn aus dem Applikationscode aufzurufen.

Aufruf einer benannten Abfrage

Bei Hibernate holt die Methode `getNamedQuery()` eine `Query`-Instanz für eine benannte Abfrage:

```
session.getNamedQuery("findItemsByDescription")
        .setString("desc", description);
```

In diesem Beispiel rufen Sie die benannte Abfrage `findItemsByDescription` auf und binden ein String-Argument an den benannten Parameter `desc`.

Java Persistence unterstützt auch benannte Abfragen:

```
em.createNamedQuery("findItemsByDescription")
   .setParameter("desc", description);
```

Benannte Abfragen sind global, das heißt, der Name einer Abfrage wird als eindeutiger Identifikator für eine bestimmte `SessionFactory` oder Persistence Unit betrachtet. Wie und wo sie definiert werden – in XML-Mapping-Dateien oder Annotationen –, ist nichts, worum sich Ihr Applikationscode kümmern müsste. Sogar die Abfragesprache ist nicht von Belang.

Definition einer benannten Abfrage in XML-Metadaten

Sie können eine benannte Abfrage in Ihren XML-Metadaten in jedem `<hibernate-mapping>`-Element platzieren. Bei größeren Applikationen empfehlen wir, dass alle benannten Abfragen in ihrer eigenen Datei isoliert und separiert werden. Sie könnten auch wollen, dass manche Abfragen in der gleichen XML-Mapping-Datei wie eine bestimmte Klasse definiert werden.

Die `<query>` definiert eine benannte HQL- oder JPA QL-Abfrage:

```
<query name="findItemsByDescription"><![CDATA[
        from Item item where item.description like :desc
]]></query>
```

Sie sollten den Abfragetext in eine `CDATA`-Instruktion wrappen, damit der XML-Parser nicht von irgendwelchen Zeichen in Ihrem Abfragestring verwirrt wird, die zufällig als XML betrachtet werden (so wie der *kleiner als*-Operator).

Wenn Sie eine benannte Abfrage-Definition in einem `<class>`-Element platzieren statt im Root-Element, bekommt sie den Namen der Entity-Klasse als Präfix; also wird dann beispielsweise `findItemsByDescription` aufrufbar als `auction.model.Item.findItemsByDescription`. Anderenfalls müssen Sie sicherstellen, dass der Name der Abfrage global eindeutig ist.

Alle Abfragehinweise, die Sie bereits mit einer API gesetzt haben, können auch deklaratorisch gesetzt werden:

```
<query name="findItemsByDescription"
       cache-mode="ignore"
       comment="My Comment..."
       fetch-size="50"
       read-only="true"
       timeout="60"><![CDATA[
    from Item item where item.description like :desc
]]></query>
```

Benannte Abfragen müssen keine HQL- oder JPA QL-Strings sein; sie können auch native SQL-Abfragen sein – und Ihr Java-Code braucht den Unterschied nicht zu wissen:

```
<sql-query name="findItemsByDescription">
    <return alias="item" class="Item"/>
    <![CDATA[
        select {item.*} from item where description like :desc
    ]]>
</sql-query>
```

Das ist praktisch, wenn Sie vermuten, dass Sie vielleicht später noch die Abfragen durch Finetuning des SQL optimieren wollen. Es ist auch eine gute Lösung, wenn Sie eine Legacy-Applikation für Hibernate portieren müssen, wo der SQL-Code aus den handcodierten JDBC-Routinen isoliert worden ist. Mit benannten Abfragen können Sie die Abfragen ganz einfach eine nach der anderen in Mapping-Dateien auslagern. Im nächsten Kapitel werden wir uns noch deutlich eingehender mit nativen SQL-Abfragen beschäftigen.

Definieren einer benannten Abfrage mit Annotationen

Der Java Persistence Standard spezifiziert die Annotationen `@NamedQuery` und `@NamedNativeQuery`. Sie können diese Annotationen entweder in die Metadaten einer bestimmten Klasse platzieren oder in die JPA XML-Deskriptordatei. Beachten Sie, dass der Abfragename in allen Fällen global eindeutig sein muss; kein Klassen- oder Paketname bekommt automatisch ein Präfix.

Nehmen wir an, dass Sie eine bestimmte benannte Abfrage als zu einer bestimmten Entity-Klasse zugehörig betrachten:

```
package auction.model;

import ...;

@NamedQueries({
    @NamedQuery(
     name = "findItemsByDescription",
     query = "select i from Item i where i.description like :desc"
    ),
    ...
})
```

```
@Entity
@Table(name = "ITEM")
public class Item { ... }
```

Eine viel häufigere Lösung ist die Kapselung von Abfragen im `orm.xml`-Deployment-Deskriptor:

```
<entity-mappings ...>
   ...
   <named-query name="findAllItems">
       <query>select i from Item i</query>
   </named-query>
   <entity class="Item">
       ...
       <named-query name="findItemsByDescription">
         <query>
              select i from Item i where i.description like :desc
         </query>
         <hint name="org.hibernate.comment" value="My Comment"/>
         <hint name="org.hibernate.fetchSize" value="50"/>
         <hint name="org.hibernate.readOnly" value="true"/>
         <hint name="org.hibernate.timeout" value="60"/>
       </named-query>
   </entity>
</entity-mappings>
```

Sie sehen, dass der Java Persistence Deskriptor einen Erweiterungspunkt unterstützt: das Element `hints` einer `named-query`-Definition. Sie können es verwenden, um Hibernate-spezifische Hints zu setzen, wie Sie das bereits früher programmatisch über das `Query`-Interface gemacht haben.

Native SQL-Abfragen haben ihr eigenes Element und können entweder innerhalb oder außerhalb eines Entity-Mappings definiert werden:

```
<named-native-query name="findItemsByDescription"
                    result-set-mapping="myItemResult">
    <query>select i.NAME from ITEM i where i.DESC = :desc</query>
    <hint name="org.hibernate.timeout" value="200"/>
</named-native-query>
```

Das Einbetten von nativem SQL ist deutlich leistungsfähiger, als wir es bisher gezeigt haben. (Sie können beliebige Resultset-Mappings definieren.) Wir kommen im nächsten Kapitel auf andere Optionen zum Einbetten von SQL zurück.

Wir überlassen Ihnen die Entscheidung, ob Sie das Feature der benannten Abfrage auch nutzen wollen. Allerdings betrachten wir Abfrage-Strings im Applikationscode als suboptimal (außer wenn sie sich in Annotationen befinden); Sie sollten wenn möglich Abfrage-Strings immer auslagern.

Sie wissen nun, wie eine Abfrage mit den Hibernate- und Java Persistence-APIs und Metadaten erstellt, vorbereitet und durchgeführt wird. Nun wird es Zeit, die Abfragesprachen und Optionen detaillierter kennenzulernen. Beginnen wir mit HQL und JPA QL.

14.2 HQL- und JPA QL-Abfragen

Fangen wir mit ein paar einfachen Abfragen an, um mit der HQL-Syntax und -Semantik vertraut zu werden. Wir wenden *Selektion* an, um die Datenquelle zu benennen, *Restriktion*, damit die Einträge zu den Kriterien passen, und *Projektion*, um die Daten auszuwählen, die aus einer Abfrage zurückgegeben werden sollen.

> **Probieren Sie es aus**
>
> *Tests von Hibernate-Abfragen:* Bei den *Hibernate Tools* für die Eclipse IDE gibt es eine Hibernate-Konsolenansicht. Sie können Ihre Abfragen im Konsolenfenster testen und sehen sofort das generierte SQL und das Resultat.

Sie werden in diesem Abschnitt auch die JPA QL kennenlernen, weil sie eine Untermenge der Funktionalität der HQL ist – die Unterschiede erläutern wir an geeigneter Stelle.

Wenn wir in diesem Abschnitt über Abfragen sprechen, reden wir normalerweise von `SELECT`-Anweisungen, also Operationen, mit denen Daten aus der Datenbank ausgelesen werden können. HQL unterstützt auch `UPDATE`-, `DELETE`- und `INSERT ... SELECT`-Anweisungen, wie in Kapitel 12, Abschnitt 12.2.1 „Bulk-Anweisungen mit HQL und JPA QL", besprochen. Zur JPA QL gehören `UPDATE` und `DELETE`. Wir werden diese Bulk-Operationen hier nicht noch einmal wiederholen und konzentrieren uns auf `SELECT`-Anweisungen. Doch Sie sollten im Hinterkopf behalten, dass manche Unterschiede zwischen HQL und JPA QL auch für Bulk-Operationen gelten, also ob zum Beispiel eine bestimmte Funktion portierbar ist.

`SELECT`-Anweisungen in HQL funktionieren sogar ohne eine `SELECT`-Klausel, nur `FROM` ist erforderlich. Das ist bei JPA QL nicht der Fall, wo die `SELECT`-Klausel nicht optional ist. Das ist in der Praxis kein großer Unterschied; beinahe alle Abfragen erfordern eine `SELECT`-Klausel, egal ob Sie in JPA QL oder HQL schreiben. Nun beginnen wir unsere Untersuchung von Abfragen allerdings mit der `FROM`-Klausel, weil sie unserer Erfahrung nach leichter zu verstehen ist. Denken Sie daran, dass Sie theoretisch eine `SELECT`-Klausel einfügen müssen, um die Anweisung zu komplettieren, damit diese Abfragen in JPA QL übersetzt werden können. Aber Hibernate lässt Sie die Abfrage trotzdem ausführen, wenn Sie das vergessen (es nimmt einen `SELECT *` an).

14.2.1 Selektion

Die einfachste Abfrage in HQL ist die Selektion einer Persistenzklasse (beachten Sie, dass wir nicht von einer `SELECT`-Klausel oder -Anweisung sprechen, sondern darüber, von wo die Daten ausgewählt werden):

```
from Item
```

Diese Abfrage generiert das folgende SQL:

```
select i.ITEM_ID, i.NAME, i.DESCRIPTION, ... from ITEM i
```

Arbeiten mit einem Alias

Wenn Sie eine Klasse auswählen, aus der Sie mit HQL oder JPA QL eine Abfrage machen wollen, müssen Sie der abgefragten Klasse normalerweise einen *Alias* zuweisen, um diesen als Referenz für andere Teile der Abfrage zu verwenden:

```
from Item as item
```

Das Schlüsselwort `as` ist immer optional. Das Folgende ist äquivalent:

```
from Item item
```

Stellen Sie sich das ein bisschen so wie die Deklaration einer temporären Variablen im folgenden Java-Code vor:

```
for ( Iterator i = allQueriedItems.iterator(); i.hasNext(); ) {
    Item item = (Item) i.next();
    ...
}
```

Sie weisen den Alias `item` abgefragten Instanzen der `Item`-Klasse zu, und so können Sie sich später im Code (oder der Abfrage) auf deren Eigenschaftswerte beziehen. Damit Sie sich an die Ähnlichkeit erinnern, empfehlen wir, dass Sie die gleiche Namenskonvention für Aliasse verwenden, die Sie auch für temporäre Variablen nehmen (normalerweise *camelCase*). Allerdings werden wir in einigen Beispielen dieses Buches auch einen kürzeren Alias wie `i` statt `item` nehmen, damit der gedruckte Code lesbar bleibt.

FAQ

Sind HQL und JPA QL case sensitive?

Wir schreiben Schlüsselwörter in HQL und JPA QL nie in Großbuchstaben; auch bei SQL-Schlüsselwörtern machen wir das nicht. Es sieht hässlich und antiquiert aus – die meisten modernen Terminals können sowohl Groß- als auch Kleinbuchstaben darstellen. HQL und JPA QL sind bei Schlüsselwörtern jedoch nicht case sensitive. Also können Sie auch `FROM Item AS item` schreiben, wenn Sie gerne herumschreien.

Polymorphe Abfragen

Als objektorientierte Abfragesprachen unterstützen HQL und JPA QL auch *polymorphe Abfragen* – Abfragen für Instanzen einer Klasse bzw. alle Instanzen ihrer Subklasse. Sie wissen bereits genug über HQL und JPA QL, um das demonstrieren zu können. Schauen Sie sich die folgende Abfrage an:

```
from BillingDetails
```

Damit werden Objekte des Typs `BillingDetails` zurückgegeben, welches eine abstrakte Klasse ist. In diesem Fall sind die konkreten Objekte von einem Subtyp von `BillingDetails`: `CreditCard` und `BankAccount`. Wenn Sie nur Instanzen einer bestimmten Subklasse wollen, können Sie auch Folgendes nehmen:

```
from CreditCard
```

Die Klasse, die in der `from`-Klausel benannt ist, braucht noch nicht einmal eine gemappte Persistenzklasse zu sein; irgendein Klassenname reicht aus! Die folgende Abfrage gibt alle persistenten Objekte zurück:

```
from java.lang.Object
```

Natürlich funktioniert das auch für Interfaces – diese Abfrage gibt alle serialisierbaren persistenten Objekte zurück:

```
from java.io.Serializable
```

Entsprechend gibt die folgende Abfrage alle persistenten Objekte zurück (ja, Sie können mit einer solchen Abfrage alle Tabellen Ihrer Datenbank auswählen):

```
from java.lang.Object
```

Beachten Sie, dass Java Persistence keine polymorphen Abfragen standardisiert, die mit nicht gemappten Interfaces arbeiten. Doch mit dem Hibernate `EntityManager` funktioniert das.

Polymorphismus kann nicht nur für Klassen angewendet werden, die explizit in der `FROM`-Klausel benannt werden, sondern auch für polymorphe Assoziationen, wie Sie weiter hinten in diesem Kapitel noch sehen werden.

Wir haben die `FROM`-Klausel erläutert, nun machen wir mit den anderen Teilen von HQL und JPA QL weiter.

14.2.2 Restriktion

Normalerweise wollen Sie nicht alle Instanzen einer Klasse auslesen. Sie müssen Constraints für die Eigenschaftswerte von Objekten ausdrücken können, die von der Abfrage zurückgegeben werden. Das nennt man *Restriktion*. Die `WHERE`-Klausel wird benutzt, um in SQL, HQL und JPA QL eine Restriktion auszudrücken. Diese Ausdrücke können so komplex sein, wie Sie es brauchen, um die gesuchten Daten einzugrenzen. Beachten Sie, dass die Restriktion nicht nur für `SELECT`-Anweisungen einsetzbar ist: Sie können eine Restriktion auch nutzen, um den Geltungsbereich einer `UPDATE`- oder `DELETE`-Operation einzugrenzen.

Dies ist eine typische `WHERE`-Klausel, die die Resultate auf alle `User`-Objekte mit der angegebenen E-Mail-Adresse einschränkt:

```
from User u where u.email = 'foo@hibernate.org'
```

Beachten Sie, dass der Constraint als Eigenschaft (`email`) der `User`-Klasse ausgedrückt wird und dass Sie dafür eine objektorientierte Schreibweise dafür verwenden.

Das von dieser Abfrage generierte SQL ist

```
select u.USER_ID, u.FIRSTNAME, u.LASTNAME, u.USERNAME, u.EMAIL
 from USER u
 where u.EMAIL = 'foo@hibernate.org'
```

Sie können Literale in Ihren Anweisungen und Bedingungen mit einfachen Anführungszeichen einschließen. Andere häufig verwendete Literale in HQL und JPA QL sind `TRUE` und `FALSE`:

```
from Item i where i.isActive = true
```

Eine Restriktion wird mittels ternärer Logik ausgedrückt. Die `WHERE`-Klausel ist ein logischer Ausdruck, der für jeden Tupel von Objekten zu `true`, `false` oder `null` führen kann.

Sie konstruieren logische Ausdrücke, indem Sie mit den eingebauten Vergleichsoperatoren Eigenschaften von Objekten mit anderen Eigenschaften oder literalen Werten vergleichen.

FAQ

Was ist ternäre Logik?

Eine Zeile wird in einen SQL-Resultset aufgenommen, wenn und nur wenn die `WHERE`-Klausel *true* ergibt. Bei Java gibt `notNullObject==null` ein *false* und `null==null` ein *true* aus. In SQL geben sowohl `NOT_NULL_COLUMN=null` und `null=null` *null* aus und nicht *true*. Somit braucht SQL einen speziellen Operator `IS NULL`, um zu prüfen, ob ein Wert Null ist. Diese *ternäre Logik* ist eine Möglichkeit, um mit Ausdrücken umzugehen, die auf Spalten mit Null-Werten angewendet werden können. Das Behandeln von Null als regulären Wert und nicht als besonderen Marker ist eine SQL-Erweiterung der vertrauten binären Logik des relationalen Modells. HQL und JPA QL müssen diese ternäre Logik mit ternären Operatoren unterstützen.

Wir wollen nun die häufigsten Vergleichsoperatoren durchgehen.

Vergleichsausdrücke

HQL und JPA QL unterstützen die gleichen grundlegenden Vergleichsoperatoren wie SQL. Hier folgen einige Beispiele, die Ihnen vertraut sein müssten, wenn Sie SQL kennen:

```
from Bid bid where bid.amount between 1 and 10
from Bid bid where bid.amount > 100
from User u where u.email in ('foo@bar', 'bar@foo')
```

Weil die zugrunde liegende Datenbank eine ternäre Logik implementiert, etwas Umsicht bei Tests auf `null`-Werte erforderlich. Denken Sie daran, dass bei SQL `null = null` nicht *true* ergibt, sondern `null`. Alle Vergleiche, die mit einem `null`-Operanden arbeiten, geben `null` aus. (Darum sehen Sie gewöhnlich das `null`-Literal nicht in Abfragen.) HQL und JPA QL enthalten einen SQL-ähnlichen `IS [NOT] NULL`-Operator:

```
from User u where u.email is null
from Item i where i.successfulBid is not null
```

Diese Abfragen geben alle Anwender, die keine E-Mail-Adresse haben, bzw. alle verkauften Artikel zurück.

Der `LIKE`-Operator erlaubt Suchläufe mit *Wildcards* (Platzhaltern), bei denen die Platzhaltersymbole `%` und `_` sind – so wie in SQL:

```
from User u where u.firstname like 'G%'
```

Dieser Ausdruck begrenzt das Resultat auf Anwender, deren Vorname (`firstname`) mit einem großen G beginnt. Sie können den `LIKE`-Operator auch negieren, zum Beispiel in einem Substring-Match-Ausdruck:

```
from User u where u.firstname not like '%Foo B%'
```

Das Prozentzeichen steht für eine beliebige Zeichenfolge; der Unterstrich wird als Platzhalter für genau ein Zeichen benutzt. Sie können ein Escape-Zeichen verwenden, wenn Sie Prozentzeichen oder Unterstrich literal haben wollen:

```
from User u where u.firstname not like '\%Foo%' escape='\'
```

Diese Abfrage gibt alle Anwender zurück, deren Vorname mit *%Foo* beginnt.

HQL und JPA QL unterstützen arithmetische Ausdrücke:

```
from Bid bid where ( bid.amount / 0.71 ) - 100.0 > 0.0
```

Mit logischen Operatoren (und Klammern zum Gruppieren) können Sie Ausdrücke kombinieren:

```
from User user
        where user.firstname like 'G%' and user.lastname like 'K%'
from User u
        where ( u.firstname like 'G%' and u.lastname like 'K%' )
        or u.email in ('foo@hibernate.org', 'bar@hibernate.org' )
```

Sie finden die Rangfolge der Operatoren in Tabelle 14.1 von oben nach unten.

Tabelle 14.1 Rangfolge von HQL- und JPA QL-Operatoren

Operator	**Beschreibung**
`.`	Operator, um den Navigationspfad auszudrücken
`+, -`	Unäre positive oder negative Vorzeichen (alle numerischen Werte ohne Vorzeichen werden als positiv betrachtet)
`*, /`	Reguläre Multiplikation und Division numerischer Werte
`+, -`	Reguläre Addition und Subtraktion numerischer Werte
`=, <>, <, >, >=, <=, [NOT] BETWEEN, [NOT] LIKE, [NOT] IN, IS [NOT] NULL,`	Binäre Vergleichsoperatoren mit SQL-Semantik
`IS [NOT] EMPTY, [NOT] MEMBER [OF]`	Binäre Operatoren für Collections in HQL und JPA QL
`NOT, AND, OR`	Logische Operatoren

Die aufgeführten Operatoren und ihre Rangfolge sind in HQL *und* JPA QL gleich. Die arithmetischen Operatoren, zum Beispiel Multiplikation und Addition, sind selbsterklärend. Sie haben bereits gesehen, dass binäre Vergleichsausdrücke die gleiche Semantik wie ihr SQL-Gegenstück haben und wie man sie mit logischen Operatoren gruppiert und kombiniert. Nun wollen wir uns mit dem Handling von Collections beschäftigen.

Ausdrücke und Collections

Alle Ausdrücke in den vorigen Abschnitten haben nur einwertige Pfadausdrücke enthalten: `user.email`, `bid.amount` usw. Mit den richtigen Operatoren können Sie auch Pfadausdrücke verwenden, die mit Collections in der `WHERE`-Klausel einer Abfrage enden.

Nehmen wir beispielsweise an, dass Sie das Abfrageergebnis durch die Größe einer Collection eingrenzen wollen:

```
from Item i where i.bids is not empty
```

Diese Abfrage gibt alle `Item`-Instanzen zurück, bei denen ein Element in der `bids`-Collection enthalten ist.

Sie können auch ausdrücken, dass ein bestimmtes Element in einer Collection enthalten sein muss:

```
from Item i, Category c where i.id = '123' and i member of c.items
```

Diese Abfrage gibt `Item`- und `Category`-Instanzen zurück – normalerweise fügen Sie eine `SELECT`-Klausel hinzu und projizieren nur einen der beiden Entity-Typen. Sie gibt eine `Item`-Instanz mit dem Primärschlüssel `'123'` (ein Literal in einfachen Anführungszeichen) zurück und alle `Category`-Instanzen, mit denen diese `Item`-Instanz assoziiert ist. (Ein weiterer Trick, den Sie hier verwenden, ist der besondere `.id`-Pfad; dieses Feld bezieht sich immer auf den Datenbank-Identifikator einer Entity, egal wie der Name der Identifikator-Eigenschaft lautet.)

Es gibt viele andere Möglichkeiten, wie man in HQL und JPA QL mit Collections arbeiten kann. Sie können sie beispielsweise in Funktionsaufrufen einsetzen.

Aufruf von Funktionen

Ein außerordentlich leistungsfähiges Feature von HQL ist die Möglichkeit, in der `WHERE`-Klausel SQL-Funktionen aufzurufen. Wenn Ihre Datenbank benutzerdefinierte Funktionen unterstützt (und das machen die meisten), können Sie das für alle möglichen guten und bösen Zwecke einsetzen. Im Moment wollen wir uns die Brauchbarkeit der Standard-ANSI-SQL-Funktionen `UPPER()` und `LOWER()` anschauen. Sie können für case-insensitive Suchen benutzt werden:

```
from User u where lower(u.email) = 'foo@hibernate.org'
```

Ein anderer üblicher Ausdruck ist die Verkettung (*concatenation*) – obwohl sich die SQL-Dialekte hier unterscheiden, unterstützen HQL und JPA QL eine portierbare `concat()`-Funktion:

```
from User user
        where concat(user.firstname, user.lastname) like 'G% K%'
```

Ebenfalls typisch ist ein Ausdruck, der die Größe einer Collection abfragt:

```
from Item i where size(i.bids) > 3
```

JPA QL standardisiert die häufigsten Funktionen (zusammengefasst in Tabelle 14.2).

Tabelle 14.2 Standardisierte JPA QL-Funktionen

Funktion	Anwendungsgebiet
`UPPER(s), LOWER(s)`	String-Werte; gibt einen String-Wert zurück
`CONCAT(s1, s2)`	String-Werte; gibt einen String-Wert zurück
`SUBSTRING(s, offset, length)`	String-Werte (Offset beginnt bei 1); gibt einen String-Wert zurück
`TRIM( [[BOTH|LEADING|TRAILING] char [FROM]] s)`	Stutzt den Platz auf beiden Seiten von `s`, wenn kein `char` oder eine andere Spezifikation angegeben ist; gibt einen String-Wert zurück.

(Fortsetzung nächste Seite)

Funktion	Anwendungsgebiet
`LENGTH(s)`	String-Wert, gibt einen numerischen Wert zurück.
`LOCATE(search, s, offset)`	Sucht nach der Position von `ss` in `s` und beginnt bei `offset`; gibt einen numerischen Wert zurück.
`ABS(n), SQRT(n), MOD(dividend, divisor)`	Nummerische Werte; gibt den Absolutwert des gleichen Typs wie Input zurück; Quadratwurzel als `double` und den Rest einer Division als `integer`.
`SIZE(c)`	Collection-Ausdrücke; gibt einen `integer` zurück oder 0, wenn leer

Alle standardisierten JPA QL-Funktionen können in den `WHERE`- und `HAVING`-Klauseln einer Abfrage verwendet werden (Letzteres sehen Sie gleich). Das native HQL ist ein wenig flexibler. Zuerst bietet es zusätzliche portierbare Funktionen (siehe Tabelle 14.3).

Tabelle 14.3 Zusätzliche HQL-Funktionen

Funktion	Anwendungsgebiet
`BIT_LENGTH(s)`	Gibt die Anzahl der Bits in `s` zurück
`CURRENT_DATE(), CURRENT_TIME(), CURRENT_TIMESTAMP()`	Gibt das Datum und/oder die Zeit des Rechners mit dem DBMS zurück
`SECOND(d), MINUTE(d), HOUR(d), DAY(d), MONTH(d), YEAR(d)`	Extrahiert Zeit und Datum aus einem zeitbezogenen Argument
`CAST(t as Type)`	Wandelt einen gegebenen Typ `t` in einen Hibernate-`Type` um
`INDEX(joinedCollection)`	Gibt den Index eines verknüpften Collection-Elements zurück
`MINELEMENT(c), MAXELEMENT(c), MININDEX(c), MAXINDEX(c), ELEMENTS(c), INDICES(c)`	Gibt ein Element oder einen Index von indexierten Collections (Maps, Listen, Arrays) zurück
In `org.hibernate.Dialect` registriert	Erweitert HQL mit anderen Funktionen in einem Dialekt

Viele dieser HQL-Funktionen können in ein SQL-Gegenstück übersetzt werden, das Sie wahrscheinlich schon verwendet haben. Diese Übersetzungstabelle ist mit `org.hibernate.Dialect` anpassbar und erweiterbar. Prüfen Sie den Quellcode des Dialekts, den Sie bei Ihrer Datenbank einsetzen; Sie werden wahrscheinlich viele andere SQL-Funktionen finden, die dort schon zum sofortigen Gebrauch in HQL registriert sind. Behalten Sie im Hinterkopf, dass jede Funktion, die nicht in der Superklasse `org.hibernate.Dialect` enthalten ist, für andere DBMS vielleicht nicht portierbar sind!

Eine weitere kürzliche Ergänzung in der Hibernate-API ist die Methode `addSqlFunction()` der Hibernate-`Configuration`-API:

```
Configuration cfg = new Configuration();
cfg.addSqlFunction(
      "lpad",
      new StandardSQLFunction("lpad", Hibernate.STRING)
);
... cfg.buildSessionFactory();
```

Diese Operation fügt die SQL-Funktion `lpad` in HQL ein. Schlagen Sie in der Javadoc von `StandardSQLFunction` und ihren Subklassen weitere Informationen nach.

HQL versucht sogar, ganz schlau zu sein, wenn Sie eine Funktion aufrufen, die in Ihrem SQL-Dialekt nicht registriert ist: Jede Funktion, die in der `WHERE`-Klausel einer HQL-Anweisung aufgerufen wird und die Hibernate nicht bekannt ist, wird als SQL-Funktionsaufruf direkt an die Datenbank übergeben. Das funktioniert ausgezeichnet, wenn Ihnen die Datenbank-Portierbarkeit nicht wichtig ist, aber Sie müssen die Augen nach nicht portierbaren Funktionen offen halten, wenn die Portierbarkeit doch relevant ist.

Zum Schluss wollen wir schauen, wie die Resultate sortiert werden können, ehe wir mit der `SELECT`-Klausel in HQL und JPA QL weitermachen.

Sortierung von Abfrageresultaten

Alle Abfragesprachen enthalten irgendeinen Mechanismus zum Sortieren von Abfrageresultaten. HQL und JPA QL haben so wie SQL eine `ORDER BY`-Klausel.

Diese Abfrage gibt alle Anwender sortiert nach Anwendername (`username`) zurück:

```
from User u order by u.username
```

Sie geben über `asc` oder `desc` eine auf- oder absteigende Reihenfolge an:

```
from User u order by u.username desc
```

Sie können nach verschiedenen Eigenschaften sortieren:

```
from User u order by u.lastname asc, u.firstname asc
```

Sie wissen nun, wie man eine `FROM`-, `WHERE`- und `ORDER BY`-Klausel schreibt. Sie wissen, wie man die Entities auswählt, von denen Sie Instanzen auslesen wollen, und die erforderlichen Ausdrücke und Operationen, um das Resultat einzugrenzen und zu sortieren. Nun müssen Sie nur noch wissen, wie man die Daten dieses Resultats auf das abbildet, was Sie in der Applikation brauchen.

14.2.3 Projektion

Die `SELECT`-Klausel führt bei HQL und JPA QL die Projektion durch. Damit können Sie genau festlegen, welche Objekte oder Eigenschaften von Objekten Sie im Abfrageresultat brauchen.

Einfache Projektion von Entities und skalaren Werten

Schauen Sie sich beispielsweise die folgende HQL-Abfrage an:

```
from Item i, Bid b
```

Dies ist eine valide HQL-Abfrage, aber in JPA QL nicht valide: Der Standard erfordert, dass Sie eine SELECT-Klausel nehmen. Dennoch kann das gleiche Resultat, das implizit in diesem *Produkt* von Item und Bid enthalten ist, auch mit einer expliziten SELECT-Klausel produziert werden. Diese Abfrage gibt sortierte Paare von Item- und Bid-Instanzen zurück:

```
Query q = session.createQuery("from Item i, Bid b");
// Query q = em.createQuery("select i, b from Item i, Bid b");

Iterator pairs = q.list().iterator();
// Iterator pairs = q.getResultList().iterator();
while ( pairs.hasNext() ) {
    Object[] pair = (Object[]) pairs.next();
    Item item = (Item) pair[0];
    Bid bid = (Bid) pair[1];
}
```

Diese Abfrage gibt eine List von Object[] zurück. Bei Index 0 ist das Item, und bei Index 1 ist das Bid. Weil dies ein Produkt ist, enthält das Resultat jede mögliche Kombination von Item- und Bid-Zeilen, die in den zugrunde liegenden Tabellen gefunden wurde. Offensichtlich ist die Abfrage nicht sonderlich hilfreich, doch Sie sollten nicht überrascht sein, als Abfrageresultat eine Collection von Object[] zu bekommen.

Die folgende explizite SELECT-Klausel gibt auch eine Collection von Object[]s zurück:

```
select i.id, i.description, i.initialPrice
    from Item i where i.endDate > current_date()
```

Die von dieser Abfrage zurückgegebenen Object[]s enthalten ein Long bei Index 0, einen String bei Index 1 und ein BigDecimal oder MonetaryAmount bei Index 2. Das sind skalare Werte, keine Entity-Instanzen. Von daher sind sie in keinem persistenten Zustand, wie es bei einer Entity-Instanz der Fall wäre. Sie sind nicht transaktional und werden offensichtlich auch nicht automatisch auf den Zustand *dirty* gecheckt. Diese Art von Abfrage nennen wir eine *skalare Abfrage*.

Distinct-Resultate

Wenn Sie eine SELECT-Klausel verwenden, sind die Elemente des Resultats nicht mehr garantiert eindeutig. Artikelbeschreibungen sind beispielsweise nicht eindeutig, von daher kann die folgende Abfrage die gleiche Beschreibung mehr als einmal zurückgeben:

```
select item.description from Item item
```

Man kann nur schwer einen Grund finden, warum man zwei identische Zeilen in einem Abfrageresultat haben sollte. Wenn Sie also davon ausgehen, dass Duplikate wahrscheinlich sind, nehmen Sie normalerweise das Schlüsselwort DISTINCT:

```
select distinct item.description from Item item
```

Das eliminiert die Duplikate aus der zurückgegebenen Liste von Item-Beschreibungen.

Aufruf von Funktionen

Es ist auch möglich (für manche Hibernate-SQL-Dialekte), datenbankspezifische SQL-Funktionen über die SELECT-Klausel aufzurufen. Die folgende Abfrage liest beispielsweise zusammen mit einer Eigenschaft von `Item` die aktuellen Datums- und Zeitangaben aus dem Datenbankserver (Oracle-Syntax) aus:

```
select item.startDate, current_date() from Item item
```

Die Technik von Datenbankfunktionen in der `SELECT`-Klausel ist nicht auf datenbankabhängige Funktionen beschränkt. Sie funktioniert genauso gut mit anderen, mehr generischen (oder standardisierten) SQL-Funktionen:

```
select item.startDate, item.endDate, upper(item.name)
    from Item item
```

Diese Abfrage gibt `Object[]`s mit dem Start- und Enddatum einer Artikelauktion zurück, wobei der Name des Artikels in Großbuchstaben angegeben wird.

Insbesondere ist es möglich, in SQL *Aggregatfunktionen* aufzurufen, um die es später in diesem Kapitel noch gehen wird. Beachten Sie jedoch, dass der Java Persistence-Standard und JPA QL nicht garantieren, dass eine Funktion, die keine Aggregatfunktion ist, in der `SELECT`-Klausel aufgerufen werden kann. Hibernate und HQL erlauben eine größere Flexibilität, und wir glauben, dass andere Produkte, die JPA QL unterstützen, bis zu einem gewissen Grad die gleiche Freiheit bieten werden. Beachten Sie auch, dass Funktionen, die Hibernate unbekannt sind, nicht als SQL-Funktionsaufruf übergeben werden, so wie das in der `WHERE`-Klausel der Fall ist. Sie müssen in Ihrem `org.hibernate.Dialect` eine Funktion registrieren, um sie für die `SELECT`-Klausel in HQL zu aktivieren.

Durch die vorigen Abschnitte sollten Sie einen guten Einstieg in die Grundlagen von HQL und JPA QL bekommen haben. Nun wird es Zeit, sich komplexeren Abfrageoptionen wie *Joins*, *dynamisches Fetching*, *Subselects* und *Reporting-Abfragen* zuzuwenden.

14.3 Joins, Reporting-Abfragen und Subselects

Es ist schwierig, bestimmte Abfragen als fortgeschritten und andere als elementar kategorisieren. Mit den Abfragen, die wir Ihnen in den vorigen Abschnitten vorgestellt haben, kommen Sie aber eindeutig nicht weit.

Zumindest müssen Sie auch wissen, wie *Joins* funktionieren. Die Möglichkeit, willkürlich Daten zusammenzuführen, ist eine der fundamentalen Stärken des relationalen Datenzugriffs. Die Zusammenführung von Daten ist auch die grundlegende Operation, mit der Sie mehrere assoziierte Objekte und Collections in einer einzigen Abfrage fetchen können. Wir zeigen Ihnen jetzt, wie einfache Join-Operationen funktionieren und wie Sie damit eine `dynamische Fetching`-Strategie schreiben können.

Zu weiteren Techniken, die wir als fortgeschritten betrachten, gehören das Verschachteln von Anweisungen mit Subselects und Reporting-Abfragen, die Resultate effizient zusammenfassen und gruppieren.

Beginnen wir mit Joins und wie sie für dynamisches Fetching eingesetzt werden können.

14.3.1 Zusammenführen von Relationen und Assoziationen

Sie verwenden einen *Join*, um Daten in zwei (oder mehr) Beziehungen zu kombinieren. Sie können beispielsweise die Daten in den `ITEM`- und `BID`-Tabellen zusammenführen (siehe Abbildung 14.1). (Beachten Sie, dass nicht alle Spalten und möglichen Zeilen hier gezeigt werden, von daher die Pünktchen.)

ITEM

ITEM_ID	DESCRIPTION	...
1	Artikel Nr. 1	...
2	Artikel Nr. 2	...
3	Artikel Nr. 3	...

BID

BID_ID	ITEM_ID	AMOUNT
1	1	99.00
2	1	100.00
3	1	101.00
4	2	4.99

Abbildung 14.1
Die Tabellen `ITEM` und `BID` sind offensichtliche Kandidaten für eine Join-Operation.

Die meisten Leute denken gleich an einen *Inner Join*, wenn sie das Wort *Join* im Kontext von SQL-Datenbanken hören. Ein Inner Join ist der wichtigste von verschiedenen Join-Typen und derjenige, der am leichtesten zu verstehen ist. Schauen Sie sich die SQL-Anweisung und das Resultat in Abbildung 14.2 an. Diese SQL-Anweisung ist ein *Inner Join im ANSI-Stil* in der `FROM`-Klausel.

select i.*, b.* from ITEM i
inner join BID b on i.ITEM_ID = b.ITEM_ID

ITEM_ID	DESCRIPTION	...	BID_ID	ITEM_ID	AMOUNT
1	Artikel Nr. 1	...	1	1	99.00
1	Artikel Nr. 1	...	2	1	100.00
1	Artikel Nr. 1	...	3	1	101.00
2	Artikel Nr. 2	...	4	2	4.99

Abbildung 14.2
Die Resultattabelle zweier Tabellen eines Inner Join im ANSI-Stil

Wenn Sie die Tabellen `ITEM` und `BID` anhand ihrer allgemeinen Attribute (die Spalte `ITEM_ID`) durch einen Inner Join zusammenführen, bekommen Sie in einer neuen Resultattabelle alle Artikel und deren Gebote. Beachten Sie, dass das Resultat dieser Operation nur Artikel *mit* Geboten enthält. Falls Sie *alle* Artikel haben wollen und `NULL`-Werte statt Geboten, wenn es kein korrespondierendes Gebot gibt, nehmen Sie einen *(Left) Outer Join* (siehe Abbildung 14.3).

select i.*, b.* from ITEM i
left outer join BID b on i.ITEM_ID = b.ITEM_ID

ITEM_ID	DESCRIPTION	...	BID_ID	ITEM_ID	AMOUNT
1	Artikel Nr. 1	...	1	1	99.00
1	Artikel Nr. 1	...	2	1	100.00
1	Artikel Nr. 1	...	3	1	101.00
2	Artikel Nr. 2	...	4	2	4.99
3	Artikel Nr. 3	...	NULL	NULL	NULL

Abbildung 14.3
Die Resultattabelle für zwei Tabellen eines Left Outer Join im ANSI-Stil

Sie können sich die Funktionsweise einer solchen Tabellenzusammenführung wie folgt vorstellen: Zuerst nehmen Sie ein Produkt der beiden Tabellen, indem Sie alle möglichen Kombinationen von `ITEM`-Zeilen mit `BID`-Zeilen vornehmen. Dann filtern Sie diese zusammengeführten Zeilen über eine *Join-Bedingung*. (Jede gute Datenbank-Engine hat viel ausgefeiltere Algorithmen, um einen Join zu evaluieren; sie erstellt normalerweise kein speicherfressendes Produkt und filtert dann alle Zeilen.) Die Join-Bedingung ist ein Boole'scher Ausdruck, der *true* ausgibt, wenn die zusammengeführte Zeile im Resultat enthalten sein soll. Im Falle des Left Outer Joins wird jede Zeile in der (linken) `ITEM`-Tabelle, die der Join-Bedingung *nie* genügt, auch im Resultat enthalten sein, und dafür werden `NULL`-Werte für alle Spalten von `BID` zurückgegeben.

Ein *Right* Outer Join liest alle Gebote aus und gibt Null zurück, wenn ein Gebot keinen Artikel hat – keine sinnvolle Abfrage in dieser Situation. Right Outer Joins werden selten gebraucht, Entwickler denken immer von links nach rechts und stellen die maßgebliche Tabelle voran.

In SQL wird die Join-Bedingung normalerweise explizit angegeben. (Leider ist es nicht möglich, mit dem Namen eines Fremdschlüssel-Constraints zu spezifizieren, wie zwei Tabellen zusammengeführt werden sollen.) Sie geben die Join-Bedingung in der `ON`-Klausel für einen Join im ANSI-Stil an oder in der `WHERE`-Klausel für einen sogenannten *Join im Theta-Stil* an, `where I.ITEM_ID = B.ITEM_ID`.

Wir besprechen nun die Join-Optionen von HQL und JPA QL. Bedenken Sie, dass beide auf SQL beruhen und dorthin übersetzt werden. Also auch wenn die Syntax etwas anders ist, sollten Sie sich immer auf die bereits gezeigten Beispiele beziehen und prüfen, ob Sie verstanden haben, wie das resultierende SQL und der Resultset aussehen soll.

Join-Optionen bei HQL und JPA QL

In Hibernate-Abfragen geben Sie normalerweise eine Join-Bedingung nicht explizit an. Sie spezifizieren hingegen den Namen einer gemappten Java-Klassen-Assoziation. Das ist im Grunde das gleiche Feature, das wir gerne in SQL hätten, also eine Join-Bedingung, die mit dem Namen eines Fremdschlüssel-Constraint ausgedrückt wird. Weil Sie die meisten, wenn nicht gar alle Fremdschlüssel-Beziehungen Ihres Datenbankschemas in Hibernate gemappt haben, können Sie die Namen dieser gemappten Assoziationen in der Abfragesprache verwenden. Das ist wirklich syntaktischer Zucker, aber praktisch.

Die `Item`-Klasse hat beispielsweise eine Assoziation namens `bids` mit der `Bid`-Klasse. Wenn Sie diese Assoziation in einer Abfrage benennen, besitzt Hibernate im Mapping-Dokument genug Informationen, um dann den Ausdruck für den Tabellen-Join herzuleiten. Damit werden Abfragen weniger wortreich und leichter lesbar.

Tatsächlich gibt es bei HQL und JPA QL vier Möglichkeiten, (Inner und Outer) Joins auszudrücken:

- Ein *impliziter* Assoziations-Join
- Ein *normaler* Join in der `FROM`-Klausel

- Ein *Fetch*-Join in der FROM-Klausel
- Ein Join *im Theta-Stil* in der WHERE-Klausel

Später zeigen wir Ihnen, wie Sie einen Join zwischen zwei Klassen schreiben können, bei denen keine Assoziation definiert ist (ein Join im Theta-Stil), und wie Sie normale und Fetch-Joins in der FROM-Klausel einer Abfrage schreiben können.

Implizite Assoziations-Joins sind übliche Abkürzungen. (Beachten Sie, dass wir die folgenden Beispiele leichter lesbar und verständlicher machen wollen, indem wir die SELECT-Klausel oft auslassen – valide in HQL, aber nicht in JPA QL.)

Implizite Assoziations-Joins

Bisher haben Sie in Abfragen mit einfachen qualifizierten Eigenschaftsnamen wie `bid.amount` und `item.description` gearbeitet. HQL und JPA QL unterstützen mehrteilige Eigenschaftspfadausdrücke mit einer Punktnotation für zwei unterschiedliche Zwecke:

- die Abfrage von Komponenten
- den Ausdruck impliziter Assoziations-Joins

Die erste Verwendung ist unkompliziert:

```
from User u where u.homeAddress.city = 'Bangkok'
```

Sie referenzieren Teile der gemappten Komponente `Address` mit einer Punktnotation. In dieser Abfrage werden keine Tabellen zusammengeführt; die Eigenschaften der Komponente `homeAddress` sind alle zusammen mit den `User`-Daten auf die gleiche Tabelle gemappt. Sie können in der SELECT-Klausel auch einen Pfadausdruck schreiben:

```
select distinct u.homeAddress.city from User u
```

Diese Abfrage gibt eine `List` von `Strings` zurück. Weil Duplikate nicht sinnvoll sind, eliminieren Sie diese mit DISTINCT.

Die zweite Verwendung von mehrteiligen Pfadausdrücken ist das implizite Assoziations-Join:

```
from Bid bid where bid.item.description like '%Foo%'
```

Das führt zu einem impliziten Join der many-to-one-Assoziationen von `Bid` zu `Item` – der Name dieser Assoziation lautet `item`. Hibernate weiß, dass Sie diese Assoziation mit dem Fremdschlüssel `ITEM_ID` in der `BID`-Tabelle gemappt haben, und generiert entsprechend die SQL-Join-Bedingung. Implizite Joins werden immer anhand von many-to-one- oder one-to-one-Assoziationen bestimmt, nie durch eine Assoziation mit Collections (Sie können nicht `item.bids.amount` schreiben).

In einem einzigen Pfadausdruck sind multiple Joins möglich. Wenn die Assoziation von `Item` zu `Category` many-to-one ist (statt des aktuellen many-to-many), können Sie schreiben:

```
from Bid bid where bid.item.category.name like 'Laptop%'
```

Bei der Verwendung dieses syntaktischen Zuckers für komplexere Abfragen müssen wir die Nase rümpfen. SQL-Joins sind wichtig, und vor allem wenn Sie Abfragen optimieren, müssen Sie auf einen Blick erkennen können, wie viele es gerade davon gibt. Schauen Sie sich die folgende Abfrage an (wieder mit einem many-to-one von `Item` zu `Category`):

```
from Bid bid
    where bid.item.category.name like 'Laptop%'
    and bid.item.successfulBid.amount > 100
```

Wie viele Joins sind erforderlich, um das in SQL auszudrücken? Auch wenn Sie die Antwort richtig treffen, brauchen Sie mehr als ein paar Sekunden, um das herauszukriegen. Die Antwort lautet drei; das generierte SQL sieht in etwa so aus:

```
select ...
from BID B
inner join ITEM I on B.ITEM_ID = I.ITEM_ID
inner join CATEGORY C on I.CATEGORY_ID = C.CATEGORY_ID
inner join BID SB on I.SUCCESSFUL_BID_ID = SB.BID_ID
where C.NAME like 'Laptop%'
and SB.AMOUNT > 100
```

Es ist augenfälliger, wenn Sie diese Abfrage mit expliziten HQL- und JPA QL-Joins in der `FROM`-Klausel ausdrücken.

In der FROM-Klausel ausgedrückte Joins

Hibernate differenziert beim Zweck für für das Verknüpfen von Tabellen. Nehmen wir an, dass Sie `Items` abfragen. Es gibt zwei mögliche Gründe, warum Sie daran interessiert sein können, sie mit `Bids` zusammenzuführen.

Sie könnten den von der Abfrage zurückgegebenen Artikel auf Basis eines Kriteriums, das auf seine `Bids` angewendet werden soll, eingrenzen wollen. Sie könnten beispielsweise alle `Items` haben wollen, deren Gebot höher als 100 Dollar liegt; das erfordert von daher ein *Inner Join*. Sie sind nicht an Artikeln interessiert, die bisher noch keine Gebote hatten.

Andererseits könnten Sie auch hauptsächlich an den `Items` interessiert sein, aber einen Outer Join durchführen wollen, einfach weil Sie alle `Bids` für die abgefragen `Items` in der gleichen SQL-Anweisung auslesen wollen – das ist etwas, was wir früher als *Eager Join Fetching* bezeichnet haben. Denken Sie daran, dass Sie als Default lieber alle Assoziationen als `lazy` mappen, also wird die Default-Fetching-Strategie zur Laufzeit für einen bestimmten Use Case mit einer *eager* Outer Join Fetch-Abfrage überschrieben.

Wir wollen nun zuerst ein paar Abfragen schreiben, in denen zum Zwecke der Restriktion mit Inner Joins gearbeitet wird. Wenn Sie `Item`-Instanzen auslesen und die Resultate auf Artikel beschränken wollen, die Gebote mit einem bestimmten Betrag haben, müssen Sie jeder gejointen Assoziation einen Alias zuweisen:

```
from Item i
    join i.bids b
        where i.description like '%Foo%'
        and b.amount > 100
```

Diese Abfrage weist der Entity `Item` den Alias `i` und den zusammengeführten `Items`-Geboten den Alias `b` zu. Dann nehmen Sie beide Aliasse, um in der `WHERE`-Klausel die Restriktionskriterien auszudrücken.

Das resultierende SQL ist wie folgt:

```
select i.DESCRIPTION, i.INITIAL_PRICE, ...
       b.BID_ID, b.AMOUNT, b.ITEM_ID, b.CREATED_ON
from ITEM i
inner join BID b on i.ITEM_ID = b.ITEM_ID
where i.DESCRIPTION like '%Foo%'
and b.AMOUNT > 100
```

Diese Abfrage gibt alle Kombinationen von assoziierten `Bids` und `Items` als geordnete Paare zurück:

```
Query q = session.createQuery("from Item i join i.bids b");
Iterator pairs = q.list().iterator();
while ( pairs.hasNext() ) {
    Object[] pair = (Object[]) pairs.next();
    Item item = (Item) pair[0];
    Bid bid = (Bid) pair[1];
}
```

Anstatt einer `List` von `Items` gibt diese Abfrage eine `List` von `Object[]`-Arrays zurück. Bei Index `0` ist das `Item`, und bei Index `1` ist das `Bid`. Ein bestimmtes `Item` kann mehrmals erscheinen, eines für jedes assoziierte `Bid`. Diese doppelten Artikel sind doppelte Referenzen im Speicher, keine doppelten Instanzen!

Wenn Sie im Abfrageresultat keine `Bids` haben wollen, können Sie eine `SELECT`-Klausel in HQL spezifizieren (das ist in JPA QL sowieso unerlässlich). Sie verwenden den Alias in einer `SELECT`-Klausel, um nur die von Ihnen gewünschten Objekte zu projizieren:

```
select i
from Item i join i.bids b
where i.description like '%Foo%'
and b.amount > 100
```

Nun sieht das generierte SQL so aus:

```
select i.DESCRIPTION, i.INITIAL_PRICE, ...
from ITEM i
inner join BID b on i.ITEM_ID = b.ITEM_ID
where i.DESCRIPTION like '%Foo%'
and b.AMOUNT > 100
```

Das Abfrageresultat enthält nur `Items`, und weil es ein *Inner Join* ist, nur solche `Items` mit `Bids`:

```
Query q = session.createQuery("select i from Item i join i.bids b");
Iterator items = q.list().iterator();
while ( items.hasNext() ) {
    Item item = (Item) items.next();
}
```

Wie Sie sehen können, ist die Verwendung eines Alias in HQL und JPA QL sowohl für direkte Klassen als auch zusammengeführte Assoziationen gleich. Sie haben in den vorigen Beispielen eine Collection verwendet, aber Syntax und Semantik sind auch für einwertige Assoziationen wie many-to-one und one-to-one gleich. Sie weisen in der `FROM`-Klausel einen Alias zu, indem Sie die Assoziation benennen und dann den Alias in der `WHERE`- und vielleicht auch in der `SELECT`-Klausel benutzen.

HQL und JPA QL bieten eine alternative Syntax, um eine Collection in der `FROM`-Klausel zusammenzuführen und ihr einen Alias zuzuweisen. Dieser `IN()`-Operator hat seinen Ursprung in einer älteren Version von EJB QL. Seine Semantik ist die gleiche wie die eines regulären Collection-Joins. Sie können die letzte Abfrage wie folgt umschreiben:

```
select i
from Item i in(i.bids) b
where i.description like '%Foo%'
and b.amount > 100
```

Das `from Item i in(i.bids) b` führt zum gleichen Inner Join wie das frühere Beispiel mit `from Item i join i.bids b`.

Bisher haben Sie nur Inner Joins geschrieben. Outer Joins werden hauptsächlich für dynamisches Fetching verwendet, das wir gleich besprechen werden. Manchmal wollen Sie eine einfache Abfrage mit einem Outer Join schreiben, ohne eine dynamische Fetching-Strategie einzusetzen. Die folgende Abfrage ist beispielsweise eine Variante der ersten Abfrage und liest Artikel und Gebote mit einem Minimalbetrag aus:

```
from Item i
    left join i.bids b
        with b.amount > 100
        where i.description like '%Foo%'
```

Das erste Neue in dieser Anweisung ist das Schlüsselwort `LEFT`. Optional können Sie `LEFT OUTER JOIN` und `RIGHT OUTER JOIN` schreiben, doch wir ziehen normalerweise die Kurzform vor. Die zweite Änderung ist die zusätzliche Join-Bedingung, die nach dem Schlüsselwort `WITH` folgt. Wenn Sie den Ausdruck `b.amount > 100` in der `WHERE`-Klausel platzieren, grenzen Sie das Resultat auf `Item`-Instanzen ein, bei denen Gebote vorliegen. Das wollen Sie hier nun grad nicht: Es sollen Artikel und Gebote ausgelesen werden und auch Artikel ohne Gebot. Indem Sie in der `FROM`-Klausel eine zusätzliche Join-Bedingung einfügen, können Sie die `Bid`-Instanzen eingrenzen und immer noch alle `Item`-Objekte auslesen. Diese Abfrage gibt sortierte Paare von `Item`- und `Bid`-Objekten zurück. Beachten Sie zum Schluss, dass zusätzliche Join-Bedingungen mit dem Schlüsselwort `WITH` nur in HQL möglich sind; JPA QL unterstützt nur die grundlegende Outer Join-Bedingung, die von der gemappten Fremdschlüsselassoziation repräsentiert wird.

Ein viel häufiger vorkommendes Szenario, in dem Outer Joins eine wichtige Rolle spielen, ist das eager dynamische Fetching.

Dynamische Fetching-Strategien mit Joins

Allen Abfragen, die Sie in den vorigen Abschnitten gesehen haben, ist eines gemeinsam: Die zurückgegebenen `Item`-Instanzen haben eine Collection namens `bids`. Diese Collection, wenn sie als `lazy="true"` gemappt ist (das ist der Default), wird nicht initialisiert, und eine zusätzliche SQL-Anweisung wird ausgelöst, sobald Sie darauf zugreifen. Das Gleiche gilt für alle Assoziationen mit einer einzigen Referenz, zum Beispiel den `seller` eines jeden `Items`. Defaultmäßig generiert Hibernate einen Proxy und lädt die assoziierte `User`-Instanz *lazy* und nur on-demand.

Welche Optionen stehen Ihnen zur Verfügung, um dieses Verhalten zu ändern? Zuerst können Sie den Fetch-Plan in Ihren Mapping-Metadaten ändern und eine Collection oder einwertige Assoziation als `lazy="false"` deklarieren. Hibernate führt dann das notwendige SQL aus, um zu garantieren, dass das gewünschte Objektnetzwerk stets geladen ist. Das bedeutet auch, dass eine HQL- oder JPA QL-Anweisung zu mehreren SQL-Operationen führen kann!

Andererseits modifizieren Sie normalerweise den Fetch-Plan in den Mapping-Metadaten nicht, außer Sie sind sich absolut sicher, dass er global gelten soll. Sie schreiben für einen bestimmten Use Case normalerweise einen neuen Fetch-Plan. Das haben Sie bereits gemacht, als Sie HQL- und JPA QL-Anweisungen geschrieben haben; Sie haben einen Fetch-Plan mit Selektion, Restriktion und Projektion definiert. Das können Sie nur mit der richtigen *dynamischen Fetching-Strategie* noch effektiver machen. Es gibt zum Beispiel keinen Grund, warum Sie mehrere SQL-Anweisungen brauchen, um alle `Item`-Instanzen zu fetchen und ihre `bids`-Collections zu initialisieren oder den `seller` für jedes `Item` auszulesen. Das kann zur gleichen Zeit mit einer Join-Operation erledigt werden.

In HQL und JPA QL können Sie mit dem Schlüsselwort `FETCH` in der `FROM`-Klausel angeben, dass eine assoziierte Entity-Instanz oder eine Collection eager gefetcht werden soll:

```
from Item i
    left join fetch i.bids
        where i.description like '%Foo%'
```

Diese Abfrage gibt alle Artikel mit einer Beschreibung, die den String `"Foo"` enthält, und alle ihre `bids`-Collections in einer einzigen SQL-Operation zurück. Bei Ausführung wird eine Liste von `Item`-Instanzen mit voll initialisierten `bids`-Collections zurückgegeben. Das ist ganz anders, wenn Sie das mit den sortierten Paaren vergleichen, die von den Abfragen im vorigen Abschnitt zurückgegeben werden!

Der Zweck eines Fetch-Joins liegt in der Optimierung der Performance. Sie nehmen diese Syntax nur, weil Sie eine *eager* Initialisierung der `bids`-Collections in einer einzigen SQL-Operation haben wollen:

```
select i.DESCRIPTION, i.INITIAL_PRICE, ...
       b.BID_ID, b.AMOUNT, b.ITEM_ID, b.CREATED_ON
from ITEM i
left outer join BID b on i.ITEM_ID = b.ITEM_ID
where i.DESCRIPTION like '%Foo%'
```

Eine weitere `WITH`-Klausel wäre hier nicht sinnvoll. Sie können die `Bid`-Instanzen nicht eingrenzen: Alle Collections müssen voll initialisiert sein.

Sie können mit der gleichen Syntax auch many-to-one- oder one-to-one-Assoziationen prefetchen:

```
from Bid bid
    left join fetch bid.item
    left join fetch bid.bidder
        where bid.amount > 100
```

Diese Abfrage generiert das folgende SQL:

```
select b.BID_ID, b.AMOUNT, b.ITEM_ID, b.CREATED_ON
       i.DESCRIPTION, i.INITIAL_PRICE, ...
       u.USERNAME, u.FIRSTNAME, u.LASTNAME, ...
from BID b
left outer join ITEM i on i.ITEM_ID = b.ITEM_ID
left outer join USER u on u.USER_ID = b.BIDDER_ID
where b.AMOUNT > 100
```

Wenn Sie `JOIN FETCH` ohne `LEFT` schreiben, bekommen Sie ein eager Loading mit einem Inner Join (auch wenn Sie `INNER JOIN FETCH` schreiben); ein Prefetch mit einem Inner Join gibt beispielsweise `Item`-Objekte zurück, bei denen die `bids`-Collection voll initialisiert ist, aber keine `Item`-Objekte, die keine Gebote haben. Eine solche Abfrage ist für Collections selten nützlich, kann aber für eine many-to-one-Assoziation benutzt werden, die keinen Nullwert enthalten kann; `join fetch item.seller` funktioniert beispielsweise ganz prima.

Dynamisches Fetching in HQL und JPA QL ist unkompliziert; allerdings sollten Sie stets die folgenden Warnhinweise beachten:

- Sie weisen einer über Fetch zusammengeführten Assoziation oder Collection nie einen Alias für weitere Restriktion oder Projektion zu. Somit ist `left join fetch i.bids b where b = ...` nicht valide, während `fetch i.bids b join fetch b.bidder` valide ist.
- Sie sollten nicht mehr als eine Collection parallel fetchen; anderenfalls führt das zu einem Kartesischen Produkt. Sie können so viele einwertige, assoziierte Objekte fetchen, wie Sie wollen, ohne ein Produkt zu erstellen. Das ist im Grunde das gleiche Problem, das wir in Kapitel 13, Abschnitt 13.2.5 „Das Problem des Kartesischen Produkts", besprochen haben.
- HQL und JPA QL ignorieren jede Fetching-Strategie, die Sie in Mapping-Metadaten definiert haben. Wenn Sie beispielsweise die `bids`-Collection in XML mit `fetch="join"` mappen, hat das keinerlei Auswirkungen auf eine HQL- oder JPA QL-Anweisung. Eine dynamische Fetching-Strategie ignoriert die globale Fetching-Strategie (der globale Fetch-Plan wird dagegen nicht ignoriert – jede nicht *lazy* Assoziation oder Collection wird garantiert geladen, auch wenn mehrere SQL-Abfragen benötigt werden).
- Wenn Sie eine Collection eager fetchen, können Duplikate zurückgegeben werden. Schauen Sie sich Abbildung 14.3 an: Das ist genau die SQL-Operation, die für eine `select i from Item i join fetch i.bids` HQL- oder JPA QL-Abfrage ausgeführt wird. Jedes `Item` wird so oft auf der linken Seite der Resultattabelle dupliziert, wie darauf bezogene Gebots-Daten vorhanden sind. Die `List`, die von der HQL- oder JPA QL-Abfrage zurückgegeben wird, bewahrt diese Duplikate als Referenzen. Wenn Sie diese Duplikate lieber herausfiltern wollen, müssen Sie die `List` entweder in einen `Set` wrappen (zum Beispiel mit `Set noDupe = new LinkedHashSet(resultList)`) oder mit dem Schlüsselwort `DISTINCT` arbeiten: `select distinct i from Item i join fetch i.bids`. Beachten Sie, dass `DISTINCT` in diesem Fall nicht auf SQL-Level operiert, sondern Hibernate zwingt, Duplikate im Speicher herauszufiltern, wenn das Resultat zu Objekten gemacht wird. Duplikate können im SQL-Resultat eindeutig nicht vermieden werden.
- Die Optionen der Abfrageausführung, die auf den SQL-Resultatzeilen basieren, wie Pagination mit `setMaxResults()/setFirstResult()`, sind semantisch nicht korrekt, wenn eine Collection eager gefetcht wird. Wenn Sie in Ihrer Abfrage eine Collection eager gefetcht haben, greift Hibernate darauf zurück, das Resultat im Speicher zu begrenzen, statt SQL zu verwenden (so ist das jedenfalls, während wir dies schreiben). Das kann weniger effizient sein; also empfehlen wir nicht, `JOIN FETCH` zusammen mit `setMaxResults()/setFirstResult()` zu verwenden. Zukünftige Versionen von

Hibernate könnten auf eine andere SQL-Abfragestrategie zurückgreifen (wie zwei Abfragen und Subselect-Fetching), wenn `setMaxResults()/setFirstResult()` in Kombination mit einem `JOIN FETCH` eingesetzt wird.

So implementiert Hibernate dynamisches Fetching von Assoziationen, ein leistungsfähiges Feature, das für jede Applikation Grundvoraussetzung einer hohen Performance ist. Wie in Kapitel 13, Abschnitt 13.2.5 „Schrittweise Optimierung", ausgeführt, besteht Ihre erste Optimierung aus dem Tuning von Fetch-Plan und Fetching-Strategie mit Abfragen, gefolgt von globalen Einstellungen in Mapping-Metadaten, wenn es offensichtlich wird, dass immer mehr Abfragen gleiche Anforderungen haben.

Die letzte Join-Option auf der Liste ist der Join im Theta-Stil.

Joins im Theta-Stil

Durch ein Produkt können Sie alle möglichen Kombinationen von Instanzen von zwei oder mehr Klassen auslesen. Diese Abfrage gibt alle sortierten Paare von `User`n und `Bid`-Objekten zurück.

```
from User, Category
```

Offenbar ist das nicht sonderlich hilfreich. Es gibt einen Fall, wo es üblicherweise eingesetzt wird: die Joins im Theta-Stil.

Im traditionellen SQL ist ein Join im Theta-Stil ein Kartesisches Produkt, zusammen mit einer Join-Bedingung in der `WHERE`-Klausel, die auf das Produkt angewendet wird, um das Resultat einzugrenzen.

Bei HQL und JPA QL ist die Syntax im Theta-Stil nützlich, wenn Ihre Join-Bedingung keine Fremdschlüssel-Beziehung ist, die auf eine Klassenassoziation gemappt wird. Nehmen wir beispielsweise an, dass Sie den Namen eines `User`s in Log-Einträgen speichern, anstatt eine Assoziation von `LogRecord` mit `User` zu mappen. Die Klassen wissen voneinander gar nichts, weil sie nicht assoziiert sind. Sie können dann alle `User` und deren `LogRecord`s mit dem folgenden Join im Theta-Stil finden:

```
from User user, LogRecord log where user.username = log.username
```

Die Join-Bedingung ist hier ein Vergleich von `username`, der als Attribut in beiden Klassen vorhanden ist. Wenn beide Zeilen den gleichen `username` haben, werden sie (mit einem Inner Join) im Resultat zusammengeführt. Das Abfrageresultat besteht aus geordneten Paaren:

```
Iterator i =
    session.createQuery("from User user, LogRecord log" +
                        " where user.username = log.username")
            .list().iterator ();

while ( i.hasNext() ) {
    Object[] pair = (Object[]) i.next();
    User user = (User) pair[0];
    LogRecord log = (LogRecord) pair[1];
}
```

Sie können natürlich eine `SELECT`-Klausel anwenden, um nur die Daten zu projizieren, an denen Sie interessiert sind.

Sie werden Joins im Theta-Stil wahrscheinlich nicht häufig einsetzen. Beachten Sie, dass es momentan in HQL oder JPA QL nicht möglich ist, mit einem Outer Join zwei Tabellen zusammenzuführen, die eine gemappte Assoziation haben – Joins im Theta-Stil sind Inner Joins.

Schließlich ist es außerordentlich weit verbreitet, Abfragen durchzuführen, die Primär- oder Fremdschlüsselwerte entweder mit Abfrageparametern oder anderen Primär- oder Fremdschlüsselwerten vergleichen.

Vergleich von Identifikatoren

Wenn Sie in eher objektorientierter Hinsicht den Vergleich von Identifikatoren betrachten, dann vergleichen Sie in Wirklichkeit Objektreferenzen. HQL und JPA QL unterstützen Folgendes:

```
from Item i, User u
    where i.seller = u and u.username = 'steve'
```

In dieser Abfrage bezieht sich `i.seller` auf den Fremdschlüssel der `USER`-Tabelle in der `ITEM`-Tabelle (in der `SELLER_ID`-Spalte), und `user` bezieht sich auf den Primärschlüssel der Tabelle `USER` (in der `USER_ID`-Spalte). Diese Abfrage arbeitet mit einem Join im Theta-Stil und entspricht dem bevorzugten

```
from Item i join i.seller u
    where u.username = 'steve'
```

Andererseits kann der folgende Join im Theta-Stil *nicht* als Join mit `FROM`-Klausel umformuliert werden:

```
from Item i, Bid b
    where i.seller = b.bidder
```

In diesem Fall sind `i.seller` und `b.bidder` beides Fremdschlüssel der Tabelle `USER`. Beachten Sie, dass dies eine wichtige Abfrage in der Applikation ist; Sie arbeiten damit, um Personen zu identifizieren, die für ihre eigenen Artikel Gebote abgeben.

Sie können auch einen Fremdschlüsselwert mit einem Abfrageparameter vergleichen, um vielleicht alle `Comments` eines `Users` zu finden:

```
User givenUser = ...
Query q = session.createQuery(
                    "from Comment c where c.fromUser = :user"
                    );
q.setEntity("user", givenUser);
List result = q.list();
```

Alternativ könnten Sie manchmal diese Art von Abfragen lieber in Begriffen mit Identifikator-Werten statt Objektreferenzen ausdrücken wollen. Auf einen Identifikator-Wert kann man sich entweder über den Namen der Identifikator-Eigenschaft (falls es einen gibt) oder den speziellen Eigenschaftsnamen `id` beziehen. (Beachten Sie, dass nur HQL garantiert, dass `id` sich immer auf einen beliebig benannten Identifikator-Eigenschaft bezieht, JPA QL hingegen nicht.)

Diese Abfragen sind äquivalent zu den früheren Abfragen:

```
from Item i, User u
    where i.seller.id = u.id and u.username = 'steve'

from Item i, Bid b
    where i.seller.id = b.bidder.id
```

Doch Sie können den Identifikator-Wert nun als Abfrageparameter einsetzen:

```
Long userId = ...
Query q = session.createQuery(
                  "from Comment c where c.fromUser.id = :userId"
                  );
q.setLong("userId", userId);
List result = q.list();
```

Wenn man die Identifikator-Attribute betrachtet, liegen Welten zwischen den folgenden Abfragen:

```
from Bid b where b.item.id = 1
from Bid b where b.item.description like '%Foo%'
```

Die zweite Abfrage verwendet einen impliziten Tabellen-Join, die erste hat überhaupt keinen Join!

Damit ist unsere Besprechung der Abfragen abgeschlossen, die Joins enthalten. Sie haben gelernt, wie man ein einfaches implizites Inner Join mit Punktnotation schreibt, und wie man ein explizites Inner oder Outer Join mit einem Alias in der `FROM`-Klausel schreibt. Wir haben uns auch die dynamischen Fetching-Strategien mit SQL-Operationen für Outer und Inner Joins angeschaut.

Unser nächstes Thema sind die fortgeschrittenen Abfragen, die wir als hauptsächlich für das *Berichtswesen* hilfreich betrachten.

14.3.2 Reporting-Abfragen

Reporting-Abfragen machen sich die Fähigkeit der Datenbank zunutze, effiziente Gruppierungen und Aggregationen von Daten durchführen zu können. Von ihrer Natur her sind sie eher relational, sie geben nicht immer Entities zurück. Anstatt beispielsweise `Item`-Entities auszulesen, die im persistenten Zustand sind (und bei denen automatisch ein Dirty Checking gemacht wird), kann eine Reporting-Abfrage nur die `Item`-Namen und ursprünglichen Auktionspreise auslesen. Wenn das die einzige Information ist, die Sie für einen Bericht brauchen (vielleicht auch zusammengeführt, also mit dem höchsten Anfangspreis in einer Kategorie usw.), benötigen Sie keine transaktionalen Entity-Instanzen und können sich den Overhead des automatischen Dirty Checking und Caching im Persistenzkontext ersparen.

HQL und JPA QL erlauben Ihnen den Einsatz mehrerer Features von SQL, die am häufigsten für das Berichtswesen eingesetzt werden – obwohl sie auch für andere Dinge verwendet werden. Bei Reporting-Abfragen können Sie die `SELECT`-Klausel zur Projektion und die `GROUP BY`- und `HAVING`-Klauseln zur Aggregation nehmen.

Weil wir die grundlegende `SELECT`-Klausel bereits angesprochen haben, gehen wir direkt zum Aggregieren und Gruppieren über.

Projektion mit Aggregatfunktionen

Die Aggregatfunktionen, die von HQL erkannt und von JPA QL standardisiert werden, sind `count()`, `min()`, `max()`, `sum()` und `avg()`.

Diese Abfrage zählt alle `Items`:

```
select count(i) from Item i
```

Das Resultat wird als `Long` zurückgegeben:

```
Long count =
    (Long) session.createQuery("select count(i) from Item i")
                  .uniqueResult();
```

Die nächste Variante der Abfrage zählt alle `Items`, die ein `successfulBid` haben (Null-Werte werden eliminiert):

```
select count(i.successfulBid) from Item i
```

Diese Abfrage berechnet den Gesamtbetrag aller erfolgreichen `Bids`:

```
select sum(i.successfulBid.amount) from Item i
```

Diese Abfrage gibt ein `BigDecimal` zurück, weil die Eigenschaft `amount` vom Typ `BigDecimal` ist. Die `SUM()`-Funktion erkennt auch `BigInteger`-Eigenschaftstypen und gibt `Long` für alle anderen nummerischen Eigenschaftstypen zurück. Beachten Sie den Einsatz eines impliziten Joins in der `SELECT`-Klausel: Sie navigieren die Assoziation (`successfulBid`) von `Item` zu `Bid`, indem Sie sie mit einem Punkt referenzieren.

Die nächste Abfrage gibt die minimalen und maximalen Gebotsbeträge für ein bestimmtes `Item` zurück:

```
select min(bid.amount), max(bid.amount)
       from Bid bid where bid.item.id = 1
```

Das Resultat ist ein sortiertes Paar von `BigDecimals` (zwei Instanzen von `BigDecimals` in einem `Object[]`-Array).

Die spezielle `COUNT(DISTINCT)`-Funktion ignoriert Duplikate:

```
select count(distinct i.description) from Item i
```

Wenn Sie in der `SELECT`-Klausel eine Aggregatfunktion aufrufen, ohne in einer `GROUP BY`-Klasse irgendeine Gruppierung spezifiziert zu haben, lassen Sie das Resultat zu einer einzigen Zeile werden, in der die aggregierten Werte enthalten sind. Das bedeutet, dass (in Abwesenheit einer `GROUP BY`-Klausel) jede `SELECT`-Klausel, die eine Aggregatfunktion enthält, *nur* Aggregatfunktionen enthalten darf.

Für fortgeschrittenes Statistik- und Berichtswesen müssen Sie Gruppierungsfunktionen durchführen können.

Gruppieren der aggregierten Resultate

So wie in SQL muss jede Eigenschaft oder jeder Alias, die/der in HQL oder JPA QL außerhalb einer Aggregatfunktion in der `SELECT`-Klausel erscheint, auch in der `GROUP BY`-Klausel erscheinen. Schauen Sie sich die nächste Abfrage an, die die Anzahl der Anwender pro Nachnamen zählt:

```
select u.lastname, count(u) from User u
group by u.lastname
```

Schauen Sie sich das generierte SQL an:

```
select u.LAST_NAME, count(u.USER_ID)
from USER u
group by u.LAST_NAME
```

In diesem Beispiel ist `u.lastname` nicht in einer Aggregatfunktion; Sie nutzen es, um das Resultat zu gruppieren. Sie brauchen auch die Eigenschaft, die Sie zählen wollen, nicht zu spezifizieren. Das generierte SQL nutzt automatisch den Primärschlüssel, wenn Sie einen Alias verwenden, der in der `FROM`-Klausel angegeben wurde.

Die nächste Abfrage findet den Mittelwert aller Gebote für jeden Artikel:

```
select bid.item.id, avg(bid.amount) from Bid bid
group by bid.item.id
```

Diese Abfrage gibt sortierte Paare von `Item`-Identifikatoren und Mittelwerte für Gebotsbeträge zurück. Beachten Sie, wie Sie die spezielle Eigenschaft `id` verwenden, um auf den Identifikator einer persistenten Klasse zu referenzieren, egal wie der echte Eigenschaftsname des Identifikators lautet. (Auch diese spezielle Eigenschaft ist in JPA QL nicht standardisiert.)

Die nächste Abfrage zählt die Anzahl der Gebote und berechnet das Durchschnittsgebot pro unverkauftem Artikel:

```
select bid.item.id, count(bid), avg(bid.amount)
from Bid bid
where bid.item.successfulBid is null
group by bid.item.id
```

Diese Abfrage verwendet einen impliziten Assoziations-Join. Für einen expliziten, normalen Join in der `FROM`-Klausel (keinen Fetch-Join) können Sie sie wie folgt umformulieren:

```
select bidItem.id, count(bid), avg(bid.amount)
from Bid bid
    join bid.item bidItem
where bidItem.successfulBid is null
group by bidItem.id
```

Manchmal soll das Resultat auch noch weiter eingegrenzt werden, indem nur bestimmte Werte einer Gruppe ausgewählt werden.

Eingrenzen von Gruppen mit HAVING

Die `WHERE`-Klausel wird bei Zeilen zur Durchführung von relationalen Operationen zur Restriktion verwendet. Die `HAVING`-Klausel führt eine Restriktion bei Gruppen durch.

Die nächste Abfrage zählt zum Beispiel `User`, deren Nachname mit „A“ anfängt:

```
select user.lastname, count(user)
from User user
group by user.lastname
    having user.lastname like 'A%'
```

Die `SELECT`- und `HAVING`-Klauseln werden von den gleichen Regeln bestimmt: Nur gruppierte Eigenschaften können außerhalb einer Aggregatfunktion erscheinen. Die nächste

Abfrage zählt die Anzahl der Gebote pro unverkauften Artikel und gibt die Resultate nur für solche Artikel zurück, die mehr als zehn Gebote haben:

```
select item.id, count(bid), avg(bid.amount)
from Item item
    join item.bids bid
where item.successfulBid is null
group by item.id
    having count(bid) > 10
```

Die meisten Reporting-Abfragen verwenden eine `SELECT`-Klausel, um eine Liste von projizierten oder aggregierten Eigenschaften auszuwählen. Sie haben gesehen, dass Hibernate die Abfrageresultate als Tupel zurückgibt, wenn mehr als eine Eigenschaft oder einen Alias in der `SELECT`-Klausel aufgelistet ist – jede Zeile des Abfrageergebnisses ist eine Instanz von `Object[]`.

Die Verwendung der dynamischen Instanziierung

Tupel (sie kommen vor allem bei Reporting-Abfragen häufiger vor) sind unpraktisch, und von daher enthalten HQL und JPA QL einen `SELECT NEW`-Konstruktoraufruf. Zusätzlich zur dynamischen Erstellung neuer Objekte mit dieser Technik können Sie sie auch in Kombination mit Aggregation und Gruppierung verwenden.

Wenn Sie eine Klasse namens `ItemBidSummary` mit einem Konstruktor definieren, der einen `Long`, einen `Long` und ein `BigDecimal` erwartet, kann die folgende Abfrage verwendet werden:

```
select new ItemBidSummary(
            bid.item.id, count(bid), avg(bid.amount)
            )
from Bid bid
where bid.item.successfulBid is null
group by bid.item.id
```

Im Resultat dieser Abfrage ist jedes Element eine Instanz von `ItemBidSummary`, also eine Zusammenfassung eines `Items`, der Anzahl der Gebote für diesen Artikel und dem Durchschnittsgebot. Beachten Sie, dass Sie hier einen vollqualifizierten Klassennamen mit einem Paketnamen schreiben müssen, außer die Klasse ist in den HQL-Namensraum importiert (siehe Kapitel 4, Abschnitt 4.3.3 „Bezeichnung von Entities für Abfragen“). Dieser Ansatz ist typsicher, und eine Datentransferklasse wie `ItemBidSummary` kann ganz leicht für eine besonders formatierte Ausgabe von Werten in Berichten erweitert werden.

Die Klasse `ItemBidSummary` ist eine JavaBean, sie muss keine gemappte persistente Entity-Klasse sein. Wenn Sie andererseits die `SELECT NEW`-Technik mit einer gemappten Entity-Klasse verwenden, befinden sich alle von dieser Abfrage zurückgegebenen Instanzen im *transienten* Zustand – so können Sie dieses Feature verwenden, um mehrere neue Objekte zu bevölkern und sie dann speichern.

Reporting-Abfragen können sich auf die Performance Ihrer Applikation auswirken. Dieses Thema wollen wir uns näher anschauen.

Verbesserung der Performance mit Reporting-Abfragen

Wir haben bisher nur ein einziges Mal einen signifikanten Overhead im Hibernate-Code verglichen mit direkten JDBC-Abfragen gesehen (und dann nur für unrealistisch einfache Sandkasten-Testfälle), und zwar im besonderen Fall von read-only-Abfragen bei einer lokalen Datenbank. In diesem Fall ist es für eine Datenbank möglich, Abfrageresultate vollständig im Speicher zu cachen und schnell zu reagieren. Von daher sind Benchmarks im Allgemeinen nutzlos, wenn der Datensatz klein ist: Reines SQL und JDBC sind immer die schnellste Option.

Hibernate muss sich andererseits auch bei einem kleinen Datensatz immer noch die Arbeit machen, die resultierenden Objekte einer Abfrage in den Persistenzkontext-Cache einzufügen (vielleicht auch den Second-level Cache), die Eindeutigkeit managen usw. Wenn Sie mal den Overhead vermeiden wollen, den Persistenzkontext-Cache zu managen, können Sie das mit Reporting-Abfragen erledigen. Der Overhead einer Reporting-Abfrage in Hibernate verglichen mit direktem SQL/JDBC ist normalerweise nicht messbar, auch nicht in unrealistischen Extremfällen wie dem Laden von einer Million Objekten aus einer lokalen Datenbank ohne Netzwerklatenz.

Bei Reporting-Abfragen, die in HQL und JPA QL mit Projektion arbeiten, können Sie festlegen, welche Eigenschaften Sie auslesen lassen wollen. Bei Reporting-Abfragen wählen Sie keine Entities im gemanagten Zustand aus, sondern nur Eigenschaften oder aggregierte Werte:

```
select user.lastname, count(user) from User user
group by user.lastname
```

Diese Abfrage gibt keine persistenten Entities zurück, also fügt Hibernate dem Persistenzkontext-Cache keine persistenten Objekte hinzu. Das bedeutet, dass auch kein Objekt auf einen *dirty* Zustand hin beobachtet werden muss.

Von daher führen Reporting-Abfragen zu einer schnelleren Freigabe des allozierten Speichers, weil Objekte nicht im Cache des Persistenzkontexts gehalten werden, bis der Kontext geschlossen wird – nach Ausführung des Berichts können sie vom Garbage Collector entsorgt werden, sobald sie von der Applikation dereferenziert worden sind.

Diese Überlegungen sind beinahe immer extrem unbedeutend, also sollten Sie nun nicht gerade losrennen und alle Ihre read-only-Transaktionen umschreiben, um Reporting-Abfragen statt transaktionaler, gecacheter und gemanagter Objekte zu verwenden. Reporting-Abfragen sind weniger wortreich und (hier streiten sich die Geister) weniger objektorientiert. Sie nutzen die Caches von Hibernate auch weniger effizient, was viel wichtiger ist, wenn Sie sich den Overhead der remote Kommunikation mit der Datenbank in produktiven Systemen anschauen. Sie sollten abwarten, bis Sie einen Fall finden, wo Sie ein echtes Performanceproblem haben, bevor Sie mit dieser Optimierung arbeiten.

Sie können mit dem bisher Erfahrenen ebenfalls wirklich komplexe HQL- und JPA QL-Abfragen schreiben. Noch komplexere Abfragen können verschachtelte Anweisungen enthalten, die als *Subselects* bezeichnet werden.

14.3.3 Die Arbeit mit Subselects

Ein wichtiges und leistungsfähiges Feature von SQL sind *Subselects*. Ein Subselect ist eine `SELECT`-Abfrage, die in eine andere Abfrage eingebettet ist, normalerweise in die `SELECT`-, `FROM`- oder `WHERE`-Klauseln.

HQL und JPA QL unterstützen Unterabfragen in der `WHERE`-Klausel. Subselects in der `FROM`-Klausel werden von HQL und JPA QL nicht unterstützt (obwohl sie in der Spezifikation als mögliche zukünftige Erweiterungen aufgeführt werden), weil beide Sprachen keine *transitive Closure* enthalten. Das Resultat einer Abfrage könnte nicht tabellarisch sein, also kann es nicht zur Selektion in einer `FROM`-Klausel wieder verwendet werden. Subselects in der `SELECT`-Klausel werden in der Abfragesprache auch nicht unterstützt, können aber mit einer *Formel* auf Eigenschaften gemappt werden (siehe Kapitel 8, Abschnitt 8.1.3 „Invertierte Joined-Eigenschaften").

(Manche von Hibernate unterstützte Plattformen implementieren keine SQL-Subselects. Hibernate unterstützt Subselects nur, wenn das SQL-DBMS dieses Feature bereitstellt.)

Korrelierte und nicht korrelierte Verschachtelung

Das Resultat einer Unterabfrage kann entweder eine einzelne Zeile oder mehrere enthalten. Üblicherweise führen Unterabfragen, die einzelne Zeilen zurückgeben, eine Aggregation durch. Die folgende Unterabfrage gibt die Gesamtzahl der von einem Anwender verkauften Artikel zurück; die Outer Query gibt alle Anwender zurück, die mehr als zehn Artikel verkauft haben:

```
from User u where 10 < (
    select count(i) from u.items i where i.successfulBid is not null
)
```

Das ist eine *korrelierte Unterabfrage* – sie bezieht sich auf einen Alias (`u`) der Outer Query. Die nächste Unterabfrage ist eine *nicht korrelierte Unterabfrage*:

```
from Bid bid where bid.amount + 1 >= (
    select max(b.amount) from Bid b
)
```

Die Unterabfrage in diesem Beispiel gibt den maximalen Gebotsbetrag im gesamten System zurück; die Outer Query gibt alle Gebote zurück, deren Betrag im Bereich von plus/minus eins dieses Betrages (in Dollar) liegt.

Beachten Sie, dass in beiden Fällen die Unterabfrage in Klammern eingeschlossen ist. Das ist immer erforderlich.

Nicht korrelierte Unterabfragen sind unbedenklich, und es gibt keinen Grund, warum man sie nicht einsetzen sollte, wenn es praktisch ist, obwohl sie auch immer als zwei Abfragen neu geschrieben werden können (sie referenzieren sich nicht gegenseitig). Sie sollten sehr sorgfältig über die Auswirkungen korrelierter Unterabfragen auf die Performance nachdenken. In einer ausgereiften Datenbank gleichen die Performance-Kosten einer einfachen korrelierten Unterabfrage den Kosten eines Joins. Allerdings ist es nicht notwendigerweise möglich, eine korrelierte Unterabfrage mit mehreren separaten Abfragen neu zu schreiben.

Quantifizierung

Wenn eine Unterabfrage mehrere Zeilen zurückgibt, werden sie durch Quantifizierung kombiniert. ANSI SQL, HQL und JPA QL definieren die folgenden Quantifikatoren:

- `ALL`: Dieser Ausdruck ergibt `true`, wenn der Vergleich für alle Werte im Resultat der Unterabfrage zutrifft. Er ergibt `false`, wenn ein Wert des Resultats der Unterabfrage den Vergleichstest nicht besteht.
- `ANY`: Dieser Ausdruck ergibt `true`, wenn der Vergleich für manche (irgendeinen) Werte im Resultat der Unterabfrage zutrifft. Wenn das Resultat der Unterabfrage leer ist oder kein Wert den Vergleich besteht, wird `false` zurückgegeben. Das Schlüsselwort `SOME` ist ein Synonym für `ANY`.
- `IN`: Dieser binäre Vergleichsoperator kann eine Liste von Werten mit dem Resultat einer Unterabfrage vergleichen und gibt `true` zurück, wenn alle Werte im Resultat gefunden werden konnten.

Diese Abfrage gibt beispielsweise Artikel zurück, deren Gebote unter 100 lagen:

```
from Item i where 100 > all ( select b.amount from i.bids b )
```

Die nächste Abfrage gibt alle anderen zurück, also alle Artikel mit Geboten über 100:

```
from Item i where 100 <= any ( select b.amount from i.bids b )
```

Diese Abfrage gibt Artikel mit exakt 100 zurück:

```
from Item i where 100 = some ( select b.amount from i.bids b )
```

Das Gleiche macht auch diese:

```
from Item i where 100 in ( select b.amount from i.bids b )
```

HQL unterstützt eine Kurzformsyntax für Unterabfragen, die mit Elementen oder Inidzes einer Collection arbeiten. Die folgende Abfrage verwendet die spezielle HQL-Funktion `elements()`:

```
List result =
    session.createQuery("from Category c" +
                        " where :givenItem in elements(c.items)")
            .setEntity("givenItem", item)
            .list()
```

Die Abfrage gibt alle Kategorien zurück, zu denen der Artikel gehört, und ist äquivalent zum folgenden HQL (und validem JPA QL), wo die Unterabfrage expliziter ist:

```
List result =
 session.createQuery(
"from Category c where :givenItem in (select i from c.items i)"
)
.setEntity("item", item)
.list();
```

Neben `elements()` sind bei HQL auch `indices()`, `maxelement()`, `minelement()`, `maxindex()`, `minindex()` und `size()` enthalten, und alle sind mit einer bestimmten korrelierten Unterabfrage bei der übergebenen Collection äquivalent. Schauen Sie in der Hibernate-Dokumentation nach, um mehr über diese speziellen Funktionen zu erfahren; sie werden selten verwendet.

Unterabfragen sind eine fortgeschrittene Technik; Sie sollten die häufige Verwendung von Unterabfragen hinterfragen, weil Abfragen mit Unterabfragen nur mit Joins und Aggregation neu geschrieben werden können. Sie sind jedoch leistungsfähig und gelegentlich sehr nützlich.

14.4 Zusammenfassung

Sie können nun in HQL und JPA QL eine große Bandbreite von Abfragen schreiben. Sie haben in diesem Kapitel gelernt, wie man Abfragen vorbereitet und ausführt sowie Parameter bindet. Wir haben Ihnen Restriktion, Projektion, Joins, Subselects und viele andere Optionen gezeigt, die Sie wahrscheinlich schon aus SQL kennen.

Die Tabelle 14.4 zeigt eine Zusammenfassung zum Vergleich von nativen Hibernate-Features und Java Persistence.

Tabelle 14.4 Vergleich zwischen Hibernate und JPA für Kapitel 14

Hibernate Core	**Java Persistence und EJB 3.0**
Hibernate-APIs unterstützen die Abfrageausführung mit Listing, Iteration und Scrolling.	Java Persistence standardisiert eine Abfrageausführung mit Listing.
Hibernate unterstützt benannte und positionale Abfrage-Bind-Parameter.	Java Persistence standardisiert benannte und positionale Bind-Parameter-Optionen.
Die Abfrage-APIs von Hibernate unterstützen Abfrage-Hints auf Applikationsebene.	Bei Java Persistence können Entwickler beliebige, herstellerspezifische (Hibernate-)Abfrage-Hints angeben.
HQL unterstützt SQL-ähnliche Restriktion, Projektion, Joins, Subselects und Funktionsaufrufe.	JPA QL unterstützt SQL-ähnliche Restriktion, Projektion, Joins, Subselects und Funktionsaufrufe – ein Subset von HQL.

Im nächsten Kapitel konzentrieren wir uns auf die fortgeschritteneren Abfragetechniken wie die programmatische Generierung komplexer Abfragen mit der `Criteria`-API und das Einbetten von nativen SQL-Abfragen. Wir sprechen auch über den Abfrage-Cache und wann Sie ihn aktivieren sollten.

15

15 Fortgeschrittene Abfrageoptionen

Die Themen dieses Kapitels:

- Abfragen mit den `Criteria`- und `Example`-APIs
- Einbetten nativer SQL-Abfragen
- Collection-Filter
- Der optionale Cache für das Abfrageergebnis

Dieses Kapitel erklärt alle Abfrageoptionen, die als optional oder fortgeschritten betrachtet werden können. Sie werden das erste Thema dieses Kapitels (das `Criteria`-Abfrage-Interface) brauchen, sobald Sie programmatisch komplexere Abfragen erstellen wollen. Diese API ist deutlich praktischer und eleganter als die programmatische Generierung von Abfrage-Strings für HQL und JPA QL. Leider gibt es dieses Interface nur als native Hibernate-API; im Java Persistence-Standard gibt es (bisher) kein programmatisches Abfrage-Interface.

Sowohl Hibernate als auch Java Persistence unterstützen Abfragen, die in nativem SQL geschrieben sind. Sie können SQL und Aufrufe von Stored Procedures in Ihren Java-Quellcode einbetten oder in Mapping-Metadaten auslagern. Hibernate kann Ihr SQL ausführen und abhängig von Ihrem Mapping das Resultset in geeignete Objekte konvertieren.

Das Filtern von Collections ist ein einfaches, praktisches Feature von Hibernate – Sie werden es nicht oft brauchen. Damit können Sie zum Beispiel eine elaboriertere Abfrage mit einem einfachen API-Aufruf und einem Abfragefragment ersetzen, wenn Sie eine Untermenge der Objekte einer Collection haben wollen.

Zum Schluss werden wir den optionalen Cache für Abfrageergebnisse erläutern. Wir haben bereits erwähnt, dass er nicht in allen Situationen hilfreich ist. Also schauen wir uns noch mal genauer an, welche Vorteile das Caching von Abfrageergebnissen hat und wann Sie dieses Feature idealerweise aktivieren sollten.

Fangen wir mit Query by Criteria und Query by Example an.

15.1 Abfragen mit Criteria und Example

Die `Criteria`- und `Example`-APIs gibt es nur in Hibernate; im Java Persistence-Standard sind diese Interfaces nicht enthalten. Wie bereits erwähnt, ist es wahrscheinlich, dass zukünftig auch andere Hersteller und nicht nur Hibernate ein ähnliches Erweiterungs-Interface unterstützen werden und dass es eine Version des Standards geben wird, in dem diese Funktionalität enthalten ist.

Abfragen mit programmatisch generierten `Criteria`- und `Example`-Objekten sind oft die bevorzugte Lösung, wenn die Abfragen komplexer werden. Das trifft insbesondere dann zu, wenn Sie zur Laufzeit eine Abfrage erstellen müssen. Nehmen wir an, dass Sie in Ihrer Applikation eine Suchmaske implementieren wollen, die viele Checkboxen, Eingabefelder und Schalter enthält, die der Anwender aktivieren kann. Sie müssen entsprechend der Auswahl des Anwenders eine Datenbankabfrage erstellen. Der traditionelle Weg dafür ist, über Verkettung (*concatenation*) einen Abfrage-String zu erstellen oder vielleicht einen *Query Builder* zu schreiben, der den SQL Abfrage-String für Sie konstruiert. Sie würden auf das gleiche Problem stoßen, wenn Sie in diesem Szenario HQL oder JPA QL verwenden wollten.

Mit den `Criteria`- und `Example`-Interfaces können Sie Abfragen programmatisch erstellen, indem Sie die Objekte in der richtigen Reihenfolge erstellen und kombinieren. Wir zeigen Ihnen nun, wie Sie mit diesen APIs arbeiten können und wie man Selektion, Restriktion, Joins und Projektion ausdrückt. Wir setzen voraus, dass Sie das vorige Kapitel kennen und wissen, wie diese Operationen in SQL übersetzt werden. Auch wenn Sie beschließen, die `Criteria`- und `Example`-APIs als erste Wahl für das Schreiben von Abfragen zu nutzen, sollten Sie daran denken, dass HQL und JPA QL aufgrund ihrer auf Strings basierenden Natur immer flexibler sind.

Fangen wir mit ein paar grundlegenden Beispielen für Selektion und Restriktion an.

15.1.1 Grundlegende Abfragen mit Kriterien

Die einfachste `Criteria`-Abfrage sieht wie folgt aus:

```
session.createCriteria(Item.class);
```

Damit werden alle Persistenzinstanzen der Klasse `Item` ausgelesen. Das nennt man auch die *Root-Entity* der `Criteria`-Abfrage.

`Criteria`-Abfragen unterstützen auch Polymorphismus:

```
session.createCriteria(BillingDetails.class);
```

Diese Abfrage gibt Instanzen von `BillingDetails` und deren Subklassen zurück. Entsprechend gibt die `Criteria`-Abfrage alle persistenten Objekte zurück:

```
session.createCriteria(java.lang.Object.class);
```

Das `Criteria`-Interface unterstützt über die Methode `addOrder()` und das `Order`-Kriterium auch das Sortieren von Resultaten:

```
session.createCriteria(User.class)
        .addOrder( Order.asc("lastname") )
        .addOrder( Order.asc("firstname") );
```

Sie brauchen keine offene `Session`, um ein `Criteria`-Objekt zu erstellen; eine `DetachedCriteria` kann instanziiert und später zur Ausführung an eine `Session` (oder als eine Unterabfrage an eine andere `Criteria`) angehängt werden:

```
DetachedCriteria crit =
 DetachedCriteria.forClass(User.class)
             .addOrder( Order.asc("lastname") )
             .addOrder( Order.asc("firstname") );

List result = crit.getExecutableCriteria(session).list();
```

Normalerweise möchten Sie das Resultat eingrenzen und nicht alle Instanzen einer Klasse auslesen.

Anwenden von Restriktionen

Für eine `Criteria`-Abfrage müssen Sie ein `Criterion`-Objekt konstruieren, um einen Constraint auszudrücken. Die Klasse `Restrictions` enthält Factory-Methoden für eingebaute `Criterion`-Typen. Suchen wir einmal nach `User`-Objekten mit einer bestimmten E-Mail-Adresse:

```
Criterion emailEq = Restrictions.eq("email", "foo@hibernate.org");
Criteria crit = session.createCriteria(User.class);
crit.add(emailEq);
User user = (User) crit.uniqueResult();
```

Sie erstellen ein `Criterion`, das die Restriktion für einen Vergleich auf Gleichheit repräsentiert, und fügen das der `Criteria` hinzu. Diese `eq()`-Methode hat zwei Argumente: zuerst der Name der Eigenschaft und dann der Wert, der verglichen werden soll. Der Eigenschaftsname wird immer als String angegeben; denken Sie daran, dass dieser Name sich bei einer Refakturierung Ihres Domain-Modells ändern kann und dass Sie alle vordefinierten `Criteria`-Abfragen manuell aktualisieren müssen. Beachten Sie außerdem, dass die `Criteria`-Interfaces kein explizites Binden von Parametern unterstützen, weil das nicht nötig ist. Im vorigen Beispiel haben Sie den String `"foo@hibernate.org"` an die Abfrage gebunden; Sie können jedes `java.lang.Object` binden, und Hibernate findet dann heraus, was damit zu tun ist. Die Methode `uniqueResult()` führt die Abfrage aus und gibt genau ein Objekt als Resultat zurück – Sie müssen sie korrekt casten.

Normalerweise schreiben Sie das etwas weniger wortreich und arbeiten mit einer Methodenverkettung:

```
User user =
  (User) session.createCriteria(User.class)
                 .add(Restrictions.eq("email", "foo@hibernate.org"))
                 .uniqueResult();
```

Offensichtlich sind `Criteria`-Abfragen umso schwerer zu lesen je komplexer sie werden – ein guter Grund, um sie lieber für die dynamische und programmatische Generierung von Abfragen zu nehmen, und für vordefinierte Abfragen mit externalisiertem HQL und JPA QL zu arbeiten. Ein neues Feature von JDK 5.0 sind *statische Importe*, mit denen `Criteria`-Abfragen lesbarer werden. Wenn Sie zum Beispiel Folgendes hinzufügen:

```
import static org.hibernate.criterion.Restrictions.*;
```

können Sie den Code für die Eingrenzung der `Criteria`-Abfrage wie folgt abkürzen:

```
User user =
  (User) session.createCriteria(User.class)
                .add( eq("email", "foo@hibernate.org") )
                .uniqueResult();
```

Eine Alternative zu einem `Criterion` ist ein `Property`-Objekt – das ist später in diesem Abschnitt hilfreicher, wenn es um Projektion geht:

```
session.createCriteria(User.class)
        .add( Property.forName("email").eq("foo@hibernate.org") );
```

Sie können die Eigenschaft einer Komponente auch mit der üblichen Punktnotation schreiben:

```
session.createCriteria(User.class)
        .add( Restrictions.eq("homeAddress.street", "Foo"));
```

Die `Criteria`-API und das `org.hibernate.criterion`-Paket bieten neben `eq()` viele andere Operatoren, die Sie für die Konstruktion komplexerer Ausdrücke nehmen können.

Erstellen von Vergleichsausdrücken

Alle regulären SQL- (sowie HQL- und JPA QL-)Vergleichsoperatoren stehen auch über die Klasse `Restrictions` zur Verfügung:

```
Criterion restriction =
 Restrictions.between("amount",
               new BigDecimal(100),
               new BigDecimal(200) );
session.createCriteria(Bid.class).add(restriction);

session.createCriteria(Bid.class)
        .add( Restrictions.gt("amount", new BigDecimal(100) ) );
String[] emails = { "foo@hibernate.org", "bar@hibernate.org" };
session.createCriteria(User.class)
        .add( Restrictions.in("email", emails) );
```

Es gibt auch einen ternären Logikoperator; die folgende Abfrage gibt alle `User` ohne E-Mail-Adresse zurück:

```
session.createCriteria(User.class)
        .add( Restrictions.isNull("email") );
```

Sie müssen auch herausfinden können, welche Anwender doch eine E-Mail-Adresse haben:

```
session.createCriteria(User.class)
        .add( Restrictions.isNotNull("email") );
```

Sie können eine Collection mit `isEmpty()`, `isNotEmpty()` oder ihrer tatsächlichen Größe testen:

```
session.createCriteria(Item.class)
        .add( Restrictions.isEmpty("bids"));

session.createCriteria(Item.class)
        .add( Restrictions.sizeGt("bids", 3));
```

Oder Sie können zwei Eigenschaften vergleichen:

```
session.createCriteria(User.class)
        .add( Restrictions.eqProperty("firstname", "username") );
```

Die Interfaces zur `Criteria`-Abfrage unterstützen auch speziell das String-Matching.

String-Matching

Bei `Criteria`-Abfragen können Wildcard-Suchen entweder mit den gleichen Platzhaltersymbolen wie bei HQL und JPA QL (Prozentzeichen und Unterstrich) arbeiten oder es wird ein `MatchMode` angegeben. Anhand des `MatchModes` kann ein Substring-Match auf einfache Weise ohne String-Manipulation ausgedrückt werden. Diese beiden Abfragen sind äquivalent:

```
session.createCriteria(User.class)
        .add( Restrictions.like("username", "G%") );

session.createCriteria(User.class)
        .add( Restrictions.like("username", "G", MatchMode.START) );
```

Die erlaubten `MatchModes` sind `START`, `END`, `ANYWHERE` und `EXACT`.

Oft wird auch ein case-insensitives String-Matching auszuführen sein. In HQL oder JPA QL würden Sie zu einer Funktion wie `LOWER()` greifen, bei der `Criteria`-API steht Ihnen eine Methode zur Verfügung:

```
session.createCriteria(User.class)
        .add( Restrictions.eq("username", "foo").ignoreCase() );
```

Sie können Ausdrücke mit logischen Operatoren kombinieren.

Kombination von Ausdrücken mit logischen Operatoren

Wenn Sie mehrere `Criterion`-Instanzen zu einer `Criteria`-Instanz hinzufügen, werden diese (mittels `and`) konjunktiv angewendet:

```
session.createCriteria(User.class)
        .add( Restrictions.like("firstname", "G%") )
        .add( Restrictions.like("lastname", "K%") );
```

Wenn Sie eine Disjunktion (`or`) brauchen, haben Sie zwei Möglichkeiten. Die erste ist, `Restrictions.or()` zusammen mit `Restrictions.and()` zu kombinieren:

```
session.createCriteria(User.class)
        .add(
            Restrictions.or(
                Restrictions.and(
                    Restrictions.like("firstname", "G%"),
                    Restrictions.like("lastname", "K%")
                ),
                Restrictions.in("email", emails)
            )
        );
```

Die zweite Option ist, `Restrictions.disjunction()` zusammen mit `Restrictions.conjunction()` einzusetzen:

```
session.createCriteria(User.class)
        .add( Restrictions.disjunction()
            .add( Restrictions.conjunction()
                .add( Restrictions.like("firstname", "G%") )
                .add( Restrictions.like("lastname", "K%") )
```

```
            )
            .add( Restrictions.in("email", emails) )
        );
```

Wir finden beide Optionen hässlich, auch nachdem wir fünf Minuten zur besseren Lesbarkeit herumformatiert haben. Die statischen Importe von JDK 5.0 verbessern die Lesbarkeit beträchtlich, doch auch so ist der HQL- oder JPA QL-String viel einfacher zu verstehen, außer Sie konstruieren eine Abfrage *on the fly*.

Sie haben möglicherweise schon bemerkt, dass viele Standard-Vergleichsoperatoren (kleiner als, größer als, gleich usw.) bereits in der `Criteria`-API enthalten sind, doch einige andere fehlen. Beispielsweise werden keine arithmetischen Operatoren wie Addition und Division direkt unterstützt.

Ein weiteres Problem sind Funktionsaufrufe. Bei `Criteria` sind Funktionen nur für die häufigsten Fälle wie case-insensitives String-Matching enthalten. Mit HQL können Sie dagegen beliebige SQL-Funktionen in der `WHERE`-Klausel aufrufen.

Die `Criteria`-API hat einen ähnlichen Mechanismus: Sie können einen beliebigen SQL-Ausdruck als `Criterion` einfügen.

Einfügen beliebiger SQL-Ausdrücke

Nehmen wir an, dass Sie einen String auf seine Länge überprüfen und Ihr Abfrageergebnis entsprechend begrenzen wollen. Die `Criteria`-API hat kein Äquivalent zur `LENGTH()`-Funktion in SQL, HQL oder JPA QL.

Sie können allerdings einen einfachen SQL-Funktionsausdruck in Ihrer `Criteria` einfügen:

```
session.createCriteria(User.class)
    .add( Restrictions.sqlRestriction(
            "length({alias}.PASSWORD) < ?",
            5,
            Hibernate.INTEGER
           )
    );
```

Diese Abfrage gibt alle `User`-Objekte zurück, die ein Passwort mit weniger als fünf Zeichen haben. Der Platzhalter `{alias}` ist nötig, um im endgültigen SQL jedem Tabellen-Alias ein Präfix zu geben; er bezieht sich immer auf die Tabelle, auf die die Root-Entity gemappt ist (in diesem Fall `USERS`). Sie können auch einen Positionsparameter angeben (benannte Parameter werden von dieser API nicht unterstützt) und dessen Typ als `Hibernate.INTEGER` spezifizieren. Anstatt eines Bind-Arguments und -Typs können Sie eine überladene Version der Methode `sqlRestriction()` nehmen, die Arrays von Argumenten und Typen unterstützt.

Dieser Mechanismus ist leistungsfähig – Sie können zum Beispiel einen SQL-Subselect plus `WHERE`-Klausel mit Quantifizierung einfügen:

```
session.createCriteria(Item.class)
    .add( Restrictions.sqlRestriction(
            "'100' > all" +
            " ( select b.AMOUNT from BID b" +
            "   where b.ITEM_ID = {alias}.ITEM_ID )"
           )
    );
```

Mit dieser Abfrage werden alle `Item`-Objekte zurückgegeben, die keine Gebote über 100 haben.

(Das `Criteria`-Query-System von Hibernate ist erweiterbar: Sie können in Ihrer eigenen Implementierung des `Criterion`-Interfaces auch die SQL-Funktion `LENGTH()` wrappen.)

Schließlich können Sie auch `Criteria`-Abfragen schreiben, in denen Unterabfragen enthalten sind.

Unterabfragen schreiben

Eine Unterabfrage (*subquery*) in einer `Criteria`-Abfrage ist ein `WHERE`-Klausel-Subselect. So wie bei HQL, JPA QL und SQL kann das Resultat einer Unterabfrage entweder eine oder mehrere Zeilen enthalten. Üblicherweise führen Unterabfragen, die einzelne Zeilen zurückgeben, eine Aggregation durch.

Die folgende Unterabfrage gibt die Gesamtzahl der von einem Anwender verkauften Artikel zurück; die äußere Query gibt alle Anwender zurück, die mehr als zehn Artikel verkauft haben:

```
DetachedCriteria subquery =
                    DetachedCriteria.forClass(Item.class, "i");

subquery.add( Restrictions.eqProperty("i.seller.id", "u.id"))
        .add( Restrictions.isNotNull("i.successfulBid") )
        .setProjection( Property.forName("i.id").count() );
Criteria criteria = session.createCriteria(User.class, "u")
                            .add( Subqueries.lt(10, subquery) );
```

Dies ist eine korrelierte Unterabfrage. Die `DetachedCriteria` bezieht sich auf den Alias `u`; dieser Alias wird in der äußeren Query deklariert. Beachten Sie, dass die Outer Query mit einem *kleiner als*-Operator arbeitet, weil die Unterabfrage der richtige Operand ist. Beachten Sie, dass `i.seller.id` nicht zu einem Join führt, weil `SELLER_ID` eine Spalte in der `ITEM`-Tabelle ist, und die wiederum ist die Root-Entity für dieses detached Kriterium.

Machen wir mit dem nächsten Thema bei `Criteria`-Abfragen weiter: Joins und dynamisches Fetching.

15.1.2 Joins und dynamisches Fetching

So wie bei HQL und JPA QL können Sie aus verschiedenen Gründen einen Join erstellen wollen. Zum einen können Sie mit einem Join das Resultat anhand einer Eigenschaft der verknüpften (*joined*) Klasse eingrenzen. Sie können beispielsweise alle `Item`-Instanzen auslesen lassen, die von einem bestimmten `User` verkauft worden sind.

Natürlich können Sie zum anderen Joins auch dafür nehmen, dynamisch assoziierte Objekte oder Collections zu laden, so wie Sie das mit dem Schlüsselwort `fetch` in HQL und JPA QL gemacht haben. Bei `Criteria`-Abfragen stehen Ihnen mit einem `FetchMode` die gleichen Optionen zur Verfügung.

Wir schauen uns zuerst reguläre Joins an und wie Restriktionen ausgedrückt werden, zu denen assoziierte Klassen gehören.

Assoziationen zur Restriktion zusammenführen

Es gibt zwei Arten, um in der `Criteria`-API einen Join auszudrücken; von daher gibt es zwei Möglichkeiten, wie Sie einen Alias für eine Restriktion verwenden können. Die erste ist die Methode `createCriteria()` des `Criteria`-Interfaces. Das bedeutet im Grunde genommen, dass Sie Aufrufe von `createCriteria()` verschachteln können:

```
Criteria itemCriteria = session.createCriteria(Item.class);
itemCriteria.add(
    Restrictions.like("description",
                      "Foo",
                      MatchMode.ANYWHERE)
);

Criteria bidCriteria = itemCriteria.createCriteria("bids");
bidCriteria.add( Restrictions.gt( "amount", new BigDecimal(99) ) );
List result = itemCriteria.list();
```

Sie schreiben die Abfrage normalerweise wie folgt (Methodenverkettung):

```
List result =
  session.createCriteria(Item.class)
   .add( Restrictions.like("description",
                           "Foo",
                           MatchMode.ANYWHERE)
   )
   .createCriteria("bids")
    .add( Restrictions.gt("amount", new BigDecimal(99) ) )
   .list();
```

Die Erstellung einer `Criteria` für die `bids` des `Items` führt zu einem Inner Join zwischen den Tabellen der beiden Klassen. Beachten Sie, dass Sie bei jeder der beiden `Criteria`-Instanzen `list()` aufrufen können, ohne das Abfrageergebnis zu ändern. Die Verschachtelung von Kriterien funktioniert nicht nur für Collections (wie `bids`), sondern auch für einwertige Assoziationen (wie `seller`):

```
List result =
  session.createCriteria(Item.class)
   .createCriteria("seller")
    .add( Restrictions.like("email", "%@hibernate.org") )
   .list();
```

Diese Abfrage gibt alle Artikel zurück, die von Anwendern verkauft wurden, deren E-Mail-Adresse zu einem bestimmten Muster passt.

Der zweite Weg, um ein Inner Join mit der `Criteria`-API auszudrücken, ist, der zusammengeführten Entity ein Alias zuzuweisen:

```
session.createCriteria(Item.class)
        .createAlias("bids", "b")
        .add( Restrictions.like("description", "%Foo%") )
        .add( Restrictions.gt("b.amount", new BigDecimal(99) ) );
```

Und das Gleiche für eine Restriktion bei einer einwertigen Assoziation, dem `seller`:

```
session.createCriteria(Item.class)
        .createAlias("seller", "s")
        .add( Restrictions.like("s.email", "%hibernate.org" ) );
```

Diese Vorgehensweise verwendet keine zweite Instanz von `Criteria`; das ist im Grunde der gleiche Zuweisungsmechanismus für einen Alias, den Sie in der `FROM`-Klausel einer HQL/JPA QL-Anweisung schreiben würden. Eigenschaften der zusammengeführten Entity müssen dann durch den Alias qualifiziert werden, der in der Methode `createAlias()` zugewiesen wurde, zum Beispiel `s.email`. Auf Eigenschaften der Root-Entity der `Criteria`-Abfrage (`Item`) können Sie sich ohne den qualifizierenden Alias oder mit dem Alias `"this"` beziehen:

```
session.createCriteria(Item.class)
        .createAlias("bids", "b")
        .add( Restrictions.like("this.description", "%Foo%") )
        .add( Restrictions.gt("b.amount", new BigDecimal(99) ) );
```

Schließlich sollten Sie beachten, dass Hibernate mit der `Criteria`-API nur ein Zusammenführen von assoziierten Entities oder Collections, die Referenzen auf Entities (one-to-many und many-to-many) enthalten, unterstützt (so jedenfalls, während wir dies schreiben). Das folgende Beispiel versucht, eine Collection von Komponenten zusammenzuführen:

```
session.createCriteria(Item.class)
        .createAlias("images", "img")
        .add( Restrictions.gt("img.sizeX", 320 ) );
```

Hibernate bricht mit einer Exception ab und weist Sie darauf hin, dass die Eigenschaft, der Sie einen Alias geben wollen, keine Entity-Assoziation repräsentiert. Wir gehen davon aus, dass dieses Feature wahrscheinlich schon implementiert ist, wenn Sie dieses Buch lesen.

Eine andere Syntax, die ebenfalls nicht valide ist, aber die Sie vielleicht versuchen würden, ist ein implizites Join einer einwertigen Assoziation mit der Punktnotation:

```
session.createCriteria(Item.class)
        .add( Restrictions.like("seller.email", "%hibernate.org") );
```

Der String `"seller.email"` ist weder eine Eigenschaft noch der Eigenschaftspfad einer Komponente. Erstellen Sie einen Alias oder ein verschachteltes `Criteria`-Objekt, um diese Entity-Assoziation zusammenzuführen.

Wir wollen nun näher auf das dynamische Fetching von assoziierten Objekten und Collections eingehen.

Dynamisches Fetching mit Criteria-Abfragen

Bei HQL und JPA QL nehmen Sie die Operation `join fetch`, um eine Collection *eager* zu füllen oder um ein Objekt zu initialisieren, das als *lazy* gemappt ist und ansonsten einen Proxy nutzen würde. Sie können das Gleiche mit der `Criteria`-API machen:

```
session.createCriteria(Item.class)
        .setFetchMode("bids", FetchMode.JOIN)
        .add( Restrictions.like("description", "%Foo%") );
```

Diese Abfrage gibt alle `Item`-Instanzen einer bestimmten Collection zurück und lädt *eager* die `bids`-Collection für jedes `Item`.

Ein `FetchMode.JOIN` aktiviert das *eager* Fetching mittels eines SQL Outer Joins. Wenn Sie stattdessen einen Inner Join verwenden wollen (das ist selten, weil damit Artikel zurückgegeben werden, die keine Gebote haben), können Sie es erzwingen:

```
session.createCriteria(Item.class)
        .createAlias("bids", "b", CriteriaSpecification.INNER_JOIN)
```

```
        .setFetchMode("b", FetchMode.JOIN)
        .add( Restrictions.like("description", "%Foo%") );
```

Sie können auch many-to-one- oder one-to-one-Assoziationen prefetchen:

```
session.createCriteria(Item.class)
        .setFetchMode("bids", FetchMode.JOIN)
        .setFetchMode("seller", FetchMode.JOIN)
        .add( Restrictions.like("description", "%Foo%") );
```

Doch seien Sie vorsichtig. Hier gelten die gleichen Warnhinweise wie bei HQL und JPA QL: Wenn Sie mehr als eine Collection parallel *eager* fetchen (so wie `bids` *und* `images`), führt das in SQL zu einem Kartesischen Produkt, das wahrscheinlich langsamer ist als zwei separate Abfragen. Die Beschränkung des Resultsets für die Pagination wird auch im Speicher erledigt, wenn Sie *eager* Fetching für Collections verwenden.

Allerdings läuft das dynamische Fetching mit `Criteria` und `FetchMode` etwas anders als in HQL und JPA QL: Eine `Criteria`-Abfrage ignoriert die globalen Fetching-Strategien nicht, die in den Mapping-Metadaten definiert sind. Wenn beispielsweise die `bids`-Collection mit `fetch="join"` oder `FetchType.EAGER` gemappt ist, führt die folgende Abfrage zu einem Outer Join der `ITEM`- und `BID`-Tabelle:

```
session.createCriteria(Item.class)
        .add( Restrictions.like("description", "%Foo%") );
```

Bei den zurückgegebenen `Item`-Instanzen werden die `bids`-Collections initialisiert und vollständig geladen. Das passiert mit HQL oder JPA QL nicht, außer Sie fragen manuell mit `LEFT JOIN FETCH` ab. (Sie können natürlich die Collection auch als `lazy="false"` mappen, was zu einer zweiten SQL-Abfrage führt.)

Als Konsequenz können `Criteria`-Abfragen doppelte Referenzen auf unterschiedliche Instanzen der Root-Entity zurückgeben, selbst wenn Sie bei keiner Collection in Ihrer Abfrage `FetchMode.JOIN` angeben. Das letzte Abfragebeispiel kann Hunderte von `Item`-Referenzen zurückgeben, auch wenn Sie nur ein Dutzend in der Datenbank haben. Denken Sie an unsere Ausführungen in „Dynamische Fetching-Strategien mit Joins“ in Kapitel 14, Abschnitt 14.3.1, und schauen Sie sich noch einmal die SQL-Anweisung und das Resultset in Abbildung 14.3 an.

Sie können die doppelten Referenzen in der Resultat-`List` entfernen, wenn Sie sie in einen `LinkedHashSet` wrappen (ein regulärer `HashSet` würde die Reihenfolge des Abfrageergebnisses nicht bewahren) In HQL und JPA QL können Sie auch das Schlüsselwort `DISTINCT` nehmen; allerdings gibt es dafür kein direktes Äquivalent in `Criteria`. Hier ist dann der `ResultTransformer` sehr nützlich.

Anwenden eines ResultTransformers

Ein `ResultTransformer` kann auf ein Abfrageergebnis angewendet werden, so dass Sie das Resultat mit Ihrer eigenen Prozedur filtern oder marshallen können anstatt mit dem Standard-Verhalten von Hibernate. Das Standard-Verhalten von Hibernate ist ein Set von Default-Transformern, die Sie ersetzen und/oder anpassen können.

Alle `Criteria`-Abfragen geben als Default nur Instanzen der Root-Entity zurück:

```
List result = session.createCriteria(Item.class)
                      .setFetchMode("bids", FetchMode.JOIN)
                      .setResultTransformer(Criteria.ROOT_ENTITY)
                      .list();

Set distinctResult = new LinkedHashSet(result);
```

Die `Criteria.ROOT_ENTITY` ist die Default-Implementierung des Interfaces `org.hibernate.transform.ResultTransformer`. Die vorige Abfrage produziert das gleiche Resultat egal ob dieser Transformer gesetzt ist oder nicht. Sie gibt alle `Item`-Instanzen zurück und initialisiert deren `bids`-Collections. Die `List` enthält (abhängig von der Anzahl der `Bids` für jedes `Item`) möglicherweise doppelte `Item`-Referenzen.

Alternativ können Sie einen anderen Transformer anwenden:

```
List distinctResult =
    session.createCriteria(Item.class)
            .setFetchMode("bids", FetchMode.JOIN)
            .setResultTransformer(Criteria.DISTINCT_ROOT_ENTITY)
            .list();
```

Hibernate filtert nun doppelte Root-Entity-Referenzen heraus, bevor das Resultat zurückgegeben wird – das ist im Grund der gleiche Filtervorgang, der bei HQL und JPA QL passiert, wenn Sie das Schlüsselwort `DISTINCT` verwenden.

`ResultTransformer` sind auch praktisch, wenn Sie Entities mit einem Alias in einer Join-Abfrage auslesen wollen:

```
Criteria crit =
        session.createCriteria(Item.class)
                .createAlias("bids", "b")
                .createAlias("seller", "s")
                .setResultTransformer(Criteria.ALIAS_TO_ENTITY_MAP);

List result = crit.list();
for (Object aResult : result) {
    Map map = (Map) aResult;
    Item item   = (Item) map.get(Criteria.ROOT_ALIAS);
    Bid  bid    = (Bid)  map.get("b");
    User seller = (User) map.get("s");
    ...
}
```

Zuerst wird eine `Criteria`-Abfrage erstellt, die `Item` mit seinen `bids`- und `seller`-Assoziationen zusammenführt. Das ist ein SQL Inner Join über drei Tabellen. Das Resultat dieser Abfrage ist in SQL eine Tabelle, bei der in jeder Resultatzeile Artikel-, Gebots- und Anwenderdaten enthalten sind – beinahe das Gleiche wie in Abbildung 14.2. Mit dem Default-Transformer gibt Hibernate nur `Item`-Instanzen zurück. Und mit dem Transformer `DISTINCT_ROOT_ENTITY` werden die doppelten `Item`-Referenzen herausgefiltert. Keine dieser Optionen scheint vernünftig zu sein – eigentlich wollen Sie, dass alle Informationen in einer Map zurückgegeben werden. Der Transformer `ALIAS_TO_ENTITY_MAP` kann das SQL-Resultat in einer Collection von `Map`-Instanzen erstellen. Jede `Map` hat drei Einträge: ein `Item`, ein `Bid` und einen `User`. Alle Resultatdaten werden erhalten und sind über die Applikation zugänglich. (Der `Criteria.ROOT_ALIAS` ist ein Shortcut für `"this"`.)

Gute Use Cases für diesen letzten Transformer sind rar. Beachten Sie, dass Sie auch einen eigenen `org.hibernate.transform.ResultTransformer` implementieren können. Obendrein unterstützen HQL und native SQL-Abfragen auch einen `ResultTransformer`:

```
Query q = session.createQuery(
    "select i.id as itemId," +
    "       i.description as desc," +
    "       i.initialPrice as price from Item i");
q.setResultTransformer( Transformers.aliasToBean(ItemDTO.class) );
```

Diese Abfrage gibt nun eine Collection mit `ItemDTO`-Instanzen zurück, und die Attribute dieser Bean werden über die Setter-Methoden `setItemId()`, `setDesc()` und `setPrice()` gefüllt.

Ein viel häufiger genutzter Weg, um zu definieren, welche Daten aus einer Abfrage zurückgegeben werden, ist die Projektion. Die Hibernate-`Criteria` unterstützt das Äquivalent einer `SELECT`-Klausel für einfache Projektion, Aggregation und Gruppierung.

15.1.3 Projektion und Berichtsabfragen

In HQL, JPA QL und SQL schreiben Sie eine `SELECT`-Klausel, um die Projektion für eine bestimmte Abfrage zu definieren. Die `Criteria`-API unterstützt auch Projekte, natürlich programmatisch und nicht string-basiert. Sie können genau auswählen, welche Objekte oder Objekteigenschaften Sie im Abfrageergebnis brauchen und wie Sie das Resultat für einen Bericht aggregieren und gruppieren wollen.

Einfache Projektionslisten

Die folgende `Criteria`-Abfrage gibt nur die Identifikatorwerte von `Item`-Instanzen zurück, die zu noch laufenden Auktionen gehören:

```
session.createCriteria(Item.class)
        .add( Restrictions.gt("endDate", new Date()) )
        .setProjection( Projections.id() );
```

Die Methode `setProjection()` bei einer `Criteria` akzeptiert entweder ein einzelnes projiziertes Attribut wie im vorigen Beispiel oder eine Liste mehrerer Eigenschaften, die in das Resultat mit einfließen sollen:

```
session.createCriteria(Item.class)
        .setProjection( Projections.projectionList()
            .add( Projections.id() )
            .add( Projections.property("description") )
            .add( Projections.property("initialPrice") )
        );
```

Diese Abfrage gibt eine `List` von `Object[]` zurück, so wie HQL oder JPA QL das mit einer äquivalenten `SELECT`-Klausel machen würden. Eine alternative Möglichkeit, um eine Eigenschaft zur Projektion anzugeben, ist die Klasse `Property`:

```
session.createCriteria(Item.class)
        .setProjection( Projections.projectionList()
            .add( Property.forName("id") )
            .add( Property.forName("description") )
            .add( Property.forName("initialPrice") )
        );
```

Bei HQL und JPA QL können Sie die dynamische Instanziierung mit der Operation `SELECT NEW` nutzen und statt `Object[]` eine Collection von angepassten Objekten zurückgeben. Hibernate bringt einen `ResultTransformer` für `Criteria`-Abfragen mit, der beinahe das Gleiche machen kann (tatsächlich ist er flexibler). Die folgende Abfrage gibt das gleiche Resultat wie die vorige zurück, aber in Datentransferobjekte gewrappt:

```
session.createCriteria(Item.class)
        .setProjection( Projections.projectionList()
            .add( Projections.id()
                                    .as("itemId") )
            .add( Projections.property("description")
                                    .as("itemDescription") )
            .add( Projections.property("initialPrice")
                                    .as("itemInitialPrice") )
        ).setResultTransformer(
            new AliasToBeanResultTransformer(ItemPriceSummary.class)
        );
```

Das `ItemPriceSummary` ist eine einfache JavaBean mit Setter-Methoden oder öffentlichen Feldern namens `itemId`, `itemDescription` und `itemInitialPrice`. Es muss keine gemappte Persistenzklasse sein; nur die Eigenschaft/Feld-Namen müssen zu den Aliasen passen, die den projizierten Eigenschaften in der `Criteria`-Abfrage zugewiesen worden sind. Aliase werden mit der `as()`-Methode zugewiesen (die Sie sich als Äquivalent des `AS`-Schlüsselworts in einem SQL-`SELECT` vorstellen können). Der `ResultTransformer` ruft die Setter-Methoden auf oder füllt die Felder direkt und gibt eine Collection mit `ItemPriceSummary`-Objekten zurück.

Gehen wir noch einen Schritt weiter, nehmen Aggregation und Gruppierung hinzu und führen komplexere Projektionen mit `Criteria` durch.

Aggregation und Gruppierung

Die üblichen Aggregationsfunktionen und Gruppierungsoptionen stehen auch in `Criteria`-Abfragen zur Verfügung. Eine Methode mit sprechendem Namen zählt die Anzahl der Zeilen im Resultat:

```
session.createCriteria(Item.class)
        .setProjection( Projections.rowCount() );
```

Tipp

Die vollständige Anzahl zur Pagination: In echten Applikationen erlauben Sie den Anwendern oft, Listen seitenweise durchzublättern, und informieren sie gleichzeitig darüber, wie viele Elemente in der Liste insgesamt enthalten sind. Die Gesamtzahl erhalten Sie bei einer `Criteria`-Abfrage, indem Sie `rowCount()` ausführen. Anstatt diese zusätzliche Abfrage zu schreiben, können Sie die gleiche `Criteria` mit `scroll()` ausführen, welches die Daten für die Liste ausliest. Dann rufen Sie `last()` und `getRowNumber()` auf, um ans Ende der Liste zu springen und dessen Zahl zu erfahren. Dieser Wert plus 1 ist die Gesamtzahl der Objekte in der Liste. Vergessen Sie nicht, den Cursor zu schließen. Diese Technik ist vor allem dann nützlich, wenn Sie mit einem vorhandenen `DetachedCriteria`-Objekt arbeiten und dessen Projektion nicht duplizieren und manipulieren wollen, um einen `rowCount()` auszuführen. Das funktioniert auch mit HQL- oder SQL-Abfragen.

Komplexere Aggregationen arbeiten mit Aggregatfunktionen. Die folgende Abfrage findet die Anzahl von Geboten und den Durchschnittsbetrag pro Gebot, das jeder Anwender abgegeben hat:

```
session.createCriteria(Bid.class)
        .createAlias("bidder", "u")
        .setProjection( Projections.projectionList()
            .add( Property.forName("u.id").group() )
            .add( Property.forName("u.username").group() )
            .add( Property.forName("id").count())
            .add( Property.forName("amount").avg() )
        );
```

Diese Abfrage gibt eine Collection von `Object[]`s mit vier Feldern zurück: den Identifikator des Anwenders, seinen Login-Namen, die Anzahl der Gebote und den Durchschnittsbetrag pro Gebot. Denken Sie daran, dass Sie wieder einen `ResultTransformer` für die dynamische Instanziierung nehmen und sich Datentransferobjekte statt `Object[]`s zurückgeben lassen können. Eine alternative Version, die das gleiche Resultat produziert, ist wie folgt:

```
session.createCriteria(Bid.class)
      .createAlias("bidder", "u")
      .setProjection( Projections.projectionList()
        .add( Projections.groupProperty("u.id") )
        .add( Projections.groupProperty("u.username") )
        .add( Projections.count("id") )
        .add( Projections.avg("amount") )
      );
```

Welche Syntax Sie bevorzugen ist vor allem Geschmackssache. Ein komplexeres Beispiel wendet Aliase auf die aggregierten und gruppierten Eigenschaften an, um das Resultat zu sortieren:

```
session.createCriteria(Bid.class)
      .createAlias("bidder", "u")
      .setProjection( Projections.projectionList()
        .add( Projections.groupProperty("u.id") )
        .add( Projections.groupProperty("u.username").as("uname") )
        .add( Projections.count("id") )
        .add( Projections.avg("amount") )
      )
      .addOrder( Order.asc("uname") );
```

In Hibernate-`Criteria`-Abfragen gibt es, während wir dies schreiben, keinen Support für `HAVING` und Restriktion von aggregierten Resultaten. Das wird wahrscheinlich bald hinzugefügt werden.

Sie können bei Restriktionen in einer `Criteria`-Abfrage native SQL-Ausdrücke einfügen; das gleiche Feature steht auch für die Projektion zur Verfügung.

SQL-Projektionen

Eine SQL-Projektion ist ein beliebiges Fragment, das der generierten SQL-`SELECT`-Klausel hinzugefügt wird. Die folgende Abfrage produziert die Aggregation und Gruppierung wie in den vorigen Beispielen, fügt aber dem Resultat einen zusätzlichen Wert hinzu (die Anzahl der Artikel):

```
String sqlFragment =
    "(select count(*) from ITEM i where i.ITEM_ID = ITEM_ID)" +
    " as numOfItems";

session.createCriteria(Bid.class)
        .createAlias("bidder", "u")
        .setProjection( Projections.projectionList()
```

```
            .add( Projections.groupProperty("u.id") )
            .add( Projections.groupProperty("u.username") )
            .add( Projections.count("id") )
            .add( Projections.avg("amount) )
            .add( Projections.sqlProjection(
                    sqlFragment,
                    new String[] { "numOfItems" },
                    new Type[] { Hibernate.LONG }
                 )
            )
        );
```

Das generierte SQL ist wie folgt:

```
select
        u.USER_ID,
        u.USERNAME,
        count(BID_ID),
        avg(BID_AMOUNT),
        (select
            count(*)
        from
            ITEM i
        where
            i.ITEM_ID = ITEM_ID) as numOfItems
    from
        BID
    inner join
        USERS u
            on BIDDER_ID = u.USER_ID
    group by
        u.USER_ID,
        u.USERNAME
```

Das SQL-Fragment wird in die `SELECT`-Klausel eingebettet. Es kann beliebige Ausdrücke und Funktionsaufrufe enthalten, die vom DBMS unterstützt werden. Jeder nichtqualifizierte Spaltenname (wie `ITEM_ID`) bezieht sich auf die Tabelle der `Criteria`-Root-Entity (`BID`). Sie müssen Hibernate den zurückgegebenen Alias (`numOfItems`) der SQL-Projektion und seinen Wert-Mapping-Typ in Hibernate (`Hibernate.LONG`) mitteilen.

Die wahre Power der `Criteria`-API veranschaulicht die Möglichkeit, beliebige `Criterions` mit `Example`-Objekten zu kombinieren. Dieses Feature nennt man Query by Example.

15.1.4 Query by Example

Es ist bei `Criteria`-Abfragen üblich, dass sie abhängig von der Eingabe des Anwenders und durch die Kombination mehrerer optionaler Kriterien programmatisch erstellt werden. Ein Systemadministrator könnte beispielsweise nach Anwendern suchen wollen, indem er irgendeine Kombination aus Vor- oder Nachname vornimmt und sich das Resultat geordnet nach Anwendername sortiert ausgeben lässt.

Mit HQL oder JPA QL können Sie diese Abfrage über Stringmanipulationen erstellen:

```
public List findUsers(String firstname,
                      String lastname) {

    StringBuffer queryString = new StringBuffer();
    boolean conditionFound = false;

    if (firstname != null) {
        queryString.append("lower(u.firstname) like :firstname ");
```

```
            conditionFound=true;
        }
        if (lastname != null) {
            if (conditionFound) queryString.append("and ");
            queryString.append("lower(u.lastname) like :lastname ");
            conditionFound=true;
        }

        String fromClause = conditionFound ?
                                "from User u where " :
                                "from User u ";

        queryString.insert(0, fromClause).append("order by u.username");

        Query query = getSession()
                          .createQuery( queryString.toString() );

        if (firstname != null)
            query.setString( "firstName",
                             '%' + firstname.toLowerCase() + '%' );
        if (lastname != null)
            query.setString( "lastName",
                             '%' + lastname.toLowerCase() + '%' );

        return query.list();
    }
```

Dieser Code ist ziemlich weitschweifig und umständlich, also versuchen wir es einmal anders. Die `Criteria`-API sieht mit dem, was Sie bisher gelernt haben, recht vielversprechend aus:

```
    public List findUsers(String firstname,
                          String lastname) {

        Criteria crit = getSession().createCriteria(User.class);

        if (firstname != null) {
            crit.add( Restrictions.ilike("firstname",
                                         firstname,
                                         MatchMode.ANYWHERE) );
        }
        if (lastname != null) {
            crit.add( Restrictions.ilike("lastname",
                                         lastname,
                                         MatchMode.ANYWHERE) );
        }
        crit.addOrder( Order.asc("username") );

        return crit.list();
    }
```

Dieser Code ist deutlich kürzer. Beachten Sie bitte, dass der Operator `ilike()` einen case-insensitiven Vergleich durchführt. Das ist zweifelsohne ein besserer Ansatz. Allerdings gibt es für Suchformulare mit vielen optionalen Suchkriterien einen noch besseren Weg.

Wenn Sie neue Suchkriterien einfügen, wächst die Parameterliste von `findUsers()`. Es wäre besser, die suchbaren Eigenschaften als Objekt zu übergeben. Weil alle Sucheigenschaften zur Klasse `User` gehören, könnte man doch für diesen Zweck eine Instanz von `User` nehmen, oder?

Auf dieser Idee beruht Query by Example (QBE). Sie geben eine Instanz der abgefragten Klasse mit einigen initialisierten Eigenschaften an, und die Abfrage gibt alle Persistenzinstanzen mit passenden Eigenschaftswerten zurück. Hibernate implementiert QBE als Teil der `Criteria`-Abfrage-API:

```
public List findUsersByExample(User u) throws {

    Example exampleUser =
      Example.create(u)
              .ignoreCase()
              .enableLike(MatchMode.ANYWHERE)
              .excludeProperty("password");

    return getSession().createCriteria(User.class)
                        .add(exampleUser)
                        .list();
}
```

Der Aufruf von `create()` gibt für die angegebene Instanz von `User` eine neue Instanz von `Example` zurück. Die Methode `ignoreCase()` bringt die Beispielabfrage für alle Eigenschaften mit String-Werten in einen case-insensitiven Modus. Der Aufruf von `enableLike()` gibt an, dass der SQL-Operator `like` für alle Eigenschaften mit String-Werten verwendet werden soll, und legt einen `MatchMode` fest. Schließlich können Sie mit `excludeProperty()` bestimmte Eigenschaften aus der Suche ausschließen. Als Default werden alle Eigenschaften mit Wert-Typen im Vergleich eingesetzt – außer der Identifikator-Eigenschaft.

Sie haben den Code schon wieder wesentlich vereinfacht! Das Schönste an den `Example`-Abfragen von Hibernate ist, dass ein `Example` bloß ein gewöhnliches `Criterion` ist. Sie können Query by Example nach Belieben mit Query by Criteria mischen und kombinieren.

Schauen wir einmal, wie das funktioniert, wenn Sie die Suchresultate weiter auf Anwender mit unverkauften `Items` eingrenzen. Zu diesem Zweck können Sie dem `exampleUser` ein `Criteria` hinzufügen und somit das Resultat anhand dessen `items`-Collection von `Items` einschränken:

```
public List findUsersByExample(User u){

    Example exampleUser =
      Example.create(u)
              .ignoreCase()
              .enableLike(MatchMode.ANYWHERE);
    return getSession().createCriteria(User.class)
            .add( exampleUser )
            .createCriteria("items")
                .add( Restrictions.isNull("successfulBid") )
            .list();
}
```

Besser noch: Sie können `User`- und `Item`-Eigenschaften in der gleichen Suche kombinieren:

```
public List findUsersByExample(User u, Item i) {
    Example exampleUser =
      Example.create(u).ignoreCase().enableLike(MatchMode.ANYWHERE);

    Example exampleItem =
      Example.create(i).ignoreCase().enableLike(MatchMode.ANYWHERE);

    return getSession().createCriteria(User.class)
            .add( exampleUser )
            .createCriteria("items")
                .add( exampleItem )
            .list();
}
```

An diesem Punkt möchten wir Sie anregen, das Buch mal etwas zur Seite zu legen und sich zu überlegen, wie viel Code erforderlich wäre, um *dieses* Suchformular mit handkodiertem SQL/JDBC zu implementieren. Wir wollen das hier nicht ausführen, das würde nur viel Papier verbrauchen. Beachten Sie ebenfalls, dass der Client der Methode `findUsersByExample()` von Hibernate nichts zu wissen braucht und trotzdem komplexe Kriterien für Suchen erstellen kann.

Wenn HQL, JPA QL und sogar `Criteria` und `Example` nicht leistungsfähig genug sind, um eine bestimmte Abfrage auszudrücken, müssen Sie auf natives SQL zurückgreifen.

15.2 Native SQL-Abfragen

HQL, JPA QL oder `Criteria`-Abfragen sollten flexibel genug sein, um beinahe jede beliebige Abfrage auszuführen. Diese Abfragen beziehen sich auf das gemappte Objektschema. Wenn Ihr Mapping wie erwartet funktioniert, sollten Sie von daher anhand der Abfragen von Hibernate in der Lage sein, die Daten auf jede erdenkliche Weise auszulesen. Es gibt ein paar Ausnahmen. Wenn Sie beispielsweise einen nativen SQL-Hint aufnehmen wollen, um die Abfrage-Optimierer der DBMS zu instruieren, müssen Sie das SQL selbst schreiben. Dafür gibt es in HQL-, JPA QL- und `Criteria`-Abfragen keine Schlüsselworte.

Anstatt auf eine manuelle SQL-Abfrage zurückzugreifen könnten Sie dagegen auch immer versuchen, die eingebauten Abfragemechanismen zu *erweitern* und für Ihre spezielle Operation einen Support einzubauen,. Das ist mit HQL und JPA QL schwerer zu bewerkstelligen, weil Sie die Grammatik dieser string-basierten Sprachen abändern müssen. Es ist leichter, die `Criteria`-API zu erweitern und neue Methoden oder neue `Criterion`-Klassen einzubauen. Schauen Sie sich den Quellcode von Hibernate im Paket `org.hibernate.criterion` an – er ist gut designt und dokumentiert.

Wenn Sie die eingebauten Abfragemechanismen nicht erweitern können oder nicht-portierbares, manuell geschriebenes SQL verhindern wollen, sollten Sie zuerst überlegen, ob Sie die nativen SQL-Abfrageoptionen von Hibernate nehmen, die wir nun vorstellen. Behalten Sie im Hinterkopf, dass Sie immer auf eine reine JDBC-`Connection` zurückfallen und alle SQL-Anweisungen selbst vorbereiten können. Mit den SQL-Optionen von Hibernate können Sie SQL-Anweisungen in eine Hibernate-API *einbetten* und von zusätzlichen Diensten profitieren, die Ihnen das Leben erleichtern.

Am wichtigsten ist, dass Hibernate mit dem Resultset Ihrer SQL-Abfrage umgehen kann.

15.2.1 AutomatischerUmgang mit dem Resultset

Der größte Vorteil, wenn man eine SQL-Anweisung mit der Hibernate-API ausführt, ist die automatische Marshalling des tabellarischen Resultsets in Business-Objekte. Die folgende SQL-Abfrage gibt eine Collection von `Category`-Objekten zurück:

```
List result = session.createSQLQuery("select * from CATEGORY")
                     .addEntity(Category.class)
                     .list();
```

Hibernate liest das Resultset der SQL-Abfrage und versucht, die Spaltennamen und -typen herauszufinden, wie sie in Ihren Mapping-Metadaten definiert sind. Wenn die Spalte CATEGORY_NAME zurückgegeben wird und sie auf die Eigenschaft name der Klasse Category gemappt ist, weiß Hibernate, wie diese Eigenschaft gefüllt werden muss, und gibt schließlich vollständig gefüllte Business-Objekte zurück.

Das * in der SQL-Abfrage projiziert alle ausgewählten Spalten im Resultset. Der automatische Erkennungsmechanismus funktioniert von daher nur für triviale Abfragen; komplexere Abfragen erfordern eine explizite Projektion. Die nächste Abfrage gibt eine Collection von Item-Objekten zurück:

```
session.createSQLQuery("select {i.*} from ITEM i" +
                       " join USERS u on i.SELLER_ID = u.USER_ID" +
                       " where u.USERNAME = :uname")
       .addEntity("i", Item.class)
       .setParameter("uname", "johndoe");
```

Die SQL-SELECT-Klausel enthält einen Platzhalter, der den Tabellen-Alias i benennt und alle Spalten dieser Tabelle in das Resultat projiziert. Jeder andere Tabellen-Alias wie die verknüpfte USERS-Tabelle, die nur zur Restriktion relevant ist, ist nicht im Resultset enthalten. Sie weisen Hibernate nun mit addEntity() an, dass sich i als Platzhalter für den Alias auf alle Spalten bezieht, die nötig sind, um die Item-Entity-Klasse zu füllen. Die Spaltennamen und -typen werden während der Abfrageausführung und des Result-Marshallings wiederum von Hibernate automatisch erraten.

Sie können assoziierte Objekte und Collections in einer nativen SQL-Abfrage sogar *eager* laden:

```
session.createSQLQuery("select {i.*}, {u.*} from ITEM i" +
                       " join USERS u on i.SELLER_ID = u.USER_ID" +
                       " where u.USERNAME = :uname")
       .addEntity("i", Item.class)
       .addJoin("u", "i.seller")
       .setParameter("uname", "johndoe");
```

Diese SQL-Abfrage projiziert zwei Spaltensätze aus zwei Tabellen-Aliasen, und Sie verwenden zwei Platzhalter. Der Platzhalter i bezieht sich wiederum auf die Spalten, die die Item-Entity-Objekte füllen, die diese Abfrage erbracht hat. Die Methode addJoin() informiert Hibernate, dass sich der Alias u auf Spalten bezieht, die dazu verwendet werden können, sofort den assoziierten seller eines jeden Item zu füllen.

Das automatische Marshalling von Resultsets in Business-Objekte ist nicht der einzige Vorteil der nativen SQL-Abfrage in Hibernate. Sie können sie sogar nehmen, wenn Sie einfach nur einen skalaren Wert auslesen wollen.

15.2.2 Auslesen skalarer Werte

Ein skalarer Wert kann von irgendeinem Wert-Typ in Hibernate sein. Am üblichsten sind Strings, Zahlen oder Zeitstempel. Die folgende SQL-Abfrage gibt Artikeldaten zurück:

```
List result = session.createSQLQuery("select * from ITEM").list();
```

Das `result` dieser Abfrage ist eine `List` von `Object[]`s, letzten Endes eine Tabelle. Jedes Feld in jedem Array hat einen skalaren Typ – das heißt, einen String, eine Zahl oder einen Zeitstempel. Außer beim Wrapping in ein `Object[]` ist das Resultat genau das Gleiche wie das einer reinen JDBC-Abfrage. Das ist offensichtlich nicht sonderlich hilfreich, doch ein Vorteil der Hibernate-API ist, dass sie ungecheckte Exceptions wirft. Also brauchen Sie die Abfrage nicht in einen `try/catch`-Block zu wrappen, wie Sie das bei der JDBC-API machen müssten.

Wenn Sie nicht alles mit `*` projizieren, müssen Sie Hibernate mitteilen, welche skalaren Werte Sie aus Ihrem Resultat zurückbekommen wollen:

```
session.createSQLQuery("select u.FIRSTNAME as fname from USERS u")
        .addScalar("fname");
```

Die Methode `addScalar()` weist Hibernate an, dass Ihr SQL-Alias `fname` als skalarer Wert zurückgegeben und der Typ automatisch erraten werden sollte. Die Abfrage gibt eine Collection von Strings zurück. Diese automatische Typerkennung funktioniert in den meisten Fällen ganz gut, doch manchmal sollten Sie die Typen auch explizit angeben können – zum Beispiel, wenn Sie einen Wert in einen `UserType` konvertieren wollen:

```
Properties params = new Properties();
params.put("enumClassname", "auction.model.Rating");

session.createSQLQuery(
        "select c.RATING as rating from COMMENTS c" +
        " where c.FROM_USER_ID = :uid"
    )
    .addScalar("rating",
               Hibernate.custom(StringEnumUserType.class, params) )
    .setParameter("uid", new Long(123));
```

Schauen Sie sich zuerst die SQL-Abfrage an. Sie wählt die Spalte `RATING` der Tabelle `COMMENTS` aus und grenzt das Resultat auf Kommentare ein, die von einem bestimmten Anwender abgegeben wurden. Nehmen wir an, dass in diesem Feld der Datenbank Stringwerte wie `EXCELLENT`, `OK` oder `BAD` enthalten sind. Von daher besteht das Resultat der SQL-Abfrage aus Stringwerten.

Sie würden dies natürlich nicht als einfachen String in Java mappen, sondern eine Aufzählung und wahrscheinlich einen angepassten Hibernate-`UserType` nehmen. Das haben wir in Kapitel 5, Abschnitt 5.3.7 „Mapping von Aufzählungen“, gemacht und einen `StringEnumUserType` erstellt, der aus Strings in der SQL-Datenbank zu Instanzen irgendeiner Aufzählung in Java übersetzen kann. Das muss mit dem `enumClassname` parametrisiert werden, zu dem Sie die Werte konvertieren wollen – in diesem Beispiel ist das `auction.model.Rating`. Durch das Einstellen des vorbereiteten angepassten Typs mit der Methode `addScalar()` für die Abfrage aktivieren Sie sie als Konverter, der das Resultat abwickelt, und Sie bekommen statt einfacher Strings eine Collection von `Rating`-Objekten zurück.

Schließlich können Sie skalare Resultate und Entity-Objekte in der gleichen nativen SQL-Abfrage kombinieren:

```
session.createSQLQuery(
        "select {i.*}, u.FIRSTNAME as fname from ITEM i" +
```

```
        " join USERS u on i.SELLER_ID = u.USER_ID" +
        " where u.USERNAME = :uname"
    )
    .addEntity("i", Item.class)
    .addScalar("fname")
    .setParameter("uname", "johndoe");
```

Das Resultat dieser Abfrage ist wiederum eine Collection von `Object[]`s. Jedes Array hat zwei Felder: eine `Item`-Instanz und einen String.

Sie stimmen wahrscheinlich zu, dass native SQL-Abfragen sogar noch schwerer zu lesen sind als HQL- oder JPA QL-Anweisungen und dass es viel attraktiver zu sein scheint, sie in Mapping-Metadaten zu isolieren und auszulagern. Das haben Sie in Kapitel 8, Abschnitt 8.2.2 „Integration von Stored Procedures und Functions" für Abfragen mit Stored Procedures gemacht. Wir werden das hier nicht wiederholen, weil sich Abfragen als Stored Procedure und in reinem SQL einzig in der Syntax des Aufrufs oder der Anweisung unterscheiden – das Marshalling und die Resultset-Mapping-Optionen sind gleich.

Java Persistence standardisiert JPA QL und erlaubt auch den Rückgriff auf natives SQL.

15.2.3 Natives SQL in Java Persistence

Java Persistence unterstützt mit der Methode `createNativeQuery()` native SQL-Abfragen bei einem `EntityManager`. Eine native SQL-Abfrage kann Entity-Instanzen, skalare Werte oder eine Mischung aus beidem zurückgeben. Anders als Hibernate setzt die API bei Java Persistence allerdings Mapping-Metadaten ein, um den Umgang mit dem Resultset zu definieren. Gehen wir mal gemeinsam einige Beispiele durch.

Eine einfache SQL-Abfrage braucht kein explizites Resultset-Mapping:

```
em.createNativeQuery("select * from CATEGORY", Category.class);
```

Das Resultset wird automatisch als eine Collection von `Category`-Instanzen erstellt. Beachten Sie, dass die Persistenz-Engine erwartet, dass alle für die Erstellung einer `Category`-Instanz erforderlichen Spalten von der Abfrage zurückgegeben werden, einschließlich aller Eigenschafts-, Komponenten- und Fremdschlüsselspalten – anderenfalls wird eine Exception geworfen. Spalten werden anhand des Namens im Resultset gesucht. In SQL müssten Sie vielleicht Aliase nehmen, um die gleichen Spaltennamen, wie sie in den Mapping-Metadaten Ihrer Entity definiert sind, zurückzugeben.

Wenn Ihre native SQL-Abfrage mehrere Entity- oder skalare Typen zurückgibt, müssen Sie ein explizites Resultset-Mapping anwenden. Eine Abfrage, die eine Collection von `Object[]`s zurückgibt, bei der in jedem Array der Index 0 eine `Item`-Instanz ist und Index 1 eine `User`-Instanz, kann zum Beispiel wie folgt geschrieben werden:

```
em.createNativeQuery("select " +
    "i.ITEM_ID, i.ITEM_PRICE, u.USERNAME, u.EMAIL " +
    "from ITEM i join USERS u where i.SELLER_ID = u.USER_ID",
    "ItemSellerResult");
```

Das letzte Argument, `ItemSellerResult`, ist der Name eines Resultat-Mappings, das Sie in Metadaten definieren (bei der Klasse oder global auf dem JPA XML-Level):

```
@SqlResultSetMappings({
    @SqlResultSetMapping(
        name = "ItemSellerResult",
        entities = {
            @EntityResult(entityClass = auction.model.Item.class),
            @EntityResult(entityClass = auction.model.User.class)
        }
    )
})
```

Dieses Resultset-Mapping funktioniert wahrscheinlich nicht für die hier gezeigte Abfrage – denken Sie daran, dass zum automatischen Mapping alle Spalten, die für die Instanziierung von `Item`- und `User`-Objekten erforderlich sind, in der SQL-Abfrage zurückgegeben werden müssen. Es ist unwahrscheinlich, dass die vier Spalten, die Sie zurückgeben, die einzigen persistenten Eigenschaften repräsentieren. Zum Zweck des Beispiels nehmen wir an, dass sie es sind und dass Ihr eigentliches Problem die Namen der Spalten im Resultset sind, die nicht zu den Namen der gemappten Spalten passen. Zuerst fügen Sie der SQL-Anweisung Aliase hinzu:

```
em.createNativeQuery("select " +
    "i.ITEM_ID as ITEM_ID, i.ITEM_PRICE as ITEM_PRICE, " +
    "u.USERNAME as USER_NAME, u.EMAIL as USER_EMAIL " +
    "from ITEM i join USERS u on i.SELLER_ID = u.USER_ID",
    "ItemSellerResult");
```

Als Nächstes nehmen Sie `@FieldResult` im Resultset-Mapping, um Aliase auf Felder der Entity-Instanzen zu mappen;

```
@SqlResultSetMapping(
name = "ItemSellerResult",
entities = {
    @EntityResult(
        entityClass = auction.model.Item.class,
        fields = {
          @FieldResult(name = "id", column = "ITEM_ID"),
          @FieldResult(name = "initialPrice", column = "ITEM_PRICE")
        }),
    @EntityResult(
        entityClass = auction.model.User.class,
        fields = {
          @FieldResult(name = "username", column = "USER_NAME"),
          @FieldResult(name = "email", column = "USER_EMAIL")
        })
})
```

Sie können auch Resultate mit skalaren Typen zurückgeben. Die folgende Abfrage gibt Auktionsartikel-Identifikatoren und die Zahl der Gebote für jeden Artikel zurück:

```
em.createNativeQuery("select " +
    "i.ITEM_ID as ITEM_ID, count(b.*) as NUM_OF_BIDS " +
    "from ITEM i join BIDS b on i.ITEM_ID = b.ITEM_ID " +
    "group by ITEM_ID",
    "ItemBidResult");
```

Das Resultset-Mapping enthält dieses Mal keine Entity-Resultat-Mappings, sondern nur Spalten:

```
@SqlResultSetMapping(
name = "ItemBidResult",
columns = {
    @ColumnResult(name = "ITEM_ID"),
    @ColumnResult(name = "NUM_OF_BIDS")
})
```

Das Resultat dieser Abfrage ist eine Collection von `Object[]`s mit zwei Feldern, beide mit einem numerischen Typ (höchstwahrscheinlich `long`). Wenn Sie Entities und skalare Typen im Abfrageergebnis mischen wollen, kombinieren Sie die `entities`- und `columns`-Attribute in einem `@SqlResultSetMapping`.

Schließlich sollten Sie noch berücksichtigen, dass die JPA-Spezifikation nicht erfordert, dass für native SQL-Abfragen das Binden benannter Parameter unterstützt wird. Hibernate unterstützt das jedoch.

Als Nächstes nehmen wir uns ein weiteres exotisches, aber praktische Hibernate-Feature vor (bei Java Persistence gibt es dafür keine Entsprechung): *Collection-Filter*.

15.3 Filtern von Collections

Sie könnten eine Abfrage durchführen wollen, die sich auf alle Elemente einer Collection bezieht. Sie haben beispielsweise ein `Item` und wollen alle Gebote für diesen speziellen Artikel auslesen, sortiert nach dem Zeitpunkt, an dem das Gebot erstellt wurde. Sie können eine sortierte oder geordnete Collection für diesen Zweck mappen, aber es gibt einen einfacheren Weg: Sie können eine Abfrage schreiben und wissen ja bereits, wie das geht:

```
session.createQuery("from Bid b where b.item = :givenItem" +
                    " order by b.created asc")
       .setEntity("givenItem", item);
```

Diese Abfrage funktioniert, weil die Assoziation zwischen Geboten und Artikeln bidirektional ist und jedes `Bid` sein `Item` kennt. In dieser Abfrage gibt es keinen Join; `b.item` bezieht sich auf die Spalte `ITEM_ID` in der Tabelle `BID`, und Sie setzen den Wert für den Vergleich direkt. Nehmen wir an, dass diese Assoziation unidirektional ist: `Item` hat eine Collection mit `Bids`, aber von `Bid` zu `Item` gibt es keine invertierte Assoziation. Sie können die folgende Abfrage ausprobieren:

```
select b from Item i join i.bids b
    where i = :givenItem order by b.amount asc
```

Diese Abfrage ist ineffizient: Sie arbeitet mit einem völlig unnötigen Join. Eine bessere und elegantere Lösung ist, einen *Collection-Filter* zu nehmen: Das ist eine spezielle Abfrage, die bei einer persistenten Collection (oder einem Array) eingesetzt werden kann. Dieser Filter wird allgemein genommen, um ein Resultat weiter einzugrenzen oder zu sortieren. Sie können ihn bei einem bereits geladenen `Item` und seiner Collection von Geboten anwenden:

```
List filteredCollection =
        session.createFilter( item.getBids(),
                              "order by this.created asc" ).list();
```

Dieser Filter ist äquivalent zu der ersten Abfrage dieses Abschnitts und führt zu einem identischen SQL. Die Methode `createFilter()` auf der `Session` erwartet zwei Argumente: eine persistente Collection (diese muss nicht initialisiert werden) und einen HQL-Abfrage-String. Abfrage mit Collection-Filtern haben eine implizite `FROM`-Klausel und eine implizite `WHERE`-Bedingung. Der Alias `this` bezieht sich implizit auf die Elemente der Collection von Geboten.

Die Collection-Filter von Hibernate werden nicht im Speicher ausgeführt. Die Collection von Geboten kann nicht initialisiert sein, wenn der Filter aufgerufen wird, und wenn das der Fall ist, bleibt sie auch nicht initialisiert. Filter können nicht bei transienten Collections oder Abfrageergebnissen eingesetzt werden, sondern nur bei einer persistenten Collection, auf die aktuell von einer dem Hibernate-Persistenzkontext angehängten Entity-Instanz referenziert wird. Der Begriff Filter ist in gewisser Weise irreführend, weil das Resultat des Filterns eine komplett neue und andere Collection ist; die ursprüngliche Collection bleibt unberührt.

Die einzige erforderliche Klausel einer SQL-Abfrage ist die `FROM`-Klausel. Weil ein Collection-Filter eine implizite `FROM`-Klausel enthält, ist das Folgende ein valider Filter:

```
List filteredCollection =
        session.createFilter( item.getBids(), "" ).list();
```

Zur großen Überraschung aller – einschließlich des Designers dieses Features – stellt sich dieser *triviale Filter* als sehr nützlich heraus. Sie können ihn nehmen, um Collection-Elemente zu paginieren:

```
List filteredCollection =
    session.createFilter( item.getBids(), "" )
            .setFirstResult(50)
            .setMaxResults(100)
            .list();
```

Normalerweise nehmen Sie für paginierte Abfragen jedenfalls ein `ORDER BY`.

Auch wenn Sie keine `FROM`-Klausel in einem Collection-Filter brauchen, können Sie auf Wunsch eine verwenden. Ein Collection-Filter muss noch nicht einmal Elemente der zu filternden Collection zurückgeben. Die nächste Abfrage gibt eine `Category` mit dem gleichen Namen wie eine Kategorie in der angegebenen Collection zurück:

```
String filterString =
  "select other from Category other where this.name = other.name";

List result =
    session.createFilter( cat.getChildCategories(), filterString )
            .list();
```

Die folgende Abfrage gibt eine Collection von `Users` zurück, die auf den Artikel geboten haben:

```
List result =
    session.createFilter( item.getBids(),
                          "select this.bidder" )
            .list();
```

Die nächste Abfrage gibt alle Gebote dieser Anwender zurück (einschließlich der Gebote für andere Artikel):

```
List result =
    session.createFilter(
        item.getBids(),
        "select elements(this.bidder.bids)"
    ).list();
```

Beachten Sie, dass diese Abfrage die spezielle SQL-Funktion `elements()` benutzt, um alle Elemente einer Collection zu projizieren.

All das macht eine Menge Spaß, doch der wichtigste Grund für das Vorhandensein von Collection-Filtern ist, dass die Applikation damit einige Elemente einer Collection auslesen kann, ohne die ganze Collection zu initialisieren. Im Falle großer Collections ist das für eine akzeptable Performance wichtig. Die folgende Abfrage liest alle Gebote aus, die ein Anwender in der vergangenen Woche gemacht hat:

```
List result =
    session.createFilter( user.getBids(),
                          "where this.created > :oneWeekAgo" )
           .setTimestamp("oneWeekAgo", oneWeekAgo)
           .list();
```

Wieder wird damit die `bids`-Collection des `Users` nicht initialisiert.

Abfragen – egal in welcher Sprache oder mit welcher API sie geschrieben sind – sollten immer getunet werden, um wie erwartet zu arbeiten, bevor Sie sich entscheiden, sie mit dem optionalen *Abfrage-Cache* zu beschleunigen.

15.4 Caching der Abfrageergebnisse

Wir haben in Kapitel 13, Abschnitt 13.3 „Grundlagen des Caching", über den Second-level Cache und die allgemeine Cache-Architektur von Hibernate gesprochen. Sie wissen, dass der Second-level Cache ein gemeinsam genutzter Daten-Cache ist und dass Hibernate versucht, Daten durch einen Lookup in diesem Cache aufzulösen, sobald Sie auf einen nicht geladenen Proxy oder eine Collection zugreifen wollen, oder wenn Sie ein Objekt anhand seines Identifikators laden (dabei handelt es sich aus Sicht des Second-level Caches immer um Identifikator-Lookups). Abfrageergebnisse werden dagegen als Default nicht gecachet.

Manche Abfragen arbeiten abhängig davon, wie Sie eine Abfrage ausführen, immer noch mit dem Second-level Cache. Wenn Sie beispielsweise beschließen, eine Abfrage mit `iterate()` auszuführen, wie wir es im vorigen Kapitel gezeigt haben, werden nur die Primärschlüssel von Entities aus der Datenbank ausgelesen, und nach Entity-Daten wird über den First-level Cache gesucht – und falls er für eine bestimmte Entity aktiviert ist, auch im Second-level Cache. Wir haben auch gefolgert, dass diese Option nur sinnvoll ist, wenn der Second-level Cache aktiviert ist, weil eine Optimierung von Lesevorgängen bei Spalten normalerweise nicht die Performance beeinflusst.

Das Caching von Abfrageergebnissen ist ein völlig anderes Thema. Der Cache für Abfrageergebnisse ist als Default deaktiviert, und jede HQL-, JPA QL-, SQL- und `Criteria`-Abfrage wendet sich zuerst an die Datenbank. Wir zeigen Ihnen zuerst, wie Sie den Cache für die Abfrageergebnisse aktivieren und wie er funktioniert. Anschließend gehen wir darauf ein, warum er deaktiviert ist und warum nur wenige Abfragen von einem Caching der Resultate profitieren.

15.4.1 Aktivieren des Caches für das Abfrageergebnis

Der Abfrage-Cache muss anhand einer Hibernate-Konfigurationseigenschaft aktiviert werden:

```
hibernate.cache.use_query_cache = true
```

Allerdings reicht diese Einstellung alleine nicht aus, damit Hibernate Abfrageergebnisse cachet. Defaultmäßig wird der Cache immer von allen Abfragen ignoriert. Um das Caching von Abfragen für eine bestimmte Abfrage zu aktivieren (damit deren Resultate dem Cache hinzugefügt werden und damit sie ihre Resultate *aus* dem Cache holt), nehmen Sie das Interface `org.hibernate.Query`.

```
Query categoryByName =
    session.createQuery("from Category c where c.name = :name");
categoryByName.setString("name", categoryName);
categoryByName.setCacheable(true);
```

Die Methode `setCachable()` aktiviert den Resultat-Cache. Sie steht auch in der `Criteria`-API zur Verfügung. Wenn Sie das Caching der Resultate für eine `javax.persistence.Query` aktivieren wollen, verwenden Sie `setHint("org.hibernate.cacheable", true)`.

15.4.2 Funktionsweise des Abfrage-Caches

Wenn eine Abfrage zum ersten Mal ausgeführt wird, werden deren Resultate in einem Cache-Bereich gecachet – dieser Bereich unterscheidet sich von jedem anderen Entity- oder Collection-Cache-Bereich, den Sie vielleicht schon konfiguriert haben. Der Bereich heißt standardmäßig `org.hibernate.cache.QueryCache`.

Sie können den Cache-Bereich für eine bestimmte Abfrage mit der Methode `setCacheRegion()` ändern:

```
Query categoryByName =
    session.createQuery("from Category c where c.name = :name");
categoryByName.setString("name", categoryName);
categoryByName.setCacheable(true);
categoryByName.setCacheRegion("my.Region");
```

Das ist selten erforderlich; Sie nehmen nur dann einen anderen Cache-Bereich für manche Abfragen, wenn Sie eine andere Bereichskonfiguration brauchen – um beispielsweise den Speicherverbrauch des Abfrage-Caches feinstufiger begrenzen zu können.

Der Standardbereich für den Cache des Abfrageergebnisses enthält die SQL-Anweisungen (einschließlich aller gebundenen Parameter) und das Resultset aller SQL-Anweisungen. Das ist allerdings nicht das vollständige SQL-Resultset. Wenn das Resultset Entity-Instanzen enthält (die vorigen Beispielabfragen geben `Category`-Instanzen zurück), stehen nur die Identifikatorwerte im Resultset-Cache. Die Datenspalten jeder Entity werden aus dem Resultset geräumt, wenn es in den Cache-Bereich gelegt wird. Also bedeutet der Zugriff auf den Caches des Abfrageergebnisses, dass Hibernate bei den vorigen Abfragen einige `Category`-Identifikatorwerte finden wird.

Der Bereich des Second-level Caches, `auction.model.Category`, ist (zusammen mit dem Persistenzkontext) verantwortlich dafür, die Zustände der Entities zu cachen. Das ist so wie bei der Lookup-Strategie `iterate()`, die bereits erklärt wurde. Wenn Sie also Abfragen bei Entities durchführen und beschließen, das Caching zu aktivieren, sollten Sie darauf achten, dass Sie auch den regulären Second-level Cache für diese Entities aktiviert haben. Falls nicht, könnten am Ende sogar noch *mehr* Datenbankzugriffe herauskommen, nachdem Sie den Abfrage-Cache aktiviert haben.

Wenn Sie das Resultat einer Abfrage cachen, die keine Entity-Instanzen zurückgibt, sondern nur die entsprechenden skalaren Werte (zum Beispiel Namen und Preise von Artikeln), werden diese Werte direkt im Cache des Abfrageergebnisses abgelegt.

Wenn der Abfrageergebnis-Cache in Hibernate aktiviert ist, ist ein anderer, ebenfalls immer erforderlicher Cache-Bereich auch vorhanden: `org.hibernate.cache.UpdateTimestampsCache`. Dies ist ein Cache-Bereich, der von Hibernate intern benutzt wird.

Hibernate arbeitet mit dem Zeitstempelbereich, um zu entscheiden, ob ein gecacheter Abfrage-Resultset verfallen ist. Wenn Sie eine Abfrage erneut ausführen, bei der Caching aktiviert ist, sucht Hibernate im Zeitstempel-Cache nach dem Zeitstempel, wann zuletzt ein Insert, Update oder Delete bei den abgefragten Tabellen durchgeführt wurde. Wenn der gefundene Zeitstempel älter ist als derjenige der gecacheten Abfrageergebnisse, werden die gecacheten Resultate verworfen und eine neue Abfrage erfolgt. Das garantiert, dass Hibernate das gecachete Abfrageergebnis nicht verwendet, wenn eine an der Abfrage beteiligte Tabelle aktualisierte Daten enthält; dann könnte das gecachete Resultat von daher verfallen sein. Für die besten Resultate sollten Sie den Zeitstempelbereich so konfigurieren, dass der Update-Zeitstempel für eine Tabelle nicht aus dem Cache verfällt, während Abfrageergebnisse aus diesen Tabellen immer noch in einem der anderen Bereiche gecachet werden. Der einfachste Weg ist, das Verfallen (*expiry*) für den Cache-Bereich für den Zeitstempel in der Konfiguration des Providers für Ihren Second-level Cache abzuschalten.

15.4.3 Wann sollte der Abfrage-Cache benutzt werden?

Der Löwenanteil der Abfragen profitiert nicht vom Resultat-Caching. Das mag überraschend klingen, sollte man doch denken, es wäre immer eine gute Sache, möglichst wenig auf die Datenbank zuzugreifen. Es gibt zwei gute Gründe, warum das verglichen mit der Objektnavigation oder dem Auslesen über den Identifikator bei bestimmten Abfragen nicht immer der Fall ist.

Zuerst müssen Sie sich fragen, wie oft Sie die gleiche Abfrage wiederholt durchführen werden. Zugegeben, Sie haben in Ihrer Applikation vielleicht ein paar Abfragen, die immer wieder drankommen, bei denen exakt die gleichen Argumente an Parameter gebunden sind und die die gleiche, automatisch generierte SQL-Anweisung enthalten. Wir betrachten das als seltenen Fall, doch wenn Sie sicher sind, dass eine Abfrage wiederholt durchgeführt wird, macht sie das zu einem guten Kandidaten für das Resultat-Caching.

Zweiten kann das Caching von Abfragen für Applikationen, die viele Abfragen und wenige Inserts, Deletes oder Updates durchführen, die Performance und Skalierbarkeit verbessern. Wenn die Applikation andererseits viele Schreibvorgänge durchführt, wird der Abfrage-Cache nicht effizient genutzt. Hibernate lässt ein gecachetes Abfrage-Resultset verfallen, sobald es *irgendein* Insert, Update oder Delete *irgendeiner* Tabellenzeile gibt, die im gecacheten Abfrageergebnis enthalten ist. Das bedeutet, dass gecachete Resultate nur eine kurze Lebensdauer haben können, und auch wenn eine Abfrage wiederholt vorgenommen wird, könnte ein gecachetes Resultat aufgrund zeitgleicher Modifikationen der gleichen Daten (der gleichen Tabellen) nicht verwendet werden.

Bei vielen Abfragen ist der Vorteil des Abfrageergebnis-Caches gleich Null oder wirkt sich zumindest nicht wie von Ihnen erwartet aus. Doch ein Sonderfall von Abfragen kann außerordentlich vom Resultat-Caching profitieren.

15.4.4 Cache-Lookups von natürlichen Identifikatoren

Nehmen wir an, dass Sie eine Entity mit einem natürlichen Schlüssel haben. Wir sprechen nicht über einen natürlichen Primärschlüssel, sondern über einen *Business Key*, der für ein einziges Attribut (oder verbundene Attribute) Ihrer Entity gilt. Der Login-Name eines Anwenders kann beispielsweise ein eindeutiger Business Key sein, wenn er unveränderbar ist. Das ist der Schlüssel, den wir immer als perfekt für die Implementierung einer guten `equals()`-Routine zur Objektgleichheit identifiziert haben. Sie finden Beispiele solcher Schlüssel in „Gleichheit durch einen Business Key implementieren" in Kapitel 9, Abschnitt 9.2.3.

Normalerweise mappen Sie die Attribute, die Ihren natürlichen Schlüssel bilden, in Hibernate als reguläre Eigenschaften. Sie können einen `unique`-Constraint auf Datenbanklevel aktivieren, um diesen Schlüssel zu repräsentieren. Wenn Sie beispielsweise die `User`-Klasse betrachten, können Sie beschließen, dass `username` und `emailAddress` den Business Key bilden:

```
<class name="User">
    <id name="id".../>

    <property name="username" unique-key="UNQ_USERKEY"/>
    <property name="emailAddress" unique-key="UNQ_USERKEY"/>
    ...
</class>
```

Dieses Mapping aktiviert auf Datenbanklevel einen eindeutigen Schlüssel-Constraint, der zwei Spalten umfasst. Nehmen wir außerdem an, dass die Eigenschaften der Business Keys unveränderbar sind. Das ist unwahrscheinlich, weil Sie ja wohl den Anwendern erlauben, ihre E-Mail-Adressen zu aktualisieren, doch die Funktionalität, die wir jetzt präsentieren, ist nur sinnvoll, wenn Sie mit einem unveränderbaren Business Key arbeiten. Sie mappen die Unveränderbarkeit wie folgt:

```
<class name="User">
    <id name="id".../>

    <property name="username"
              unique-key="UNQ_USERKEY"
              update="false"/>
```

```
        <property name="emailAddress"
                  unique-key="UNQ_USERKEY"
                  update="false"/>
        ...
    </class>
```

Sie können sie auch mit `<natural-id>` mappen, um Cache-Lookups anhand der Business Keys einzusetzen:

```
    <class name="User">
        <id name="id".../>

        <cache usage="read-write"/>

        <natural-id mutable="false">
            <property name="username"/>
            <property name="emailAddress"/>
        </natural-id>
        ...
    </class>
```

Diese Gruppierung aktiviert automatisch die Generierung eines eindeutigen Schlüssel-SQL-Constraints, der alle gruppierten Eigenschaften umfasst. Wenn das Attribut `mutable` auf `false` gesetzt ist, verhindert das auch die Aktivierung der gemappten Spalten. Sie können diesen Business Key nun für Cache-Lookups verwenden:

```
Criteria crit = session.createCriteria(User.class);

crit.add( Restrictions.naturalId()
            .set("username", "johndoe")
            .set("emailAddress", "jd@hibernate.org")
        );
crit.setCacheable(true);

User result = (User) crit.uniqueResult();
```

Diese `Criteria`-Abfrage findet ein bestimmtes `User`-Objekt anhand des Business Keys. Es führt zu einem Lookup im Second-level Cache anhand des Business Keys – denken Sie daran, dass dies normalerweise ein Lookup anhand des Primärschlüssels ist und nur für ein Auslesen über den primären Identifikator möglich ist. Mit dem Mapping des Business Keys und der `Criteria`-API können Sie diesen speziellen Lookup im Second-level Cache anhand des Business Keys ausdrücken.

In Hibernate gibt es, während wir dies schreiben, keine Erweiterungs-Annotation für ein Mapping natürlicher Identifikatoren; und HQL unterstützt kein äquivalentes Schlüsselwort für ein Lookup anhand des Business Keys.

Aus unserer Sicht ist das Second-level Caching ein wichtiges Feature, doch es ist nicht die erste Wahl, wenn die Performance optimiert werden soll. Fehler im Design von Abfragen oder ein unnötig komplexer Teil Ihres Objektmodells können nicht verbessert werden, wenn man das mit der Haltung „Einfach alles cachen" angeht. Wenn eine Applikation eine akzeptable Performance nur mit einem Hot Cache bringt (also einem vollen Cache nach mehreren Stunden oder Tagen Laufzeit), sollte sie auf grundlegende Designfehler, nicht-performante Abfragen und n+1 selects-Probleme hin untersucht werden. Bevor Sie beschließen, irgendeine der hier erklärten Optionen für den Abfrage-Cache zu aktivieren, sollten Sie zuerst Ihre Applikation anhand des Leitfadens überprüfen und tunen, den Sie in Kapitel 13, Abschnitt 13.2.5 „Schrittweise Optimierung", finden.

15.5 Zusammenfassung

In diesem Kapitel haben Sie programmatisch Abfragen mit den `Criteria`- und `Example`-APIs von Hibernate generiert. Wir haben uns ebenfalls eingebettete und ausgelagerte SQL-Abfragen angeschaut und wie Sie das Resultset einer SQL-Abfrage automatisch auf praktischere Business-Objekte mappen können. Java Persistence unterstützt auch natives SQL und standardisiert, wie Sie das Resultset von externalisierten SQL-Abfragen mappen können.

Zum Schluss haben wir uns mit dem Cache der Abfrageergebnisse beschäftigt und ausgeführt, warum er nur in bestimmten Situationen nützlich ist.

Die Tabelle 15.1 zeigt eine Zusammenfassung zum Vergleich von nativen Hibernate-Features und Java Persistence.

Tabelle 15.1 Vergleich zwischen Hibernate und JPA für Kapitel 15

Hibernate Core	**Java Persistence und EJB 3.0**
Hibernate unterstützt die leistungsfähigen `Criteria`- und `Example`-APIs zur programmatischen Abfrage-Generierung.	Einige QBC- und QBE-APIs werden in einer zukünftigen Version des Standards erwartet.
Hibernate verfügt über flexible Mapping-Optionen für eingebettete und ausgelagerte SQL-Abfragen mit einem automatischen Marshalling von Resultsets.	Java Persistence standardisiert SQL-Einbettung und -Mapping und unterstützt Resultset-Marshalling.
Hibernate unterstützt eine Collection-Filter-API.	Im Java Persistence Standard gibt es keine Collection-Filter-API.
Hibernate kann Abfrageergebnisse cachen.	Ein Hibernate-spezifischer Abfragehint kann zum Cachen von Abfrageergebnissen benutzt werden.

Im nächsten Kapitel fügen wir alle Teile zusammen und konzentrieren uns auf das Design und die Architektur von Applikationen mit Hibernate-, Java Persistence- und EJB 3.0-Komponenten. Wir werden auch einen Unit-Test einer Hibernate-Applikation machen.

16

16 Erstellen und Testen von mehrschichtigen Applikationen

Die Themen dieses Kapitels:

- Erstellen mehrschichtiger Applikationen
- Gemanagte Komponenten und Dienste
- Strategien für Integrationstests

Hibernate ist so ausgelegt, dass es in jedem nur erdenklichen Architektur-Szenario verwendet werden kann. Hibernate kann in einem Servlet-Container laufen oder mit Frameworks für Webapplikationen wie Struts, WebWork oder Tapestry oder innerhalb eines EJB-Containers genutzt werden oder auch dafür, persistente Daten in einer Java Swing Applikation zu verwalten.

Selbst mit – vielleicht auch gerade wegen – all diesen Optionen ist es manchmal schwer, genau zu erkennen, wie Hibernate in eine bestimmte Java-basierte Architektur integriert werden sollte. Sie müssen zwangsläufig infrastrukturellen Code schreiben, damit Hibernate zu Ihrem eigenen Applikationsdesign passt. In diesem Kapitel beschreiben wir verbreitete Java-Architekturen und zeigen, wie Hibernate in jedes Szenario integriert werden kann.

Wir besprechen, wie Sie Schichten in einer typischen, auf Request/Response basierenden Webapplikation designen und erstellen sowie Code je nach Funktionalität getrennt halten können. Anschließend stellen wir Java EE Dienste und EJBs vor und zeigen, wie Sie sich das Leben mit gemanagten Komponenten erleichtern und das Programmieren von Infrastruktur reduzieren können, das anderenfalls erforderlich wäre.

Schließlich gehen wir davon aus, dass Sie Ihre mehrschichtige Applikation mit oder ohne gemanagte Komponenten auch testen wollen. Heute gehören Testläufe zu den besonders wichtigen Aktivitäten bei der Arbeit eines Entwicklers. Schnelle Turnaround-Zeiten und hohe Produktivität (ganz zu schweigen von der Qualität der Software) sind nur mit den richtigen Tools und Strategien möglich. Wir schauen uns anhand von *TestNG*, unseres momentanen Lieblings-Tools zum Testen von Frameworks die Unit-, Integrations- und funktionalen Tests an.

Beginnen wir mit dem Beispiel einer typischen Webapplikation.

16.1 Hibernate in einer Webapplikation

In Kapitel 1 haben wir betont, wie wichtig ein diszipliniert vorgenommenes *Layering* (Aufteilung in Schichten) von Applikationen ist. Durch dieses Layering können Funktionsbereiche getrennt gehalten werden, und damit wird der Code leichter lesbar, weil Code, der ähnliche Dinge macht, in Gruppen zusammengefasst werden kann. Layering hat allerdings seinen Preis. Jede zusätzliche Schicht steigert die Menge an Code, die erforderlich ist, um einen einfachen Bestandteil der Funktionalität zu implementieren – und mehr Code führt dazu, dass die Funktionalität schwerer zu verändern ist.

In diesem Abschnitt zeigen wir Ihnen, wie Hibernate in einer typischen mehrschichtigen Applikation integriert wird. Wir gehen davon aus, dass Sie eine einfache Webapplikation mit Java-Servlets schreiben wollen. Wir brauchen einen einfachen Use Case der CaveatEmptor-Applikation, um diese Ideen zu demonstrieren.

16.1.1 Der Use Case für eine mehrschichtige Applikation

Wenn ein Anwender ein Gebot für einen Artikel abgibt, muss CaveatEmptor die folgenden Aufgaben durchführen (alle in einem einzigen Request):

1. Prüfen, ob der vom Anwender eingegebene Betrag größer ist als der maximale Betrag der für den Artikel bereits vorhandenen Gebote.
2. Prüfen, ob die Auktion nicht bereits zu Ende ist.
3. Ein Gebot für den Artikel erstellen.
4. Den Anwender über das Ergebnis dieser Aufgaben informieren.

Wenn eine der beiden Prüfungen fehlschlägt, sollte der Anwender über den Grund informiert werden; wenn beide erfolgreich sind, sollte der Anwender erfahren, dass er sein Gebot erfolgreich abgegeben hat. Diese Checks sind die Business-Regeln. Wenn während des Zugriffs auf die Datenbank etwas verkehrt läuft, sollten die Anwender informiert werden, dass das System momentan nicht verfügbar ist (eine Sache der Infrastruktur).

Schauen wir, wie Sie das in einer Webapplikation implementieren können.

16.1.2 Einen Controller schreiben

Die meisten Java-Webapplikationen arbeiten mit irgendeiner Art des *Model-View-Controller*-Applikations-Frameworks (MVC); auch viele, die mit reinen Servlets arbeiten, folgen dem MVC-Muster, indem sie mit Templates den Präsentations-Code implementieren, die Steuerungslogik der Applikation in ein oder mehrere Servlets separieren.

Sie werden nun ein solches Controller-Servlet schreiben, das den weiter oben vorgestellten Use Case implementiert. Beim MVC-Ansatz schreiben Sie den Code, der den Use Case „Gebot abgeben" implementiert, in die `execute()`-Methode einer Action namens `PlaceBidAction`. Wir setzen irgendein Web-Framework voraus und zeigen von daher nicht, wie man Request-Parameter liest oder wie man auf die nächste Seite weiterleitet. Der hier gezeigte Code kann sogar die Implementierung einer `doPost()`-Methode eines reinen Servlets sein.

Beim ersten Versuch, einen solchen Controller zu schreiben (siehe Listing 16.1), werden alle Funktionsbereiche an einen Ort gepackt – es gibt keine Schichten.

Listing 16.1 Implementierung eines Use Cases durch eine `execute()`-Methode

```
public void execute() {

    Long itemId = ...           // Wert aus Request holen
    Long userId = ...           // Wert aus Request holen
    BigDecimal bidAmount = ...  // Wert aus Request holen
    Transaction tx = null;
    try {
        Session session =       ❶
            HibernateUtil.getSessionFactory().getCurrentSession();

        tx = session.beginTransaction();

        // Angeforderten Artikel laden
        Item item = (Item) session.load(Item.class, itemId);  ❷

        // Prüfen, ob Auktion noch valide ist
        if ( item.getEndDate().before( new Date() ) ) {  ❸
          ...     // Weiter zur Fehlerseite
        }

        // Gebotsbetrag prüfen
        Query q =  ❹
            session.createQuery("select max(b.amount)" +
                                " from Bid b where b.item = :item");
        q.setEntity("item", item);
        BigDecimal maxBidAmount = (BigDecimal) q.uniqueResult();
        if (maxBidAmount.compareTo(bidAmount) > 0) {
          ...     // Weiter zur Fehlerseite
        }

        // Dem Artikel neues Gebot hinzufügen
        User bidder = (User) session.load(User.class, userId);  ❺
        Bid newBid = new Bid(bidAmount, item, bidder);
        item.addBid(newBid);

        ...     // Neues Gebot in Request-Kontext legen  ❻

        tx.commit();  ❼
        ...     // Weiter zur Success-Seite

    } catch (RuntimeException ex) {  ❽
        if (tx != null) tx.rollback();
        throw ex;
    }
}
```

❶ Sie bekommen eine `Session` über den aktuellen Persistenzkontext und starten dann eine Datenbank-Transaktion. Wir haben in Kapitel 2, Abschnitt 2.1.3 „Build einer

SessionFactory“, die Klasse `HibernateUtil` eingeführt und den Geltungsbereich des Persistenzkontexts in Kapitel 11, Abschnitt 11.1 „Propagation der Hibernate-Session“, besprochen. Bei der aktuellen `Session` wird eine neue Datenbank-Transaktion gestartet.

❷ Sie laden das `Item` anhand seines Identifikator-Werts aus der Datenbank.

❸ Wenn das Enddatum der Auktion vor dem aktuellen Datum liegt, leiten Sie an die Fehlerseite weiter. Normalerweise ist hier ein ausgefeilteres Error Handling mit einer aussagekräftigen Fehlermeldung für diese Exception erforderlich.

❹ Über eine HQL-Abfrage prüfen Sie, ob es in der Datenbank ein höheres Gebot für den aktuellen Artikel gibt. Falls ja, leiten Sie auf eine Fehlermeldung weiter.

❺ Wenn alle Checks erfolgreich sind, platzieren Sie das neue Gebot, indem Sie es dem Artikel hinzufügen. Sie brauchen es nicht manuell zu speichern – es wird über die transitive Persistenz gespeichert (vom `Item` zum `Bid` kaskadierend).

❻ Die neue `Bid`-Instanz muss in einer Variablen gespeichert werden, die über die folgende Seite zugänglich ist, damit Sie sie dem Anwender anzeigen können. Sie können ein Attribut im Request-Kontext des Servlets dafür verwenden.

❼ Durch Committen der Datenbank-Transaktion wird der aktuelle Zustand der `Session` an die Datenbank geflusht und die aktuelle `Session` automatisch geschlossen.

❽ Wenn eine `RuntimeException` geworfen wird, entweder von Hibernate oder einem anderen Dienst, nehmen Sie die Transaktion zurück und werfen die Exception erneut, damit sie außerhalb des Controllers entsprechend abgewickelt wird.

Das Erste, was an diesem Code verkehrt läuft, ist das Durcheinander, das von all dem Transaktions- und Exception-Handling-Code verursacht wird. Weil dieser Code normalerweise für alle Actions identisch ist, können Sie ihn irgendwo zentralisieren. Eine Option ist, ihn in der `execute()`-Methode einer abstrakten Superklasse Ihrer Actions zu platzieren. Sie haben auch ein Problem mit der *lazy Initialisierung*, wenn Sie auf das neue Gebot auf der `success`-Seite zugreifen, indem Sie sie es zur Darstellung aus dem Request-Kontext herausziehen: Der Persistenzkontext von Hibernate ist geschlossen, und Sie können keine *lazy* Collections oder Proxys mehr laden.

Fangen wir damit an, dieses Design aufzuräumen und die Arbeit mit Schichten vorzustellen. Der erste Schritt besteht darin, Lazy Loading bei der `success`-Seite zu aktivieren, indem das *Open Session in View*-Muster implementiert wird.

16.1.3 Das Entwurfsmuster Open Session in View

Die Motivation hinter dem *Open Session in View*(OSIV)-Muster ist, dass die View Informationen aus Business-Objekten zieht, indem das Objektnetzwerk (beginnend bei einem detached Objekt) navigiert wird – beispielsweise der neu erstellen `Bid`-Instanz, die durch Ihre Action in den Request-Kontext platziert wurde. Die View – das heißt, die zu rendernde und darzustellende Seite – greift auf dieses detached Objekt zu, um die Inhaltsdaten für die Seite zu bekommen.

Bei einer Hibernate-Applikation kann es nicht-initialisierte Assoziationen (Proxys oder Collections) geben, die traversiert werden müssen, während die View gerendert wird. In diesem Beispiel kann die View alle vom Bieter verkauften Artikel auflisten (als Teil eines Übersichtsfensters), indem `newBid.getBidder().getItems().iterator()` aufgerufen wird. Das ist ein seltener Fall, aber doch ein valider Zugriff. Weil die `items`-Collection des `Users` nur on demand geladen wird (das Default-Verhalten von Hibernate für *lazy* Assoziationen und Collections), wird sie an diesem Punkt noch nicht initialisiert. Sie können keine nicht-initialisierten Proxys und Collections einer Entity-Instanz laden, die sich im detached Zustand befindet.

Wenn die Hibernate-`Session` und damit auch der Persistenzkontext immer am Ende der `execute()`-Methode der Action geschlossen wird, wirft Hibernate eine `LazyInitializationException`, wenn auf diese nicht geladene Assoziation (oder Collection) zugegriffen wird. Der Persistenzkontext steht nicht mehr länger zur Verfügung, und darum kann Hibernate die *lazy* Collection nicht mehr beim Zugriff laden.

FAQ

Warum kann Hibernate keine neue Session öffnen, wenn es Objekte lazy laden muss?

Die Hibernate-`Session` ist der Persistenzkontext, der Geltungsbereich der Objektidentität. Hibernate garantiert, dass es in einem Persistenzkontext höchstens eine Repräsentation einer bestimmten Datenbankzeile im Speicher gibt. Das Öffnen einer `Session` on demand und hinter den Kulissen würde ebenfalls einen neuen Persistenzkontext erstellen, und alle Objekte, die in diesem Identitätsgeltungsbereich geladen werden, würden potenziell mit Objekten in Konflikt geraten, die in den originalen Persistenzkontext geladen werden. Sie können keine Daten on demand laden, wenn sich ein Objekt außerhalb des garantierten Geltungsbereichs der Objektidentität befindet, wenn es also detached ist. Andererseits können Sie Daten laden, solange sich die Objekte im persistenten Zustand befinden und von einer `Session` gemanagt werden, auch wenn die originale Transaktion committet worden ist. In einem solchen Szenario müssen Sie den Autocommit-Modus aktivieren (siehe Kapitel 10, Abschnitt 10.3 „Nichttransaktionaler Datenzugriff"). Wir empfehlen, dass Sie den Autocommit-Modus in einer Webapplikation nicht verwenden; es ist deutlich einfacher, die originale `Session` *und* Transaktion zu erweitern, damit diese den ganzen Request umfassen. Bei Systemen, bei denen Sie nicht einfach eine Transaktion beginnen und enden lassen können, wenn Objekte on demand innerhalb einer `Session` geladen werden müssen (wie bei Swing-Desktop-Applikationen, die mit Hibernate arbeiten), ist der Autocommit-Modus hilfreich.

Eine erste Lösung wäre sicherzustellen, dass alle erforderlichen Assoziationen und Collections vollständig initialisiert sind, bevor man an den View weiterleitet (das besprechen wir später). Doch ein bequemerer Ansatz in einer zweischichtigen Architektur mit einer einzigen Präsentations- und Persistenzschicht ist, den Persistenzkontext offen zu lassen, bis die View komplett gerendert ist.

Durch das OSIV-Muster können Sie einen Hibernate-Persistenzkontext pro Request haben, der das Rendern der View und potenziell mehrere Action-`execute()`s umfasst. Die Implementierung ist ebenfalls einfach – zum Beispiel mit einem Servlet-Filter:

```
public class HibernateSessionRequestFilter implements Filter {

  private SessionFactory sf;
```

```
    private static Log log = ...;

    public void doFilter(ServletRequest request,
                         ServletResponse response,
                         FilterChain chain)
            throws IOException, ServletException {

      try {
          // Beginn der Datenbank-Transaktion
          sf.getCurrentSession().beginTransaction();
          // Nächsten Filter aufrufen (Request-Verarbeitung fortsetzen)
          chain.doFilter(request, response);
          // Datenbank-Transaktion committen
          sf.getCurrentSession().getTransaction().commit();

      } catch (Throwable ex) {
          // Nur Rollback
          try {
              if (sf.getCurrentSession().getTransaction().isActive())
                  sf.getCurrentSession().getTransaction().rollback();
          } catch (Throwable rbEx) {
              log.error("Could not rollback after exception!", rbEx);
              rbEx.printStackTrace();
          }

          // Sollen andere sich drum kümmern ...
          throw new ServletException(ex);
      }
    }
    public void init(FilterConfig filterConfig)
                    throws ServletException {
        sf = HibernateUtil.getSessionFactory();
    }

    public void destroy() {}
}
```

Dieser Filter agiert als Interceptor für Servlet-Requests. Er läuft jedes Mal, wenn ein Request auf den Server zugreift, und muss verarbeitet werden. Er braucht beim Startup die `SessionFactory` und bekommt sie von der Hilfsklasse `HibernateUtil`. Wenn der Request eintrifft, starten Sie eine Datenbank-Transaktion und öffnen einen neuen Persistenzkontext. Nachdem der Controller ausgeführt und die View gerendert wurde, committen Sie die Datenbank-Transaktion. Dank des automatischen Bindens und Propagierens der Hibernate-`Session` ist dies ebenfalls automatisch der Geltungsbereich des Persistenzkontexts.

Das Exception-Handling ist in diesem Interceptor ebenfalls zentralisiert und gekapselt. Es bleibt Ihnen überlassen, mit welcher Exception Sie gerne der Rollback der Datenbank-Transaktion ausgelöst werden soll; `Throwable` ist die Variante, die alles fängt, was bedeutet, dass sogar geworfene `Errors` und nicht nur `Exceptions` und `RuntimeExceptions` zu einem Rollback führen. Beachten Sie, dass der eigentliche Rollback ebenfalls eine Fehlermeldung oder eine Exception werfen kann – achten Sie immer darauf (indem Sie beispielsweise den Stack Trace ausgeben), dass diese sekundäre Exception nicht das ursprüngliche Problem verdeckt oder verschluckt, das zu dem Rollback geführt hat.

Der Controller-Code ist nun frei vom Handling für Transaktionen und Exceptions und sieht schon deutlich besser aus:

```
public void execute() {

    // Werte aus Request holen
```

```
        Session session =
            HibernateUtil.getSessionFactory().getCurrentSession();

          // Angeforderten Artikel laden
          // Prüfen, ob Auktion noch valide ist
          // Gebotsbetrag prüfen
          // Artikel neues Gebot hinzufügen
          // Neues Gebot in Geltungsbereich für nächste Seite abgeben
          // Weiter zur Success-Seite
    }
```

Die aktuelle `Session`, die von der `SessionFactory` zurückgegeben wird, hat den gleichen Persistenzkontext, der nun für den Interceptor gilt, der diese Methode (und das Rendern der Ergebnisseite) wrappt.

Schlagen Sie in der Dokumentation Ihres Web-Containers nach, wie Sie diese Filter-Klasse als Interceptor für bestimmte URLs aktivieren. Wir empfehlen, sie nur für URLs anzuwenden, die während der Ausführung einen Datenbankzugriff benötigen. Andernfalls werden für jeden HTTP-Request bei Ihrem Server eine Datenbank-Transaktion und eine Hibernate-`Session` gestartet. Das kann den Pool der Datenbankverbindungen möglicherweise erschöpfen, auch wenn keine SQL-Anweisungen an den Datenbank-Server geschickt werden.

Sie können dieses Muster auf beliebige Weise implementieren, solange Sie die Möglichkeit haben, Requests abzufangen und Code um Ihren Controller zu wrappen. Viele Web-Frameworks enthalten native Interceptoren; Sie sollten das nutzen, was Ihnen am ehesten zusagt. Die hier gezeigte Implementierung mit einem Servlet-Filter ist nicht problemlos.

Die an Objekten in der `Session` vorgenommenen Änderungen werden in unregelmäßigen Abständen an die Datenbank geflusht und auch zum Schluss, wenn die Transaktion committet wird. Der Transaktions-Commit kann geschehen, nachdem die View gerendert worden ist. Das Problem ist die Puffergröße der Servlet-Engine: Wenn die Inhalte der View die Puffergröße übersteigen, könnte der Puffer geflusht und die Inhalte an den Client geschickt werden. Der Puffer kann viele Male geflusht werden, wenn der Inhalt gerendert wird, doch der erste Flush schickt auch den Status-Code des HTTP-Protokolls. Wenn die SQL-Anweisungen bei Hibernate eine Constraint-Verletzung in der Datenbank flushen/committen, hat der Anwender vielleicht schon einen erfolgreichen Output gesehen! Sie können den Status-Code (nehmen Sie zum Beispiel einen `500 Internal Server Error`) nicht ändern; er ist bereits an den Client geschickt worden (als `200 OK`).

Es gibt mehrere Wege, wie man diese seltene Exception verhindern kann: Passen Sie die Puffergröße Ihrer Servlets an oder flushen Sie die `Session`, bevor die Um/Weiterleitung zum View passiert. Manche Web-Frameworks füllen den Response-Puffer nicht sofort mit gerenderten Inhalten – sie benutzen ihren eigenen Puffer und flushen ihn nur mit der Response, nachdem die View komplett gerendert worden ist. Also betrachten wir dies als ein Problem des Programmierens mit reinen Java-Servlets.

Machen wir mit dem Aufräumen des Controllers weiter und extrahieren die Business-Logik in die Business-Schicht.

16.1.4 Design von smarten Domain-Modellen

Die dem MVC-Muster zugrunde liegende Idee ist, dass Steuerungslogik (in der Beispiel-Applikation ist es die des Seitenflusses), View-Definitionen und Business-Logik sauber voneinander getrennt sein sollten. Aktuell enthält der Controller etwas Business-Logik (Code, den Sie bei der zugegebenermaßen unwahrscheinlichen Möglichkeit, dass Ihre Applikation eine neue Benutzeroberfläche bekommt, wiederverwenden können), und das Domain-Modell besteht aus schlichten Objekten, die Daten enthalten. Die Persistenzklassen definieren den Zustand, aber kein Verhalten.

Wir schlagen vor, dass Sie die Business-Logik in das Domain-Modell verschieben und somit eine Business-Schicht erstellen. Die API dieser Schicht ist die des Domain-Modells. Das führt zu ein paar Codezeilen mehr, steigert aber das Potenzial zur späteren Wiederverwendung und ist objektorientierter, bietet also verschiedene Möglichkeiten, die Business-Logik zu erweitern (zum Beispiel durch Nutzung eines *Strategie-Musters* für verschiedene Gebotsstrategien, falls Sie plötzlich implementieren wollen, dass das niedrigste Gebot gewinnt). Sie können die Business-Logik dann auch unabhängig vom Seitenfluss oder irgendeinem anderen Funktionsbereich testen.

Zuerst fügen Sie in der `Item`-Klasse die neue Methode `placeBid()` ein:

```
public class Item {
    ...

    public Bid placeBid(User bidder, BigDecimal bidAmount,
                        Bid currentMaxBid, Bid currentMinBid)
        throws BusinessException {

        // Höchstes Gebot prüfen (ToDo: Strategie-Muster?)
        if (currentMaxBid != null &&
            currentMaxBid.getAmount().compareTo(bidAmount) > 0) {
            throw new BusinessException("Bid too low.");
        }

        // Auktion noch valide
        if ( this.getEndDate().before( new Date() ) )
            throw new BusinessException("Auction already ended");

        // Neues Gebot erstellen
        Bid newBid = new Bid(bidAmount, this, bidder);

        // Gebot für diesen Artikel abgeben
        this.addBid(newBid);
        return newBid;
    }
}
```

Dieser Code erledigt im Grunde alle Checks, für die der Zustand der Business-Objekte erforderlich ist, aber führt keinen Code mit Datenzugriff aus. Der Hintergedanke ist, die Business-Logik in Klassen des Domain-Modells zu kapseln, ohne vom Zugriff auf persistente Daten oder irgendeiner anderen Infrastruktur abhängig zu sein. Denken Sie daran, dass diese Klassen nichts über Persistenz wissen sollten, weil Sie sie vielleicht außerhalb des Persistenzkontexts brauchen (zum Beispiel in der Präsentationsschicht oder in einem logischen Unit-Test).

Sie haben Code vom Controller zum Domain-Modell verschoben – mit einer erwähnenswerten Ausnahme. Dieser Code vom alten Controller konnte so, wie er ist, nicht ausgelagert werden:

```
// Gebotsbetrag prüfen
Query q = session.createQuery("select max(b.amount)" +
                              " from Bid b where b.item = :item");
q.setEntity("item", item);
BigDecimal maxBidAmount = (BigDecimal) q.uniqueResult();

if (maxBidAmount.compareTo(bidAmount) > 0) {
  ...     // Weiter zur Fehlerseite
}
```

Sie werden in echten Applikationen häufig auf die gleiche Situation treffen: Business-Logik ist mit Datenzugriffscode und sogar der Logik für den Seitenfluss vermischt. Manchmal ist es schwierig, nur die Business-Logik ohne irgendwelche Abhängigkeiten zu extrahieren. Wenn Sie sich nun die Lösung anschauen, also die Einführung der Parameter `currentMaxBid` und `currentMinBid` bei der Methode `Item.placeBid()`, können Sie sehen, wie solche Probleme gelöst werden. Seitenfluss- und Datenzugriffscode verbleibt im Controller, gibt aber der Business-Logik die erforderlichen Daten:

```
public void execute() {

    Long itemId = ...             // Wert aus Request holen
    Long userId = ...             // Wert aus Request holen
    BigDecimal bidAmount = ...    // Wert aus Request holen

    Session session =
        HibernateUtil.getSessionFactory().getCurrentSession();

    // Angeforderten Artikel laden
    Item item = (Item) session.load(Item.class, itemId);

    // Maximales und minimales Gebot für diesen Artikel holen
    Query q = session.getNamedQuery(QUERY_MAXBID);
    q.setParameter("itemid", itemId);
    Bid currentMaxBid = (Bid) q.uniqueResult();

    q = session.getNamedQuery(QUERY_MINBID);
    q.setParameter("itemid", itemId);
    Bid currentMinBid = (Bid) q.uniqueResult();

    // Bieter laden
    User bidder = (User) session.load(User.class, userId);

    try {
        Bid newBid = item.placeBid(bidder,
                                   bidAmount,
                                   currentMaxBid,
                                   currentMinBid);

        ...     // Neues Gebot in Request-Kontext abgeben

        ...     // Weiter zur Success-Seite

    } catch (BusinessException e) {
        ...     // Weiter zur entsprechenden Fehler-Seite
    }
}
```

Der Controller weiß nun nichts mehr von der Business-Logik – er weiß noch nicht einmal, ob das neue Gebot höher oder niedriger als das letzte Gebot sein muss. Sie haben die gesamte Business-Logik im Domain-Modell gekapselt und können jetzt die Business-Logik als isolierte Einheit ohne irgendwelche Abhängigkeiten von Actions, Seitenfluss, Persistenz oder anderem Infrastruktur-Code testen (indem Sie in einem Unit-Test `Item.placeBid()` aufrufen).

Sie können sogar einen anderen Seitenfluss designen, indem Sie spezielle Exceptions fangen und weiterleiten. Die `BusinessException` ist eine deklarierte und gecheckte Exception, also müssen Sie auf irgendeine Weise im Controller damit umgehen. Es bleibt Ihnen überlassen, ob Sie die Transaktion in diesem Fall zurücknehmen wollen oder ob Sie eine Chance haben, das irgendwie wieder zu beheben. Allerdings sollten Sie immer den Zustand Ihres Persistenzkontexts berücksichtigen, wenn Sie mit Exceptions umgehen: Es könnten noch nicht geflushte Modifikationen aus einem früheren Versuch vorhanden sein, wenn Sie nach einer Applikations-Exception die gleiche `Session` wiederverwenden. (Natürlich können Sie keine `Session` noch einmal nehmen, die eine fatale Laufzeit-Exception geworfen hat.) Der sichere Weg ist, bei jeder Exception einen Rollback der Datenbank-Transaktion vorzunehmen und es mit einer neuen `Session` noch einmal zu versuchen.

Der Code für den Controller sieht bereits recht gut aus. Sie sollten versuchen, Ihre Architektur einfach zu halten; es kann einen wesentlichen Unterschied machen, ob der Umgang mit Exceptions und Transaktionen isoliert und die Business-Logik extrahiert wird. Allerdings ist der Code für den Controller nun an Hibernate gebunden, weil er mit der `Session`-API auf die Datenbank zugreift. Das MVC-Muster sagt nicht viel darüber, wohin das P für Persistenz wandern soll.

16.2 Eine Persistenzschicht erstellen

Wenn der Code für den Datenzugriff mit der Applikations-Logik vermischt wird, verletzt das die Trennung der Funktionsbereiche. Es gibt verschiedene Gründe, warum Sie sich überlegen sollten, ob die Hibernate-Aufrufe hinter einer Fassade versteckt werden sollten, der sogenannten Persistenzschicht:

- Die Persistenzschicht bietet einen höheren Abstraktionsgrad für Operationen mit Datenzugriff. Statt einfacher CRUD- und Abfrage-Operationen können Sie Operationen auf höherem Level zur Verfügung stellen wie z.B. eine `getMaximumBid()`-Methode. Diese Abstraktion ist der Hauptgrund, warum Sie eine Persistenzschicht in größeren Applikationen brauchen: um die Wiederverwendung der gleichen Nicht-CRUD-Operationen zu unterstützen.
- Die Persistenzschicht kann ein generisches Interface haben, ohne tatsächliche Details der Implementierung freizulegen. Mit anderen Worten: Sie können die Tatsache verstecken, dass Sie mit Hibernate (oder Java Persistence) arbeiten, um die Datenzugriffsoperationen von irgendeinem Client der Persistenzschicht zu implementieren. Wir betrachten die Portierbarkeit der Persistenzschicht als zweitrangiges Anliegen, weil komplette objekt-relationale Mapping-Lösungen wie Hibernate bereits eine Datenbank-Portierbarkeit bieten. Es ist höchst unwahrscheinlich, dass Sie später einmal die Persistenz-

schicht mit einer anderen Software neu schreiben und immer noch nichts am Client-Code ändern wollen. Obendrein sollten Sie Java Persistence als standardisierte und vollständig portierbare API betrachten.

- Die Persistenzschicht kann Datenzugriffsoperationen vereinheitlichen. Dieser Funktionsbereich hat mit der Portierbarkeit zu tun, aber in einem etwas anderen Zusammenhang. Nehmen wir an, dass Sie mit gemischtem Datenzugriffscode für Hibernate- und JDBC-Operationen umgehen müssen. Indem die Fassade, die die Clients sehen und nutzen, vereinheitlicht wird, können Sie dieses Implementierungsdetail vor dem Client verbergen.

Wenn Sie Portierbarkeit und Vereinheitlichung als Seiteneffekte bei der Erstellung einer Persistenzschicht betrachten, ist Ihre Hauptmotivation, einen höheren Abstraktionsgrad und die verbesserte Wartungsfreundlichkeit zu bekommen sowie die Wiederverwendung von Datenzugriffscode zu ermöglichen. Das sind gute Gründe, und wir möchten Sie dazu ermutigen, bei allen außer den einfachsten Applikationen eine Persistenzschicht mit einer generischen Fassade zu erstellen. Es ist wieder wichtig, dass Sie es mit dem Gestalten Ihres Systems nicht übertreiben und dass Sie zuerst daran denken, ohne weitere Schichten direkt mit Hibernate (oder Java Persistence-APIs) zu arbeiten. Nehmen wir an, dass Sie eine Persistenzschicht erstellen und eine Fassade designen wollen, die von Clients aufgerufen wird.

Es gibt mehr als einen Weg, um die Fassade für eine Persistenzschicht zu erstellen – einige kleine Applikationen können mit einem `PersistenzManager`-Objekt arbeiten, andere mit einem befehlsorientierten Design und wieder andere mischen Datenzugriffsoperationen in Domain-Klassen (*Active Record*), doch wir bevorzugen das DAO-Muster.

16.2.1 Ein generisches Muster für das Data Access Object

Das Data Access Objects (DAO)-Entwurfsmuster entstammt den Java Blueprints von Sun. Es wurde sogar in der berüchtigten Demo-Applikation Java Petstore verwendet. Ein DAO definiert ein Interface für persistente Operationen (CRUD- und Finder-Methoden), die sich auf eine bestimmte persistente Entity beziehen; es wird empfohlen, dass Sie Code zusammenfassen, der sich auf die Persistenz dieser Entity bezieht.

Mit den JDK 5.0-Features wie generische und variable Argumente können Sie ganz einfach eine schöne DAO-Persistenzschicht designen. Die Grundstruktur des Musters, das wir hier vorschlagen, finden Sie in Abbildung 16.1 (nächste Seite).

Wir haben die Persistenzschicht mit zwei parallelen Hierarchien designt: Interfaces auf der einen Seite und Implementierungen auf der anderen. Die grundlegenden Operationen zum Speichern und Auslesen von Objekten werden in einem generischen Super-Interface und einer Superklasse gruppiert, die diese Operationen mit einer bestimmten Persistenz-Lösung implementieren (wir nehmen dafür Hibernate). Das generische Interface wird von Interfaces für bestimmte Entities erweitert, die zusätzliche, aufs Business bezogene Datenzugriffsoperationen erfordern. Wiederum haben Sie eine oder mehrere Implementierungen eines Entity-DAO-Interfaces.

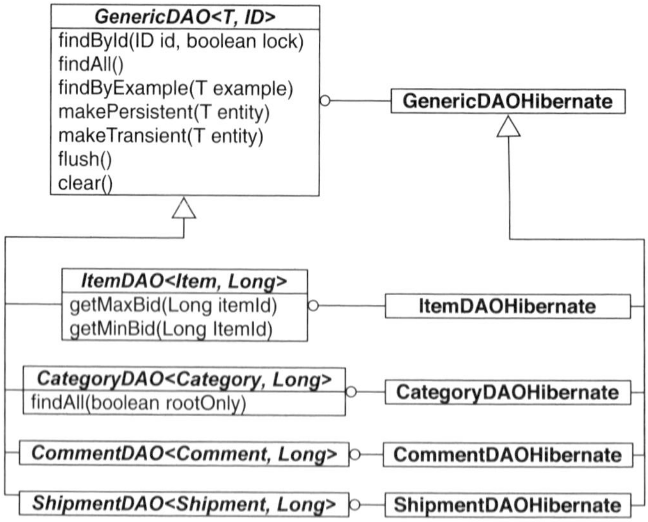

Abbildung 16.1
Generische DAO-Interfaces unterstützen beliebige Implementierungen.

Schauen wir uns zuerst die grundlegenden CRUD-Operationen an, die jede Entity gemeinsam benutzt und benötigt; Sie gruppieren diese im generischen Super-Interface:

```
public interface GenericDAO<T, ID extends Serializable> {

    T findById(ID id, boolean lock);

    List<T> findAll();

    List<T> findByExample(T exampleInstance,
                          String... excludeProperty);

    T makePersistent(T entity);

    void makeTransient(T entity);

    void flush();

    void clear();
}
```

Das `GenericDAO` ist ein Interface, das Typargumente benötigt, wenn Sie es implementieren wollen. Der erste Parameter, `T`, ist die Entity-Instanz, für die Sie ein DAO implementieren. Viele der DAO-Methoden arbeiten mit diesem Argument, um Objekte auf typsichere Weise zurückzugeben. Der zweite Parameter definiert den Typ des Datenbank-Identifikators – möglicherweise nehmen nicht alle Entities den gleichen Typ als Identifikator-Eigenschaft. Die zweite interessante Sache hier ist das Variablen-Argument in der Methode `findByExample()`; Sie werden bald sehen, wie das die API für einen Client verbessert.

Das ist nun eindeutig die Grundlage für eine Persistenzschicht, die *zustandsorientiert* arbeitet. Methoden wie `makePersistent()` und `makeTransient()` ändern den Zustand eines Objekts (oder vieler Objekte auf einmal, wenn die Kaskadierung aktiviert ist). Mit den Operationen `flush()` und `clear()` kann ein Client den Persistenzkontext managen. Sie würden ein völlig anderes DAO-Interface schreiben, wenn Ihre Persistenzschicht *an-*

weisungsorientiert wäre – wenn Sie es beispielsweise nicht über Hibernate implementieren, sondern mit reinem JDBC.

Die Persistenzschicht-Fassade, die wir hier vorgestellt haben, stellt dem Client kein Hibernate- oder Java Persistence-Interface zur Verfügung; also können Sie es theoretisch mit irgendeiner Software implementieren, ohne am Client-Code etwas zu verändern. Wie bereits erklärt, wollen oder brauchen Sie möglicherweise keine Portierbarkeit der Persistenzschicht. In diesem Fall sollten Sie sich überlegen, ob Sie Hibernate- oder Java Persistence-Interfaces anbieten – zum Beispiel eine `findbyCriteria(DetachedCriteria)`-Methode, mit denen Clients beliebige Hibernate-`Criteria`-Abfragen ausführen können. Diese Entscheidung liegt bei Ihnen; Sie können beschließen, dass eine Bereitstellung von Java Persistence-Interfaces eine sicherere Wahl ist, als mit Hibernate-Interfaces zu arbeiten. Allerdings sollten Sie wissen, dass es fast unmöglich ist, eine Persistenzschicht, die zustandsorientiert ist, mit reinen JDBC-Anweisungen neu zu schreiben. Hingegen kann man die Implementierung der Persistenzschicht von Hibernate auf Java Persistence oder zu einer anderen, komplett ausgestatteten zustandsorientierten objekt-relationalen Mapping-Software ändern.

Als Nächstes implementieren Sie die DAO-Interfaces.

16.2.2 Das generische CRUD-Interface implementieren

Machen wir mit einer möglichen Implementierung des generischen Interfaces weiter und arbeiten mit Hibernate-APIs:

```
public abstract class
        GenericHibernateDAO<T, ID extends Serializable>
            implements GenericDAO<T, ID> {

    private Class<T> persistentClass;
    private Session session;

    public GenericHibernateDAO() {
        this.persistentClass = (Class<T>)
           ( (ParameterizedType) getClass().getGenericSuperclass() )
                .getActualTypeArguments()[0];
     }

    public void setSession(Session s) {
        this.session = s;
    }

    protected Session getSession() {
        if (session == null)
            session = HibernateUtil.getSessionFactory()
                                   .getCurrentSession();
        return session;

    }

    public Class<T> getPersistentClass() {
        return persistentClass;

    }

    ...
```

Bisher ist dies die interne „Verdrahtung“ der Implementierung mit Hibernate. In der Implementierung brauchen Sie Zugriff auf eine Hibernate-`Session`. Also machen Sie es zur Bedingung, dass der Client des DAO die aktuelle `Session`, die er nutzen will, mit einer Setter-Methode injiziert. Das ist vor allem bei Integrationstests nützlich. Wenn der Client keine `Session` gesetzt hat, bevor er das DAO benutzt, holen Sie die aktuelle `Session`, wenn sie vom DAO-Code gebraucht wird.

Die DAO-Implementierung muss auch wissen, für welche persistente Entity-Klasse sie sein soll; Sie verwenden Java Reflection im Konstruktor, um die Klasse des `T`-generischen Arguments zu finden und in einer lokalen Variable zu speichern.

Wenn Sie eine generische DAO-Implementierung mit Java Persistence schreiben, sieht der Code beinahe genauso aus. Anders ist nur, dass vom DAO ein `EntityManager` und keine `Session` benötigt wird.

Sie können nun die eigentlichen CRUD-Operationen implementieren – wieder mit Hibernate:

```
@SuppressWarnings("unchecked")
public T findById(ID id, boolean lock) {
    T entity;
    if (lock)
        entity = (T) getSession()
            .load(getPersistentClass(), id, LockMode.UPGRADE);
    else
        entity = (T) getSession()
            .load(getPersistentClass(), id);

    return entity;
}

@SuppressWarnings("unchecked")
public List<T> findAll() {
    return findByCriteria();
}

@SuppressWarnings("unchecked")
public List<T> findByExample(T exampleInstance,
                             String... excludeProperty) {
    Criteria crit =
        getSession().createCriteria(getPersistentClass());
    Example example =  Example.create(exampleInstance);
    for (String exclude : excludeProperty) {
        example.excludeProperty(exclude);
    }
    crit.add(example);
    return crit.list();
}

@SuppressWarnings("unchecked")
public T makePersistent(T entity) {
    getSession().saveOrUpdate(entity);
    return entity;
}

public void makeTransient(T entity) {
    getSession().delete(entity);
}

public void flush() {
    getSession().flush();
}
```

```
public void clear() {
    getSession().clear();
}

/**
 * Nehmen Sie diese inside-Subklassen als Convenience-Methode.
 */
@SuppressWarnings("unchecked")
protected List<T> findByCriteria(Criterion... criterion) {
    Criteria crit =
        getSession().createCriteria(getPersistentClass());
    for (Criterion c : criterion) {
        crit.add(c);
    }
    return crit.list();
  }

}
```

Alle Datenzugriffsoperationen nehmen `getSession()`, um die `Session` zu bekommen, die diesem DAO zugewiesen ist. Die meisten dieser Methoden sind unkompliziert, und Sie sollten kein Problem haben, sie zu verstehen, nachdem Sie die vorigen Kapitel dieses Buches gelesen haben. Die `@SuppressWarning`-Annotationen sind optional – Hibernate-Interfaces sind für JDK vor 5.0 geschrieben. Also sind alle Casts ungecheckt, und der JDK 5.0 Compiler generiert andernfalls eine Warnung für jede. Schauen Sie sich die protected `findByCriteria()`-Methode an: Wir betrachten sie als Convenience-Methode, die die Implementierung anderer Datenzugriffsoperationen erleichtert. Sie nimmt Null oder mehr `Criterion`-Argumente und fügt sie einer `Criteria` hinzu, die dann ausgeführt wird. Das ist ein Beispiel von Variablen-Argumenten bei JDK 5.0. Beachten Sie, dass wir beschlossen haben, diese Methode nicht dem öffentlichen generischen DAO-Interface zur Verfügung zu stellen; es ist ein Implementierungsdetail (Sie könnten das anders sehen).

Eine Implementierung mit Java Persistence ist unkompliziert, obwohl sie keine `Criteria`-API unterstützt. Statt `saveOrUpdate()` nehmen Sie `merge()`, um ein transientes oder detached Objekt persistent zu machen, und geben das Resultat von `merge()` zurück.

Sie haben nun die grundlegende Maschinerie der Persistenzschicht und des generischen Interfaces, das sie der oberen Schicht des Systems zeigt, fertig gestellt. Im nächsten Schritt erstellen Sie auf Entities bezogene DAO-Interfaces und implementieren sie durch Erweiterung des generischen Interfaces und der Implementierung.

16.2.3 Implementierung von Entity-DAOs

Nehmen wir an, dass Sie Nicht-CRUD-Datenzugriffsoperationen für die `Item`-Business-Entity implementieren wollen. Schreiben Sie zuerst ein Interface:

```
public interface ItemDAO extends GenericDAO<Item, Long> {

    Bid getMaxBid(Long itemId);
    Bid getMinBid(Long itemId);
}
```

Das `ItemDAO`-Interface erweitert das generische Super-Interface und parametrisiert es mit einem `Item`-Entity-Typ und einem `Long` als Datenbank-Identifikatortyp. Zwei Datenzugriffsoperationen sind für die `Item`-Entity relevant: `getMaxBid()` und `getMinBid()`.

Eine Implementierung dieses Interfaces mit Hibernate erweitert die generische CRUD-Implementierung:

```
public class ItemDAOHibernate
        extends     GenericHibernateDAO<Item, Long>
        implements  ItemDAO {

    public Bid getMaxBid(Long itemId) {
        Query q = getSession().getNamedQuery("getItemMaxBid");
        q.setParameter("itemid", itemId);
        return (Bid) q.uniqueResult();
    }

    public Bid getMinBid(Long itemId) {
        Query q = getSession().getNamedQuery("getItemMinBid");
        q.setParameter("itemid", itemId);
        return (Bid) q.uniqueResult();
    }
}
```

Sie sehen, wie einfach diese Implementierung dank der durch die Superklasse bereitgestellte Funktionalität war. Die Abfragen sind in Mapping-Metadaten ausgelagert worden und werden anhand des Namens aufgerufen, was verhindert, dass der Code zugemüllt wird.

Wir empfehlen, dass Sie ein Interface auch für Entities erstellen, die keine Nicht-CRUD-Datenzugriffsoperationen haben:

```
public interface CommentDAO extends GenericDAO<Comment, Long> {
    // Leer
}
```

Die Implementierung ist gleichermaßen unkompliziert:

```
public static class CommentDAOHibernate
        extends GenericHibernateDAO<Comment, Long>
        implements CommentDAO {}
```

Wir empfehlen dieses leere Interface und die leere Implementierung, weil Sie die generische abstrakte Implementierung nicht instanziieren können. Obendrein sollte sich ein Client auf ein Interface aufbauen, das für eine bestimmte Entity spezifisch ist, und somit in der Zukunft kostspielige Refakturierungsarbeit vermieden werden, wenn zusätzliche Datenzugriffsoperationen eingeführt werden. Vielleicht folgen Sie unserer Empfehlung nicht und machen `GenericHibernateDAO` nicht abstrakt. Diese Entscheidung hängt von der Applikation ab, die Sie schreiben, und mit welchen Änderungen Sie zukünftig rechnen.

Führen wir nun alles zusammen und schauen, wie Clients DAOs instanziieren und verwenden.

16.2.4 Die Verwendung von Data Access Objects

Wenn ein Client die Persistenzschicht einsetzen möchte, muss er die DAOs instanziieren, die er braucht, und für diese DAOs dann Methoden aufrufen. Im bereits vorgestellten Use Case für eine Hibernate-Webapplikation kann der Code für Controller und Action wie folgt aussehen:

```
public void execute() {

    Long itemId = ...              // Wert aus Request holen
    Long userId = ...              // Wert aus Request holen
    BigDecimal bidAmount = ...     // Wert aus Request holen

    // DAOs vorbereiten
    ItemDAO itemDAO = new ItemDAOHibernate();
    UserDAO userDAO = new UserDAOHibernate();

    // Angeforderten Artikel laden
    Item item = itemDAO.findById(itemId, true);

    // Maximales und minimales Gebot für diesen Artikel holen
    Bid currentMaxBid = itemDAO.getMaxBid(itemId);
    Bid currentMinBid = itemDAO.getMinBid(itemId);

    // Bieter laden
    User bidder = userDAO.findById(userId, false);

    try {
        Bid newBid = item.placeBid(bidder,
                                   bidAmount,
                                   currentMaxBid,
                                   currentMinBid);

        ...     // Neues Gebot in Request-Kontext abgeben

        ...     // Weiter zur Success-Seite

    } catch (BusinessException e) {

        ...     // Weiter zur entsprechenden Fehler-Seite
    }
}
```

Sie haben es beinahe geschafft, bei Controller-Code jede Abhängigkeit von Hibernate zu vermeiden, außer bei einem Thema: Sie müssen immer noch eine spezielle DAO-Implementierung im Controller instanziieren. Eine (nicht sehr anspruchsvolle) Möglichkeit, um diese Abhängigkeit zu vermeiden, ist das traditionelle Abstract Factory-Muster.

Zuerst erstellen Sie eine Abstract Factory für Datenzugriffsobjekte:

```
public abstract class DAOFactory {

    /**
     * Factory-Methode zur Instanziierung von konkreten Factorys.
     */
    public static DAOFactory instance(Class factory) {
        try {
            return (DAOFactory)factory.newInstance();
        } catch (Exception ex) {
            throw new RuntimeException(
                       "Couldn't create DAOFactory: " + factory
                     );
        }
    }

    // Hier fügen Sie Ihre DAO-Interfaces ein
    public abstract ItemDAO getItemDAO();
    public abstract CategoryDAO getCategoryDAO();
    public abstract CommentDAO getCommentDAO();
    public abstract UserDAO getUserDAO();
    public abstract BillingDetailsDAO getBillingDetailsDAO();
    public abstract ShipmentDAO getShipmentDAO();

}
```

Diese Abstract Factory kann beliebige DAOs erstellen und zurückgeben. Nun implementieren Sie diese Factory für Ihre Hibernate-DAOs:

```
public class HibernateDAOFactory extends DAOFactory {

    public ItemDAO getItemDAO() {
        return (ItemDAO) instantiateDAO(ItemDAOHibernate.class);
    }

    ...

    private GenericHibernateDAO instantiateDAO(Class daoClass) {
        try {
            GenericHibernateDAO dao = (GenericHibernateDAO)
                                      daoClass.newInstance();

            return dao;
        } catch (Exception ex) {
            throw new RuntimeException(
                        "Can not instantiate DAO: " + daoClass, ex
                      );
        }
    }

    // Alle leeren DAO-Implementierungen einfügen

    public static class CommentDAOHibernate
            extends GenericHibernateDAO<Comment, Long>
            implements CommentDAO {}

    public static class ShipmentDAOHibernate
            extends GenericHibernateDAO<Shipment, Long>
            implements ShipmentDAO {}

    ...

}
```

Hier passieren einige interessante Dinge. Erstens kapselt die Implementierung der Factory, wie das DAO instanziiert wird. Sie können diese Methode anpassen und manuell eine `Session` setzen, bevor die DAO-Instanz zurückgegeben wird.

Zweitens verlagern Sie die Implementierung von `CommentDAOHibernate` in die Factory als öffentliche statische Klasse. Erinnern Sie sich daran, dass Sie diese Implementierung brauchen, auch wenn sie leer ist, um die Clients mit Interfaces arbeiten zu lassen, die auf eine Entity bezogen sind. Doch niemand zwingt Sie, Dutzende von leeren Implementierungsklassen in separaten Dateien zu erstellen; Sie können alle leeren Implementierungen in der Factory gruppieren. Falls Sie später einmal mehr Datenzugriffsoperationen für die `Comment`-Entity einführen müssen, lagern Sie die Implementierung aus der Factory in eine eigene Datei aus. Mehr Code braucht nicht geändert zu werden – Clients verlassen sich nur auf das `CommentDAO`-Interface.

Mit diesem Factory-Muster können Sie noch weiter vereinfachen, wie DAOs im Controller der Webapplikation eingesetzt werden:

```
public void execute() {

    Long itemId = ...            // Wert aus Request holen
    Long userId = ...            // Wert aus Request holen
    BigDecimal bidAmount = ...   // Wert aus Request holen
```

```
        // DAOs vorbereiten
        DAOFactory factory = DAOFactory.instance(DAOFactory.HIBERNATE);
        ItemDAO itemDAO = factory.getItemDAO();
        UserDAO userDAO = factory.getUserDAO();

        // Angeforderten Artikel laden
        Item item = itemDAO.findById(itemId, true);

        // Maximales und minimales Gebot für diesen Artikel holen
        Bid currentMaxBid = itemDAO.getMaxBid(itemId);
        Bid currentMinBid = itemDAO.getMinBid(itemId);

        // Bieter laden
        User bidder = userDAO.findById(userId, false);

        try {

            ...

        }
    }
```

Die einzige Abhängigkeit von Hibernate und die einzige Code-Zeile, die die wahre Implementierung der Persistenzschicht dem Client-Code preisgibt, ist das Auslesen der `DAOFactory`. Sie könnten sich überlegen, diesen Parameter in die externe Konfiguration Ihrer Applikation zu verschieben, damit Sie vielleicht `DAOFactory`-Implementierungen wechseln können, ohne Code verändern zu müssen.

Tipp

Mischen von Hibernate und JDBC-Code in einem DAO: Nur selten müssen Sie reines JDBC benutzen, wenn Ihnen Hibernate zur Verfügung steht. Denken Sie daran, dass Sie immer auf `session.connection()` zurückgreifen können, wenn Sie eine JDBC-`Connection` brauchen, um eine Anweisung auszuführen, die Hibernate nicht automatisch produzieren kann. Also glauben wir nicht, dass Sie für ein paar JDBC-Aufrufe unterschiedliche und separate DAOs brauchen. Das Problem mit dem Mischen von Hibernate und reinem JDBC ist nicht die Tatsache, dass Sie das manchmal machen müssen (und Sie sollten definitiv nicht davon ausgehen, dass Hibernate alle Ihre Probleme hundertprozentig lösen wird), sondern dass Entwickler oft zu verstecken versuchen, was sie gemacht haben. Gemischter Datenzugriffscode ist nicht problematisch, solange er korrekt dokumentiert ist. Behalten Sie ebenfalls im Hinterkopf, dass Hibernate beinahe alle SQL-Operationen mit nativen APIs unterstützt, damit Sie nicht unbedingt auf reines JDBC zurückgreifen müssen.

Sie haben nun eine saubere, flexible und leistungsfähige Persistenzschicht erstellt, die die Details des Datenzugriffs vor dem Client-Code verbirgt. Wahrscheinlich beschäftigen Sie sich noch mit folgenden Fragen:

- *Müssen Sie Factory schreiben?* Das Factory-Muster ist gängig und wird in Applikationen eingesetzt, die hauptsächlich mit Lookups von stateless Diensten arbeiten. Eine alternative (oder manchmal komplementäre) Strategie ist die *Abhängigkeitsinjektion* (*dependency injection*). Die EJB 3.0-Spezifikation standardisiert die Abhängigkeitsinjektion für gemanagte Komponenten. Also schauen wir uns später in diesem Kapitel eine alternative Strategie zum „Verdrahten" der DAOs an.
- *Müssen Sie pro Domain-Entity ein DAO-Interface erstellen?* Unser Vorschlag deckt nicht alle möglichen Situationen ab. Bei größeren Applikationen können Sie DAOs

anhand der Domain-Pakets gruppieren oder tiefere Hierarchien von DAOs erstellen, die eine feiner granulierte Spezialisierung für bestimmte Sub-Entities ermöglicht. Es gibt viele Varianten des DAO-Musters, und Sie sollten Ihre Optionen nicht nur auf unsere empfohlene generische Lösung beschränken. Experimentieren Sie einfach frei und betrachten dieses Muster als guten Ausgangspunkt.

Sie wissen nun, wie man Hibernate in einer traditionellen Webapplikation integriert und wie man eine Persistenzschicht anhand von Best Practice-Mustern erstellt. Wenn Sie eine dreischichtige Applikation designen und schreiben wollen, müssen Sie eine ganz andere Architektur aufbauen.

16.3 Das Command-Muster

Die Muster und Strategien, die in den vorigen Abschnitt vorgestellt wurden, sind perfekt, wenn Sie eine kleine bis mittlere Webapplikation mit Hibernate und Java Persistence schreiben müssen. Das OSIV-Muster funktioniert in jeder zweischichtigen Architektur, wo die Präsentations-, Business- und Persistenzschichten sich auf der gleichen virtuellen Maschine befinden.

Doch sobald Sie eine dritte Schicht einführen und die Präsentationsschicht in eine separate virtuelle Maschine verschieben, kann der aktuelle Persistenzkontext nicht mehr offen gehalten werden, bis die View gerendert worden ist. Das ist typischerweise bei dreischichtigen EJB-Applikationen der Fall oder in einer Architektur mit einem Rich Client in einem separaten Prozess.

Wenn die Präsentationsschicht in einem anderen Prozess läuft, müssen Sie die Requests zwischen diesem Prozess und der Schicht, in der die Business- und Persistenzschichten der Applikation laufen, minimieren. Das bedeutet, dass Sie nicht den vorigen *lazy* Weg nehmen können, wo die View nach Bedarf Daten aus den Domain-Modell-Objekten ziehen darf. Stattdessen muss die Business-Schicht die Verantwortung akzeptieren, alle erforderlichen Daten nach und nach zum Rendern der View zu laden.

Obwohl bestimmte Muster, die die remote Kommunikation minimieren können (so wie die Muster *Session-Fassade* und *Data Transfer Object* (DTO)), in der Community der Java-Entwickler allgemein üblich sind, wollen wir einen etwas anderen Ansatz vorstellen. Das Command-Muster (oft auch *EJB Command* genannt) ist eine ausgereifte Lösung, die die Vorteile anderer Strategien kombiniert.

Nun wollen wir eine dreischichtige Applikation schreiben, die dieses Muster verwendet.

16.3.1 Die grundlegenden Interfaces

Das *Command*-Muster basiert auf der Idee einer Hierarchie von Command-Klassen, die alle ein einfaches `Command`-Interface implementieren. Schauen Sie sich diese Hierarchie in Abbildung 16.2 an.

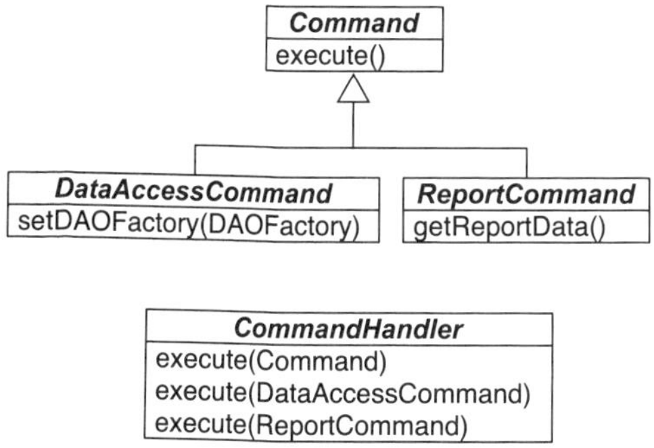

Abbildung 16.2
Die Interfaces des Command-Musters

Ein bestimmter `Command` ist eine Implementierung einer Action, eines Events oder von irgendetwas anderem, das zu dieser Beschreibung passt. Der Client-Code erstellt `Command`-Objekte und bereitet sie zur Ausführung vor. Der `CommandHandler` ist ein Interface, das `Command`-Objekte ausführen kann. Der Client übergibt ein `Command`-Objekt an einen Handler der Serverschicht, und der Handler führt es aus. Das `Command`-Objekt wird dann an den Client zurückgegeben

Das `Command`-Interface hat eine `execute()`-Methode; jeder konkrete Befehl muss diese Methode implementieren. Jedes Sub-Interface kann zusätzliche Methoden einfügen, die vorher aufgerufen werden (Setter) oder nachdem der `Command` ausgeführt wurde (Getter). Ein `Command` kombiniert von daher *Input*, *Controller* und *Output* für ein bestimmtes Ereignis.

Das Ausführen von `Command`-Objekten – also ihre `execute()`-Methode aufzurufen – ist der Job einer `CommandHandler`-Implementierung. Die Ausführung von Befehlen wird polymorph erledigt.

Die Implementierung dieser Interfaces (und der abstrakten Klassen) kann wie folgt aussehen:

```
public interface Command {
    public void execute() throws CommandException;
}
```

Befehle kapseln auch das Exception-Handling, damit jede Exception, die während der Ausführung geworfen wird, in eine `CommandException` gewrappt wird, mit der dann anschließend entsprechend mit dem Client verfahren wird.

Der `DataAccessCommand` ist eine abstrakte Klasse:

```
public abstract class DataAccessCommand implements Command {
    protected DAOFactory daoFactory;
    public void setDAOFactory(DAOFactory daoFactory) {
        this.daoFactory = daoFactory;
    }
}
```

Jeder `Command`, der auf die Datenbank zugreifen muss, muss ein DAO benutzen, und somit muss eine `DAOFactory` gesetzt werden, bevor ein `DataAccessCommand` ausgeführt werden kann. Das ist gewöhnlich der Job der `CommandHandler`-Implementierung, weil die Persistenzschicht sich auf der Serverschicht befindet.

Das remote Interface des Command-Handlers ist genauso einfach.

```
public interface CommandHandler {

    public Command executeCommand(Command c)
                    throws CommandException;

    public DataAccessCommand executeCommand(DataAccessCommand c)
                    throws CommandException;

    public Reportcommand executeCommand(ReportCommand c)
                    throws CommandException;
}
```

Wir wollen nun ein paar konkrete Implementierungen schreiben und `Commands` verwenden.

16.3.2 Ausführung von Command-Objekten

Ein Client, der einen Befehl ausführen will, muss ein `Command`-Objekt instanziieren und vorbereiten. Beispielsweise erfordert das Abgeben eines Gebots für eine Auktion einen `BidForItemCommand` beim Client:

```
BidForItemCommand bidForItem =
            new BidForItemCommand(userId, itemId, bidAmount);

try {
    CommandHandler handler = getCommandHandler();

    bidForItem = (BidForItemCommand)handler.executeCommand(bidForItem);

    // Neues Gebot zum Rendern extrahieren
    newBid = bidForItem.getNewBid();

    // Weiter zur Success-Seite

} catch (CommandException ex) {
    // Weiter zur Fehlerseite
    // ex.getCause();
}
```

Ein `BidForItemCommand` braucht alle Eingabewerte für diese Action als Konstruktor-Argumente. Der Client sucht dann nach einem `Command`-Handler und übergibt das Objekt `BidForItemCommand` zur Ausführung. Der Handler gibt die Instanz nach der Ausführung zurück, und der Client extrahiert alle Output-Werte für das zurückgegebene Objekt. (Wenn Sie mit JDK 5.0 arbeiten, sollten Sie mit Generics arbeiten, um unsichere Typ-Casts zu vermeiden.)

Wie der `Command`-Handler geholt oder instanziiert wird, hängt von der Implementierung des `Command`-Handlers ab und wie die remote Kommunikation abläuft. Sie brauchen noch nicht einmal einen remote `Command`-Handler aufrufen – er kann ein lokales Objekt sein.

Schauen wir uns die Implementierung von `Command` und `Command`-Handler an.

Implementierung von Business-Befehlen

Der `BidForItemCommand` erweitert die abstrakte Klasse `DataAccessCommand` und implementiert die `execute()`-Methode:

```
public class BidForItemCommand extends DataAccessCommand
                               implements Serializable {

    // Input
    private Long userId;
    private Long itemId;
    private BigDecimal bidAmount;

    // Output
    private Bid newBid;

    public BidForItemCommand(Long userId,
                             Long itemId,
                             BigDecimal bidAmount) {
        this.userId = userId;
        this.itemId = itemId;
        this.bidAmount = bidAmount;
    }

    public Bid getNewBid() {
        return newBid;
    }

    public void execute() throws CommandException {
        ItemDAO itemDAO = daoFactory.getItemDAO();
        UserDAO userDAO = daoFactory.getUserDAO();

        try {
            Bid currentMaxBid = itemDAO.getMaxBid(itemId);
            Bid currentMinBid = itemDAO.getMinBid(itemId);

            Item item = itemDAO.findById(itemId, false);
            newBid = item.placeBid(userDAO.findById(userId, false),
                                   bidAmount,
                                   currentMaxBid,
                                   currentMinBid);

        } catch (BusinessException ex) {
            throw new CommandException(ex);
        }

    }

}
```

Das ist im Grunde der gleiche Code, den Sie in der letzten Verfeinerungsstufe der Webapplikation früher in diesem Kapitel geschrieben haben. Doch mit diesem Ansatz haben Sie einen klaren Kontrakt für den erforderlichen Input und den ausgegebenen Output einer Action.

Weil `Command`-Instanzen durch das Kabel geschickt werden, müssen Sie `Serializable` implementieren (dieser Marker sollte sich in der konkreten Klasse befinden, nicht in der Superklasse oder den Interfaces).

Implementieren wir nun den `Command`-Handler.

Implementierung eines Command-Handlers

Der `Command`-Handler kann auf beliebige Weise implementiert werden; seine Verantwortlichkeiten sind einfach. Viele Systeme brauchen nur einen einzigen `Command`-Handler so wie den folgenden:

```
@Stateless
public class CommandHandlerBean implements CommandHandler {
```

```
        // Die Persistenzschicht, die wir aufrufen wollen
        DAOFactory daoFactory =
            DAOFactory.instance(DAOFactory.HIBERNATE);

        @TransactionAttribute(TransactionAttributeType.NEVER)
        public Command executeCommand(Command c)
                throws CommandException {
            c.execute();
            return c;
        }

        @TransactionAttribute(TransactionAttributeType.REQUIRED)
        public Command executeCommand(DataAccessCommand c)
                throws CommandException {
            c.setDAOFactory(daoFactory);
            c.execute();
            return c;
        }
    }
```

Dies ist ein Command-Handler, der als stateless EJB 3.0 Session Bean implementiert wird. Sie verwenden einen EJB-Lookup beim Client, um eine Referenz für diese (lokale oder remote) Bean zu bekommen, und übergeben dann `Command`-Objekte dorthin zur Ausführung. Der Handler weiß, wie man sich auf eine bestimmte Art von Befehl vorbereitet – indem beispielsweise vor Ausführung eine Referenz auf die Persistenzschicht gesetzt wird.

Dank der container-gemanagten und deklaratorischen Transaktionen enthält dieser Command-Handler keinen Hibernate-Code. Natürlich können Sie diesen Command-Handler auch als POJO ohne EJB 3.0-Annotationen implementieren und Transaktionsgrenzen programmatisch managen. Weil aber andererseits EJBs die remote Kommunikation *out of the box* unterstützen, sind sie die beste Wahl für Command-Handler in dreischichtigen Architekturen.

Es gibt viele weitere Varianten dieses grundlegenden Command-Musters.

16.3.3 Varianten des Command-Musters

Erstens: Beim Command-Muster ist nicht alles perfekt. Das wahrscheinlich wichtigste Problem mit diesem Muster ist die Anforderung, dass es Nicht-Präsentation-Interfaces im Client-Klassenpfad gibt. Weil der `BidForItemCommand` die DAOs braucht, müssen Sie das Interface für die Persistenzschicht in den Klassenpfad des Clients einschließen (auch wenn der Befehl nur in der mittleren Schicht ausgeführt wird). Es gibt keine richtige Lösung, und somit hängt der Ernst dieses Problems von Ihrem Deployment-Szenario ab und wie leicht Sie Ihre Applikation entsprechend verpacken können. Beachten Sie, dass der Client die DAO-Interface nur braucht, um einen `DataAccessCommand` zu instanziieren; also sind Sie vielleicht in der Lage, die Interfaces zu stabilisieren, bevor Sie an der Implementierung Ihrer Persistenzschicht arbeiten.

Außerdem wirkt es so, als hätte man mit dem Command-Muster mehr Arbeit als mit dem traditionellen Muster der Session-Fassade, weil Sie nur einen Befehl haben. Doch wenn das System wächst, wird das Einfügen neuer Befehle einfacher, weil Crosscutting Concerns wie Exception-Handling und Autorisierungs-Checking in den Command-Handler implementiert werden können. Befehle sind leicht zu implementieren und außerordentlich gut wiederverwendbar. Sie sollten sich von der von uns vorgeschlagenen Hierarchie für Command-Interfaces nicht eingeschränkt fühlen; experimentieren Sie einfach mit der Gestaltung komplexerer und anspruchsvollerer Command-Interfaces und abstrakten Befehlen. Sie können die Befehle auch gemeinsam über Delegation gruppieren – ein `DataAccessCommand` kann beispielsweise einen `ReportCommand` instanziieren und aufrufen.

Über einen Befehl können Daten hervorragend zusammengestellt werden, die zum Rendern einer bestimmten View erforderlich sind. Anstatt die View die Informationen aus *lazy* geladenen Business-Objekten ziehen zu lassen (die eine gemeinsame Schicht für Präsentation und Persistenz voraussetzen, damit Sie innerhalb des gleichen Persistenzkontexts bleiben können), kann ein Client die Befehle, die für das Rendern eines bestimmten Fensters nötig sind, vorbereiten und ausführen – jeder Befehl transportiert in seinen Output-Eigenschaften Daten zur Persistenzschicht. In gewisser Weise ist ein Befehl eine Art Datentransferobjekt mit einer eingebauten Assembling-Routine.

Zudem können Sie mit dem Command-Muster ganz einfach jede *Undo*-Funktionalität implementieren. Jeder Befehl kann eine `undo()`-Methode haben, die alle permanenten Änderungen negieren kann, die durch die `execute()`-Methode durchgeführt wurden. Oder Sie können mehrere Command-Objekte beim Client in eine Warteschlange stellen und sie erst an den Command-Handler schicken, wenn eine bestimmte Konversation abgeschlossen ist.

Das Command-Muster ist auch sehr gut, wenn Sie eine Desktop-Applikation implementieren möchten. Sie können beispielsweise einen Befehl implementieren, der ein Ereignis auslöst, sobald Daten geändert werden. Alle Dialoge, die aktualisiert werden müssen, lauschen auf dieses Ereignis, indem ein Listener beim Command-Handler registriert ist.

Sie können die Befehle mit EJB 3.0-Interceptoren wrappen. Sie können beispielsweise einen Interceptor für Ihre Session Bean des Command-Handlers schreiben, die transparent einen bestimmten Dienst in Command-Objekte eines bestimmten Typs injizieren können. Sie können diese Interceptoren bei Ihrem Command-Handler kombinieren und hintereinander setzen. Sie können dank der EJB-Interceptoren sogar einen Command-Handler lokal auf Ihrem Client implementieren bzw. transparent entscheiden, ob ein Befehl über den Server (an einen anderen Command-Handler) geroutet werden muss oder ob der Befehl getrennt beim Client ausgeführt werden kann.

Die stateless Session Bean muss nicht der einzige Command-Handler sein. Sie können ganz leicht einen JMS-basierten Command-Handler implementieren, der Befehle asynchron ausführt. Sie können sogar einen Befehl in der Datenbank für einen geplanten Ausführungszeitpunkt speichern. Befehle können außerhalb der Server-Umgebung verwendet werden, beispielsweise in einem Batch-Prozess oder einem Unit Test Case.

In der Praxis funktioniert eine Architektur, die sich auf das Command-Muster verlässt, sehr schön.

Im nächsten Abschnitt beschäftigen wir uns damit, wie EJB 3.0-Komponenten die Architektur einer geschichteten Applikationen noch weiter vereinfachen können.

16.4 Das Design einer Applikation mit EJB 3.0

Wir haben uns in diesem Buch auf den Java Persistence-Standard konzentriert und nur wenige Beispiele anderer EJB 3.0-Programmierkonstrukte besprochen. Wir haben ein paar EJB Session Beans geschrieben, container-gemanagte Transaktionen aktiviert und Container-Injection benutzt, um einen `EntityManager` zu bekommen.

Im Programmiermodell von EJB 3.0 gibt es noch viel mehr zu entdecken. In den folgenden Abschnitten zeigen wir Ihnen, wie Sie einige der vorigen Muster mit EJB 3.0-Komponenten vereinfachen können. Doch wir schauen uns wiederum nur Features an, die für eine Datenbank-Applikation relevant sind. Von daher müssten Sie andere Dokumentationen zu Rate ziehen, wenn Sie mehr über Timer, EJB-Interceptoren oder Message-driven EJBs wissen wollen.

Zuerst werden Sie eine Action in einer Webapplikation mit einer stateful Session Bean, einem konversationalen Controller implementieren. Dann werden Sie die Data Access Objects vereinfachen, indem Sie sie in EJBs umwandeln, um von Containern gemanagte Transaktionen und Abhängigkeitsinjektionen zu bekommen. Sie werden auch von Hibernate-Interfaces zu Java Persistence wechseln, um mit EJB 3.0 voll kompatibel zu bleiben.

Sie beginnen mit der Implementierung einer Konversation mit EJB 3.0-Komponente in einer Webapplikation.

16.4.1 Mit stateful Beans eine Konversation implementieren

Eine stateful Session Bean (SFSB) ist der perfekte Controller für eine potenziell lang laufende Konversation zwischen der Applikation und dem Anwender. Sie können eine SFSB schreiben, die alle Schritte einer Konversation implementiert – beispielsweise eine `PlaceItem`-Konversation:

1. Der Anwender gibt die Artikelinformationen ein.
2. Er kann Bilder für einen Artikel hinzufügen.
3. Er übermittelt das vollständig ausgefüllte Formular.

Schritt 2 dieser Konversation kann wiederholt ausgeführt werden, wenn mehr als ein Bild hinzugefügt werden muss. Implementieren wir das mit einer SFSB, die direkt Java Persistence und den `EntityManager` benutzt.

Nur eine SFSB ist für die gesamte Konversation verantwortlich. Hier folgt zuerst das Business-Interface:

```
public interface PlaceItem {

    public Item createItem(Long userId, Map itemData);

    public void addImage(String filename);

    public void submit();
}
```

Im ersten Schritt der Konversation gibt der Anwender die grundlegenden Artikeldetails und einen `User`-Identifikator an. Daraus wird in der Konversation eine `Item`-Instanz erstellt und gespeichert. Der Anwender kann dann die `addImage()`-Ereignisse mehrfach ausführen. Schließlich hat er das Formular vollständig ausgefüllt, und am Ende der Konversation wird die `submit()`-Methode aufgerufen. Beachten Sie, dass Sie das Interface lesen können wie einen Handlungsablauf Ihrer Konversation.

Dies ist eine mögliche Implementierung:

```
@Stateful
@TransactionAttribute(TransactionAttributeType.NEVER)
public class PlaceItemBean implements PlaceItem {

    @PersistenceContext(type = PersistenceContextType.EXTENDED)
    private EntityManager em;

    private Item item;
    private User seller;

    public Item createItem(Long userId, Map itemData) {

        // Verkäufer in die Konversation laden
        seller = em.find(User.class, userId);

        // Artikel für Konversation erstellen
        item = new Item(itemData, seller);
        seller.addItem(item);

        return item;
    }

    public void addImage(String filename) {
        item.getImages().add(filename);
    }

    @Remove
    @TransactionAttribute(TransactionAttributeType.REQUIRED)
    public void submit() {
        em.persist(item);
    }
}
```

Eine Instanz dieser stateful Session Bean wird an einen bestimmten EJB-Client gebunden, sie agiert während der Konversation auch als Cache. Sie nehmen einen erweiterten Persistenzkontext, der nur geflusht wird, wenn `submit()` zurückkehrt, weil dies die einzige Methode ist, die innerhalb einer Transaktion ausgeführt wird. Jeglicher Datenzugriff in anderen Methoden geschieht im Autocommit-Modus. Also wird `em.find(User.class, userId)` nicht-transaktional ausgeführt, `em.persist(item)` hingegen transaktional. Weil die Methode `submit()` auch mit `@Remove` ausgezeichnet ist, wird der Persistenzkontext automatisch geschlossen, wenn diese Methode zurückkehrt, und die SFSB wird gelöscht.

Eine Variante dieser Implementierung ruft nicht den `EntityManager`, sondern DAOs direkt auf.

16.4.2 DAOs mit EJBs schreiben

Ein Data Access Object ist die perfekte stateless Session Bean. Keine Methode für den Datenzugriff erfordert einen Zustand, nur ein `EntityManager` ist nötig. Wenn Sie also ein `GenericDAO` mit Java Persistence implementieren, müssen Sie einen `EntityManager` setzen:

```
public abstract class GenericEJB3DAO<T,ID extends Serializable>
        implements GenericDAO<T, ID> {

    private Class<T> entityBeanType;

    private EntityManager em;

    public GenericEJB3DAO() {
        this.entityBeanType = (Class<T>)
            ( (ParameterizedType) getClass().getGenericSuperclass() )
                .getActualTypeArguments()[0];
    }

    @PersistenceContext
    public void setEntityManager(EntityManager em) {
        this.em = em;
    }

    protected EntityManager getEntityManager() {
        return em;
    }

    public Class<T> getEntityBeanType() {
        return entityBeanType;
    }

    ...

}
```

Das ist tatsächlich die gleiche Implementierung, die Sie für Hibernate bereits in Abschnitt 16.2.2 „Implementieren des generischen CRUD-Interface“ erstellt haben. Doch Sie zeichnen die Methode `setEntityManager()` mit `@PersistenceContext` aus, damit Sie eine automatische Injektion des richtigen `EntityManagers` bekommen, wenn diese Bean in einem Container ausgeführt wird. Wenn Sie innerhalb eines EJB 3.0-Laufzeit-Containers ausgeführt wird, können Sie den `EntityManager` manuell setzen.

Wir werden Ihnen nicht alle Implementierungen von CRUD-Operationen mit JPA zeigen; Sie sollten `findById()` usw. eigenständig implementieren können.

Als Nächstes folgt hier die Implementierung eines konkreten DAO mit Business-Datenzugriffsmethoden:

```
@Stateless
@TransactionAttribute(TransactionAttributeType.REQUIRED)
public class ItemDAOBean extends GenericEJB3DAO<Item, Long>
                        implements ItemDAO {

    public Bid getMaxBid(Long itemId) {
        Query q = getEntityManager()
                    .createNamedQuery("getItemMaxBid");
        q.setParameter("itemid", itemId);
        return (Bid) q.getSingleResult();
    }
```

```
    public Bid getMinBid(Long itemId) {
        Query q = getEntityManager()
                .createNamedQuery("getItemMinBid");
        q.setParameter("itemid", itemId);
        return (Bid) q.getSingleResult();
    }
    ...
}
```

Diese konkrete Subklasse ist die stateless EJB-Session Bean, und alle Methoden, die aufgerufen werden, einschließlich derer, die von der Superklasse `GenericDAO` geerbt wurden, erfordern einen Transaktionskontext. Wenn ein Client dieses DAOs eine Methode ohne aktive Transaktion aufruft, wird eine Transaktion für diese DAO-Methode gestartet.

Sie brauchen keine DAO-Factorys mehr. Der Konversations-Controller, den Sie früher schon geschrieben haben, wird mit den DAOs automatisch über Abhängigkeitsinjektion „verdrahtet".

16.4.3 Einsatz der Abhängigkeitsinjektion

Sie refakturieren jetzt den Konversations-Controller `PlaceItem` und fügen eine Persistenzschicht hinzu. Anstatt direkt auf JPA zuzugreifen, rufen Sie DAOs auf, die vom Container zur Laufzeit in den Konversations-Controller injiziert werden:

```
@Stateful
public class PlaceItemWithDAOsBean implements PlaceItem {

    @PersistenceContext(
        type = PersistenceContextType.EXTENDED,
        properties =
            @PersistenceProperty(
                name="org.hibernate.flushMode",
                value="MANUAL"
            )
    )
    private EntityManager em;

    @EJB ItemDAO itemDAO;
    @EJB UserDAO userDAO;
    private Item item;
    private User seller;

    public Item createItem(Long userId, Map itemData) {

        // Verkäufer in die Konversation laden
        seller = userDAO.findById(userId);

        // Artikel für Konversation erstellen
        item = new Item(itemData, seller);
        return item;
    }

    public void addImage(String filename) {
        item.getImages().add(filename);
    }

    @Remove
    public void submit() {
        itemDAO.makePersistent(item);
        em.flush();
    }
}
```

Die `@EJB`-Annotation zeichnet die Felder `itemDAO` und `userDAO` für die automatische Abhängigkeitsinjektion aus. Der Container sucht eine Implementierung (welche das ist, ist herstellerabhängig, doch in diesem Fall gibt es nur eine für jedes Interface) des angegebenen Interfaces und setzt sie für das Feld.

Sie haben in dieser Implementierung keine Transaktionen deaktiviert, sondern mit der Hibernate-Erweiterungseigenschaft `org.hibernate.flushmode` nur das automatische Flushing deaktiviert. Sie flushen einmal den Persistenzkontext, wenn die Methode `@Remove` der SFSB abgeschlossen ist und bevor die Transaktion dieser Methode committet wird.

Dafür gibt es zwei Gründe:

- Alle von Ihnen aufgerufenen DAO-Methoden brauchen einen Transaktionskontext. Wenn Sie nicht für jede Methode im Konversations-Controller eine Transaktion beginnen, ist die Transaktionsgrenze ein Aufruf eines der Data Access Objects. Doch die Methoden `createItem()`, `addImages()` und `submit()` sollen im Geltungsbereich der Transaktion sein, falls Sie mehrere DAO-Operationen ausführen.
- Sie haben einen erweiterten Persistenzkontext, der automatisch für die stateful Session Bean gilt und an sie gebunden ist. Weil die DAOs stateless Session Bean sind, kann dieser Persistenzkontext nur in alle DAOs propagiert werden, wenn gleichzeitig ein Transaktionskontext aktiv ist und propagiert wird. Wenn die DAOs stateful Session Beans sind, können Sie über Instanziierung den aktuellen Persistenzkontext auch dann propagieren, wenn es keinen Transaktionskontext für einen DAO-Aufruf gibt. Doch das bedeutet ebenfalls, dass der Konversations-Controller alle stateful DAOs manuell löschen muss.

Ohne die Hibernate-Erweiterungseigenschaft müssten Sie aus Ihren DAOs stateful Session Beans machen, um die Propagation des Persistenzkontexts zwischen nicht-transaktionalen Methodenaufrufen zu erlauben. Es läge dann in der Verantwortung des Controllers, die `@Remove`-Methode eines jeden DAOs in seiner eigenen `@Remove`-Methode aufzurufen – beides wollen Sie aber nicht. Sie sollten das Flushing ohne Schreiben irgendeiner nicht-transaktionalen Methode deaktivieren.

EJB 3.0 enthält noch viel mehr Features für die Injektion, und sie gelten auch in anderen Java EE 5.0-Spezifikationen. Sie können beispielsweise in einem Java-Servlet-Container eine `@EJB`-Injektion verwenden oder `@Resource`, um irgendeine benannte Ressource von JNDI automatisch injizieren zu lassen. Diese Features sprengen allerdings den Rahmen dieses Buches.

Nachdem Sie nun Applikationsschichten erstellt haben, brauchen Sie einen Weg, diese auf Korrektheit zu überprüfen.

16.5 Testen

Testen ist wahrscheinlich die wichtigste Aktivität, mit der sich ein Java-Entwickler an seinem Arbeitstag intensiv beschäftigt. Testen bestimmt von einem funktionalen Standpunkt aus die Korrektheit des Systems, aber genauso auch aus der Perspektive der Performance und Skalierbarkeit. Wenn Tests erfolgreich durchgeführt werden, bedeutet das, dass alle Komponenten und Schichten der Applikation korrekt interagieren, reibungslos miteinander arbeiten und spezifikationsgemäß laufen.

Sie können ein Softwaresystem auf viele unterschiedliche Weisen testen und prüfen. Im Kontext von Persistenz und Datenmanagement sind Sie natürlich hauptsächlich an automatisierten Tests interessiert. In den folgenden Abschnitten erstellen Sie viele Arten von Tests, die Sie mehrfach durchlaufen können, um das korrekte Verhalten Ihrer Applikation zu checken.

Zuerst schauen wir uns unterschiedliche Kategorien von Tests an. Funktionale und Integrationstests sowie Stand-alone-Unit-Tests haben alle unterschiedliche Ziele und Zwecke, und Sie müssen sich dabei auskennen, welche Strategie angemessen ist. Anschließend werden wir Tests schreiben und das Framework *TestNG* vorstellen (http://www.testng.org). Zum Schluss beschäftigen wir uns mit Stress-Tests und Last-Tests und wie Sie herausfinden, ob Ihr System auf eine hohe Zahl zeitgleicher Transaktionen skalieren kann.

16.5.1 Die verschiedenen Testarten

Wir kategorisieren Software-Tests wie folgt:

- *Akzeptanztests:* Diese Art Test verläuft nicht unbedingt automatisiert und gehört normalerweise nicht zum Job des Applikationsentwicklers und Systemdesigners. Der Akzeptanztest ist die letzte Stufe von Systemtests, die vom Kunden (oder einem anderen Dritten), der beurteilt, ob das System die Projektanforderungen erfüllt, durchgeführt werden. Bei diesen Tests können alle möglichen Dinge von Funktionalität über Performance bis hin zur Usability (Anwenderfreundlichkeit) untersucht werden.
- *Performance-Tests:* Mit dem System werden Stress- oder Last-Tests anhand einer großen Zahl zeitgleicher Anwender durchgeführt, idealerweise mit der zu erwartenden Last, wenn die Software in der Produktion läuft, oder auch höher. Weil es sich dabei um eine so wichtige Facette der Tests für jede Applikation handelt, bei der online eine transaktionale Datenverarbeitung durchgeführt wird, schauen wir uns Performance-Tests später noch genauer an.
- *Logische Unit-Tests:* Diese Tests nehmen sich einzelne Teile der Funktionalität vor, oft nur eine Business-Methode (beispielsweise ob in einem Auktionssystem wirklich das höchste Gebot gewinnt). Wenn eine Komponente als einzelne Unit/Einheit getestet wird, wird sie unabhängig von allen anderen Komponenten überprüft. Zu logischen Unit-Tests gehören keine weiteren Subsysteme wie Datenbanken.

- *Integrations-Unit-Tests:* Ein Integrationstest bestimmt, ob die Interaktion zwischen Software-Komponenten, Diensten und Subsystem wie erwartet funktioniert. Im Kontext von Transaktionsverarbeitung und Datenmanagement kann dies bedeuten, dass Sie testen wollen, ob die Applikation korrekt mit der Datenbank zusammenarbeitet (ob zum Beispiel ein neues Gebot für einen Auktionsartikel korrekt in der Datenbank gespeichert wird).
- *Funktionale Unit-Tests:* Ein Funktionstest spielt einen ganzen Use Case und das öffentliche Interface in allen Applikationskomponenten durch, die für diesen speziellen Use Case erforderlich sind. Zu einem Funktionstest können der Workflow der Applikation und die Benutzeroberfläche gehören (um beispielsweise zu simulieren, wie ein Anwender sich einloggen muss, um ein neues Gebot für einen Auktionsartikel abzugeben).

In den folgenden Abschnitten konzentrieren wir uns auf Integrationstests bestimmter Units, weil das die relevantesten Tests sind, wenn es Ihnen hauptsächlich um die Verarbeitung persistenter Daten und Transaktionen geht. Das bedeutet nicht, dass andere Tests nicht genauso wichtig sind, und wir werden unterwegs weitere Hinweise und Tipps geben. Wenn Sie sich ein umfassendes Bild verschaffen wollen, empfehlen wir *JUnit in Action* von Vincent Massol (O'Reilly 2003).

Wir arbeiten nicht mit JUnit, sondern mit TestNG. Das soll Sie aber nicht weiter kümmern, weil die von uns vorgestellten Grundlagen für alle Test-Frameworks gelten. Wir finden, dass die Unit-Tests für Integration und Funktion bei TestNG leichter einsetzbar sind als bei JUnit, und uns gefallen vor allem dessen Features für JDK 5.0 und die auf Annotationen basierende Konfiguration von Test-Zusammenstellungen.

Wir schreiben nun zuerst einmal einen einfachen isolierten logischen Unit-Test, damit Sie mit der Funktionsweise von TestNG vertraut werden.

16.5.2 Die Arbeit mit TestNG

TestNG ist ein Framework für Tests, das verschiedene einzigartige Funktionalitäten aufweist. Damit ist es besonders für Unit-Tests sehr nützlich, zu denen komplexe Test-Setups wie Integrations- und Funktionstests gehören. Zu den Features von TestNG gehören JDK 5.0-Annotationen zur Deklaration von Testzusammenstellungen, die Unterstützung von Konfigurationsparametern und flexible Gruppierung von Tests in Test-Suites, die Unterstützung verschiedener Plug-ins für IDEs und Ant und die Möglichkeit, Tests in einer bestimmten Reihenfolge auszuführen, um Abhängigkeiten zu befolgen.

Wir wollen diese Features Schritt für Schritt untersuchen. Von daher werden Sie nun zuerst einen einfachen logischen Unit-Test ohne die Integration irgendeines Subsystems schreiben.

Ein Unit-Test in TestNG

Ein logischer Unit-Test validiert einen bestimmten Aspekt einer Funktionalität und prüft, ob bei einer bestimmten Komponente oder Methode alle Business-Regeln befolgt werden.

Wenn Sie unserer Diskussion früher in diesem Kapitel über smarte Domain-Modelle gefolgt sind (Abschnitt 16.1.4 „Design von smarten Domain-Modellen"), wissen Sie, dass wir gerne die „Unit-Test"-fähige Business-Logik in der Implementierung des Domain-Modells kapseln. Ein logischer Unit-Test führt in der Business-Schicht und dem Domain-Modell einen Methodentest durch:

```
public class AuctionLogic {

    @org.testng.annotations.Test(groups = "logic")
    public void highestBidWins() {

        // Ein User wird gebraucht
        User user = new User(...);

        // Eine Item-Instanz erstellen
        Item auction = new Item(...);

        // Gebot abgeben
        BigDecimal bidAmount = new BigDecimal("100.00");
        auction.placeBid(user, bidAmount,
                         new BigDecimal(0), new BigDecimal(0) );

        // Ein weiteres, höheres Gebot abgeben
        BigDecimal higherBidAmount = new BigDecimal("101.00");
        auction.placeBid(user, higherBidAmount,
                         bidAmount, bidAmount );


        // Bestätigen des Zustands
        assert auction.getBids().size() == 2;
    }

}
```

Die Klasse `AuctionLogic` ist eine beliebige Klasse mit sogenannten Testmethoden. Eine *Testmethode* ist irgendeine Methode, die mit der Annotation `@Test` ausgezeichnet ist. Optional können Sie Testmethoden auch Gruppennamen geben, damit Sie dynamisch eine Test-Suite zusammenstellen können, wenn Sie später Gruppen kombinieren.

Die Testmethode `highestBidWins()` führt einen Teil der Logik für den Use Case „Gebot abgeben" durch. Zuerst ist eine Instanz von `User` nötig, um Gebote abgeben zu können – das heißt, in diesem Zusammenhang ist es nicht von Interesse, ob es der gleiche Anwender ist.

Dieser Test kann auf verschiedene Weise fehlschlagen und das weist dann darauf hin, dass eine Business-Regel verletzt worden ist. Mit dem ersten Gebot kommt die Auktion ins Laufen (die aktuellen Minimal- und Maximalgebote sind beide Null), von daher sollte hier nichts schiefgehen. Das zweite Gebot abzugeben ist der Schritt, der erfolgreich sein muss, ohne dass eine `BusinessException` geworfen wird, weil der neue Gebotsbetrag höher ist als der davor. Schließlich überprüfen Sie den Zustand der Auktion mit dem Java-Schlüsselwort `assert` und einer Vergleichsoperation.

Oft soll die Business-Logik auf Fehler hin überprüft werden, und Sie erwarten eine Exception.

Fehler in einem Test erwarten

Das Auktionssystem hat einen ziemlich ernsten Bug. Wenn Sie sich die Implementierung von `Item.placeBid()` in Abschnitt 16.1.4 „Design von smarten Domain-Modellen" anschauen, können Sie sehen, dass geprüft wird, ob der neue Gebotsbetrag höher ist als alle anderen Gebotsbeträge. Doch Sie können ihn nicht mit dem ursprünglichen Startpreis einer Auktion vergleichen. Das bedeutet, jeder Anwender kann irgendein Gebot abgeben, sogar ein niedrigeres als der Anfangspreis.

Das testen Sie, indem Sie auf ein Fehlverhalten hin testen. Die folgende Prozedur erwartet eine Exception:

```
public class AuctionLogic {

    @Test(groups = "logic")
    public void highestBidWins() { ... }

    @Test(groups = "logic")
    @ExpectedExceptions(BusinessException.class)
    public void initialPriceConsidered() {

        // Ein User wird gebraucht
        User user = new User(...);

        // Eine Item-Instanz erstellen
        Item auction = new Item(..., new BigDecimal("200.00") );

        // Gebot abgeben
        BigDecimal bidAmount = new BigDecimal("100.00");
        auction.placeBid(user, bidAmount,
                         new BigDecimal(0), new BigDecimal(0) );
    }
}
```

Nun muss die Abgabe eines Gebots in Höhe von 100 misslingen, weil das Startgebot für die Auktion 200 ist. TestNG setzt voraus, dass diese Methode eine `BusinessException` wirft – anderenfalls schlägt der Test fehl. Mit noch feiner granulierten Typen von Business-Exceptions können Sie zentrale Bestandteile der Business-Logik noch genauer testen.

Am Ende definiert der Gesamtumfang Ihres Tests auf Business-Logik, wie viele Ausführungspfade Ihres Domain-Modells berücksichtigt werden. Sie können solche Tools wie Clover von Atlassian (http://www.atlassian.com/software/clover/) einsetzen, mit denen der prozentuale Anteil der Code-Coverage in Ihrer Test-Suite extrahiert werden kann. Sie erfahren eine Vielzahl weiterer interessanter Details über die Qualität Ihres Systems.

Diese vorigen Testmethoden führen wir nun mit TestNG und Ant aus.

Erstellen und Starten einer Test-Suite

Sie können mit TestNG auf dutzenderlei Weise eine Test-Suite erstellen und die Tests starten. Sie können Test-Methoden per Klick auf einen Button in Ihrer IDE direkt aufrufen (nachdem Sie das Plug-in von TestNG installiert haben) oder integrieren Unit-Tests in Ihrem regulären Build mit einer Ant-Task und einer XML-Beschreibung der Test-Suite.

Die XML-Beschreibung einer Test-Suite für die Unit-Tests aus den letzten Abschnitten sieht wie folgt aus:

```
<!DOCTYPE suite SYSTEM "http://testng.org/testng-1.0.dtd" >

<suite name="CaveatEmptor" verbose="2">

    <test name="BusinessLogic">
        <run><include name="logic.*"/></run>

        <packages>
            <package name="auction.test"/>
        </packages>

        <!-- Oder einfach die Klassen ...
        <classes>
            <class name="auction.test.AuctionLogic"/>
        </classes>
            -->
    </test>

</suite>
```

Eine Test-Suite ist eine Zusammenstellung verschiedener logischer Tests – verwechseln Sie das nicht mit Test-Methoden. Ein logischer Test wird von TestNG zur Laufzeit bestimmt. Der logische Test namens `BusinessLogic` enthält beispielsweise alle Test-Methoden (das heißt, mit `@Test` ausgezeichnete Methoden) in Klassen des Pakets `auction.test`. Diese Test-Methoden müssen zu einer Gruppe gehören, die mit dem Namen `logic` anfängt; beachten Sie, dass `.*` ein regulärer Ausdruck ist, der „irgendeine Anzahl beliebiger Zeichen" bedeutet. Alternativ können Sie statt des ganzen Pakets (oder mehrerer Pakete) die Test-Klassen auflisten, die Sie explizit in diesen logischen Test aufnehmen möchten.

Sie können ein paar Test-Klassen und -Methoden schreiben, sie auf irgendeine praktische Weise arrangieren und dann Test-Zusammenstellungen erstellen, indem Sie Klassen, Pakete und benannte Gruppen beliebig mischen und kombinieren. Dieser Verbund von logischen Tests aller möglichen Klassen und Pakete und die getrennte Aufteilung in Gruppen mit Wildcard-Matching macht TestNG leistungsfähiger als viele andere Test-Frameworks.

Speichern Sie die XML-Datei mit der Suite-Beschreibung im Arbeitsverzeichnis Ihres Projekts als `test-logic.xml` ab. Nun starten Sie diese Test-Suite mit Ant und dem folgenden Target in Ihrem `build.xml`:

```
<taskdef resource="testngtasks" classpathref="project.classpath"/>

<target name="unittest.logic" depends="compile, copymetafiles">
        description="Run logic unit tests with TestNG">

    <delete dir="${basedir}/test-output"/>
    <mkdir  dir="${basedir}/test-output"/>

    <testng outputDir="${basedir}/test-output"
            classpathref="project.classpath">
        <xmlfileset dir="${basedir}">
            <include name="test-logic.xml"/>
        </xmlfileset>
    </testng>

</target>
```

Zuerst werden die TestNG-Ant-Tasks in den Build importiert. Dann startet das Target `unittest.logic` mit der Beschreibungsdatei `test-logic.xml` im Arbeitsverzeichnis

Ihres Projekts für die Suite einen TestNG-Lauf. TestNG erstellt einen HTML-Bericht im Verzeichnis `outputDir`, das Sie dann jedes Mal vor Ausführung eines Tests leeren können.

Rufen Sie dieses Ant-Target auf und experimentieren Sie mit Ihrer ersten Zusammenstellung von TestNG. Als Nächstes besprechen wir die Integrationstests und wie TestNG Sie durch die flexible Konfiguration der Laufzeit-Umgebung unterstützen kann.

16.5.3 Die Persistenzschicht testen

Ein Test der Persistenzschicht bedeutet, dass mehrere Komponenten ausgeführt und geprüft werden müssen, um ihre korrekte Interaktion zu checken. Das heißt:

- *Tests der Mappings:* Sie sollten die Mappings auf syntaktische Korrektheit überprüfen (ob alle gemappten Spalten und Tabellen mit den Eigenschaften und Klassen zusammenpassen).
- *Tests von Objekt-Statuswechseln:* Sie sollten testen, ob ein Objekt den Status korrekt von transient über persistent zu detached wechselt. Sie gewährleisten anders gesagt, dass die Daten korrekt in der Datenbank gespeichert und geladen werden und dass alle potenziellen Kaskadierungsregeln für transitive Zustandsänderungen wie erwartet funktionieren.
- *Tests von Abfragen:* Jede nicht-triviale HQL-, `Criteria`- und (vielleicht) SQL-Abfrage sollte auf Korrektheit der zurückgegebenen Daten überprüft werden.

Alle diese Tests erfordern, dass die Persistenzschicht nicht stand-alone getestet wird, sondern in ein laufendes DBMS (Datenbankmanagementsystem) integriert ist. Obendrein muss die gesamte Infrastruktur wie eine Hibernate-`SessionFactory` oder eine JPA-`EntityManagerFactory` verfügbar sein; Sie brauchen eine Laufzeit-Umgebung, die jeden Dienst aktiviert, den Sie im Integrationstest haben wollen.

Betrachten Sie das DBMS, auf dem Sie diese Tests laufen lassen wollen. Idealerweise ist es das gleiche Produkt, das Sie in Produktion für Ihre Applikation deployen. Andererseits können Sie während der Entwicklung Integrationstests auch manchmal auf einem anderen System laufen lassen – zum Beispiel der leichtgewichtigen HSQL DB. Beachten Sie, dass dank der Datenbank-Portierbarkeit von Hibernate Statuswechsel von Objekten transparent getestet werden können. Jede ausgefeilte Applikation hat Mappings und Abfragen, die (mit Formeln und nativen SQL-Anweisungen) oft speziell auf ein bestimmtes DBMS zugeschnitten sind; also wäre jeder Integrationstest mit einem nicht-produktiven Datenbankprodukt nicht aussagekräftig. Viele Hersteller von DBMS bieten zu Entwicklungszwecken kostenlose Lizenzen oder auch abgespeckte Versionen ihrer Datenbankprodukte an. Schauen Sie sich diese Produkte an, ehe Sie während der Entwicklung auf ein anderes DBMS umsatteln.

Sie müssen zuerst die Testumgebung vorbereiten und die Laufzeit-Infrastruktur aktivieren, bevor Sie Integrationstests schreiben.

Eine DBUnit-Superklasse schreiben

Eine Umgebung für die Integrationstests einer Persistenzschicht setzt voraus, dass das Datenbankmanagementsystem installiert und aktiv ist – wir gehen davon aus, dass dies in Ihrem Fall schon geschehen ist. Als Nächstes müssen Sie sich Gedanken über die Zusammenstellung der Integrationstests machen und wie Sie Konfiguration und Tests in der richtigen Reihenfolge ausführen können.

Um Ihre Data Access Objects verwenden zu können, müssen Sie zuerst Hibernate starten – der Build einer `SessionFactory` ist der leichteste Teil. Schwieriger wird es mit der Definition der Folge von Konfigurationsoperationen, die vor und nach dem Testlauf erforderlich sind. Eine übliche Sequenz ist wie folgt:

1. Den Datenbankinhalt auf einen bekannten Zustand zu resetten. Am einfachsten geht das über den automatischen Export eines Datenbankschemas mit dem Hibernate-Toolset. Dann beginnen Sie Ihren Test mit einer leeren Datenbank.
2. Importieren von Daten in die Datenbank, um Material für den Test zur Verfügung zu haben. Das lässt sich auf verschiedene Weise machen, beispielsweise programmatisch in Java-Code oder mit Tools wie DBUnit (http://www.dbunit.org).
3. Erstellen von Objekten und Ausführen der Tests für die gewünschten Zustandswechsel wie zum Beispiel Speichern und Laden eines Objekts, indem Sie Ihre DAOs in einer TestNG-Test-Methode aufrufen.
4. Den Zustand nach einem Wechsel mit `assert` überprüfen, indem die Objekte in Java-Code gecheckt werden und/oder SQL-Anweisungen ausführen und den Zustand der Datenbank verifizieren.

Denken Sie daran, mehrere solcher Integrationstests zu machen. Sollen Sie immer bei Schritt 1 beginnen und ein neues Datenbankschema nach jeder Test-Methoden exportieren und dann das gesamte Datenmaterial wiederum importieren? Wenn Sie viele Tests laufen lassen wollten, ist das sehr zeitraubend. Andererseits ist ein solches Vorgehen viel leichter, als nach jeder Test-Methode alles zu löschen und aufzuräumen, was ein zusätzlicher Schritt wäre.

Ein Tool, das Ihnen bei dieser Konfiguration und den vorbereitenden Schritten für jeden Test helfen kann, ist DBUnit. Sie können Datensätze leicht importieren und managen – zum Beispiel einen Datensatz, der für jeden Testlauf in einen bekannten Zustand resettet werden muss.

Obwohl Sie mit TestNG in jeder erdenklichen Weise Test-Suites kombinieren und zusammenstellen können, ist es sehr praktisch, mit einer Superklasse zu arbeiten, die alle Operationen für Konfiguration und DBUnit-Setup kapseln kann. Schauen Sie sich in Listing 16.2 eine für Integrationstests von Hibernate-DAOs passende Superklasse an.

Listing 16.2 Eine Superklasse für Integrationstests in Hibernate

```
public abstract class HibernateIntegrationTest {

    protected SessionFactory sessionFactory; ‖ ❶

    protected String dataSetLocation; ‖ ❷
```

```
    protected List<DatabaseOperation> beforeTestOperations
            = new ArrayList<DatabaseOperation>();
    protected List<DatabaseOperation> afterTestOperations
            = new ArrayList<DatabaseOperation>();
    private ReplacementDataSet dataSet; ‖ ❸

    @BeforeTest(groups = "integration-hibernate") ‖ ❹
    void startHibernate() throws Exception {
        sessionFactory = HibernateUtil.getSessionFactory();
    }

    @BeforeClass(groups = "integration-hibernate") ‖ ❺
    void prepareDataSet() throws Exception {

        // Checken, ob die Subklasse alles vorbereitet hat
        prepareSettings();
        if (dataSetLocation == null)
            throw new RuntimeException(
                "Test subclass needs to prepare a dataset location"
            );

        // Das Datentestmaterial laden
        InputStream input =
                Thread.currentThread().getContextClassLoader()
                        .getResourceAsStream(dataSetLocation);
        dataSet = new ReplacementDataSet(
                        new FlatXmlDataSet(input)
                      );
        dataSet.addReplacementObject("[NULL]", null);
    }

    @BeforeMethod(groups = "integration-hibernate") ‖ ❻
    void beforeTestMethod() throws Exception {
        for (DatabaseOperation op : beforeTestOperations ) {
            op.execute(getConnection(), dataSet);
        }
    }

      @AfterMethod(groups = "integration-hibernate") ‖ ❼
    void afterTestMethod() throws Exception {
        for (DatabaseOperation op : afterTestOperations ) {
            op.execute(getConnection(), dataSet);
        }
    }

    // Subklassen können/müssen die folgenden Methoden überschreiben
    protected IDatabaseConnection getConnection() throws Exception ‖ ❽

        // Eine JDBC-Verbindung von Hibernate holen
        Connection con =
            ((SessionFactoryImpl)sessionFactory).getSettings()
                    .getConnectionProvider().getConnection();

        // Checks für Fremdschlüssel-Constraints deaktivieren
        con.prepareStatement("set referential_integrity FALSE")
            .execute();
        return new DatabaseConnection( con);
    }

    protected abstract void prepareSettings(); ‖ ❾

}
```

❶ Alle Tests in einer bestimmten Suite arbeiten mit der gleichen Hibernate-`SessionFactory`.

❷ Eine Subklasse kann die DBUnit-Datenbankoperationen anpassen, die vor und nach jeder Test-Methode ausgeführt werden.

❸ Eine Subklasse kann anpassen, welcher DBUnit-Datensatz für alle ihre Test-Methoden verwendet werden soll.

❹ Hibernate wird gestartet, bevor ein logischer Test der Testzusammenstellung läuft – beachten Sie noch einmal, dass `@BeforeTest` nicht heißt: vor jeder Test-Methode.

❺ Für jede Test(sub)klasse muss ein DBUnit-Datensatz aus einer XML-Datei geladen werden, und alle Null-Marker müssen mit echten `NULL`s ersetzt werden.

❻ Vor jeder Test-Methode führen Sie die erforderlichen Datenbankoperationen mit DBUnit aus.

❼ Nach jeder Test-Methode führen Sie die erforderlichen Datenbankoperationen mit DBUnit aus.

❽ Als Default holen Sie sich eine reine JDBC-Verbindung aus dem `ConnectionProvider` von Hibernate und wrappen sie in einer DBUnit-`DatabaseConnection`. Sie deaktivieren die Checks auf Fremdschlüssel-Constraints für diese Verbindung.

❾ Eine Subklasse muss diese Methode überschreiben sowie den Standort der Datensatzdatei und die Operationen, die vor und nach jeder Test-Methode laufen sollen, vorbereiten.

Diese Superklasse kümmert sich um vieles auf einmal, und Integrationstests als Subklassen zu schreiben, ist wirklich einfach. Jede Superklasse kann anpassen, mit welchem DBUnit-Datensatz sie arbeiten will (wir werden gleich noch auf diese Datensätze eingehen) und welche Operationen bei diesem Datensatz vor und nach der Ausführung einer bestimmten Test-Methode zu laufen haben (beispielsweise `INSERT` und `DELETE`).

Beachten Sie, dass diese Superklasse davon ausgeht, dass die Datenbank aktiv ist und ein valides Schema erstellt worden ist. Wenn Sie das Datenbankschema für jede Test-Suite neu erstellen und automatisch exportieren wollen, aktivieren Sie die Konfigurationsoption `hibernate.hbm2ddl.auto`, indem Sie sie auf `create` setzen. Hibernate löscht dann das alte Datenbankschema und exportiert ein neues, wenn die `SessionFactory` erstellt wird.

Als Nächstes wollen wir uns die DBUnit-Datensätze anschauen.

Vorbereitung der Datensätze

Mit der vorgeschlagenen Teststrategie arbeitet jede Test(sub)klasse mit einem bestimmten Datensatz. Diese Entscheidung haben wir einzig deswegen getroffen, um die Superklasse zu vereinfachen; Sie können einen Datensatz pro Test-Methode nehmen oder einen einzigen Datensatz für den gesamten logischen Test, wenn Sie wollen.

Ein Datensatz ist eine Collection von Daten, die DBUnit für Sie pflegen kann. Es gibt viele verschiedene Möglichkeiten, wie man mit Datensätzen in DBUnit arbeiten kann. Wir möchten hier gerne eines der einfachsten Szenarien vorstellen, was oft völlig ausreicht. Zuerst wird ein Datensatz mit der bei DBUnit erforderlichen Syntax in eine XML-Datei geschrieben:

```
<?xml version="1.0"?>

<dataset>
```

```
        <USERS      USER_ID                   ="1"
                    OBJ_VERSION               ="0"
                    FIRSTNAME                 ="John"
                    LASTNAME                  ="Doe"
                    USERNAME                  ="johndoe"
                    PASSWORD                  ="secret"
                    EMAIL                     ="jd@mail.tld"
                    RANK                      ="0"
                    IS_ADMIN                  ="false"
                    CREATED                   ="2006-09-23 13:45:00"
                    HOME_STREET               ="[NULL]"
                    HOME_ZIPCODE              ="[NULL]"
                    HOME_CITY                 ="[NULL]"
                    DEFAULT_BILLING_DETAILS_ID ="[NULL]"
                />

        <ITEM />
    </dataset>
```

Sie brauchen für diese Datei keine DTD, obwohl Sie durch die Angabe einer DTD die syntaktische Korrektheit des Datensatzes verifizieren können (das bedeutet auch, dass Sie einen Teil Ihres Datenbankschemas in eine DTD konvertieren müssen). Jede Datenzeile hat ihr eigenes Element mit dem Tabellennamen. Ein `<USERS>`-Element deklariert beispielsweise die Daten für eine Zeile in der Tabelle `USERS`. Beachten Sie, dass Sie `[NULL]` als das Token nehmen, das von der Superklasse des Integrationstests mit einer echten SQL-`NULL` ersetzt wird. Beachten Sie außerdem, dass Sie eine leere Zeile für jede Tabelle einfügen können, die DBUnit warten soll. Im hier gezeigten Datensatz ist die Tabelle `ITEM` Teil des Datensatzes, und DBUnit kann alle Daten in dieser Tabelle löschen (was sich später noch als praktisch herausstellen wird).

Gehen wir nun davon aus, dass dieser Datensatz in einer XML-Datei namens `basedata.xml` im Paket `auction.test.dbunit` gespeichert wird. Als Nächstes schreiben Sie eine Testklasse, die mit diesem Datensatz arbeitet.

Schreiben einer Testklasse

Eine *Testklasse* gruppiert Test-Methoden, die sich auf einen bestimmten Datensatz beziehen. Schauen Sie sich folgendes Beispiel an:

```
public class PersistentStateTransitions
                extends HibernateIntegrationTest {

    protected void prepareSettings() {
        dataSetLocation = "auction/test/dbunit/basedata.xml";
        beforeTestOperations.add(DatabaseOperation.CLEAN_INSERT);
    }

    ...

}
```

Dies ist eine Subklasse von `HibernateIntegrationTest`, die den Standort des Datensatzes vorbereitet, die sie benötigt. Weiterhin muss für sie eine `CLEAN_INSERT`-Operation vor den Test-Methoden gestartet werden. Diese DBUnit-Datenbankoperation löscht alle Zeilen (leert im Grunde die Tabellen `USERS` und `ITEM` komplett) und fügt dann die im Datensatz definierten Zeilen ein. Sie haben für jede Test-Methode einen sauberen Datenbankstatus.

DBUnit enthält viele `DatabaseOperation`en wie `INSERT`, `DELETE`, `DELETE_ALL` und sogar `REFRESH`. Schauen Sie sich die vollständige Liste in der Referenzdokumentation von DBUnit an, auf die wir hier nicht weiter eingehen. Beachten Sie, dass Sie Operationen auch mehrfach hintereinander ausgeführt werden können:

```
public class PersistentStateTransitions
                extends HibernateIntegrationTest {

    protected void prepareSettings() {
        dataSetLocation = "auction/test/dbunit/basedata.xml";
        beforeTestOperations.add(DatabaseOperation.DELETE_ALL);
        beforeTestOperations.add(DatabaseOperation.INSERT);
        afterTestOperations.add(DatabaseOperation.DELETE_ALL);
    }

    ...
}
```

Vor jeder Test-Methode werden alle Inhalte in den Tabellen des Datensatzes gelöscht und dann eingefügt. Nach jeder Test-Methode wird der gesamte Datenbankinhalt in den Tabellen des Datensatzes wiederum gelöscht. Dieser Stack garantiert einen sauberen Datenbankstatus vor und nach jeder Test-Methode.

Sie können nun die eigentlichen Test-Methoden in dieser Testklasse schreiben. Der Name der Klasse, `PersistentStateTransition`, gibt Aufschluss darüber, was Sie machen wollen:

```
@Test(groups = "integration-hibernate")
public void storeAndLoadItem() {

    // Unit of Work beginnen
    sessionFactory.getCurrentSession().beginTransaction();

    // Die DAOs vorbereiten
    ItemDAOHibernate itemDAO = new ItemDAOHibernate();
    itemDAO.setSession( sessionFactory.getCurrentSession() );

    UserDAOHibernate userDAO = new UserDAOHibernate();
    userDAO.setSession( sessionFactory.getCurrentSession() );

    // Ein User Object vorbereiten
    User user = userDAO.findById(1l, false);

    // Einen neuen Auktionsartikel persistent machen
    Calendar startDate = GregorianCalendar.getInstance();
    Calendar endDate = GregorianCalendar.getInstance();
    endDate.add(Calendar.DAY_OF_YEAR, 3);

    Item newItem =
        new Item( "Testitem", "Test Description", user,
                  new BigDecimal(123), new BigDecimal(333),
                  startDate.getTime(), endDate.getTime() );

    itemDAO.makePersistent(newItem);

    // Ende des Units of Work
    sessionFactory.getCurrentSession()
                    .getTransaction().commit();

    // Direkte SQL-Abfrage für den Datenbankstatus im Autocommit-Modus
    StatelessSession s = sessionFactory.openStatelessSession();
    Object[] result = (Object[])
            s.createSQLQuery("select INITIAL_PRICE ip," +
                             "SELLER_ID sid from ITEM")
```

```
                .addScalar("ip",  Hibernate.BIG_DECIMAL)
                .addScalar("sid", Hibernate.LONG)
                .uniqueResult();
        s.close();

        // Überprüfen der Korrektheit des Status
        assert result[0].getClass() == BigDecimal.class;
        assert result[0].equals( newItem.getInitialPrice().getValue() );
        assert result[1].equals( 11 );
    }
```

Diese Test-Methode macht eine `Item`-Instanz persistent. Obwohl das hier nach einer Menge Code aussieht, gibt es nur wenige interessante Teile.

Eine `User`-Instanz ist für diesen Zustandswechsel erforderlich, also werden über Hibernate die `User`-Daten geladen, die Sie im Datensatz definiert haben. Sie müssen den gleichen Identifikatorwert angeben (in diesem Beispiel `11`), die Sie als Primärschlüssel in den Datensatz geschrieben haben.

Wenn die Unit of Work committet, werden alle Zustandswechsel abgeschlossen, und der Zustand der `Session` wird mit der Datenbank synchronisiert. Der letzte Schritt ist der eigentliche Test, der überprüft ob der Datenbankinhalt sich im erwarteten Zustand befindet.

Sie können den Datenbankzustand auf vielerlei Weise testen. Naheliegenderweise nehmen Sie keine Hibernate-Abfrage oder `Session`-Operation zu diesem Zweck, weil Hibernate eine zusätzliche Schicht zwischen Ihrem Test und dem echten Datenbankinhalt ist. Um sicherzustellen, dass Sie wirklich auf die Datenbank zugreifen und den Zustand so sehen, wie er ist, empfehlen wir, dass Sie eine SQL-Abfrage nehmen.

Mit Hibernate können Sie leicht eine SQL-Abfrage ausführen und die zurückgegebenen Werte checken. Im Beispiel öffnen Sie eine Hibernate-`StatelessSession`, um diese SQL-Abfrage zu erstellen. Die in dieser Abfrage verwendete Datenbankverbindung befindet sich im Autocommit-Modus (`hibernate.connection.autocommit` ist auf `true` gesetzt), weil Sie keine Transaktion starten. Das ist der perfekte Use Case für `StatelessSession`, weil er jeden Cache, jede Kaskadierung, alle Interceptoren oder irgendetwas, was Ihrem Blick auf die Datenbank hinderlich sein könnte, deaktiviert.

Führen wir das alles nun in einer TestNG-Test-Suite und einem Ant-Target zusammen.

Die Integrationstests starten

Dies ist der Deskriptor der XML-Test-Suite:

```
<!DOCTYPE suite SYSTEM "http://testng.org/testng-1.0.dtd" >

<suite name="CaveatEmptor" verbose="2">

    <test name="PersistenceLayer">
        <groups>
            <run><include name="integration-hibernate.*"/></run>
        </groups>

        <packages>
            <package name="auction.test.dbunit"/>
         </packages>
    </test>

</suite>
```

Der logische Test `PersistenceLayer` umfasst alle Testklassen und Test-Methoden, die im Paket `auction.test.dbunit` enthalten sind, wenn deren Gruppenname mit `integration-hibernate` anfängt. Das gilt ebenfalls für alle TestNG-Konfigurationsmethoden (alle, die mit `@BeforeClass` usw. ausgezeichnet sind), also müssen Sie alle Klassen (die Superklassen auch) mit Konfigurationsmethoden im gleichen Paket platzieren und sie der gleichen Gruppe hinzufügen.

Um diese Test-Suite mit Ant zu starten, ersetzen Sie den Namen des XML-Suite-Deskriptors im Ant-Target, das Sie in Abschnitt 16.5.2, „Erstellen und Starten einer Test-Suite", geschrieben haben.

Wir haben in den vorigen Beispielen nur die Oberfläche von TestNG und DBUnit angekratzt. Es gibt noch viel mehr nützliche Optionen; Sie können beispielsweise Test-Methoden in TestNG mit beliebigen Einstellungen in Ihrem Suite-Deskriptor parametrisieren. Sie können eine Testzusammenstellung erstellen, die einen EJB 3.0 Container Server startet (siehe den Code in Kapitel 2, Abschnitt 2.2.3 „Die Applikation starten" und die Superklasse `EJB3IntegrationTest` im Download von CaveatEmptor) und dann Ihre EJB-Schichten testen. Wir empfehlen die Dokumentation von TestNG bzw. DBUnit, wenn Sie Ihre Testumgebung von Grund auf mit den Basisklassen und den hier gezeigten Strategien aufbauen.

Sie fragen sich vielleicht, wie Sie Mappings und Abfragen testen können, weil wir nur Tests für die Zustandswechsel von Objekten angesprochen haben. Erstens können Sie Mappings ganz einfach testen, indem Sie `hibernate.hbm2ddl.auto` auf `validate` setzen. Hibernate überprüft dann die Mappings, indem diese mit den Metadaten des Datenbankkatalogs verglichen werden, wenn der Build für die `SessionFactory` durchgeführt wird. Zweitens ist ein Test von Abfragen genauso wie ein Test von Zustandswechseln bei Objekten: Schreiben Sie Integrationstestmethoden und überprüfen Sie mit `assert` den Zustand der zurückgegebenen Daten.

Zum Schluss wollen wir auf Load- und Last-Tests eingehen und auf welche Aspekte Sie achten müssen, wenn Sie die Performance Ihres Systems testen wollen.

16.5.4 Ein paar Überlegungen zu Performance-Benchmarks

Eine der schwierigsten Dinge bei der Entwicklung von Enterprise-Applikationen ist, die Performance und Skalierbarkeit einer Applikation zu garantieren. Wir wollen diese Begriffe erst einmal definieren.

Performance nennt man in der Regel die Reaktionszeit einer auf Request/Response basierenden Applikation. Wenn Sie auf einen Button klicken, erwarten Sie in einer halben Sekunde eine Reaktion (Response). Oder Sie erwarten abhängig von Ihrem Use Case, dass ein bestimmtes Ereignis (oder eine bestimmte Batch-Operation) in einem sinnvollen Zeitrahmen ausgeführt wird. Natürlich hängt es vom Fall und den Nutzungsmustern einer bestimmten Applikationsfunktionalität ab, was als sinnvoll bezeichnet wird.

Skalierbarkeit ist die Fähigkeit eines Systems, unter einer höheren Last eine vernünftige Performance zu haben. Nehmen wir an, dass statt einer Person nun 5.000 Anwender auf eine Menge Buttons klicken. Je besser die Skalierbarkeit eines Systems ist, desto mehr Anwender können Sie ohne Nachlassen der Performance „unterbringen“.

Wir haben uns schon ausführlich über die Performance geäußert. Ein System aufzubauen, das eine gute Performance hat, ist unserer Ansicht nach gleichbedeutend mit dem Erstellen einer Hibernate-/Datenbankapplikation, die keine offensichtlichen Engpässe bei der Performance hat. Ein Engpass bei der Performance kann alles sein, was Sie als Programmierfehler oder schlechtes Design bezeichnen würden – zum Beispiel die falsche Fetching-Strategie, eine falsche Abfrage oder ein schlechter Umgang mit dem `Session`- und Persistenzkontext. Ein System auf eine vernünftige Performance hin zu testen, ist normalerweise Teil des Akzeptanztests. In der Praxis werden Performance-Tests oft von einer bestimmten Testgruppe von Endanwendern in einer Laborumgebung oder mit einer geschlossenen Gruppe unter realistischen Bedingungen durchgeführt. Reine automatisierte Performance-Tests sind selten.

Sie können auch mit automatisierten Skalierbarkeitstests Performance-Engpässe finden; das ist letztendlich das Ziel. Allerdings haben wir in unserer Laufbahn eine Menge Stress- und Last-Tests gesehen, und die meisten davon haben eine oder mehrere der folgenden Regeln nicht beachtet:

- *Tests der Skalierbarkeit mit realistischen Datensätzen:* Testen Sie nicht mit einem Datensatz, der vollständig in den Cache einer Festplatte auf dem Datenbank-Server passt. Nehmen Sie Daten, die bereits vorhanden sind, oder arbeiten Sie mit einem Testdaten-Generator, um Testdaten zu produzieren (zum Beispiel mit TurboData http://www.turbodata.ca/). Achten Sie darauf, dass die Testdaten den Daten, mit dem das System in Produktion arbeiten wird, so ähnlich wie möglich sind, was Menge, Distribution und Auswahl angeht.
- *Tests der Skalierbarkeit mit zeitgleichem Zugriff:* Ein automatisierter Performance-Test, der die Zeit misst, die eine einzelne Abfrage mit einem einzigen aktiven Anwender benötigt, hat überhaupt keine Aussagekraft über die Skalierbarkeit des Systems in Produktion. Persistenzdienste wie Hibernate sind für sehr hohen zeitgleichen Zugriff (Concurrency) designt. Also könnte ein Test ohne Concurrency sogar einen Overhead zeigen, den Sie nicht erwartet haben! Sobald Sie mehr zeitgleiche Units of Work und Transaktionen aktivieren, werden Sie sehen, wie solche Features wie der Second-level Cache Ihnen dabei helfen, die Performance aufrecht zu erhalten.
- *Tests der Skalierbarkeit mit echten Use Cases:* Wenn Ihre Applikation komplexe Transaktionen verarbeiten muss (zum Beispiel die Berechnung von Aktienwerten, die auf ausgefeilten statistischen Modellen beruhen), sollten Sie die Skalierbarkeit des Systems testen, indem Sie diese Use Cases ausführen. Analysieren Sie Ihre Use Cases und entscheiden Sie sich für die Szenarien, die vorherrschend sind – viele Applikationen haben nur eine Handvoll Use Cases, die am kritischsten sind. Vermeiden Sie es, Mikro-Benchmarks zu schreiben, die wahllos ein paar Tausend Objekte speichern und laden; die Werte, die Sie aus solchen Tests ziehen, sind bedeutungslos.

Die Erstellung einer Testumgebung für die automatische Ausführung von Skalierbarkeitstests ist ein komplizierter Vorgang. Wenn Sie alle unsere Regeln befolgen, müssen Sie sich zuerst eingehend mit der Analyse Ihrer Daten, Ihrer Use Cases und der erwarteten Systemlast beschäftigen. Wenn Sie diese Information haben, können Sie sich an die Einrichtung automatischer Tests machen.

Üblicherweise erfordert ein Skalierbarkeitstest einer Client/Server-Applikation die Simulation von zeitgleich zugreifenden Clients und das Sammeln von Statistiken für jede ausgeführte Operation. Sie sollten sich vorhandene Testlösungen anschauen – entweder kommerzielle (wie LoadRunner, http://www.mercury.com/) oder Open Source (wie The Grinder [http://grinder.sourceforge.net/] oder JMeter [http://jakarta.apache.org/jmeter/]). Wenn man Tests schreibt, gehören normalerweise Kontrollskripts für die simulierten Clients genauso dazu wie die Konfiguration der Agents, die auf den Serverprozessen laufen (zum Beispiel für die direkte Ausführung bestimmter Transaktionen oder die Sammlung von Statistiken).

Schließlich ist der Test auf Performance und (vor allem) die Skalierbarkeit eines Systems natürlich eine separate Phase im Lebenszyklus einer Software-Applikation. Sie sollten die Skalierbarkeit des Systems nicht in den frühen Phasen der Entwicklung testen. Sie sollten den Second-level Cache von Hibernate nicht aktivieren, ehe Sie eine Testumgebung haben, die unter Berücksichtigung der von uns erwähnten Regeln erstellt wurde.

In einer späteren Phase Ihres Projekts können Sie die nächtlichen Integrationstests auch durch automatisierte Skalierbarkeitstests ergänzen. Die Skalierbarkeit Ihres Systems sollten Sie als Teil des regulären Testzyklus testen, bevor Sie in Produktion gehen. Das soll andererseits nicht heißen, dass wir empfehlen, Performance- und Skalierbarkeitstests jeder Art bis auf die letzte Minute aufzuschieben. Versuchen Sie nicht, erst einen Tag vor Live-Schaltung die Engpässe in Ihrer Performance zu beheben, indem Sie das Letzte aus dem Second-level Cache herausholen. Da werden Sie wahrscheinlich nicht erfolgreich sein.

Betrachten Sie Performance- und Load-Tests mit gut definierten Phasen, Metriken und Anforderungen als wesentlichen Teil Ihres Entwicklungsprozesses.

16.6 Zusammenfassung

In diesem Kapitel haben wir uns mehrschichtige Applikationen und einige wichtige Entwurfsmuster und empfohlene Vorgehensweisen angeschaut. Wir haben besprochen, wie Sie eine Webapplikation mit Hibernate designen und das Muster Open Session in View implementieren können. Sie wissen jetzt, wie Sie „smarte" Domain-Modelle erstellen und wie die Business-Logik vom Controller-Code separiert wird. Das flexible Command-Muster ist ein wichtiges Instrument im Arsenal Ihres Software-Designs. Wir haben uns EJB 3.0-Komponenten angeschaut und wie Sie eine POJO-Applikation durch Ergänzen einiger Annotationen weiter vereinfachen können.

Zum Schluss sind wir ausführlich auf die Persistenzschicht eingegangen; Sie haben mit TestNG Data Access Objects und Integrationstests geschrieben, die die Persistenzschicht unter die Lupe nehmen.

Anhang A: SQL-Grundbegriffe

Eine Tabelle mit Zeilen und Spalten ist für jeden ein vertrauter Anblick, der mit einer SQL-Datenbank gearbeitet hat. Manchmal werden Tabellen auch als *Relationen*, Zeilen als *Tupel* und Spalten als *Attribute* bezeichnet. Das ist die Sprache des relationalen Datenmodells, also des mathematischen Modells, das von SQL-Datenbanken (unvollkommen) implementiert wird.

Durch das relationale Modell kann man Datenstrukturen und -beschränkungen definieren, die die Integrität der Daten garantieren (indem man zum Beispiel keine Werte zulässt, die nicht den Business-Regeln entsprechen). Das relationale Modell definiert auch die relationalen Operationen Restriktion, Projektion, Kartesisches Produkt und relationales Join [Codd, 1970]. Durch diese Operationen können Sie alle möglichen nützlichen Dinge mit Ihren Daten machen, sie zum Beispiel zusammenfassen oder darin navigieren.

Alle diese Operationen produzieren aus einer vorhandenen oder einer Kombination mehrerer Tabellen eine neue Tabelle. SQL ist die Sprache, mit der Sie diese Operationen in Ihrer Applikation ausdrücken (darum wird sie auch als Datensprache bezeichnet), und die grundlegenden Tabellen definieren, mit denen die Operationen durchgeführt werden.

Sie schreiben DDL(*data definition language*)-Anweisungen in SQL, um die Tabellen zu erstellen und zu verwalten. Man spricht davon, dass das *Datenbankschema* durch DDL definiert wird. Anweisungen wie `CREATE TABLE`, `ALTER TABLE` und `CREATE SEQUENCE` gehören zur DDL.

In SQL schreiben Sie DML(*data manipulation language*)-Anweisungen, um mit Ihren Daten in Echtzeit zu arbeiten. Wir wollen diese DML-Operationen im Kontext einiger Tabellen aus der CaveatEmptor-Applikation beschreiben.

Bei CaveatEmptor haben Sie natürlich solche Entities wie *item*, *user* und *bid*. Wir gehen davon aus, dass zu dem SQL-Datenbankschema für diese Anwendung eine `ITEM`-Tabelle und eine `BID`-Tabelle gehört (sieht Tabelle A.1). Die Datentypen, Tabellen und Beschränkungen für dieses Schema werden mit SQL DDL (`CREATE`- und `ALTER`-Operationen) erstellt.

Eine *Insertion* (Einfügung) ist der Vorgang, durch Hinzufügen einer Zeile eine neue Tabelle aus einer bestehenden Tabelle zu erstellen. SQL-Datenbanken nehmen diese Operation an

Tabelle A.1 Beispieltabellen mit Beispieldaten

ITEM			BID		
ITEM_ID	Beschreibung	...	BID_ID	ITEM_ID	Betrag
1	Element Nr. 1	...	1	1	99.00
2	Element Nr. 2	...	2	1	100.00
3	Element Nr. 3	...	3	1	101.00
			4	2	4.99

Ort und Stelle vor, also wird die neue Zeile der vorhandenen Tabelle hinzugefügt:

```
insert into ITEM values (4, 'Fum', 45.0)
```

Ein SQL-Update modifiziert eine vorhandene Zeile:

```
update ITEM set PRICE = 47.0 where ITEM_ID = 4
```

Eine Löschung (*deletion*) entfernt eine Zeile:

```
delete from ITEM where ITEM_ID = 4
```

Die wahre Leistungsfähigkeit von SQL besteht in der Abfrage (*Query*) der Daten. Eine einzige Query kann viele relationale Operationen an verschiedenen Tabellen durchführen. Schauen wir uns die grundlegenden Operationen an.

Als *Restriktion* bezeichnet man den Vorgang, Zeilen einer Tabelle auszuwählen, die zu einem bestimmten Kriterium passen. Bei SQL ist dieses Kriterium der Ausdruck, der in der `where`-Klausel vorkommt:

```
select * from ITEM where NAME like 'F%'
```

Projektion ist die Operation, Spalten einer Tabelle auszuwählen und aus dem Resultat Duplikat-Zeilen zu eliminieren. Bei SQL werden die einzuschließenden Spalten in der `select`-Klausel aufgeführt. Doppelte Zeilen können Sie über Festlegung des Schlüsselworts `distinct` eliminieren:

```
select distinct NAME from ITEM
```

Ein *Kartesisches Produkt* (auch als *Kreuzprodukt* oder *cross join* bezeichnet) produziert eine neue Tabelle, in der alle möglichen Kombinationen von Zeilen aus zwei vorhandenen Tabellen enthalten sind. Bei SQL bilden Sie ein Kartesisches Produkt, indem Sie Tabellen in der `from`-Klausel auflisten:

```
select * from ITEM i, BID b
```

Ein relationales *Join* produziert durch Kombination der Zeilen zweier anderer Tabellen eine neue Tabelle. Für jedes Zeilenpaar, bei der eine *Join-Bedingung* zutrifft, enthält die neue Tabelle eine Zeile mit allen Feldwerten aus beiden zusammengeführten Zeilen. Bei ANSI SQL spezifiziert die `join`-Klausel ein Tabellen-Join, die Join-Bedingung folgt nach dem Schlüsselwort `on`. Um zum Beispiel alle Elemente abzufragen, bei denen Gebote (*bids*) vorliegen, werden die `ITEM`- und die `BID`-Tabelle über ihr gemeinsames Attribut `ITEM_ID` verknüpft:

```
select * from ITEM i inner join BID b on i.ITEM_ID = b.ITEM_ID
```

Ein Join entspricht einem Kartesischen Produkt, dem eine Restriktion folgt. Also werden Joins oft stattdessen im Theta-Stil ausgedrückt, dabei ist das Produkt in der `from`-Klausel und die Join-Bedingung in der `where`-Klausel enthalten. Dieses SQL-Join im Theta-Stil entspricht dem vorigen Join im ANSI-Stil:

```
select * from ITEM i, BID b where i.ITEM_ID = b.ITEM_ID
```

Neben diesen grundlegenden Operationen definieren relationale Datenbanken Operationen für die Gruppierung (`GROUP BY`) und das Sortieren (`ORDER BY`) von Zeilen:

```
select b.ITEM_ID, max(b.AMOUNT)
from BID b
group by b.ITEM_ID
having max(b.AMOUNT) > 15
order by b.ITEM_ID asc
```

SQL wurde im Hinblick auf ein Feature namens *Subselects* (Unterabfragen) als *strukturierte* Abfragesprache (Structured Query Language) bezeichnet. Weil jede relationale Operation aus vorhandenen Tabellen eine neue Tabelle produziert, kann eine SQL-Query mit der resultierenden Tabelle einer vorherigen Query arbeiten. Bei SQL können Sie das über eine einzige Query ausdrücken, indem Sie die erste Query in der zweiten verschachteln:

```
select *
from (
    select b.ITEM_ID as ITEM, max(b.AMOUNT) as AMOUNT
    from BID b
    group by b.ITEM_ID
)
where AMOUNT > 15
order by ITEM asc
```

Das Resultat dieser Query ist äquivalent zu der vorigen.

Eine Unterabfrage kann an beliebiger Stelle in einer SQL-Anweisung erscheinen; am interessantesten ist der Fall einer Unterabfrage in der `where`-Klausel:

```
select * from BID b
   where b.AMOUNT >= (select max(c.AMOUNT) from BID c)
```

Diese Query gibt die größten Gebote in der Datenbank zurück. Unterabfragen mit `where`-Klauseln werden oft mit einer *Quantifizierung* kombiniert. Die folgende Query ist äquivalent zu der obigen:

```
select * from BID b
   where b.AMOUNT >= all(select c.AMOUNT from BID c)
```

Ein Einschränkungskriterium wird in SQL über eine ausgefeilte Ausdruckssprache formuliert, die mathematische Ausdrücke, Funktionsaufrufe, String-Vergleiche und vielleicht sogar noch anspruchsvollere Features wie eine Volltextsuche unterstützt:

```
select * from ITEM i
    where lower(i.DESCRIPTION) like '%gc%'
       or lower(i.DESCRIPTION) like '%excellent%'
```

Anhang B: Mapping-Schnellreferenz

Viele Bücher über Hibernate listen im Anhang alle möglichen XML-Mapping-Elemente und Mapping-Kommentare auf. Man kann darüber streiten, wie hilfreich das ist. Zum einen ist die Information bereits in sehr praktischer Form verfügbar, man muss nur wissen, woher man sie bekommt. Zum anderen wäre hier jeder Quellenhinweis in wenigen Monaten, vielleicht sogar schon Wochen überholt. Die zentralen Mapping-Strategien von Hibernate ändern sich nicht so oft, doch kleine Details, Optionen und Attribute werden im Zuge der Verbesserung von Hibernate fortlaufen modifiziert.

Und ist das nicht der Hauptgrund, warum Sie eine Mapping-Referenz haben wollen: damit Sie auf eine aktuelle Liste aller Optionen zurückgreifen können?

- Sie finden eine Liste aller XML-Mapping-Elemente und mit Hibernate gebündelten Attribute in `hibernate-mapping-3.0.dtd`. Öffnen Sie diese Datei in einem beliebigen Texteditor und Sie werden sehen, dass diese Referenz umfassend dokumentiert und gut lesbar ist. Sie können sie sich auch als Schnellreferenz ausdrucken, wenn Sie mit XML-Mapping-Dateien arbeiten. Wenn Ihnen die Syntax der DTD Probleme macht, führen Sie bei einer Kopie der Datei ein paar Suchen-und-Ersetzen-Läufe durch, um die DTD-Tags durch etwas zu ersetzen, das Ihnen im Ausdruck lieber ist.
- Sie bekommen eine Liste aller Mapping-Kommentare in der Javadoc für die Pakete `javax.persistence` und `org.hibernate.annotations`. Das Javadoc ist im Bundle mit den Hibernate Annotations enthalten. Um zum Beispiel eine anklickbare, aktuelle Referenz für alle Erweiterungskommentare von Hibernate zu bekommen, öffnen Sie `api/org/hibernate/annotations/package-summary.html`.

Quellenangaben

Ambler, Scott W.: „Data Modeling 101." 2002. http://www.agiledata.org/essays/dataModeling101.html.

Booch, Grady, James Rumbaugh und Ivar Jacobson: *The Unified Modeling Language User Guide,* 2. Auflage. Boston: Addison-Wesley Professional 2005.

Codd, E.F: „A Relational Model of Data for Large Shared Data Banks." *Communications of the ACM* 13 (6): 377-87, 1970. http://www.acm.org/classics/nov95/toc.html.

Date, C.J.: *An Introduction to Database Systems,* 8. Auflage. Boston: Addison Wesley, 2003.

Evans, Eric: *Domain-Driven Design: Tackling Complexity in the Heart of Software.* Boston: Addison-Wesley Professional 2003.

Fowler, Martin: *Refactoring: Improving the Design of Existing Code*. Boston: Addison-Wesley Professional 1999.

Fowler, Martin: *Patterns of Enterprise Application Architecture*. Boston: Addison-Wesley Professional 2003.

Fussel, Mark L.: *Foundations of Object-Relational Mapping*. 1997. http://www.chimu.com/publications/objectRelational/.

Gamma, E., R. Helm, R. Johnson und J. Vlissides: *Design Patterns: Elements of Reusable Object-Oriented Software*. Boston: Addison-Wesley Professional 1995.

Laddad, Ramnivas: *AspectJ in Action: Practical Aspect-Oriented Programming*. New York: Manning Publications 2003.

Marinescu, Floyd: *EJB Design Patterns: Advanced Patterns, Processes and Idioms*. New York: John Wiley and Sons 2002.

Massol, Vincent, und Ted Husted: *JUnit in Action*. New York: Manning Publications 2003.

Pascal, Fabian: *Practical Issues in Database Management: A Reference for the Thinking Practitioner*. Boston: Addison-Wesley Professional 2000.

Tow, Dan: *SQL Tuning*. Sebastopol, CA: O'Reilly and Associates 2003.

Walls, Craig, und Norman Richards: XDoclet in Action. New York: Manning Publications 2004.

Register

Symbole

A

C

D

E

F

G

H

L

M

N

O

P

Q

R

S

T

U